江苏省金陵科技著作出版基金

脑血管病热点与实践

主　编　李作汉　陈光辉　王　岚
副主编　柯开富　姜亚军　陈　旭

江苏科学技术出版社

编委会名单

致 读 者

社会主义的根本任务是发展生产力,而社会生产力的发展必须依靠科学技术。当今世界已进入新科技革命的时代,科学技术的进步已成为经济发展、社会进步和国家富强的决定因素,也是实现我国社会主义现代化的关键。

科技出版工作肩负着促进科技进步、推动科学技术转化为生产力的历史使命。为了更好地贯彻党中央提出的"把经济建设转到依靠科技进步和提高劳动者素质的轨道上来"的战略决策,进一步落实中共江苏省委、江苏省人民政府作出的"科教兴省"的决定,江苏科学技术出版社于1988年倡议筹建江苏省科技著作出版基金。在江苏省人民政府、江苏省委宣传部、江苏省科学技术厅(原江苏省科学技术委员会)、江苏省新闻出版局负责同志和有关单位的大力支持下,经江苏省人民政府批准,由江苏省科学技术厅、凤凰出版传媒集团(原江苏省出版总社)和江苏科学技术出版社共同筹集,于1990年正式建立了"江苏省金陵科技著作出版基金",用于资助自然科学范围内符合条件的优秀科技著作的出版。

我们希望江苏省金陵科技著作出版基金的持续运作,能为优秀科技著作在江苏省及时出版创造条件,并通过出版工作这一平台,落实"科教兴省"战略,充分发挥科学技术作为第一生产力的作用,为建设更高水平的全面小康社会、为江苏的"两个率先"宏伟目标早日实现,促进科技出版事业的发展,促进经济社会的进步与繁荣做出贡献。建立出版基金是社会主义出版工作在改革发展中新的发展机制和新的模式,期待得到各方面的热情扶持,更希望通过多种途径不断扩大。我们也将在实践中不断总结经验,使基金工作逐步完善,让更多优秀科技著作的出版能得到基金的支持和帮助。

这批获得江苏省金陵科技著作出版基金资助的科技著作,还得到了参加项目评审工作的专家、学者的大力支持。对他们的辛勤工作,在此一并表示衷心感谢!

江苏省金陵科技著作出版基金管理委员会

序

　　脑血管病严重危害人类的健康，在我国已成为居民第一位死亡原因，对其研究与防治已成为我国乃至全球健康的首要问题。近年来，脑血管病的研究领域和临床实践都有很大的进展，许多新技术、新方法和新的药物不断涌现，对脑血管病的防治具有重要的意义。我国从 2009 年 6 月开始启动"卫生部脑卒中筛查与防治工程"，这是一项维护国民健康的系统工程。只要我们肩负起使命，动员全社会力量共同参与，脑血管病是可以预防和控制的。为了及时把当前脑血管病的基础理论研究和临床实践新情况介绍给我国从事脑血管病防治的同道们，由李作汉、陈光辉、王岚三位教授主编，并由国内四十多位从事脑血管病基础研究和临床的医师及专家共同参编的《脑血管病热点与实践》一书即将出版，三位主编曾先后在国内外有关院校得到脑血管病知识的培训，有较扎实的基础知识。本书对当前脑血管病的基础理论研究和热点进行系统的阐述，并与临床实践相结合。内容涉及脑血流与脑代谢的基础研究，脑血管病流行病学和危险因素干预，神经影像技术、血管超声技术、脑电活动的检查在脑血管病中的应用，缺血性与出血性脑血管病动物实验模型制作，各类脑血管病包括儿童脑血管病和青年卒中发病机制、遗传学研究以及临床特点和干预措施，并介绍了卒中单元和远程医疗管理，对当前脑血管病治疗热点，特别是脑保护、低温治疗、细胞治疗、外科干预均做了系统介绍。

　　本书内容翔实、新颖。相信从事脑血管病工作的同道们阅读后会得到很大益处，同时，谨对所有参编人员的辛勤劳动成果表示祝贺，并以此序向读者们推荐。

南京医科大学第一附属医院神经内科

2013 年 1 月

前　言

　　根据世界卫生组织统计，全世界每 6 个人中就有 1 人可能罹患脑卒中，每 6 秒就有 1 人死于脑卒中，每 6 秒就有 1 人因脑卒中而永久致残。在我国，脑卒中已成为居民第一位死亡原因，是人民群众生命健康的第一杀手。《中国卒中宣言》提出"让我们以生命的尊严，传递给全社会一项重要共识——卒中已成为威胁人类生命、健康和生活质量的灾难。关注卒中，立即行动！"2009 年 6 月我国卫生部启动了"脑卒中筛查与防治工程"，建立并完善我国脑卒中筛查与防治网络体系。

　　近年来，脑血管病研究领域和临床实践都有很大的进展。许多新技术、新方法、新的药物不断涌现，这对脑血管病的防治具有重要意义。脑血流与脑代谢的研究为脑血管病的诊治提供新的依据。脑灌注成像技术、功能 MRI、脑血管成像技术、血管超声技术等新技术的开展对脑血管病的诊断提供了很大帮助。对脑血管病的危险因素及其干预试验研究特别是抗血小板药物和他汀类药物对脑卒中患者二级预防取得了可喜的成绩。脑动脉粥样硬化发病机制及其生物标志物的研究，对缺血性脑血管病防治提供了实验依据。无论是缺血性脑血管病或出血性脑血管病的发病机制及新药的开发，均需要以动物实验研究为基础，近年来涌现出了许多新的理念和新的药物。脑血管病不仅是老年期疾病，由于社会环境及遗传等因素的影响，青年脑卒中及儿童脑血管病的发生也逐渐增多，这已引起了人们的重视，人类基因组计划为脑血管病的遗传学研究提供了科学依据。对脑血管病的治疗，除了传统的药物治疗外，现代神经介入与外科手术治疗发展迅速，成为目前脑血管病治疗的重要手段之一。对脑卒中的细胞治疗仍在实验研究中，今后有可能成为新的热点。随着神经科学研究的深入，提出了"神经血管单元"新的概念，将神经元、血管内皮细胞、神经胶质细胞以及维持脑组织完整性的细胞外基质作为一个统一体，为整体研究神经元损伤及保护机制，寻找脑血管病治疗的新靶点提供了依据。卒中单元在我国已实践了多年，需要进一步规范化。我国从 2004 开始试行《中国脑血管病防治指南》，2010 年 2 月正式出台了《2010 年中国急性缺血性卒中治疗指南》和《2010年中国缺血性卒中/短暂性脑缺血发作二级预防指南》,这些指南的出台有助于进一步规范临床医师对脑血管病的防治,同时,指南的贯彻也需要我们的共同参与,使之付诸实践。

　　本书主要由长期从事脑血管病基础研究及临床实践的专家们共同编写,尽量做到将当前脑血管病的研究热点与临床实践结合起来,力求使本书达到或能反映当前脑血管病基础理论研究和临床实践的最新情况,并奉献给从事脑血管病防治和基础研究的同道们,以便更好地为脑血管病患者服务。

　　本书凝聚了我国脑血管病领域同道们的智慧结晶,得到了江苏省金陵科技著作出版基金的大力资助,在此表示由衷的感谢!本书还得到了我国著名神经病学专家侯熙德教授的指导,他在百忙之中为本书作序推荐,在此深表感谢!

　　基于脑血管病的研究涉及面广、新的研究结果层出不穷,限于编者水平和时间仓促,编写中的疏漏之处在所难免,恳请专家及各位读者批评指正。

李作汉　陈光辉　王　岚

目　录

第一章　脑血流与脑代谢

第二章　脑血管病的流行病学现状

第三章 脑动脉粥样硬化

第五章　出血性脑血管病

第六章 儿童脑血管病

第七章 青年脑卒中

第八章　性别与脑血管病

第九章　神经影像技术在脑血管疾病中的应用

第十章 脑电活动检查与脑卒中

第十一章 脑血管病治疗研究热点

第一章 脑血流与脑代谢

脑是机体的高级神经中枢。脑的能量供给必须满足其基本需求(约占40％)和功能需求(约占60％)。脑的基本需求包括:维持细胞结构的完整性和电化学梯度,分子的细胞转运,蛋白质、脂质、碳水化合物的合成,以及神经递质和其他细胞成分的生物合成、贮存、释放和再摄取等。脑的功能需求包括保证神经元(如锥体细胞)电活动的产生,完成神经元突触间的有效信息传递。在正常条件下,脑组织以葡萄糖的有氧氧化作为能源来供应能量,85％的葡萄糖被代谢为二氧化碳和水,15％被代谢为乳酸和丙酮酸。机体复杂的生物学机制持久、精细地调节着脑血流量(cerebral blood flow,CBF),维持着血流与代谢的紧密耦联,从而保证脑的内稳态和功能的执行。

在成人,脑仅占体重的2％～3％。大脑平均约重1 300 g,小脑约重200 g,总容量约1 500 mL,其中胶质细胞为700～900 mL,神经元为500～700 mL,血液为150 mL,细胞外液和脑脊液(cerebral spinal fluid,CSF)各占100～150 mL。虽然,脑既不承担机械运动也不具备外分泌功能,但流经脑的血液却是静息心排血量的15％～20％,耗氧量达全身耗氧量的25％。在儿童,脑约为体重的1/6,其血流量却占心排血量的1/3;当儿童心排血量降低或脑代谢显著增高,如突发高热和惊厥时,大脑极易受损。巨大的功能需求以及在许多极端状况下CBF都需保持恒定的事实表明,脑是人体内最易受损和最纤弱的器官。当心脏骤停导致全脑缺血时,常温下其贮存的氧在20 s内耗竭,葡萄糖和三磷酸腺苷(adenosine triphosphate,ATP)仅能维持5 min。即使采取标准心肺复苏(cardiopulmonary resuscitation,CPR)操作也只能产生1.31 L/min的前向血流和3.33 kPa(25 mmHg)的灌注压,远远低于中枢神经系统血管床所必需的灌注压以及局部CBF的最低阈值。与肾、肺、肝等器官不同,脑任何部位的损伤几乎都会导致相应的功能丧失。

脑与颅腔之间有8％～12％的移动空间,当颅内3种主要成分:脑实质、血液和CSF中任一成分的容积发生变化时,必然伴随其他一种或两种成分的代偿性改变,这三种成分是构成颅内压(intracranial pressure,ICP)与脑血容量(cerebral blood volume,CBV)相互影响的基础。当各种病因引起脑容积增大或CSF增多时,若要继续维持ICP的恒定势必要减少CBV,而CBV不可能无限制减少,此时就会发生脑疝。因此,伴随ICP的增高,更可能首先发生脉管系统的结构性压缩,导致脑血液循环时间延长,CBF和CBV减少。在脑肿瘤、急性脑损伤或蛛网膜下腔出血(subarachnoid hemorrhage,SAH)的患者 ICP 极度增高呈昏迷或濒死状态时,脑血液循环时间常常超过 11.5 s,ICP 可达舒张期血压水平,以至于在脑血管造影时颅内血管可完全不显影。容积-压力曲线的实际意义在于,当 ICP 很高正处于曲线上升部分时,极小量的容积增加将使 ICP 呈非线性大幅度急骤上升,往往危及生命;同样,很少量的容积减小也能使 ICP 迅速有效地降低。临床医师要充分意识、密切监测并且严格限制能引起颅内容积增加的任何诱因,适时合理地应用脑室穿刺、机械性过度通气和脱水等治疗来缓解 ICP 增高危象。

第一节　脑血流的基础概念

一、脑血流动力学

脑血管血流动力学的变化与脑血管疾病有着密切的联系。通常意义上,血流动力学(hemodynamics)是指血液在心血管系统中流动的力学,主要研究血流量、血流阻力、血压以及它们之间的相互关系,是有关血液变形和流动的科学。脑循环系统因具有独特的大脑动脉环(Willis 环),其血管床深埋于坚硬的颅骨内且结构、走行复杂而构成了有别于心血管系统的脑血流动力学特征(图 1-1-1)。

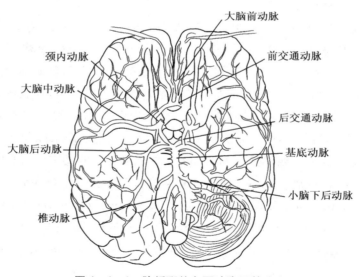

图 1-1-1　脑循环的主要动脉及其分支

（一）脑灌注压(cerebral perfusion pressure,CPP)与 CBF

CPP 是指平均动脉压(mean arterial pressure,MAP)与平均静脉压的差值,而 MAP 是指心动周期循环系统的平均压力,等于心排血量(即每分钟泵出的血量)乘以系统血管阻力。在未用动脉内导管直接测量时,MAP 可以采用以下公式进行估算:

$$MAP = 舒张压 + 1/3(收缩压 - 舒张压)$$

心排血量等于每次心脏搏动的射血量乘以每分钟心率,心脏搏动的射血量受到前负荷(容量负荷)、后负荷(阻力负荷)以及心肌收缩力等3个主要因素的影响,每分钟心率则受到交感神经β1受体与迷走神经的调节。系统血管阻力取决于小动脉的半径,其不仅接受肾素-血管紧张素-醛固酮系统(renin-angiotensin-aldosterone system,RAAS)和交感神经α受体的调控,也接受O_2、CO_2、H^+、渗透性、腺苷、组胺、激肽、前列环素(prostacyclin,PGI_2)、内皮素(endothelin,ET)-1、一氧化氮(nitric oxide,NO)等的局部调节。就对CPP的影响而言,静脉压往往可忽略,除非存在ICP增高现象,其病因包括脑占位性病变、脑循环障碍、静脉与静脉窦受阻、弥漫性脑水肿或肿胀等。要维持正常的脑功能、保护脑组织,必须保证稳定的脑灌注压,防止过度灌注或低灌注。

在单位时间内流过血管某一截面的血量称为血流量,通常以 mL 或 L/min 表示。血液中的一个质点在血管内移动的线速度,称为血流速度。血液在血管内流动时,其血流速度与血流量成正比,与血管的截面成反比。在脑内,CBF 则直接取决于 CPP,与脑血管阻力(cerebrovascular resistance,CVR)呈逆相关。

$$CBF=CPP/CVR$$

当 Ohm 定律应用于血管结构时,可用以下公式表示:

$$Q=\Delta P/R$$

Q 表示血流量,ΔP 表示流入端(动脉)与流出端(静脉)之间的压力差,R 表示血管阻力,即 Q 直接与 ΔP 呈正比,而与 R 呈反比。CPP 也是 MAP 与 ICP 的差,假设 ICP 恒定,则 CPP 直接取决于 MAP。脑血管床绝非静态系统,血流动力学的 3 项参数:血流速率、血管壁状态和血液凝固性,均参与并影响血流。由于血管自动调节功能的效率、动脉狭窄的部位、长度以及血管之间侧支循环吻合程度的个体化差异较大,使分析和评价脑供血状态变得十分复杂。

血液从主动脉流向外周的过程中,总是在不断克服流动产生的摩擦而消耗能量(一般表现为热能),且湍流较层流消耗的能量更多。这部分热能不可能再被转化为血流的势能或动能,故血液在血管内流动的压力会逐渐降低,血压降低的幅度与该段血管血流阻力的大小呈正比。主动脉弓及颈动脉窦的压力感受器对 MAP 的改变非常敏感,通过对系统血管阻力和心排血量的影响来调节血压;压力感受器将冲动传递给延髓心血管控制中枢,同时应对 MAP 的变化调整其兴奋发放速率。当 MAP 增高时,压力感受器的冲动发放增多,导致交感传出减少、副交感传出增多,使心率减慢,血管扩张,动脉血压降低;当 MAP 降低时,则引起相反的对应变化。在大脑动脉环部位的 MAP 仅略低于主动脉弓,而在小动脉约为6.65 kPa(50 mmHg),毛细血管为 0.67～1.33 kPa(5～10 mmHg),在较大的静脉则为负压。右心房作为体循环的终点,血压最低(接近于零,0～8 mmHg,即 0～1.06 kPa)。通常右心房和胸腔内大静脉的血压被称为中心静脉压(central venous pressure,CVP),而各器官静脉的血压称为外周静脉压。中心静脉压是反映心血管功能的指标之一,其高低取决于心脏射血能力和静脉回心血量之间的相互关系,正常波动范围在 0.49～1.18 kPa(5～12 cmH_2O)之间。

在单位时间内,静脉回心血量取决于外周静脉压和中心静脉压的差以及静脉对血流的阻力。故凡能影响外周静脉压、中心静脉压以及静脉阻力的因素,都会影响到静脉回心血量。

脑的血供不受地心引力以及消化系统功能的影响。但是,地心引力可作用于血管系统而使血液产生一定的静水压。平卧位时,身体各部位血管与心脏基本处于同一水平,故静水压大致相同。但是,当人体从平卧位转为直立位时,足部血管内压力高于卧位时的压力,其增高部分相当于从足至心脏这样一段液柱高度形成的静水压,约 12 kPa(90 mmHg);在心脏水平以上的部位血管内的压力则较平卧时为低,例如上矢状窦内压力可降至−1.33 kPa(−10 mmHg)。重力形成的静水压的高低,对静脉的影响远远大于对动脉的影响。与动脉不同,静脉的显著特点是其充盈程度依赖于跨壁压(血管壁内、外的压力差)。静脉管壁较薄,管壁内弹性纤维和平滑肌都较少,在跨壁压降低时极易发生塌陷,在跨壁压增高时呈充盈扩张。这样,身体低垂部位静脉的充盈扩张会较卧位时多容纳 400~600 mL 血液,这些血液主要来自胸腔内血管,并受到多种因素(如下肢静脉的静脉瓣功能是否健全、下肢肌肉收缩运动的强度以及呼吸运动等)的制约,有可能导致体内各器官之间血量的重新分配,引起暂时性回心血量减少、中心静脉压降低、每搏量减少和收缩压降低等。此时,机体启动神经-体液调节机制,促使骨骼肌、皮肤和肾、腹腔内脏的阻力血管收缩以及心率加快,以恢复动脉血压。应注意的是,在下肢静脉瓣严重受损者、长久站立不动的老年人、长期卧床者,由于静脉管壁的紧张度较低,可扩张性较高,以及腹腔和下肢肌肉的收缩力量减弱缺乏对静脉的挤压作用等,在突然改变体位时可因大量血液积滞在下肢,回心血量过小而发生直立性低血压。

(二)CVR 与脑血流自动调节

CVR 系指每毫升血液每分钟流过 100 g 脑组织所需要的压力,常以 kPa/(100 g·min)表示。正常 CVR 为 0.17~0.21 kPa(1.3~1.6 mmHg)/(100 g·min),其计算公式如下:

$$CVR = 8\eta L / r^4$$

8 是数学常数,η 表示血黏度,L 表示特定血管的长度,r 指该血管的半径,血管阻力与血管半径的 4 次方呈逆相关。通过该公式,可以预知血管阻力各成分变化所产生的效应。血管长度和半径以及血黏度是血管阻力的决定因素。假定两条血管的半径相同,其中一条血管的长度是另一血管的 2 倍,那么它的血流阻力就增大 1 倍,血流量将减少 50%;反之,当一条血管的长度仅为另一血管的 1/2,则血流阻力减低 50%,血流量将增加 100%;在压力梯度保持恒定且只是血管长度变异时,才会呈现这样的血流改变。也正因为血管长度变异较小,故血流阻力主要来自血管半径和血黏度。如果血黏度不变,则一个器官的血流量主要取决于该器官阻力血管的半径。机体对循环功能的调节,就是通过控制各器官阻力血管的口径来实现各器官之间的血流分配的。CVR 主要受 MAP、脑血管平滑肌张力、血黏度和 ICP 的影响。

在正常生理情况下,脑血流具有自动调节机制而保持相对恒定。正常人 CBF 自动调节的上限值为 MAP 在 17.3~18.6 kPa(130~140 mmHg),下限值在 6~8 kPa(45~60 mmHg),最小耐受阈值为 4.7~5.3 kPa(35~40 mmHg)。当 CPP 增高超过正常值的 30%~40% 时,

CVR 达到最大代偿,小动脉适时收缩使 CBF 不至于发生显著改变,一旦超过该值即丧失自动调节功能,导致脑灌注压突破(cerebral perfusion pressure break though),发生脑水肿和 ICP 增高,甚至脑出血。反之,当 CPP 下降至正常值的 50% 以下时,CVR 减低最明显,通过小动脉扩张来维持 CBF 基本需求。在长期高血压(与交感张力增高有关)或肾素释放增多的状态下,脑血流自动调节功能会发生改变,导致自动调节曲线右移使其上限值达 21.3～23.9 kPa(160～180 mmHg),下限值可达 11.2～20.0 kPa(85～150 mmHg),最小耐受阈值达 6.67～10.7 kPa(50～80 mmHg)。因此,对慢性高血压特别是合并颈动脉狭窄达 70% 以上的患者,MAP 或 CPP 的快速降低极可能诱发脑缺血。睡眠、运动员生理性低血压、与出血有关的病理性低血压、应用血管紧张素转换酶抑制剂、长期缺氧或高碳酸血症等,可显示自动调节曲线左移。

在血流自动调节范围内,MAP 降低 10%,区域性 CBF 仅轻微减少(2%～7%)。然而,在已有高碳酸血症、贫血、低氧血症的患者,以及脑缺血、脑外伤或动脉瘤性 SAH 的患者,CPP 降低即使还是在自动调节范围内,但由于血流自动调节功能缺失,依然会引起局部 CBF 减少。MAP 在自动调节下限以下的进一步降低,将导致 CBF 和 CBV 锐减,标志着通过小动脉最大限度扩张来保护脑结构和功能的血流动力学储备已耗尽,此时,第二线机制启动,意味着脑灌注已不能满足组织对氧的需求,组织 PO_2 降低,细胞氧合不足,只有通过提高氧摄取分数(oxygen attraction fraction,OEF)才能维持低 CPP 状态下的脑氧代谢率(cerebral oxygen metabolic rate,$CMRO_2$)。脑摄氧增多表现为动静脉血氧含量差(正常约为 50 mL/L)增加、静脉血氧含量(正常约为 140 mL/L)降低和组织 OEF 增高。在正常生理状态下,入脑的氧仅 30%～40% 用于产能过程,未摄取部分只是构成储备。当 CBF 继续减少,通过 OEF 增高仍不能维持 $CMRO_2$ 时,即发生脑梗死。CBF 的重要概念是血流阈值。当梗死部位脑组织 CBF 低于 12 mL/(100 g · min) 和 $CMRO_2$ 65 μmol/(100 g · min) 的阈值,脑细胞死亡不可避免(表 1-1-1)。

表 1-1-1 血流动力学损害分期

分　期	CPP%	CBV	CBF	OEF	$CMRO_2$
自动调节期	60～100	↑	正常	正常	正常
血量减少期	40～60	↑↑	↓	↑	正常
缺血半暗带期	20～40	↑	↓↓	↑↑	↓
不可逆损害期	<20	↓	↓↓↓	不定	↓↓

CBV 由动脉(属分配血管)、毛细血管(属交换血管)、静脉(属容量血管)等共同组成,分别占 CBV 的 10%～15%、<5% 和 80%～85%。在实验性 CPP 降低的同时,CBV 的显著增加常发生于自动调节期即血管扩张早期,从而能有效地维持 CBF,其机制包括血管床扩张效率的差异、血管腔内压降低导致血管被动塌陷、小血管痉挛、$CMRO_2$ 代偿性下调以及血管张力变化等。随着缺血的加重、血管衰竭和代谢抑制,CBV 增加量渐小。CBF/CBV 比值或平

均血流通过时间（mean transit time, MTT）均被视作 CPP 降低的标志。CBF/CBV 比值反映了阻力血管在 CPP 下降时血管的扩张效率，可视为血流动力学储备指数。在脑、肾、肠系膜等器官，血管的血流自动调节功能特别有效，而在皮肤和冠状动脉则表现不充分。脑血流自动调节机制涉及代谢性、肌源性、神经源性以及 K⁺ 通道激活等诸方面。

（三）脑血流动力学状态分期及血流阈值

在生理条件下，局部 CBF 与 CBV、OEF、$CMRO_2$ 和脑葡萄糖代谢率（cerebral metabolic rate of glucose, CMRGlu）存在某种线性比率关系，它们互相匹配，称之为紧密耦联。一旦 CPP 降低至血流自动调节的低限，就会相继发生 CBV、CBF、OEF 和 $CMRO_2$ 的序列应答，显示出血流代谢的不匹配，或称为失耦联。Powers（1991）对局部脑血流动力学状态进行了分期。0 期：CPP 正常，与代谢紧密耦联，表现为 OEF 正常，CBV 和 MTT 不增高，CBF 对血管扩张刺激反应正常。Ⅰ 期（自动调节期）：小动脉通过自动调节性扩张维持 CBF 的恒定，继后 CBV 和 MTT 增高，CBF 对血管扩张刺激反应减弱，但 OEF 依然正常。Ⅱ 期（灌注不良期）：CBF 减少超过血流自动调节极限，随着 CBF 的进一步减少，OEF 升高和 $CMRO_2$ 降低。根据 $CMRO_2$ 有无降低，又可将该期分为血量减少（oligemia）和缺血（ischemia）两种程度，前者 $CMRO_2$ 维持在正常状态，后者 $CMRO_2$ 呈减低状态，视为"真性缺血"。

正常人安静状态下的脑血流量为 50～55 mL/(100 g·min)。在病理状态下，CBF 减少到正常水平的 50% 以下，即 25～30 mL/(100 g·min) 时，就可能出现临床神经功能缺损。低于该阈值，可逆与不可逆缺血性损伤之间所留下的空间很窄（表 1-1-2）。简言之，从 CBF 减少到急性脑梗死的发生，由 3 个阶段构成：① 由于脑灌注压的降低引起局部血流动力学的异常改变。② 由于脑循环储备（小动脉的扩张能力）失代偿性低灌注导致神经元功能改变。③ 由于 CBF 减少超过脑代谢储备（OEF 增高）而发生不可逆性神经元形态学改变。

表 1-1-2　脑血流与神经功能缺损的不同阶段

神经功能缺损的不同阶段	脑血流量 mL/(100 g·min)
可逆性神经功能缺损	25～30
电衰竭	16～20
离子泵衰竭（Na⁺-K⁺ ATP 酶）	10～12
代谢衰竭	<10

二、血液流变学

血液流变学的研究内容涵盖了血液流动性、血细胞流变性（包括变形性、聚集性和黏附性）、血液凝固性、血细胞之间以及血细胞与血管之间相互作用和它们在不同疾病状态下的变化规律等。血液流动取决于心脏的泵作用、血管结构对血流产生的阻力以及来自血液成分自身的流动阻力（即血黏度）的综合效应，因此，血流障碍不仅反映心脏或血管结构和功能的改变，也反映它们与血液本身流动行为的相互作用。血液流变学异常在脑血管疾病的发生和发展中扮演着重要角色。

（一）切应力与双轴张力

正常生理状态下血液在血管内流动，血管主要承受切应力和双轴张力作用，血流特征则以切应力（shear stress，τ）和切变率（shear rate，γ）来表示。

1. 切应力　流体的切应力（shear stress，τ），即流动的血液顺血流方向作用于血管腔面血管内皮细胞单位面积上的力。如果血液是以层流方式在管腔中流动，其切应力与血黏度（μ）以及血流量（Q）呈正比，与血管半径（r）的 3 次方呈反比。

$$\tau = 4\mu Q/\pi r^3$$

该方程式表示，如果血管半径不变，血流量增加能引起切应力增加；当血流量明显增加时，只要血管半径稍有变化仍可维持切应力稳定。研究表明，粥样硬化性斑块并非随机出现在动脉系统的任何部位，而只是在特定的部位（如动脉分叉、分支、狭窄和弯曲等部位）出现，流动的血液对血管壁细胞（内皮细胞和平滑肌细胞）施加的切应力以及存在的涡流，导致局部血管内皮细胞损伤和内膜增厚。在颈动脉分叉的内侧壁，由于血流速度较快形成高切应力，脂质和血细胞不易沉积；在其外侧壁，由于血管扩张，局部形成涡流使切应力显著降低，有利于脂质和血细胞在该处沉积，这种低切应力和低流速的血流动力学特征是导致动脉粥样硬化性斑块形成的重要因素。含有较多血小板的白色血栓和混合血栓易发生在血流高切应力的内皮损伤部位，如颅内动脉分叉处或冠状动脉粥样斑块破裂处；几乎不含有血小板的红色血栓则常见于血流缓慢或血流切应力很低的部位，如下肢深静脉、心房内以及动脉匍行血栓的尾部。一般认为，防止白色血栓应采用抗血小板药物（以阿司匹林为代表）治疗，防止红色血栓应采用抗凝（以华法林为代表）治疗。

2. 双轴张力　双轴张力（σ），指血管内皮细胞与平滑肌细胞在横断面上的周向张力和轴向张力。双轴张力与跨壁压（transmural pressure，P）以及血管半径（r）呈正比，与血管壁厚度（δ）呈反比。跨壁压是指血管内血液对血管壁的压力与血管外组织对血管壁的压力之差。一定的跨壁压是保持血管充盈膨胀的必要条件，跨壁压过小，血管不能保持膨胀状态而发生塌陷；跨壁压过大，如颅内动脉瘤的载瘤动脉其管壁不能承受跨壁压时，就会发生破裂。

$$\sigma = \pi r P/\delta$$

该方程式表示当跨壁压增高时，只有通过增加血管壁的厚度才能维持正常的血管张力。

3. 切变率　由于全血内含有大量血细胞等有形成分，故属于非均质流体，亦被称作非牛顿流体，血浆或血清属牛顿流体。当血液平稳流经血管时呈层流，红细胞有向中轴处聚集流动的趋势（称之为轴流）故流速最快，而靠近血管壁处流速较慢，从而形成血流从中轴（轴流）到管壁处（周围层流）的速度梯度，这种速度梯度的倒数即为切变率（单位为 s^{-1}），该值实际反映了血流各液层间速度的差异。切变率在中轴处为零，近血管壁处最大，与血管半径呈逆相关。在心脏泵功能的推动下，由于血液流经部位的血管内径、形状、扭曲度、平滑度以及细胞膜的黏弹性、离心脏距离等的差异，血流的切变率并不恒定，全血黏度也会随之发生相应变化。

（二）全血黏度与血浆黏度

血黏度是水黏度的4～5倍。所谓血黏度,是指血液在血管内流动(由于平行的两个液层接触面位移)时所产生的具有阻抗作用的内摩擦力。全血黏度是血黏度的重要指标之一,取决于血细胞比容(hematocrit, HCT)、血流切变率、血浆黏度、血管直径和温度等诸因素。就全血黏度和血流切变率的关系而言,一般情况下,牛顿流体(血浆或血清)其黏度不随切变率的改变而改变,而非牛顿流体(全血)其黏度会随着切变率的改变而改变。当切变率较高时,轴流现象变得更为突出,红细胞集中在中轴,其长轴与血管纵轴平行,红细胞移动时发生的旋转以及红细胞相互间撞击均小,故全血黏度较低;当切变率较低时,红细胞易发生聚集,使全血黏度增高。

不同切变率下全血黏度预示的流变学意义有:在高切变率状态下,影响全血黏度的主要因素是红细胞的变形能力,其由红细胞的膜柔韧性、细胞内黏度(血红蛋白浓度)和细胞外形所决定;在低切变率状态下,影响全血黏度的主要因素是红细胞的聚集性,其取决于血浆蛋白(特别是纤维蛋白原)的桥联作用、切应力以及红细胞之间的静电排斥作用。然而,在已去除纤维蛋白原的低切变率状态下仍然会有全血黏度的增高,分析其原因首先可能是红细胞变形性丧失;其次可能由于存在异常增多的血清球蛋白,如α_2巨球蛋白和免疫球蛋白,使得红细胞易发生聚集。总之,若个体存在血管内皮损伤(见于动脉粥样硬化、糖尿病、肾病综合征、全身性炎症或感染等)、体内凝血及纤溶过度激活(见于骨髓增生性疾病、原发性血小板增多症、血栓性血小板减少性紫癜等)以及血液某些相关抗体成分或蛋白质浓度增高(见于抗磷脂抗体综合征、高同型半胱氨酸血症、肿瘤、血液透析等)等,都会引起全血黏度的异常。

血浆黏度是反映血液黏滞性的另一重要指标。血浆黏度略高于水,主要取决于血浆内蛋白质的浓度、相对分子质量(分子量)大小以及分子形态(特别是链状结构的蛋白质分子),其影响程度由大到小依次为纤维蛋白原(fibrinogen, Fg)、球蛋白、白蛋白,而脂质的影响较小;同时,这些影响会随着血细胞比容的增高而增大。血浆蛋白不仅会影响高切变率时的全血黏度,也会进一步通过对红细胞的聚集作用而增高低切变率时的全血黏度。以Fg(相对分子质量为340×10^3,结构呈哑铃状的大分子蛋白质)为代表,在血液的体外实验中加入Fg后,高切变率状态下全血黏度增高;治疗性去除Fg后,高切变率状态下的全血黏度随之降低。在低切变率状态下,Fg可作用于红细胞使之聚集,能对全血黏度产生更大效应。在巨球蛋白血症或多发性骨髓瘤患者,血中M球蛋白大量增多,也会引起血浆黏度显著增高。

（三）血细胞比容、红细胞的变形性和聚集性

血细胞比容(HCT)以红细胞在全血中所占的容积来反映红细胞的浓度。HCT与全血黏度密切相关,高HCT与血栓形成密切相关。红细胞和其他细胞的黏附和聚积倾向以及其所具有的绝对数量和可变形性,是决定全血黏度的主要因素。在HCT增高时全血黏度增高,两者呈对数关系;在HCT相对恒定时,全血黏度随着切变率的增大而降低,随着切变率的降低而增高,在低切变率时表现尤为突出。在低切变率时,由于红细胞浓度升高会促进红细胞聚集,从而干扰血流层流,故全血黏度随之增高;在高切变率时,红细胞浓度降低会改

善红细胞的变形性,使之有效体积减小,部分代偿了全血黏度的增高。在易受低灌注(如局灶性缺血、低血黏度和低切变率的血管床)影响的脑分水岭区,由于局部高 HCT 和血浆蛋白积聚,将进一步呈现损伤的恶化和不可逆。虽然血黏度与 CBF 之间呈负相关性,但在多数情况下,血黏度不可能成为 CBF 的独立决定因素。

血液中 99% 的细胞成分是红细胞。正常情况下,红细胞的变形性使其可通过管径更小的微血管,并沿着血液流动方向变形,细胞膜表面负电荷的静电斥力能避免红细胞聚集体的形成。然而,当红细胞变形能力降低或丧失时必然会引起全血黏度增高和微循环障碍,这些疾病包括遗传性红细胞病(镰状细胞贫血、遗传性球形细胞增多症、异常血红蛋白病)以及各种血栓性疾病。在高切变率范围内,红细胞之间的碰撞和摩擦力增加,不仅使红细胞寿命缩短,通过释放 ADP 引起血小板聚集(化学作用),而且还促进血小板和凝血因子向血管管壁表面输送(物理作用)。在真性红细胞增多症,约 30% 的患者存在周围动脉或静脉的血栓形成,亦可发生心和脑的血管闭塞。总之,在衰老或疾病状态下,红细胞膜表面的电荷减少或消失,血细胞成串状、分支状堆积,均可导致血流缓慢甚或血栓形成。

(四)白细胞和血小板流变性

正常生理状态下,血白细胞的数量约是红细胞的 1/700,其容积少于全血细胞成分的 1%。就单细胞而言,白细胞体积较大(直径约 8 μm)且变形性弱于红细胞,在流经狭窄部位特别是小的毛细血管(直径为 5~6 μm)时,其血流阻力显著增强。在炎症、休克和脑缺血及其他低血流状态下,白细胞的活化以及与血管壁的相互作用成为高阻力血流的重要机制。在黏附分子家族包括整合素(integrin)、选择素(selectin)以及免疫球蛋白超家族的共同作用下,白细胞滚动黏附、穿血管壁游走并堵塞微血管;中性粒细胞呼吸爆发产生的大量自由基,引发和加剧一系列级联反应,使可逆性缺血性损伤转化为不可逆性,因此,白细胞是缺血-再灌注损伤病理过程中的主要效应细胞。此时,最突出的特征为"无复流"现象:电镜下观察可发现血管周围星形胶质细胞足突肿胀并嵌入毛细血管,使管腔缩窄呈一裂缝;星形胶质细胞足突不断从细胞间隙以及血浆中拖拽出液体更加剧了自身的肿胀,导致血液内大分子物质进一步浓缩和血液黏度增高。这样,即使上级动脉通畅或再通,也不可能实现组织学水平的再灌注。

较之红细胞,体循环中的血小板数量很少,占全血容积的 0.2%~0.5%,在正常生理状态下不会干扰血液的流动。然而,血流的切应力,在无外源性诱导剂的条件下,也能激活血液中血小板及凝血因子的功能。当血管内皮细胞损伤和剥脱触发最初的止血反应后,血小板就附着在暴露的内皮下结缔组织表面(称为黏附),参与这一反应过程的因素有血小板、内皮下组织(其主要成分为胶原纤维,特别是 Ⅰ、Ⅲ、Ⅳ 型胶原最为重要)和血浆成分。血小板膜糖蛋白(platelet membrane glycoprotein,GP)Ⅰb/Ⅺ 复合物是血管性血友病因子(即 von Willabrand factor,vWF,由内皮细胞 Weibel-Palade 体释放)的受体,其在血小板与内皮下组织成分间起桥联作用。在黏附的同时,血小板继续不断发生释放反应,促进血流中更多的血小板附着在已发生黏附的血小板上,这样就形成了微聚集物或微血栓(称为聚集)。参与这一反应过程的因素有血小板成分和血小板聚集激动剂,前者主要指 GPⅡb-Ⅲa 复合物(是纤维蛋白原的受体,也是血小板聚集的最后共同通路),后者包括 5-羟色胺(5-hydroxy tryptamine,5-HT)、二磷酸腺苷(adenosine diphosphate,ADP)、肾上腺素、胶原、凝血酶、花生四烯酸(arachidonic acid,AA)、血栓烷(thromboxane,TX)A_2 和血小板活化因子(platelet activating factor,PAF)等。血小板的过度活化,将导致微循环中血流异常或大动脉内血栓形成,并涉及多种疾病(如卒中、心绞痛以及其他动脉粥样硬化并发症)的病理过程。

三、 脑循环的调控机制

CBF 的调节是一复杂的整合过程,不仅涉及脑神经元、胶质细胞、血液成分、CSF、细胞外间隙和间质,还涉及血管壁诸层。脑血管微环境包括血管内皮细胞、平滑肌细胞、血管周围神经、细胞外间隙和蛛网膜下腔等部分(表1-1-3)。目前尚无一种假设能够涵盖或确切地一元化解释 CBF 调节的全部生物学机制。

表1-1-3 脑血管微环境的血管活性物质

细胞外(循环/体液)

　　腺苷及其相关复合物(ADP、ATP)

　　聚集的血小板(释放 5-HT、PAF、TXA_2)

　　离子(Ca^{2+}、H^+、K^+、Mg^{2+})

　　CO_2 和 O_2

　　炎性细胞因子(干扰素 γ、IL-1β、LPS、TNFα)

　　低密度脂蛋白胆固醇

　　氧合血红蛋白

　　肽类(血管紧张素、缓激肽、促尿钠肽、血管加压素)

　　血管内皮生长因子

血管内皮细胞

　　AA 代谢物(白三烯、前列腺素、TAX_2)

　　CO(源于结构型 HO-2)

　　离子通道(K_{ATP}、非特异性离子通道、VGCCs)

　　ET-1

　　内皮衍生性超极化因子

　　HSP-90

　　NO(源于结构型/内皮型 NOS)

　　氧自由基簇(包括羟自由基、超氧自由基、过氧化物、过硝基化物)

血管平滑肌

　　ATP

　　离子通道(K_{ATP}、SACCs)

　　CO(源于诱导型 HO-1)

　　NO(源于诱导型 NOS)

血管周围神经

  胺类(Ach、多巴胺、组胺、NE、5 - HT)

  氮类(来源于神经元型 NOS)

  肽类(CGRP、NPY、SP、VIP、NKA)

注:IL:白介素(interleukin);TNF:肿瘤坏死因子(tumor necrosis factor);LPS:脂多糖(lipopolysaccharaide);NE:去甲肾上腺素(norepinephrine);ET:内皮素(endothelin);HO:血红素氧化酶(heme-oxygenase);HSP:热休克蛋白(heat shock protein);NOS:一氧化氮合酶(nitric oxide synthetase);K_{ATP}:ATP 敏感性 K^+ 通道(ATP sensitive K^+ channels);VGCCs:电压门控性 Ca^{2+} 通道(voltage-gated calcium channels);SACCs:牵张激活离子通道(stretch-activated cation channels);Ach:乙酰胆碱(acetylcholine);CGRP:降钙素基因相关肽(calcitonin gene-related peptide);NPY:神经肽 Y(neuropeptide Y);SP:P 物质(substance P);VIP:血管活性肠肽(vasoactive intestinal peptide);NKA:神经激肽 A(neurokinin A)

（一）肌源性调节

肌源性假设基于实验观察。当动脉压升高时,动脉壁血管平滑肌即被牵拉使得小动脉紧张度增高、血管收缩,伴随着毛细血管前括约肌早期关闭导致血流阻力增强,这正构成了重要的血流调节机制。大动脉含有丰富的胶原纤维和外膜,保证了管腔内压显著波动时其管径仅轻微变化。小动脉是以内皮细胞为衬的肌性管道,胶原纤维缺如,对膨胀的压力呈收缩反应。这样,尽管血压波动,仍能维持毛细血管内压和血流恒定(Bayliss 效应)。在急进型高血压患者,当 MAP 超过 155 mmHg 时,小动脉先是发生持续而显著的痉挛,甚至可导致微梗死;继之发生被动性或强制性扩张,引起毛细血管床压力增加,血浆和红细胞渗漏进入细胞外间隙,常见于高血压脑病。

Bayliss 效应被认为是血管自动调节肌源性假说的基础,反映了血管平滑肌的内在特性。支持该假说的重要依据之一是,在血管平滑肌细胞内存在 SACCs,又称为机械活化离子通道(mechanically operated cation channels),其具有对单价离子如 Na^+、K^+ 和 2 价离子如 Ca^{2+} 非选择性和易通透的特点。许多细胞,如上皮细胞和内皮细胞也存在该通道。利用膜片钳技术可记录到 SACCs 的微小电流,并证明该电流是平滑肌细胞对牵张的特异性离子应答。平滑肌细胞 SACCs 的激活伴随 Na^+ 的流入,使细胞膜去极化,依次引起 VGCCs 开放,大量 Ca^{2+} 进入细胞内,促进内质网 Ca^{2+} 诱导的 Ca^{2+} 释放,导致平滑肌收缩。Nelson 等发现,平滑肌收缩的程度最终受到 Ca^{2+} 诱导的 Ca^{2+} 依赖性 K^+ 通道(Ca^{2+} dependent potassium channel,KCa)激活引起的膜超极化的限制。

（二）神经源性调节

分布于脑动脉外膜层的血管周围神经纤维有不同的起源,根据起源部位大致分为内源性和外源性两大类。内源性指起源于血管外膜局部神经元的肽能神经纤维,其分泌 NPY 和 VIP,前者引起血管收缩,后者引起血管扩张。外源性则指血管外膜以外的多部位起源的神经纤维,这些部位包括:① 自主神经节:起源于颈上神经节的交感神经纤维,可释放 ATP、NPY 和 NE;起源于翼状神经节、蝶腭神经节或耳神经节的副交感神经纤维释放 Ach、NO 和 VIP。② 非自主神经节:起源于三叉神经半月神经节和脊髓背根节的肽能神经元,释放 SP、CGRP 和 NKA,均具有血管扩张效应。③ 单胺能神经核团:起源于蓝斑的儿茶酚胺能神经纤维释放 NE,起源于延髓腹外侧中缝核的 5 - HT 能神经纤维释放 5 - HT,前者使血管扩张,后者具有使血管扩张和收缩的双重效应。神经血管支配的多重性和多面性提供了精密的神经化学调节,也承担着大脑病理状态下如缺血性梗死、神经变性或外伤时的保护机制。形态学或功能证据支持血管周围神经及其神经递质在调节血管张力方面的积极作用。

神经源性假说阐述了跨壁压触发了血管周围神经纤维释放神经递质的变化。神经递质释放的时程、结合和作用相当于自动调节相对快速的过程,尽管推测血管周围神经纤维存在类似肌细胞内的非特异性 SACCs,能提供局部 Na^+ 和 Ca^{2+} 介导的去极化以及血管周围神经末梢释放神经递质所需要的 Ca^{2+}。然而,在跨壁压增高时,信号如何精细地促进神经递质的释放仍有待确定。在去交感和副交感神经的动物中,即使脑血管自动调节保留也不能绝对排除神经源成分的参与,因为局部血管壁神经纤维网络内仍含有能独立进行神经分泌的神经元。

(三) 内皮源性调节

内皮细胞是一个重要的血管调节器官,而不仅仅是简单和被动的处于血液和血管平滑肌之间的屏障。在脑内,它构成特有的酶或分子筛维持着血-脑屏障(blood-brain barrier,BBB)的完整性。作为一种物理感受器,它能将机械能如牵张(跨壁压)和流速(切应力)的变化及时转换为血管张力。内皮细胞通过释放舒张因子和收缩因子,直接调节血管张力。内皮衍生舒张因子(endothelium derived relaxing factors,EDRFs)包括 NO、PGI_2 以及内皮衍生超极化因子(endothelium-derived hyperpolarizing factor,EDHF);内皮衍生收缩因子(endothelium-derived contracting factors,EDCFs)包括 ET - 1、TAX_2、氧自由基以及血管紧张素 Ⅱ 等。在正常生理状态下,EDRFs 和 EDCFs 保持着动态平衡,使血管始终处于适当的张力。NO 的释放,使血流速率和切应力增加而跨壁压不增加,引起内皮依赖性血管扩张(表1 - 1 - 4);内皮依赖性血管收缩则类似跨壁压增高,与 EDRFs 抑制和(或)EDCFs 释放增多有关。

(四) 代谢性调节

代谢性调节假说是指代谢副产物或代谢底物具有改变进入某区域血流的直接效应。神经元和胶质细胞的代谢(通过重要的代谢副产物乳酸和 CO_2)会影响局部血流,代谢底物以组胺和前列腺素为代表。神经元活动导致 CO_2、热和代谢物的蓄积,首先引起小动脉扩张和血流增加。在研究神经元活动与功能性磁共振成像(functional MRI,fMRI)信号的关系时发现,随着神经元电活动的增强(如痫性发作),首先局部 CBF 增加,其增加幅度大于氧耗的增加,局部毛细血管、小静脉和引流静脉内脱氧血红蛋白(deoxyhemoglobin,deoxyHb)含量减低,导致血氧水平依赖性信号(blood oxygenation level dependent signal,BOLD)增强。BOLD 信号与局部 deoxyHb 含量呈负相关,由此推断 BOLD 信号能间接反映神经元活性。由于脑组织代谢增加伴随对 O_2 和葡萄糖的需求增加,血流量增多,迅速清除 CO_2、热和代谢产物如乳酸、组胺和水。

表 1 - 1 - 4　NO 信号转导通路的特征

成　分	作　用	主　要　特　征
L-arg	NOS 的底物	由饮食或内源性合成
NOS	NO 的生物合成	L-arg 与 O_2 形成 NO 和 L-瓜氨酸,以 260×10^3 同源二聚体发挥功能,并且需要许多辅因子的参与,包括黄素、NADPH、BH_4 和 CaM 脑内存在 3 种 NOS:内皮型 NOS、神经元型 NOS 和诱导型 NOS,前两者呈 Ca^{2+} 依赖性活化,合成 NO 短暂;后者呈非 Ca^{2+} 依赖性活化,产生 NO 持久 NOS 存在于内皮细胞、神经元和星形胶质细胞内,前炎性细胞因子可诱导其在血管平滑肌细胞、活化的巨噬细胞和中性粒细胞中表达 NOS 活性的内源性调节通过磷酸化、脂肪酰化、NO 自身抑制、L-arg 拟似物、HSP-90 等实现,并且受到核转录因子 NF-kB 转录调控
NO	第二信使	是一种可弥散物质,经由切应力/搏动性血流或 G 蛋白耦联受体活化(可被神经递质如 ACh、5-HT,以及肽类如 BK、ET-1、NKA、VIP、SP 等所激活),促使内皮细胞合成 具有重要的血管调节作用,包括促进血管扩张、抑制血管平滑肌增殖、抑制血小板和白细胞黏附以及抑制血小板聚集等 NO 的作用一般呈 cGMP 依赖性,然而,NO 也能直接激活 K^+ 通道导致膜超极化,以 cGMP 非依赖性方式引起血管扩张
GC	目标酶	存在于血管平滑肌细胞内,以可溶性(胞质型,直接被 NO 活化)或特别(膜相关性,经肽受体激活)的形式,将 GTP 转变为 cGMP
cGMP	第二信使	由血管平滑肌细胞 GC 合成。通过 PKG 介导膜超极化,激活 K^+ 通道和(或)关闭 L 型 VGCCs,促进血管扩张;PKG 也能通过 MLCK 的磷酸化和失活,促使血管扩张

注:L-arg:L-精氨酸(L-Arginine);CaM:钙调素(calmodulin);BH_4:四氢蝶呤(tetrahydrobiopterin);BK:缓激肽(bradykinin);cGMP:环磷酸鸟苷(cyclic GMP);GC:鸟苷酸环化酶(guanylate cyclase);NADPH:还原型烟酰胺腺嘌呤二核苷酸磷酸(reduced nicotinamide adenine dinucleotide phosphate);GTP:三磷酸鸟苷(guanosinetriphosphare);PKG:蛋白激酶 G(protein kinase G);MLCK:肌球蛋白轻链激酶(myosin light-chain kinase)

四、CBF 变化的影响因素

（一）动脉血二氧化碳分压

在静息时正常人动脉血二氧化碳分压(partial pressure of carbon dioxide,$PaCO_2$)为 (5.3 ± 0.7)kPa,即 (40 ± 5)mmHg,极少受到年龄的影响。对任何年龄的哺乳类动物,高碳酸血症($PaCO_2$ 增高)都会引起血管扩张,而低碳酸血症则相反。当过度换气使动脉 PCO_2 降低接近 3.3 kPa(25 mmHg)时,CBF 减少 30%～35%;当吸入含 5%～7%浓度的 CO_2 后,CBF 几乎呈指数性增加 50%～100%。CO_2 是脑循环最强有力的扩张剂,通过 $PaCO_2$ 的增高(血管扩张)或降低(血管收缩),CVR 发生改变,导致 CBF 的变化。$PaCO_2$ 长期的持续异常,CBF 会逐渐恢复到基线水平。被动性过度换气引起 CBF 减低时,虽然患者可表现有意识障碍,但无 $CMRO_2$ 或高能磷酸键浓度的降低。然而也有报道,在主动过度换气者中

$CMRO_2$ 可轻度增高。

尽管已提出许多因素可能介导了高碳酸血症时的血管扩张效应,包括 H^+(pH)、前列腺素和 NO,但最有可能的是细胞外 H^+ 浓度而非 CO_2 分子本身发挥了主要决定性作用。该 pH 假设认为,H^+ 对血管平滑肌的直接效应介导了 CO_2 的扩血管作用。然而,这可能只是一种间接机制。当 $PaCO_2$ 增高时,CO_2 分子而非 HCO_3^- 或 H^+,能弥散透过 BBB,星形胶质细胞的碳酸酐酶将其转变为 HCO_3^- 和 H^+,血管周围 $PaCO_2$ 的增高与细胞外或血管周围 H^+ 浓度的升高相耦联,引起局部 pH 降低。目前认为,血管扩张机制是由于 H^+ 诱导开放了血管平滑肌细胞的 K_{ATP},或因 H^+ 化学梯度增大,驱使 H^+-K^+ 交换增多使 H^+ 流入。总之,这些事件伴随着 K^+ 流出增多以及细胞膜的超极化,导致 VGCCs 关闭,胞质 Ca^{2+} 浓度减低,从而促进平滑肌松弛。在许多实验中也注意到,在存在 NOS 抑制剂的条件下,高碳酸血症的血管扩张效应减弱,提示 NO 可能发挥着某种作用。在中度($PaCO_2$ 6.7～8 kPa,即 50～60 mmHg)并非重度($PaCO_2$ 13.3 kPa,即 >100 mmHg)高碳酸血症的状态下,NO 可能调节了而不是介导了高碳酸血症的血管扩张。

（二）动脉血氧分压、动脉血氧含量和血红蛋白浓度

正常人在静息时的动脉血氧分压(partial pressure of arterial oxygen,PaO_2)随年龄增长而略有下降。在海平面成年人 PaO_2 的计算公式为:

$$PaO_2 = [(13.3 - 0.043 \times 年龄) \pm 0.66] \times 7.5 \text{ mmHg}$$

PaO_2 在生理水平上下的微小波动(8～13.3 kPa,即 60～100 mmHg)不影响 CBF,人类和动物实验研究表明,只有当 PaO_2<4～6.7 kPa(30～50 mmHg)时才出现 CBF 的增加,提示 PaO_2 的变异不可能成为调控在 PaO_2 生理水平状态下 CBF 的重要机制。中-重度缺氧会导致 CBF 呈指数性增高,反映了间质内腺苷增多和(或)细胞外酸中毒的扩血管效应,与 K_{ATP} 活性增高有关,局部 PaO_2 降低以及腺苷和 H^+ 浓度升高触发了 K_{ATP} 的开放。缺氧还会刺激延髓头端腹外侧的氧敏感神经元,通过神经源性血管扩张作用使 CBF 增加。NO 也可能参与了重度缺氧(PO_2 4.7 kPa,即 <35 mmHg)时的血管扩张效应。

动脉血氧含量(arterial oxygen content,CaO_2)为 100 mL 血液的实际携氧量,包括血红蛋白(hemoglobin,Hb)实际结合的 O_2(被 O_2 充分饱和时 1 g Hb 可结合 1.34 mL O_2)和血浆中物理溶解的 O_2(约 0.3 mL/dL)。CaO_2 主要取决于 PaO_2 和血氧容量(指 100 mL 血液中当 Hb 被 O_2 充分饱和时的最大携 O_2 量,正常值约为 20 mL/dL),后者又主要依赖 Hb 数量及其与 O_2 结合的能力。CaO_2 的计算公式为

$$CaO_2 = (1.34 \times Hb \times SaO_2) + (0.003 \times PaO_2)$$

血氧饱和度是指 Hb 与 O_2 结合的百分数。正常人动脉血氧饱和度(saturation of arterial blood with oxygen,SaO_2)为 95%～100%,静脉血氧饱和度则为 75% 左右。由于氧解离曲线呈 S 形,在 PaO_2 下降至 6.7～8 kPa(50～60 mmHg)时 SaO_2 显著降低,但未出现 CaO_2 的减少。缺氧或贫血均可引起 CaO_2 减少,导致血管扩张和 CBF 代偿性增高;CaO_2 过高,如真性红细胞增多症,往往伴有 CBF 的减低,这些病例均无脑代谢的改变。

血细胞比容(HCT)决定血黏度,血黏度常常随着 CaO_2 而变化。然而,在贫血和副蛋白血症患者,CaO_2 减少与血黏度改变无关,且未观察到血黏度与 CBF 之间有关,但发现 CaO_2 与 CBF 之间呈显著负相关。有报道,在成人吸入 CO 后虽然 PaO_2 或血黏度无变化,但 CaO_2 减低,且 CBF 增加。其他的实验数据显示,在预先存在血管扩张的状态下,血黏度对脑灌注具有更为显著的效应。血液稀释、高碳酸血症和缺氧等都会导致实验大鼠 CBF 的增加,此时若血浆黏度升高 1 倍则 CBF 会减少 50%。在大鼠 MCA 闭塞模型中,CaO_2 减低者 CBF 更为减少;由于血液稀释,血黏度降低但 CaO_2 无改变者 CBF 增多。

(三)体温

研究发现,低温可以引起脑内一系列生理生化过程的变化,包括脑代谢率降低、氧耗减少、血流动力学及血液流变学改变、兴奋性神经递质释放减少以及某些具有温度依赖性反应活性的酶抑制等诸方面,这些变化直接或间接地影响着脑灌注。在常温下,每 100 g 脑组织耗氧 2.5~4.7 mL/min,27℃时则减少至 0.8~1 mL/min。低温下,$CMRO_2$ 的改变是否会影响到 CBF?Hagerdal 等发现,N_2O/O_2 麻醉的大鼠在低温(32~27℃)时 CBF 的变化并非恒定,随着温度的降低 CBF 与 $CMRO_2$ 减低程度一致。另一项实验也发现,随着低温(35~26℃)的加深,动物首先表现为 $CMRO_2$ 减低,继而 CBF 减少,但两者之间并不总是呈比例改变。这些研究表明,在一定低温范围内(鼻温>22℃)CBF 的自动调节反应仍存在,此时的调节主要取决于脑代谢需求。脑能量代谢的抑制是低温期间 CBF 减少的主要原因。在苯巴比妥钠麻醉犬的实验中还发现,中度低温(32~25℃)时血黏度和脑血管阻力均增加,提示低温亦能够导致血液流变学异常,从而影响到脑灌注。此外,低温状态下扩血管活性物质(如NO)的生成减少也会使脑血管张力增高及 CBF 减少,然而,这种 CBF 的改变与 $CMRO_2$ 的变化无相关性。

(四)血糖浓度

不同于 CBF 与 O_2 的供求关系,葡萄糖供需之间的平衡对 CBF 几乎不产生影响。在胰岛素钳夹或团注实验中,当正常个体血糖浓度降低至 2.3~3 mmol/L 时未发现 CBF 的改变;然而,当血糖浓度更显著地降低至 1.1~2.2 mmol/L 时,CBF 呈中度或显著增高。由于血管保留对其他刺激的反应,故这种 CBF 的增加绝非单纯源于血管张力的丧失。血糖 2.0 mmol/L 足以引起脑功能障碍,发生激素反向调节效应。CBF 增多并不使葡萄糖血-脑转运增加,因为血糖跨血-脑屏障转运是由载体介导、具有构型特异性和可饱和性的转运体来负责的。由血循环入脑的葡萄糖数量取决于 2 个因素,即毛细血管内葡萄糖浓度和血-脑屏障的转运效率。毛细血管葡萄糖浓度介于动脉与静脉之间,即使 CBF 增加 1 倍,葡萄糖摄取分数减半,也只能使毛细血管葡萄糖浓度上升小于 5%。如果转运体数量增多或亲和力增强,葡萄糖转运就会明显增加。毛细血管表面积扩大将有效增加转运体数量,但是,这种毛细血管功能补充方式的可能性和意义尚未得到最终证实。

第二节 脑代谢的基础概念

　　脑代谢这一术语通常是指脑内相对集中和定位分布的适应于酶介导底物利用的以执行细胞功能的多种生化途径。正常情况下,脑代谢属有氧过程,葡萄糖的有氧代谢保证了细胞有效的执行功能,包括维持离子梯度,神经递质生成、装运、释放和摄取,促进细胞内信号转导、细胞大分子的生物合成和转运以及调节和更新。

一、脑代谢的重要指标

　　根据 Kety-Schmidt 技术,正常年轻人的全脑平均 CBF 约 46 mL/(100 g·min),$CMRO_2$ 约 3.0 mL/(100 g·min)[134 μmol/(100 g·min)],葡萄糖代谢率(cerebral metabolic rate of glucose,CMRGlu)也称为葡萄糖利用率,为 25 μmol/(100 g·min);实际 $CMRO_2$/CMRGlu 为 5.4,完全氧化预期值为 6.0(糖原分解时会产生小量乳酸)。灰质的 CBF 约是白质的 4 倍,分别为 80 mL/(100 g·min)和 20 mL/(100 g·min)。在正常生理静息状态下,区域性血流与组织静息代谢率紧密耦联,体循环中约 1/3 的 O_2 和约 1/10 的葡萄糖由血液入脑,在脑内代谢。氧摄取分数(oxygen extraction fraction,OEF)是指脑摄氧量相当于动脉血释放氧量的百分数,约为 0.5(50%),葡萄糖摄取分数(glucose extraction fraction,GEF)约为 0.1(10%)。在其他的报道中,成人 CMRGlu 为 25～30 μmol/(100 g·min),$CMRO_2$ 为 150～160 μmol/(100 g·min)。正常情况下,脑葡萄糖直接随血浆浓度而变化,脑脊液与血浆葡萄糖浓度分别为 2.5～4.5 mmol/L 和 3.9～6.2 mmol/L,其浓度比约为 2:3。在缺血和 SAH 等病理状态下,这些参数会发生显著改变。

　　值得注意的是,由于出生时脑发育并未成熟,其血流和代谢的改变可贯穿整个婴儿期和儿童期。出生后开始几年脑发育和髓鞘形成相对迅速,CMRGlu 可能超过成人,至 20 岁逐渐回复到正常成人水平。围生期动物模型的研究结果证实,出生后 2 h CBF 相当低,并在 24 h 内进一步降低,第 3 周增高可达 200%～350%,至第 35 d 降至成人水平。在人类早产或足月婴儿,很少能获得这样的连续脑血流动力学定量研究的数据。早产儿出生后开始48 h 内全脑平均 CBF 较低,在 6～35 mL/(100 g·min)范围内,并持续 1 个月以上;即使以后发育正常,6 个月时的 CBF 仍可能<10 mL/(100 g·min)。足月新生儿全脑 CBF 在 6～69 mL/(100 g·min)。儿童期神经功能异常的婴幼儿新生儿期平均 CBF 显著高于那些儿童期神经功能正常者,分别为(35.64±11.80)mL/(100 g·min)和(18.26±8.62)mL/(100 g·min),表明正常足月婴儿的 CBF 低于成人。

　　一项小样本研究显示,早产新生儿的 $CMRO_2$ 平均在 0～0.5 mL/(100 g·min),足月新生儿为 0～1.3 mL/(100 g·min)。2 例 $CMRO_2$ 较低[0.06 mL/(100 g·min)]的早产新生儿在新生儿期并未发现脑实质损伤的证据;2 例无神经系统病变的足月新生儿大脑半球平均 $CMRO_2$ 分别为 0.4 mL/(100 g·min)和 0.7 mL/(100 g·min),在 6 个月和 7 个月达到正常。该现象表明,胎儿和新生儿脑对能量的需求很小,能被非氧化代谢所满足。新生儿平均 CMRGlu 为 $4\sim19$ $\mu mol/(100\ g \cdot min)$。新生儿期后，全脑 CBF、$CMRO_2$、CMRGlu 进行性增高，在 $3\sim10$ 岁时达到高峰，分别为 $60\sim120$ mL/(100 g · min)、$4.3\sim6.2$ mL/(100 g · min)和 $4\sim65$ $\mu moL/(100\ g \cdot min)$。青春期（$11\sim19$ 岁）末及 30 岁以后，上述代谢参数回落到成人水平，多数研究认为这种降低可能继续，但较青春期减低速率更为缓慢，并且具有区域特异性，特别涉及额叶、边缘叶、联络区和岛叶皮质。进一步分析其减低原因，发现这种变化仅见于灰质，白质的血流在 $1\sim2$ 岁后保持相对稳定。总之，年龄相关性 O_2 和葡萄糖代谢的变化仍不明了，许多研究结果差异较大（减低或无改变）。

二、脑代谢重要的代谢途径

（一）三磷酸腺苷

细胞发挥生物学功能，依赖底物（包括糖类、脂肪及蛋白质）利用（生物氧化）产生的高能磷酸化合物，即三磷酸腺苷（ATP）和磷酸肌酸（phosphocreatine，PCr）提供能量。在脑内，ATP 主要在葡萄糖代谢的终末阶段氧化磷酸合成，而 PCr 承担同样功能并作为 ATP 的短期贮存形式，通过肌酸激酶水解以及与 ADP 相互作用而产生。

$$PCr + ADP + H^+ \longleftrightarrow ATP + 肌酸$$

ATP 主要功能是维持重要离子泵活性，即毒毛花苷（哇巴因）敏感性 ATP 依赖性 Na^+-K^+ ATP 酶，维持神经元膜电位和建立 Na^+ 与 K^+ 的跨膜流动，每使用 1 分子 ATP（对抗化学梯度）泵入 2 个 K^+，泵出 3 个 Na^+。ATP 水解酶将 ATP 水解为 ADP，同时释放 ATP 末端正磷酸盐。这一过程获得游离能量（-7.3 kcal/mol），即产能。

$$ATP + H_2O \longrightarrow ADP + Pi + H^+ [+能量]$$

反应产生的能量驱动了 Na^+-K^+ ATP 酶及其他 ATP 依赖性泵（如 Ca^{2+} ATP 酶和 H^+ ATP 酶）的活性，这些泵对细胞 Na^+、K^+、Ca^{2+} 和 H^+ 流动同样有直接影响。离子梯度特别是 Na^+ 梯度，可间接驱动其他转运体的活性和方向，例如涉及神经递质再摄取和 Na^+ 与 Ca^{2+}、Na^+ 与 H^+ 的交换以及控制水的专向流动梯度，由此参与维持细胞离子和渗透压的内稳态。可以用能量负荷的概念来反映 ATP 与相关腺苷化合物在代谢中的重要性。许多代谢反应受到细胞能量状态的控制，能量负荷表示细胞能量状态的一个指数，由下列方程式表达，范围为 0（AMP）~1（ATP）：

$$能量负荷 = \{[ATP] + 0.5 \times [ADP]\}/\{[ATP] + [ADP] + [AMP]\}$$

正常细胞能量负荷为 $0.85\sim0.90$。高能量负荷通常促进 ATP 利用或抑制 ATP 生成的途径。应注意，脑仅能蓄积小量内源性底物，如游离葡萄糖及其相关多聚体、糖原、O_2、高能量磷酸化合物（指 ATP 和 PCr），在 CBF 障碍时所有这些组分会迅速耗竭。脑供 O_2 停止 7 min，脑 ATP 含量即降至 0。

（二）葡萄糖氧化代谢

正常情况下，脑内葡萄糖主要靠外源（如食物）供给，并且受到肝脏的调节。O_2 通过简单弥散由血液入脑，而葡萄糖则是在葡萄糖转运体（glucose transporter，GLUT）家族独立成员之一—GLUT-1 的促进作用下通过血-脑屏障转运。在已知的 GLUT 同构体中，脑内仅发现有 GLUT-1 与 GLUT-3,前者位于毛细血管内皮细胞和星形胶质细胞,后者位于神经元。所有 GLUT 同构体结构相关,根据细胞状态,质膜 GLUT 的绝对数量会上调或下调。已经阐明,星形胶质细胞和神经元是葡萄糖经血-脑屏障转运的 2 个主要靶向,前者通过星形胶质细胞毛细血管周围足突的 GLUT-1 摄取葡萄糖,并以糖原的形式贮存;后者通过 GLUT-3 转运葡萄糖并代谢,从有氧氧化进入复杂的代谢途径。

完整的葡萄糖氧化代谢途径被分为 4 个阶段(表 1-2-1)。

表 1-2-1　葡萄糖代谢途径及其特征

代谢阶段	代谢部位	ATP 净产量	主要特征
1. 有氧糖酵解	胞液内	2	10 个酶参与反应。底物为葡萄糖,终产物为丙酮酸,NADH 为副产物。有氧糖酵解调节的早期步骤由 HK 和 PFK 催化;后期步骤由 PK 催化。PFK 催化的步骤是糖氧化过程最重要的调控位点
2. 合成乙酰 CoA	线粒体基质	0	该期将有氧糖酵解与 Krebs 循环相连。丙酮酸不可逆性氧化脱羧,由 PDH 多酶复合体催化,生成终产物乙酰 CoA,NADH 成为副产物。乙酰 CoA 是进入 Krebs 循环的起点
3. Krebs 循环(或称三羧酸/柠檬酸循环)	线粒体基质	2	9 个酶参与反应。底物是乙酰 CoA 和草酰乙酸,终产物仍是草酰乙酸,以及副产物 CO_2 和电子供体 NADH、$FADH_2$。Krebs 循环是许多生物合成途径的中心环节,提供了蛋白质和脂肪合成的分子前体,也是燃料分子(氨基酸、脂肪和碳水化合物)氧化的最后共同通路
4. 氧化磷酸化	线粒体基质和线粒体内膜	26	该阶段也被称为电子转运或呼吸链,由 NADH 和 $FADH_2$ 提供的电子被转给 O_2,生成 H_2O,同时伴有能量释放,驱使 ATP 的生成。4 种酶复合体(Ⅰ~Ⅳ)均位于线粒体内膜,作为电子载体,通过 ATP 合成酶,以 ATP 合成为终点。载体链的电子流导致质子泵出线粒体基质,从而建立质子势能(一种电化学梯度)加速了 ATP 的合成

注:NADH:还原型烟酰胺腺嘌呤二核苷酸(reduced nicotinamide adenine dinucleotide);HK:己糖激酶(hexokinase);PFK:磷酸果糖激酶(phosphofructokinase);PK:丙酮酸激酶(pyruvate kinase);PDH:丙酮酸脱氢酶(pyruvate dehydrogenase);$FADH_2$:还原型黄素腺嘌呤二核苷酸(reduced form of flavin adenine dinucleotide)

糖酵解、有氧糖酵解或糖酵解途径等均指葡萄糖代谢的第 1 阶段,这些术语常被交换使用。葡萄糖代谢调节是指重要的能量供给与需求的耦联机制。在葡萄糖氧化代谢诸阶段中,任一阶段的特征都是酶的活性受到一个或多个离子或分子的反馈调节。在病理状态下(如脑缺血),这种反馈调节变得尤为重要;当上述离子或分子达到异常水平,就可能干扰某个代谢途径。

葡萄糖代谢的第 1 阶段——有氧糖酵解,调节的主要位点在 PFK,该酶将 ATP 水解为果糖 6-磷酸。当 ATP(葡萄糖代谢中基本能量产物)、柠檬酸(Krebs 循环中产生的第 1 个分子)和质子(参与该途径的许多反应)增多时即会抑制 PFK 活性,提示需要更多的能量供给;PFK 的负反馈效应可减弱糖酵解,直至这些成分恢复到正常水平。AMP、cAMP、ADP、K^+、NH_4^+ 和 Pi 的增多则促进 PFK 的活性。

葡萄糖代谢的第 2 阶段——合成乙酰 CoA,为不可逆过程,调节部位在 PDH 多酶复合体。当 NADH/NAD$^+$(烟酰胺腺嘌呤二核苷酸,nicotinamide adenine dinucleotide)、乙酰 CoA/CoA、ATP/ADP 等比值增高时均强烈提示能量需求,同时具有负反馈调节作用。PDH 多酶复合体特异性激酶被磷酸化或去磷酸化。底物丙酮酸以及细胞内 Ca^{2+} 增多(由于 G 蛋白与激素活化受体耦联)激活 PDH,其活性也依赖维生素 B_1。

葡萄糖代谢的第 3 阶段——Krebs 循环(或称三羧酸/柠檬酸循环),调节部位在柠檬酸合成酶、异柠檬酸脱氢酶和 α-酮戊二酸脱氢酶。当 ATP 水平增高时,Krebs 循环的速率将受到抑制。

在葡萄糖代谢的最后阶段——氧化磷酸化阶段,调节其总速率的最主要因素是 ADP。一旦 ADP 水平升高(表明消耗增多或 ATP 生成不足),氧化磷酸化(对 ATP 合成的需求激活了呼吸链)即加速。这些复杂的多环节调节机制反映了针对不同细胞状态做出应答的糖代谢的精细控制,严密匹配能量供求涉及许多燃料分子,包括碳水化合物、氨基酸和脂肪酸,均在 Krebs 循环中被氧化。

传统认为,在有氧状态下 1 分子葡萄糖完全氧化可产生 36 分子 ATP,即:

$$C_6H_{12}O_6 + 6O_2 + 36ATP + 36Pi \longrightarrow 6CO_2 + 42H_2O + 36ATP$$

由于某些变量转运过程和化学反应化学计量学包括了最后阶段的葡萄糖代谢(即氧化磷酸化作用),将 1 分子葡萄糖完全氧化生成 ATP 的最大估计值定在 30~38 分子,而校正后的数值约为 30 分子。

正常线粒体呼吸过程中,NAD$^+$ 是通过 NADH 再氧化生成的。当氧供受限(缺血或缺氧状态)NAD$^+$ 就会严重耗竭,此时 PDH 水解反应不再有效出现,影响到 ATP 的生成。

$$丙酮酸 + NAD^+ + CoA \longrightarrow 乙酰 CoA + CO_2 + NADH$$

在这种情况下,就由乳酸脱氢酶(lactate dehydrogenase,LDH)进行丙酮酸代谢,生成了更多被需要的 NAD$^+$,同时也产生了乳酸:

$$丙酮酸 + NADH + H^+ \longleftrightarrow 乳酸 + NAD^+$$

所以,在无氧糖酵解中,乳酸(非丙酮酸)是终产物,丙酮酸还原成为乳酸的唯一目的是再生成 NAD$^+$,这样糖酵解才能继续下去。乳酸是有害的代谢终产物,可以被 LDH 再转变为丙酮酸,继续进入 Krebs 循环。无氧糖酵解产生的 ATP 仅为 2 分子,而且乳酸的堆积将导致严重的神经毒性和脑组织酸中毒。正常情况下,进入糖酵解通路的葡萄糖仅 85% 真正进入 Krebs 循环被完全氧化代谢;剩余的 15%,5%~10% 被转化为乳酸作为生理存在的无氧糖酵解,5%~10% 被另一重要葡萄糖代谢途径-磷酸戊糖(又称单磷酸己糖)旁路所代谢。该旁路的主要作用是将磷酸化葡萄糖(糖酵解第一步中形成的 6-磷酸-葡萄糖)转变为 5-磷酸核糖以及还原型烟酰胺磷酸腺嘌呤二核苷酸(reduced nicotinamide adenine dinucleotide phosphate,NADPH):

$$6\text{-磷酸-葡萄糖}+2NADP^{+}+H_2O \longrightarrow 5\text{-磷酸核糖}+2NADPH+2H^{+}+CO_2$$

5-磷酸核糖是一个五碳(戊)糖,其衍生物掺入生物分子如 ATP、CoA、NAD^{+}、黄素腺嘌呤二核苷酸(flavin adenine dinucleotide,FAD)、RNA、DNA 代谢旁路,对维持这些生物分子的合成至关重要。NADPH 既被用于兴奋性神经递质谷氨酸的合成(谷氨酸与谷氨酰胺和 γ-氨基丁酸的合成耦联),又维持了细胞内还原型谷胱甘肽的正常含量,成为细胞对抗自由基损伤的重要防御机制。

(三)糖原代谢

葡萄糖通过毛细血管足突易化转运进入星形胶质细胞后,成为多聚体并以糖原形式储存,该过程称之为糖原合成,由糖原合成酶和分支酶催化。在成人脑,糖原绝对在星形胶质细胞内储存;而在新生儿脑,神经元内也可有糖原储存。糖原分解的特点:① 该过程仅出现在星形胶质细胞,由糖原磷酸化酶催化。② 糖原分解严格受局部调节。③ 其终产物不是葡萄糖而是乳酸。④ 乳酸必须从星形胶质细胞转运到神经元才能作为能量底物使用。⑤ 虽然糖原是稳态状况下的一种能量贮存,但它能够单独维持正常糖原分解波动仅数分钟。⑥ 在脑对能量需求增加时,已知的糖原分解刺激物包括神经递质 NE、VIP、组胺、5-HT 和某些神经元活性代谢副产物如 K^{+} 和腺苷等,会加速糖原在星形胶质细胞内的流动。糖原分解受到作用于糖原磷酸化酶(糖原分解代谢的关键酶)和糖原合成酶(糖原合成的关键酶)的蛋白激酶(磷酸化)和磷酸酶(去磷酸化)的高度调控。例如,当神经递质 NE 与肾上腺能 G 蛋白耦联受体结合后即激活腺苷酸环化酶(adenylate cyclase,AC),引起环磷酸腺苷(cAMP)水平增高;cAMP 作为第二信使,激活 cAMP 依赖性蛋白激酶-蛋白激酶 A(protein kinase A,PKA);PKA 使磷酸化酶激酶磷酸化,后者再使糖原磷酸化酶磷酸化,该酶激活后催化糖原分解。同时,PKA 也使糖原合成酶磷酸化(失活),即促进糖原分解的同时抑制糖原的生成。由于激素作用与 Ca^{2+} 调节耦联,细胞内 Ca^{2+} 增多以及激素也会激活磷酸化酶激酶。

(四)酮体

丙酮酸是有氧糖酵解的终产物,由 PDH 复合体转变为乙酰 CoA;乙酰 CoA 与草酰乙酸结合,形成 Krebs 循环第一个反应中的柠檬酸。在长期低血糖时,由于糖分解障碍,脑生成丙酮酸的能力降低而使用外周来源的丙酮酸和草酰乙酸(通过肝脏糖原异生而来,但在脑内几乎不发生这一过程)。在此情况下,机体分解脂肪组织,通过增加脂肪酸氧化产生乙酰CoA;乙酰 CoA 转运至肝脏被代谢成为酮体(主要为乙酰乙酸和 D-3-羟基丁酸),再从肝脏释放转运,并通过 BBB;在脑内,酮体被代谢再生成乙酰 CoA,然后进入柠檬酸循环进一步氧化代谢。酮体通过 BBB 的转运速率是其在脑内代谢的限速步骤。在正常生理状态下,血浆酮体水平很低,对脑代谢的影响微不足道。然而,当禁食 24 h,血浆酮体浓度会迅速增高并显现出对脑代谢的作用,通过 BBB 转运,酮体在脑内氧化相对有效地替代了由葡萄糖有氧代谢的产能过程。在低血糖、葡萄糖缺乏时,酮体氧化能提供 75% 的脑能量,然而这种代谢途径不可能维持或修复理想的脑功能。

（五）谷氨酸及相关化合物

谷氨酸是主要的兴奋性神经递质，也是脑内最丰富的氨基酸，通过多种生化相互作用参与了许多重要功能。星形胶质细胞和神经元均参与谷氨酸的摄取，但更多是在前者蓄积。谷氨酸合成可通过许多不同的途径，包括由谷氨酸脱氢酶催化氨和 α-酮戊二酸（Krebs 循环的中间产物）合成并利用 NADPH 作为还原剂的过程：

$$NH^{4-} + \alpha\text{-酮戊二酸} + NADPH + H^+ \longleftrightarrow 谷氨酸 + NADP^- + H_2O$$

在 ATP 水解驱动的反应中，谷氨酰胺合成酶催化谷氨酸转变为神经递质谷氨酰胺，该酶存在于星形胶质细胞内：

$$谷氨酸 + NH_4^+ + ATP \longrightarrow 谷氨酰胺 + ADP + Pi + H^+$$

谷氨酰胺通过脑神经元内谷氨酸合成酶使 α-酮戊二酸还原胺化，或谷氨酰胺酶水解谷氨酰胺生成谷氨酸；同时，谷氨酸在谷氨酸脱羧酶的作用下代谢为 GABA，这是脑内主要的抑制性神经递质。谷氨酸既是 Krebs 循环中许多中间产物的前体，也是谷胱甘肽和重要辅酶因子叶酸的成分。此外，即使在有葡萄糖供给的情况下，培养的星形胶质细胞也能将谷氨酸作为能量底物使用。因此，谷氨酸的代谢与许多重要功能相关联，包括氨代谢、蛋白质和脂肪酸生物合成、抗氧化介导细胞保护、星形胶质细胞能量代谢以及神经递质生物合成和作用等。

三、脑结构成分与代谢

（一）神经元

神经元是构成神经系统结构和功能的基本单位，它由细胞体和细胞突起构成（图 1-2-1）。

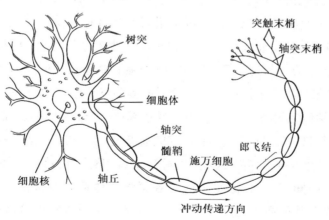

图 1-2-1 神经元结构示意图

神经元以 3 种作用方式对脑代谢产生重要影响：① 神经元是能量（ATP）生成的部位，包括在正常状态下完整的葡萄糖氧化和在低血糖期间的酮体代谢。② ATP 与神经元的许多重要过程有关，包括分子运动介导的轴浆流、利用热休克蛋白的伴侣蛋白、大分子生物合成、嘌呤能神经传递和位于神经纤维网和轴膜的 Na^+-K^+ ATP 酶的调节等。③ 神经元的代谢副产物,即神经元活动期发生的局部离子(如 H^+ 和 K^+)和分子(如腺苷)水平的改变,发挥着脑代谢与血流的紧密耦联的作用。

(二)星形胶质细胞

星形胶质细胞胞体大、呈星形,具有支持与绝缘作用的突起呈放射状,有些胞突末端扩大而形成足突贴于毛细血管表面,参与血-脑屏障的组成;有些贴附于脑与脊髓的表面形成胶质膜。星形胶质细胞可分为两种:纤维性星形胶质细胞(分布于脑和脊髓白质)和原浆性星形胶质细胞(分布于脑和脊髓的灰质)(图 1-2-2)。

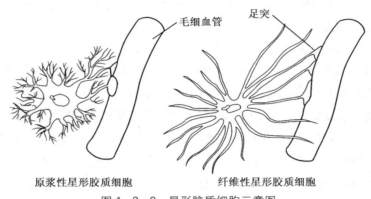

原浆性星形胶质细胞　　　　　纤维性星形胶质细胞

图 1-2-2　星形胶质细胞示意图

星形胶质细胞和神经元构成 2 种独立而又高度相互影响的网络。这种相互影响发生在狭窄的细胞外间隙(extracellular space,ECS),涉及 2 个网络间离子和分子代谢产物以及神经递质的流动。神经元活动产生 2 个重要信号——细胞外 K^+ 浓度的增加和神经递质如谷氨酸的释放,两者均可使星形胶质细胞膜去极化而导致 3 种主要后果:① K^+ 堆积并分布于星形胶质细胞内和星形胶质细胞之间。K^+ 以主动和被动的方式进入星形胶质细胞后,通过缝隙连接流动,可渗透或与邻近的星形胶质细胞膜物理性接触。K^+ 沿星形胶质细胞网络流动的现象被看作是 K^+ 的空间缓冲,其对神经元的重要意义在于,神经元兴奋后 ECS 内过多的 K^+ 堆积会影响神经元的膜电位,以及神经递质释放、葡萄糖代谢和 CBF。② 星形胶质细胞碱化,出现在移出 H^+ 后。由于星形胶质细胞去极化,通过外向乳酸-H^+ 复合转运体而激活碳酸酐酶,导致碱度偏移。局部 CO_2 被代谢形成 H^+ 移出,伴随 ECS 酸化,构成神经元活性的负反馈信号。已知 ECS 酸化能减低与谷氨酸受体激活相关的去极化电流的幅度。③ 膜去极化可激活星形胶质细胞 VGCCs,Ca^{2+} 流入并通过缝隙连接播散。Ca^{2+} 也是一个至关重要的细胞内第 2 信使,影响许多与代谢相关的细胞活性。

总之,已明确神经元去极化增加与星形胶质细胞去极化增加耦联,通过 K^+、Ca^{2+}、H^+ 反向移动,依次影响局部代谢和电活动。此外,星形胶质细胞影响神经元功能和能量代谢还存在其他重要方式:① 通过神经元和星形胶质细胞之间谷氨酸和谷氨酰胺的循环。② 在星形胶质细胞糖原分解后,生成的乳酸通过星形胶质细胞进入神经元内代谢(乳酸穿梭)。

③ 通过对 BBB 发育和功能的调节。

与神经元不同的是,星形胶质细胞合成谷氨酰胺和相关复合物如谷胱甘肽。谷氨酰胺由谷氨酰胺合成酶在星形胶质细胞内合成,继后被释放入 ECS,再被神经元摄取,在突触末梢转变为谷氨酸。随着神经元去极化,通过 ATP 水解衍生的 Pi 增多,促进了谷氨酰胺酶通路,并使更多可用的谷氨酸释放。已明确,星形胶质细胞摄取谷氨酸,减少了其在突触间隙停留,从而限制了这种兴奋性神经递质的作用;通过 BBB,谷氨酰胺从星形胶质细胞到神经元的转运有利于构成电静息(非神经兴奋性)过程。

乳酸穿梭是星形胶质细胞有别于神经元的另一种重要代谢方式。星形胶质细胞摄入的葡萄糖可能有 2 种主要去向:① 通过星形胶质细胞,葡萄糖分解转化为乳酸。② 通过糖原合成,葡萄糖被转变为其储备形式聚合糖原。在成人神经元内,有氧糖分解导致丙酮酸而非乳酸的形成,而且只是在某些大的脑干神经元内有糖原代谢和储备。在糖原分解时,星形胶质细胞生成乳酸,通过 H^+-乳酸复合转运体被分泌进入 ECS,并穿梭进入神经元。在神经元内,乳酸主要由乳酸脱氢酶转变为丙酮酸,再经过 Krebs 循环和氧化磷酸化代谢。在正常有氧状态下,乳酸作为燃料产生的能量仅约为葡萄糖有氧代谢时的一半。星形胶质细胞除了生成和释放乳酸外,谷氨酸还促进星形胶质细胞摄取葡萄糖。

星形胶质细胞对 BBB 的影响着重在:① 星形胶质细胞足突与 BBB 内皮细胞接触构成紧密连接,其主要功能成分为咬合蛋白。② 星形胶质细胞诱导 BBB 表达 γ-谷酰转移酶(γ-glutamyltransferase,GGT,γ-GT)和 GLUT-1,并调节氨基酸经 BBB 的转运。

（三）血-脑屏障

血-脑屏障通过将神经细胞与体液成分分隔的方式,提供神经元间和神经元-胶质间相互影响的内稳定环境。屏障其实具有结构性和功能性意义。血-脑屏障(图 1-2-3)的结构成分有细胞内层(无孔的毛细血管内皮细胞与相对非渗透性的紧密连接)和细胞外层(由周细胞和星形胶质细胞足突形成);功能方面是指 BBB 参与脑代谢,其重要方式:① 作为离子或分子筛参与离子和水的交换,选择性转运小分子和某些蛋白;② 含有许多酶,避免了循环中神经化学物质和毒素进入脑。

脂溶性物质(如 CO_2、O_2、乙醇、尼古丁)、亲脂性药物、挥发性麻醉剂以及半径＜0.8 nm 的小极性分子都易于弥散通过 BBB,这些物质无特异性转运机制,其转运取决于浓度梯度、结合蛋白的相互作用以及 CBF 速率。另外,离子可以主动方式转运,如已知 Na^+ 交换是通过初级主动方式即 Na^+-K^+ ATP 酶,以及通过次级主动方式即 Na^+ 转运体而实现的。离子转运体(特别是 Na^+)可以通过渗透压与水专向流动耦联,管腔 Na^+ 转运体和抗管腔 Na^+-K^+ ATP 酶两者都参与脑毛细血管细胞外液的分泌。

总之,仅某些重要代谢分子如葡萄糖、氨基酸、单羧酸(如乳酸和酮体)和神经递质前体(如腺苷、精氨酸和胆碱)才能有选择地进入血-脑屏障,它们依靠特异性转运机制入脑,如葡萄糖和中性氨基酸分别由载体 GLUT-1 和 L-氨基酸转运体转运。低血糖使乳酸和酮体转运入脑增多,证明 BBB 具有通过对代谢环境变化做出适应性应答的调节能力。某些蛋白

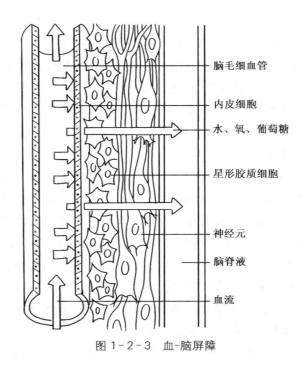

脑毛细血管

内皮细胞

水、氧、葡萄糖

星形胶质细胞

神经元

脑脊液

血流

图 1-2-3 血-脑屏障

如胰岛素、转铁蛋白和胰岛素样生长因子(insulin-like growth factor, IGF)可通过可饱和受体介导的胞转(transcytosis)机制摄取;其他特别是富含阳离子的蛋白可通过非特异性、非受体介导的过程摄取,称之为吸收胞转(absorptive transcytosis)。毛细血管内皮细胞也表达多药耐药转运体"P-糖蛋白",它能主动泵出从血液弥散进入内皮细胞的毒性分子或药物。BBB 的内皮细胞含有丰富酶系,如氨基酸脱羧酶、单胺氧化酶、拟胆碱酯酶、GABA 氨基转移酶、氨肽酶、碱性磷酸酶和 GGT 等,这种酶性捕获机制阻止了神经递质及其前体和可能的毒素非限制性入脑,在保护脑内稳态方面起着关键作用。

四、CBF-代谢耦联

(一)脑功能激活与 CBF

在脑功能活动期,局部 CBF 和 CMRGlu 增加,局部 CMRGlu 的增加往往伴随着 CBF 的增加。然而,2 项人脑 PET 研究显示,较强刺激诱导的 CBF 增加(30%～50%)仅伴随轻度的 $CMRO_2$ 增加(5%),显然这并非 $CMRO_2$ 和 CBF 的耦联,而是 CBF 不成比例地大量增加来维持激活期即便是轻度增加的 $CMRO_2$。后来的研究表明,低血糖或低氧血症并不影响脑功能激活时局部 CBF 的反应幅度,提示脑生理激活相关性 CBF 的增加并不受到脑局部葡萄糖或氧供需匹配机制所调节。Ido 等提出一个新的假设,即细胞溶质中游离的烟酰胺腺嘌呤二核苷酸(nicotinamide adenine dinucleotide, NAD)蓄积的电子激活了氧化-还原信号通路,从而增加了 CBF。细胞溶质中还原型 NAD(即 NADH)与氧化型 NAD(即 NAD^+)的比值,以及细胞内外乳酸与丙酮酸的比值(L/P)近乎平衡,当 L/P 比值发生变化时,NADH/NAD^+ 的比值也可能改变。研究者发现,正常大鼠血浆 L/P 的增高使激活的躯体感觉皮质

CBF 增加；当注射丙酮酸使 L/P 降低后，其 CBF 增加大部分被抑制，表明功能激活伴随 CBF 的增加，其作用是为了排出非氧化糖酵解产生的过多乳酸，维持组织的氧化-还原状态。

1890 年 Roy 与 Sherrington 首先证明了脑具有对局部神经元活动做出反应、改变局部 CBF 的能力。以后的观察发现，当闪光刺激实验动物的视网膜时脑视觉区体温升高，血流和代谢加快。在静息状态下，通过脑额区的血流量大于顶、颞区，呈额高灌注图形。当处于焦虑或激动时，脑基线血流量会增大，脑静息图像会随着其活性程度而不同。反复地右手握拳或伸展手掌，左大脑半球运动区血流量增加，右侧相应部位血流量轻度增加。眼球跟踪运动引起额叶眼区和枕区局部血流增加，相反，非运动刺激如固定的光亮仅引起枕叶下部 CBF 增加。复杂的行为如演讲，口、舌运动区和辅助运动区以及听觉皮质血流增加。听讲引起左侧、程度较轻的右侧颞叶听觉皮质和 Wernicke 区 CBF 增加。听音乐、计算和空间结构定向引起它们各自相应脑结构局部 CBF 的特征性改变。当某个区域需求量增加，如上肢或腿的锻炼一定会有心排血量增加，如果局部灌注要与代谢需求增加相一致，就要调整局部、区域和全身血管运动张力以及血流的再分配。脑代谢图则显示类似于局部脑血流图像的脑代谢的增加，表明血流与代谢之间紧密耦联，由激活的神经元代谢需求增高介导了血流的增加。

睡眠和清醒期局部脑血流经常在变化，在慢波睡眠期平均 CBF 轻度增加，在快眼动睡眠期平均 CBF 显著增加。任何原因引起昏迷时脑血流和代谢均受到抑制，其程度与皮质受累的轻重相平行。部分性复杂性发作时其脑血流和代谢增高几乎达 2 倍，发作间期胶质瘢痕显示出葡萄糖代谢和氧耗减低，脑电图波形慢化。

（二）CBF-代谢耦联形式

PET 和功能磁共振（functional MRI，fMRI）技术的发展，确立了脑功能活跃时必然伴随区域特异性氧利用、葡萄糖摄取和代谢的加速以及血流量的增加。CBF-代谢耦联有 2 种形式：

1. 神经元活性与代谢耦联（又称为兴奋-代谢耦联）　兴奋-代谢耦联的重要中介者是 Ca^{2+}。在动作电位产生和传播期间，轴膜去极化伴随 Na^+-K^+ ATP 酶泵活性的增强，其作用是移走与动作电位相关联的细胞内过多的 Na^+。在神经元兴奋期，大量 Na^+ 流入胞质，通过细胞膜 Na^+ 与 Ca^{2+} 的交换的进行，逆转了离子交换的方向，其活性和方向取决于离子梯度如 Na^+ 梯度。Na^+ 被泵出与 Ca^{2+} 交换，进入的 Ca^{2+} 是激活细胞内代谢通路的关键信号。这一机制提供了将轴突点燃频率转导为成比例代谢信号的方式。

2. 神经元代谢与局部区域性血流耦联（又称为血流-代谢耦联）　血流-代谢耦联的机制复杂，涉及 CBF 与氧、葡萄糖需求的严格匹配，主要中介者为与神经元电生理和生化活性相关的代谢性化学物质，主要有 K^+、H^+（与局部 pH、乳酸和 CO_2 含量有关）和腺苷，它们可能通过直接或间接改变神经血管传递来影响血管平滑肌的张力。在 CBF-代谢耦联中，由星形胶质细胞、血管周围神经纤维、NO 和 K^+-ATP 酶所承担的重要功能都有 Ca^{2+} 的参与（表 1-2-2）。

表 1-2-2　脑血流与代谢耦联的机制

介导者	作 用
细胞	
神经元	神经元兴奋性和代谢增加使局部 CO_2 和细胞外 K^+、H^+ 和腺苷浓度升高
星形胶质细胞	缓冲细胞外 K^+、H^+ 和 Ca^{2+} 浓度，通过血管周围足突释放血管活性 K^+
血管周围神经	对代谢改变做出应答，通过释放的神经递质快速影响血管张力
离子	
K^+	源于神经元代谢；细胞外 K^+ 浓度 $2\sim10$ mmol/L 引起血管扩张；>10 mmol/L 引起血管收缩
H^+（pH）	源于神经元和星形胶质细胞代谢；细胞外 pH↓（H^+↑）导致血管扩张
Ca^{2+}	重要的细胞内信号；继发性地伴随 K^+ 流出；细胞外 Ca^{2+} 降低或内皮细胞内 Ca^{2+} 增加引起血管扩张；血管平滑肌胞液内 Ca^{2+} 增多导致血管收缩
渗透压	细胞外渗透压增高引起血管扩张；低张脑脊液促进血管收缩
分子	
腺苷	源于细胞代谢；引起浓度依赖性血管扩张
ATP	重要的细胞能量和神经递质；细胞内 ATP 增多导致血管扩张
K_{ATP}	通道开放导致血管扩张
NO	血管扩张剂；可以调节 K^+ 和 H^+ 引起的血管扩张

在 CBF-代谢耦联中，星形胶质细胞发挥了重要作用。它们不仅数量大（数量至少是神经元的 2 倍），而且其特化的细胞突起围绕着全脑的毛细血管，作用特别表现在对 K^+ 的空间缓冲（与 K^+ 分流关联，通过血管周围足突释放 K^+）效率，以及代谢局部生成的 CO_2 使 ECS 酸化等方面。在生理状态下，这些事件是对神经元活性增加的应答，同时，引起局部血管扩张。

血流-代谢耦联的化学介导物有：

（1）K^+：神经元生理性激活时会释放 K^+，在痫性发作、缺氧和缺血时则大量释放 K^+。而局部星形胶质细胞摄取 K^+，避免了 K^+ 在细胞外的过度蓄积。之后 K^+ 被分流至其足突，释放入 ECS。在血管周围微环境内，若 K^+ 浓度升高在 $2\sim10$ mmol/L 的范围内，通过 Na^+-K^+ ATP 酶激活和向内校正 K^+ 通道（导致 K^+ 外流）可引起血管平滑肌细胞膜超极化，通过血管平滑肌细胞 VGCCs 关闭和胞质中 Ca^{2+} 水平降低，促进了平滑肌松弛和血管扩张；当 K^+ 浓度>10 mmol/L 时，过分蓄积的 K^+ 就会成为血管收缩剂，由于显著增高的 K^+ 化学梯度不能被细胞转运机制代偿，导致血管平滑肌细胞去极化。

（2）H^+：CO_2 对脑动脉的扩血管效应主要由 H^+ 介导。ECS 酸化，即局部 H^+ 蓄积会引起细胞外 pH 降低，导致血管扩张和神经元兴奋性降低。H^+ 的来源包括在葡萄糖氧化代谢过程中神经元局部生成的 CO_2（以后 CO_2 在星形胶质细胞内代谢，并由星形胶质细胞排出 H^+）以及乳酸。H^+ 引起血管扩张的机制可能涉及 K_{ATP} 的激活或促进 NO 的释放，或两者均存在。已证实，NOS 抑制剂能减弱中度高碳酸血症和局部应用酸性 CSF 诱发的血管扩张作用。

（3）腺苷：是一种嘌呤核苷酸，其在脑内的生物学作用包括改善神经元和突触活性以及调节 CBF。微透析测定自由活动的未麻醉动物发现,其脑内游离腺苷的最佳浓度估计值为 $50\sim300$ nmol/L。在神经元生理活性增强或由于痫性发作、缺氧和缺血时,ECS 内腺苷浓度陡然迅速增高。当神经元做功增加、细胞内 ATP 和 ADP 水解为 AMP 时,S-腺苷高半胱氨酸和其他分子的代谢也会导致腺苷形成,随后腺苷经核苷酸转运体转运至细胞外。作为一种神经递质,腺苷还可经由胞外酶介导以及 ATP 催化在细胞外形成。腺苷与兴奋性神经递质谷氨酸 NMDA 受体结合,也能诱发腺苷的释放。在细胞膜上,腺苷通过其 A_1 受体和 A_2 受体发挥作用。A_1 受体存在于神经元,与 Gi 蛋白或 Go 蛋白耦联,通过 AC,对 Ca^{2+} 和 K^+ 通道的传导实施负性修饰,减少细胞内 Ca^{2+} 流入和堆积并增加 K^+ 的流出。A_1 受体具有抑制性(是负反馈的自身受体),在突触前与腺苷结合可以减少谷氨酸和其他神经递质的释放,在突触后与腺苷结合也引起神经元兴奋性降低。A_2 受体存在于脑血管的平滑肌和内皮细胞内,与 Gs 蛋白耦联,通过 AC 的活化,触发 cAMP 介导的血管扩张。细胞外腺苷的堆积反映了神经元的功能状态和代谢活性,其结果是局部血管扩张、神经递质释放和神经元兴奋性抑制(与脑能量需求减低相一致),这些事件被认为具有神经保护性。缺血时,腺苷不仅成为血流-代谢耦联的中介者,而且也被看作是一种神经保护剂。

（三）缺血的远隔代谢效应

卒中早期脑代谢的研究常常发现,在梗死的远隔部位结构正常的组织内存在血流和代谢的减低。这些部位的氧耗和葡萄糖利用均减少,其代谢值一直高于缺血核心区水平,血流减少幅度稍大于代谢减低,导致 OEF 轻度增高。不同于灌注不良,这种状况被解释为系原发性代谢抑制以及继发性灌注减低所致。远隔部位低代谢被典型地描述为由于缺血性损伤阻断了传入或传出纤维通路,导致神经元活性降低,常称之为"失联络"现象。该术语的应用并不严密准确,可以指与损伤部位相连的远隔区域的早期且可逆的功能抑制,也可以指常常稳定数月之久的长期缺血效应。有学者提出跨突触神经元变性机制来解释远隔部位低代谢,其支持证据是常常发现对侧 $CMRO_2$ 降低。然而,这种机制不可能解释全部病例,因为卒中数小时内就可发现低代谢。远隔部位低代谢包含了许多可逆和不可逆的病理过程。

1. 对侧小脑低代谢　约 50% 的一侧大脑半球缺血的患者发生对侧小脑半球低代谢,又称为交叉性小脑失联络。导致代谢低下更为显著的影响因素有 MCA 供血区深部梗死、累及额叶或顶叶的梗死,或超过 1 个脑叶的梗死。但是,研究结果并不一致:在那些梗死体积较小的患者中无明显交叉性小脑失联络,也未发现交叉性小脑失联络与梗死大小的关系;小脑低代谢与是否存在偏瘫有关,而可能与偏瘫的严重程度无关;某些患者虽然在卒中后立即出现对侧小脑 $CMRO_2$ 和 CMRGlu 同等程度的降低,但无运动缺损,在更长时期($4\sim46$ 个月)后 CMRGlu 减低幅度大于 $CMRO_2$,提示氧消耗与葡萄糖利用失耦联。

2. 对侧大脑半球低代谢　脑梗死对侧相应皮质区和全大脑半球的血流和代谢减低已有描述。但有研究发现,尽管近期发生梗死的患者对侧 $CMRO_2$ 低于正常对照组,但当纳入颅外脑血管病既往并无脑梗死的患者进行比较时,这种差异消失。在非人灵长类动物脑缺血模型的急性期或 2 周后,均未发现对侧大脑半球低代谢的证据。

3.同侧大脑半球低代谢 已经观察到同侧的皮质下卒中之皮质、基底节、丘脑以及皮质梗死后其皮质内远隔部位存在大脑低代谢，可能以迟发性方式（临床起病 18 h 后）出现。由于存在密集的丘脑皮质投射，以及丘脑与脑干、基底节和小脑的相互联系，故在丘脑损伤时最常提及这种类型的大脑半球间远隔部位低代谢。

远隔部位变化的临床相关意义尚不清楚。在一项研究中，逐步回归分析表明语言执行主要取决于顶颞叶的代谢，而与梗死部位无关。卒中后意识障碍归因于远隔部位低代谢，因为有更高级皮质功能的紊乱。由于某些研究中无法对患者的年龄、损伤体积以及脑血管危险因素设立对照组，至少部分解释了结果的不一致性。同样，卒中后即刻远隔代谢影响的预告价值尚不肯定。在一项研究中广泛代谢紊乱未能提示神经功能转归（2 周至 3 个月时的残疾状况），而在另一项研究中发现 MCA 卒中后 5～18 h 结构正常的同侧额叶前内侧组织的代谢预告了病程 3 周时的神经功能状况。左侧 MCA 卒中后 2～3 周左侧大脑半球的葡萄糖代谢预告了近期（4 个月）和远期（2 年）失语的恢复状况。在 MCA 卒中 30 h 内测定对侧半球或小脑 $CMRO_2$，并未发现其与急性功能缺损或 15～60 d 的康复有关。

第三节　脑血流与代谢的检测技术

完整的脑功能储备包括脑血流储备（脑灌注状态、侧支循环是否充分、血管反应性）及脑代谢储备两方面。应用正电子发射体层成像（positron emission computed tomography，PET）、氙 - CT、单光子发射体层成像（single photon emission computed tomography，SPECT）、CT 灌注成像、MR 灌注加权成像（perfusion-weighted，PWI）、BOLD - fMRI、经颅多普勒超声（transcranial doppler，TCD）、磁共振血管成像（magnetic resonance angiography，MRA）、数字减影血管造影（digital subtraction angiography，DSA）等，我们能够对个体脑血管血流储备做出评估；应用 PET、磁共振波谱（magnetic resonance spectroscopy，MRS）等，则能对脑内物质能量代谢储备做出评估。

一、放射性核素脑显像技术

（一）PET

PET 属于放射性核素脑显像。在脑功能储备研究中，PET 可以定量测定 CBF、脑血容量（cerebral brain volume，CBV）、平均通过时间（mean transition time，MTT）等灌注参数，而且还可以同时对脑组织的氧代谢进行检测，是目前评价缺血半暗带的金标准方法。多示踪剂研究将半暗带定义为局部 CBF 降低、OEF 增高而 $CMRO_2$ 无变化的组织。$CMRO_2$ 是最为可靠的确定不可逆损害组织（通常在缺血后数小时）的标志。早期局部 CBF 和 $CMRO_2$ 检测值与以后 CT 证实的梗死之间的相关性研究表明，12 mL/(100 g・min)可作为预测不可逆脑损害的血流阈值。Wise 等发现，与局部 $CMRO_2$ 相比，梗死后数天内局部 CBF 增加；梗死后的 18 h～7 d，梗死区域局部 OEF 减低，反映了受损组织能量耗竭和线粒体功能障碍。在环绕梗死核心的呈低代谢的半暗带区，其局部 OEF 增加表明该区域相对于氧需求而言灌注减少,如在不可逆损伤发生之前恢复血供,脑功能可完全修复。

PET 成像还能对那些尚未被梗死累及的部位进行功能损伤程度的评估。早期卒中的严重性与 PET 确定的早期受累体积相关;卒中第 1 周内神经功能恶化与早期梗死体积相关,神经功能转归与最终梗死体积相关。卒中患者梗死区域存在特征性的 CBF 与代谢失耦联。采用 $^{15}O - H_2O$ 作为示踪剂,证实卒中后最初数小时至数天内梗死灶以及周围区域血流灌注不良,较之局部 CMRGlu 或 CMRO$_2$ 而言,局部 CBF 降低更为显著。进一步的研究表明,在血流减少区域局部 OEF 显著增高。在卒中的急性期和慢性期,氧耗均显著降低,但与神经功能恢复显著相关的是早期额叶前内侧面的代谢。在患者临床恢复过程中出现迟发性脑内远隔部位低代谢,与梗死灶大小有关。神经功能修复不仅受到丘脑低代谢的影响,而且似乎还受到额叶前内侧区域代谢的影响,可能因为后者是重要的代偿性运动功能网络的一部分。在缺血或卒中部位的远隔区域,尽管解剖图像(如 CT、MRI)正常,但可显示代谢率的变化。

(二) SPECT

SPECT 也是一项有效评价脑缺血组织血流状况的影像学方法。目前常用 $^{99m}Tc - HMPAO$ 或 $^{99m}Tc - ECD$ 作为示踪剂。脑动脉闭塞后,SPECT 可立即检测到缺血组织的低灌注,早于 DWI、FLAIR 序列或 T$_2$W 成像发现的异常。SPECT 可将脑缺血组织分为 4 种亚型:不可逆损伤组织(core);严重低灌注区(penumbra);轻度低灌注区(oligaemia);再灌注或高灌注区。Hatazawa 等应用 $^{99m}Tc - HMPAO$ SPECT 对发病 6 h 内的 MCA 分布区梗死患者进行研究,将症状出现后 3~6 h 内示踪剂摄取为对侧相应区域 40%~70% 的区域界定为半暗带。Ueda 等对发病 12 h 内动脉内溶栓成功再通的 30 例患者 42 个病灶的研究发现,缺血组织具有生存能力和可逆性的 CBF 阈值分别为同侧小脑的 35% 和 55%。这为急性缺血性卒中的动脉内溶栓治疗提供了重要信息,说明 SPECT 所显示的残余 CBF 可影响或预测治疗转归。当缺血区血流指数(与同侧小脑半球相比)>55% 时,即使发病 6 h 才开始治疗,仍可获救;当血流指数>35% 时,早期(<5 h)治疗可获益;当血流指数<35% 时,即使在严格的时间窗内开始治疗,也将有出血并发症的风险。

(三) 氙-CT

氙-CT 可以定量测定 CBF、CBV、MTT 等灌注参数。Anthony 等采用氙-CT 测量技术,将缺血半暗带界定为围绕缺血中心的、局部 CBF 在 7~20 mL/(100 g·min)的脑组织。在狒狒体内进行的研究表明,氙-CT 的 CBF 测定与作为 CBF 定量测定金标准的核医学放射性微球技术之间的相关系数为 0.92,而且在血流值上也非常吻合。氙-CT(也可通过 PET、SPECT 或 TCD 等技术)结合乙酰唑胺药物负荷试验可以方便、定量、快速地评价血管储备功能及供血区脑组织对治疗的反应,从而有助于选择哪些脑缺血患者需要进行血管介入治疗,初步预测哪些患者有可能在血管外科手术后发生过度灌注综合征,以及了解局部脑组织低灌注在术后的改善程度。当证实患者存在较显著的血管狭窄(>50%)而无症状时,若氙-CT 检查提示其有较好的血管储备能力,可以继续观察;反之,则应行血管内支架治疗。

二、脑灌注成像技术

(一) CT 灌注成像

CT 灌注成像(CT perfusion imaging, CTP)是经静脉团注对比剂后,对所选脑部某一层面进行 CT 动态扫描,从而获得该层面感兴趣区每一像素的时间-密度曲线(time-density curve, TDC),利用不同数学模型根据 TDC 计算各种功能参数,以反映血流动力学变化的一种功能成像。当对比剂首过某一区域毛细血管网时,高浓度对比剂引起脑组织密度变化,通过分析时间-密度曲线即可了解该部位脑组织的灌注状态。时间-密度曲线的相关参数包括 MTT、达峰值时间(time to peak, TTP)、相对 CBF(relative CBF, rCBF)和相对 CBV(relative CBV, rCBV)。MTT 是指血液流经血管结构(包括动脉、毛细血管、静脉、静脉窦)所需的平均时间,主要反映的是对比剂通过毛细血管的时间。TTP 是指从开始注射对比剂至浓度达到峰值的时间,反映血液到达感兴趣区的通路而非组织本身的灌注,被认为是显示脑灌注损伤最敏感的指标。CBF 是指单位时间内流经一定量脑组织血管结构包括动脉(大、中、小动脉)、毛细血管、静脉、静脉窦的血流量。CBV 是指感兴趣区内包括毛细血管和大血管在内的血管床容积。对 DSA 检查发现有颈动脉狭窄的患者拟行血管介入治疗前应常规进行 CTP,可以定量或半定量评估灌注异常的脑组织及侧支循环的脑血流量,权衡手术的风险和获益。

由于 CT 应用的普及性和便捷性,当 MRI 难以进行或不宜进行时,在预测最终梗死区、梗死扩大和转归方面 CTP 可以替代 MRI。然而,在某些情况下 CTP 的应用也受到限制,主要有:① 碘对比剂有可能引起过敏,或加重肾脏损伤;② 对比剂需要快速团注,可能导致某些患者不能耐受。

(二) MRI 灌注加权成像

MRI 灌注加权成像(perfusion-weighted imaging, PWI)与 PET、SPECT、氙-CT 的对比研究均证明其评价脑灌注状态的可行性及准确性。在进行灌注成像的同时,还可以行 MRA 检查来了解血管状态。rCBF 和 MTT 这 2 个重要的脑循环参数,在 CTP 与 PWI 之间显示出良好的一致性。MTT 延长和 rCBF 降低能有效地预测梗死的发生,与可挽救区(半暗带)相比,梗死区 MTT 延长 22%($P < 0.001$),rCBF 降低 10%($P < 0.001$),rCBV 无显著变化,后者可能与存在自动调节机制有关。当 MTT 绝对延长 4.3~6.1 s 时,如不进行溶栓治疗,这一区域将进展为梗死,而 MTT 延长 >6.1 s 则为不可逆性梗死。MTT 具有识别侧支供血的能力,侧支供血良好者 MTT 略有延长,而侧支供血贫乏者则明显延长。与健侧对应部位相比,MTT >1.63 s 和 rCBF <0.59 是提示半暗带发展为脑梗死的截止值,而 rCBV 无阳性预测价值。研究表明,TTP 适合用于评价"危险组织"。以 PET 作为评判标准,TTP >4 s 能最有效地识别低灌注区,即相当于 PET 的 CBF <20 mL/(100 g·min)的区域,其敏感性和特异性分别为 84% 和 77%。有关 PWI 相关参数的实际意义目前尚有争议。

弥散加权成像（diffusion-weighted imaging，DWI）是目前在活体组织内进行水分子扩散测量与成像的唯一方法，常用表观弥散系数（apparent diffusion coefficient，ADC）来表示组织内水分子的扩散能力，扩散能力下降在 ADC 图上呈现低信号。通常在缺血早期数分钟即可出现 ADC 下降，约于 33 h 达最低值。由于 DWI 反映的是细胞毒性水肿，故能比常规 MRI 检查更早地发现脑梗死灶。更多的研究已将 DWI 与 PWI 联合应用，以便对脑组织缺血的范围、程度和类型做出判断。最新的欧洲卒中指南和美国卒中指南也建议溶栓前应用 DWI/PWI 对早期血管再通的风险/效益比进行评价，以选择适合进行溶栓治疗的患者。

液体衰减翻转恢复（fluid-attenuated inversion recovery，FLAIR）序列是通过抑制脑脊液信号而使 T_2 延长的组织呈高信号的 MRI 序列，在显示脑脊液周围病变（如蛛网膜下腔、脑室周围或表浅脑皮质病变）方面有明显优势。应用 FLAIR 技术在卒中超早期可发现血管高密度征（vessel hyperintense sign，VHS）。VHS 系血流缓慢或停滞的血管影，通常与低灌注而非梗死相关联。少数患者在梯度回波成像（gradient echo imaging，GRE）也可检测到 VHS。以 MRA 和 PWI 为标准，FLAIR 序列 MRI 在发病 2 h 内检测到 VHS 的敏感性为 69%，特异性为 100%，准确性为 80%，假阳性约 5%。尽管 VHS 有助于缺血性卒中的早期诊断，但不能独立预测溶栓后出血、再通和临床转归。

三、功能 MRI 技术

（一）磁共振波谱

磁共振波谱（MRS）是目前唯一能在分子水平无创性研究人体器官组织代谢及生理生化改变的定量分析方法。通过测定天冬氨酸（NAA）、胆碱（Cho）、肌酸（Cr）及磷酸肌酸、乳酸（Lac）、肌醇、脂质等，能够观察并分析脑梗死、神经变性疾病、代谢性疾病、肿瘤、脱髓鞘性疾病等病理过程中代谢物随时间演变的规律。

NAA 主要位于成熟神经元及突触内，是神经元或有髓轴突密度和功能的标志。Cho 反映的是脑组织内总胆碱含量，包括磷酸胆碱、磷脂酰胆碱和磷酸甘油胆碱，其中磷酸胆碱是脑内胆碱的主要来源。Cho 与细胞膜磷脂的分解和合成有关，其峰值的升高与神经胶质细胞功能活跃有关。Cr 包括肌酸和磷酸肌酸，参与体内能量代谢，由于其峰值稳定常作为内标，但在细胞能量减少或能量衰竭时也会降低。Lac 为糖酵解终产物，是早期脑缺血的敏感指标，代表梗死区的无氧代谢。脑缺血后立即出现 Lac 增高，而 NAA 则在数小时后开始下降。急性脑缺血时 Lac/Cho 比率与卒中评分和最终梗死体积显著相关。然而，在脑缺血发生后 1 d 至 6 个月甚至更长的时间内，不同时间点测定的代谢产物的比例或浓度差异较大；在颈动脉狭窄或闭塞患者，双侧半球之间或与正常对照组之间，NAA/Cr、NAA/Cho、Cho/Cr、NAA、Cho、Cr 可有或无显著性差异，可检测到或未检测到 Lac。

对于严重的颈动脉狭窄或闭塞引起的慢性缺血过程，MRS 测定的代谢指标与脑灌注状态、血管反应性及氧代谢状态之间的关系尚不明确，不同研究结果各异，这可能因为：① 纳入患者的基线特征：入组时患者的症状及各自所占的比例，有无缺血病史；② MRS 测定与症状发生的时间间隔:缺血后脑代谢随时间而变化,不同时间点测定的指标会有所不同,且患者灌注状态及血管反应性亦有差异;③ 是否进行了非药物干预;④ MRS 测定代谢指标时定位区域不同,梗死中心、梗死周边及无梗死区是有区别的;⑤ MRS 方法选择的不同。因此,MRS 用于评价脑缺血的程度、功能转归或颈动脉狭窄患者脑功能储备状态等,还有待进一步的研究证实。

(二)弥散张量成像

弥散张量成像(diffusion tensor imaging,DTI)是 DWI 的一种特殊形式,主要根据大脑白质纤维束纵轴方向和横轴方向水分子弥散的各向异性成像,其信号强度取决于所观察的纤维束组织结构以及轴索膜和髓鞘阻碍水分子弥散的程度。因此,DTI 可用于评价卒中后下行锥体束的 Wallerian 变性状况。Thomalla 等对 9 例发病 2~16 d 的 MCA 供血区梗死患者进行 DTI 研究,测定大脑脚 DTI 部分各向异性(fractional anisotropy,FA)和平均弥散度(averaged diffusivity,AD),并与对侧相应部位和对照组进行比较。结果发现,患侧 FA 较对侧和对照组显著降低,而 AD 无显著差异,FA 的降低与 DTI 检测当时和 90 d 时的运动功能缺损呈正相关,反映了 Wallerian 变性早期轴索结构的崩解。卒中后锥体束的进行性 Wallerian 变性反映了严重的锥体束损害和持久的运动功能损害。这项研究首次证实了锥体束损害的早期 DTI 改变与运动功能缺损之间的相关性。

对于皮质下梗死和小卒中,常规影像学检查(DWI、T_2W)通常无法将缺血性病灶精确定位于感觉或运动通路,而 DTI 可通过显示主纤维束(如皮质脊髓束)和提供完整性的组织信息来确定脑内局部病变的部位和范围,鉴别皮质下梗死亚型并评价其预后。Lie 采用彩色编码 DTI 研究了皮质脊髓束病理学损害与卒中临床表现的关系。对于有显著运动缺损而无明显改善的患者,存在位于锥体束中心的纵向病变(常累及基底节);而对于恢复良好者,其病变非常微小和(或)位于锥体束的前部和内侧。DTI 还可用于研究皮质脊髓束内各功能纤维的排列顺序以及联合纤维及其结构和功能。

四、脑血管成像技术

(一)数字减影血管造影

数字减影血管造影(digital subtraction angiography,DSA)一直被公认为是诊断颈动脉狭窄的金标准,不仅能显示大血管病变,也能良好显示小血管(直径 0.5 mm)、静脉系统以及侧支循环状况,为动脉瘤或动静脉畸形手术或介入治疗提供了详细资料,其敏感性和特异性可达 98%。但是,DSA 系二维成像,不能反映管壁结构、斑块及钙化情况,而且属有创检查、价格昂贵、设备复杂,需要专业人员进行操作,并发症发生率相对较高,限制了其常规应用。随着影像学技术的发展,目前 DSA 已不推荐作为单纯判定血管狭窄的诊断手段,而是更多地应用于介入治疗,如在 DSA 同时进行颈动脉和颅内动脉的血管成形术、支架置入术和动脉内溶栓治疗。3D 路径图(3 roadmap)的开发和应用提高了导管操作的准确性和安全性。

（二）CT 血管造影

CT 血管造影（computerized tomography angiography，CTA）能清楚显示大脑动脉环和 ACA、MCA、PCA 及其主要分支，100％显示颅内动脉的第 3 级分支，电子束 CTA 对 MCA 的 4～5 级分支的显示率甚至可达 94.5％。在确定颈动脉狭窄程度以及区分狭窄与闭塞方面，CTA 与 DSA 的一致性为 90％，其空间、时间分辨率高于 MRA。CTA 对大脑动脉环周围>4 mm 的颅内动脉瘤可达到与 DSA 相同的检出率，对脑 AVM 血管团的显示率达 100％。多层螺旋 CTA 较传统 CTA 有以下优点：① 空间分辨率提高，可观察到 1 mm 直径的小血管。② 时间分辨率提高，可短时间内迅速完成扫描，适用于急诊检测。③ 对比分辨率更佳，可充分显示感兴趣血管，但在完全区分动脉期和静脉期方面仍有欠缺。对颅内动脉瘤、动静脉畸形、血管狭窄等的检测已能与 DSA 相媲美。对于颅内外大动脉狭窄而言，CTA 也是一种极好的筛查方法，并正在成为疑似卒中或 TIA 患者的首选影像学检查。值得注意的是，仔细分析源图像要比重建后的血管图像更为可靠。

为了评价 CTA 的准确性，Josephson 等以 DSA 为金标准对卒中或 TIA 患者的颈动脉狭窄进行了研究。结果发现，对狭窄≥70％的患者，CTA 的敏感性为 100％，特异性为 63％，CTA 与 DSA 的一致性为 96％。2 项汇总分析显示，CTA 检出颈动脉和椎动脉 70％～99％狭窄的敏感性为 85％～91.5％，特异性为 93％～97.4％。颅内动脉狭窄以 MCA 的 M_1 段最为常见，CTA 能较好地反映这一部位的动脉狭窄和闭塞。在计算机辅助下的三维成像能够显示血管壁钙化灶（高密度），有时也可显示富含胆固醇的斑块（中低密度），可用于动脉粥样硬化斑块的评价。CTA 检查能够发现血管闭塞和颅内动脉瘤，后者有重要的临床意义，因为颅内动脉瘤是溶栓治疗的潜在禁忌证之一。

（三）磁共振血管成像

磁共振血管成像（MRA）是一种利用 MRI 技术中流动血液的 MR 信号与周围静止组织 MR 信号的差异建立图像对比度，不需要引入任何造影剂的非侵入性血管成像技术，能在短时间内获得清楚的可供三维观察的血管（包括大脑动脉环）图像，对大血管及其分支的狭窄或闭塞显示满意，对 2 mm 以下动脉则显示不佳。由于 MRA 成像与血流有关，分叉处血流、涡流等会导致信号丢失而夸大血管狭窄程度，易将中-重度狭窄（>75％）误为闭塞。对比增强 MRA 可以弥补上述缺陷，采用矢状、冠状扫描可覆盖颈部血管全长以及头臂血管，扫描时间短，可在一定程度上减少慢流、涡流对成像的影响，避免过高评价血管狭窄程度，但有被静脉重叠掩盖的缺点。另外，移动及吞咽等运动伪影、需要多次扫描、扫描时间延长、扫描野局限等，可能影响 MRA 的应用。MRA 适用于年老体弱、全身状况差及不能行 DSA 的患者。

与 DSA、CTA 的比较研究显示，MRA 对显示前、后交通动脉的敏感性和特异性稍低，但对 ACA、MCA、PCA、基底动脉和 ICA 的敏感性和特异性均接近 100％；对岩上窦和岩下窦的显示率较低（85％）。对直径>5 mm 的动脉瘤，MRA 的显示率可达 100％，结合源图像可以显示那些 DSA 不能显示的有血栓形成的动脉瘤;对<5 mm 的脑动脉瘤则误诊率较高。有研究认为,对比增强 MRA 对重度狭窄的误判率达 15%,如与多普勒超声技术相结合,误判率可降至 10%。另一项回顾性研究发现,对比增强 MRA 诊断的可靠性与传统 MRA 并无显著差异。

五、血管超声技术

(一)彩色双功多普勒颈部血管超声

该项检查对颈部和颅内大动脉狭窄和闭塞的评估和筛选有重要提示价值。超声诊断采用脉冲回波技术和多普勒技术,前者应用于 B 型超声,采用高频超声波,能够显示血管腔内形态结构,主要用于颈部颈动脉和椎动脉的检测;后者采用低频超声波,能够通过计算血流速度推算出血管的狭窄程度,适用于颅内大血管的检查。另外,彩色多普勒血流显像实现了血管解剖断面和血流空间分布状态以色调的变化实时二维重叠显示。

通过彩超动态观察比较心动周期中颈总动脉或主动脉收缩和舒张时的管径变化可判断动脉弹性。动脉壁弹性的变化是动脉粥样硬化的早期表现之一,可预测未来的卒中风险。在动脉性疾病继发性表现(second manifestations of ART erial disease,SMART)研究中,在校正年龄、性别、收缩压、颈动脉最小直径和颈动脉狭窄程度后发现,颈内动脉狭窄>50%的患者颈总动脉僵硬度与以往短暂性脑缺血发作(transient ischemic attack,TIA)或卒中有关。在一项基于人群的横断面研究中发现,校正年龄、性别、种族、高血压、糖尿病和吸烟后,颈动脉僵硬度与视网膜小动脉狭窄程度仍然呈正相关($P<0.01$)。由于视网膜小动脉狭窄是脑内小血管动脉粥样硬化的标志,因此,颈动脉僵硬度可能同时反映大、小血管病变的病理过程。

颈动脉内膜中膜厚度(intimal medial thickness,IMT)是早期动脉粥样硬化征象。颈部血管和主动脉的 IMT 可通过彩超测量,很多研究表明其测量结果与病理学检查的相关性很好。颈总动脉远侧壁 IMT 是彩超操作中最容易采集到的数据,重复性和可靠性均较高,因此,颈总动脉 IMT 是预测个体全身动脉粥样硬化最常用的指标。很多研究支持颈总动脉 IMT 增厚与心血管病和脑血管病的发生有关,在鹿特丹研究中心其对卒中的预测价值甚至超过了颈部动脉粥样硬化斑块。最常用的是以 IMT>1 mm 作为异常值。对于主动脉弓而言,目前一般采用经食管超声取代常规彩超作为检测手段,主动脉弓 IMT>4 mm 与卒中的复发风险显著相关。

彩色超声可测量颈总动脉分叉处和颈内动脉起始段动脉粥样硬化斑块的长度和厚度,并根据管径和频谱判定狭窄程度。颈动脉斑块的稳定性与其是否会导致临床事件密切相关。与 CEA 后的病理学检查结果进行比较,钙化斑块和纤维组织含量多的斑块相对稳定;内部存在丰富胆固醇和出血的斑块容易破裂而出现症状,这样的病例可能更适合行 CEA。目前,对颈动脉狭窄最常用的经济有效的术前评价方法还是彩色超声。在欧洲,神经外科医师可直接根据有经验的超声科医师的诊断,决定患者是否接受手术治疗。

（二）经颅多普勒超声

该项检查具有无创性、操作便捷、实时、重复性好等优点，主要应用在以下领域：① 脑供血动脉狭窄或闭塞的诊断和其对脑血流动力学的影响。血流速度的增加可以直接提示各种原因导致的颅内血管狭窄；可判定颅外大动脉严重狭窄或闭塞后侧支循环建立情况，如 ICA 狭窄后依据同侧 ACA 血流的反向可判断前交通动脉开放；锁骨下动脉狭窄后依据同侧椎动脉血流双向或反向可判断是否存在椎动脉-锁骨下动脉盗血以及盗血情况。② 脑动静脉畸形供血动脉的探测和识别。③ 颅内压增高和脑死亡的检测。目前，经颅多普勒超声（transcranial Doppler，TCD）已被作为脑死亡脑循环停止的辅助检查方法。④ 脑血流自动调节功能的检测。通过生理性负荷（屏气试验和过度换气试验）和药物试验（静脉乙酰唑胺和 CO_2 吸入），获得关于脑循环在正常与非正常情况下调节机制的重要信息。⑤ 在颈动脉内膜切除术和血管内介入治疗中的应用，能提供与围手术期脑血管病相关的所有主要因素的信息，包括介入性和手术后栓子形成、低灌注、血栓形成以及术后高灌注综合征。⑥ 微栓子检测。在对动脉粥样硬化与脑血管病相关性的研究中，最理想和直接的手段是观察栓子在高危病变血管下游脑循环中的出现过程。TCD 微栓子监测使之成为可能，可动态监测来自心脏、主动脉弓、颅外颈动脉和颅内大动脉主干的栓子，且能鉴别不同部位的栓子信号。许多研究证实，微栓子的大量出现与卒中或 TIA 的关系极为密切。检测的可靠性有赖于操作者的经验，尽管计算机检测系统乃至微栓子动态监测系统已经建立，但是微栓子监测专家的意见始终是金标准。微栓子监测的应用前景会非常乐观。

（陈光辉）

参考文献

［1］ Del Zoppo GJ. Relationship of neurovascular elements to neuron injury during ischemia ［J］. Cerebrovasc Dis,2009,27(suppl 1)：65－76.

［2］ Gutierrez M,Merino JJ,de Lecinana MA,et al. Cerebral protection,brain repair,plasticity and cell therapy in ischemic stroke ［J］. Cerebrovasc Dis,2009,(suppl 1)：177－186.

［3］ Roquer J,Segur T,Serena J,et al. Endothelial dysfunction,vascular disease and stroke：The ARTICO Study［J］. Cerebrovasc Dis,2009,27（suppl 1）：25－37.

［4］ Kalvach P,Gregova D,Skoda O,et al. Cerebral blood supply with aging：normal,stenotic and recanalized ［J］.Journal of Neurological Sciences,2007,257：143－148.

［5］ Koenig W,Khuseyinova N. Biomarkers of atherosclerotic plaque instability and rupture［J］. Arterioscler Thromb Vasc Biol,2007,27：15－26.

［6］ Wiltrout C,Lang B,Yan Y,et al. Repairing brain after stroke：a review on post-ischemic neurogenesis ［J］. Neurochemistry International,2007,50：1028－1041.

［7］ Jakovcevic D. Role of astrocytes in matching blood flow to neuronal activity ［J］. Curr Top Dev Biol, 2007,79：75－97.

［8］Kalluri HSG,Dempsey RJ. Growth factors,stem cells,and stroke［J］. Neurosurg Focus,2008,24：E13.

［9］Ricardo J,Esper Jorge O,Vilarino Rogelio A,et al. Endothelial dysfuntion in normal and abnormal glucose metabolism［J］. Adv Cardiol. Basel,Karger,2008,45：17－43.

［10］Wardlaw JM. Neuroimaging in acute ischemic stroke：insights into unanswered questions of pathophysiology［J］. J Intern Med,2010,267：172－190.

［11］Kwee RM,van Oostenbrugge RJ,Hofstra L,et al. Identifying vulnerable carotid plaques by noninvasive imaging［J］. Neurology,2008,70：2401－2409.

第二章　脑血管病的流行病学现状

第一节　概　　述

急性脑血管病又称脑卒中(stroke)或脑血管意外(cerebrovascular accident)；临床上分为缺血性卒中和出血性卒中两大类。脑卒中的高发病率、高死亡率和高致残率给社会、家庭和患者带来沉重的负担和巨大的痛苦,近年已受到各国政府和学者的普遍关注。不少发达国家其中也包括一些发展中国家先后开展了大量流行病学研究,探索脑血管病的流行规律、病因学特征以及有效的预防措施。

随着我国国民经济的快速发展,人们生活条件和生活方式的明显改变,加之迅速到来的人口老龄化,导致国民的疾病谱、死亡谱发生了很大的变化。脑血管病目前已成为危害我国中老年人身体健康和生命的主要疾病。据卫生部统计中心发布的人群监测资料显示,无论是城市或农村,脑血管病近年在全死因顺位中都呈现明显前移的趋势。城市居民脑血管病死亡已上升至第二位,农村地区在20世纪90年代初脑血管病死亡列第三位,90年代后期升至第二位。近期卫生部组织完成的全国大样本三年死因回顾调查结果表明,导致我国城市居民前两位死因的疾病是恶性肿瘤和脑血管病,而农村地区居民脑血管病死亡已上升为第一位。

随着我国医疗技术和医疗水平的提高,脑卒中的病死率近年呈现下降趋势,但同时也导致了人群患病率的升高。临床研究资料提示,脑卒中后存活者中残废率高达75％,所以本病又是单病种致死、致残率最高的疾病。世界卫生组织(WHO)近期公布的数字,在各种神经系统疾病中脑卒中的残疾调整生命年(DALY)排在首位。因此,如果只注重降低死亡率而不重视减少发病率和致残率,势必加重国民的经济负担,造成更大的危害。据统计,在存活的脑血管病患者中,约有3/4不同程度地丧失劳动能力,其中重度致残者约占40％。国内多数医院神经内科病床收治的患者约3/4是脑血管病,且平均医疗费用也在不断上涨。中国心血管病年报2005年公布的数字,2003年我国脑血管病的直接医疗费用375亿元人民币。若考虑到医疗费用上涨等因素,再加上各种间接损失,估计目前我国因脑血管病造成的经济损失每年已超过500亿元人民币。脑血管病已成为严重影响国计民生的重要公共卫生问题,必须引起足够的重视。

脑血管病在今后一段时期的自然发展趋势如何? 2002 年完成的全国营养与高血压抽样调查提供了更加令人担忧的数据。数据结果表明,目前我国居民中导致脑血管病发生的几种主要危险因素如:高血压、糖尿病、高脂血症等患病率正在快速上升,吸烟状况也无明显改善。此外,随着近年国民经济的快速发展,人们的膳食结构已发生较大改变,而且由于人们普遍缺乏一些必要的防病保健知识,很多人采取了不健康的生活方式;另一不容忽视的客观危险因素即人口老龄化,我国 60 岁以上人口现已超过 1.5 亿,2025 年将达到 3 亿。鉴于脑血管病 2/3 以上都发生在老年人(≥60 岁),老龄人口的迅速增长,必然会影响到脑血管病的发病率。这几种主要危险因素的现状决定了脑血管病的发病率、患病率及死亡率在近年内还会有继续上升的趋势。

第二节　脑血管病的流行特点

一、死亡率

有关脑卒中死亡率(mortality)的文献报告较多,但由于诊断标准或资料来源等不同而差异较大。有时甚至在同一国家或同一地区,研究结果也可相差悬殊。所以,在相互比较死亡率时必须先了解各自的研究方法、资料来源、诊断标准等详细情况,再用标准的人口构成做年龄调整后方可进行比较,否则并无可比性。

1990 年,Stroke 杂志刊登了一篇文章,报道来自 WHO 脑卒中数据信息库的资料,死亡率经过年龄标化,相互之间有可比性。从 27 个国家及地区的脑卒中死亡率可以看出,保加利亚、匈牙利、捷克斯洛伐克和罗马尼亚等东欧国家及地区位居世界前列,瑞士、加拿大、美国等排列最后(表 2-2-1),东欧一些国家及地区 1970~1985 年每年差不多以 1%~3%的速度上升,而西欧、北美各国家及地区和日本则每年以 2%~5%的速度下降。

表 2-2-1　27 个国家及地区脑卒中年龄标化死亡率比较(1/10 万)

国家及地区	男		女	
	死亡率	排位	死亡率	排位
保加利亚	249.2	1	155.8	1
匈牙利	229.4	2	130.4	2
捷克斯洛伐克	176.6	3	102.6	4
罗马尼亚	171.5	4	129.2	3
南斯拉夫	145.1	5	101.2	5
新加坡	136.0	6	92.0	6
日本	106.9	7	60.4	11
苏格兰	99.3	8	77.0	7

国家及地区	男		女	
	死亡率	排位	死亡率	排位
芬兰	98.1	9	57.3	13
波兰	95.8	10	62.5	10
中国香港	94.4	11	63.5	9
奥地利	89.9	12	48.5	16
北爱尔兰	84.4	13	66.8	8
爱尔兰	72.2	14	58.6	12
英格兰和威尔士	70.6	15	54.2	14
德国	68.2	16	38.8	19
比利时	64.1	17	41.3	18
新西兰	62.0	18	49.9	15
法国	60.4	19	28.1	26
澳大利亚	60.3	20	44.7	17
丹麦	55.3	21	37.8	20
挪威	54.8	22	34.6	22
瑞典	48.1	23	30.5	24
荷兰	47.0	24	31.3	23
美国	45.4	25	35.1	21
加拿大	39.1	26	28.3	25
瑞士	37.8	27	20.6	27

　　20 世纪 80 年代初，WHO 经反复论证，制订了一项预期 10 年的研究方案，全名为"多国心血管病趋势和决定因素监测"（Multi-national Monitoring of Trends and Determinants in Cardiovascular Diseases，简称 MONICA 方案）。该方案是在不同国家及地区选定的人群中，用统一标准、统一方法测量心血管病和脑卒中的死亡率、发病率及其变化趋势。同时，也可评价动态变化与已知的危险因素、生活习惯和主要社会经济特点变化的关系。1984 年起，有 12 个国家及地区 20 多个中心参加的 MONICA 方案正式开始实施，1993 年结束。总监测人一年数（35～64 岁）超过 1 500 万。MONICA 研究 17 个中心的监测结果显示，脑卒中死亡率在苏联最高，其中男性居前几位的有波兰、南斯拉夫、芬兰和中国；女性排在第一位的也是苏联的 Novosibirsk，中国的北京位居其次，南斯拉夫、波兰分别排在第三、四位（表 2－2－2）。1996 年，英国剑桥大学的 KT Khaw 撰文综述脑卒中的流行病学。他引用了 WHO 1990～1992 年的统计资料，在 25 个国家及地区中，苏联脑卒中死亡率最高，男性达 280/10 万人口，女性达 225/10 万。保加利亚、波兰、匈牙利和捷克斯洛伐克紧随其后。美国、瑞士最低，死亡率仅为 50/10 万左右。Sarti 的报告（2000）与上述研究结果近似（图 2－2－1）。

39

表 2-2-2　WHO MONICA 研究各国家及地区（35～64 岁）人群脑卒中发病率和死亡率（1/10 万）

国家及地区	人群所在地	监测人口	发病率		死亡率	
			男	女	男	女
中国	北京	286 006	247	175	66.7	58.0
丹麦	Glostrup	133 416	173	92	32.7	20.9
芬兰	Kuopio 省	95 812	351	173	64.7	30.2
芬兰	North Karelia	65 139	280	123	70.0	30.8
芬兰	Turku/Loimaa	77 826	247	105	50.2	24.9
德国	Halle 县	203 216	151	86	53.4	31.5
德国	Karl-Marx 县	212 565	176	104	54.7	31.5
德国	其他监测区	104 407	141	74	41.5	27.4
意大利	Friuli	377 048	124	61	41.9	23.6
立陶宛	Kaunas	147 671	308	159	80.0	39.3
波兰	Warsaw	196 459	184	90	79.4	47.2
苏联	Moscow	87 466	257	121	95.8	44.5
苏联	Moscow	229 561	241	126	95.5	51.4
苏联	Novosibirsk	50 391	388	312	113.0	76.1
瑞典	Gothenburg	152 479	137	69	28.6	16.1
瑞典	北部地区	190 986	207	111	31.0	22.9
南斯拉夫	Novi Sad	111 469	228	107	72.3	47.2

注：发病率、死亡率用世界人口构成标化

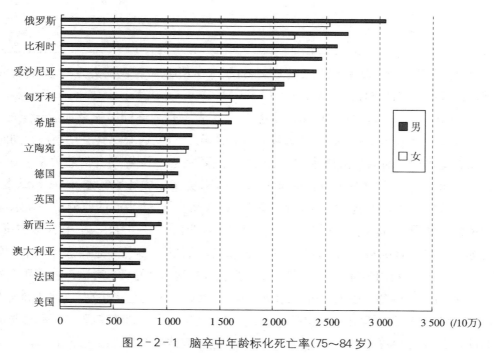

图 2-2-1　脑卒中年龄标化死亡率（75～84 岁）

（摘自：Sarti C，Rastenyte D，Cepailis Z，et al. Stroke，2000，31：1588－1601）

我国七城市调查研究结果,在监测社区约 6 万人口中,脑卒中 5 年平均死亡率男性为 128.2/10 万(年龄标化率 155.5/10 万),女性 120.9/10 万(年龄标化率 119.1/10 万)。1991～1995 年的另一项研究共 20 万人群的 5 年监测结果,男性平均死亡率为 150.8/10 万,女性为 120.6/10 万,男女合计为 135.8/10 万。卫生部统计中心来自全国各省市数千万人的疾病监测资料显示,我国 1988～2006 年脑血管病死亡率在(105～135)/10 万之间。城市高于农村地区,男性高于女性,20 世纪 90 年代末上升至高峰;2000 年以来城乡人群脑血管病死亡率呈现出明显下降的趋势(图 2-2-2)。

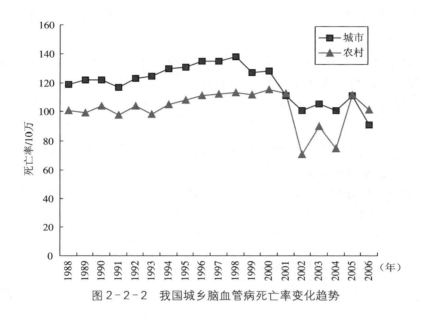

图 2-2-2　我国城乡脑血管病死亡率变化趋势

二、发病率

发病率(incidence)是观察某种疾病人群分布的重要指标,又是用来评估疾病负担和人群防治效果最有意义的指标。但准确的发病率资料要比死亡率更难获得。目前文献报道的脑卒中发病率资料不多,仅有的一些研究结果也难以做到标准统一。如果资料来源于医院登记系统,则必须包括直接死于卒中的患者、因各种疾病住院的卒中患者和未住院的卒中患者,因此标准化难度相当大。1987 年,Malmgren 等用统一规定的标准评价以往的研究,结果发现在当时发表的 65 个研究中只有 9 个符合规定的标准。

脑卒中在世界范围内平均年发病率为(140～200)/10 万,东方人高于西方人。对脑卒中发病率动态变化的长期监测资料较少。MONICA 研究结果表明,男性脑卒中年龄标化发病率在(124～388)/10 万之间,最高为苏联,最低为意大利(见表 2-2-2)。

美国 Mayo Clinic 发表的报道因其有较好的档案管理系统(称为 records-linkage system)而在流行病学研究中具有一定的权威性。该中心分析所在城镇居民自 1945～1984 年间首发脑卒中 2 466 例。以 5 年为一阶段,在 40 年间的 8 个序列阶段中脑卒中发病率分别为 209/10 万、210/10 万、201/10 万、172/10 万、146/10 万、125/10 万、115/10 万及 135/10

万,显示出持续下降的趋势,但自 20 世纪 80 年代以后略见回升。在另一项研究中,研究者对美国明尼阿波利斯市 7 个县约 110 万居民(1990 年人口)中的 30～74 岁者进行了医院记录随访调查。按 WHO 制订的卒中诊断标准,该地区 1980 年男性脑卒中发病率为 190/10 万,1985 年为 176/10 万,1990 年为 182/10 万;女性脑卒中发病率在上述三个时间点分别为 119/10 万、124/10 万和 136/10 万,女性发病率低于男性。

来自日本的研究资料,1984～1987 年 22 个地区按照 MONICA 方案监测结果,男性发病率为(170～360)/10 万,女性为(80～200)/10 万,各地区之间显示出较大差异。另一项队列随访研究对 Shibata 市 40 岁以上的 2 302 人进行了 15 年的随访观察,男性卒中发病率为 522/10 万,女性为 436/10 万。

国内自 20 世纪 80 年代开始,也先后开展了一些规模较大的脑卒中流行病学调查研究。其中一部分属于回顾性调查,现将几项研究结果简要介绍如下:

1. 6 城市神经系统疾病流行病学调查　完成于 1983 年,参加城市有哈尔滨、银川、长沙、上海、成都、广州。6 个城市从大约 90 万人群中整群随机抽样 65 067 人作为应查对象,实际调查 63 195 人。1982 年一年期间 6 城市脑卒中平均发病率为 182/10 万(以美国 1960 年人口进行标化后为 219/10 万)。

2. 21 省农村及少数民族地区神经系统疾病调查　完成于 1985 年,参加单位包括全国 21 省 22 个地区。每个调查点样本人群约 1 万人口,实际抽查样本 246 812 人。1984 年脑卒中年平均发病率(表 2-2-3)为 113.4/10 万(以美国 1960 年人口标化率为 185.2/10 万)。

表 2-2-3　我国不同地区脑卒中发病率、死亡率和患病率(1/10 万)

地　区	发病率	死亡率	患病率
北京,城区	370	281	1 285
哈尔滨,城区	441	370	1 249
银川,城区	252	187	824
长沙,城区	232	80	846
广州,城区	162	80	576
上海,城区	157	104	615
成都,城区	136	59	456
6 城市合计	219	116	719
21 省农村合计	185	142	394

注:表中"率"用美国 1960 年人口构成进行年龄标化

3. 全国 29 省(市)脑血管病流行病学调查　该项研究是 1987 年由解放军 100 多所医院的 1 000 多名医务人员完成。调查范围遍及全国 29 个省、市、自治区,实查样本人群达 5 814 851 人,规模为国内外之最。1986 年全国调查人群脑卒中年发病率平均为 109.24/10 万,死亡率平均为 77.16/10 万,患病率平均 235.3/10 万,低于同期国内其他研究结果(表 2-2-4)。

表 2-2-4　各省(直辖市、自治区)脑卒中发病率、死亡率、患病率(1/10 万)

地　名	发病粗率	标化率*	死亡粗率	标化率*	患病粗率	标化率*
黑龙江	163.50	202.75	88.25	118.10	427.03	543.69
吉林	200.56	234.40	121.59	145.03	537.35	662.20
辽宁	167.35	191.35	81.31	96.18	387.35	452.74
上海	203.06	144.85	196.73	138.63	248.88	175.78
北京	118.81	116.90	85.62	86.82	452.04	440.00
天津	99.44	105.20	94.73	105.57	421.45	454.79
河北	180.46	190.15	87.42	90.65	537.86	553.72
山西	75.04	75.45	52.25	50.94	177.12	180.69
内蒙古	65.13	107.60	26.72	44.69	215.08	354.19
山东	115.16	105.05	71.43	64.17	307.98	287.01
河南	86.21	107.60	49.59	61.86	231.57	285.31
新疆	81.13	97.15	48.49	59.60	205.57	254.55
青海	59.30	104.15	49.42	87.33	114.19	207.24
宁夏	118.28	139.40	79.71	97.24	243.40	299.05
甘肃	78.88	116.55	50.20	75.21	166.21	239.44
陕西	99.53	100.42	89.19	92.68	203.60	267.74
四川	86.19	85.30	70.22	68.15	114.52	118.24
贵州	68.19	75.50	50.93	57.28	121.58	132.15
西藏	127.30	450.40	98.70	370.17	76.41	195.62
云南	74.42	83.65	52.93	60.63	123.24	139.79
广东	52.24	53.20	43.70	45.20	105.13	108.11
广西	68.91	73.55	55.46	51.83	110.07	117.47
湖南	145.54	141.15	88.88	86.20	307.81	299.12
湖北	124.96	119.95	81.45	77.67	267.54	257.00
江苏	115.95	105.05	117.82	104.19	248.44	218.49
安徽	79.56	110.80	57.74	80.74	115.45	152.82
江西	96.86	91.30	67.49	63.58	150.32	141.02
福建	97.04	99.10	98.71	85.41	144.05	143.01
浙江	86.34	71.35	80.62	66.81	127.35	106.00

*:采用世界人口年龄构成进行标化

对发病率的研究采用回顾性调查方法其准确度会受到一定影响,调查结果的参考价值远不如前瞻性研究。国内自 20 世纪 80 年代开始,采用多中心、标准统一的前瞻性研究主要有四项重大课题:① 中国- WHO MONICA 方案;② 中国 10 组人群高血压、冠心病、脑卒中发病及其危险因素的研究;③ 中国七城市脑卒中危险因素干预试验;④ 中国城乡社区人群心脑血管病综合预防研究。下文对上述研究结果分别作一简要介绍:

1. 中国-MONICA 方案　全国有 16 个省市参加,监测总人口约 590 万,为期 10 年。该项研究设计严谨,但由于样本太大,缺乏足够的经费支持和研究时间较长,质量可能受到一定影响。据 1994 年吴桂贤等报告结果:我国大庆市发病率最高,男性为 596/10 万,女性为 432/10 万;最低为安徽省滁县,男女发病率分别为 54/10 万和 30/10 万。

2. 中国 10 组人群高血压、冠心病、脑卒中发病及其危险因素研究　此项课题由中国医学科学院心血管病研究所牵头,全国城乡 10 个地区参加,为期 7 年。监测总人-年数 3 819 659 人,平均每年监测人口约 55 万。男性脑卒中发病率(90～138)/10 万,女性为(76～91)/10 万。作者分析资料有如下特点:① 从 1983～1989 年变动趋势看,男性发病率有上升趋势,女性发病率虽也略有上升,但不显著。② 脑卒中标化发病率显示北方高于南方地区。发病率最高的是哈尔滨和北京,最低的是浙江渔民和广西农民。但该研究总体结果偏低。

3. 中国 7 城市脑卒中危险因素干预试验　该研究由北京市神经外科研究所牵头组织完成。总研究样本人群约 11.5 万人,其中半数作为对照组(又称监测社区,不进行特殊干预)。按统一标准进行严格的疾病监测,诊断的可信度较高。7 城市监测社区 1986～1990 年 5 年平均发病率分别为 237/10 万、241/10 万、220/10 万、223/10 万和 182/10 万(表 2-2-5)。除 1990 年有较大幅度下降外,前 4 年无明显变化。

4. 中国城乡社区人群心脑血管病综合预防研究　这是一项国家攻关课题。研究地区为北京、上海、长沙 3 个市和北京市房山区农村共 4 个点。总研究人群 42 万,仍设半数人口为对照社区,对照社区只做疾病监测,不进行干预。因本研究制订了一套严格的疾病监测、诊断标准和质量控制措施,脑卒中的发病率、死亡率均有较好的参考价值(表 2-2-5)。

表 2-2-5　我国几组前瞻性研究(监测组)脑卒中发病率和死亡率(1/10 万)

研究项目	时间	监测人口	发病率		死亡率	
			男	女	男	女
7 城市研究	1986	57 941	295	180	149	89
	1987	57 268	314	167	149	142
	1988	59 028	239	202	137	145
	1989	58 743	260	186	143	105
	1990	58 124	188	177	151	123
3 市(1 市区)	1991	153 705	197.4	212.2	119.7	110.6
	1992	209 707	226.5	165.4	158.9	122.3
	1993	209 346	235.3	189.7	154.4	116.9
	1994	208 567	236.7	204.6	178.7	133.3
	1995	202 538	192.1	175.1	105.8	109.5
3 城市研究	1996	152 492	198.4	178.2	141.5	87.1
	1997	151 455	260.2	191.8	135.4	93.3
	1998	148 563	225.3	208.3	111.3	105.5
	1999	148 753	229.0	201.5	113.8	100.1
	2000	147 425	182.1	178.8	98.6	72.6

中国台湾地区一篇权威性报告显示,台湾地区也属脑卒中高发地区,1975～1976年台北市全年龄组人口脑卒中发病率为170/10万。其中35岁以上脑卒中发病率为330/10万;65岁以上男性为2 580/10万,女性为1 760/10万。

三、患病率

患病率(prevalence)在慢性非传染性疾病中的概念一般是指"时点终生患病率"(point lifetime prevalence),即在某一特定时点之前患病(包括已痊愈者),并须在此规定时点仍然存活者。例如,某患者30年前曾发生脑卒中,早已恢复正常,调查时仍应计入患病率统计。患病率在流行病学研究中其重要性远不如发病率和死亡率。换句话说,患病率增高,不等于发病率也必然增高,因为患病率的影响因素较多。当一个地区随着经济迅速发展,医疗条件和急救措施改善较快,脑卒中发病后多数可得到及时救治,此时其死亡率会明显下降。同时由于病后存活率提高,即使在发病率不变的情况下,患病率也会有明显上升。反之,如果医疗条件较差,多数患者存活期较短,病死率高,患病率则会明显偏低。患病率的意义在于通过了解该病在人群中的流行及危害范围,为政府制订相应的防治对策和措施提供依据。脑卒中的致残率很高,因此在发病率不变或上升的情况下,如果死亡率下降,则患病率必然会升高,这对国家和家庭造成的经济损失及社会负担将会更大。

脑卒中在世界范围平均患病率为(500～600)/10万。我国1983年完成的6城市调查结果为719/10万;1985年完成的21省农村及少数民族地区24万人的调查资料,患病率为394/10万。其中最高的是哈尔滨和北京,最低的为广西壮族自治区(见表2-2-4)。

四、死亡率变化趋势

自1920年以来,脑卒中死亡率在一些工业发达国家如美国、澳大利亚、瑞士、法国、英国等一直呈缓慢下降趋势。这与其在死因顺位中的前移并不矛盾,因死亡率是一强度指标,而死因顺位是构成比。美国脑卒中死亡率的下降始于20世纪50年代,70年代起下降速度加快。1970～1977年间下降17%,每年平均下降约3%,非白种人死亡率下降大于白种人。法国、英格兰和威尔士下降的曲线基本与美国一致,自20世纪50年代初到80年代末,脑卒中死亡率各自下降了40%～50%。日本自1950～1980年脑卒中死亡一直高居各种死因之首,1980年以后降为第二位,1985年后再降为第三位,平均每年下降速度为5%～7%。另一篇文献分析意大利从1955～1987年脑卒中死亡率的变化趋势,男性年龄标化死亡率从118.4/10万下降到72.0/10万;女性从94.8/10万下降为54.7/10万。

与上述趋势相反,在一些东欧国家及地区,如俄罗斯以及波兰、塔吉克斯坦、亚美尼亚、保加利亚、匈牙利和罗马尼亚等,脑卒中死亡率近年有明显上升迹象,其原因尚不十分清楚(图2-2-3)。

我国过去缺乏标准统一的系统研究,有些观察时间相对较短,特别是对脑卒中发病率的变化趋势仍需进一步研究。卫生部统计中心公布的数据显示,我国脑卒中死亡率的变化在20世纪90年代中期呈逐年升高趋势,但2000年以后明显下降(图2-2-2),估计主要原因可能与医疗技术的进步和人们对脑卒中抢救意识的转变有关。

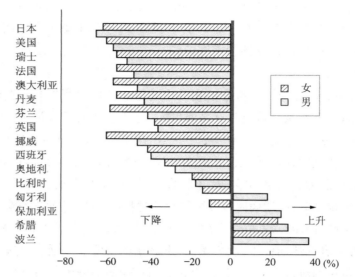

图 2-2-3　不同国家及地区脑卒中年龄标化死亡率变动趋势(1960～1989)

五、 脑卒中亚型分布

脑卒中按人群流行病学研究分类常分为四种亚型,即脑出血、脑梗死、蛛网膜下腔出血和不能分类的卒中。卒中各亚型分布在不同国家、不同地区存在明显的差别。欲说明各类型脑卒中在人群中的自然分布,最好是利用人群发病病例的调查资料。死亡病例中脑出血所占比例会明显偏高,而存活的患者又多为脑梗死,故患病率资料也缺乏代表性。住院病例一般多为重症患者,更无太大参考意义。所以来自人群的监测资料,特别是近期新发病例的诊断是最有价值的。随着 CT、MRI 技术的问世和普及,西方发达国家自 20 世纪 70 年代,我国自 80 年代起对于脑卒中分型诊断的准确度已大大提高。据统计,目前国内一些大城市脑卒中患者经 CT 或 MRI 的诊断率已达 95% 以上,但农村地区由于交通和经济条件等所限,仍普遍较低。城市郊区一般可达到 50%～70%,偏远农村地区经 CT 诊断率为30%～50%。

表 2-2-6 中列举了 20 世纪 70 年代末期至 90 年代文献报道的社区人群首次脑卒中发病诊断分型。从表中可以看出如下特点:① 世界范围内均以缺血性脑卒中(脑梗死)占多数,占总数的 55%～80%,出血性脑卒中(脑出血、蛛网膜下腔出血)占 10%～20%,不能分类的脑卒中约占 5%。② 东亚,主要是中国和日本的脑出血比例明显高于西方国家。过去有些西方学者怀疑中国的研究资料中分类诊断的可靠性不够。但近年中国的 CT 诊断率已相当高,使人们不得不相信这个事实。中国近期(1992～1998)完成的两项社区人群随访调查研究,将未做 CT 检查的病例全部去除后分析结果,脑出血所占比例仍高达 37%～38%,高于西方国家 3～4 倍。其中长沙市区出血性脑卒中高达 50% 以上,确切原因有待研究阐明。

表 2-2-6 　各国家及地区报告的社区人群(首次发病)脑卒中诊断分型

作者(报告年份)	国家及地区	各种资料	各型卒中所占比例(%)			
			CH	CI	SAH	ID
Wolf(1977)	美国	22 年随访	5	73	10	3
Garranway(1983)	美国明尼苏达	社区登记	13	73	10	4
Herman(1982)	荷兰 Tilburg	卒中登记	9	83	3	3
Sivenius(1982)	芬兰 Kuopio	社区随访	9	80	8	3
Sanderock(1985)	英国	社区随访	14	70	6	10
Tanaka(1981)	日本 Shibata	社区随访	23	65	7	5
李世绰(1985)	中国 6 城市	发病调查	44	51	2	3
陈丹阳(1986)	中国北京	社区登记	40	54	2	4
杨期东(1992)	中国 7 城市	社区随访	38	60	1	1
吴升平(1998)	中国 3 市 1 市区	社区随访	37	60	2	1
Harmsen(1992)	瑞典	社区登记	20	54	15	11
Henrik(1992)	丹麦	社区登记	7	78	1	14
Kagan(1994)	夏威夷日本裔男性	队列随访	17	73	6	4
Nakayama(1997)	日本	队列随访	23	67	9	1
洪祖培(1993)	中国台湾	前瞻性随访	30	61	5	4

注:CH=脑出血;CI=脑梗死;SAH=蛛网膜下腔出血;ID=难分类的卒中

　　人群流行病学研究中一般很少有单独选择其中一种亚型进行大样本调查的,因为从经济学角度考虑这种做法不太值得。但近期有几篇人群缺血性脑卒中亚型的分析文章,这些文章主要来自美国。其中,Woo D 等报道 1993 年美国新新那提地区 5 个县 187 000 个黑人中,经住院或尸解诊断的缺血性脑卒中病例。缺血性脑卒中年发病率按 TOAST 分型标准如下:① 原因不明 103/10 万;② 心源性栓塞 56/10 万;③ 小血管梗死 52/10 万;④ 大血管梗死 17/10 万;⑤ 其他原因 17/10 万。2005 年 Kleindorfer 等报道在美国新新那提地区 130 万居民中 TIA 的标化发病率为 83/10 万。White H 2005 年报道美国北曼哈顿区调查结果,白人中首发缺血性脑卒中的年发病率为 88/10 万,西班牙裔人群中发病率为 149/10 万,黑人中发病率为 191/10 万。德国学者 Kolominsky-Rahas 等报道 1994~1998 年 4 年间在 Erlangen 小城确诊的 583 例缺血性脑卒中,按 TOAST 分型心源性栓塞年发病率为 30.2/10 万,小动脉血管梗死发病率为 25.8/10 万,大动脉硬化性梗死发病率为 15.3/10 万。

　　北京市神经外科研究所与上海复旦大学神经病学研究所、中南大学湘雅医院神经病学研究所、中国医学科学院阜外医院心血管病研究所等合作,自 1991 年开始在北京、上海、长沙进行大规模社区人群脑血管病综合防治研究。该项研究对人群脑卒中发病报告制度与诊断核实程序都比较严格。在未受到干预的对照社区 20 余万人群中,1991~1995 年缺血性脑卒中的发病率男性分别为 114.1/10 万、130.9/10 万、136.0/10 万、136.8/10 万和 111.0/10

万;女性发病率 5 年分别为 134.5/10 万、104.9/10 万、120.3/10 万、129.7/10 万、112.0/10 万。

六、 性别与年龄分布差异

纵观世界各国的统计资料,脑卒中发病率与死亡率绝大多数为男性高于女性。中国 6 城市调查发病率男女之比为 1.5∶1,死亡率为 1.1∶1。21 省农村调查发病率为 1.03∶1,死亡率为 1∶1.1。1983~1995 年国内进行的几组前瞻性研究,男女发病率和死亡率之比在 1.1~1.6∶1 之间。国外一些研究资料与我国有所差别,芬兰的三组研究资料,男女发病率之比为 2.0~2.35∶1;瑞典、波兰、立陶宛、意大利、丹麦等也都在 2∶1 左右。而美国 Framingham 一组观察 18 年的研究却得到不同的结果,45~54 岁,55~64 岁和 65~70 岁 3 个年龄组脑梗死发病率男女之间并无明显差异。

脑卒中发病或死亡都与年龄有十分密切的关系。无论是缺血性脑卒中或出血性脑卒中,随着年龄的增大,其发病率和死亡率均明显升高。35 岁以上年龄每增加 5 岁,脑卒中发病率、死亡率接近增加一倍。以我国脑卒中发病年龄组专项统计,≤44 岁组为 30/10 万;45~64 岁组为 680/10 万;65~74 岁组为 1 150/10 万;≥75 岁组为 1 880/10 万。另一项研究对数百例首次发生脑卒中的患者进行分析,44 岁以下发病者约占总数的 5%,45~64 岁约占 42%,≥65 岁者占 53%。由此表明,我国居民脑卒中(首次)发病年龄约 2/3 是在 60 岁以上,所以预计随着近期我国人口老龄化的加速,脑卒中对国民的危害将日趋严重,应引起政府及各有关部门的高度重视。

七、 地理分布差异

不少流行病学研究结果显示脑卒中存在明显的地理分布差异。这种差异不仅存在于不同国家之间,也存在于一国之内的不同地区。较新的研究资料表明,脑卒中死亡率排在前几位的国家及地区是俄罗斯、保加利亚、葡萄牙、匈牙利和捷克斯洛伐克,其中多数集中在东欧地区,而北欧地区国家以及美国和澳大利亚较低。美国脑卒中高死亡率主要分布于东南部地区的佐治亚、阿拉巴马、卡罗来纳等州,而中西部地区如丹佛、科罗拉多州最低。亚洲国家中日本、中国脑卒中死亡率较高,印度尼西亚、泰国、菲律宾则很低。在日本国内,以北方的秋田县发病率、死亡率最高。

我国脑卒中的地理分布差异更为明显。无论城市或农村,脑卒中的发病率、死亡率、患病率均呈现出由北向南的递减趋势。东北、华北地区高发,广西、广东、四川则很低,其中最高的黑龙江省尚志县朝鲜族居民发病率比最低的广西壮族居民高 6 倍,死亡率高 9 倍。城乡比较结果,农村居民脑卒中患病率显著低于城市居民,发病率、死亡率则与城市接近。

虽然脑卒中分布显示出明显的规律,但也有个别地区例外。如地处西北的新疆维吾尔族居民死亡率很低,而位于长江以南的长沙市脑卒中的发病率、死亡率却很高,值得研究的是该市脑出血的发病率明显高于国内其他地区,接近脑卒中病例总数的 50%。

第三节 脑血管病的危险因素

经过多年来大量临床与流行病学研究,目前已对脑血管病的几种主要危险因素有了比较清楚的了解,有些还需要更深入研究加以确定。1989 年 WHO 公布了一份"WHO 卒中及其他脑血管疾病特别工作组报告",其中关于脑卒中危险因素一章,是迄今为止对世界范围内有关研究结果的概括性总结(表 2-3-1,表 2-3-2)。

表 2-3-1 缺血性脑卒中的危险因素

危险因素	地 理 位 置							
	北美	欧洲	南美	日本大洋洲	中国	东南亚	印度	非洲
高血压	+	+	0	+	+	0	0	0
收缩压高	+	+	0	+	+	0	+	0
舒张压高	+	+	0	+	+	0	+	0
糖尿病	+	+	0	—	—	0	0	0
心脏病	+	+	0	+	0	0	+/—	0
短暂性脑缺血发作	+	+	0	0	+	0	0	0
肥胖	+/—	0	0	+/—	—	0	0	0
血小板聚集性高	+/—	+/—	0	0	0	0	0	0
嗜酒	+/—	+	0	—	0	0	0	0
吸烟	+	+/—	0	+/—	0	0	0	0
血脂水平高	+/—	0	0	0	0	0	+	0
胆固醇	+/—	—	0	—	0	0	+	0
三酰甘油	+/—	+	0	+/—	+/—	0	+	0
低密度脂蛋白-胆固醇	+/—	+	0	+/—	+	0	0	0
高尿酸血症	+/—	0	0	0	0	0	0	0
感染	—	0	0	0	0	0	+	0
遗传与家族史	+	0	0	0	0	0	+	0
其他								
偏头痛	0	+	0	0	0	0	0	0
低气温	0	+/—	0	0	0	0	0	0
高雄激素避孕药	+	0	0	0	0	0	0	0
社会经济状况差	0	+/—	0	0	0	0	0	0
血细胞比容增高	+/—	+/—	0	0	0	0	+	0
蛋白尿	0	0	0	0	0	0	0	0
食盐摄入量高	0	+/—	0	+	+	0	0	0

+:肯定;+/—:可疑;—:否定;0:资料不足

表 2-3-2　出血性脑卒中的危险因素

危险因素	地理位置							
	北美	欧洲	南美	日本大洋洲	中国	东南亚	印度	非洲
高血压	+	+	0	+	+	0	0	0
收缩压高	+	+	0	+	+	0	+	0
舒张压高	+	+	0	+	+	0	+	0
糖尿病	0	+/−	0	—	—	0	0	0
心脏病	0	0	0	+/−	+	0	0	0
短暂性脑缺血发作	0	0	0	0	0	0	0	0
肥胖	0	0	0	0	0	0	0	0
血小板聚集性高	0	0	0	0	0	0	0	0
嗜酒	0	+	0	+/−	0	0	0	0
吸烟	0	+/−	0	+/−	0	0	—	0
血脂水平高	0	0	0	0	0	0	+/−	0
胆固醇	0	—	0	0	0	0	—	0
三酰甘油	0	—	0	0	0	0	0	0
低密度脂蛋白-胆固醇	0	0	0		+/−	0	0	0
高尿酸血症	0	0	0	0	0	0	0	0
感染	0	0	0	0	0	0	0	0
遗传与家族史	+/−	—	0	0	0	0	0	0
其他								
偏头痛	0	0	0	0	0	0	0	0
社会经济状况差	0	+/−	0	0	0	0	0	0
血细胞比容增高	0	+/−	0	0	0	0	0	0
蛋白尿	0	+/−	0	0	0	0	0	0
食盐摄入量高	0	+/−	0	+	+	0	0	0
肝脏病	0	+/−	0	0	0	0	0	0

　＋：肯定；＋/－：可疑；－：否定；0：资料不足

　　对世界各国有关脑卒中危险因素的研究报告分析后可以看出,虽然脑卒中及其危险因素有其特殊的地理分布特征,但多数是全球性的,不受地理区域的限制。甚至与遗传因素有关的某些危险因素,仍可因易地居住或改变个人生活习惯而削弱其作用。现将已知的脑卒中主要危险因素分述如下:

一、高血压

　　高血压与脑卒中的发生密切相关已为许多流行病学研究所证实。无论是何原因所致血压升高,无论发生在任何年龄和性别,无论是收缩压或舒张压升高,也无论是对出血性还是缺血性脑卒中,高血压都是一个最重要的、公认的、独立的危险因素。大量证据表明:① 血压增高的程度与脑卒中发生危险的增加呈明显正相关。② 高血压的"危险"作用在高龄组并不衰减。③ 卒中发生的危险在那些伴有其他临床异常表现如左心室肥厚、心律不齐、眼底动脉硬化等状况的高血压患者中更为显著。④ 脑卒中发病率与死亡率的地理分布差异与高血压的地理分布差异相一致,这在国内外的研究均获得证实。⑤ 有学者认为,偶尔一次测量血压的数值即可用以估计脑卒中的危险,并有一定意义。还有学者报道,无症状的高血压比有症状的高血压危险性更大,前者发生脑梗死的危险比后者高 4 倍。日本福冈县久山地区对一组高血压患者随访 14 年发现,脑出血死亡率在高血压组比血压正常组高 17 倍,脑梗死的死亡率在高血压组约高出 4 倍。美国 Framingham 一项研究对高血压患者随访 18年,发现血压高于 160/95 mmHg 者发生卒中是正常血压者的 7 倍。国内对上海市宝山县15 岁以上 5 646 名农民随访 9 年,结果显示:收缩压>20.0 kPa(150 mmHg)者脑卒中发病的相对危险性是≤150 mmHg 者的 28.8 倍;舒张压>12.0 kPa(90 mmHg)者脑卒中发病的相对危险性是≤90 mmHg 者的 19 倍;临界高血压者的脑卒中发病相对危险是正常血压者的 8.7倍;确诊高血压者脑卒中发病相对危险是正常血压者的 31.9 倍。21 省农村及少数民族地区调查亦证实,有高血压病史者发生脑卒中的危险增加 13～24 倍(表 2 - 3 - 3,表 2 - 3 - 4)。

表 2 - 3 - 3　不同因素与出血性脑卒中的关系

(1985 年中国 21 省农村病例对照研究结果,n＝136 对)

研究因素	结 果					χ^2	P
	病例(＋)	对照(－)	病例(－)	对照(＋)	比值比(OR)		
阳性家族史							
脑血管病	24	3			8(2.1～47.7)*	14.8	<0.005
高血压	15	2			7.5(1.4～94.6)	8.5	<0.005
个人史							
高血压	48	2			24.0(5.2～281.6)	40.5	<0.005
心脏病	4	0				2.3	0.25
糖尿病	0	0					
TIA	4	0				2.3	0.25
吸烟	22	13			1.7(0.8～3.8)	1.8	0.2
嗜酒	15	13			1.2(0.5～2.8)	0.04	0.9
喜饮茶	14	14			1.0(0.4～2.4)	0.04	0.9
喜咸食	33	18			1.8(1～3.5)	3.84	<0.05
喜肥肉	15	7			2.1(0.8～6.6)	2.2	0.25
体检所见							
高血压	54	8			6.8(3～16.9)	32.7	<0.005
眼底动脉硬化	56	3			18.7(5.2～106)	45.8	<0.005
心律不齐	0	0					
心脏扩大	11	1			11.0(1.2～56.2)	6.8	<0.01

* :括号内为 95％可信区间(95％ CI)

表 2-3-4 不同因素与缺血性脑卒中的关系

（1985 年中国 21 省农村病例对照研究结果，$n=449$ 对）

研究因素	结　果				χ^2	P
	病例（+）	对照（一）	病例（一）	对照（+）	比值比（OR）		
阳性家族史							
脑血管病	73	28			2.6(1.6～4.2)*	19.2	<0.005
高血压	66	14			4.7(2.5～9.2)	32.5	<0.005
个人史							
高血压	152	12			12.7(6.6～25.3)	117.8	<0.005
心脏病	31	2			15.5(3.2～185.2)	23.8	<0.005
糖尿病	1	0					
TIA	48	0				47.0	<0.005
吸烟	67	35			1.9(1.2～3)	9.4	<0.005
嗜酒	66	42			1.6(1～2.4)	4.9	<0.05
喜饮茶	44	42			1.0(0.7～1.7)	0.01	0.9
喜咸食	97	49			2.0(1.4～2.9)	15.1	<0.005
喜肥肉	34	25			1.4(0.8～2.4)	1.1	0.3
体检所见							
高血压	152	31			4.9(3.2～7.5)	78.7	<0.005
眼底动脉硬化	206	10			20.6(10.2～44.5)	176	<0.005
心律不齐	25	3			8.3(2.2～50)	15.8	<0.005
心脏扩大	41	6			6.8(2.6～20.7)	24.6	<0.005

*：括号内为 95％可信区间（95％ CI）

　　高血压对脑卒中发生的危险作用还可从防治高血压对降低人群脑卒中发病率和死亡率的效果得到验证。如美国在全国范围内开展的高血压防治策略，使 1968～1977 年 9 年间脑卒中死亡率下降了 32％；意大利开展高血压普查和防治使 1955～1978 年 23 年间脑卒中死亡率下降了 25％；日本更是在高血压防治与宣传上做了大量工作，1961～1978 年日本脑卒中死亡率平均每年减少约 7％，从世界第一位下降到第十位；中国 7 城市研究结果，在人群中开展以防治高血压为主的干预措施，4 年后脑卒中发病率下降了 57％，死亡率下降了 46.8％。美国一项样本量 42 万人，平均随访 10 年的研究，在 9 个大组中一致证实舒张压与卒中发生明显相关。人群平均舒张压每升高 1 kPa（7.5 mmHg），卒中发病率增加 46％，并发现高血压患者经休息后血压下降可减少突发性卒中。另对 14 组共 37 000 例高血压患者的治疗效果进行统计分析，发现平均血压降低 5.8 mmHg（约 0.77 kPa）时，卒中发病率可降低 42％。单纯老年收缩期高血压患者收缩压降低可使卒中发病率下降 36％。近年又有学者报道收缩压与脑卒中的相关性比舒张压更为重要。

二、心脏病

各种原因所致的心脏损害也是公认的脑卒中的主要危险因素。无论处于任何血压水平,有心脏病的人患脑卒中的危险都要增加两倍以上。风湿性心脏病、冠状动脉硬化性心脏病、高血压心脏病以及先天性心脏病,包括可能并发的各种心肌损害如心房颤动、房室传导阻滞、心功能不全、左心室肥厚、细菌性心内膜炎和各种心律失常等,均可增加脑卒中,特别是缺血性卒中的危险。世界各国进行的研究,几乎一致证实了这一点。美国 Framingham 的研究结果,有心房颤动者脑卒中的危险性增加 5 倍,且随年龄增长而增加。在明尼苏达州 Rochester 小城进行的一项前瞻性研究表明:对于缺血性脑卒中,高血压性心脏病的相对危险性为 2.2,冠心病亦为 2.2,先天性心脏病是 1.7。有的学者报告,约有 75% 的脑卒中死亡者伴有一种或多种心脏疾患,冠心病患者发生脑梗死的机会比无冠心病者高 5 倍。对心源性心律失常的患者进行持续监护,观察到有 1/5～1/4 的患者出现局灶性或弥漫性脑缺血发作。另外,心脏病也可直接促成脑卒中的发生,成为脑卒中的直接原因,如风湿性心脏病附壁血栓脱落造成的脑栓塞。国内 21 省农村调查结果,有心脏病病史者患缺血性卒中的危险增加 15.5 倍,有心律失常或心脏扩大者其危险性增加 7～8 倍。上海一项前瞻性研究证明,有冠状动脉硬化性心脏病或高血压心脏病的男性患者比无此病者出血性脑卒中的发病率增高6.8 倍,女性差别不明显。而缺血性脑卒中发病率,有此种心脏病者与无心脏病者相比,男女分别达到 5.48 倍和 4.22 倍。

三、糖尿病

北美与欧洲国家的研究证实糖尿病是各种卒中及缺血性脑卒中肯定的危险因素。欧洲一些资料提示糖尿病可能也是出血性脑卒中的危险因素。在这些国家中,占有很高比例的脑卒中死亡证明书上同时有糖尿病的诊断。有证据表明女性糖尿病患者发生脑梗死的危险性大于男性,接受胰岛素治疗的患者危险性大于未接受治疗者,其原因尚不清楚。但美国的有关糖尿病队列研究资料显示,血压正常的糖尿病患者,其卒中发生率并无明显增高。欧洲的研究也缺乏有力的证据表明糖尿病与出血性脑卒中的确切关系。中国及日本尚需进行更深入的研究以证实糖尿病与脑卒中的相关关系。Abbott 等对 690 例糖尿病患者及 6 908 名非糖尿病者对照观察 12 年,结果发现糖尿病患者脑卒中发病率为 6 230/10 万,而非糖尿病者为 3 270/10 万。Boysen 等发现 35 岁的糖尿病患者发生脑卒中的危险性比非糖尿病者高 12 倍,但这种危险性随年龄增高而下降。Wolf 认为,糖尿病与高血压关系密切,而并非独立的危险因素。WHO 专家组的报告结论是:糖尿病是大血管损害致缺血性卒中的危险因素,对小血管病的影响有待深入研究。糖尿病对出血性卒中的作用尚未确定。目前还没有更多有关控制糖尿病能降低脑卒中发病率的充足证据。但是在卒中急性期控制升高的血糖水平的确能减轻脑损害的严重程度。

四、短暂性脑缺血发作

有学者认为短暂性脑缺血发作(TIA)已经是一种轻型卒中,不应算作危险因素,但多数学者仍将其归入脑卒中的危险因素一类加以讨论。据统计约有 30% 的完全性卒中患者发病前有 TIA 病史,约 1/3 的 TIA 患者会发生完全性卒中。有 TIA 者发生完全性卒中的危险性比无 TIA 史者高 6 倍以上。甚至有学者认为 TIA 迟早要发展为完全性卒中。TIA 的年发病率平均在(30~55)/10 万之间。荷兰的 Michiel 撰文报告了对一组≥55 岁的 7 983 名社区人群进行 3 年的队列随访研究结果表明,其男性典型 TIA 的患病率 55~64 岁为 1 000/10 万,65~74 岁为 2 700/10 万,75~84 岁为 2 100/10 万,≥85 岁为 1 900/10 万。女性在上述四个年龄组分别为 900/10 万、1 000/10 万、2 400/10 万和 2 200/10 万。Dennis 等对 105 000 人中在 1981~1986 年期间有 TIA 发作的 184 例患者平均随访 3.7 年,发现 TIA 后第一年内发生卒中的危险性是正常人的 13 倍,7 年内发生卒中的危险性是正常人的 7 倍。国内 21 省农村调查,脑梗死病例中 11% 曾有 TIA 病史,这个比例与美国的一些研究相一致。病例对照研究显示 TIA 仅与脑梗死关系密切,而与出血性卒中并无明显相关。在同一研究中,共检出有 TIA 病史者 98 例,其中 52 例(53%)后来发展成完全性卒中,而这 52 例中的 48 例(92%)是脑梗死。总之,不管是否应将其归入危险因素,TIA 都是近期发生脑卒中的一个"危险信号"。一些临床研究亦证明,用阿司匹林等抗血小板聚集剂积极治疗 TIA 患者,可明显减少缺血性卒中的发生率和死亡率。

五、 血脂异常

血脂异常是否为脑卒中的危险因素很长时间以来并无确切定论。一些研究资料认为高胆固醇血症或低密度脂蛋白-胆固醇(LDL-C)增高在某些西方人群年轻男性中是发生缺血性卒中的危险因素。印度的资料也显示其与缺血性卒中有关,但在其他亚洲人群中情况并非如此。北美及世界多数地区的研究结果也是模棱两可。在日本和中国的一些研究中,血脂水平高并非脑卒中的危险因素,甚至有些研究呈现一定的"负相关"关系,即血脂偏高者发生脑卒中的危险反而低。Tanaka 报告在血压与血胆固醇水平均高的一组人群中脑卒中的危险反而低于单纯血压高的另一组人群。Kondo 和中国一组随访 9 年的前瞻性研究结果显示,脑卒中危险与血清胆固醇水平之间呈 U 字形相关关系。即当血清胆固醇过高或过低时均增加脑卒中的相对危险。美国有些学者也提出血胆固醇处于低水平(<4.16 mmol/L 或 160 mg/dL)时可增加出血性卒中的危险,胆固醇处于高水平(>5.72 mmol/L 或 220 mg/dL)时又与缺血性卒中发生呈正相关。日本旅居美国夏威夷和加州的人群中,其血清总胆固醇水平较生活在日本本土者高,但脑卒中发病率和死亡率均低于后者,表明胆固醇增高并不是脑卒中独立的危险因素。

1995 年 Lancet 杂志发表一篇大样本分析文章,作者复习了全世界 45 项前瞻性队列观察研究,样本量达 450 000 人,随访时间为 5~30 年不等(平均 16 年,共观察 7 300 000 人-年)。随访期间 13 397 人发生了脑卒中。经年龄标化后,除<45 岁者胆固醇水平升高与卒中发病率升高一致外,在高龄组并未见二者之间有任何相关。然而近年的荟萃分析证实,他汀类药物降血脂临床试验可显著降低脑卒中的发病率和死亡率。Hebert 等于 1997 年分析了 16 项使用他汀(statins)类药物治疗高脂血症的临床试验结果,样本共计 29 000 人,平均随访 3.3 年。随机分入他汀治疗组者总胆固醇及 LDL 降低明显(分别降低 22% 和

30%），同时该组中脑卒中危险降低 29%，心血管病总死亡率也下降 22%，结论是随着胆固醇大幅度降低，脑卒中及总死亡率也有明显下降。长期以来我国居民膳食结构与西方人差异较大，虽然近年已有很大变化，平均胆固醇水平仍比欧洲和北美人偏低，但我国脑卒中的发病率和死亡率却很高。由此看出，血脂增高特别是低密度脂蛋白升高虽然被证实是动脉硬化的肯定危险因素，但对脑卒中的影响远不如其对冠心病的危险作用。确切结论有待深入研究。

六、其他危险因素

（一）肥胖或超重

肥胖与脑卒中的关系并不像与冠心病之间那样密切，但它可通过影响血压因素间接对脑卒中产生影响。流行病学纵向研究证实，体重的改变与血压的变化呈正相关，降低体重可减少患高血压的危险性。Kannel 追踪一组人群 10 年，每 2 年监测一次，发现改变一个标准差的体重相对应的收缩压改变为 5.6 mmHg。Miall 等在南威尔士的研究显示，超过标准体重 20% 以上的肥胖者患高血压、糖尿病或冠心病的危险性明显增大，其中高血压的患病率比正常体重者高 2.9 倍。由于高血压、糖尿病和冠心病均是脑卒中的主要危险因素，因此可以认为，肥胖或超重与脑卒中有间接的联系。然而，对肥胖与脑卒中的关系，看法并不一致。日本、印度与大洋洲的研究，包括我国 20 世纪 80 年代完成的城乡研究，均显示肥胖并不增加脑卒中的危险。北美和欧洲的资料也不确定，只有来自非洲的一些报告认为肥胖是卒中的肯定危险因素。

（二）吸烟

吸烟可增加冠心病的危险虽然早已得到公认，但对脑卒中的作用很长时间以来未有明确结论，直到近期才被确定是脑卒中的重要危险因素。Rogers 用氙吸入法连续测定吸烟者及对照组的脑血流量，发现吸烟者两侧大脑半球血流量明显减少，尤其伴有其他脑卒中危险因素者减少更为明显。提示长期吸烟，特别是长期大量吸烟可使脑血管舒缩功能降低并加速动脉硬化而增加卒中的危险。

美国 Framingham 研究和芬兰的纵向研究提示，吸烟为男性脑梗死的危险因素，在一些吸烟的年轻人当中后来发生致死性脑梗死者是不吸烟者的 2 倍。Framingham 研究 1956～1982 年发病的 495 例患者中有 243 例为脑梗死，经校正其他危险因素后男性和女性脑梗死的吸烟相对危险度分别为 1.6 和 1.9。结论为吸烟是一个可诱发脑卒中的独立危险因素，它与年龄、高血压和相关的心血管疾病危险因素无关，其危险度随吸烟量增加而增高。檀香山研究组 1968～1980 年共研究了 7 872 名日本裔男性病例，获得缺血性卒中诊断 189 例，吸烟者的相对危险度（RR）平均为 2.5（1.8～3.5）。在美国波士顿一项研究中亦得到类似结果，1976 年起共登记 118 539 名护士，平均年龄 33～35 岁，在随访的 8 年中有 112 例患梗死性脑卒中，吸烟每天超过 25 支者，其 RR 为 3.1（1.7～5.6）。另有几项社区病例对照研究结果也证实吸烟对缺血性卒中的 RR 为 2.5～5.7。从而可以肯定吸烟是缺血性卒中的重要危险因素，并与高血压同样危险。

Shinton 对 22 项研究结果进行 Meta 分析表明，吸烟是脑卒中的独立危险因素，其危险度随吸烟量而增加。大量前瞻性研究和病例对照研究结果证实，吸烟者发生缺血性脑卒中的 RR 为 2.5～5.6。长期被动吸烟也可增加脑卒中的发病危险。有证据显示，约 90% 的不吸烟者可检测到血清可铁宁（N-甲-2-5-吡咯烷酮），考虑是由于暴露于吸烟环境所致。因为人群的高暴露率，即使对单一个体影响很小，但也是一个非常重要的危险因素。有些报道显示，暴露于吸烟环境者其冠状动脉事件发生的危险由 20% 升高到 70%。动脉硬化既可以导致脑卒中也可致冠心病，因此有理由相信被动吸烟也是造成部分卒中的原因之一。Bonita 和其同事发现，在去除年龄、性别、高血压、心脏病和糖尿病史的影响后，长期被动吸烟者脑卒中的发病危险比不暴露于吸烟环境者的相对危险增加 1.82 倍，且在男性和女性中都有显著意义。

吸烟是否与脑出血有关目前尚无充分证据，仅有少数研究认为，吸烟可增加各型脑卒中的发病率。仅对脑出血而言，吸烟的 RR 男性为 1.82(0.9～3.7)，女性为 1.30(0.5～3.4)。这方面仍需进行深入研究观察。

在吸烟对蛛网膜下腔出血（SAH）影响的研究中，Bonita 对某社区 115 例 SAH 与 1586 例对照者进行比较分析，发现吸烟的 RR 男性为 3.0(2.0～5.2)，女性为 4.7(2.9～7.6)。另一项研究的确定分析结果表明，总 RR 为 2.9(2.5～3.5)。因此，吸烟也是 SAH 的危险因素。

（三）饮酒超量

人群研究证据已经显示，酒精摄入量对于出血性脑卒中有直接的剂量相关性。但对于缺血性脑卒中的相关性目前仍然有争议。长期大量饮酒和急性酒精中毒是导致青年人脑梗死的危险因素。同样在老年人中大量饮酒也是缺血性卒中的危险因素。国外有研究认为饮酒和缺血性卒中之间呈 J 形曲线关系，即与不饮酒者相比，每天喝酒 1～2 个"drink"（1 个"drink"约含 12 g 乙醇），每周饮酒 4 d 以上时对心脑血管可能有保护作用。也就是说，男性每天喝高度白酒不超过 50 mL，啤酒不超过 640 mL，葡萄酒不超过 200 mL（每天乙醇入量＜30 g，女性饮酒量需减半）可能会减少心脑血管病的发生。而每天饮酒大于 5 个"drink"者发生脑梗死的危险性明显增加。酒精可能通过多种机制导致卒中增加，包括升高血压、导致高凝状态、心律失常、降低脑血流量等。国内迄今尚无饮酒与脑卒中之间关系的大样本研究报道。

有研究称，中等量（摄入酒精 60 g/d）和大量饮酒者发生出血性脑卒中增加，特别是发生蛛网膜下腔出血的危险性为不饮酒者的 2～3 倍，但与缺血性脑卒中没有必然联系。来自 Framingham 的研究资料提示脑梗死的发病率随饮酒量增加而增加，但仅见于男性。对于那些不会饮酒者即使是少量饮酒也可能使卒中的危险度增加。然而，日本人和黑人群体中这种相关曲线并不明显。一些流行病学研究提供的近期饮酒对卒中危险度影响的证据还很不充足。

（四）血小板聚集性高

从理论上讲，血小板聚集性高会促进血栓形成，从而增加卒中的危险，欧洲的资料亦支持这一论点。特别是在脑卒中二级预防中早期使用阿司匹林能够显著降低卒中再发的风险。但迄今为止，尚无充分的证据证实其在一级预防中的确切作用。近期一项大样本研究WHS(Women's Health Study)观察了＞45 岁的健康妇女 40 000 人，随机分入隔天服100 mg阿司匹林、维生素 E 或两者兼用或两者均不用 4 组，随访逾 10 年。结果显示，阿司匹林组脑卒中发病率降低 17％，其中缺血性卒中减少 24％，但却未能预防心肌梗死。研究认为，可能只有对于那些有明确脑卒中危险因子特别是高血压、并且＞45 岁的女性，才应予考虑预防性地长期服用阿司匹林，而对男性尚无明确效果。

（五）食盐摄入过多

不少流行病学及实验室研究显示食盐摄入量过多对高血压发病有重要影响，从而间接增加脑卒中的危险。很多报告一致认为，血压的水平与钠盐的摄入量呈平行的关系。Gleibermann 在 27 组不同人群中调查盐摄入量与平均血压水平的关系，发现盐摄入量增加1 g，相对应的收缩压可上升 1.6 mmHg，舒张压上升 0.8 mmHg。澳大利亚的 Morgan 等通过限盐使患者 24 h 尿钠排出量从 195 mmol/L 减少到 157 mmol/L，平均舒张压下降 7.3 mmHg，而对照组却升高 1.8 mmHg。有研究发现每天食盐摄入≥12 g，患高血压的风险增加 14％，每天食盐摄入≥18 g，患高血压的风险增加 27％ 。

食盐摄入过多除通过升高血压增加脑卒中的危险外，还可对血管壁有直接损害作用，加剧脑血管病的并发症。日本和中国的研究都发现脑卒中高发地区与高血压的地区分布相一致，同时又与食盐平均摄入量过多一致。

（六）遗传因素

有关脑卒中遗传因素的作用仍不十分明了。多数研究者认为脑卒中是多基因遗传，其遗传度受环境因素的影响甚大。有些研究表明脑卒中具有家族倾向。一组研究显示脑卒中患者的父母死于脑卒中者比对照组高 4 倍，双胞胎患脑卒中有一致性，说明遗传因素在脑卒中发病上有一定相关性。但一些研究显示环境因素比遗传因素更为重要，遗传因素所产生的负性作用也可通过改变环境因素而发生变化。

（七）口服避孕药

欧洲和北美一些调查研究表明，长期服用避孕药可使年轻妇女的脑卒中发病增加，但仅仅是"相对危险"性增高，前瞻性研究并未获得可信的证据。结论有待进一步研究探讨。已知的卒中与口服避孕药有关的报道多是以早期高剂量药物制剂的研究为基础的，对雌激素含量较低的第二代和第三代口服避孕药多数研究并未发现卒中危险性增加。但对 35 岁以上的吸烟女性同时伴有高血压、糖尿病、偏头痛或以前有血栓病事件者，如果应用口服避孕药可能会增加卒中的风险。

第四节 危险因素干预试验及预防对策

一、国外研究进展

近年来,国际上对脑血管病不再仅仅针对高危个体预防,而是把目标转向社区人群,更强调群体预防。在流行病学研究中,群体预防项目又可称为干预试验。即利用人为手段,针对某种疾病已知的危险因素,在人群中开展有效的干预措施,消除或减少暴露的危险因素,以达到降低或控制该疾病患者群发病率与死亡率的目的。以社区人群为基础的脑卒中、冠心病干预研究正在受到 WHO 和多数发达国家包括我国政府在内的普遍重视。其中芬兰、美国、日本、澳大利亚等国家居世界领先地位,取得了令人瞩目的成就。从 20 世纪 60 年代末 WHO 即开始组织国际间的合作,开展心脑血管病的流行病学和社区人群防治研究。近 40 年来国内外已有许多研究报道,均认为社区干预措施可使脑卒中发病率、死亡率明显降低。现介绍几项经典范例研究:

(一)多危险因素干预试验

多危险因素干预试验(multiple risk factors intervention trial,MRFIT)是美国一项为期 7 年,耗资巨大的社区高危人群干预试验研究。根据美国弗莱明汉研究中的危险因素判断标准,从 20 个人群 361 662 名志愿者中,选取 35～57 岁男性高危个体(高血压、高胆固醇血症或吸烟)12 866 人作为研究对象。随机分为加强干预组和自然对照两组。加强干预组采用的干预手段包括高血压药物治疗、降低胆固醇摄入量和戒烟措施。干预的最终观察指标是心脑血管病的死亡率。10.5 年后的随访结果表明,冠心病死亡率下降了 10.6%,脑卒中死亡率下降了 8.3%,总死亡率下降 7.7%,两组间比较差别有显著性。

(二)芬兰北卡地区心脑血管病防治示范研究

20 世纪 60 年代芬兰的冠心病、脑卒中死亡率很高,其危害受到国内公众的极大关注并强烈要求政府采取措施以减少心脑血管病的发病和死亡。在 WHO 的支持和帮助下,芬兰考比欧(Kuopio)大学设计了一项社区心脑血管病防治计划,称为"北卡勒里亚研究方案"(the North Karelia project)。此计划于 1972 年开始实施,原定为期 5 年完成。主要措施是在社区人群,重点是中年男性中开展对吸烟、高胆固醇血症和高血压等危险因素进行加强干预,目标是通过降低危险因素水平,改善生活方式和环境,最终使心脑血管病发病率和死亡率下降。该研究强调全社区人群的积极参与,并在 Kuopio 县设一对照社区以进行比较。

北卡研究结果是令人满意的,前 15 年观察结果表明,中年男性居民吸烟率从起始时的 52% 降低到 32%;平均血清胆固醇由原来的 7.0 mmol/L 下降到 5.6 mmol/L;平均血压从 147/94 mmHg 降到 143/84 mmHg;人群食用黄油的比例由 90% 下降到 1991 年的 22%,人们普遍改食用一些对心脑血管系统无害的油类。在危险因素下降的同时,心脑血管病的发病率、死亡率明显下降。1972～1980 年中年以上人群脑卒中发病率为 15‰,1977～1985 年发病率为 10.4‰;至 1989 年,中年男性的心脑血管病死亡率比 1972 年下降约 50%。由于北卡研究成功的经验于 5 年后向芬兰全国推广,使芬兰整个国家的心脑血管病死亡率也大幅度下降,到 20 世纪 80 年代中期几乎与北卡地区一致(图 2－4－1)。

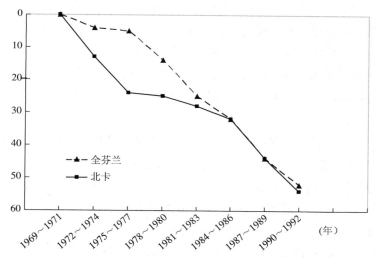

图 2－4－1　芬兰北卡地区和全国其他地区 35～64 岁男性心脑血管病死亡率变化

（三）美国斯坦福 5 城市研究

美国斯坦福 5 城市研究(the Stanford five-city project)始于 1982 年,预计 9 年完成。该研究设计为对其中 2 个城市进行干预,3 个城市作为对照,总研究人群 325 000 人口。研究期间共进行 4 次随机抽样调查,以评价心脑血管病危险因素的变化情况。心脑血管病发病率与死亡率靠死亡证明分析和医院病案记录获得。危险因素评价主要包括血清胆固醇、血压和吸烟以及健康知识水平的变化。干预措施重点在于改变膳食结构、劝戒烟、增加体力活动以减轻体重和注意控制高血压。7 年后的抽样调查结果,干预城市样本(25～74 岁)与对照城市相比健康知识得分比基线时净增加 12%,胆固醇水平净下降 2%,收缩压净下降 3%,舒张压净下降 6%,吸烟率在队列人群中净下降 13%(图 2－4－2),从而使心脑血管病死亡率明显降低。

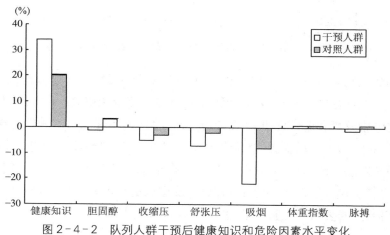

图 2－4－2　队列人群干预后健康知识和危险因素水平变化
（实施健康教育 30 个月和 50 个月时两次调查结果均值）

二、 国内研究进展

（一）中国 7 城市脑卒中危险因素干预试验

这项研究于 1986～1990 年完成。参加城市有北京、上海、哈尔滨、长春、郑州、长沙和银川。每个城市选定不相邻且人口构成相似的两个社区,其中一个社区进行加强干预,另一个社区作为自然对照。社区人群中 35～74 岁者全部作为研究队列(cohort),除进行必要的问卷调查外,还要检测血清胆固醇、血压、身高、体重和心电图。队列人群(每城市约 5 000 人)于研究起始和结束前各调查一次。7 个城市 14 个社区总人口共 115 065 人,其中 35～74 岁队列人群合计 36 919 人。

1. 试验设计　基本模式如图 2-4-3。每一城市选择条件相近的两个社区,各含 1 万人口以上,分别设定为干预社区(社区 A)与对照社区(社区 B)。前者按研究计划进行干预,后者任其原有医疗条件,不能给予特殊干预。又自两社区各随机抽样调查≥35 岁 2 500～2 700 人进行队列随访观察。图中干预社区中的队列人群简称"CA",对照社区中的队列人群简称"CB"。本方案设计要求队列人群须占应查人数的 80% 以上,所以既可同时观察两组中的"高危人群"(CAa 和 CBa),又可观察危险因素阴性者(CAb 和 CBb)。从而可比较:① 两社区总体人群脑卒中发病率与死亡率和危险因素的动态变化趋势。② 两个队列人群脑卒中发病与死亡率和危险因素变化。③ 两队列人群中"高危个体"在干预与不干预条件下的不同结果,以及检验危险因素对发生脑卒中的 RR。

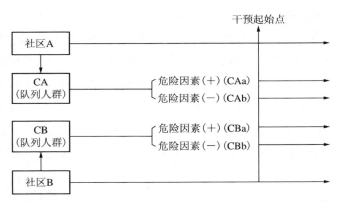

图 2-4-3　我国 7 城市脑卒中危险因素干预试验基本设计模式

2. 干预措施　对干预社区人群按预定计划进行特别干预,干预项目包括:① 对社区中发现的高血压患者进行分级管理,采取药物和非药物治疗干预措施。② 在干预社区中开展经常性的强化健康教育和健康促进活动,提高居民的自我保健能力。具体措施包括定期入户发放宣传单、利用居委会黑板报、在老年活动站举办讲座和播放录像等。③ 对各类心脑血管病患者强调定期临床随诊和治疗。④ 在街道开设专科咨询门诊,每周定期 1～2 次出诊,为居民和患者提供方便。⑤ 对少数有 TIA 发作病史者严密监测,并嘱其口服阿司匹林或血管扩张药治疗,必要时到专科医院检查确诊治疗,预防发生完全性卒中。

3. 诊断标准和评价指标　脑血管病的分类诊断标准在社区中常常不易做到准确。为此,研究方案中制订了可操作的诊断标准,要求对每一个病例都要在规定时间内进行认真调查核实,最后根据医院病例记录、CT 等辅助检查结果或两名有经验的专科医师讨论后认定。干预效果评价指标包含如下内容:① 基线调查:各地于 1987 年初同时开展一次基线调查,收集核查 1986 年人口学资料、社区 1986 年脑血管病发病与死亡资料、全死因资料,并对干预与对照社区中 35 岁以上人口随机抽样调查,样本量每个社区约 2 500 人作为队列人群。队列人群需要进行包括血脂、血压等各种危险因素调查。② 每年统计脑血管病新发病与死亡病例。③ 终点调查:于 1990 年 5 月份对上述基线确定的队列人群进行复查,以了解各种危险因素的变化情况。

4. 干预效果　实施干预措施 4 年后,干预社区脑卒中发病率 1990 年比 1986 年下降 57%,对照社区同期下降 23%,两组比较,统计学差别有显著性($P < 0.001$)。其中干预组队列人群 1990 年比 1988 年下降 45%,而对照组队列人群同期仅下降 6%。干预社区脑卒中死亡率 1990 年比 1986 年下降 46.8%,对照社区前后无明显变化。干预社区与对照社区两组人-年死亡率相差 24%,统计学有非常显著性差异($P < 0.001$)。队列人群脑卒中人-年死亡率干预社区 1990 年比 1988 年下降 50%,对照社区也下降 15.9%,两组比较亦有显著性差异($P < 0.001$)。

(二) 中国城乡社区人群心脑血管病综合预防研究

在我国城市脑卒中危险因素干预试验取得成功经验的基础上,"八五"和"九五"期间(1991~2000 年)扩大到更大范围的社区人群观察验证。研究包括北京、上海、长沙三个城市社区和北京房山区一个农村研究人群。每个研究点选择 2 个社区,各含 50 000 人口左右,其中一个社区进行综合干预,另一个作为对照。4 个研究点观察人口总数 429 517 人。

采用的干预措施:① 培训基层医务人员,城市为社区所在地医院的保健科医师,农村为乡卫生院医师和村医疗站医务人员。首先提高基层医务人员的防病治病专业知识和技能,使他们发挥积极作用。② 重点抓健康教育和健康促进活动,主要手段是每 3 个月入户发放一次简单易懂、图文并茂的保健宣传单。③ 最关键的干预措施仍然是管理社区中的高血压患者。为此,基层医务人员要对人群中 35 岁以上者进行血压普查。凡发现的确诊及临界高血压患者全部建立健康档案,每 2~3 个月随访一次。

干预效果　① 1992~1995 年脑卒中发病率变化(见表 2-4-1):干预社区 4 年平均发病率为 180.34/10 万,对照社区为 203.57/10 万。干预社区比对照社区显著下降,且有统计学差异。男性两组之间的差异显著性略大于女性。纵向分析结果,干预社区 1995 年发病率虽略有回升,但与 1992 年相比,仍下降 21.4%。对照社区 1995 年也比基线下降了 6.2%。② 1992~1995 年脑卒中死亡率的变化(见表 2-4-2):干预与对照两社区 4 年脑卒中平均死亡率分别为 116.09/10 万和 135.75/10 万,时间变化趋势与发病率相似。统计学比较男女合计项有显著性差异,但女性两组之间差异无显著性。干预社区 1995 年死亡率比 1992 年下降了 33.2%,对照社区同期也下降了 24.7%。③ 人群危险因素变化:干预社区人群健康知识水平明显提高,确诊高血压患者的血压控制率达到 47.5%,这与脑卒中发病率、死亡率的下降相一致。④ 三城市示范社区人群实施干预 10 年(1991～2000)脑卒中年龄调整发病率的变化:见图 2-4-4。

表 2-4-1 干预社区与对照社区脑卒中发病率比较(1/10 万)

项目		1992		1993		1994		1995		累　计		u 值	P
		发病数	发病率	发病数	发病率	发病数	发病率	发病数	发病率	发病数	发病率		
男	干预	288	259.76	201	180.91	179	160.53	199	177.42	867	194.55	2.88	< 0.01
	对照	238	226.49	247	235.33	246	237.67	196	192.09	927	223.06		
女	干预	197	183.14	155	144.51	178	163.66	186	171.40	716	165.70	1.99	< 0.05
	对照	173	165.35	198	189.67	216	205.59	176	175.12	763	184.04		
合计	干预	485	222.03	356	163.03	357	162.07	385	174.46	1583	180.34	3.22	< 0.01
			*(137.93)		(101.9)		(99.58)		(107.01)				
	对照	411	195.90	445	212.56	462	221.51	372	183.67	1690	203.57		
			*(106.87)		(116.04)		(117.15)		(100.25)				

＊:(　)内为年龄调整率,采用中国 1982 年人口构成标化

表 2-4-2 干预社区与对照社区脑卒中死亡率比较(1/10 万)

项目		1992		1993		1994		1995		累　计		u 值	P
		死亡数	死亡率	死亡数	死亡率	死亡数	死亡率	死亡数	死亡率	死亡数	死亡率		
男	干预	171	154.23	124	111.61	158	141.70	102	90.94	555	124.54	3.20	< 0.01
	对照	172	163.68	162	154.34	185	178.74	108	105.84	627	150.87		
女	干预	127	118.07	121	112.81	117	107.57	99	91.23	464	107.38	1.80	> 0.05
	对照	128	122.34	122	116.87	140	133.25	110	109.45	500	120.60		
合计	干预	297	136.42	245	112.20	275	124.84	201	91.08	1019	116.09	3.54	< 0.01
			*(82.58)		(64.94)		(72.89)		(54.04)				
	对照	300	143.05	284	135.66	325	155.82	218	107.63	1127	135.75		
			*(73.72)		(70.59)		(75.61)		(55.17)				

＊:(　)内为年龄调整率,采用中国 1982 年人口构成标化

(三) 健康教育与健康促进活动在社区脑卒中防治中的重要作用

开展社区人群干预,预防脑血管病、心血管病以及其他慢性非传染病,首先要达到使多数人改变不健康的生活方式的目标,最终才能使发病率下降。而实现这一目标最有效,也是最重要的手段就是在社区人群中开展针对大众的健康教育和健康促进活动。健康教育和健康促进活动应贯穿始终,持之以恒,持续不断。应当认识到,要想使人们改变多年的生活习惯是一项难度相当大的工作,欲在短期内见效就更不容易。所以一定要充分估计到这项工作的长期性和艰巨性,切不可急功近利,制订出不切实际的目标。当然,健康教育和健康促进活动的力度和方式也会带来不同的效果。

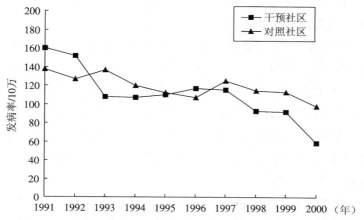

图 2-4-4 干预社区和对照社区脑卒中年龄调整发病率的变化（1991~2000）

健康促进在概念上与健康教育有所不同,健康教育是为导致健康行为和健康的生活条件所采取的健康教育与环境支持相结合的策略。所谓环境支持包括社会、政治、经济、政策、法规和组织的支持。若以公式表示,即:健康促进＝健康教育＋环境支持。健康教育和健康促进都是帮助人们改变不健康相关行为和生活方式,以达到健康最佳状态为目的,但健康促进的范围更广,比单纯健康教育更积极、更主动。有了各种包括组织、政策和各种大环境的支持使人们更容易接受健康的概念。例如:吸烟是一个很难改正的不良习惯。在对社区人群调查中发现,绝大多数吸烟者都知道吸烟对健康有害无益,但却不易戒掉。公共场所禁止吸烟的法规出台以后,确实有部分烟民从此"痛改前非",克服了这一多年养成的不良习惯。这就是环境支持的作用。然而,健康促进又是以健康教育为基础的,只有通过教育才能提高个人和社会(包括领导层、参与决策和立法者)对所建议的理想行为和健康生活方式的可接受性并取得共识,从而促进立法、政策改革和社会行为。

健康教育和健康促进的方式要根据社区人群的构成、文化层次、共同生活习惯等选定。应尽可能使之适合于该社区的实际情况。如对大学社区,宣传要有一定的深度,知识新颖,有说服力。而对文化水平普遍偏低的居民社区,健康教育的内容应以通俗易懂、图文并茂、重点突出、言简意赅的宣传形式效果最佳。另外,根据国内社区人群防治研究经验,多数居民对包含各种防病知识的"百科全书"并不太感兴趣,认为读起来费时费力。如果定时发放一些针对性强、通俗易懂的宣传材料,很多人乐于接受。花上三五分钟即可通读一遍,重要的知识已在不知不觉中储存入大脑。

有学者把行为改变过程分为五个阶段:① 对问题无知。② 被激起注意并开始关心该问题。③ 了解该问题及其解决办法。④ 试过解决办法。⑤ 采纳解决办法。所以开始阶段重点是告诉人们防治的关键知识和疾病的危害性,使人们引起重视,关心并主动了解防治办法,最终产生行为的转变。应该强调的是,在对广大人群进行健康教育和行为干预时,目标人群中有不同的个体可能处在上述五个不同阶段。因此,应定期重复,不断促进,才能使人们普遍提高自我保健的意识和能力,收到良好的效果。

（四）控制高血压是预防脑卒中的关键措施

国内外大量研究证实,高血压是导致脑卒中发生的一个最重要的独立危险因素。无论是收缩压还是舒张压升高,都与脑卒中(包括出血性和缺血性脑卒中)的发病危险呈正相关。过去 30 余年的临床实践和大量流行病学研究证明,有效防治高血压可使脑卒中发病率和死亡率明显下降。尽管有的学者认为控制高血压只能减少所有脑卒中发病的 25%～40%,而 60%～75% 的卒中发病另有他因。但芬兰、美国、日本等国家脑卒中发病率、死亡率总体水平的大幅度下降,仍被许多科学家认为主要是与人们注意控制高血压有关。国内的社区人群干预研究结果也支持上述观点。

传统的以个体为对象的检出与治疗高血压患者,可以提高对血压的控制率,从而减少心脑血管病。而当今国内外专家更强调人群血压曲线的右移,即人群血压均值的增高。根据美国《高血压一级预防》工作组报告,预防高血压的策略有两种:一是群体策略(population strategy),二为目标策略(target strategy)。前者是通过干预使群体血压水平下移。据研究估计人群平均收缩压下降 2 mmHg 时,脑卒中、冠心病和总死亡率分别下降 6%、4% 和 3%;平均收缩压下降 3 mmHg 时分别降低 8%、5% 和 4%。后一种策略的干预对象为高血压的易感人群,即暴露于多种高血压危险因素的"高危人群"(包括有高血压家族史、超重、缺少体力活动、酗酒、钠盐摄入过多等)。若使这类人群血压降低,也可收到明显效果。据美国一项随访 6 个月至 5 年的研究结果,人群平均舒张压下降 1.2～1.3 mmHg,高血压的发病率下降 20%～50%。但在社区人群中常有许多人不知道自己患有高血压。国外有文献报道约占 1/3 的患者不了解自己的血压,而高血压患者中仅有 1/3～1/2 的患者接受治疗。接受治疗的患者中也只有差不多 1/3 的高血压得到有效控制。我国 1991 年全国血压抽样调查检出的高血压患者中,高血压知晓率城市居民为 36.6%,农村为 13.9%;坚持服药治疗者城市为 17.1%～33.6%,农村为 5.4%～12.4%;血压控制率城乡分别为 15.6%～41% 和 1.2%～5.4%。由此可见提高对高血压的群体知晓率、治疗率和控制率,采取社区人群防治策略是一项十分必要和紧迫的任务。

（五）我国开展社区脑血管病防治工作的一些经验体会

1. 各级行政领导的关心与支持　这一点在我国这样一个经济尚不太发达的国家显得相当重要。没有地方政府部门的大力支持,搞好社区人群脑卒中人群防治实为一句空话。科学工作者和医务人员一定要付出艰辛的努力,提供有说服力的资料和证据,利用多种形式向各级领导去宣传脑卒中、冠心病等的巨大危害,说明开展社区人群防治的必要性、可行性和有效性。使他们逐步提高认识,给予一些必要的支持和帮助。也可以制定一些合理的政策法规,促使人们改变不良生活习惯,如限制在公共场所吸烟,增加烟草的税收等都是一些较好的办法。还应使各级行政领导认识到,脑血管病治疗费用愈来愈昂贵,且致残率极高。而投入一些必要的经费用于预防,使人们改变不健康的生活方式,减少心脑血管病的发生,可以为国家和个人节约大量医疗费用,也是最值得的。不论是发展中国家还是工业发达国家,经济因素限制了政府向群众普遍提供最先进的防治措施能力。这需要政府就如何公正地使有限的资源用于防治心脑血管病的各个方面与广大人民群众达成共识,政府也应为其政策对群众健康所产生的影响负责。

2. 动员社区广大群众积极参与　社区居民的积极参与是开展社区脑血管病防治工作的又一必备条件。尽管宣传教育可起到一定的作用,但如果该社区经济水平极为落后,群众连温饱问题还没有得到解决,人们不可能对防治脑血管病有太大兴趣。换句话说,如果某个地区的群众还没有这方面的需求,强迫人们去改变意识是行不通的,也是不值得的。所以,按我国的现状,当前阶段开展社区心脑血管病防治工作更适合于城市和一些经济发展较快的农村地区,而不应脱离实际全面开花。

3. 争取社会各界的支持和参与　社区人群防治工作是一项难度很大的工作,不是哪一个部门或单位所能独立承担,必须努力争取多部门、多单位、多行业的共同参与,形成合力,方能收到显效。1992 年,在加拿大召开的一次国际会议上,组织者发出了著名的"维多利亚宣言"(The Victoria Declaration)。宣言提出:卫生、传媒、教育和社会科学专业人员以及他们的协会、科学研究团体;商业、贸易和农业的政府机构、私营企业;一切关心健康和经济发展的各个国际组织机构、社区卫生联盟、志愿卫生组织、企业雇主及其组织联合起来,推行新的政策,修订法规,对全人群实施促进健康和预防疾病的计划,以消除当前心脑血管病的流行。就我国的情况,首先是医疗卫生部门内部的分工与协调,应制定合理政策,鼓励各级医务人员和各个专业的有关人员积极参与社区预防疾病的工作。另外,在政府部门的支持下,联合当地计划、财政、教育、公安、宣传、媒介、体育、工商、食品加工、老龄委、妇联、劳保等多部门,组成一支社区防病的强大联合体,以保证工作的顺利开展。

(王文志)

参考文献

［1］杨期东,周艳红,王文志,等.中国三个城市社区人群脑卒中死亡及其类型分布特征[J].中华老年心脑血管病杂志,2003,5:39 - 42.

［2］Sarti C,Rastenyte D,Cepailis Z,et al. International trends in mortality from stroke,1968 to 1994 [J]. Stroke,2000,31:1588 - 1601.

［3］Sarti C,Stegmayr B,Tolonen H,et al. Changes in mortality from stroke caused by Changes in Stroke event rates or case fatality? Results from the WHO MONICA Project [J]. Stroke, 2003, 34: 1833 - 1841.

［4］Jin K,Mao XO,Eshoo MW,et al.Microarray analysis of hippocampal gene expression in global cerebral ischemia [J]. Ann Neurol,2001,50:93 - 103.

［5］Kolominsky-Rabas PL,Weber M,Gefeller O,et al. Epidemiology of ischemic stroke subtypes according to TOAST criteria:incidence,recurrence,and long-term survival in ischemic stroke subtypes:a population-based study [J].Stroke,2001,1;32(12):2735 - 2740.

［6］Kleindorfer D,Panagos P,Pancioli A,et al. Incidence and short-term prognosis of transient ischemic attack in a population-based study [J].Stroke,2005,36(4): 720 - 723.

[7] White H,Boden-Albala B,Wang C,et al. Ischemic stroke subtype incidence among whites,blacks,and Hispanics: the Northern Manhattan Study [J].Circulation,2005,15; 111(10): 1327 - 1331.

第三章　脑动脉粥样硬化

第一节　动脉粥样硬化的发病机制

一、动脉粥样硬化形成的假说

动脉粥样硬化(atherosclerosis,AS)是由脂质、碳水化合物、血液成分的灶状沉积以及结缔组织和钙沉积所致的伴有动脉内膜改变的血管病,是多因素、多途径相互作用的结果。目前,就 AS 的发病机制达成的共识是,在易损部位的血管内膜首先有血浆脂蛋白的内流和聚集;局部单核细胞-巨噬细胞修复;通过血管平滑肌细胞(vascular smooth muscle cell,VSMCs)、巨噬细胞和内皮细胞(endothelial cells,ECs)而生成一系列活性氧或自由基团;脂蛋白通过活性氧而形成氧化修饰,产生一系列氧化修饰脂蛋白;单核细胞-巨噬细胞通过其清道夫受体摄取氧化修饰的脂蛋白,形成泡沫细胞;氧化修饰的低密度脂蛋白(oxidized low-density lipoprotein,O x - LDL)的细胞毒作用导致泡沫细胞坏死;VSMCs 迁移至动脉内膜并增殖。血小板源性生长因子(platelet-derived growth factor,PDGF)被认为具有趋化性,而成纤维细胞生长因子(fibroblast growth factor,FGF)能调节平滑肌细胞的增殖。巨噬细胞释放的蛋白水解酶可促进斑块破裂,故斑块破裂主要发生在巨噬细胞最密集的部位,导致附壁血栓形成、闭塞或远端血管栓塞。近年来,对 AS 发病机制的研究日渐深入,并在许多方面取得重要进展,提出了诸多假说。

(一)脂质浸润学说

该学说是由 Anitschkow(1925)最早提出。脂质浸润学说认为,AS 斑块形成是血液中脂质水平增高而渗透入血管壁内所致。实验研究证明,给动物喂饲富含胆固醇和脂肪的饮食可引起与人类 AS 相似的血管病变。高脂血症可引起内皮细胞损伤和灶状脱落,导致血管壁通透性升高,血浆脂蛋白得以进入内膜,其后引起巨噬细胞的清除反应和 VSMCs 增生,形成斑块。在有关他汀类药物临床试验中,低密度脂蛋白胆固醇(low density lipoprotein choles-terol,LDL - C)水平与冠心病(coronary heart disease,CHD)事件的相关性支持了这一学说。血管内超声检查(intravascular ultrasonography,IVUS)证实,当将 LDL - C 水平降至<2.08 mmol/L(80 mg/dL)时,冠状动脉斑块体积停止扩大,趋于缩小;当降至 1.56 mmol/L

（60 mg/dL）时，斑块体积显著缩小。大剂量新型他汀如瑞舒伐他汀、阿托伐他汀治疗，可逆转 AS 斑块，并呈现线性相关关系；随访 24 个月时，IVUS 检测显示，斑块在管腔内的面积由 6.16 mm² 减少至 5.96 mm²，在管壁的面积由 10.16 mm² 减少至 5.81 mm²。采用他汀类药物可以去除脂质浸润，使 CHD 事件的发生率直线下降。

（二）内皮细胞损伤-反应学说

内皮功能损害是 AS 形成的首要和初始环节。研究证实，在可以检测到 AS 之前，有血管危险因素的患者就已存在冠状动脉的血管内皮功能障碍，而控制危险因素能改善内皮功能。最早发生于血管的是舒张功能受损，而此时在显微镜下，内皮细胞、血管管壁并没有任何结构性病变，唯一的变化是一氧化氮（NO）释放减少、过氧化物增多、氧自由基增多等功能受损的表现。近年来的研究证实，机体对于血管内皮损伤的重要反应机制是来自骨髓的内皮祖细胞的修复功能，如果修复充分，则产生所谓"再生性炎症"，否则会发生"破坏性炎症"，加重内皮损伤和血管重构。当内皮功能损害进一步加重时，其通透性升高，LDL、巨噬细胞渗透至管壁下，并释放细胞因子，趋化白细胞滚动、黏附在血管 ECs 上，与 P 选择素（P-selectin）、细胞黏附因子、血管内皮基质等相互黏附、相互作用，造成 ECs 结构性损害。黏附于管壁 ECs 上的白细胞（以单核细胞为主）逐渐通过 ECs 渗透进入管壁下，单核细胞在细胞因子的刺激下变成巨噬细胞，进一步形成泡沫细胞，淋巴细胞聚集在损伤部位而导致炎症效应并共同加重炎症过程，细胞生长因子释放，促使 VSMCs 增生。

Ross 等认为 AS 斑块形成至少有 2 个途径：① 各种原因引起 ECs 的损伤破坏和由此引起的血小板凝集、活化，导致血小板分泌 PDGF，促进 VSMCs 增生。② ECs 受损但尚完整，ECs 或巨噬细胞均能分泌增生因子，平滑肌及受损内皮也可产生 PDGF 样生长因子，这种相互作用导致纤维斑块形成，并继续发展。目前发现 IL－1、IL－6 和 TNF 有促进 AS 形成作用；IFN 有抑制 AS 形成作用。集落刺激因子（colony-stimulating factor，CSF）对 AS 的形成存在正反两方面的调节作用。细胞因子间通过相互诱导、相互协同或拮抗作用参与 AS 的形成。

（三）受体缺失学说

Goldstein 和 Brown（1997）的研究证明，体细胞含有特殊的 LDL 受体。该受体广泛分布于肝、动脉壁等全身各种组织细胞膜表面。血浆 LDL 与 LDL 受体结合后可聚集成簇，被内吞入细胞，并与溶酶体融合。在溶酶体酶的作用下，LDL 中的 apo B100 被水解为氨基酸，胆固醇酯被水解为游离胆固醇及脂肪酸，前者通过以下途径调节细胞的胆固醇代谢：① 抑制内质网的羟甲基戊二酰辅酶 A（hydroxymethyl-glutaryl coenzyme A，HMG CoA）还原酶而抑制细胞本身胆固醇合成。② 在转录水平上抑制细胞 LDL 受体蛋白质的合成。③ 激活内质网脂酰 CoA 胆固醇脂酰转移酶（Acyl-coenzyme A：Cholesterol Acyltransferase，ACAT）活性，使游离胆固醇酯化而储存于胞质内。细胞的 LDL 受体数量依细胞对胆固醇的需求而增减，从而保证了细胞不摄入过多的胆固醇；若 LDL 受体数量过少，则可导致细胞从循环血中清除 LDL 减少，从而使血浆 LDL 升高。通过非受体途径和化学修饰的 LDL 受体,巨噬细胞摄入大量胆固醇酯而形成泡沫细胞。家族性高胆固醇血症是常染色体显性遗传病,患者由于细胞表面 LDL 受体功能缺陷而导致血浆 LDL 水平极度升高,多在早年发生 CHD 而死亡。

（四）致突变学说

该学说为 Benditt EP 和 Benditt JM 所提出,认为 AS 斑块内的平滑肌细胞为单克隆性,即由一个突变的 VSMCs 产生子代细胞,迁移入内膜,分裂增生而形成斑块。突变的原因可能是化学致突变物或病毒。证据表明,若女性的二倍体胞核中 X 染色体的任一基因为杂合子,机体就将由两种不同等位基因型的细胞镶嵌组成。目前以 6－磷酸葡萄糖脱氢酶(glucose－6－phosphate dehydrator,G－6－PD)作为检测这两个等位基因的标志物。G－6－PD 有两个异构体(A 及 B)。若增生病变来自镶嵌个体的单个细胞,则与正常组织含有两个表型不同,其仅含有一个表型的 G－6－PD。在杂合子黑人妇女的正常主动脉及斑块中发现,斑块由产生一种表型的 G－6－PD 的 VSMCs 组成,而正常动脉壁的 VSMCs 则由两种表型的 G－6－PD 混合组成。

（五）遗传-环境相互作用学说

遗传-环境相互作用学说近年来较受关注。由于遗传学和分子生物学的发展,人们注意到遗传和环境相互作用对发病的影响。研究显示,AS 是基因-基因相互作用、环境-环境相互作用以及基因-环境相互作用的结果。该学说提示,不同个体存在着 AS 基因易患性的差异,其中多数疾病并非由影响力大的单一高度外显基因所决定,而是由许多影响力小的基因共同作用导致。这些基因在环境因素和其他因素的作用下发生改变,从正常基因变成致病基因,导致 AS 的发生。因此,深入研究这些相互作用,对于 AS 的早期预防、早期诊断和早期治疗将起重要作用。

目前认为,体内至少有 100 余种基因影响 AS 病变的形成。这些基因受环境因素和其他基因的影响而发生改变。已知影响 AS 的环境因素主要包括吸烟、饮食、运动、感染、胎儿期环境、空气污染等。致病基因在发病过程的不同阶段,在遗传因素和环境因素的作用下发生变异,并协同导致 AS 斑块的发生、发展或破裂,促进了心血管疾病的发生、发展。这些致病基因也可能成为今后药物研究和临床治疗的靶点。

（六）胰岛素抵抗学说

胰岛素抵抗不仅引起血流减少、外周血管阻力增加,也可引起血脂代谢紊乱、高血压和 AS。胰岛素抵抗与 AS 的关系有可能是在多基因遗传基础上,在各种环境因素的共同作用下逐渐形成的。胰岛素抵抗可引起脂质代谢紊乱,尤其是 LDL－C 增多、TG 升高和 HDL－C 降低,胰岛素、血脂共同引起纤溶酶原激活物抑制剂(plasminogen activator inhibitor,PAI)表达上升,血液呈高凝状态;胰岛素抵抗可能引起原发性高血压,内皮细胞功能紊乱导致黏附分子的表达,促进动脉壁粥样斑块的形成。胰岛素抵抗也常伴有高尿酸血症,血尿酸升高可增强血小板的凝聚和黏附。在胰岛素抵抗时,细胞因子、脂肪因子、生长因子和黏附因子显著增加,同时血管 ECs 非对称性二甲基精氨酸(asymmetric dimethylarginine,

ADMA)增高,ADMA 抑制一氧化氮合酶(NOS),使 NO 生成减少,血管舒张功能减弱,ECs 功能失调。因此,胰岛素抵抗和 AS 可能具有相同的分子机制,并互为因果。

（七）细胞凋亡学说

细胞凋亡在动脉壁硬化过程中起着很重要的作用。凋亡的细胞常常分布在细胞群中,主要由巨噬细胞和平滑肌细胞组成。一般的动脉粥样硬化性损伤,并非所有标本都存在与之相应的细胞凋亡,但几乎所有引起动脉狭窄的粥样硬化均有细胞凋亡现象,这可能与内膜增生有关。近期研究表明,在心血管细胞凋亡中存在一种潜在的氧化机制,至少在一定程度上,心血管平滑肌细胞的凋亡是由于过氧化氢(H_2O_2)损害所致。有学者对 L-精氨酸/NOS 进行了研究,认为足量的 L-精氨酸能够诱导内膜损伤中的巨噬细胞凋亡,这为进一步研究 NOS 通路治疗动脉粥样硬化提供了理论依据。

（八）病毒学说

研究表明病毒感染可能通过对 ECs 的损伤和(或)改变宿主细胞脂质代谢过程,触发 AS 的产生以及加速其形成,同时可通过诱导宿主细胞的转化、活性介质的释放引起 VSMCs 的增生,从而形成 AS 的典型病变。主要病毒是疱疹科病毒,包括巨细胞病毒、单纯疱疹病毒、EB 病毒等。

二、 动脉粥样硬化与炎症反应

炎症反应学说越来越受到重视,可能影响到 AS 斑块如何从稳定变成不稳定直到斑块破裂的过程。PROVE IT-TIMI22 研究是比较洛伐他汀 80 mg/d 与普伐他汀 40 mg/d 降低 LDL-C 效果的临床试验,获得了阳性结果。其结果显示,单纯降脂或单纯抗炎都不能很好地改善预后。只有当 LDL-C<1.82 mmol/L(70 mg/dL),同时高敏 C 反应蛋白(high sensitivity C reactive protein,hsCRP)<2 mg/L 时,患者预后最好。如果 LDL-C≥1.82 mmol/L(70 mg/dL)并且 hsCRP≥2 mg/L,患者预后最差。在这 2 个指标中,若任意一项未达标而另一项达标,则患者预后处于中间状态。由此证明,AS 的发病不只是血脂问题,炎症因素在其中也起着重要作用。

（一）主要炎性细胞因子

1. 调节白细胞活性的细胞因子　如 IL-6、10、18,单核细胞趋化蛋白-1(monocyte chemoattractant protein-1,MCP-1),TNFα,C 反应蛋白(CRP),血清淀粉样蛋白 A(serum amyloid A,SAA)等都可能导致 AS 斑块的发生。

2. 炎症急性期反应产物　如黏附分子中的可溶性细胞间黏附分子(soluble intercellular adhesion molecules,sICAM)、可溶性血管细胞黏附分子(soluble vascular cell adhesion molecules,sVCAM)、可溶性 E 选择素(soluble E-selectins)能够促进单核细胞黏附以及白细胞渗入血管外间隙中,它们可提示 ECs 的活化程度。急性冠状动脉综合征时血管性假血友因子(von Willebrand factor,vWF)迅速增高,也可能反映 ECs 的活化。

3. 氧化应激标志物　如血浆中髓过氧化物酶(MPO)、分泌型磷脂酶 A_2(PLA$_2$)、脂蛋白相关磷脂酶 A_2(Lp-PLA$_2$)的水平等。

4. ECs激活标志物 如血管内皮生长因子、胎盘生长因子和肝细胞生长因子都是强有力的血管生长因子,容易引起斑块不稳定。同时,AS斑块内的炎症应激亦可刺激血管生成,导致斑块内出血和斑块不稳定。

5. 金属蛋白酶类 如基质金属蛋白酶(MMP)1、2、9,妊娠相关血浆蛋白(PAPP-A)。斑块内炎症会引起MMP活化,降解纤维帽,从而使稳定斑块变得不稳定。

6. 血小板激活和聚集标志物 如sCD40L、可溶性P选择素水平升高,加之不稳定斑块破裂和(或)糜烂导致血栓形成,血小板也会被活化,进而直接引起AS的发生、发展。

（二）炎性损伤机制

LDL渗透入ECs并滞留,经ECs氧化修饰为ox-LDL后,成为对机体有害的物质,并被单核细胞吞噬。吞噬了ox-LDL的单核细胞变为巨噬细胞,并在内毒素、热休克蛋白等作用下分泌炎症细胞因子、蛋白酶、过氧阴离子等导致对组织的炎症损害。近年来,巨噬细胞在AS斑块形成和发展中的作用引起人们的重视。巨噬细胞是单核细胞黏附血管壁并游离到ECs下吞噬ox-LDL等后形成。炎症细胞中除了单核细胞外,淋巴细胞也很重要。辅助性T淋巴细胞1型(Th1)可分泌有害的Th1细胞因子,引起炎症反应,促进动脉粥样硬化斑块的形成。调节T淋巴细胞可抑制Th1细胞因子的分泌,对机体有益。在炎症反应中抗原递呈细胞也具有重要作用,其在ox-LDL、热休克蛋白、细菌、炎症反应等刺激下,可对Th1和调节性T淋巴细胞进行调控。

AS斑块可分泌IFN_α、IL-1和TNF,脂肪组织也可分泌IL-1和TNF,它们可促进IL-6的分泌。IL-6是一种广泛存在的细胞因子,对于白细胞和ECs活化十分重要,它可促进肝脏急性期反应物的产生,如CRP、SAA。IL-6在AS斑块的肩区表达,通过刺激MMP、MCP-1和TNF-α表达导致斑块不稳定。炎症因子、自身抗原、微生物等可刺激巨噬细胞、T淋巴细胞分泌促凝血因子、蛋白酶,分解斑块,造成斑块破裂,血栓形成。

三、 动脉粥样硬化与颅内血管狭窄

脑动脉狭窄的主要原因依次为AS、动脉夹层、纤维肌发育不良、动脉炎和其他原因。其中,AS是最常见的原因,约占所有原因的90%。因种族差异,亚洲人AS好发于颅内动脉,而欧美人好发于颅外动脉。AS性脑动脉狭窄是缺血性卒中重要的发病基础,其预后取决于AS血管狭窄的数量、部位、形态和程度。

颈动脉粥样硬化最初表现为内膜增厚,依次发展为斑块形成、血管狭窄和血管闭塞。AS的斑块可突然出血、破裂,继发血栓形成。血管狭窄是引起短暂性脑缺血发作的常见原因。突然发生的血管闭塞和斑块内出血、膨胀、破裂、脱落可引起严重的脑血管事件。缺血性脑卒中的机制主要有两种学说:血栓栓塞学说和血流动力学末梢低灌注学说。有学者认为,严重神经缺陷和缺乏先兆症状的脑梗死多由血栓-栓塞所致;而神经缺陷轻微或表现为反复TIA的颈动脉狭窄患者,其机制多与末梢低灌注状态和血流动力学原因相关。

从临床角度,可将颅内血管狭窄分为有症状和无症状两类。有症状狭窄患者通常血管狭窄50%以上,直接或通过盗血引起症状。Ⅰ型:指狭窄血管供血区域缺血,出现相应区域

缺血的临床表现。Ⅱ型：指狭窄引起了侧支血管供血区域缺血（盗血），狭窄血管供血区得到代偿而未出现相应的症状，临床表现的是侧支血管供血区域的缺血症状（盗血综合征）。Ⅲ型：指混合型或复杂型。

总之，AS 的发病机制复杂，目前尚不能用某一个机制来全面阐述 AS 的发生与发展，可能是多因素共同作用的结果。深入研究 AS 的发病机制，进一步阐明其病理生理过程，对于脑血管病的有效防治有着非常重要的意义。

（冯美江）

第二节　动脉粥样硬化易损性斑块的血生化标志物

颈动脉 AS 性狭窄与 AS 性易损斑块，是构成老年人群缺血性卒中的主要病因和机制。粥样斑块的存在状态与斑块的大小、动脉管腔的狭窄程度并非呈正相关。虽然血管支架置入等方法能处理严重的动脉狭窄，却不适用于治疗易损斑块，易损斑块也不仅仅发生在颈动脉。病理学研究已阐明，易损斑块包括大的非均一性坏死脂质核心（＞斑块体积的 40%）、较薄的纤维帽、斑块内巨噬细胞浸润和斑块表面不规则等改变，血管正向重构、斑块内出血、血流严重紊乱、溃疡和异常斑块运动会诱发和加重斑块的不稳定性。研究表明，由易损斑块破裂引起的心脑血管病事件远远多于单纯血管狭窄引起的事件。对于 AS 斑块的稳定性研究，已成为当前动脉硬化研究领域中的热点。随着神经影像学技术的快速发展，使得寻找和确定某些与 AS 易损斑块相关的生物标志物成为可能，这对于早期觉察和及时干预易损斑块、避免心脑血管高危事件具有重要意义。

一、炎症相关标志物

炎症在 AS 发病机制中起着至关重要的作用。1999 年，Ross 提出了动脉粥样硬化"慢性炎症学说"。一系列基础研究、动物实验及人类血管病理学研究均表明，炎性反应对斑块形成与脱落的病理生理过程具有关键作用，炎症级联反应最终导致了临床事件。通过血液标本，我们有可能洞察血管 ECs 活化、炎症细胞募集及 AS 斑块中其他细胞的激活状态。

（一）CRP

CRP（C 反应蛋白，C reactive protein）为穿透素蛋白家族成员之一，是一种炎症急性时相反应物，是目前被广泛研究的促炎症分子生物标志物。CPR 由肝脏合成分泌，主要受 IL-6 等刺激而产生；最新研究提示：CRP 也可由 AS 损伤区局部 VSMCs 和巨噬细胞产生。当机体有急性炎症、创伤、肿瘤和感染等情况时，CRP 显著增高。由于慢性炎症过程，CRP 在 AS 病变局部沉积，诱发血管 ECs 分泌和表达黏附分子、化学趋化因子、ET-1 以及 IL-6，促进 ECs 表达 PAI-1，并扩大其他炎性介质的促炎症效应。2002 年，Burke 等报告的一项尸检研究结果显示：薄纤维帽数量增多与 CRP 浓度增高密切相关，证实了 CRP 在不稳定动脉粥样斑块中的致病作用。CRP 引起 AS 的可能机制为：① 活化单核细胞、中性粒细胞的 CRP 受体，发挥调理素作用导致血管损伤。② 介导巨噬细胞对 LDL 的吞噬，促进巨噬细胞进入血管内膜形成泡沫细胞。③ 与脂蛋白结合,对血管内膜造成损伤。④ 激活 ECs 核转录因子 NF-κB,促进 VSMCs 迁移、增殖及单核细胞分泌胶原酶,促进易损性斑块形成。然而,CRP 的这些促动脉硬化作用目前仍有争议。

CRP、SAA 与 IL-6 构成了一个炎症轴。在肝细胞转录水平诱导的 CRP 表达主要依赖于胞质内的 IL-6,而由活化的淋巴细胞和其他血管细胞合成的 IL-6 仅微量释放入血。CRP 释放入血的量是 IL-6 的 100 倍,因此,CRP 可视为增大的 IL-6 信号。由于 CRP 分析方法的稳定性、重复性好,敏感性高,可用以代替其他炎症因子来反映动脉粥样硬化斑块的易损性和破裂的可能性。采用免疫散射比浊和免疫透射比浊等方法检测血清高敏 CRP(hsCRP),可对心脑血管疾病危险因素进行评估。Koenig 等总结了至少 25 项前瞻性研究,多数结果显示:CRP 浓度升高是未来心血管事件发生的独立相关因素。CRP≥3 mg/L 与 CRP<1 mg/L 比较,其心血管事件发生的相对危险性增加 1.5 倍,但其可靠性仍需进一步证实。

炎症过程在胰岛素抵抗、2 型糖尿病、动脉粥样硬化等疾病中均可发生,原发性高血压、中心性肥胖等患者中血炎症标志物也增高。因此,目前认为,CRP 水平增高与 1 种或多种代谢性疾病相关。一项妇女健康研究提示,无代谢综合征人群 CRP 值为 0.68～1.93 mg/L,而合并代谢综合征(具备 5 项代谢异常中的 3 项或全部)人群的 CRP 值逐渐增高,为 3.01～5.75 mg/L。在 CRP>3 mg/L 的女性中,无代谢综合征者心血管事件的危险性增加 1.5 倍;有代谢综合征者其危险性增高 4 倍。在这项研究中,CRP 还预示新发 2 型糖尿病。由此可见,CRP 增高受到多种因素的影响,在用于判断动脉粥样硬化易损斑块时需同时考虑其他危险因素。目前一项有意义的试验设计是把 CRP 作为正常 LDL 者接受他汀类治疗的疗效评定指标。

(二) IL-6

IL-6 是一种单链糖蛋白,由单核-巨噬细胞、内皮细胞、脂肪组织等多种细胞类型产生,可刺激巨噬细胞分泌组织因子(tissue factor,TF)、基质金属蛋白酶(matrix metalloproteinases,MMPs)、MCP-1,促使血小板聚集,增加糖蛋白表达,参与 VSMCs 增殖,刺激 ECs 产生细胞间黏附分子-1(intercellular adhesion molecule-1,ICAM-1),并通过直接促进动脉粥样硬化效应扩大炎症反应。人类 AS 斑块内存在大量的 IL-6,尤其是在稳定或不稳定斑块肩部富含血管紧张素 II(angiotonin II,AT II)-1 受体的区域。IL-6 上调 AT II-1 受体,增强 AT II 对血管的收缩作用,促使更多氧自由基生成,加重内皮功能紊乱。多项临床和流行病学研究探讨了 IL-6 血浆浓度对未来心血管事件的预测价值。监测不稳定型心绞痛患者 IL-6 水平,入院 48 h 后 IL-6 浓度升高与入院后心肌梗死(myocardial infarction,MI)发生率和死亡率增高相关。Maier 等研究发现,急性冠状动脉综合征患者冠状动脉斑块破溃区域的 IL-6 水平显著高于循环血液中的 IL-6 水平。然而,由于 IL-6 在健康个体血中含量相对较少、变异较大,使之难以作为常规监测指标进行研究。

（三）MCP - 1

MCP - 1 是一组小的分泌型炎症性细胞因子，主要由动脉壁内活化的 ECs 和 VSMCs 分泌并在 ECs、巨噬细胞、VSMCs 中表达，是一种重要的可调节单核细胞/巨噬细胞迁移、渗透的化学物质。其主要通过趋化因子受体 2（chemokine receptors 2，CCR$_2$）介导慢性血管炎症、淋巴细胞和单核细胞在动脉内膜聚集，诱导 VSMCs 增殖、迁移以及氧化应激，斑块内新生血管形成、血栓而构成动脉粥样硬化性损伤。MCP - 1/CCR$_2$ 通路激活诱导 MMPs 的表达，从而导致斑块不稳定。

MCP - 1 在动脉粥样硬化斑块中广泛表达，抑制其活性可抑制炎症细胞增多、减轻血管中层的增厚和斑块形成。在载脂蛋白 - E（apolipoprotein E，apoE）基因敲除鼠，MCP - 1 表达直接与 AS 程度、斑块内巨噬细胞浸润区域相关。抗 MCP - 1 基因治疗，能够限制 AS 的进程和易损斑块的形成。在达拉斯心脏研究纳入的 3 499 例患者中，血浆 MCP - 1 水平与动脉粥样硬化的传统危险因素、CRP 及冠状动脉粥样硬化相关。基于这些研究，MCP - 1 有望成为一个新的药物干预靶点，抑制其功能有可能减少临床 AS 事件。

（四）sPLA$_2$ - Ⅱ

Ⅱ型分泌型磷脂酶 A$_2$（type Ⅱ secretory phospholipase A$_2$，sPLA$_2$ - Ⅱ）属于急性相反应物的 Ca^{2+} 依赖酶，在红细胞、巨噬细胞、ECs、血小板和 VSMCs 中广泛表达。其产物随着促炎症因子，如 IL - 1β、IL - 6、TNFα、IFN - γ 和 ox - LDL 的产生而上调。在慢性炎症时，血管等组织分泌大量的 sPLA$_2$ - Ⅱ。sPLA$_2$ - Ⅱ 致 AS 作用包括：① 对脂蛋白的作用，使动脉壁脂蛋白沉积部位不同的脂类介质释放，从而激发局部炎症细胞反应。② 在动脉组织中，sPLA$_2$ - Ⅱ 直接重塑 LDL 颗粒并使之成为动脉硬化产物，增加 LDL 上 apoB - 100 与糖胺聚糖和蛋白聚糖的亲和力。③ 具有促细胞分裂、诱导血小板聚集和血管收缩的作用。对过度表达人 sPLA$_2$ - Ⅱ 的转基因鼠的在体研究发现，具有生物活性的氧化磷脂增加的同时，AS 性损伤也加重。在临床研究中，与健康个体比较，CHD 患者包括急性冠状动脉综合征患者，血 sPLA$_2$ - Ⅱ 含量的增高可预测冠状动脉事件的发生。

（五）ICAM - 1 与 VCAM

ICAM - 1 与血管细胞黏附分子（vascular cell adhesion molecule，VCAM）在白细胞运输中起着重要作用，这一过程启动并促进斑块的炎症反应。ICAM 在活化的 ECs 表面表达，并在其表面破裂释放入血；同时，从循环中捕获淋巴细胞和单核细胞，使之聚集至动脉内膜。VCAM 血浆浓度增高与颈动脉内膜厚度、AS 事件相关。临床上，他汀类治疗可降低这些生物标志物的血浆浓度。与 CRP 相比，这些标志物在易损斑块中的作用还有待进一步研究。

（六）IL - 1β

IL - 1β 是由免疫细胞分泌的促炎症介质，由蛋白酶、内源性受体拮抗剂（如 IL - 1Ra）等严格调控而活化。IL - 1β 作为单核细胞表达的主要细胞因子，不仅参与了冠状动脉粥样硬化易损斑块破裂的启动机制，还促进斑块破裂后血栓的形成，在急性冠状动脉综合征的发病中具有关键作用。在高脂血症患者中，IL - 1β 血浆浓度增高，他汀类药物治疗可使之降低。

目前,有关 IL-1β 及其内源性拮抗剂与 AS 临床事件的关系,正成为研究热点。

（七）IL-18

IL-18 是在多种细胞上广泛表达的促炎症介质,可诱导免疫反应,增强 MMPs 的表达,在介导 AS 不稳定斑块方面具有重要作用。在 AS 斑块尤其是易破裂斑块的巨噬细胞中,IL-18 表达增加;在动物实验中,采用 IL-18 结合蛋白抑制 IL-18,可限制 AS 斑块的形成;在 apo-E 基因敲除鼠和 IL-18/apo-E 双基因敲除鼠,AS 斑块生成减少,这些结果进一步验证 IL-18 在促 AS 形成中的作用。反之,直接给予 IL-18,通过减少内膜胶原成分、改变脂质核心与纤维帽的比率,可诱导或促进 AS 的形成。尽管 IL-18 的相关实验研究结果令人振奋,但作为生物标志物,其在心脑血管疾病中的临床研究暂无定论。在 Blankenberg 等随访 3.9 年的前瞻性研究中,1 229 例经血管造影证实的 CHD 患者,其 IL-18 浓度增高与未来死于心血管事件呈独立相关。然而,Tiret 等随访 5.9 年并未得到类似结论。IL-18 作为预测心血管事件的生物标志物,在临床中的真正价值还有待深入研究。

（八）CD40/CD40L

CD40/CD40L（CD40 配基,CD40 Ligand,CD40L）均为 TNF 超家族成员,循环中可溶性 CD40L 可激活 ECs、VSMCs 以及巨噬细胞表达和释放 MMPs,并刺激 ECs 产生血管内皮生长因子（vascular endothelial growth factor,VEGF）,介导新生血管形成,从而影响斑块稳定性;CD40L 通过增加组织因子、减少血栓调节素表达而促进血栓形成。有实验证明,应用抗 CD40L 抗体,可阻断体内 CD40/CD40L 系统 90% 以上的作用,并显著抑制 AS 的发展和斑块破裂。在嵌合 7E3 抗血小板常规治疗无效的难治性不稳定型心绞痛（c7E3 anti-platelet therapy in unstable refractory angina,CAPTURE）研究中,急性冠状动脉综合征患者血浆可溶性 CD40L 浓度升高与死亡或非致死性 MI 风险增高相关;在 CAPTURE 研究和强化降脂减少心肌缺血（myocardial ischemia reduction with aggressive cholesterol lowering,MIRACL）研究中,已证实对可溶性 CD40L 血浆浓度升高的患者早期抗血小板（如阿昔单抗）治疗有效。但将 CD40L 常规应用于临床,其价值还需要进一步的观察和分析。

（九）Fas/Fas 配体

Fas 是 TNFα 受体超家族中的 1 型膜蛋白,与 Fas 配体结合诱导 ECs 凋亡,并激活细胞内蛋白酶的产生,导致内皮功能紊乱。有证据表明,细胞凋亡发生于 AS 斑块,诱发斑块破裂或糜烂,导致 AS 事件发生。ECs 凋亡是 AS 患者稳定斑块转化为不稳定斑块的关键步骤。尽管 ECs 对 Fas 介导的凋亡具有很强的抵抗力,但 ox-LDL 能使 ECs 半胱天冬酶抑制剂—FLICE 抑制蛋白（FLICE-inhibitory-protein,FLIP）下调,而对 Fas 介导的凋亡敏感。循环白细胞 Fas 配体的表达与内皮功能紊乱、AS 斑块的不稳定性有关。

Fas/Fas 配体与 AS 事件的关系,目前研究较少。在一项针对充血性心力衰竭患者的研究发现,可溶性 Fas 水平与预后相关;在心血管病高危人群中,可溶性 Fas 的血浆浓度比健康对照组增高,代谢综合征的存在与可溶性 Fas 水平增高具有相关性,阿托伐他汀治疗 12 个月可使患者 Fas 水平降低;在另一项关于肾衰竭患者的研究中显示,可溶性 Fas 与 AS 事件相关。他汀类药物对 Fas/Fas 配体的作用目前还不能确定。在细胞培养中,阿托伐他汀和辛伐他汀可减少 Fas 配体在人类 T 细胞上的表达,提示他汀类可通过此机制,减轻斑块内活化 T 细胞的细胞毒性。对可溶性 Fas/Fas 配体的深入研究,有望阐明在 AS 斑块内调控血管细胞凋亡和细胞毒性的机制。

综上所述,与炎症相关的 AS 易损斑块的生物标志物种类繁多。由于至今尚无一种成像技术可以方便地直接显示炎症变化,动脉活检亦受到操作和伦理学的限制,因此,血液中与炎症相关的生物标志物备受人们的关注和期待。但是,多种原因如肺部、腹腔等脏器感染均可使血中炎症相关生物标志物发生波动,单纯以炎症标志物作为易损斑块的监测指标仍存在着很大的局限性和盲目性。炎症标志物若能与其他生物标志物、MRI 等影像学和超声学检查结合,才能更可靠地反映 AS 斑块的稳定性。

二、 具有脂质氧化特征的标志物

脂质和蛋白的氧化损伤是 AS 性心脑血管疾病的重要组成部分,氧化损伤被认为贯穿于 AS 从脂肪聚集到易损斑块破裂的各个阶段。1983 年,美国国家科学院院士 Daniel Steinberg 博士提出了"动脉粥样硬化脂质氧化学说",认为与天然 LDL 相比,ox-LDL 更容易被巨噬细胞识别并吞噬,形成泡沫细胞,奠定了 ox-LDL 在 AS 发生过程中的中心地位;同时,在 AS 患者动脉壁上存在大量脂质过氧化产物,进一步证实了 AS 损伤中 LDL 氧化修饰假说,一系列具有氧化特征的生物标志物逐渐受到了研究者的重视。

(一) ox-LDL

LDL 本身不足以促发 AS,仅当被氧化修饰形成 ox-LDL 后才具有致病作用。已证实,人类 AS 斑块内含有高浓度的 ox-LDL。LDL 的这种变化使其不能被 LDL 受体识别,而被动脉壁巨噬细胞上多种清道夫受体识别,导致胆固醇酯堆积而形成泡沫细胞。ox-LDL 具有多种生物学作用,它可增加单核细胞趋化活性、诱导单核细胞黏附和迁移进入动脉内膜并转化为巨噬细胞,产生细胞毒性;调节斑块部位的 ECs、VSMCs 和巨噬细胞等多种细胞合成生长因子,受损的 ECs 表达黏附分子,激活免疫系统;诱导与内皮损伤相关的 CD40/CD40L 信号通路,促发炎症反应,启动 AS 斑块早期病变——脂纹的形成,并继续影响着 AS 的不同阶段,致使斑块从稳定演化为不稳定。

最新研究表明,ox-LDL 诱导人血管 ECs 和单核细胞起源的巨噬细胞表达 MMP-1 和 MMP-9。在人冠状动脉,ox-LDL 通过 ECs 的低密度脂蛋白受体-1(Lectin-like Ox-LDL receptor 1,LOX-1),上调 ECs 表达 MMP-1 和 MMP-3。血浆和斑块中,ox-LDL 水平与斑块内巨噬细胞的浸润密切相关,富含巨噬细胞(占整个斑块的 5% 以上)的斑块稳定性显著降低。经检测,斑块内 ox-LDL 平均水平[(11.9 ± 11.7) ng/μg apoB]是血清 ox-LDL 平均水平[(0.18 ± 0.01) ng/μg apoB]的 70 倍,富含巨噬细胞斑块的 ox-LDL 水平[(19.6 ± 2.8) ng/μg apoB]是缺乏巨噬细胞斑块 ox-LDL 水平[(5.50 ± 2.77) ng/μg apoB]的 3.6 倍。富含巨噬细胞斑块的患者血清 ox-LDL 水平显著高于对照组,提示血清 ox-LDL 水平能预测 AS 斑块的易损性。Holvoet、Toshima、Ehara 等几项具有代表性的横向研究检测了 CHD 患者 LDL 的氧化修饰作用,发现 MI 患者血 ox-LDL 浓度显著高于存在 AS 易损斑块或稳定型心绞痛患者。在其他人群的研究中显示,血浆 ox-LDL 可预测 CHD 事件。一项基于奥格斯堡 MONICA/KORA 两组人群的前瞻性巢式病例对照研究显示,与传统的 CHD 危险因素、脂蛋白比较,ox-LDL 是预测 CHD 事件的更佳指标。

（二）Lp-PLA$_2$

脂蛋白相关磷脂酶 A$_2$（Lipoprotein-associated phospholipase A$_2$,Lp-PLA$_2$）又称血小板活化因子乙酰水解酶（platelet-activating factor acetyl hydrolase,PAF-AH）,是目前深入研究的另一个与 AS 疾病相关的生化标志物。它属于钙依赖 PLA$_2$ 超家族成员,主要由单核细胞、巨噬细胞、肥大细胞和 T 细胞等生成,循环中有 70%～80% 的 Lp-PLA$_2$ 与 LDL 结合,15%～20% 与 HDL 结合,其余与极低密度脂蛋白结合。Lp-PLA$_2$ 是一种重要的使动脉内膜 LDL 氧化修饰和促进动脉粥样硬化斑块局部炎症反应的物质,通过检测手段可测定 Lp-PLA$_2$ 总量或 Lp-PLA$_2$ 酶的活性。

尽管早期研究认为 Lp-PLA$_2$ 因具有水解 PAF 和氧化 LDL 效应而对 AS 起保护作用,但近期大量研究表明,在 AS 损害尤其是混合型斑块和薄纤维帽趋于破溃的区域 Lp-PLA$_2$ 上调,故更强调此酶具有促 AS 形成特性。当 LDL 在动脉管壁上氧化时,磷脂的 sn-2 位点对 Lp-PLA$_2$ 水解作用敏感,使 Lp-PLA$_2$ 断裂成为 2 种有潜在促炎症及促 AS 作用的介质—溶血磷脂酰胆碱（lysophosphatidylcholine,LPC）和非酯化脂肪酸（non-esterified fatty acids,NEFA）。LPC 是一种 T 细胞、单核细胞趋化物,能促进 ECs 功能紊乱,刺激巨噬细胞增殖,诱导 VSMCs 和巨噬细胞凋亡;NEFA 具有细胞毒性,能增加细胞渗透性、促进凋亡。在具有 AS 倾向的 apoE 基因敲除鼠中,Lp-PLA$_2$ 表达增加,动脉壁变薄;抑制实验性高胆固醇血症兔的 Lp-PLA$_2$ 能减缓和减轻 AS 的发生,证实与 LDL 相关的 Lp-PLA$_2$ 具有促进 AS 作用。

包括社区动脉粥样硬化风险研究（the atherosclerosis risk in communities,ARIC）、心血管疾病趋势及决定因素监测研究（the monitoring of trends and determinants in cardiovascular disease study,MONICA）、麦尔医疗中心（Mayo Clinic）研究等在内的至少 3 项研究表明,Lp-PLA$_2$ 是冠状动脉疾病（coronary artery disease,CAD）或心血管事件的独立危险因素。近期研究认为,Lp-PLA$_2$ 水平（ARIC 研究中为 ≥422 μg/L,MONICA 研究中为 ≥290.8 ng/mL）增高与缺血性卒中风险增加亦相关。在所有研究中,Lp-PLA$_2$ 水平均与 LDL-C 水平相关,因此,在校正 LDL-C 和传统危险因素后,Lp-PLA$_2$ 的预测价值将会有所降低。荷兰鹿特丹的一项研究显示,在普通人群中,Lp-PLA$_2$ 活性是 CHD 和缺血性卒中的独立危险因素。该研究对 >55 岁的 7 983 例人群进行病例对照研究,平均随访 7.2 年,有 308 例发生 CHD;平均随访 6.4 年,有 110 例发生缺血性卒中;Lp-PLA$_2$ 活性基线值〔随机人群中 Lp-PLA$_2$ 活性在男性为 46.8 nmol/(min·mL),在女性为 43.0 nmol/(min·mL),平均为 44±12 nmol/(min·mL)〕与以后发生 CHD 和缺血性卒中的风险呈正相关。在北曼哈顿研究（Northern Manhattan study,NOMAS）中对 467 例首发缺血性卒中患者随访 4 年,有

80 例再发卒中,Lp-PLA$_2$ 含量较高的患者具有更高的复发率。因此,Lp-PLA$_2$ 水平可能也是缺血性卒中复发的独立预测因素。

Lp-PLA$_2$ 基因多态性与 AS 的相关性研究目前还存在争议。Lp-PLA$_2$ 基因位于染色体 6p21.2-p12,有 12 个外显子。在日本人群中,PAF-AH 基因 val279phe 变异与低 Lp-PLA$_2$ 水平有关,27% 的日本人为杂合子,4% 缺乏此基因,这一变异使 CHD、卒中、动脉粥样硬化性闭塞的风险增高。在白种人,Lp-PLA$_2$ 基因多态性(ala379val)导致 PAF 与 Lp-PLA$_2$ 的亲和力减低约 2 倍,使得其降解减少;但欧洲的一项对照研究却显示,ala379val 变异与 MI 风险减少相关。

研究表明,他汀类治疗能降低 Lp-PLA$_2$ 活性。洛伐他汀 40 mg/d 治疗 3 个月,可使 Lp-PLA$_2$ 活性降低 30%～40%;阿托伐他汀 20 mg/d 治疗 4 个月,Lp-PLA$_2$ 活性降低 28%～42%。在 PROVE IT 研究中,阿托伐他汀 80 mg/d 治疗 30 d,Lp-PLA$_2$ 活性降低 20%,但与普伐他汀 40 mg/d 相比,Lp-PLA$_2$ 活性增加了 4%。在 PRINCE(Pravastatin Inflammation/CRP Evaluation)等研究中,普伐他汀 40 mg/d 治疗 12 周,其 Lp-PLA$_2$ 活性降低 22%。总之,Lp-PLA$_2$ 在 AS 中的作用复杂,临床前期与流行病学研究结果存在分歧,作为生物标志物的作用有待于更多的临床相关信息加以证明。药物治疗对 Lp-PLA$_2$ 的影响也需要进一步的临床研究观察。

(三)MPO

髓过氧化物酶(myeloperoxidase,MPO)是亚铁血红素过氧化物酶超家族成员之一,由活化的中性粒细胞、单核细胞、巨噬细胞分泌、释放,是宿主防御反应中起重要作用的氧化剂,其代谢产物主要包括次氯酸、二氧化氮;次氯酸可把酪氨酸转化为氯化酪氨酸。这些产物在血管壁上浓度显著增高,通过 H_2O_2 介导,加速泡沫细胞的形成,最终产生对宿主脂质和蛋白的氧化损伤,导致 AS。该酶终产物还具有激活 MMPs、降低 MMPs 抑制物活性的作用,削弱纤维帽导致斑块的不稳定性。HDL 可从动脉壁的巨噬细胞中动员出过多的胆固醇,在 AS 进程中对动脉壁产生保护作用。从 MPO 中产生的次氯酸通过氧化修饰抑制 ATP 结合盒转运体 A1(ABCA1),使 HDL 中主要的载脂蛋白 apoA 氧化,转变为 ox-HDL,从而削弱胆固醇自巨噬细胞流出的能力,胆固醇逆向转运受损,富含胆固醇酯的脂核增大,形成易损斑块。

临床研究显示,MPO 增高与血管造影证实的 CAD 相关,且可预测内皮功能紊乱。在 CAPTURE 研究中,对 1 090 例急性冠状动脉综合征患者进行 MPO 浓度测定,MPO 的基值高低(第 2、3 和第 4 百分位数切点分别为 119 μmol/L、198 μmol/L 和 394 μmol/L)可预测可逆性心血管事件增加的风险;在胸痛患者中,入院时测定 MPO 值可独立预测此后急性 MI 的发生;阿托伐他汀治疗能降低血浆中氧化产物。在 AS 缺损区,HDL 中 3-硝基酪氨酸和 3-氯化酪氨酸水平增高,说明 MPO 产生的次氯酸能促使 HDL 氧化。这些结果提示,循环 HDL 中 3-硝基酪氨酸和 3-氯化酪氨酸水平增高亦可作为临床显著动脉粥样硬化的标志。总之,MPO 在介导 CAD 氧化损伤中起着重要作用,有望成为预测心、脑血管疾病风险的生化标志物。

（四）异构前列腺素

异构前列腺素（isoprostane）是 20 世纪 90 年代发现的另一类前列腺素，是花生四烯酸氧自由基的稳定代谢产物，其生成不依赖环氧化酶或脂氧化酶。由于 F_2-异构前列腺素相对稳定，并具备可靠的检测技术，且与 LDL - C 水平和其他危险因素相关，故可作为评价氧化应激和脂质过氧化的可量化的特异性标志物。虽然在 CAD 中，F_2-异构前列腺素的变化并非特异性，但其水平可反映氧化应激。免疫组织化学分析证实，F_2-异构前列腺素存在于巨噬细胞、泡沫细胞、VSMCs 内，与斑块内细胞氧化活性相一致。AS 斑块内 F_2-异构前列腺素化合物增高，与对照组比较，LDL - C 相关 F_2-异构前列腺素水平在家族性高胆固醇血症（homozygous familial hypercholesterolemia, HFH）纯合子患者中也增高，提示循环 LDL - C 可能是体内这些化合物的来源。

临床研究显示，他汀类及维生素 E 治疗可降低 CHD 患者血异构前列腺素水平。De Caterina 等报道，辛伐他汀治疗使高胆固醇血症患者的 F_2-异构前列腺素水平显著降低，但维生素 E 治疗则无此疗效。Desideri 等的研究发现，在辛伐他汀治疗的同时给予维生素 E，F_2-异构前列腺素水平降低更显著。但也有研究认为，普伐他汀治疗使 F_2-异构前列腺素水平增高。因此，他汀类和抗氧化剂治疗 CHD 对 F_2-异构前列腺素水平的影响还不能下定论。

（五）ox - PL

氧化磷脂（oxidized phospholipids, ox - PL）是 ox - LDL 的特殊成分，与 Lp(a)密切相关，循环中 Lp(a)水平增高和 CHD 风险增加有关。采用单克隆抗体 E06 测定含有 apoB - 100 颗粒的 Ox - PL（Ox - PL/apoB 比率），可识别氧化而非正常的磷脂。为了探讨 ox - PL 和 Lp(a)在 CAD 中的作用，在一项研究中对 504 例经冠状动脉造影诊断为 CAD 的患者进行血浆 ox - PL/apoB 检测，证实 ox - PL/apoB 与 CAD 的发生显著相关（第 1、2、3 和第 4 百分位数切点分别为 $<0.047, 0.047 \sim 0.089, >0.089 \sim 0.249$ 和 >0.249，以第 1 百分点数为参考值），其增高的幅度与病变进展程度有关。在 ≤ 60 岁的患者中，ox - PL/apoB 是除了 Lp(a)以外的所有危险因素中的另一独立危险因素。作为生物标志物，ox - PL 显示出与易损斑块的相关性。

（六）GPx

谷胱甘肽过氧化物酶（glutathion peroxidase, GPx）是体内固有的具有抗氧化特性的含硒酶，迄今为止已识别出 4 种 GPx 异构体，其中对作为细胞内分子的 GPx - 1 研究甚广。GPx 能利用谷胱甘肽减少过氧化氢，脂质过氧化为水和脂质醇。研究表明，与野生型鼠比较，GPx - 1 基因敲除鼠 LDL 氧化增加，由于具有生物活性的 NO 缺失而使内皮功能异常。这种酶也可能抑制 5 -脂氧酶的转录，抑制单核-巨噬细胞、ECs、血小板及白细胞内白三稀及前列腺素合成。有报道，红细胞 GPx - 1 的活性与临床 CHD 患者发生心血管事件的概率成反比。一项前瞻性研究显示，在经血管造影证实的 636 例 CHD 患者中，其过氧化物歧化酶活性与 GPx - 1 活性增高相关。无疑地，这些数据需要在今后的研究中进一步重复验证。

三、 其他生物标志物

动脉粥样硬化形成的原因尚不清楚，目前认为涉及多种发病机制，与之相关的生物标志物种类繁多，它们在临床上应用的价值仍处于深入研究中。

（一）MMPs

MMPs 是一类对细胞外基质（extracellular matrix，ECM）具有降解活性的蛋白酶超家族中的锌依赖内肽酶，可降解斑块 ECM 的所有蛋白而削弱斑块的强度，在斑块的稳定性中起重要作用。MMPs 家族中至少已发现 23 个成员，其中主要包括胶原酶（MMP1、8、13）、明胶酶（MMP2 和 MMP9）、间质溶解素（MMP3、10、11）、基质溶解酶（MMP7）、金属乳糖酶（MMP12）和膜型 MMPs。循环中的单核-巨噬细胞与 ECs 黏附，在血管壁内迁移、吞噬脂质、衍化为泡沫细胞的过程中分泌大量 MMPs，如 MMP-1、2、3、7、9、12、13，能降解所有 ECM；同时，多种细胞因子如 IL-1β、TNFα 等以自分泌和旁分泌形式作用于 ECs 及 VSMCs，促进 MMPs 分泌。MMPs 参与胚胎发育和形态发生，具有组织愈合及吸收功能；此外，MMPs 参与血管和心脏的重塑。近来研究表明，MMPs 参与 AS 形成，在 AS 斑块富含巨噬细胞的区域尤其是纤维帽肩部 MMPs 高度表达，其中，MMP-9 即明胶酶 B，在降解 ECM、使斑块纤维帽崩解和随后的斑块破裂中起着重要的作用，是造成斑块不稳定的主要酶。MMP-9 还可降解血管基膜，使内皮通透性增加，白细胞、脂质成分、细胞因子等侵入内膜下，促进 AS 的发生和发展。

在脑梗死患者中，MMP-9 的表达高于其他 MMPs 类型。一项对 64 例颈动脉粥样斑块患者的临床研究显示，血浆 MMP-9 水平与斑块易损性呈正相关，即血浆 MMP-9 水平越高，斑块的稳定性越差。MMP-9 作为易损斑块的潜在血清标志物，在缺血性脑血管病的预防、诊断和治疗上有积极意义。组织金属蛋白酶抑制剂（TIMP）是内源性 MMP-9 抑制剂，可阻止 MMP-9 的活化，抑制或削弱其降解 ECM 的能力。人工研制合成的 MMP 抑制剂可抑制 MMPs 的表达，应能成为新的治疗靶点及稳定 AS 斑块重要而有效的途径。

（二）PAPP-A

妊娠相关血浆蛋白 A（pregnancy-associated plasma protein A，PAPP-A）是一种与锌结合的、可由不同类型细胞分泌的金属蛋白酶，在子宫内膜、黄体、前列腺、睾丸、心肌、肾脏、结肠、胰脏、骨髓、脾脏、胸腺癌、滋养层肿瘤等处均有分布。巨噬细胞、成纤维细胞、成骨细胞、骨髓基质细胞、VSMCs 及胎盘滋养层的合体细胞、蜕膜细胞、卵巢颗粒细胞等，都具有合成 PAPP-A 的能力。

2001 年，Bayes-Genis 等在急性冠状动脉综合征患者中发现血 PAPP-A 浓度升高。进一步的研究表明，PAPP-A 是胰岛素样生长因子-1（insulin-like growth factor-1，IGF-1）的正性调控因子，能启动 IGF-1 的一系列生物学效应如促 VSMCs 增殖、炎性细胞因子释放、泡沫细胞增加、ECM 降解，诱导 LDL-C 再摄取等，从而使斑块不稳定、纤维帽变薄、斑块易破裂。在不稳定斑块纤维帽和肩部的单核-巨噬细胞区域，PAPP-A 表达显著增加，而在稳定斑块中则表达甚少。PAPP-A 是否能直接降解 ECM，目前尚不清楚。在多项针对急性冠状动脉综合征患者的研究中发现,PAPP-A 能预告临床并发症的发生;不稳定心绞痛和 MI 患者血清 PAPP-A 水平显著高于正常对照组。在 CAPTURE 试验中,PAPP-A 水平的高低预示了死亡和 MI 风险。至少有 1 项研究表明,缺血性卒中 PAPP-A 水平显著升高,PAPP-A 可能构成动脉血栓事件风险的标志物。

（三）PlGF

胎盘生长因子(placental growth factor,PlGF)是含半胱氨酸的生长因子家族成员,胎盘是其合成的主要来源。PlGF 存在于心、肺、甲状腺等组织,也在动脉粥样硬化早期和进展期高表达。PlGF 通过 ECs 和 VSMCs 的增殖、迁移、单核-巨噬细胞聚集、血管形成等作用而促进 AS 形成。因此,它也有可能成为斑块不稳定的生物标志物。采用 apoE 和 PlGF 基因敲除鼠进行的实验研究表明,巨噬细胞数量减少减轻了早期 AS 斑块的形成,证实 PlGF 有促 AS 作用。给高胆固醇血症兔颈动脉注射 PlGF 腺病毒基因,可导致动脉内膜增厚、巨噬细胞聚集和动脉外膜新生血管形成。目前,涉及 PlGF 关于预测急性冠状动脉综合征患者不良事件的临床研究甚少。在 CAPTURE 试验中,PlGF 血浓度升高与 30 d 时不良事件(死亡或非致死性 MI)的发生风险增高显著相关;随访 1～48 个月,高浓度 PlGF 仍然是一个潜在的、预测死亡或 MI 的独立危险因素。在缺血性脑血管病的发生和发展过程中,PlGF 也可能扮演着重要的角色,但其在心脑血管疾病及易损斑块形成中的作用有待于进一步研究。

四、展望

生物标志物的确立是一个复杂的过程,从 AS 的发生、发展到亚临床阶段直至明显急性病变,每一阶段均有生物标志物出现,除以上研究较多的标志物外,其他一些标志物如纤维蛋白原、AT、胆红素、D-二聚体、PAI-1、肌钙蛋白等也有相应的报道,但这些标志物是否在易损斑块的形成中具有特异性,有待于更深入的研究加以证实。目前的检测手段在评估颈动脉不稳定斑块、预示未来事件方面尚有不足,因此,建立对颈动脉不稳定性斑块的评估体系以优化诊断与治疗措施是非常必要的。推测未来联合全身系统性生物标志物、高分辨率 MRI 以及针对斑块炎症和血栓成分的分子影像方法,将广泛应用于临床。蛋白组学和基因组学的发展将改变未来的医学实践。某些动脉粥样硬化不稳定斑块生化标志物,如 Lp-PLA2、MPO、MMPs 等不仅将帮助疾病的诊断和对危险因素的评估,而且还可能提供治疗的特异靶点、监测疾病的活动状况。生物标志物和基因型分析与特殊人群中危险因素的相关研究,有望使医疗个体化,从而提供更高层次的有效治疗。

（王 岚）

第三节 颈部血管彩色双功超声技术的应用

在临床上,颈部动脉彩色双功超声检查(color duplex ultra sonography,CDUS)主要应用于下列人群:① 年龄大于 50 岁,存在高血压、糖尿病等血管高危因素者。② TIA 和可逆性神经功能缺陷患者。③ 轻度、可缓解的脑卒中或者小卒中年轻患者。④ 无症状颈部杂音患者。⑤ 颈动脉内膜剥脱术(carotid endarterectomy，CEA)后患者。⑥ 颈动脉支架置入术(carotid artery stenting，CAS)后患者。⑦ 不能进行血管造影或者对造影剂过敏的患者。⑧ 有颈部血管杂音或者行心脏血管手术的 TIA 患者。⑨ 颈部搏动性肿块。⑩ 怀疑有颈动脉疾病的患者，等等。

由于超声检查受到的影响因素较多，因此，在操作中下列问题需要特别关注：① 对于高度狭窄的颈动脉，超声检查常不能区分是缓慢血流还是阻塞，可能夸大狭窄程度，呈假阳性；有时颈总动脉、锁骨下动脉、椎动脉起始段显示受限。② 对于某些颈动脉分叉位置较高或高位骑跨形颈动脉的患者，由于颅骨的遮盖给超声探查带来困难。③ 超声检查颈动脉时彩色多普勒血流会出现一些伪像，如彩色混叠、彩色外泄、镜像伪像等。④ 彩色多普勒血流成像(color doppler flow imaging，CDFI)检查受探测深度的影响，由于血管位置深，组织衰减明显，导致彩色血流图信号充盈减少或不明显。⑤ 常规的超声检查尚不能提供三维图像，不能多角度观察病变区狭窄的情况。⑥ 超声图像的显示和判断与操作者经验和技术有关，而且存在检查盲区，如颈动脉远段和颅内段。因此，CDFI 必须有机地结合 DSA、MRA 和 CTA 检查进行诊断。

另外，还应注意：颈内外动脉的识别；扭曲抬高的无名动脉分叉与颈总动脉分叉部的区别；颈动脉狭窄程度(形态学和血流动力学参数)的判定；颈动脉严重狭窄与闭塞的鉴别；狭窄部位不能直接显示(多个斑块后方伴声影、横突孔、起始段)、管腔后壁显示不清或者动脉起始段位置较深等造成狭窄无法测量；椎动脉狭窄与椎动脉发育细小；颈动脉硬化性狭窄与大动脉炎的鉴别；颈动脉瘤与颈动脉体瘤的鉴别以及心脑血管病对颈动脉的影响等。

一、颈动脉粥样硬化

颈动脉 CDUS 对颈动脉粥样硬化的诊断有决定性作用：① 显示颈动脉及分支，判断血管走行，测量颈动脉内-中膜厚度(intimal-medial thickness，IMT)和颈动脉内径。② 判断有无斑块形成；了解斑块位置、大小、回声及其性质。③ 确定斑块表面有无溃疡和血栓形成。④ 确定颈动脉的狭窄程度。⑤ 评价药物治疗或血管介入治疗的疗效。

颈动脉粥样硬化的病理过程主要分为以下 3 个阶段：① 颈动脉内膜增厚：是动脉粥样硬化的早期改变。② 颈动脉粥样硬化斑块、狭窄：颈动脉内中膜局限性增厚，厚度≥1.3 mm 称为斑块。斑块的大小、质地、形态的异常可造成不同程度的血管狭窄和血流动力学的改变，导致缺血性脑血管病的发生，应采取积极有效的治疗手段。颈内动脉狭窄>70%，血管介入治疗或外科手术治疗的效果明显高于药物治疗。③ 颈动脉闭塞：在颈动脉狭窄的基础上发生，颈内动脉或颈总动脉闭塞可造成一侧脑供血中断，产生一系列病理变化和临床表现。

(一)颈动脉

颈动脉近端内膜-中层厚度(IMT)是一种简便易行且价廉、重复性好的评价 AS 风险因素累积效应的方法。通常以颈动脉 IMT≥1.0 mm，颈动脉分叉处 IMT≥1.2 mm 作为 IMT 增加的标准。当 IMT 局部性增厚>1.3 mm 时，定义为颈动脉粥样硬化斑块形成。

IMT 可反映动脉对脂质浸润和高血压的反应,是 AS 早期改变之一。内膜增厚程度与病理损害之间具有相关性,在药物实验研究或临床试验中均被作为评价 AS 的主要标志而被广泛应用。颈动脉 IMT 也是 MI 和卒中风险的独立预测因子。颈动脉 IMT 的临床重要意义在于:

1. 颈动脉 IMT 与血管危险因素　许多血管危险因素与颈动脉 IMT 有关,如年龄、高血压、糖尿病、高胆固醇血症、ox – LDL 增多、高同型半胱氨酸血症、吸烟等。Wang 等在 Framingham 心脏研究中发现,女性颈总动脉 IMT 与 CRP 之间有相关性,在调整了传统的危险因素后仍然显著相关。代谢综合征患者颈动脉 IMT 也有不成比例的增加。通过 PubMed 检索,对使用超声扫描作为筛查颈动脉工具的研究报告进行文献综述,结果表明颈动脉超声是一种在社区筛查颈动脉疾病的有效方法,它有效且准确地预测了狭窄的存在;使用颈动脉超声检查法的筛查规划有利于公众健康觉醒和疾病预防,从根本上改善了医疗保健标准;对高风险患者作常规检查,能降低与卒中和 TIA 有关的发病率和死亡率。

2. 颈动脉 IMT 作为心脑卒中的临床预告指标　颈动脉 IMT 测定与临床最相关、最有希望的方面是它能预测将来 MI 和卒中的风险。心血管健康研究对 5 858 例大于 65 岁没有明显 CHD 临床症状的患者平均随访 6.2 年。颈动脉 IMT 值最高的患者与最低的患者相比,MI 和卒中的相对风险(调整了年龄和性别)为 3.87。颈动脉 IMT 的阈值必须考虑年龄、性别和种族。应将个体结果与从普通人群中(人群数据库)得到的结果相比较来计算患者的血管年龄,才可能为患者提供一种易于理解的风险评估,并匹配对风险水平的预防建议,提高顺应性。然而,直到目前它仍还属于一种研究工具。引入可重复测定颈动脉 IMT 并与普通人群数据库结果相比较的软件,才有可能使颈动脉 IMT 成为临床实践更有效的测试方法,其应用价值才可能得到更好的扩展。

3. 预防措施或药物干预与颈动脉 IMT　随年龄增长 AS 逐渐严重,颈动脉 IMT 有助于评价预防或治疗的有效性。AS 监测回归研究评价发现人体体质指数减少 5(kg/m^2)、每天减少 10 根烟的吸烟习惯、平均每天减少 100 mg 胆固醇的摄入量,将使颈动脉 IMT 进展速率降低 0.13 mm/年。女性绝经期颈动脉 IMT 的发展加速,饮食和锻炼将使其发展减慢。洛杉矶动脉粥样硬化研究发现,加强运动和增加纤维摄入可延缓颈动脉 IMT 的发展速度。胃旁路术后体重减轻也能降低颈动脉 IMT 的发展速度。

氨氯地平和雷米普利可降低颈动脉 IMT,维拉帕米和普鲁布考可减缓其发展。长效 β 受体阻滞剂美托洛尔与对照剂相比,亦能显著降低颈动脉 IMT,并有减少心血管事件的趋势。胰岛素增敏剂噻唑烷二酮类如吡格列酮,也会降低颈动脉 IMT。他汀类药物对颈动脉 IMT 的影响最为显著。在 919 例无症状高胆固醇血症患者中,洛伐他汀可显著降低颈动脉 IMT,显著降低心血管事件的发生率和死亡率。与他汀类药物的数据相反,氯贝丁酯类药物在降低颈动脉 IMT 方面无类似效果。

(二)颈动脉粥样硬化性病变

1. 实时灰阶图像　颈动脉粥样硬化的声像图特征与其病理基础密切相关。颈动脉粥样硬化早期病变较轻,超声无法显示脂纹等早期病理变化。主要表现为颈动脉内膜粗糙、回声不均匀、内膜线连续性中断,局部可有轻度局限性隆起,增厚的 IMT 回声偏低或中等偏强;随颈动脉粥样硬化进展累及颈动脉中膜时,动脉管壁三层结构消失,正常管壁结构破坏,管壁均匀增厚或局灶增厚,可见大小不等、回声及形态各异的斑块形成,管腔呈不同程度的狭窄,容易被超声识别。

斑块的超声形态描述应包括斑块的位置、大小、回声、表面形态、均匀性、与管腔狭窄程度的关系以及局部血流的变化。在判断狭窄程度时,二维的超声表现应结合多普勒频谱分析。当灰阶图像难以显示动脉管腔时,多普勒参数比图像本身更加可靠。斑块因内部成分不同,回声强弱也不等,由强至弱依次为钙化斑块、纤维斑块、斑块内出血或脂质性斑块、机化血栓。

根据斑块对声波吸收和反射所表现出的声学密度,可分为:① 中等回声或强回声斑块,多为纤维性或钙化斑块。② 低回声或无回声斑块,提示富含脂质或溃疡出血。低回声斑块又称软斑块,而强回声斑块又称硬斑块(纤维性或钙化)。斑块内出血可使斑块回声不均匀,低回声且回声不均匀的斑块与斑块内脂质成分、巨噬细胞密度和斑块内出血高度相关,是不稳定斑块的重要征象。Gronholdt 等对 111 例无症状和 135 例有症状颈动脉狭窄≥50%的患者进行平均 4.4 年的随访。在有症状患者中,与强回声斑块同侧缺血性发作比较,无回声斑块同侧缺血性发作的差异比为 3.1(95% CI 1.3~7.3),而与其他心血管风险因素无关。超声影像可通过视觉评价,或通过计算机辅助的灰标中值测定进行客观评价。然而,关于后者对区分易损与稳定斑块最为敏感的阈值尚未达成共识。

根据斑块的病理形态学特征可分为:① 规则型斑块:指基底较大、表面光滑、回声均匀的扁平小斑块,被认为是相对稳定的斑块。其病理特点为早期少量脂质积聚、局部隆起或弥漫性增厚。② 不规则型斑块:斑块表面破溃、出血或血栓附着,其表面不规则可能代表了一种可能的栓子源,可被认为是缺血性发作的一个风险因素。Prabhakaran 等采用 B 型超声检查 1 939 例老年无卒中患者,发现 1 091 个斑块(94%的斑块导致≤40%的血管狭窄)并随访6.2年,当调整了其他心血管风险因素和颈动脉狭窄后,不规则斑块的缺血性发作风险增加近 3 倍(差异比为 2.7,95% CI 1.3~5.5)。另一项在 1 289 例日本老年男性中进行的平均随访 4.5 年的前瞻性研究也证实,不规则的颈动脉斑块是缺血性发作的一个独立预测因素。③ 溃疡型斑块:斑块表面的纤维帽破裂,形成大小不一的尖锐切迹,易导致血栓,且形成的血栓易受到血流冲击而脱落。超声显示斑块表面不光滑,有“火山口”样充盈缺损。溃疡型斑块的诊断标准为斑块表面缺损的长度和深度≥2 mm;若血管扫查纵断面和横断面均会发现斑块表面有缺损,彩色多普勒检查显示缺损内有血流信号充填,提示斑块内溃疡形成。

根据斑块的性质以及引起血管事件可能性的大小,斑块可分为:① 稳定斑块,其表面光滑,内部回声均匀。② 易损斑块(或称为不稳定斑块),其表面不规则,内部回声不均匀。对 CEA 病例的斑块组织学分析表明,稳定斑块通常是指均匀性斑块和钙化性斑块,其特征为同心性斑块,脂质坏死核心小或无,纤维帽较厚,平滑肌细胞多,炎性细胞少,斑块中胶原通常占 70％以上,强度大而不易破裂。"不稳定斑块"由溃疡性斑块、出血性斑块、混合性斑块和血栓性斑块等组成,通常指偏心型斑块,脂质坏死核心大(占斑块体积 40％以上),纤维帽较薄或易变,平滑肌细胞少,炎性细胞(包括活化的巨噬细胞、T 淋巴细胞和肥大细胞)浸润多,胶原含量少,有血管新生、内膜下出血,容易破裂;其概念包括斑块的成分易于脱落致栓塞,斑块的结构不稳定,易于在短期内急速进展和变化,导致管腔严重狭窄甚至闭塞。目前,多数学者认为不稳定斑块易引发临床事件。纤维帽的厚度和完整性,斑块内脂质池和坏死核形成,斑块内出血、钙化、纤维化,斑块表面血栓形成等,都是影响斑块稳定性的重要因素。斑块的性质,而不仅仅是血管阻塞的程度,决定是否易导致临床脑缺血事件。对斑块特征的早期识别可筛选高危人群,使其从强有力的预防中受益。

2. **彩色多普勒超声** 彩色多普勒超声可以大大提高粥样硬化斑块的检出率,避免了灰阶声像图上低回声显示不清而导致的漏诊。当斑块太小尚未引起血流动力学改变时,脉冲多普勒难以做出正确诊断,而彩色多普勒则能显示出相应部位血流的"充盈缺损"。当斑块凸入管腔而引起一定程度的血管狭窄时,局部血流束变细,狭窄段血流增快而使血流信号增强(变亮)可形成湍流,即"五彩镶嵌"样血流。当管腔内呈极重度狭窄近乎闭塞时,呈现零星样断续血流信号;当血管急性完全闭塞时,在闭塞部位彩色血流信号骤然中断。

CDUS 在脑血管疾病中的应用价值为:① 能有效地显示颈动脉管腔、管壁和内壁轮廓,根据血流充盈情况确定斑块的形状、大小和性质,明确有无极低回声或无回声斑块以及溃疡型斑块。② 直观显示狭窄处血流动力学改变,显示残余管腔的血流充盈状态。③ 确定颈动脉有无狭窄以及颈动脉狭窄程度,计算颈动脉狭窄面积和狭窄处面积狭窄百分比。

3. **脉冲多普勒表现** 颈动脉粥样硬化的频谱改变情况与斑块大小、狭窄程度及血流动力学改变有直接关系。小斑块不会引起血流动力学的改变,频谱形态基本正常。颈动脉轻度狭窄(<50％)一般不会引起明显的血流动力学改变,脉冲多普勒检查难以发现。颈内动脉收缩期峰值流速(peak systolic velocity,PSV)为 150 cm/s,舒张期末血流流速(enddiastolic flow velocity,EDV)<50 cm/s,EDV ICA/CCA 比值>2,则高度提示狭窄大于 50％;颈内动脉 PSV 为 225 cm/s,EDV>75 cm/s,EDV ICA/CCA 比值>3,则高度提示狭窄大于 70％。重度狭窄(>85％～90％)时,PSV 开始降低,并非所有的颈动脉狭窄处血流速度都升高,由于非常狭窄的管腔内有少量的低速血流通过,血流信号比较弱,频率也低,很容易被忽视,会造成颈动脉闭塞的错误诊断,超声造影技术可弥补这一不足。

(三)颈动脉狭窄或闭塞

1. **颈动脉血管狭窄的分级及分度标准** 根据面积法对颈动脉狭窄进行分度。① 轻度狭窄:面积狭窄率 40％～60％,血流速度无明显增快,斑块处无喷射血流。PSV<125 cm/s。频谱特征:可能存在频带增宽,无明显血流紊乱。② 中度狭窄:面积狭窄率 61％～81％,有斑块形成,彩色多普勒显示有血流变窄,PSV>125 cm/s,EDV<100 cm/s,EDV ICA/CCA 比值<4,远端血流改变。③ 重度狭窄:面积狭窄率 81％～99％,有斑块形成,彩色多普勒显示有血流变窄,PSV>230 cm/s,EDV>100 cm/s,EDV ICA/CCA 比值>4,远端血流改变。

④ 闭塞：面积狭窄率100％，灰阶超声显示管腔内充满实性回声，彩色多普勒超声显示无彩色血流信号。此时，应与未阻塞血管所用条件对比进行仪器调节，避免仪器调节等技术原因导致无血流信号；并需频谱证实是否确实无血流信号。脉冲多普勒显示无脉冲血流信号时，应注意与管壁搏动产生的伪像鉴别，不要将伪像误认为频谱信号。⑤ 未探及血流信号：通常情况下是血管闭塞，但有时亦可能是管腔接近闭塞，由于血流量减少或流速减低导致血流信号减弱。必要时采用超声造影，可显示容易被忽略的低流速血流。2003年，北美放射学会制订了ICA狭窄标准（表3-3-1）。

表3-3-1　ICA狭窄标准

狭窄率	PSV(cm/s)	2D及CDFI评估狭窄率	PSV ICA/CCA比值	EDV(cm/s)
正常	<125	正常，未见斑块或IMT增厚	<2.0	<40
<50％	<125	<50％，可见斑块或IMT增厚	<2.0	<40
50％～69％	125～230	≥50％，可见斑块	2～4	40～100
≥70％	≥230	≥50％，可见斑块管腔变细	>4	>100
接近闭塞	高、低或无	可见斑块，管腔显著狭窄	不定	不定
完全闭塞	检测不到	无法检测，未探及血流信号	无法检测	无法检测

2. 超声诊断颈动脉狭窄或闭塞与动脉造影结果的一致性　超声不但可以直接测量管腔的残余直径或面积，还可以通过多种多普勒标准提示狭窄的程度，在检查颈动脉疾病方面，CDUS与动脉造影和手术的结果具有高度一致性。已公布的颈动脉CDUS标准分析表明，在检测≥50％的颈内动脉狭窄时其诊断灵敏度为98％，特异性为88％；检测≥70％的颈内动脉狭窄时灵敏度为94％，特异性为90％。对232例患者采用CDUS与多排CTA检查比较其确定颈动脉评价准确性的研究表明，由前者测定的PSV≥155 cm/s在预测≥50％的颈动脉狭窄方面比其他报道的流速指标更可靠。一些研究表明，高分辨率CTA是颈动脉支架的理想监护方法。27例患者经CDUS和CTA检查确定了颈动脉支架内再狭窄的程度，支架内再狭窄≥50％的CDUS流速标准是PSV≥200 cm/s，PSV ICA/CCA比值≥2.5；7例患者也做了数字减影动脉造影术（DSA）。结论是，CTA在对支架成像时优于CDUS，但在测定支架内再狭窄时与CDUS联合使用更准确。需要另外的大型多中心试验确证CTA在诊断颈动脉支架狭窄中的作用。

在一项研究中，用CDUS跟踪随诊颈内动脉支架，证明颈内动脉多普勒流速标准与动脉造影相比精确性很高，无假阴性结果；然而，在诊断轻度和重度狭窄时可能会出现假阳性和漏诊。颈动脉重度狭窄的血流动力学检查，应尽可能探查到颅外段颈内动脉的最远段（即颈内外动脉分叉上方4～6 cm以远），该处血流的低流速低搏动改变，对判断近段动脉70％～99％的狭窄是十分重要的提示。对超声诊断颈动脉狭窄50％～69％或70％～99％的评估标准的选择，应以多参数综合分析评价为原则。

在已发表的1980～2004年使用CDUS、MRA和CTA对颈动脉成像的研究中，CE-

MRA 检测 70％～99％的颈内动脉狭窄的灵敏度和特异性分别为 94％和 93％,CDUS 为 89％和 84％;MRA 为 88％和 84％;CTA 为 76％和 94％。无症状并颈部血管杂音患者需要进行颈动脉分叉成像检查,高分辨率 CDUS 是最佳选择,如果该项检查表明颈动脉狭窄并考虑做 CEA,可选择进行 DSA、CE－MRA、CTA 或直接的外科介入。如果患者基于高风险的医疗并发症而考虑 CAS,则动脉内 DSA 是合适的下一步检查。有创性动脉造影的其他适应证仅是在这 2 种非损伤性检查的结果不一致时,如 CDUS 表明血管狭窄 70％～99％而 CTA 显示狭窄为 50％者。

DSA、MRA、CDUS 三种方法均可显示颈动脉狭窄部位、程度和附壁斑块情况。颈动脉重度狭窄时,CDUS 不能区分是低流速还是闭塞,有高估狭窄程度的可能。MRA 对重度狭窄处非层流、涡流或反向血流敏感性差,易误诊。超声检查能在横断面显示局限性偏心斑块造成的狭窄,而血管造影有时不易观察到。超声检查显示的血栓性质有可能帮助决定手术的时机。新鲜血栓呈低回声,陈旧血栓伴钙化呈强回声或混合回声。在临床应用中,为改善诊断准确率常将几种方法有机结合来综合评判血管的狭窄程度。

（四）颈动脉狭窄手术治疗前后超声检查的应用

CDUS 可以显示手术侧颈动脉内所置入的支架位置和范围,支架与颈动脉管壁贴敷是否良好及弹开情况,有无扭曲、损毁、塌陷等并发症,并可观察狭窄程度的改善情况,如管腔内径以及血流动力学参数等。术中原颈动脉狭窄处在支架的挤压、支撑下管径较前明显增大,超过所在处颈动脉正常管径的 1/3,则达到临床所期望的效果。术后随访可及时发现支架内陷或弹性回缩以及支架内异常内膜增生引起的血管再狭窄。CDUS 与经颅多普勒超声(transcranial Doppler,TCD)结合可以较准确地评价 CAS 后的再狭窄,有利于长期效果的随访观察。

二、颈动脉夹层

（一）灰阶超声

病变部位的颈动脉内径增宽,腔内显示分离的内膜呈漂浮线样回声,将颈动脉分为真腔和假腔。真腔和假腔的大小取决于病变的程度,一般真腔狭小,假腔较大,二者通过内膜破口相交通。撕裂的内膜随心动周期摆动于真假腔之间,收缩期朝向假腔,舒张期朝向真腔。假腔内血流可淤滞,常可见到“云雾”影,有时可见回声不等的附壁血栓形成。

（二）彩色多普勒超声

真腔收缩期血流速度快,色彩明亮,假腔血流速度缓慢,颜色相对暗淡。如果假腔中附壁血栓形成,局部可显示血流充盈缺损。彩色血流可显示真假腔之间的细小交通,收缩期血流由真腔入假腔,舒张期则由假腔入真腔。

（三）脉冲多普勒超声

真腔内血流频谱可与正常颈动脉血流频谱基本相同;假腔内血流速度缓慢,频谱形态不规则,波峰高低不等,血栓形成时观测不到血流频谱。真假腔破口处探及收缩期由真腔入假腔的高速湍流血流频谱,舒张期可探及由假腔入真腔的低速血流频谱。

三、颅内动脉瘤

(一) 真性动脉瘤

1. 灰阶超声　颈动脉局部管壁呈梭形、纺锤形或囊状扩张，多见于颈动脉及其分叉处。扩张处动脉内径较紧邻的颈动脉内径增大 1.5～2 倍，多为单发，偶可见多发。管壁变薄，病变局部管壁与周围正常管壁连续，有完整的三层管壁结构，具有明显搏动性。如原发病变为动脉粥样硬化，可见内膜增厚、回声增强，瘤体内膜不光滑、增厚，可见大小及强弱不等斑块回声，亦可见血栓形成。瘤体内还可见因血流缓慢产生的"云雾"状血液自发显影。

2. 彩色多普勒超声　颈动脉血流与瘤体血流相连续，血流在瘤体内为红蓝相间的涡流或湍流状态。较大瘤体流速缓慢时彩色血流色泽暗淡。瘤体内有斑块或附壁血栓形成时可见血流充盈缺损，局限彩色血流变细、走行不规则。

(二) 假性动脉瘤

1. 灰阶超声　颈动脉附近具有搏动性的无回声或低回声囊状肿块，呈圆形或椭圆形，边界较清晰，与颈动脉紧密相连。瘤壁为低回声，厚而粗糙，无颈动脉三层结构。瘤腔内为液性暗区，可见形态不规则、回声不等的附壁血栓。如窦道或破口内径＞2 mm，可见低回声瘤腔通过窦道或破口与颈动脉相通。

2. 彩色多普勒超声　瘤体内为红蓝相间的彩色血流信号，在瘤体内形成漩涡或涡流；收缩期瘤体与病变动脉间压差增大，血流经窦道由血管进入瘤体为色彩明亮的高速血流信号；舒张期部分血流可由瘤体经窦道反流入颈动脉，为色彩暗淡的低速血流。如瘤体内有血栓形成，显示血流充盈缺损。压迫近心端动脉时，彩色血流信号减弱或消失。瘤体内彩色血流充盈情况与瘤颈的大小及腔内有无血栓形成有关。瘤颈较大时，彩色血流显示较好；瘤颈较小时，彩色血流显示欠佳。

3. 脉冲多普勒超声　在瘤颈或破口处可检测到"双期双向"血流频谱，显示率为 100%。此种血流频谱对假性动脉瘤的诊断具有特征性。

四、后循环缺血

后循环指椎-基底动脉系统，其卒中占缺血性卒中的 20%。最近的资料表明后循环卒中早期再发的风险极高，与颈动脉系统相当。文献综述以动脉内血管造影术为参照标准，分析了 CDUS、MRA、DSA、CTA 等无创性成像技术对严重椎动脉狭窄诊断的准确性。11 项研究报道了 CTA（单个研究）、CE－MRA 以及 CDUS 的诊断灵敏度分别为 100%（95% CI 15.8～100）、93.9%（95% CI 79.8～99.3）和 70.2%（95% CI 54.2～83.3），特异性分别为 95.2%（95% CI 83.8～99.4）、94.8%（95% CI 91.1～97.3）和 97.7%（95% CI 95.2～99.1）。

(一) 椎动脉颅外段狭窄

1. 灰阶超声　椎动脉管壁增厚、粗糙、回声增强，伴有斑块，管腔变窄。

2. 彩色多普勒超声　扁平斑块处血流束不平滑、略变细，远端血流信号充盈饱满且明亮；较大斑块处血流信号充盈缺损，形成狭窄，狭窄处血流束明显变细，血流信号呈五彩镶嵌样，狭窄远端血流信号色彩暗淡；对侧椎动脉可增宽，血流信号明亮。

3. 脉冲多普勒超声 局限性狭窄程度较轻者,狭窄处 PSV 无增快或轻度增快,狭窄远端血流速度及频谱形态无明显改变;局限性狭窄程度较重者,狭窄处 PSV 与 EDV 均显著增快,频谱形态呈湍流特征,即频窗减小或消失,频带增宽,频谱包络线毛糙,狭窄远端流速明显减低,频谱上升及下降均缓慢,呈"低速圆钝"型阻塞后频谱。程度较重的弥漫性狭窄,血流流速常普遍减低,血流阻力指数增高。病程较长的严重狭窄或闭塞,椎动脉周围常有丰富的侧支形成,表现为有细小的动脉血流入椎动脉,侧支动脉流速明显快于椎动脉流速。一侧椎动脉严重狭窄或闭塞,对侧椎动脉流速常代偿性增快。

（二）椎动脉颅内段狭窄

在彩色多普勒超声对椎动脉血流的检测中,椎动脉颅外段可探及具有特征的高阻力血流频谱,有学者称之为"低速尖峰型频谱"。表现为:PSV 可降低至 20 cm/s 以下,舒张期出现少许低速反向血流或无血流。除外椎动脉颅外段狭窄时,出现这种频谱提示椎动脉入颅段血流受阻,常见于椎动脉入颅段、椎-基底动脉狭窄。可以做 TCD 等检查进一步证实。椎动脉狭窄伴侧支形成时,椎间段流速减低可不明显,应结合形态学与血流动力学指标综合分析判定狭窄程度。

（三）椎动脉支架置入术

超声检查不仅能显示血管及支架的形状改变,还能提供重要的血流动力学信息,无创、方便、廉价,是支架置入术前后、术后评估随访的首选手段。

1. 术前超声评价 检测内容包括:① 了解椎动脉走行情况:椎动脉起源及走行有无变异,颈段走行有无过度迂曲成角,后者可以导致支架放置失败,并发症增加。② 明确狭窄的部位及程度:目前,椎动脉狭窄的腔内介入治疗主要限于起始部中度以上狭窄,合并椎间段或颅内段的多点狭窄排除在外。③ 观察狭窄处斑块状况:包括起始部斑块大小、性质、形态、管腔狭窄的类型。通常认为软斑块引起的局限性、向心性狭窄较适宜椎动脉起始部放置支架,而质地坚硬的钙化斑块引起的偏心性狭窄易引起支架弹性回缩再狭窄,不适合放置支架。④ 确定狭窄段及相邻段管径:术前应提供狭窄段长度、狭窄段残余内径及其前、后正常血管段内径,这些参数对判断治疗预后及术中管腔扩张程度、支架型号选择等有指导意义。通常认为,狭窄段越短介入治疗效果越好,狭窄段越长越容易发生支架置入术后再狭窄。若管径太小而过分扩张或选用了过大支架,容易发生椎动脉血管壁损伤致夹层甚至血管破裂等;若选用的支架过小,则容易发生支架移位。椎动脉支架置入术不适宜管径过细,如直径<3 mm 者。⑤ 狭窄段血流动力学指标:包括狭窄前、狭窄段及狭窄远端血流流速及频谱形态改变,以作为支架置入术后血流动力学改善情况的对照。除病变血管本身情况外,还需全面检查其他颈部动脉及颅内动脉有无狭窄性病变及血流动力学改变,以便综合评价介入术的利弊及随访对照。

2. 术后的超声评价 椎动脉属小血管,支架置入术比颈动脉等中等大小血管更困难,早期应注意有无支架移位、扭曲和塌陷变形,有无血管壁损伤及急性血栓形成等。椎动脉支架较理想的位置是:支架的锁骨下动脉端不超过椎动脉开口平面 5 mm 为宜,若过多突出至锁骨下动脉内,因支架无内膜覆盖,容易形成血栓,可引起支架内血栓性狭窄甚至闭塞,血栓脱落可引起远端动脉栓塞。椎动脉管腔细小,支架内结构常显示困难,多通过观察支架段有无湍流信号、支架段及其远端血流流速及频谱形态改变,并与支架置入前的参数比较,综合判断支架有无狭窄。支架再狭窄与支架内血栓形成和内膜增生有关,在活体支架腔内形成稳定的内膜约需 3 个月,支架置入术后近期支架腔内急性血栓形成是阻塞的主要原因,置入术后远期支架腔内狭窄主要是由于慢性血栓形成和内膜增生。

五、 先天性椎动脉疾病

先天性椎动脉疾病包括椎动脉发育不良、椎动脉走行变异和椎动脉缺失。椎动脉发育不良表现为椎动脉全程管径均匀性变细,内径<2.0 mm,内膜光滑、无增厚,血流充盈良好,血流束平滑、连续,血流速度通常在正常范围,但多伴有血流阻力指数增高,其与管径细引起血流阻力增大有关。在一般人群中,约95%的椎动脉于第 6 颈椎水平入横突孔,5%则高于此 1～3 个椎体入横突孔,还有少数椎动脉发生起源变异,采用逆向追查至起始处可明确有无椎动脉走行变异。椎动脉缺失极为罕见,应与椎动脉走行变异及椎动脉闭塞鉴别。

六、 椎动脉型颈椎病

超声可以显示椎动脉型颈椎病患者的椎动脉形态异常,如椎间段扭曲,以 $C_{4～5}$ 横突间发生率最多,扭曲段彩色血流呈 C、S、W 形等,血流信号红蓝相间。其血流动力学改变主要表现为:椎动脉及基底动脉的 PSV、EDV 及时间平均流速(time-averaged velocity,TAV)较正常显著减慢,呈 PSV 及 EDV 均减低的高尖波形。超声诊断的参考标准为:PSV<30～35 cm/s、EDV<10～20 cm/s、TAV <15 cm/s、搏动指数(pulsatility index,PI)>1.3、阻力指数(resistance index,RI)>0.72。典型患者在各种体位均有症状,椎动脉超声或 TCD 检查阳性率较高;不典型患者可在旋颈后(即旋颈试验)检查以提高阳性率,具有重要的临床应用价值。

第四节　经颅多普勒超声技术的应用

经颅多普勒超声(transcranial Doppler,TCD)和经颅彩色超声(transcranial color-coded sonography,TCCS)检查采用脉冲多普勒探头,能够提供关于解剖学、血流动力学状态和功能状态方面有价值的信息,是一种非创伤性、不电离、易操作且价廉、安全性好的评价脑血流的技术,便于在手术室、急诊室、神经监护病房和溶栓中应用。

然而,TCD 检测的主要缺陷是检测结果的准确性高度依赖于操作者的技术和经验。另外,超声在穿过颅骨和软组织时能量会衰减(平均丧失 80%);高达 5%～20%的患者颞窗不能探及。TCCS 方法也存在一些缺陷,其中之一是彩色多普勒的物理学,低流量血管会在背景噪音中丢失,与超声束角度大的血管可能由于信号很弱以致检测不到,其解决办法是使用能量多普勒。能量多普勒尤其有助于对 MCA 的 M_2 段、PCA 的 P_2 段和后交通动脉的显影。超声造影剂和其他技术,如三维超声、能量多普勒和谐波成像与 TCCS 一起使用,诊断准确性会更高。

一、TCD 的临床应用优势

（一）脑供血动脉狭窄或闭塞及侧支循环建立的检测

脑供血动脉狭窄或闭塞的常见原因有动脉粥样硬化、烟雾病、镰状细胞贫血、血管炎、血栓或栓塞再通、炎症或肿瘤诱导的血管狭窄或延伸等。颅内血管狭窄使得血流通过狭窄部位时，因血流量不变、血管腔横截面积减少而导致血流速度增加。TCD 对颅外动脉严重狭窄或闭塞诊断的可靠性也已得到验证，对某些特殊部位的狭窄如右锁骨下动脉（subclavian artery，SubA）起始段狭窄，TCD 诊断的敏感性超过血管造影（因右 SubA 经常位于无名动脉之后，故该部位狭窄易被正常位血管造影漏诊）。是否存在颅外血管严重狭窄或闭塞，对于颅内血管血流速度增快或减慢原因的判断至关重要，国外和国内研究已经证实 TCD 对侧支循环开放的判断与 DSA 比较有很高的敏感性和特异性，可作为颅外大动脉严重狭窄或闭塞后评估侧支循环建立的首选的无创性检查方法。

（二）脑血流自动调节功能的检测

CO_2 反应性、脑自动调节功能及大脑皮质活动激发的脑血流状态的改变，可以通过相对应的 CO_2 浓度、血压改变或大脑皮质活动的血管分布反映出来，TCD 能够有助于获得关于脑循环在正常与非正常情况下调节机制的重要信息。TCD 的血管舒缩反应性测试已被用作评价有症状或无症状颅外 ICA 狭窄或闭塞、脑小动脉病、头部外伤以及蛛网膜下腔出血患者脑血流动力学的重要工具。

（三）在 CEA 与介入治疗等手术中的应用

TCD 用于监测 CEA，能提供与围手术期脑血管病相关的所有主要因素的信息，包括介入性和手术后栓子形成、夹闭过程所致低灌注、介入或术后血栓形成以及术后高灌注综合征。

（四）微栓子监测

1990 年 Spencer 等发现在血流中通过的血小板或血栓碎片等固体颗粒能被 TCD 检测到，表现为短暂出现在血流频谱中单方向的高强度信号，即微栓子信号。有研究证实微栓子信号能揭示卒中的栓塞机制，揭示栓子起源和动脉粥样硬化性斑块稳定性，是认识缺血性脑卒中发病机制以及个体化治疗的需要。

（五）镰状细胞病儿童卒中预防的筛查

卒中是镰状细胞病最严重的脑血管并发症。11% 的镰状细胞病患者在 20 岁前出现卒中。镰状细胞性贫血卒中预防（STOP）试验显示 ICA 远端或 MCA 平均流速 $\geqslant 200$ cm/s 的儿童年卒中风险为 10%。该研究建议所有年龄在 2~16 岁的患有 HbSS 镰状细胞性贫血的儿童应该做筛查，以防卒中风险。由于血细胞比容和脑血流量呈负相关，故在检查前也应该评价血细胞比容。有研究比较了患有镰状细胞病的儿童 TCD 和 TCCS 的检测结果。Neish 等发现 MCA 非角度校正的平均血流速度测定、颈内动脉远端和 ACA 在 TCCS 与 TCD 之间没有本质差异。Jones 等发现用 TCCS 的非角度校正的平均血流速度测定较 TCD 低。这种平均血流速度测定的潜在差异在用 TCCS 做卒中风险筛查时应该考虑。

（六）颅内压增高和脑死亡的检测

当颅内压增高到临界关闭压接近外周平均动脉压时,有效脑灌注压等于零,脑循环停止。脑死亡诊断标准也已将 TCD 列为脑循环停止的辅助检查方法。

二、 经颅多普勒超声检测的主要参数

必须熟悉以下常用的参数,方能综合分析其临床意义,正确使用 TCD 诊断技术。通过所使用的窗口、接受超声波的深度、血流方向以及 TCD 频谱特性来鉴别各种血管。

（一）探头深度

深度(depth)对于识别颅内血管非常重要。经颞窗的同侧 MCA 深度 30～60 mm;同侧 ACA 深度 55～70 mm;对侧 ACA 深度 75～85 mm;对侧 MCA 深度＞90 mm。

（二）血流方向

血流方向(direction)是指被检测到血管相对探头的方向,当检测到一正向血流频谱时,提示该血流方向朝向探头,反之亦然。血流方向是识别正常颅内血管和病理性异常通道的重要参数。MCA 通过颞窗来鉴别,流动方向朝向探头,深度 30～60 mm。在大约 60 mm 处,ICA 分为 MCA 和 ACA,ACA 的血流背向探头,这个分叉点是 TCD 最重要的参考点之一。在 65～80 mm 深度探测 ACA 时,探头方向指向经颞叶窗口的前上方。在 55～70 mm 深度探测 PCA 时,探头方向指向经颞叶窗口的后下方。有时候,会使用一些确证方法对血管的鉴别。由于脑底动脉环的异常率较高,必须对血管解剖方面有全面的了解,而且需要熟练,有相当的技巧和经验。

（三）血流速度

血流速度(velocity)是指红细胞在血管中流动的速度,主要受多普勒频移和声束与血流夹角的影响。只能以小角度检测颅底的大部分动脉,可以略去角度引起的误差。血流速度是 TCD 频谱中判断病理情况存在的重要参数,管径大小、远端阻力或近端流入的改变均会造成血流速度变化。

血流速度包括收缩期峰值血流速度(systolic velocity,Vs)、舒张期血流速度(diastolic velocity,Vd)和平均血流速度(mean velocity,Vm)。Ringelstein 等研究发现两侧的血流速度差异很小。左侧和右侧 MCA、ACA、PCA 和 ICA 的 Vm 差异的 90％分位数分别为 12 cm/s、18 cm/s、6 cm/s 和 12 cm/s。双侧 MCA 或 ACA 的血流速度相差大于 14％应视为异常,ACA 和 PCA 的血流速度差异分别不能超过 24％和 34％。双侧血流速度差异可以作为是否有血流异常的最敏感和可靠的指标。

动脉血 PCO_2 是一个影响脑血流量的潜在生理调节因子。动脉血 PCO_2 每变化 1 mmHg (0.133 kPa),血流速度改变 3％～5％。Xe 吸入法测定局部 CBF 和 TCD 的血流速度,证实两者之间呈反比关系。制订 TCD 的正常值时,需要校正血细胞比容。随着年龄的增加,血流速度减慢,女性较男性血流速度快,年龄和性别在确定脑血流速度正常值时起重要的作用。

（四）搏动指数和阻力指数

搏动指数(pulsatility index,PI)和阻力指数(resistance index,RI)是描述频谱形态的两

个参数。PI 计算公式:$PI=(Vs-Vd)/Vm$。RI 计算公式:$RI=(Vs-Vd)/Vs$。正常情况下由于颅内血管远端阻力小,因此颅内血管血流频谱的 PI 小于颅外和外周血管,低阻力频谱可见于静脉畸形和供血动脉狭窄或闭塞后的远端血管,而高阻力频谱则常见于颅内压增高和大动脉严重狭窄或闭塞的近端血管。

（五）血流频谱形态

血流频谱形态(pattern of waveform)反映血液在血管内流动的状态。TCD 频谱内的每一点的颜色代表在该心动周期内某一时刻处于该血流速度红细胞的数量。TCD 频谱信号的强度用颜色表示,信号从弱到强的颜色变化为蓝色—黄色—红色。正常 TCD 频谱表现为红色集中在周边并有蓝色"频窗"的规律层流频谱。血管出现严重狭窄时,检测到 TCD 频谱完全失去了正常层流时的形态,而表现为典型的狭窄血流频谱,周边蓝色,基底部"频窗"消失而被双向的红色涡流所替代。

（六）超声造影剂

在很多国家,超声造影剂与 TCCS 的联合应用已经被作为某些心血管疾病的诊断工具,然而,尚未被美国食品药品监督管理局批准使用。类似于 TCD,TCCS 也面临超声透过不足的缺陷。超声造影剂能够通过增加多普勒信号强度,提高经颅超声的信噪比,来弥补这个缺陷。与超声造影剂相关的伪像包括模糊效应(注射液到达造影部位后立即发生,使血管结构模糊)、伴随噪声以及 PSV 的增加[可增加 26 cm/s(±10%)]。超声造影剂的应用将包括对卒中患者脑灌流的评价和药物(如血栓溶解剂)传递。

三、 血流速度异常的临床意义

（一）血流速度增快

血流速度增快可见于 3 种情况:① 伴有频谱紊乱的血流速度增快,首先要考虑该被检动脉狭窄。② 代偿性血流速度增快,此时血流谱形态完全正常,不出现涡流杂音,且具有以下特点:相邻大动脉存在闭塞性病变,通常出现在 ACA、PCA、VA 和 BA,频谱正常或不正常。代偿血流频谱正常,如果代偿动脉有狭窄则频谱紊乱,因此,考虑代偿性血流速度增快的前提是必须有相邻大动脉闭塞性病变存在。③ 除血流速度增快外,动静脉畸形供血动脉呈现典型高血流低 PI 频谱。供血动脉血流速度增快的程度及 PI 降低的程度与动静脉畸形的大小有关。

血流速度增快是动脉狭窄部位最直接和最重要的改变,尤其是局限性血流增快。当血管狭窄程度<50%时,通常不出现血流动力学改变;只有当管径狭窄程度≥50%,TCD 才可以检测到狭窄部位血流速度增快。如果年龄在 60 岁以上,则上述 Vs 和 Vm 标准要降低10~20 cm/s。

局限性血流速度增快具有非常重要的诊断价值。狭窄处(stenosis)血流速度增快,狭窄近端或前段(pre-stenosis)、狭窄后端或远段(post-stenosis)血流速度正常或减慢。若动脉狭窄程度为 50%～95%,狭窄程度越重,血流速度越快,呈直线相关性。由于 TCD 不易检测到极少数高流速红细胞反射回来的信号,故血流速度反而不增高,而是检测到频谱非常紊乱的血流信号。两侧血流是否对称只是相对有意义,因为颅内血管狭窄常常呈双侧病变。因此,如果双侧 MCA 血流速度均增快,达到狭窄诊断标准,则可诊断双侧 MCA 狭窄。

（二）血流速度减慢

收缩期上升速度减慢,峰延迟,峰尖消失而成圆钝低 PI 波浪状频谱,此为典型的大动脉严重狭窄或闭塞后其远端动脉的血流频谱。在颅内动脉检测到上述频谱时,提示可能存在该血管的颅外供血动脉严重狭窄或闭塞,其近端血管内阻力增加,Vd 减慢更明显甚至消失而造成低血流高阻力频谱。低血流高阻力频谱还见于颅内压增高患者,但与前者不同的是:如果系颅内压增高所致,患者意识障碍通常已非常严重,全脑动脉均呈现低血流高阻力频谱而非仅限于某一条或某一节段血管。同时,血流方向也可能发生变化,当颅内压继续升高介于舒张期和收缩期动脉压之间时,由于血管树动脉泵的作用,产生收缩期正向舒张期反向的特殊的脑死亡振荡波。

（三）不同参数的综合分析

Felberg 等研究了不同 Vm 阈值对确定狭窄程度的准确性,发现采用 Vm 高于或接近 100 cm/s 的阈值评价 MCA 狭窄≥50％时的灵敏度为 100％,特异性为 97.9％,阳性预告值为 88.8％,阴性预告值为 94.9％。Rorick 等发现用 TCD 评价血流速度标准时最重要的易导致混淆的因素是患者颅外段 ICA 狭窄≥75％。由于流量降低,侧支循环血流可能导致假阳性或假阴性结果。使用 TCCS 时,角度校正的 PSV 被作为颅内狭窄的主要标准。

血流速度改变必须与 PI、频谱形态及血流方向相结合才能做出正确合理的分析。血管狭窄后的另一重要改变是血流频谱紊乱和出现杂音。颅内某一条血管血流速度发生变化时,不能只考虑该条血管本身的问题如狭窄或先天发育不良,还应想到有可能存在其他相邻血管的病理生理状况。在分析 TCD 频谱时,不能只看其中某一条或两条血管,必须关注欲解决的主要矛盾,前后、左右、内外一起分析。由于血流速度和频谱改变受很多因素的影响,TCD 也有其自身诊断技术的局限性,不可能准确地反映血管系统所有的变化,也不可能做到精确分析频谱的任一细微变化。

（四）对脑血管储备功能的评估

脑血管储备(cerebrovascular reserve,CVR)是机体的一种内源性抗缺血机制,表现为在生理或病理因素刺激下脑小动脉的扩张能力,即脑血管反应性(vasomotor reactivity)。脑小动脉和毛细血管通过扩张或收缩,能够维持脑血流稳定或调控脑血流量以适应脑功能的需要,其功能受损是缺血性卒中的独立危险因素。目前用于评价 CVR 的方法有 PET、SPECT、氙 CT(XeCT)、CT 灌注成像(CTP)、MRI 灌注加权成像(PWI)、血氧水平依赖性功能磁共振成像(BOLD－fMRI)、磁共振血管成像(MRA)和近红外线频谱分析等,由于存在价格昂贵或放射性损伤或操作条件要求过高等种种因素,这些方法的使用受到限制。国内最广泛应用于 CVR 评估的是采用经颅多普勒超声(TCD)技术进行屏气试验(屏气指数＝脑血流平均速度升高值/屏气时间,≥0.69 为正常)、CO_2 吸入试验(正常值:吸入 5％ CO_2 后稳定血流速度增加＞23％或＞2％/mmHg PCO_2；若稳定血流速度增加＜10％,则提示血管反应性耗竭)以及乙酰唑胺试验(血流速度增加<25%肯定异常),由于具有无创、价廉、可床边检查、重复性好、易操作等优点,特别适合于临床研究与应用。

检索近10年来关于研究脑血管疾病与CVR关系的TCD相关文献,主要有以下报道:Silvestrimi等利用屏气试验发现,在单侧颈动脉狭窄≥70%以上的患者中,屏气指数较高者缺血性脑卒中发病率较高。Vernieri及Rutgers等研究发现,颈动脉重度狭窄或闭塞患者其脑内侧支开放情况与CVR呈负相关。Silvestrini等证实偏头痛发作有先兆症状患者CVR较正常对照组及无先兆症状者低。Kadoi等研究了CVR与糖尿病及控制情况的关系。Settakis等研究了高血压患者的CVR受损情况。Soinne等发现绝经后妇女CVR较绝经前降低,提示绝经后妇女脑血管病发病率增高的原因可能就在于与雌激素相关的对CVR的保护消失。Nur E等认为镰状细胞贫血患者发生脑卒中亦与其CVR受损有关。

当前,脑血管介入治疗已成为缺血性卒中二级预防的重要策略之一,TCD作为一种评价CVR的简便易行的方法正得到越来越多的关注,更多研究结论为临床患者的处理提供了有意义的指导。Hosoda等比较了颈动脉狭窄患者CEA前后的CVR,证实术前CVR明显降低者术后更易发生过灌注损伤。陈飞等利用屏气试验观察了CAS术前和术后血流速度的变化,认为颈动脉狭窄是导致CVR下降的原因之一,CAS可显著改善CVR。Goode等认为,CEA改善患者预后不仅与避免了大动脉斑块脱落有关,亦与CVR改善显著相关。Haller等的初步研究结果表明,CO_2吸入试验提示CVR已有明显受损的患者在CEA或CAS治疗后卒中再发风险较高。我们的研究也证实,接受CAS治疗的重度颈动脉狭窄患者其血管反应性改善,认知功能也得到改善(图3-4-1,图3-4-2)。TCD为进一步探索影响CVR的各种危险因素和研究颅内外CAS对CVR的影响提供了平台,在筛选符合CAS治疗的患者及预后评估方面将发挥其他检查不可替代的作用。

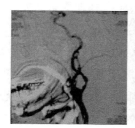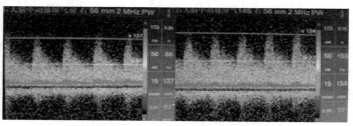

图3-4-1 右侧大脑中动脉CAS前TCD常规和屏气试验

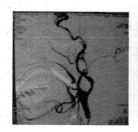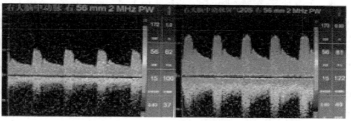

图3-4-2 右侧大脑中动脉CAS后TCD常规和屏气试验

病例 男性,71 岁,因"突发左侧肢体无力 6 d"入院,诊断为"脑梗死、高血压病 3 级"。DSA 检查提示右侧颈内动脉狭窄 90%,TCD 检查并分别给予屏气试验和吸入高浓度 CO_2,试验前后记录各血管血流速度。在颈内动脉 CAS 后 6d 再行 TCD 检查,提示双侧脑血管储备功能均增强(图 3-4-1,图 3-4-2)

四、脑血流微栓子监测

1990 年 Spencer 首次描述了栓子信号的特点。由于微栓子颗粒较血流中红细胞体积大,故超声信号强于周围红细胞,在蓝色多普勒血流背景上呈现红色高强度信号,该信号即为 MES。

(一)MES 的诊断标准

1995 年 Stroke 杂志发表了国际 MES 监测专家一致认可的诊断标准:① 短过程<300 ms。② 信号强度比背景信号增强≥3 dB。③ 单方向出现在频谱中。④ 伴有尖锐哨音。在血管狭窄部位监测 MES,则 MES 诊断标准修改为:① 短时程<300 ms。② 信号强度比背景信号增强≥3 dB。③ 具有多频率特点,高频部分单方向而低频部分有时双向。④ 伴有低沉瞟啪声。⑤ 双深度间的时间差无法计算。

MES 与伪差的鉴别:① 方向。MES 单方向出现在血流频谱中;而伪差信号则没有方向性,出现在基线上下,而且上下基本对称。② 双深度时间差。MES 出现在双深度之间有时间差,而伪差则同时出现在两个深度的多普勒信号中。快速傅里叶转换前时间窗信号中,可以看出并计算双深度的时间差,以此可作为鉴别栓子和伪差的重要指标。双深度间的时间差>2 ms 是识别 MES 的标准,其诊断敏感性为 100%,特异性为 100%。

(二)监测血管的选择

选择监测血管与检查目的和栓子源部位有关:① 针对急性脑梗死或 TIA 患者,检查目的是了解本次脑梗死是否存在栓塞机制,因此,要选取本次梗死相应责任血管。监测 VA 和 BA 在固定探头时有一定困难,有时以 PCA 替代。② 针对心源性栓塞患者,有症状者选择梗死侧 MCA 或双侧 MCA,无症状者选择信号清楚的一侧 MCA 或双侧 MCA。③ 针对颈动脉狭窄患者,选择该侧 MCA。如果该狭窄血管是本次病变的责任血管,则监测结果是有症状颈动脉狭窄发生了 MES;如果该狭窄血管无症状或非责任血管,则监测结果是无症状颈动脉狭窄发生了 MES。④ 针对 MCA 狭窄患者,选择狭窄侧 MCA、狭窄部位和(或)狭窄后血管。如果该血管是本次症状的责任病变部位,则监测结果为 MCA 狭窄 MES 的发生情况;如果该狭窄血管是无症状的或非本次症状的责任病变部位,则监测结果是无症状 MCA 狭窄 MES 发生情况。⑤ 针对 PCA 狭窄患者,选择狭窄侧 PCA;ACA 狭窄患者,选择狭窄侧 ACA。有或无症状监测结果的意义同 MCA 狭窄。⑥ 针对 VA 狭窄患者,选择一侧或两侧 PCA、VA 颅内段或 BA。有或无症状监测结果的意义同 MCA 狭窄。⑦针对 BA 狭窄患者,选择狭窄的 BA、一侧或双侧 PCA。

记录时间距脑缺血事件发生的间隔越短,MES 的检出率越高。多数研究都将监测 MES 的时间定在发病后 3d,因为大多数患者在 1 周后都不再有 MES,只有极个别可持续达 1 个月之久,甚至更长。无症状患者发生 MES 的频率较低,对其 MES 的监测要长于有症状者。有症状 ICA 或 MCA 狭窄的患者 MES 监测时间通常持续 30 min,无症状者常常需要 30 min~1 h甚至更长。心房颤动患者检出 MES 的概率也低,因此需要更长的监测时间。机械性心瓣膜病患者 MES 的发生率很高,一般不需要太长的监测时间。

（三）微栓子监测的临床意义

微栓子信号监测,有可能识别存在卒中高风险的患者亚群以及那些有卒中复发风险的卒中患者。亦有助于鉴别发生栓塞性损害的部位。可检测到 MES 的疾病包括无症状或有症状严重 ICA 狭窄、人工瓣膜、MI、心房颤动、主动脉粥样斑块、脂肪栓塞和一般脑血管疾病,以及冠状动脉支架置入术、冠状动脉血管成形术、脑血管造影术、CEA、CAS 和心肺分流术中。用 TCD 检测 MES 的变化,还有助于对脑动脉粥样硬化患者抗血小板药物的疗效进行评估。

1. MES 与颅内外大动脉狭窄　血管狭窄程度越严重,MES 出现的几率越高。ICA 严重狭窄(>70%)患者 MES 的阳性率为 23.5%,ICA 狭窄<50%者则出现 MES 的可能性很小。无论患者是否有症状或是否存在严重狭窄,即使在无症状患者狭窄程度不超过 50%,溃疡型斑块都是发生 MES 的独立危险因素。如果监测过程中有 MES,则提示该狭窄部位的斑块不稳定,某些特殊现象也往往提示狭窄处斑块不稳定:① 栓子雨;② 栓子出现的同时血流速度下降;③ 栓子振动。

前瞻性研究 80 例 ICA 中至重度狭窄的患者,完全性卒中组 MES 的发生频率(21.9%)高于 TIA 组(12.5%)和无症状组(4.3%)。20 例有症状 MCA 狭窄患者 MES 频率为 15%.而对照组(20 例无症状 MCA 狭窄)则无 1 例检测到 MES,提示 MCA 狭窄患者出现 MES 与临床发生缺血症状有关。MCA 狭窄的脑梗死患者症状复发常发生于急性期后 1 个月内,并且也与存在 MES 有关。急性脑栓塞发生后,斑块表面有血栓形成或溃疡,因此梗死后仍可以继续监测到 MES,且与缺血症状的发生、时间、严重性等有关。

2. MES 与卵圆孔未闭　在原因不明卒中的年轻患者中,心脏右至左分流[包括卵圆孔未闭(PFO)]被认为是缺血性卒中的独立危险因素。与经食管超声心动图比较,TCD 对 PFO 的检查具有高敏感性、高特异性、无创性,同时可以确定 PFO 对脑循环的影响,并能区分是否是心脏水平的分流(如动脉导管未闭、其他部位的动静脉瘘等),其诊断 PFO 的敏感性达 70% 以上,特异性高达 100%。对于常规检测阴性的患者,在注射气栓以后迅速施行 Vasalve 动作,可以显著提高 MES 阳性率和检测方法的敏感度。一般认为,MES 出现越多,则 PFO 越大。TCD 微栓子监测可为分流的量化提供信息,并有助于对 PFO 患者卒中风险程度进行评估。

3. MES 与心肺旁路手术　心肺旁路手术中及术后都可以监测到 MES。在主动脉插管和旁路开通时最易发生 MES,与术中使用氧气发生器的类型有关,提示大部分的 MES 来源于气泡。TCD 能够在整个手术阶段监测血流速度和 MES 的变化,手术过程中 MES 的检出率可高达 80% 以上,MES 的数量可从 200 个到超过 2 000 个,与手术后是否出现神经心理功能障碍有关。冠状动脉旁路移植术患者 15%会发生脑梗死,高达 70%会发生神经心理学缺陷。神经心理学缺陷程度与手术期间 TCD 监测到的 MES 数量相关。

4. MES 与脂肪栓塞　脂肪栓塞综合征(FES)常见于长骨骨折后,也偶见于镰状细胞贫血、糖尿病、胰腺炎等。几乎所有骨折患者血液中都可以发现脂肪球,但单一长骨骨折患者 FES 的发生率仅为 0.5%～3%。脂肪栓子能改变其自身形状,并能穿过肺血管床进入循环系统。长骨骨折后在静脉血中即刻就可以查到脂肪球,48 h 在外周循环中消失。合并 FES 的患者脂肪栓塞发生的第 2 高峰约在创伤后 35 h。MES 数量随时间推移而衰减,并在外伤或手术后 4 d 消失。骨折修复手术也可能促使脂肪进入血液。Edmonds 等用 TCD 监测髋关节成形术过程,发现 40%的患者检测到栓子。Alejandro 等发现髓内针插入过程造成大量脂肪球释放。

五、 缺血性脑血管病

（一）脑血管痉挛

血管痉挛也是一种血管狭窄,但这是一种随某种突发病情出现而出现,并与时间和病情密切相关的短暂性血管管腔缩小,当病情恢复或改善,血管管腔可以恢复正常。而通常指的血管狭窄是相对恒定的管腔缩小。因此,血管痉挛的诊断必须建立在可能导致血管痉挛基本疾病的基础上,如蛛网膜下腔出血、颅脑外伤、脑外科手术等,如果没有这些可能出现血管痉挛的病理生理基础,不宜做出血管痉挛的诊断。另外,血管痉挛是一个动态变化的过程,与病程、病情的进展与缓解及药物治疗等都有关,因此,反复多次检查及随诊也是判断是否有血管痉挛或相关疾病的重要步骤。就 TCD 频谱而言,血管痉挛通常是影响多条血管呈均匀一致的整条血管血流速度增快,而血管狭窄则可呈局限性血流速度增快。

30%～40%的蛛网膜下腔出血患者局部或广泛的脑血管痉挛,将导致较高的致残率和死亡率。多数病例在发病初 3～4 d 出现,1 周内逐渐严重,11～17 d 达到高峰,然后逐渐消退。TCD 监测能够鉴别极有可能由血管痉挛发展为脑缺血的患者,多数研究表明 MCA 的流速与临床阶段、血块位置和血管痉挛时程有关。MCA 平均流速＞200 cm/s,流速急剧增加或高 Lindegaard 比例(MCA Vm/ICA Vm)(6 ± 0.3)能可靠预测临床存在显著的脑血管痉挛。同样,Vm＜120 cm/s 表示无临床显著脑血管痉挛。流速剧增(＞20 cm/s/d)与预后差有关(表 3-4-1)。

表 3-4-1　血流速度增快的鉴别

	相 关 信 息	频 谱 特 点
涡流杂音	狭窄血管	局限性,1 条或数条血管
代偿血管	正常或紊乱	相邻大动脉严重狭窄或闭塞
动静脉畸形	低搏动指数	1 条或数条血管,年轻患者多见
血管痉挛	正常或紊乱	均匀一致、多条,特定病理生理状态下

（二）颈动脉狭窄或闭塞

国外报告 10%的 TIA 或卒中患者的病因是颅内动脉粥样硬化。TCD 检测发现无症状颅内动脉狭窄,能提醒临床医师注意对此类患者进行高危因素如血压、血糖、血脂、同型半胱氨酸等的筛查,并积极控制和治疗。大脑动脉闭塞时,TCD检测可以发现在相应期望深度的动脉信号缺失,与闭塞血管近心段相连的血管信号存在,以及有与之相符的侧支循环血流的变化如交通动脉血流速度增加。TCD对MCA、颈动脉和锁骨下动脉病变诊断的准确性最高,对ACA和PCA闭塞则容易漏诊。TCD能可靠地检测ICA虹吸部、MCA的M_1段、颅内VA、BA和PCA的P_1段的狭窄和闭塞。TCD对前循环检测的敏感性为80%～90%,特异性为90%～95%,阳性预告值为5%,阴性预告值为98%。后循环由于血管变异较多以及受检查位置和技术的影响,敏感性在80%左右。应注意排除因声窗不足和脑动脉环的解剖变异等因素导致的假阳性结果。TCD检查结果正常者基本上可以排除血管狭窄。

颈动脉CUDS和TCD的联合应用正成为颈动脉狭窄的一线检查方法,可以完整地展示ICA狭窄部位本身和颅内侧支循环状况(表3-4-2)。如果不考虑对患者采取干预治疗如CEA或CAS,则通常无需再行血管造影检查。如果仅以诊断为目的,颈动脉DSA和MRA多不是必需的。对诊断不明确或拟行进一步干预治疗的患者,需选择CTA、MRA或DSA检查。

表3-4-2 CUDS和TCD在颈动脉狭窄诊断中的利弊

	CUDS	TCD
优点	狭窄部位	颅内侧支循环
	狭窄程度	定位闭塞在起始或末端
	斑块性质	微栓子监测(包括术中)
	无创	无创
缺点	不能检查侧支循环	<50%狭窄不能判断
	不能判断闭塞位置	只能判断起始或虹吸段狭窄
	只能检查起始部病变	不能判断斑块性质
	依赖操作者技术	依赖操作者技术

(三)MCA狭窄或闭塞

1. MCA狭窄　对狭窄长度和部位的准确定位主要针对MCA和TICA而言,如区分狭窄部位是在MCA起始、主干中段还是主干远端,或区分TICA和MCA起始段。根据出现紊乱血流速度增快的检测深度,TCD可以区分局限或弥漫性MCA狭窄,也可以对局限性狭窄的具体位置定位。然而,由于TCD取样容积较大,对于TICA和MCA起始部狭窄有时较难区分,需要借助压颈动脉试验。中度狭窄是指管腔狭窄程度在50%～69%,Vs在140～180 cm/s,频谱充填,低调杂音。重度狭窄是指管腔狭窄程度在70%～95%,Vs>180 cm/s,低调高强度杂音。极度狭窄是指管腔狭窄程度>95%,Vs >300 cm/s,或上界不清,高调高强度杂音。MCA狭窄漏诊或误诊的机会最小,ACA、PCA、BA漏诊的机会相对较多。合并颅外颈动脉严重狭窄或闭塞时,狭窄后血管内压力降低使狭窄血管的血流速度不增高,也是颅内动脉狭窄容易漏诊的原因之一。

2. 急性 MCA 闭塞　在所有颅内血管闭塞的检测中,TCD 最容易发现急性 MCA 闭塞。通常患者有临床症状,因此在提供临床病史的情况下,经颞窗检测到 ACA 及 PCA 血流信号却唯独缺乏 MCA 信号,且 ACA 或 PCA 血流速度代偿性增快,MCA 闭塞的诊断即可成立。与血管造影相比,TCD 检测急性 MCA 闭塞的灵敏度高(>90%),特异性、阳性预告值、阴性预告值均高。对 ICA 虹吸段、VA 和 BA 闭塞,其灵敏度好(70%~90%),阳性预告值、特异性和阴性预告值好。TCCS 对颅内动脉闭塞的诊断可靠性接近 100%,使用超声造影剂可以增加 TCCS 诊断颅内动脉狭窄和闭塞的准确性。目前,国际上采用 TCD 诊断颅内血管狭窄已不再需要与 DSA 或 MRA 做对照,然而,TCD 最大的问题是过于依赖操作者的技术及对脑血管的认识(正常脑血管解剖、病理改变时局部相应变化和侧支循环建立等)。两者缺一,都将导致 TCD 结果的不可靠。

3. 慢性进展性 MCA 闭塞　① MCA 主干深度范围血流速度明显减慢,Vs 常<50 cm/s;② ACA 和(或)PCA 血流速度代偿增快;③ 眼动脉血流方向正常;④ 压迫同侧颈动脉后 MCA 血流速度有部分下降;⑤ 压迫对侧颈动脉后 MCA 血流速度不变。前 2 项与血管闭塞本身有关,后 3 项可用于与同侧 ICA 闭塞进行鉴别(表 3-4-3)。

表 3-4-3　**MCA 闭塞与 ICAex 严重狭窄或闭塞的鉴别**

	大脑中动脉闭塞	颈内动脉严重狭窄或闭塞
ICAex	正常或狭窄频谱	无血流信号或狭窄频谱
OA	正常	反向、减低或正常
Siphon A	正常	低平或同眼动脉
同侧 ACA	速度增高(多见)或正常(少)	反向或低平
对侧 ACA	正常(多见)或轻度增高	增高或正常
PCA	增高或正常	增高或正常
压迫同侧 CCA	降低	不变或降低
压迫对侧 CCA	不变	降低或不变

（四）椎动脉狭窄

TCD 在诊断 VA 狭窄和闭塞时有其自身局限性,出现错误的概率较高。仔细的 TCD 检查结合 CDUS 检查能识别大多数 VA 狭窄或闭塞血管。必要时可以进行 CTA、MRA 和 DSA 检查。VA 在起始段闭塞往往出现甲状颈干的代偿,TCD 检测容易将其误为正常 VA,此时 CDUS 检查有助于鉴别:VA 在颈椎横突孔内上行,而甲状颈干不入横突孔而在外层上行。

1. VA 颅内段狭窄　颅内段血流速度增快(Vs>100 cm/s),频谱紊乱,符合频谱狭窄改变。当颅内动脉严重狭窄时,狭窄近端及同侧 VA 起始段和同侧 VA 寰枢段出现血流速度减慢,阻力增大。

2. VA 起始段狭窄　直接改变是在狭窄部位血流速度增快,频谱紊乱;间接改变是双侧 VA 寰枢段及颅内段血流不对称,狭窄侧血流速度减慢,伴或不伴 PI 减低。VA 先天发育不良:双侧 VA 很少发育对称,因此,VA 血流速度也很少完全对称。当两侧管径相差很明显时,细的一侧为发育不良,TCD 检测血流速度明显减慢。

3. 锁骨下动脉盗血综合征(subclavian steal syndrome,SSS) TCD 和颈动脉 CDUS 均是 SubA 狭窄导致 SSS 诊断的主要检查方法(表 3-4-4)。

表 3-4-4 DSA、TCD 和颈动脉 CDUS 对 SubA 狭窄和 SSS 诊断的优缺点

	DSA	TCD	颈动脉 CDUS
优点	准确判断血管狭窄程度 可观察到造影剂流动方向和过程	可观察到部分完全盗血过程 能观察颅内盗血通路 能检查到桡动脉血流 无创、易重复	能判断血管狭窄程度 可观察到部分到完全盗血过程 能检查桡动脉血流 无创、易重复
缺点	有创 只能发现完全盗血 不能观察颅内盗血通路,易漏诊 RSubA 狭窄	轻度狭窄不能诊断 狭窄严重程度判断欠准 非常依赖操作者	不能观察颅内盗血通路 依赖操作者技术

(五)急性缺血性脑梗死

1. 急性血管闭塞 Demchuk 等制订了大动脉闭塞的详细诊断标准。一般而言,用 TCD 诊断动脉闭塞的标准包括:① 动脉信号消失,注意如果在同一个窗口加强其他血管的流量,将得到一个良好的声窗。② 侧支血流的声相图。总的来说,TCD 具有高的特异性,但对检测颅内小动脉闭塞其灵敏度较低。颈动脉狭窄后同侧 MCA 血流速度越低,出现脑梗死的机会越高;PI 越低及血管顺应性越差,发生脑梗死的机会越高。急性脑梗死发生后 TCD 检查正常的患者预后较 TCD 异常者好,MCA 无血流或 MCA 两侧不对称者预后差。严重狭窄或闭塞后临床病情的严重性与 TCD 检测到的脑血流、侧支循环建立的好坏及是否有微栓子连续脱落有关。

研究表明,76% 的急性 MCA 闭塞导致的脑梗死发生在起病 6 h 内。大多数患者血管在 48 h 自发再通,而高达 86% 的患者在 2 周内血管再通。在急性缺血性卒中的处置中,TCD 能显示动脉闭塞的存在,监测血管内血流的出现或改善,血管 PI 是否降低,并能够显示静脉注射溶栓药物后血管是否再通。缺血性卒中后 6 h 常规 TCD 检测的结果是卒中早期改善的独立预测因素。卒中发作 6 h 内 MCA 闭塞是自发性出血转化的独立预测因素,其阳性预告值为 72%。急性卒中后 12 h 内 TCD 检测 MCA 血流速度小于 30 cm/s,则患者很难康复。微栓子是卒中或 TIA 患者早期复发的重要的独立预测因素。

2. 侧支循环开放的类型 颈动脉严重狭窄或闭塞后侧支循环开放的类型与临床密切相关,高山等总结了北京协和医院 66 例颈动脉严重狭窄或闭塞后各侧支循环出现率与临床表现的关系,提示 AcoA 和 PcoA 开放则侧支循环代偿的潜力大,不易出现缺血症状,而仅有眼动脉(ophthalmic artery,OA)反向存在则往往提示代偿不足,易出现缺血病变。除了侧支循

环的类型与临床缺血症状有关,侧支循环的数量也与临床缺血的严重程度有关,侧支循环的总数越多越不容易出现严重缺血症状。

3. 溶栓治疗后血管是否再通　TCD 可以发现急性脑梗死患者动脉闭塞及静脉溶栓后的血管再通。TCD 可以简单地将急性脑梗死患者闭塞区别为完全闭塞和部分闭塞(完全闭塞为没有血流或仅有微弱血流信号,部分闭塞为钝或低平血流信号),溶栓后出现正常或狭窄血流表示血管再通,与血管造影的一致性好,而 TCD 发现有部分血流改善者 DSA 可能仍显示为闭塞,这种情况说明仅存在微弱血流时,TCD 能比 DSA 更敏感地察觉。

溶栓后血管再通的程度可区分为完全再通和部分再通,血流正常为完全再通,伴狭窄低平血流为部分再通。根据再通速度可分为突然再通(正常血流或狭窄低阻力信号突然出现)、逐步(1～29 min 内血流逐渐改善)和缓慢再通(＞30 min)。43 例患者在缺血症状发生后 135±61 min 内给冲击量的 tPA,给药后 17 min 闭塞血管开始再通,突然再通 5 例,逐渐再通 23 例,缓慢再通 15 例;完全再通比部分再通发生更早更快,且快速完全再通患者短期临床症状的改善更好。24 h 后 NIHSS＞10 分的患者中,53% 为缓慢再通或伴有低平血流信号再通,提示缓慢再通或伴有低平信号的部分再通可作为预后不良的指征。

颈动脉闭塞患者溶栓后,TCD 可以检测到:① ICAex 颅外段或 ICA 闭塞部位的开通。② MCA的变化:合并闭塞的开通和通过侧支循环改善的血流。ICA 闭塞患者溶栓后大部分患者不开通(近 2/3),但可以观察到合并存在的 MCA 闭塞(约占 30%)再通(部分或完全再通)。静脉溶栓过程中,TCD 监测脑血管的恢复与戏剧性临床改善相关。血管开通不再闭塞者预后最好,但开通后再闭塞者比不开通者预后好。近 1/3 的患者在开通后出现再闭塞,占病情改善后再加重患者的 2/3,再闭塞见于更早期开通和部分开通者。

低频超声波可以加强溶栓药物的效果,使用超声的频率范围在 0.149 MHz～2 MHz。与用于诊断的超声波(1 MHz)相比,低频率超声波(0.185 MHz)增强溶栓的效果更强。临床应用超声增强溶栓的方法有 2 种:① 采用超声诊断的 1 MHz 或 2 MHz 经颅多普勒探头。② 在动脉溶栓的过程中用更低频的超声波直接接触血栓部位。良好的溶栓效果可能与依赖于 TCD 发出的超声加速了血栓溶解,使血栓表面更多地暴露在 t-PA 的环境中有关。

(六)血管介入治疗评价

1. 术前　① 评价责任动脉狭窄部位、程度和长度。② 评价至少还有多少条颅内和颅外动脉狭窄,如果多条动脉狭窄至少会影响术后血压调整,因而影响治疗效果。③ 了解相邻或相关动脉是否存在狭窄及其血流情况,估计侧支代偿能力。④ 了解在责任动脉的通路上是否还有其他动脉狭窄,评估直接影响术后疗效的潜在病变。⑤ 了解狭窄动脉和(或)狭窄后动脉自动调节功能,有利于术后血压控制方案的调整。预防高灌注发生。

2. 术中　监测动脉血流和有无微栓子。

3. 术后　术后 1 周内密切监测介入治疗动脉,包括血流和微栓子监测,尽早发现高灌注、动脉痉挛和再狭窄等严重并发症;作为术后长期随诊的最佳工具。

六、大动脉炎

颅外动脉包括颈外动脉(external carotid artery，ECA)、ICA 起始部和 VA 枕段及全脑颅内动脉呈广泛低 PI 频谱，Vs 与 Vd 差小，达峰时间延迟、峰圆钝或收缩峰短小，Vm 减慢或正常。颅内血流 PI 减低越明显，说明血管反应性受损越严重，出现缺血症状的可能性越大，是大动脉炎卒中高危因素之一。CCA 闭塞时，颈部侧支循环开放，尤其表现为 VA→ECA→ICA 侧支通路开放的 TCD 频谱变化。ECA 频谱颅内化，主干血流反向，枕动脉反向、血流速度增快及频谱颅内化。由于颅外两侧或前后循环动脉狭窄程度不同，可以出现大脑动脉环侧支供血，如 AcoA 开放或 PcoA 开放，但 OA 总是由 ICA 供血，方向不变。主动脉弓上动脉近端各分支血管频谱紊乱，常难以区分所检测到的血管的具体名称。

七、脑底异常血管网病

脑底异常血管网病(Moyamoya disease)的病因并不明确。根据血管造影显示的动脉狭窄和脑底异常血管网形成的程度，suzuki 等提出了六个时期血管的异常变化：第一期表现为双侧 ICA 末端狭窄，此期无烟雾状血管形成；第二期与第三期往往累及 MCA 和 ACA，脑底异常血管网形成；第四期和第五期，由于颅内血管完全闭塞和颈内外血管的异常吻合，导致脑底异常血管网逐渐减少；第六期，烟雾状代偿性侧支血管以及颅内血管完全消失，脑血液供应通过颅内外血管的异常吻合完成。高山等证实并具体描述了其相应的 TCD 改变。

八、脑静脉和静脉窦血栓形成

Wardlaw 等首次报道上矢状窦血栓形成患者双侧大脑中深静脉(deep middle cerebral vein，DMCV)流动信号增强，经 2 周抗凝治疗后转为正常。Becker 等在 2 例上矢状窦血栓形成患者中观察到直窦流速显著增高达 98 cm/s 和窦汇流速增高达 55 cm/s。我们报道了 2 例同样病情的患者，可能源于罗森塔尔基底静脉(basal vein of Rosenthal，BVR)的病理性流速增高。其中 1 例患者平均流速高达 146 cm/s。随访显示 60 d 内流速约为 100 cm/s，在 4 个月后完全正常。第 2 例患者的初始值只有 33 cm/s，但在患者死亡前 24 h 突然增快至 50 cm/s。所有患者其血管引流模式各不相同，取决于血栓位置。窦汇血栓形成与经由大脑深静脉引流有关，乙状窦血栓形成与海绵窦引流有关，BVR 血流方向相反与直窦闭塞有关，横窦血栓形成导致对侧横窦血流变化。

TCD 检测静脉血流状态可呈现以下 4 种特征：① 血流信号缺失。由于颅内静脉的解剖学差异，血流信号的缺失可能是正常的，也可能为血栓形成。在横窦血栓形成中，一些作者发现血流缺失与血管闭塞并没有良好的相关性。对比以及未对比的 TCCS 在检测发育不全、再生不良甚至横窦未闭时常常失败。应用回波对比增强的三维血管重建也不能改善第二类误差结果的次数。Ries 等对横窦流量进行定量，在 6 例流速降低的患者中 1 例由于再生不良，4 例由于部分血栓形成，1 例完全性横窦血栓形成患者为枕部硬膜瘘(假阳性结果)。在随访研究中，显示 TCCS 能够检测血管再通，高血流信号解释为部分再通血管的功能性狭窄。② 病理性两侧差异。Stolz 等描述了两侧 DMCV 和 BVR 血流的差异。在横窦血栓形成中能经常观察到对侧横窦的补偿性血流增加。③ 血流速度增加。由于静脉瓣的缺失，任何的颅内静脉都可能成为侧支循环。血管的大小、扩张能力以及总的侧支流量的程度决定了流速增加是否能被经颅静脉超声检查发现。④ 静脉血流方向逆转。3 个作者报道了直窦闭塞患者 BVR 流向反转。在这些情况下，BVR 作为主要侧支，从下矢状窦，盖伦静脉（Vein of Galen）和大脑内静脉得到血液，流入岩上窦或经吻合流入蝶窦、海绵窦。有时在远侧形成血栓的横窦的近心端也能检测到反向血流。

总之，对脑静脉和静脉窦血栓形成的诊断不能依赖于经颅静脉超声检查。作为一种监测手段能够提供有效的信息，经颅静脉超声检查与 DSA、MRA、CTA 相比较，还需要进行前瞻性研究来得到每种诊断模式的最佳使用价值的结论性答案。

九、脑出血

（一）脑出血时 PI、Vd 的变化

1. PI 是反映脑血管顺应性和阻力情况的指标　Mayer 等分析 30 例幕上出血患者发现在血肿＞25 mL 患者，PI 值与血肿大小呈明显的相关。出血部位脑血管 PI 的变化与患者缺损程度积分进行线性相关分析，结果显示两者之间联系非常密切。Marti 等的研究认为脑出血患者未出血侧的 PI 值与死亡率相关，可作为脑出血死亡率或存活的一个独立预测因素。双侧半球 PI 值与血肿体积、低密度体积、总体积和中线偏移正相关，伴有脑室出血的患者 PI 增高，故 PI 增高可能提示颅内高压和占位效应。ICP 和 PI 高度相关，CPP 和 PI 呈负相关。非出血半球 PI 值每增加 0.1，30 d 时死亡率增加 1 倍；PI 值大于 1.75 能精确预测 30 d 时死亡预后，敏感性为 80%，特异性为 94%。Vd 指舒张期末血流速度，主要受血管阻力的影响，是反映颅内压的较敏感指标。Vd 主要由 ICP 和动脉直径决定，其下降说明周围脑血管阻力增加。随着 Vm 和 PI 的改善，临床病情也随之好转，且两者之间的变化有显著相关性，通常 PI 值增高比 Vm 下降更为敏感。

2. 脑出血时 MCA Vm 值变化的意义　无创颅内压监护仪所得颅内压值与 MCA Vm 呈负相关，与 PI 值呈正相关，MESSS（改良爱丁堡 2 斯堪的纳维亚脑卒中评定表）评分与 MCA Vm 呈负相关，与 PI 值呈正相关。同时，临床 TCD 研究发现患侧 MCA Vm 与当天 MESSS 评分呈负相关，患侧 PI 值与当天 MESSS 呈正相关，即患侧血流速度越低，PI 值越高，神经功能缺损越重，病情越严重。说明脑出血发病后出血侧 TCD 异常程度与病情严重程度相一致，具有较高的病情判断价值。脑出血患者 rCBF 明显降低，如患者在发病 1 周内 rCBF 有良好恢复则预后较好，反之则较差，因此对脑出血患者 rCBF 的动态监测十分必要。血流速度与血流量直接相关，在没有狭窄性病变的情况下，血管直径变化非常小。MCA 可视为 ICA 的直接延续，大脑半球 80% 的血流由其提供，而且通过颞窗的超声声束几乎与 MCA 主干成 0°角，能较真实地反映其流速，故可用 MCA 的血流速度代替血流量的评估。TCD 能较客观反映颅内血流情况，是评价患者 rCBF 的有效辅助手段。

（二）TCD 有助于动态判断颅内压的变化并指导降颅压治疗

脑出血急性期，由于血肿的占位效应及对周围组织机械性损伤、血液的化学毒性反应及渗透压升高、缺血-再灌注损伤、血-脑屏障的通透性增加等因素的作用，脑组织 1～2 h 即可

迅速形成水肿,并呈进行性加重。甘露醇能够通过渗透性脱水降低脑组织含水量,还可通过暂时升高血容量使血流增加,血液稀释,从而血黏度下降,改善红细胞的变形能力,促进组织白蛋白的氧转运,使脑血管反射性收缩,由此颅内容积减少同时颅内压下降。因此,甘露醇一直作为国内外临床疗效肯定、应用最广泛的渗透性脱水剂而常规用于脑出血急性期的降颅压治疗。但甘露醇的作用受脑组织所处病理生理状态的影响,对血-脑屏障损害的脑组织高渗脱水作用有限。脑出血患者应用甘露醇 20~30 min 后颅内压开始下降,一般可维持 4~6 h。英国学者 Kirkpatrick 等研究了 14 例脑外伤昏迷患者,用 TCD 评价甘露醇治疗的早期作用,结果显示 MCA 血流速度先显著升高,后在 34 min 内呈指数降低,脑血管阻力有下降趋势,提高该变化与脑血流自动调节受损有关。根据颅脑 CT 将患者分为小量(<25 mL)与大量出血(>25 mL)两组,TCD 动态监测在甘露醇应用前后 MCA 的变化,发现大量出血组用甘露醇后 15~45 min 内 Vm、Vd 升高,PI 降低($P<0.05$),45~90 min 后恢复用药前水平。

大量脑出血患者出血侧血流减慢,局部压力升高,脑动脉阻力加大可能是机体自身的一种代偿反应。用甘露醇后颅内压下降,但一过性脑血流量增加,脑动脉阻力减低,不利于止血过程。同时由于脑出血病损部位的血-脑屏障被破坏,甘露醇可能反渗透入血肿中,导致渗透压升高,血肿内血浆及组织间液的聚集增加,增加继发出血、血肿变大等危险性。同时大量使用甘露醇可加重高龄患者的肝肾功能损害。所以 TCD 的无创监测对寻求更为合适的甘露醇使用剂量、时机及疗程有极大帮助。

(三)TCD 监测脑出血的优越性和局限性

ICP 的变化是影响脑出血患者颅内血流动力学变化的最重要因素,TCD 频谱形态及参数可以间接反映 ICP 增高的程度,可作为早期诊断脑血管循环情况的一个高度特异性、无创性的辅助检查,并有助于判断预后,其主要优势在于能在床边实施并可根据需要重复进行或持续监测,主要局限性为仅能检测颅内大血管的特定节段的血流速度,当临床问题出现在这些血管节段时,TCD 方有价值。在某些情况下,TCD 能探测到一些间接效应,表现为近段血流动力学或远段闭塞性损害的异常波形特点。虽然 TCD 是有用的无创和间接评估 ICH 占位效应和 ICP 的方法,但 TCD 波形受许多因素影响,TCD 结果不能替代 CT 信息,仅对影像学资料给予了补充。

总之,TCD 检测能实时地反映脑部血液循环及脑有效灌注状态,应用 TCD 对脑出血患者进行监护,可以观察脑血流以及 ICP 变化情况,及时指导临床治疗,如动态监护中发现脑血流速度越来越低,PI 值越来越高,说明 ICP 持续增高,此时应寻找原因调整治疗。尽管目前尚不能用 TCD 技术显示 ICP 增高的具体参数,但它仍不失为一种公认的无创、安全、操作简便且便于重复检测的手段,在观察病情演变、评估预后中具有重要参考价值,在一定程度上可取代有创性颅内压监测。随着使用 TCD 经验的积累、设备的改进、检测技术和方法的完善,TCD 在脑出血患者诊治中的应用将更为广泛。

(杨德功 杨昉)

第五节　脑动脉粥样硬化性血管狭窄的药物治疗

动脉粥样硬化所致的颈动脉狭窄，被认为是缺血性脑血管病的独立危险因素，对其进行治疗在脑卒中的预防上具有重要意义。通常心血管病的危险因素都与颈动脉粥样硬化相关。Framingham 心脏研究发现，男性患者中 SBP 每增高 20 mmHg，中度颈动脉狭窄（≥25%）的相对危险度（RR）增至 2.11。总胆固醇每增加 10 mg/dL 相对危险度增至 1.1。每增加 5 年的吸烟史相对危险度增至 1.08。在女性患者中也有相似的发现。在一个对 3 998 人的研究中发现，CAD 的主要危险因素与严重的颈动脉狭窄（≥50%）有关。在这个研究中，主要 CHD 的危险因素依次为高血压、高脂血症、吸烟。平均颈动脉 IMT 随着 CHD 危险因素的增多而增加。另一研究表明，与对照组相比，颈动脉狭窄患者合并高血压、高脂血症、吸烟、糖尿病、外周血管病的比率更高。其他的研究也证实，糖尿病、卒中家族史、低水平的高密度脂蛋白、冠心病和外周血管病都是颈动脉硬化的危险因素。

颈动脉粥样硬化提示其他的动脉也存在动脉硬化病变的可能。美国国家胆固醇教育计划-成人治疗组第三次报告（The national cholesterol education program and ATPⅢ，NCEP- ATPⅢ）中提出颈动脉粥样硬化的出现是 CHD 的等位症。因而，颈动脉硬化的药物治疗主要集中在控制这些危险因素：高血压、血脂异常、糖尿病、吸烟等。大多数的临床研究一般都把所有原因的死亡、MI、冠状动脉再血管化和（或）卒中作为观察的终点而没有单独报告颈动脉疾病的发生比率、严重度或卒中的亚型。为了更好地观察药物对颈动脉硬化的疗效，将颈动脉病变同侧卒中作为观察的终点更为合适。但是，对于大多数研究而言，卒中风险的降低尤其是由于颈动脉疾病治疗而使风险降低很难区分出来，只能从各个试验终点获得相关的信息。

一、控制高血压

一个荟萃分析对 61 个前瞻性研究共纳入 1 000 000 人的观察发现 SBP 每增高 20 mmHg 或 DBP 每增高 10 mmHg，卒中或者死亡率就提高了两倍多。在男性和女性中都有相似的发现，高血压与致死性出血和缺血性卒中均相关。SBP 在 115 mmHg 和 DBP 75 mmHg 以上这种风险仍然存在。中国和日本的 18 个研究中发现 DBP 每降低 5 mmHg，出血和非出血性卒中的相对风险均下降。在 SHEP 研究（the Systolic Hypertension in the Elderly Program，老龄人群的收缩期高血压项目研究）中入选 4 736 例 60 岁以上单纯收缩期高血压的老年人，平均 SBP 为 143 mmHg，对照组为 155 mmHg，卒中的相对风险比对照组下降 36%，非致死性和致死性 MI 下降 27%，心血管事件下降 32%。在一项 3 7 000 例患者的荟萃分析中，随访了 2～5 年，DBP 每降低 5～6 mmHg，卒中的风险下降 42%，心血管事件减少 14%。应该对伴有血压升高患者进行降压治疗，血压下降 10/5 mmHg 即能获得益处。

JNC7（The seventh report of the joint national committee on prevention, detection, evaluation and treatment of high blood pressure）指南指出：血压控制目标是<140/90 mmHg；有

糖尿病或肾病的高血压患者,降压目标是<130/80 mmHg。多数患者需要 2 种或 2 种以上的降压药才能使血压达标。欧洲 ESH－ESC 指南推荐,有心血管危险因素的患者降压目标是<130/85 mmHg。基于 HOPE、EUROPA、PEACE、VALUE 和 CAMELOT 的研究结果,可以发现高危患者即使没有高血压也可以从降压治疗中获益。总体而言,欧洲 ESH－ESC 指南更适合高危患者的降压目标。从回顾性荟萃分析中发现,卒中患者降压以保证一定的脑血流灌注为首要前提。无颈动脉狭窄的患者血压达标治疗(<140/90 mmHg)是安全的;一侧颈动脉狭窄≥70%,收缩压应当控制在 130～150 mmHg;双侧颈动脉狭窄≥70%,收缩压应控制在 150～170 mmHg,但这仅仅是临床荟萃结果,还需要大规模临床试验证实。

降压药的选择依赖于患者的临床表现和合并症。很多循证医学试验试图比较哪一种降压药物是最合适的一线治疗。这些研究(ALLHAT、HOPE、EUROPA、PEACE、VALUE 和 CAMELOT)都对不同病例分组中降压治疗的益处、疗效提供了有意义的参考。总体而言,这些试验提示有高危因素而血压正常的患者仍然能从治疗中获益,也许,能使血压降低比选择何种降压药物更为重要。

（一）血管紧张素转换酶抑制剂

HOPE 试验(the heart outcomes prevention evaluation,心脏预后预防评价)入选 9 297 例年龄>55 岁有血管病(CHD、外周血管病或脑卒中)或糖尿病合并出现一种心血管危险因素(高血压、低高密度脂蛋白、总胆固醇高、吸烟或微蛋白尿)的患者。随机给予雷米普利 10 mg/d或安慰剂,随访观察 5 年。服雷米普利者入选时血压在正常范围内,治疗后血压仅降低 3/2 mmHg,但 MI、脑卒中或心血管病死亡的相对危险性降低 22%。换言之,雷米普利一类药物可能具有降血压之外的血管保护作用。雷米普利明显减轻颈动脉 IMT,具有抗动脉粥样硬化作用,这一作用呈剂量相关性,10 mg/d 组的作用显著优于 2.5 mg/d 组。

EUROPA 研究(European trial on reduction of cardiac events with perindopril in stable coronary artery disease,欧洲培哚普利治疗稳定性冠状动脉疾病降低心脏事件研究)入选了 12 218 例平均年龄 60 岁、诊断明确的 CHD 但无再血管化计划的患者。给予培哚普利 8 mg/d或安慰剂。随访 4.2 年,培哚普利组主要终点事件(心血管死亡、非致死性 MI 或心脏骤停复苏)减少 20%。

PEACE 试验[The prevention of events with angiotensin converting enzyme inhibition,血管紧张素转换酶抑制剂(angiotensin converting enzyme inhibition,ACEI)预防事件试验]中,8 290 例慢性稳定性冠心病患者随机分入群多普利组和安慰剂组,平均治疗 4.8 年,主要终点是心血管病死亡、非致死 MI 或冠状动脉血管重建治疗。结果显示,群多普利组与安慰剂组的主要终点事件发生率相似,分别为 21.9% 和 22.5%;两组间总死亡率以及各项二级终点事件的发生率无显著差异。事后分析还显示,即使采用 HOPE 试验的主要终点(心血管病死亡、非致死 MI 或脑卒中)或 EUROPA 试验的主要终点(心血管病死亡、非致死 MI 或心脏骤停),群多普利组和安慰剂组之间这些主要心血管病联合终点事件的发生率仍无显著差异。

HOPE 和 EUROPA 试验曾显示，ACEI 能显著降低慢性冠心病患者的死亡率和主要心血管病事件。但是，PEACE 试验未能重复这两项试验的结果。ACEI 长期治疗未能使 CHD 患者获益，主要是因为这些试验的研究对象不同。ACEI 治疗是否有益于患者，在一定程度上取决于患者的基线危险状态。

（二）钙通道阻滞剂

CAMELOT 试验（对比氨氯地平和依那普利限制血栓形成试验，comparison of Amlodipine vs Enalapril to limit occurrences of thrombosis）入组 1 991 例 DBP＜100 mmHg，经冠状动脉造影证实冠状动脉狭窄＞20％的病变患者。患者随机接受氨氯地平、依那普利或安慰剂。平均随访 2 年。主要终点包括心血管死亡、非致命性 MI、心脏骤停复苏、冠状动脉血管重建、因心绞痛住院、因充血性心力衰竭住院、致死或非致死性脑卒中或新诊断的周围血管病。这项研究结果表明，在有明确冠状动脉病变的血压正常患者，氨氯地平显著减少不良心血管事件。依那普利治疗的作用结果方向与氨氯地平类似但程度较小，与安慰剂对比无显著性差异。该试验首次采用冠状动脉血管内超声直观地证实了氨氯地平能减缓动脉粥样硬化的进展。

（三）血管紧张素受体阻滞剂

VALUE 试验（The Valsartan antihypertensive long term use evaluation，缬沙坦抗高血压长期应用评价试验）入选标准：年龄≥50 岁，曾接受治疗或未接受治疗的高血压患者并预先确定伴有心血管危险因素和心血管疾病。危险因素为糖尿病、吸烟、总胆固醇升高、心血管病、外周血管病、蛋白尿和肾功能减退。平均随访 4.2 年，两治疗组主要终点：心脏病发病率、死亡率以及所有原因死亡率均无统计学差异。

（四）其他降压药物

ALLHAT 试验（The antihypertensive and lipid-lowering treatment to prevent heart attack trial，应用抗高血压和降脂治疗预防心脏病发作研究）是一项前瞻性、随机、双盲、平行对照试验，共入选了 33 357 例高危高血压患者，比较了 ACEI（赖诺普利）、钙通道阻滞剂（氨氯地平）、β受体阻滞剂与利尿剂（氯噻酮）对终点事件的影响。试验的主要终点是 CHD 死亡或非致死性 MI，次要终点是总死亡率、卒中、CHD 联合终点和心血管疾病联合终点。试验结果显示：主要终点方面，三组药物氯噻酮、氨氯地平、赖诺普利没有差别。对于次要终点，氯噻酮和赖诺普利组的总死亡率和 CHD 联合终点没有差别。而在卒中和心血管疾病联合终点的心力衰竭部分，氯噻酮优于赖诺普利。氯噻酮和氨氯地平的总死亡率、CHD 联合终点、卒中终点均没有显著差异，而对于心血管疾病联合终点的心力衰竭部分，显示氯噻酮优于氨氯地平。该研究表明：如何使血压达标是首要的。利尿剂、钙通道阻滞剂和 ACEI 为基础的降压治疗，均能显著降低血压。

二、治疗高脂血症

高脂血症与颈动脉粥样硬化相关。Framingham 研究发现总胆固醇水平增高，轻度颈动脉狭窄的可能性增加。其他的研究也证实了总胆固醇/HDL－C比率和颈动脉狭窄相关,HDL与颈动脉狭窄负相关。高HDL也许能降低颈动脉粥样硬化的进程。然而,增高的血脂水平并没有被证实是卒中的危险因素。我们可以从两种临床试验中得出血脂与卒中之间的关系:一是卒中和血脂水平的关系研究以及随机对照降脂治疗与卒中发生风险之间关系的研究。流行病学研究没有得出这两者之间的相关性。高血脂和卒中只观察到有微弱的相关性,他汀降脂治疗可以明显地降低卒中的发病风险。

（一）他汀类药物

目前认为强化调血脂能更多获益。美国REVERSAL试验（强化调脂逆转动脉粥样硬化,reversing atherosclerosis with aggressive Lipid lowering）结果显示,接受阿托伐他汀治疗的患者LDL－C水平显著低于那些接受普伐他汀治疗的患者。阿托伐他汀80 mg/d强化治疗可阻断粥样斑块的进展。ESTABLISH研究（早期他汀治疗急性冠状动脉综合征患者试验,early Statin treatment in patients with acute coronary syndrome）证实,亚洲急性冠状动脉综合征患者服用阿托伐他汀20 mg/d 6个月,斑块体积减小13.1%,动脉粥样硬化斑块显著逆转;而常规治疗组斑块体积增加8.7%,动脉粥样硬化仍在进展。与对照组和基线相比,阿托伐他汀治疗组斑块体积的缩小有显著性差异。

ARBITER试验（降低胆固醇治疗效应的动脉生理研究,arterial biology for the investigation of the treatment effects of reducing cholesterol）是比较普伐他汀与阿托伐他汀对颈动脉IMT影响的研究。结果显示:阿托伐他汀组患者血LDL－C较基线降低48.5%,而普伐他汀组则降低27.2%;阿托伐他汀组的颈动脉IMT减少(0.034±0.021)mm,而普伐他汀组却增加(0.025±0.017)mm,两组有统计学差异。该研究表明,阿托伐他汀的强化调脂可阻断颈动脉粥样硬化斑块的进展。

Underhill等对随机抽取服用小剂量或大剂量瑞舒伐他汀（Rosuvatatin）的43例患者进行随机双盲对照研究,分割鉴定由高清晰度MRI成像确定的颈动脉粥样硬化斑块的成分,结果显示,服用小剂量或大剂量瑞舒伐他汀的患者LDL－C较基线分别降低38.2%和59.9%,以总高脂质坏死中心为基线,血管壁高脂质坏死中心成分比例减少41.1%。

（二）非他汀类药物

非他汀类调脂治疗的研究并没有得到能降低卒中发作风险的一致结果。与他汀治疗相比,非他汀治疗没有这些益处的原因是不能有效地降低LDL－C水平。在VA－HIT（退伍军人管理局高密度脂蛋白胆固醇干预研究,veterans affairs high density lipoprotein cholesterol intervention trial）试验中,使用吉非罗齐作为HDL－C水平低下的男性CAD患者的二级预防。随访1年,吉非罗齐治疗组平均HDL明显高于安慰剂组,LDL－C水平无差异,平均总胆固醇水平较安慰剂组低4%,甘油三酯（三酰甘油）低31%($P<0.001$)。与安慰剂治疗相比,吉非罗齐组CAD死亡或非致死性MI的发生率显著降低;当将脑卒中也纳入联合终点时,其RR降低24%。

脑血管病热点与实践

三、 糖尿病的治疗

糖尿病患者心血管事件（包括缺血性卒中）发生的危险度明显增加。NCEP-ATP Ⅲ，明确将糖尿病视为 CAD 等位症，并主张对糖尿病患者进行积极地降脂治疗。血糖控制已被公认能降低微血管并发症包括缺血性卒中。DCCT 研究（The diabetes control and complications trial，糖尿病控制与并发症试验）主要结果显示，胰岛素强化治疗能使糖尿病并发症糖尿病肾病、视网膜病变和神经病变发生率分别降低 54％、63％ 和 60％，表明血糖控制可减少糖尿病微血管并发症。但对于大血管和心血管事件的发生，积极治疗并没有明显降低的趋势。由于研究对象主要是年轻的 1 型糖尿病患者，发生缺血性血管事件的可能性低，因此学者们并未对血糖控制与心血管风险的关系做出判断。在研究对象是 2 型糖尿病患者的 UKPDS 试验中发现，积极的降糖治疗并不能降低心血管事件的发生率。亚组分析发现降糖治疗也许能降低 MI 和卒中的发生。之后进行的 EDIC 研究（epidemiology of diabetes interventions and complications，糖尿病干预和并发症的流行病防治计划）中，随访第 6 年，强化治疗组颈总动脉平均 IMT 的增加值显著小于常规治疗组，提示早期强化治疗可显著降低糖尿病微血管和大血管病变，可长期获益。

四、 戒烟

类似于心血管疾病，吸烟同样是脑动脉硬化的危险因素。在英国的一项观察性研究证实吸烟者与从未吸烟者相比卒中风险增加了 3.7 倍。与仍然持续吸烟者相比戒烟后这种风险降低，但与从未吸烟者相比卒中的风险仍然增高。风险的下降取决于吸烟的总量。少量吸烟者（<20 支/d）卒中风险类似于不吸烟者，而重度吸烟者完全不能减轻这种风险。有高血压的吸烟者更能从戒烟中获益。吸烟的女性较不吸烟的女性卒中的风险增加 2.6 倍。戒烟后的女性吸烟者尽管没有正在吸烟者卒中风险高，但仍然有较高的风险。戒烟后 2~4 年所有卒中和缺血性卒中的风险才降至从不吸烟者的水平。

五、 抗血小板和抗栓治疗

抗血小板和抗栓治疗一直都是降低心血管死亡和不良血管事件的主要治疗措施。治疗的价值取决于药物和临床情况。早期应用肝素或低分子肝素抗凝治疗，均会增加缺血性卒中尤其是重症患者发生症状性出血性转化的风险，而且不能降低卒中早期复发的风险，同样也不能降低早期神经功能恶化的风险。因此抗血小板聚集治疗成为脑梗死急性期抗栓治疗的可供选择的重要方法。

（一）阿司匹林

1997 年两项大规模随机前瞻性临床试验，即国际卒中试验（third international stroke trial，IST）和中国急性卒中试验（Chinese acute stroke trials，CAST）均表明在卒中发病后 48 h 内应用阿司匹林治疗能降低卒中复发和死亡的风险。在 IST 研究中，19 435 例患者纳入研究，14 d 时阿司匹林组病死率轻微降低（9.0％ 对 9.4％），6 个月时缺血性卒中复发率显著降低（2.8％ 对 3.9％），出血性卒中的风险未明显增高（0.9％ 对 0.8％），死亡或生活依赖略降低（61.2％ 对 63.5％）。在 CAST 试验中，21 106 例急性缺血性卒中患者在发病 48 h 内随机分为阿司匹林(160 mg/d)治疗组和安慰剂治疗组,主要终点为治疗第 4 周时任何原因引起的死亡和出院时死亡或生活依赖。阿司匹林组早期病死率和缺血性卒中复发率均较低,有统计学意义,出院时死亡或生活依赖的患者比例较小。2 项试验的结果都表明使用阿司匹林治疗急性缺血性卒中是安全的,能带来较小但有统计学意义的疗效。

阿司匹林是唯一经过循证医学证明能有效用于急性缺血性卒中治疗的抗血小板药物,并且在最新版(2007)美国《成人缺血性卒中早期处理指南》中再次得到 Ⅰ 级推荐,推荐剂量为 325 mg/d。我国脑血管病防治指南中对急性缺血性卒中的推荐剂量为 150~300 mg/d,急性期后改为预防剂量 50~150 mg/d。

(二)噻氯匹定与氯吡格雷

噻氯匹定与氯吡格雷都是通过选择性抑制二磷酸腺苷(ADP)与血小板受体结合进而介导糖蛋白 GPⅡb/Ⅲa 复合物的活化,来抑制血小板聚集。CATS 研究 (Canadian-American Ticlopidine study,加拿大-美国噻氯匹定研究)证实,噻氯匹定在预防近期缺血性卒中患者的血管终点事件方面比安慰剂更有效。TASS 研究 (Ticlopidine Aspirin Stroke Study,噻氯匹定阿司匹林卒中研究)证实,噻氯匹定在预防 TIA 或小卒中后致死性卒中方面优于阿司匹林。然而,AASPS 研究 (African-American anti-platelet stroke prevention study,有卒中病史的患者中进行的非洲裔美国人抗血小板卒中预防研究)都未能得到什么结论。而且,由于噻氯匹定治疗可使严重中性粒细胞减少的风险增高 1%,并有导致血栓形成性血小板减少性紫癜的可能,因此第 7 届 ACCP 指南未推荐将其作为一线药物。

CAPRIE 研究(Clopidogrel versus Aspirin in patients at risk of ischaemic events,氯吡格雷阿司匹林治疗缺血性事件危险患者的临床研究)纳入 19 185 例近期卒中/TIA、近期 MI 或周围动脉病的患者,随机分组接受阿司匹林(325 mg/d)或氯吡格雷(75 mg/d)治疗,氯吡格雷在降低缺血性卒中、急性 MI 或血管性死亡联合终点事件方面显著优于阿司匹林。

(三)氯吡格雷与阿司匹林联合使用

MATCH 试验 (management of atherothrombosis with Clopidogrel in high risk patients,高危患者氯吡格雷动脉粥样硬化性血栓形成处理)为一项主要针对卒中二级预防的随机对照试验,7 599 例有卒中或 TIA 病史以及其他血管危险因素的患者随机接受氯吡格雷(75 mg/d)或氯吡格雷+阿司匹林(各 75 mg/d)治疗。平均随访 18 个月后,联合治疗组发生联合终点事件的风险为 15.7%,氯吡格雷组为 16.7%,提示两组之间的联合终点事件(因缺血事件再次住院、缺血性卒中、MI 或血管性死亡)风险无显著差异。然而,值得注意的是,MATCH 试验中联合治疗组致死性出血事件风险(2.6%)显著高于单用氯吡格雷组(1.3%),并超过其有效降低转归事件的绝对益处。显然,这种降低联合转归事件风险的微小益处是以增高致死性出血风险为代价的。CHARISMA(氯吡格雷用于动脉粥样硬化性血栓形成高危患者及对缺血事件的稳定、处理和规避,Clopidogrel for high atherothrombotic risk and ischemic stabilization,management,and avoidance) 试验在 15 603 例有症状心血管疾病或多种心血管高危因素的患者中评价了氯吡格雷加阿司匹林与单用阿司匹林预防血管事件

111

的疗效。与单用阿司匹林组相比,氯吡格雷加阿司匹林组的主要联合终点(MI、卒中或血管性死亡)发生率有降低的趋势。在无症状高危患者中,氯吡格雷组主要终点事件发生率增高 20%。在该试验中,氯吡格雷加阿司匹林组发生出血事件的风险(2.1%)显著高于单用阿司匹林组(1.3%),与 MATCH 试验的结果相似。总体来看,氯吡格雷加阿司匹林治疗实际上比单用阿司匹林增高了无症状患者发生联合终点事件的风险(6.6% 对 5.5%)

（四）双嘧达莫与阿司匹林联合应用

双嘧达莫(dipyridamole)通过多种机制抑制血小板黏附和聚集,目前缓释双嘧达莫或与阿司匹林联合已成为脑梗死二级预防的常用药物之一。

ESPS 研究(European stroke prevention study,欧洲卒中预防研究)对 2 500 例 TIA、可逆性缺血性神经功能缺损或卒中患者随机分组接受大剂量阿司匹林(300 mg,3 次/d)联合双嘧达莫(75 mg,3 次/d)或安慰剂治疗,联合治疗组随访 2 年时任何原因引起的死亡或卒中发生率降低 33.5%,致死性或非致死性卒中减少 38.1%。不过,联合治疗组胃肠道紊乱和出血等不良反应发生率较高。由于 ESPS 未设单用阿司匹林组,因此未能对这种联合治疗方案的不良反应与单用阿司匹林进行比较。

ESPS-2 同时设立了阿司匹林(25 mg,2 次/d)联合缓释双嘧达莫(200 mg,2 次/d)组、单用阿司匹林组、单用双嘧达莫组和安慰剂组,主要终点事件为卒中和(或)死亡。与安慰剂组相比,各单药治疗组卒中风险降低程度相似。阿司匹林联合双嘧达莫组的卒中风险降低程度显著超过单用阿司匹林组和单用双嘧达莫组。这提示,阿司匹林与双嘧达莫通过各自独立或相互补充的作用机制进一步降低了卒中风险。对这 2 项试验进行的汇总分析显示,在预防复发性卒中方面,阿司匹林加双嘧达莫显著优于安慰剂。同时发现,阿司匹林加双嘧达莫联合治疗的出血风险与单用阿司匹林相同。

综上所述,有颈动脉狭窄的患者很可能伴有其他部位的动脉粥样硬化,这样,对这一患者群的治疗不仅能降低由动脉狭窄导致卒中的风险,还能减少由动脉狭窄导致的心血管死亡和 MI 的发生。为了达到这一目标,应当重点积极治疗患者的心血管危险因素,包括高血压、高脂血症、吸烟等。① 适当降低血压(甚至是在血压正常的患者)能持续降低卒中的发生、心血管死亡和 MI,达到目标血压比选用何种降压药物更为重要。有特殊用药指征的患者除外,例如 ACEI 特别适宜于有充血性心力衰竭、左心功能不全、糖尿病的患者,β 受体阻滞剂更适合于有心绞痛、MI 史或充血性心力衰竭的患者。有双侧颈动脉狭窄的患者降压治疗一定要小心。② 降脂治疗,尤其是他汀治疗在降低心血管事件和卒中的风险方面很有价值。③ 有血管疾病风险的患者将会从阿司匹林治疗中获益。从并发症的角度考虑,动脉狭窄侧 TIA 而没有其他部位明显血管疾病的患者可以受益于阿司匹林与双嘧达莫联合治疗,有其他部位明显血管疾病的患者则受益于氯吡格雷治疗。④ 颈动脉硬化患者应积极戒烟。⑤ 血糖控制达标在糖尿病患者中能确切地降低微血管事件的发生。总之,需要颈动脉再血管化治疗的患者,仅占颈动脉疾病患者中的很小部分。然而,所有的患者都需要规范化的药物治疗。

（李云霞　陈　旭）

第六节 脑动脉粥样硬化性血管狭窄的外科或血管内治疗

脑动脉粥样硬化性血管狭窄,可通过多种机制导致脑或视网膜缺血性事件,这些机制包括:① 粥样硬化斑块破裂引起狭窄部位的血栓形成,造成局部血管的闭塞。② 粥样硬化斑块部分破裂形成的血栓被血流冲击至远端,形成远端血管栓塞。③ 粥样硬化斑块使局部血管形成狭窄,当其狭窄程度严重,远端侧支循环不能代偿,伴随血流量下降,会造成低灌注卒中。④ 颅内动脉某些部位由于粥样硬化斑块使其穿支动脉出现闭塞,如大脑中动脉 M_1 段的粥样斑块累及豆纹动脉的开口,使其闭塞。前 3 种机制都可能通过动脉溶栓、支架成形术、机械取栓等介入治疗的手段来达到恢复血流的目的。然而,由于缺血性脑血管病介入治疗历史尚短,大规模多中心的随机对照试验较少,在人们对某些治疗承认其有效性的同时,对其术后并发症和远期效果等仍存在疑虑。随着介入材料和器械的飞速发展,缺血性脑血管病的介入治疗正在被越来越多地用于临床实践,多中心随机对照试验也相继出现。

一、外科治疗

(一)颅内-颅外动脉吻合术

颅内-颅外动脉吻合术(extracranial-intracranial arterial bypass,EIAB)的目的是将颅外动脉的血液直接供应到缺血组织,提高脑缺血部位的 rCBF,以帮助恢复缺血区脑组织的正常功能。1967 年 Yasagril 和 Donaghy 首次报道并进行颞浅动脉和大脑中动脉分支吻合术,中国在 1976 年也实施了首例吻合手术。但是,1985 年在北美、西欧和亚太地区进行的一项多中心大样本前瞻性临床随机试验的结论是,EIAB 并不能减少患者的脑梗死风险。2003 年,Robert 等报道了正在进行的颈动脉闭塞外科试验(The carotid occlusion surgery study),该项研究以 PET 检测颈动脉闭塞半球的氧摄取分数(O_2 extraction fraction,OEF),将 OEF 增加作为脑血流动力学失代偿的指标,评价颅内-颅外动脉吻合术与药物治疗预防卒中事件的疗效,预计 2013 年结束。2006 年,日本颅外-颅内吻合试验(Japanese extracranial-intracranial bypass trial,JET)的结果表明,血流动力学失代偿 II 阶段的患者进行 EC-IC 吻合,其卒中复发率显著低于药物治疗组。因此,对 EIAB 的评价以及适应证的制订,仍需要更多的循证医学证据。

目前认为,进行 EIAB 的条件是:① 脑血管造影明确诊断为颈动脉闭塞,ICA 颅内段狭窄、MCA 狭窄或闭塞。② 病变远端脑供血的侧支循环不完整。③ 反复发作的 TIA 或可逆性缺血性神经功能缺损。④ 反复出现体位改变或运动所触发的肢体无力等症状,神经影像学检查存在脑血流动力学受损。区域性脑血流测定减低并存在区域低灌注,脑血流储备功能失代偿,而且又不能从规范的抗血小板聚集、他汀类和 ARB 或 ACEI 应用中获益,也不适合应用 CEA 或支架成形术时,特别适合进行 EIAB 治疗。EIAB 的禁忌证为:① 有严重的全身疾病或严重糖尿病患者。② 脑血流测定有广泛性中到重度缺血者。③ 中到重度完全性缺血性卒中。④ 无症状、脑血流测定正常者。⑤ 缺血性卒中急性期。

（二）颈动脉内膜剥脱术

颈动脉内膜剥脱术（carotid endarterectomy，CEA）是颅外动脉粥样硬化性狭窄的传统治疗方法，2 个 RCT（randomized controlled trial）比较了有症状颈动脉狭窄患者接受阿司匹林治疗和 CEA＋阿司匹林治疗的结果。NASCET（the North American symptomatic carotid endarterectomy study）纳入了经导管造影证实狭窄≥70％的 659 例严重狭窄患者，2 年随访期间，CEA 组的同侧缺血性卒中率明显低于阿司匹林组（9％对 26％，$P < 0.001$），并且 CEA 组绝对风险下降 17％，相对风险降低 65％。ECST（the European carotid surgery trial）纳入了经导管造影证实 ICA 狭窄≥80％的 3 018 例患者，3 年随访期间，CEA 明显减少了大卒中和死亡（14.9％对 26.5％，$P < 0.001$），绝对风险下降 11.6％，相对风险降低 44％。

3 个 RCT 研究比较了无症状颈动脉狭窄患者接受阿司匹林治疗和 CEA＋阿司匹林治疗的结果，揭示了无症状颈动脉狭窄的自然病史和 CEA 的风险和获益。VACSG 试验（Veterans affairs cooperative study group trial）纳入了 444 例男性无症状颈动脉狭窄患者，ACAS 研究（the asymptomatic carotid artery surgery）纳入 1 662 例无症状颈动脉狭窄患者，ACST 试验（the asymptomatic carotid surgery trial）纳入了 3 120 例无症状颈动脉狭窄患者，3 个试验结果合并分析，CEA 的 30d 卒中和死亡发生率为 2.9％，在平均随访 3.3 年期间，CEA 组任何卒中和围手术期死亡的相对风险为 31％，绝对风险仅为 1％。亚组分析显示，真正获得卒中风险降低的是男性而非女性患者，是较为年轻的患者而非老年患者；与有症状颈动脉狭窄不同，无症状患者的卒中风险和 CEA 效益与狭窄的严重程度无关联。

尽管上述 5 个 RCT 研究结果提供了循证医学证据，但这些试验都严格选择了患者与术者：这些试验都排除了颈动脉狭窄部位是高位或低位的患者，排除了既往颈部根治术或放疗史或 CEA 后再狭窄，排除了气管切开插管、对侧舌咽神经麻痹、对侧颈动脉闭塞以及存在其他脏器严重病变；另外，采用了阿司匹林治疗。如果以现在抗动脉粥样硬化斑块的经典组合包括抗血小板聚集、他汀类和 ACEI 或 ARB 药物来治疗无症状颈动脉狭窄的患者，则 CEA 的效果很可能就不能显示。最后，对 CEA 患者围手术期和死亡率的评估单独由血管外科医师评估，神经内科医师并未参与，则可能缺乏评价的客观性。

CEA 的并发症有心血管并发症（血管迷走神经反应或降压反应，以及 MI），神经痉挛并发症（卒中、高灌注综合征、颅内出血、癫痫发作和脑神经损伤），颈动脉并发症（内膜切割、血栓形成和再狭窄），切口并发症（感染和血肿）和死亡。其次，CEA 围手术期并发症的发生也与 CEA 术者操作的娴熟程度相关。

二、血管介入治疗

鉴于某些患者临床治疗的需要，特别是针对那些需要治疗但不适应 CEA 手术的高龄患者，便出现了颈动脉狭窄支架成形术（carotid artery stenting，CAS）。CAS 最早于 1994 年报道，随着 CAS 的技术和器械的发展和成熟，目前 EPD－CAS（emboli protection device carotid artery stenting，EPD－CAS）已成为 CEA 的补充方法，也已进行了许多 CAS 与 CEA

的比较研究。最初 3 个 RCT 的研究由于不同的原因而提前终止,它们是 SAPPHIRE (stenting and angioplasty with protection in patients at high risk for endarterectomy), EVA-3S(endarterectomy versus stenting in patients with symptomatic severe carotid stenosis)和 SPACE(stent-supported percutemeous angioplasty of the carotid artery versus endarteroctomy)。对这 3 个试验的资料分析并未能证明在围手术期的同侧卒中和死亡方面,CAS 比 CEA 有优越性,其原因与术者的技术成熟程度、介入材料和保护装置、入选标准等多因素相关联。已经完成的试验 CREST(carotid recalculation endarterectomy versus stenting trial)对 CEA 和 CAS 做了一个全面的评估,该试验对有症状或无症状颈动脉狭窄患者随机进行 CAS 或 CEA,对于 2502 例患者随访中位时间超过 2.5 年,发现主要终点事件(所有卒中、MI、死亡)发生率在 CAS 组和 CEA 组无显著差异;但在围手术期,CAS 组的卒中发生率较高,而 CEA 组的 MI、颅神经麻痹发生率较高。结果表明,如果病例选择正确,术者技术娴熟,则应用 CEA 和 CAS 对卒中一级预防和二级预防的临床结果没有差异。纵观 CEA 和 CAS 的发展过程,相信在未来随着材料和技术的进一步发展,CAS 可能会比 CEA 有更大的临床适应范围。

目前,AHA/ASA 对有症状颈动脉狭窄患者实施血管重建术的适应证为:① 对于最近 6 个月有过 TIA 或缺血性卒中并且存在同侧重度(70%～90%)颈动脉狭窄的患者,推荐由围手术期残疾和死亡发生率<6%的外科医师实施 CEA。② 对于最近 6 个月有过 TIA 或缺血性卒中并且存在同侧中度狭窄(50%～69%)颈动脉狭窄患者,根据患者具体因素如年龄、性别、合并症或初始症状的严重程度推荐实施 CEA。③ 当颈动脉狭窄<50%时,无 CEA 指证。④ 若有 CEA 指证,建议在 2 周内实施手术而不是推延手术。⑤ 对有症状重度狭窄患者,如果手术很难达到狭窄部位,且存在能够显著增加手术风险的内科疾病,或当存在其他特殊情况(如放射引起的狭窄或 CEA 后再狭窄)CAS 不逊于 CEA,可以考虑实施 CAS。⑥ 对 CEA 和 CAS 试验观察到的结果相似,由围手术期残疾或死亡发生率为 4%～6%的操作者实施 CAS 是合理的(图 3-6-1,图 3-6-2)。CAS 术前准备、用药、手术操作和术后处理有相应的规范,推荐以下流程(表 3-6-1)。

表 3-6-1 CAS 推荐流程

术前准备
病史和体格检查
神经系统检查和 NIHSS 评分以记录术前神经功能缺损
基本实验室检查,包括肾功能、凝血功能和血细胞计数
颈动脉狭窄的无创性评价(颈动脉双功能超声、CTA 或 MRA)
既往有过神经系统症状的患者进行头颅 CT 和(或)MRI 检查
主动脉弓和颈动脉血管造影
签署知情同意书
适当补液

术前用药

　　阿司匹林:81～325 mg/d×4 d

　　氯吡格雷:负荷量 300～600 mg,以后 75 mg/d×4 d

手术操作

　　适当镇静

　　应用特殊设计的头架固定头部

　　对侧手握可挤压的玩具

　　仔细监测血流动力学和心律

　　建立血管入路

　　静脉注射肝素使 ACT 维持在 250～300 s

　　放置颈动脉鞘或导引导管

　　放置 EPD

　　展开 EPD

　　选择性静脉注射阿托品

　　球囊扩张

　　释放支架

　　必要时再次球囊扩张

　　如果存在双侧病变,仅行单侧支架置入术

　　同侧颈动脉和颅内循环的术后血管造影

术后处理

　　ACT<150 s 时撤出动脉鞘,在操作者的判断下使用血管闭合装置

　　血流动力学监测

　　争取早期下床活动

　　阿司匹林 81～325 mg/d,长期服用

　　氯吡格雷 75 mg/d,至少服用 30 d

　　神经系统检查和 NIHSS 评分以记录术后神经功能缺损

　　术后 30 d、6 个月和每年 1 次进行颈动脉超声检查

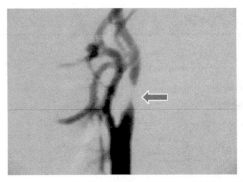

图 3-6-1　右颈内动脉起始段狭窄程度 90%

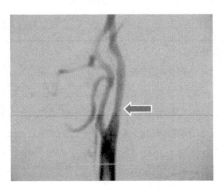

图 3-6-2　CAS 后右颈内动脉起始段

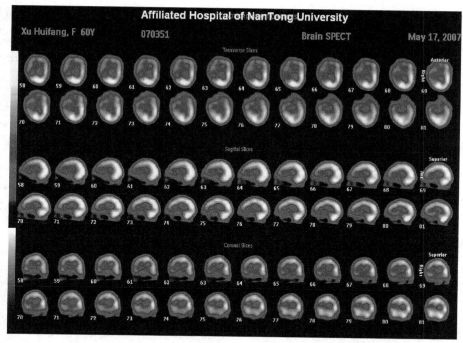

图 3-6-3　CAS 术前 SPECT 显示 rCBF 明显下降

病例 1　女性,60 岁,2007 年 4 月 30 日突发左手持物不稳,口齿不清,伴头晕、胸闷,20～30 min后完全恢复,至 5 月 1 日上午拿毛巾时,又突感左侧肢体无力,持物不稳,行走不便,口齿不清,后左侧肢体无力进行性加重,至 3 d 左侧肢体完全不能活动。患者既往有高血压病史 1 年,平素血压维持在(180～200)/(100～120) mmHg,20 d 前因子宫肌瘤行全子宫切除术,术后血压维持在 100/60 mmHg。患者有糖尿病史十余年。查体:左鼻唇沟浅,伸舌左偏,左上肢肌力 0 度,左下肢肌力Ⅰ度,左侧巴氏征(＋)。SPECT:额叶、右侧颞叶、顶叶缺血,考虑急性脑梗死。DSA:右颈总动脉分叉处有一重度狭窄(80％),右大脑前动脉起始部中度狭窄。给予支架成形术。术后给予阿司匹林、氯吡格雷、阿托伐他汀、厄贝沙坦氢氯噻嗪治疗,患者神经功能部分恢复(图 3-6-3)

在颅内动脉粥样硬化的研究中,由颅内动脉粥样硬化引起的卒中约占所有缺血性卒中的美国数据为 10％～20％,亚洲人、黑人、西班牙裔似乎比白人更加容易患颅内动脉粥样硬化。在我国,30％～70％的缺血性卒中与颅内动脉粥样硬化性狭窄有关。2005 年,Henkes等报道了 Wingspen 试验的初步资料。Wingspen 技术提供了颅内动脉血运重建的一种新理念。首先进行球囊血管成形术,然后将自膨式镍钛合金微支架置入颅内动脉粥样硬化病变处。在欧洲的几家医疗机构中,45 例有症状颅内动脉粥样硬化狭窄(＞50％)患者接受了Wingspen 支架治疗,其中 95％既往有卒中史,29％有过 TIA,对狭窄病变进行血管成形和支架置入的技术成功率为 98％(44/45),30d 死亡和同侧卒中发生率为 4.5％(2/45),6 个月死亡和同侧卒中发生率为 7.1％(3/42),6 个月多种原因所致卒中发生率为 9.5％(4/42)。基于这些资料,2005 年美国 FDA 根据 HDE 条款批准 Wingspen 支架系统用于药物治疗无效的有症状颅内动脉狭窄患者。AHA 推荐,在接受最佳药物治疗后仍然出现症状的严重颅内动脉狭窄(>70%)患者,可采用血管内球囊成形术和(或)支架置入术治疗。2011 年 8 月世界卒中杂志在线公布了支架与药物强化治疗颅内动脉狭窄预防卒中复发[The purpose of the Stenting and Aggressive Medical Management for Preventing Recurrent stroke in Intracranial Stenosis (SAMMPRIS)]的研究结果。该研究表明,颅内支架组有 14% 患者在支架置入 1 个月内发生了卒中和死亡,而强化药物治疗组死亡、卒中发生率仅有 5%,由于两组间的显著差异,该临床试验未能按设计完成就提前终止。尽管分析原试验设计,手术者的技术娴熟度和入选患者基线标准缺少严格标准可能对结果产生影响外,SAMMPRIS 的结果告诫我们,用颅内动脉支架置入术来预防颅内动脉粥样硬化狭窄的卒中再发尚无循证依据,与强化药物组对照获益少、风险高。对于有颅内血管狭窄但无症状的患者,更应首先考虑药物治疗(抗血小板药或他汀类)。

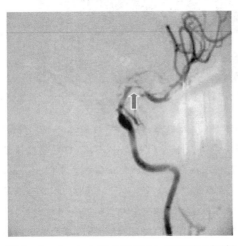

图 3-6-4　左大脑中动脉 M₁ 段狭窄(术前)

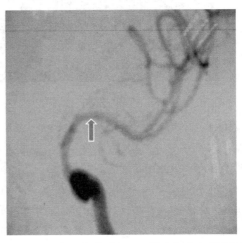

图 3-6-5　左大脑中动脉 M₁ 段支架置入后(术后)

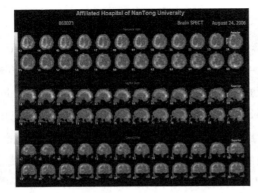

图 3-6-6　支架置入前 SPECT 显示左侧大脑半球 rCBF 下降(术前)

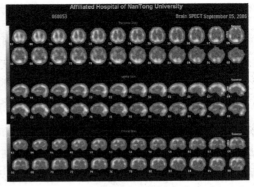

图 3-6-7　支架置入后左侧大脑半球 rCBF 明显改善(术后)

病例2 男性,45岁,因"反复发作性右侧肢体无力伴不能言语1个月"入院,患者反复出现发作性右侧肢体无力,每次持续数分钟至20 min不等,每天发作1~2次,入院时查体:右侧中枢性面舌瘫,右侧肢体肌力4级,右侧偏身痛觉减退。ABCD评分4分,DSA示"左侧大脑中动脉 M_1 段狭窄",给予氯吡格雷、阿司匹林、辛伐他汀等治疗及支架置入后。术后TIA发作终止(图3-6-4~图3-6-7)

三、 颅内外血管支架置入后的再狭窄

CAS后的远期疗效受支架内再狭窄(in stent restenosis,ISR)过程的影响。因此,充分了解、评估颅内外血管支架置入后ISR的发生率、危险因素以及预防和治疗方法,无疑是临床医师在术前就应该慎重考虑的问题。

(一)再狭窄的发生率及类型

裸支架治疗颅内外血管狭窄的主要问题就是再狭窄的发生。Chakhtoura等对46例患者的50处病灶(狭窄程度均≥80%,其中61%无症状,39%有症状)进行CAS。在18±10(1~44)个月随访时,50个病灶有4处(8%)发生ISR。Willfort-Ehringer等报道,他们对279例患者303个病灶进行CAS,中位时间为12(6~24)个月的随访结果显示,再狭窄的发生率为3%(9/303)。在SSYLVIA研究中,受试对象为年龄在18~80岁、单个病灶狭窄程度≥50%的有症状患者共61例,其中70.5%(43例)为颅内动脉(ICA 15例,MCA 5例,PCA 1例,BA 17例)病变,29.5%(18例)为颅外VA(VA开口处6例,小脑后下动脉远端12例)病变,支架置入的成功率为95%。6个月随访时发现,在37例颅内动脉病变和14例颅外VA病变的患者中,分别有12例(32.4%)和6例(42.9%)患者发生再狭窄(狭窄程度>50%),后者有4例再狭窄的部位是在VA开口处。在这些发生再狭窄的患者中,7例(39%)呈有症状狭窄。

自从药物涂层支架(drug eluting stents,DES)进入临床,ISR的发生率显著降低。Rishi Gupta等对有症状颅内外动脉硬化患者[平均(61±12)岁]进行DES置入,中位时间(4.0±2)个月进行随访,不同狭窄部位的动脉支架置入后再狭窄的发生率均<2%(表3-6-2)。Wingspan支架是一种专门针对颅内动脉设计的支架。在Levy等的研究中,78例有症状颅内动脉狭窄患者接受Wingspan支架治疗,平均随访5.9(1.5~15.5)个月,ISR的发生率为29.7%。

表3-6-2 CAS的成功率与再狭窄发生率

支架置入部位	尝试支架置入数	成功支架置入,n(%)	随访支架数	再狭窄 n,(%)
颅外椎动脉	31	31(100)	27	2(7)
颅内椎动脉/基底动脉	19	18(95)	14	0(0)
颅内颈内动脉	10	8(80)	6	1(17)
颅外颈内动脉	5	5(100)	3	0(0)
任何颅内血管	29	26(90)	20	1(5)
任何颅外血管	36	36(100)	30	2(7)

Lal 等根据 B 超检查的变化,将 CAS 后的 ISR 病变分类为: I 型(局灶病变),再狭窄长度≤10 mm,位于支架末端; II 型(局灶病变),再狭窄长度≤10 mm,位于支架内; III 型(弥漫型),再狭窄长度>10 mm,位于支架内; IV 型(弥漫型),再狭窄长度>10 cm,延伸到支架外; V 型(完全闭塞型)。血管造影进一步证实了这一分类的准确性。此分类有助于对 CAS 后再狭窄进行标准定义,并且对高危患者作出早期鉴别。

(二)再狭窄的发病机制和影响因素

1. 病理生理学机制 对于再狭窄的整体潜在机制还处于探索中。ISR 形成经历几个不同时期,并且涉及许多细胞和分子成分的参与。Mitra 等认为,引起 ISR 的复杂机制可以分为"早期"(数天到数周)和"晚期"(数周到数月)。内膜增生时,血小板和巨噬细胞对 VSMCs 的迁移和增生发挥了非常重要的作用。细胞外基质(extracellular matrix,ECM)的合成增加了内膜组织。由机械学引起的 Akt 通路激活,可能是 ISR 形成的另一机制。

ISR 的病理演变过程包括 3 个独立而又互相联系的环节,即血栓形成、内膜增生和血管重塑。支架放置过程中导丝操作、球囊扩张、扩张后的机械能,势必破坏血管内皮的完整性,导致内皮下基质暴露于血液中,引发血小板聚集、黏附,继而形成血管内附壁血栓,这是支架置入术后的早期病理改变。随着血栓的逐渐机化,以及炎细胞的不断浸润,引起内膜增生。在 ISR 的形成中,内膜增生可能起主导作用。内膜增生是 VSMCs 在多种活性物质和生长因子的刺激下,开始由动脉中层向内膜迁移、增殖、进一步成熟,并同时分泌 ECM 的过程。血管重塑发生在再狭窄的晚期,血管壁中层内大量纤维组织增生使血管壁硬化,导致其张力和切应力改变以及顺应性降低,再加上内膜内皮细胞舒血管作用减弱或丧失、ECM 增加和外膜纤维化,促进了 ISR 的发生。

2. ISR 的影响因素 ISR 的发生还可能与患者生理、治疗前病变特征以及所使用的支架等情况相关。在接受 CAS 的糖尿病患者中,ISR 的发生率增加。Lal 等的研究进一步证实,糖尿病是 ISR 的独立影响/高危/预告因素,而其他与动脉硬化相关的危险因素如高胆固醇血症、吸烟和高血压等,并未显示出与 ISR 直接关联。有研究认为,因为女性患者糖尿病的发生率高以及男性冠状动脉相对较细,所以相应地 ISR 的发生率增高。女性患者相对男性而言,更易发生术后再狭窄,与女性颈动脉较细有关,也可能与女性绝经期雌激素水平下降、动脉粥样硬化程度较严重有关。α-雌激素受体基因多态性可能部分解释了 ISR 发生率高的原因。已有研究表明,颅内动脉支架置入术的再狭窄发生率高于颅外动脉,这可能与动脉直径较小、动脉壁结构差异性有关。某些遗传因素可能与 ISR 相关,如血小板糖蛋白 III a PIA 基因多态性、亚甲基四氢叶酸还原酶基因突变。此外,镍和钼(支架的成分)过敏试验呈阳性者可能也与 ISR 有关。

基于所治疗的原发病变的病因,ISR 的发生率和发生类型存在差异。Lal 等研究发现在那些原发性动脉硬化的患者中,CAS 后发生 ISR 的患者多数(76.2%)呈 II 型支架内病变。而那些 CEA 治疗后发生再狭窄的患者,再接受 CAS 后 ISR 病变发生率较低,研究者认为支架置入后改善了血管壁生物力学和血流动力学特性。与 CEA 术后较为柔性的再狭窄病变进行比较,钙化性动脉粥样硬化病灶支架置入后,由于血管壁的特性不同改变亦不同,由此造成了 ISR 类型的差异。然而,Setacci 等的研究结果却显示,那些在 CEA 后发生再狭窄的患者,再接受 CAS 后仍易发生再狭窄;统计学的分析结论是,手术后再狭窄是 ISR 的独立提示因素。他们认为,伴有 VSMCs 增生的内膜超常增生是导致 ISR 的主要机制,同样也是 CEA 后 2～3 年内引起狭窄的潜在机制;与 CAS 治疗原发病变相比,此前已存在增生的情况下再进行支架置入,可能使得再狭窄的发生率增高。

在颅内外血管狭窄的情况下,通常使用自膨胀式支架进行支架成形术,因其输送器光滑容易通过狭窄段,不至于引起斑块脱落,且有利于防止支架塌陷、变形和再狭窄。球囊扩张式支架因支架裸露,通过狭窄血管腔时会增加对斑块的摩擦,因而增加了斑块脱落的风险。在自膨胀式支架中,Lal 等进行的单因素分析表明,采用不同种类支架进行 CAS 将影响 ISR 类型。与 WallStent 相比,采用 Acculink 支架,ISR(巨灶型和弥漫型,Ⅱ 型和 Ⅲ 型)的发生率会更高。还需要对更多患者进行研究,来证实这一结论。支架的生物力学特性取决于其制作材料、几何设计以及体积的大小。这些因素可能对动脉壁产生不同的生物力学影响,从而决定了 ISR 的类型。

(三)再狭窄的预防

由于不同类型的血管支架将影响 ISR,必然促使人们对支架的选材、设计等方面作进一步的研究和完善。再狭窄过程中炎症机制、炎性细胞因子和细胞信号抑制因子的出现,成为预防再狭窄的研究新领域。在支架置入后,特别对一些易发生再狭窄的高危(例如糖尿病)人群进行药物辅助治疗,会起到积极的、重要的预防作用。

1. 要注意选择支架种类,支架应与病灶匹配 一些神经保护装置如远端或近端阻塞系统和滤过系统,能防止标准介入手术过程中远端的栓塞。Spes 等的研究结果显示,使用神经保护装置的 CAS 是对颈动脉狭窄进行血运重建的一个安全可行的方法,再狭窄的发生率很低,并且长期神经功能预后较好。置入裸金属支架治疗颅内外血管狭窄,再狭窄的发生率高,且 39% 伴有症状存在。与裸金属支架相比,DES 能显著降低支架内再狭窄的发生率。DES 所携带的药物有抗肿瘤药物、免疫抑制剂、抗血栓药物和细胞迁移抑制剂。由于增殖生长和支架内新内膜的增生存在平行关系,所以,临床应用较多的是抗增殖药物(紫杉醇和西罗莫司)DES。抗增殖药物 DES 包括 3 个组成部分(即支架本身、药物和药物释放装置)和 2 种释放药物的方式(即修饰支架表面,或使用释放药物的聚合体)。修饰支架表面较为简单和廉价,但是药物的释放欠均匀且不易控制。理论上,使用聚合体包被载体,将有关药物吸附到支架上并随支架到达局部,通过多聚体缓慢释放技术能使药物在支架局部一直处于高浓度状态,以一种持续性可控方式释放,从而达到抑制内膜过度增生的目的。DES 已广泛应用于冠状动脉领域,且显示出一定的优越性。但是,颅内动脉与冠状动脉存在组织学的差异,与裸支架相比,这样的差异性很可能会导致 DES 置入后的风险(如血管毒性和迟发性内皮化)增高,其中最重要的是药物的直接血管毒性。颅内动脉 DES 置入安全性验证试验采用的是 Cypher(Cordis 公司)支架,在犬的基底动脉中进行。在这个实验中,未发现 DES 对颅内血管或脑组织的毒性作用。2005年,Alex Abou-Chebl等首次将DES应用于人颅内动脉粥样硬化的治疗,通过血管造影对血管毒性进行评估,未发现血管毒性(例如动脉瘤)的证据;通过临床表现对脑组织毒性进行评估,所有的患者病情平稳。因此,选择性颅内动脉支架置入是安全可行的。与紫杉醇和西罗莫司的毒性剂量相比,释放入脑组织的药物总剂量较小,因此毒性作用并不显著。另一主要问题是DES置入后由于延迟性血管内皮生长,在支架置入后的6~12个月易造成ISR。Rishi等对颅内外血管使用DES后的患者进行短期随访,结果亦显示其安全可行性,且较小比例发生ISR。然而,即便应用DES,高危患者ISR的发生率仍然很高,这表明需要有更有效的、耐受性好的方法进一步减少再狭窄的发生率。

2. 改善支架置入技术 相关研究发现,介入医师的经验差异会影响最终研究结果。对ISR的患者进行血管内超声检查,发现支架置入技术存在一些问题,如支架膨胀不全或支架与血管壁贴合不紧密,这些都可能促使血栓形成。就介入医师本身素质而言,若操作熟练程度有缺陷,势必会加重术中对血管的损伤,对ISR产生不利影响。因此,急需加强对介入医师的培训,避免操作技术导致ISR。

3. 药物预防 目前用于预防再狭窄药物主要有抗血小板药、抗血栓药、抗炎症药、生长因子抑制剂、抗细胞增殖药、调脂药等。但是至今,只有西洛他唑和普罗布考被证明在预防再狭窄方面是有效的。此外,在早期的临床试验中已证明AGI-1067有效。

1998年,美国FDA批准西洛他唑用于治疗间歇性跛行。在这之前的1988年,该药已经在一些国家使用,其药理作用在很大程度上是选择性抑制磷酸二酯酶Ⅲ(PDE_3)。血小板和VSMCs都是富含PDE_3的细胞,通过抑制PDE_3可提高细胞内环磷酸腺苷的水平,从而激活蛋白激酶A底物。这些底物调节西洛他唑抗血小板聚集的作用,增强VSMCs的舒张功能。与阿司匹林和氯吡格雷相比,西洛他唑可以减少内皮损伤后的内膜增生,并且在球囊血管成形术和裸支架置入后降低再狭窄的发生率。Lee S等首次观察了西洛他唑对DES置入后的影响。在他们的随机前瞻性多中心研究中,DES置入后患者服用两联(阿司匹林和氯吡格雷为标准组,共250例)或三联(阿司匹林、氯吡格雷和西洛他唑为三联组,250例)抗血小板药物,比较西洛他唑在新内膜增生方面的影响。6个月后的血管造影随访结果显示,与标准组相比,三联组中支架内晚期管腔丢失[(0.32 ± 0.51)mm:(0.22 ± 0.48)mm,$P=0.031$]和血管段晚期管腔丢失[(0.51 ± 0.49)mm:(0.34 ± 0.49)mm,$P=0.001$]均显著降低,且ISR的发生有下降趋势($11.2\%:6.7\%$,$P=0.104$)。

普罗布考是一种降脂药,它具有明显的抗氧化特征,且抑制VSMCs的增殖。来自临床试验的资料证明其在降低再狭窄发生率方面的疗效。AGI-1067是由普罗布考修饰而来的代谢稳定剂,除了降脂之外,它还具有较强的抗氧化和抗炎症特点。曲尼司特,作为抗变态反应性药物,在动物模型中对减低VSMCs增殖和内膜超常增生起着有效的作用。曲匹地尔,是血小板衍生生长因子抑制剂,早期研究数据表明它可以抑制再狭窄的发生,但在后来的研究中得到矛盾结果。吡格列酮,是治疗2型糖尿病,同时也是抗动脉粥样硬化的药物,接受裸支架治疗的2型糖尿病患者服用吡格列酮30 mg/d,6个月后发现再狭窄的发生率降低。但是,这些药物在临床的实际疗效,还需要更多的循证医学证据加以证实。

实验数据和初步临床研究表明,调脂药物有可能减少冠状动脉血管成形术后的再狭窄。Hirotoshi、Kamishirado 等的研究显示他汀类药物可以降低再狭窄的发生率,这一作用是由于它们对血管壁的多效性而不是依赖于调脂。所有这些研究都强调和阐明了支架置入后合理的药物治疗会起到重要的抗再狭窄的作用。在 Spes 等对患者的长期随访中发现,应该长期药物治疗的患者出院后并不能严格遵照医嘱服药,这是构成支架置入后远期疗效不佳的主要原因,故对患者在住院期间进行强化管理,并作相关的健康教育尤为重要。

4. 其他预防措施　① 局部放射治疗:考虑到新内膜高度增生在管腔再狭窄(尤其在 ISR 中)和肿瘤变化过程中的相似性,使用具有放射活性的核素预防再狭窄的发生,起效相对迅速。局部使用放射治疗对 VSMCs 有着抗增殖和抗迁移的作用,从而减少新内膜增生。放射线(β 或 γ 射线)能阻止血管损伤后内膜增生和血管重构,但有了 DES 后冠状动脉内缓释疗法装置已从临床撤出。② 基因治疗:基因治疗目前多处于动物实验阶段,这一成果若能在临床推广,将使再狭窄的治疗取得突破性进展。

（四）再狭窄的治疗

目前,对 CAS 后发生支架内狭窄进行治疗的指征是血管狭窄≥80%。Higashida 等所采取的治疗策略是,对中度颅内动脉狭窄(狭窄>50%)的患者进行密切观察,观察间期为6～12 个月,观察有无新的神经症状,同时采用无创性技术(CTA 或 TCD)评估疾病进展情况。对 CTA 显示有颅内血栓时应采用 DSA 加以证实,排除颅内血栓形成假阳性结果。如果检查表明血管狭窄继续进展已达到重度(狭窄>60%～80%),或尽管狭窄程度未加重,但使用抗血小板或抗凝药物治疗并未能控制症状,新症状仍然出现,就应考虑对这些患者再次进行介入治疗。

手术治疗主要有 CEA 和血管旁路术。在 de Borst 等的研究中,217 例患者在接受 CAS 后有 4 例在 8 个月随访时发生严重的 ISR(狭窄程度 90%～99%),血流动力学严重影响,其中 2 例患者有症状,2 例无症状但合并对侧的完全闭塞。经过标准 CEA 手术取出支架,未发生明显围手术期并发症;平均随访 13 个月,患者未再发生神经功能障碍症状以及再狭窄。结论是,标准 CEA 取出支架具有可行性。对于多次 CEA 和 CAS 手术史的患者出现再狭窄,由于解剖困难可考虑进行血管旁路术。再狭窄发生后亦可行腔内治疗,它是利用介入技术将放射性核素导入靶血管,达到近距离治疗的目的。而血管成形术或支架置入术是常用的安全有效的方法。

（柯开富）

参考文献

[1] Shaw LJ, Shaw RE, Merz CN, et al. Impact of ethnicity and gender differences on angiographic coronary artery disease prevalence and in-hospital mortality in the American College of Cardiology-National Cardiovascular Data Registry [J].Circulation,2008,117:1787 - 1801.

［2］Michael R,Jaff DO. Imaging the carotid Bifurcation：Toward Standardization ［J］. Semin Vasc Surg，2008,21：73 - 79.

［3］Yong JK,Charles HT. Indications for Carotid Artery Surgery and Stent：The Role of Carotid Ultrasound ［J］. Current Cardiology Reports,2008,10：17 - 24.

［4］Nur E,Kim YS,Truijen J. Cerebrovascular reserve capacity is impaired in patients with sickle cell disease ［J］.Blood. 2009,114(16)：3473 - 3478.

［5］Goode SD,Altaf N,Auer DP，Carotid endarterectomy improves cerebrovascular reserve capacity preferentially in patients with preoperative impairment as indicated by asymmetric BOLD response to hypercapnia ［J］.Eur J Vasc Endovasc Surg,2009,38(5)：546 - 551.

［6］Haller S,Bonati LH,Rick J，Reduced cerebrovascular reserve at CO_2 BOLD MR imaging is associated with increased risk of periinterventional ischemic lesions during carotid endarterectomy or stent placement：preliminary results ［J］. Radiology,2008,249(1)：251 - 258.

［7］Packard RR,Libby P. Inflammation in atherosclerosis：from vascular biology to biomarker discovery and risk prediction ［J］. Clin Chem,2008,54(1)：24 - 38.

［8］Virani SS，Polsani VR，Nambi V. Novel markers of inflammation in atherosclerosis ［J］. Curr Atheroscler Rep,2008,10(2)：164 - 170.

［9］Kunte H,Amberger N,Busch MA，Markers of instability in high-risk carotid plaques are reduced by statins ［J］. J Vasc Surg,2008,47(3)：513 - 522.

［10］Underhill HR,Yuan C,Zhao XQ,et al. Effect of rosuvastatin therapy on carotid plaque morphology and composition in moderately hypercholesterolemic patients：A high-resolution magnetic resonance imaging trial ［J］. Am Heart J,2008,155(3)：584.

［11］Mazighi M，Yadav JS，Abou-Chebl A. A Durability of endovascular therapy for symptomatic intracranial atherosclerosis ［J］. Stroke,2008:1766 - 1769.

［12］urk AS,Levy EI,Albuquerque FC,et al. Influence of patient age and stenosis location on wingspan instent restenosis ［J］.AJNR,2008：23 - 27.

第四章　缺血性脑血管病

缺血性脑血管病是最常见的脑卒中类型，占全部脑卒中的 60%～80%。它是指由于各种原因导致的脑血管功能受损，致使脑血液循环障碍而引起相关症状的疾病，动脉硬化是其最常见的病因基础。按照缺血范围，可分为局灶性缺血性卒中和全脑缺血，是严重危害人类健康的常见病，同时又是可预防和干预的疾病。

第一节　局灶性缺血性卒中

一、缺血性卒中的动物模型

缺血性脑血管病的高发病率和高致残率使对其发病机制和治疗方法等的研究成为这一领域的热门问题。由于缺血是不正常的血液灌流，需要脉管系统的参与，而体外培养的组织或细胞缺乏这一重要特征。因此，局灶性脑缺血模型的建立为研究缺血性脑血管疾病的发病机制、病理生理学改变，以及药物疗效、防治措施等，提供了具有临床参考价值的依据。

早在 1847 年，Flourens 等首次报道了通过栓子导入脑血管系统的缺血性卒中模型。在其后约 100 年，在猴子和犬等的颅内主要动脉中用外源性闭塞的方法建立了局部脑梗死模型。此后的 50 年，用不同的方法诱导局部脑缺血动物模型取得了令人瞩目的成功。

（一）动物模型在缺血性卒中研究中的应用价值

动物卒中模型在探讨正常及缺血性卒中脑代谢和功能变化的过程中起着独特的作用。众所周知，脑梗死是一种多变的状态。由于发病原因、持续时间、部位，以及同时存在的全身疾病的严重程度等因素不同，梗死的进展和患者的预后直接受到影响。人群中这些无法控制的因素导致了病情的差异性、复杂性和多变性，也成为统计学上评价该疾病的障碍。在临床研究中，为了避免这种差异引起的干扰，需要非常大的样本量，从而导致在人类中进行临床卒中研究难度大、价格昂贵且耗时。与人类研究相比，脑缺血实验动物模型的某些生理学变化是可以控制的，能够避免研究中的不稳定或偏倚因素。因此，实验动物模型能够简便而快速地解决一些与临床相关的问题。

大鼠等动物的局灶性缺血性卒中模型不仅能够判断缺血后脑梗死的体积大小等组织学改变，还能建立局部脑血流的定量图谱、葡萄糖利用和蛋白合成等测定方法。实验动物的脑缺血病理生理研究中所涉及的缺血半暗带、细胞毒性、自由基产生、再灌注损伤、梗死前去极化、炎症、血-脑屏障损伤、程序化细胞死亡和缺血预处理等方面,为进一步探讨缺血性卒中的致病因素、发病机制和评价药物疗效提供了理论依据。近年来,新的影像技术在临床应用前均在动物模型中进行探索研究,如磁共振弥散加权成像(DWI)技术,由于首先在动物中发现DWI对超急性期脑梗死检测具有高敏感性的特点,在临床中将其用于鉴别超早期脑缺血改变很快取得了成功。同样,磁共振灌注加权成像(PWI)技术也是首先在动物中进行试验并逐步发展成熟,然后应用于临床的。

(二) 动物的选择

尽管早期的卒中研究常用高级动物物种,如猫、犬、兔、猪和非人类的灵长类,但现在大多数卒中研究仍使用的是大鼠、小鼠、沙土鼠等小动物。

大鼠是实验卒中研究中最常用的动物种类。其成为卒中研究合适研究对象的主要原因是:① 大鼠的脑血管解剖和生理与人类极其相似。② 大鼠体积小,便于检测生理参数、采集脑标本以及肉眼或显微镜观察脑组织。③ 由于其体重轻,研究时仅需要小剂量的麻醉剂和实验药物即可完成。④ 品系中的同质性高,易于进行重复实验。⑤ 大鼠的转运、储存和喂养花费相对较低。⑥ 在体MRI上神经缺损的监测操作方便。⑦ 利用大鼠实验涉及的伦理关注较少。⑧ 制造模型的技术相对简便,对动物造成的伤害也最小。

大鼠的基因组序列和人类基因组相似。但在啮齿类中,小鼠因具有相当高的同源性,也是实验动物的合适选择。在缺血性卒中分子机制及病理生理学研究中,小鼠被更广泛地应用于基于转基因技术的研究中。

沙土鼠的双侧大脑供血相对独立,缺乏后交通动脉及完整的基底动脉环,因此其在解剖特点上与人类有差异。实验研究中,对沙土鼠脑缺血模型中有效的神经保护剂,在其他种系动物中,对脑缺血性损伤的保护作用却不明显。因此,沙土鼠在评价神经保护剂作用的研究中不是最佳的选择。

在研究慢性高血压对脑动脉的影响以及高血压与局部缺血时血-脑屏障开放之间的关系时,也常常使用自发性高血压大鼠(spontaneously hypertensive rat,SHR)。这种利用具有卒中倾向的自发性高血压大鼠制作的大脑中动脉闭塞(MCAO)模型,梗死体积相对较大。因此,这类大鼠的缺点是缺血严重而死亡率高,在神经保护药物研究中可能导致错误的阴性结果。近年来,为了使实验动物更接近人类的实际状况,患有其他疾病的大鼠(如糖尿病、动脉粥样硬化、高胆固醇血症等)及老年大鼠也应用到局部脑缺血的研究中。

大多数脑缺血研究主要采用雄性动物,因为这样可以避免雌性激素的保护作用给实验带来的差异。越来越多的实验表明,缺血性卒中的预后因性别而不同。根据实验需要选择实验动物的性别,将直接影响到实验结果。

尽管小动物在缺血性脑卒中的研究中显示出诸多的优势,但小动物在形态学上无明显脑沟回,其大脑的结构与人类也存在一定的差异。大动物是多脑沟回动物,与人类的新大脑皮质相似,尤其是非人类灵长类动物,它们的行为、感觉运动与人类极为相似,更适合运用于诱发电位监测、脑电图和功能影像学等现代医学新技术的应用与研究,因此也成为生理学、生化及病理学研究,以及临床研究前观察长期疗效的最佳候选。

总之,基于以上多种原因,大鼠是局部脑缺血模型的最佳选择种系。随着转基因技术和基因敲除鼠的发展,小鼠的应用越来越多,许多大鼠局部缺血模型也可以成功地适用于小鼠。实验研究运用于临床一般经历这样的研究过程:一旦在小动物研究中获得了值得重视的结果,这些结果便需在高等级的品系中进行重复,然后再运用于临床试验中。

(三)局灶性脑缺血的动物模型

理想的脑缺血动物模型需具备以下条件:① 缺血过程和病理生理反应与人类卒中相接近。② 引起的脑缺血性损害大小适宜,可重复性好,动物死亡率低。③ 花费合理,制造模型的技术相对简便,并最低程度地对动物造成伤害。④ 生理参数易于监测,并能维持在正常范围。⑤ 脑标本可供组织病理学、生物化学和分子生物学检测及评估。

局灶性脑缺血动物模型大致分为两类:持久性局灶性脑缺血模型和短暂性(一过性)脑缺血模型。持久性缺血模型仿效无再通的人类卒中,但这在人类缺血性卒中中只占少数。因此,在研究中更多地采用短暂性脑缺血模型。这一模型脑损伤后缺血性损伤与继之出现的再灌注损伤并存,更接近人类缺血性卒中的病理生理学过程。

人类缺血性卒中多见于大脑中动脉及其分支的闭塞,因此与人类卒中相关的模型通常采用 MCAO 或大脑中动脉(MCA)区域的血管闭塞。短暂性局灶性脑缺血依据缺血时间的长短,所产生的缺血损伤程度不同。研究表明,在所有的动物模型中,脑缺血约 3 h 后即使脑血流再建立也不能使梗死灶缩小;局部缺血 60～90 min,可获得区域相对恒定的脑梗死和重复性良好的实验数据。多数研究中,短暂性局灶性脑缺血模型采用的缺血时间为 90～120 min。进行脑缺血研究时,实验模型的选择必须与临床研究所需解决的问题相一致。

MCAO 模型的造模方法在经历了 150 年左右的探索和发展过程后得到了逐步完善,但每种 MCAO 方法各有其特点。

1. 血栓栓塞卒中模型　由于大多数人类缺血性卒中都产生于血栓栓塞,而动物的血栓栓塞卒中模型比其他脑缺血模型更接近人类的缺血性卒中,所以这些模型为溶栓剂及新药治疗的研究提供了独特的条件。

1955 年,Hill 等首次报道了以动物自体血液作为微栓子,注射自体血凝块而建立了犬缺血性卒中模型。在最早的栓子血栓卒中模型中,一个悬浮的微小同源血凝块碎片(自体血在微导管内塑形,制成大小合适的栓子)被注射至颈动脉。在显微镜下可见大脑前动脉(ACA)和后动脉(PCA)供应的大脑区域出现缺血性损害。至今,这种大鼠血栓栓塞卒中模型已被多数研究者所接受。Kudo 等采用＜100 μm 的同源血凝块栓子悬液,注入颈总动脉(CCA),在颈外动脉(ECA)靠近颈内动脉(ICA)开口处置一可逆性插管,栓子则由 ICA 进入 MCA,导致同侧大脑皮质、海马及深层灰质结构的梗死。然而,由于难以精确控制栓子到达预先确定的动脉分布区,使得通过此法获得的梗死灶在数量、大小和位置上难以恒定。同时,由于侧支循环的影响使组织缺血程度不一,不利于组织定量分析。这一模型的另一缺陷是,在评估溶栓剂效果的研究中,可过早出现研究中不期望出现的早期自发性再通现象。为了克服这些缺点,先后出现了不同的血凝块制备方法,包括富含纤维蛋白的栓子、新鲜血凝块、人动脉粥样硬化浓缩物等,并且改良模型,直接向 MCA 注入所制成的凝块。但是,尽管血栓栓塞模型种类很多,目前仍缺乏标准的血栓栓塞动物模型。

2. 合成材料栓塞物卒中模型　　许多化合物和人工合成的栓塞物,如硅胶栓子、碳粒微球、胶原质、花生四烯酸钠、聚乙烯基硅氧烷微球、可回收的银球、空气栓子等,通过注入 CCA 或 ICA 诱导缺血。其中微球体诱导的微栓子栓塞是应用最广泛的模型。在这类实验中,大多数选用大鼠作为实验对象,也有的在更大的动物和灵长类动物中建立模型。

微球体诱导缺血损伤的体积和严重程度与栓子的数量有关,脑损害的发展缓慢,且呈多灶性。因而在微球体卒中模型中有较大的治疗时间窗进行药物治疗研究。微球体合成材料栓塞物为不可溶性栓子,其诱导的栓塞卒中模型特点为持久性脑缺损,这一特点似乎与临床情况不完全相同,因而限制了这种模型的应用。

3. 光化学诱导的局灶性脑缺血模型　　1984 年,Watson 等首次建立了光化学法诱导脑皮质梗死的动物模型。此后,该法得到逐步发展和完善。该模型梗死部位恒定,重复性好,动物存活率高,克服了其他局灶性脑缺血模型的缺点,因而被广泛用于脑梗死的研究中。

光化学卒中模型是通过注射光敏染料诱导皮质梗死。这种光敏染料由传统的孟加拉玫瑰与特殊波长的放射光束组成,能穿透无缺损的颅骨。染料产生的内皮过氧化物损伤导致照射区域的双侧软膜及脑实质内血管中血小板黏附和聚集,引起照射部位皮质细胞毒性脑水肿和脑梗死。这种模型主要用于抗血小板、抗血栓形成药物和血管内皮细胞保护剂的疗效研究以及脑皮质慢性血栓性损伤相关的病理生理学的定量分析研究。其缺点是在数分钟内脑损伤部位即产生血管源性水肿和血-脑屏障的破坏,难以观察到半暗带,从而限制了这种模型应用于主要目的为半暗带的病理生理和临床前药物的研究。为了克服这一缺点,一种新的大鼠光栓子圈模型被建立。在该模型中对预先圈划的解剖区域用最小的光束强度进行照射,适当延长损伤时间,所获得的脑梗死灶明显减小,并且梗死周边有一个区域仍可能进行治疗。选择更小的照射圈后,照射圈的周边可产生自发性再灌注,并使损伤组织恢复形态学的变化。

近年来,在大鼠中,光化学卒中模型诱导的脑梗死也用于 MRI 的多参数研究。研究结果表明,这一模型可获得半暗带样区域,并可对梗死灶进行定性和定量研究。其优点是具有能够获得所需要的局部皮质梗死的能力,无需开颅而保持了硬脑膜的完整性;缺点是由于阻断了动脉远端的自然血流状况而阻止了侧支循环,血-脑屏障早期开放,脑缺损主要为血管损伤及血管源性脑水肿,这些变化和人类缺血性卒中的病理过程存在差异。

4. MCAO 线栓法模型　　自从 1986 年 Koizumi 等在大鼠上用 4.0 的硅树脂涂层尼龙线插入 ICA,然后线栓沿 ICA 腔内缓慢到达 MCA 的起始段,从而阻断经前循环和后循环流入 MCA 的血流,进行脑缺血进展性水肿研究后,MCAO 线栓法模型就获得了广泛应用。

MCAO 线栓法模型制作的方法主要是将头端制成鼓槌状的外科缝线(如尼龙单丝线)插

入 ICA,然后向颅内方向送入线栓,阻断 MCA 血流(图 4-1-1)。这一模型的优点是避免开颅手术,并能产生持久性或短暂性局部缺血,在意识清楚的大鼠中拔出线栓很容易获得脑缺血-再灌注。

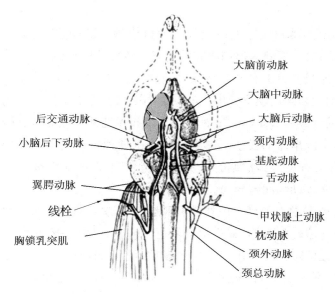

图 4-1-1 MCAO 线栓法模型制作

Garcia 等 1995 年详细描述了 MCA 持久性或短暂性缺血后的脑损害进展和脑血流改变。在 MCAO 2 h 后,脑损害同时累及额顶皮质和尾状核、壳核。MCAO 后 60 min 获得皮质下梗死的百分率高,在 MCAO 后 60~90 min 内缺血区域有可逆性组织带(即半暗带),因而适用于神经保护药物的研究。线栓法易于实现再灌注,也能用于再灌注损伤方面的研究。

在模型制作中,线栓顶端的直径和线栓插入 ICA 的长度是获得成功模型的两个重要参数,也是获得相对恒定的缺血性损害的主要保障。在 Longa(1989)等改良的线栓法 MCAO 模型中,线栓的远端通过加热使之变钝后从 ECA 插入 ICA。在大鼠实验中,从 CCA 分岔处起送入线栓的长度因大鼠的体重、线栓顶端的大小、鼠种和分岔的位置等而不同,常为 17~22 mm。送入线栓过深可影响 ACA 对额叶皮质和壳核分水岭区的血流供应,引起梗死体积过大。相反,把线栓放入离 ICA 分岔处 15~16 mm 接近 MCA 起始段的位置,由于深度不够则只产生小的皮质下梗死。此外,线栓的大小、形状及辅助的颈动脉夹的应用均可影响梗死大小和血管穿孔破裂的频率。采用有硅树脂涂层的尼龙线栓制作模型产生的脑梗死灶比使用无涂层的线栓产生的脑梗死灶大,更趋于稳定一致,因而具有良好的重复性和可靠性。此项技术也常用于小鼠,尤其是转基因鼠和基因敲除鼠的研究中。

一项有关影响脑损害大小变化的潜在因素的研究表明,即使所用的闭塞物有轻微的变化(如直径、可拉伸的长度及力度等)都可能影响脑缺血动物模型所产生的梗死灶体积。有

129

学者建议阻塞 MCA 主干,但不中断 CCA、ICA 或 ECA 的血流,可产生适中的梗死大小。

在 MCAO 模型中,当结合 MRI 中 DWI/PWI 技术以探讨早期缺血改变时,可以获得缺血前和缺血后的数据,并进行像素与像素之间的比较。这在缺血半暗带和脑保护的研究中起着重要的作用。

MCAO 模型是近年来颇受重视的局灶脑缺血模型,具有不开颅、不损伤血管的交感神经纤维,又能进行脑缺血-再灌注损伤研究的优点。线栓法的缺点是:① 操作不当会引起血管破裂和继发性蛛网膜下腔出血。② 诱发动物体温升高。③ 不完全的 MCAO。用不涂层的线栓(尖头)进行实验,蛛网膜下腔出血的发生率更高。为了避免这些缺点,在制作模型过程中,用激光多普勒(Laser-Doppler)等神经电生理技术监测线栓导入过程中的脑血流变化,明显减少了蛛网膜下腔出血的发生。体温是影响脑梗死大小的一个重要因素,当 MCA 闭塞 2 h 或以上时,体温升高是其常见的并发症,可能与下丘脑损伤有关。因此,在实验过程中控制体温是减少实验动物间差异的关键。

5. 开颅法局灶性脑缺血模型 用外科手术制作 MCAO 模型的方法繁多。十多年来,在直视操作下经颞下部或经眶入颅,采用电凝法、夹闭法或结扎法闭塞血管等手术方法,建立 MCAO 局灶性脑缺血模型,已应用于不同的动物品系(如非人类的灵长类、犬、兔、啮齿类等)中。这类模型梗死成功率高,适用于脑缺血后长期神经功能缺失的康复及介入治疗等研究。

开颅法是目前国际上应用最经典的局部脑缺血模型之一。Tamura 等于 1981 年首先应用颞侧开颅法建立了局灶性脑缺血模型。该法从颞下部开颅,分离并手术线结扎或电凝近端 MCA,造成脑梗死,制作成持久性 MCAO 模型,其梗死范围在颞顶皮质、尾状核和壳核。近年来这一方法得到了改进,如永久性结扎远端 MCA、合并短时间阻塞双侧 CCA、电凝法闭塞所有 MCA 分支的同时降低动脉压、结扎同侧 CCA 等,每种方法都各有其特点。Bederson 等对 MCA 不同节段闭塞所产生的梗死部位和梗死大小进行了研究。结果提示,局部闭塞在接近嗅束的部位时,约 67% 产生梗死;若闭塞位于 MCA 起始段或距嗅束 2 mm的近端,全部发生梗死。MCA 闭塞长度增加阻断了对豆纹动脉和皮质小动脉的侧支供应,可使大鼠 MCAO 模型的局部梗死灶更具可重复性。

开颅法制作脑梗死模型是最为经典的方法,实验条件相对恒定,制作成功率高,获得的梗死灶可靠,缺血效果好。但是,由于存在开颅手术创伤大、可对邻近的脑组织产生明显损伤、易于形成潜在的脑脊液漏、操作过程中对血管的过多刺激及继发性血管痉挛可影响缺血后侧支循环功能、需要有较熟练的显微外科手术技巧、颞下部入路损害咀嚼功能从而影响术后动物的进食等缺点,该模型的推广应用受到限制。

6. 内皮素-1 诱导的 MCA 梗死 内皮素-1(ET-1)是一种由内皮细胞产生的强效血管活性肽,它可以在不同的脑血管中与特殊受体结合而产生明显的血管收缩作用。在中枢神经系统中,ET-1 能通过其强烈而持久的收缩血管作用使局部脑血流量减少,促进梗死灶的形成,并可通过直接损伤神经元和胶质细胞加重脑梗死。

近年来,采用 ET-1 制作 MCA 不同区域局部缺血模型的研究报道逐渐增多。其中之一是在 Tamura 等建立的外科方法基础上,直接在暴露的 MCA 上使用 ET-1。另一种方法是通过立体定向法在 MCA 附近注射 ET-1,避免了大块颅骨去除所带来的损伤,并能防止术中和术后因颞肌损伤而导致动物喂养困难的并发症。使用 ET-1 可明显减低 MCA 供应区域的脑血流量,并导致与外科手术相仿的缺血性损害。另有研究显示,在 MCA 近端滴注 ET-1,脑血流量呈剂量依赖性减少,并产生剂量依赖性脑梗死。

ET-1 引起的相关脑损伤与 ET-1 对脑血流的影响有关,其作用比神经毒性作用更强。ET-1 也可以直接用于大鼠的大脑皮质表面,从而研究缺血对不同脑功能区域的影响。在 Gilmour 等的模型中,通过立体定向技术把 ET-1 注入大鼠感觉运动皮质的特殊区域(如上肢代表区),来研究原来具有功能的上肢对缺血产生的缓慢变化。在大脑皮质区应用 ET-1,可明显降低额颞叶皮质的血流,导致新皮质的半圆形梗死。Reid 等在一侧纹状体注射 ET-1,出现了剂量依赖性的缺血性损害和半暗带形成。在 ET-1 诱导的局部脑缺血模型中,一个值得注意的现象是在一段时间(20 min 左右)脑血流明显减少后,血流逐步地缓慢恢复到正常水平。这种变化与 ET-1 应用的剂量相关。这一特点使 ET-1 缺血模型为脑缺血-再灌注损伤机制的研究,以及脑保护新药疗效的评估提供了一种新的、可逆的局灶性缺血模型。

虽然 ET-1 诱导的局部缺血模型侵袭性小,避免了对血管和脑组织的机械性损伤,并可通过调整 ET-1 的剂量来控制缺血和再通时间,在研究中具有一定的优势,但这一方法仍需要开颅,缺血持续时间及程度难以控制。这些是该模型不稳定因素的主要来源,也是这一模型的最大缺点。

7. 后循环缺血模型　大多数局部脑缺血模型集中于 MCA 区域的缺血研究,而其他部位的脑梗死在临床中也不鲜见。因此,为了研究的需要,一些后循环缺血导致脑梗死的动物模型应运而生。

1985 年,最早出现了闭塞基底动脉的同时闭塞双侧颈动脉的大鼠模型。在这一模型中,使用单点结扎基底动脉未能得到明显的梗死。1991 年,Wojak 等以大鼠为实验动物,于颈部腹侧暴露基底动脉,并用热凝固术在其不同节段闭塞基底动脉。尽管在基底动脉上的两个点同时闭塞,梗死仍然很小且变异性大,也未显示出明显的神经功能缺损,可能与基底动脉环的血流代偿丰富有关。当大鼠颅内给予微量的 ET-1 时,则产生了严重的脑干梗死,并使脑干和小脑的脑血流量下降了 85%。通过脑血管造影技术,经股动脉血管插管可把作为栓子的血凝块送入兔的左椎动脉,并置于基底动脉尖部位。这种经股动脉数字剪影血管造影技术能更可靠地确认外科性椎-基底动脉阻塞。

后循环梗死的模型目前尚未广泛推广。要获得重复好、更可靠的脑干卒中模型,尤其是在大鼠上制作这样的模型,还需要更进一步的研究。

(四)影响动物模型稳定性的因素

在建立局灶性脑缺血动物模型时,许多因素可以影响缺血性脑损伤的过程和后果。综合考虑这些因素对研究目的的影响,并对这些因素加以控制,是保证脑缺血动物模型成功和研究结果恒定可靠的必要措施。

1. 与动物相关的因素 动物与人类脑循环之间存在一定的解剖变异,动物品系的选择往往是实验成败的关键。某些品系对 MCAO 敏感,可以产生较大的梗死体积,如在沙土鼠中建立的 MCAO 模型出现非常大的半球梗死。但遗憾的是,许多沙土鼠中有效的神经保护剂,在其他品系中却无法重复出阳性结果。所以沙土鼠不推荐应用于神经保护的研究。另一些品系在 MCAO 模型中只出现小的梗死灶,也不适用于研究。大鼠和人类脑循环的大体解剖学基本相似,但研究发现大鼠大脑动脉环异常的发生率比人类高。此外,由于大鼠种类和大鼠出自不同的卖主,其颅内侧支连接也会有所不同。因此,在同一个研究中,需考虑采用同一品系、同一来源、喂养方式相同的实验动物。

与人类相仿,衰老同样影响大鼠等动物的免疫系统、神经生化、血管结构和形态,也将改变脑缺血时大鼠的神经生化、形态学和行为学。当试图评估老年大鼠脑缺血卒中模型是否具有更大的神经损害危险性时,一些研究发现脑梗死体积与大鼠年龄之间并没有相关性,而另一些研究则提示年龄越大产生的梗死体积越大。有研究显示,老龄化导致更高的死亡率。最新研究表明,年龄的增长与血管再生和卒中后神经功能康复能力的减低相关。目前,大多数实验研究均在没有慢性疾病或卒中基因易患性的年轻动物上进行。在此研究基础上,根据实验设计要求,要进一步进行模拟人类疾病状态的动物研究。

性别的不同也是影响动物局灶性缺血模型研究结果的一个重要因素。大量研究表明,雌性大鼠在 MCAO 后产生的脑梗死灶与雄性大鼠相比明显缩小,而对年轻雌鼠实施卵巢切除术,雌雄大鼠的这种差异则会消失。现有的大多数研究仅使用雄性动物,但在一种性别中进行的脑保护剂研究,在另一种性别中应用可能存在某些差别。因此,研究中应注意到性别之间的差异。

为了避免实验中的不可控制因素,通常在局灶性脑缺血研究中应用健康、年轻的动物。

2. 影响实验结果的生理参数 在实验中,动物的一些重要生理参数将直接影响实验结果,需要进行严密监测和控制。

(1)血糖:大量研究表明血糖水平和局部脑缺血有着错综复杂的关系。血糖增高时,由于有更多的葡萄糖被运送到脑部,葡萄糖无氧代谢产生的乳酸大量堆积导致组织酸中毒,加重脑损伤,在脑缺血时可增加脑梗死体积。在试验前对动物实施禁食并在实验中监测血糖水平,以减少动物间血糖水平不稳定所产生的差异,是实验成功的决定性因素之一。

(2)温度:研究显示,即使微小的温度差别也可影响脑缺血性神经损伤的程度。轻度或中度脑低温具有显著的神经保护作用。脑部温度降低 10℃,大脑代谢率可降低 50%。因此在实验过程中须注意控制脑温。温度监测可以采取多种途径:① 应用显微外科技术将细热电极插入脑部软组织中,直接监测脑温度。② 用探头置于硬膜外腔间隙或颞部肌肉下,直接监测脑温。③ 通过直肠温度记录监测体温。在大鼠中,肛温、颞下肌肉和脑部温度之间有着很好的相关性。由于通过肛门探头测定体温是一种非常简易的方法,所以实验研究中普遍应用肛温测定。但值得注意的是,为了准确地测定肛温,需要把肛温探测器置入数厘米深,插入较浅所测得的体温偏低。

(3)动脉血压:正常情况下,脑血流量与恒定的脑灌注压范围相关,并主要受到动脉血压的影响。血压正常的大鼠,脑血流量在一定范围内是恒定的,为 50～150 mmHg。严重低血压时脑血流量减少、高血压时脑血流量增高。不同品系平均动脉压低限的范围不同。例如正常成年人平均动脉压通常 >60 mmHg,以确保重要脏器的血供,而大鼠为 70～80 mmHg。脑血流量下降则动脉血压也相应下降。当动脉压下降到一定程度时(人类 50～60 mmHg,鼠 60～70 mmHg),脑血流的自动调节能力将逐渐丧失。由于脑缺血使脑的自动调节能力丧失,此时脑组织较正常脑对动脉压的变化更敏感。因此,在局灶性脑缺血实验中需要持续监测动脉血压,以保证实验的稳定性。

(4)动脉血氧:正常情况下,动脉血氧轻度降低时,机体可以通过迅速增加脑血流量而得到代偿。而在缺血性脑卒中时,这种代偿往往难以实现,即使是轻微的缺氧也有可能加重缺血的严重程度。同样,对 CO_2 血管反应的自动调节机制在严重缺血时也消失。因此,监测血 CO_2、O_2 分压和动脉血压都是制作脑缺血动物模型的必要操作程序。这些参数需要密切监控,尤其是对于麻醉后的动物。麻醉的深度及其对呼吸频率的影响是产生动脉血氧和 CO_2 含量改变的主要原因。因此,手术过程中检测血气分析结果的变化尤为重要。

3. 动物模型和操作过程的影响　不同的模型间和制作模型所选择的动物本身变异将对实验结果产生影响。如线栓法制作 MCAO 模型可产生足够大的脑梗死灶,且重复性好,但易并发体温升高和蛛网膜下腔出血;开颅手术法制作的局灶性脑缺血模型,由于创伤大,与人类卒中的生理病理过程有一定的距离;栓子模型避免了开颅术所致的缺陷,但栓子送入的位置和栓子的大小不同将造成模型之间的很大差异;实验员技术操作过程的不同也将是引起动物模型间差异的一个重要人为因素。因而,在同一个实验中,强调由同一个能够稳定掌握动物模型技术的实验员完成。

不同的麻醉药物对动物具有不同的影响。研究表明,许多常用的麻醉剂具有不同程度的神经保护作用。

(五)结果评定

神经功能和脑梗死体积是评价局灶性脑缺血模型研究结果不可缺少的两个方面。在模型动物处死后,应用组织病理学技术测定脑梗死体积,方法简便而且直观。应用 MRI 技术能进行在体脑损伤的监测,而 DWI 技术的应用可监测脑缺血后的早期变化。大多数 MCAO 研究的重点放在缺血的急性时相,主要检测缺血后 24 h 内的组织病理改变,但神经损伤在数天后可能仍然存在。在数天或数周后进一步研究脑损伤的变化及抗缺血药物对卒中病理生理的影响近年来备受关注。

1. 组织学评定　在局灶性脑缺血模型中,主要通过定量组织学检查测定脑梗死体积。最常用的技术是 TTC 染色(图 4-1-2)和苏木精-曙红(H&E)染色。

H&E 染色是传统的组织病理学方法,可以精确地、可靠地在局灶性缺血早期或后期区分梗死组织和正常组织。脑缺血后约 1 h,嗜酸性的坏死神经元即出现,至卒中后 6～12 h 坏死神经元才显著增多。细胞水肿和间质水肿开始于缺血的早期(约 6 h),此时在外形上神经元有所缩小。缺血后 72～96 h,梗死区域细胞的盘状坏死是所有细胞类型的最终表现。虽然 H&E 染色因能判断 MCAO 后白质区域的早期变化,而被认为是确定梗死的组织学金标准,但这种方法操作费时且费用昂贵。

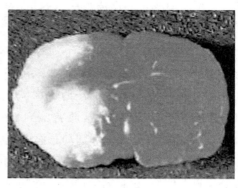

图 4-1-2　MCAO 模型中 TTC 染色示意图
(左边白色为梗死组织,右边深色为正常组织)

　　TTC 染色与其他组织病理染色方法相比具有快捷、简便且廉价的优势,是研究中最常用的染色方法。染色方法通常是:将 TTC 溶解于生理盐水中使之成为 2% TTC 溶液,于常温下将脑切片与之反应 30 min。无色的 TTC 溶液可被有功能的线粒体酶还原成红色化合物,从而将完好的脑组织染成深红色,而线粒体酶受损的梗死区域则保持白色。脑组织正常区域和梗死区域分界清晰且肉眼易于分辨,无需借助显微镜检查。研究表明在缺血发生后 6～72 h 所得的染色结果最可靠,并与 H&E 染色的梗死区域相吻合。缺血小于 6 h,线粒体损伤相对较少,正常组织和损伤组织的对比不够鲜明;而 72 h 后,病理生理改变主要与炎症反应相关(如含有完整线粒体的白细胞迁移入梗死区域并与 TTC 反应),缺血损伤的边缘模糊不清。

　　其他染色方法,如氮蓝四唑(nitroblue tetrazolium,NBT)染色、Nissl 染色、甲苯胺蓝染色以及银染色等,也成功地应用于局灶性脑缺血的研究中。其中银染色可以显示 MCAO 2 h 后的脑缺血性组织变化,因而在早期时间点的研究中优于其他染色方法。

　　2. 神经功能评定　脑卒中患者的功能恢复是卒中研究中最感兴趣的部分,在临床研究中往往也是研究的主要目的。在啮齿类动物中可进行运动功能的简单测试,如神经功能缺失评分等,在数分钟内即可完成。卒中后一些复杂的行为学试验,能更精确地评定感觉运动功能,包括触摸试验、肢体对称试验、柱上行走、网格上行走、圆筒试验、粘胶带试验等。除此之外,还有大鼠的一些认知功能测试方法,其中 Morris 水迷宫是这些实验的基础,用于对大鼠的短期记忆功能和学习能力进行评价。

　　临床上,患者病情的改善是通过一系列神经学测定来评估的,而动物数据不能显示组织学损害程度和神经功能测定之间的相关性,这表明在临床前神经保护和神经修复药物研究中需要同时综合评定组织学、神经学和行为学改变,在此基础上再应用于临床。

　　总之,局灶性脑缺血模型的建立和实验性卒中药物研究的发展使我们对卒中的病理生理过程和治疗的发展有了更深入的理解。但从实验中得出的结论应用于临床时仍有很大的差别,特别是神经保护药物的研究。实验研究和临床研究在实验设计、时间窗的选择、结果判断等方面有着不同的要求。因此,模拟临床疾病,制作更为可靠的脑缺血动物模型,对系统研究缺血性卒中的发病机制、病理生理学改变,以及药物疗效、防治措施等,都具有重要的指导意义。

（王　岚　李启明）

二、 缺血性卒中后脑损伤的发病机制

缺血性卒中是由于某个脑动脉区域短暂性或持久性血流减少,引起一系列病理生理变化而导致的局部脑损伤,这种损伤最终引起脑细胞功能丧失和细胞死亡。目前,我们对缺血性脑损伤病理生理过程的认识均来源于局灶性脑缺血动物模型的研究结果,从血流动力学到分子机制,全面了解缺血性卒中后脑损伤的发病机制,对更好地防治缺血性卒中具有重要的指导意义。

（一）脑血流与脑储备

脑的重量占体重的 $2\%\sim3\%$,但其所需要的血流量则占心排血量的 $15\%\sim20\%$。脑的血液供应具有异乎寻常的自动调节能力,但脑组织几乎无氧和葡萄糖的储备,一旦血液供应发生障碍,便造成脑部血液供应区域的缺氧和葡萄糖不足,迅速引起脑功能紊乱和脑组织的破坏。

1. 脑血流　在安静状态下,正常脑血流(cerebral blood flow,CBF)大约为 50 mL/(100 g·min)。当各种原因导致 CBF 下降至 $16\sim20$ mL/(100 g·min)时,脑的自发电活动和诱发电位消失,出现持续性精神异常或意识丧失等脑功能异常,这一阶段为突触传递衰竭阶段。此时,脑电活动的消失并不意味着脑组织停止耗氧,脑组织内仍有血流灌注,只是血氧水平降低,但此阶段的缺氧尚未达到致死性低氧水平,脑损害是可逆的,只要增加脑组织的血液供应,仍可恢复脑功能。当 CBF 降低至 $10\sim12$ mL/(100 g·min)血流阈值时,脑细胞生存所依赖的细胞内外离子动态平衡丧失,脑细胞离子泵衰竭,则进入膜泵衰竭期,在此期间细胞内外离子平衡破坏,出现脑细胞水肿、坏死等一系列不可逆性的损害。CBF 进一步下降至 <10 mL/(100 g·min),则导致脑细胞死亡。

在脑血管床内,缺血性损伤的严重程度根据 CBF 降低的范围分为两个边界:局部脑血流量极低,脑血流基本处于膜泵衰竭期水平或阈值以下,细胞迅速出现缺血坏死,该区为梗死中心坏死区;在中心坏死区的周边,通常称为半暗带,该区域的脑血流量处于膜泵衰竭阈以上,神经功能并未完全丧失,神经细胞仍可存活数小时,若血流恢复,则可避免脑细胞死亡。在半暗带区,脑组织的 CBF 为 $12\sim24$ mL/(100 g·min)。CBF 和脑缺血性损伤的严重程度呈时间依赖性,如果最初脑血管闭塞时间很短,则可迅速恢复完全再灌注而无神经系统异常。但是,如果局部缺血时间过长,则脑损伤严重。半暗带组织可以通过神经保护药物等获得挽救而恢复脑细胞的功能,或延长纠正缺血-再灌注损伤治疗的有效时限,逆转缺血性脑损伤(图 4-1-3)。

2. 脑储备　在生理或病理刺激作用下,大脑能通过血流和血管自动调节、启动侧支循环和代谢储备,以维持正常脑血流、保护脑组织免受缺血损伤,即具有脑储备能力。脑储备能力的建立主要通过 4 个途径:脑结构储备、脑血流储备、脑功能储备和脑化学储备。

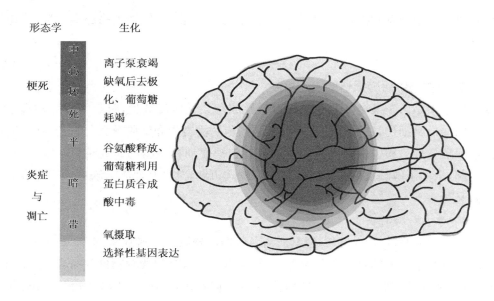

图 4-1-3　脑缺血半暗带

　　脑血管的解剖具有独特的侧支循环结构,包括将两侧大脑半球和前、后循环联系在一起的颅内重要的侧支循环——大脑动脉环,来自大脑前、中、后动脉分支到达皮质表面所形成的软脑膜血管吻合网,由软脑膜动脉的各级分支及其终支垂直穿入脑皮质而形成的皮质内血管吻合,以及硬脑膜与软脑膜血管间、硬脑膜血管之间的吻合,通过脑血管侧支循环的开放,形成脑结构储备而发挥代偿作用。在脑缺血时,大脑动脉环作为一级侧支循环,沟通前交通动脉和后交通动脉。当一级侧支循环难以满足脑代谢需求时,颅内、外动脉和软脑膜动脉之间的侧支循环发挥作用,使颅外的血流供应颅内,二级侧支循环开放。当缺血进一步加重,一、二级侧支循环代偿无法维持供血时,新生血管产生而开放三级侧支循环。

　　当侧支循环不足以代偿脑内供血时,大脑可通过小动脉和毛细血管等扩张,最大程度地改善脑血流达 $20\%\sim75\%$,即脑血流储备。临床上采用多种方式可以测定脑血流储备,其中包括正电子发射体层成像、单光子发射计算机体层成像、氙吸入技术、灌注 CT、MRI、经颅多普勒等影像学方法,以及 CO_2 吸入试验、屏气试验、乙酰唑胺试验等血管扩张激发试验。

　　脑功能的储备主要决定于脑血流的自动调节,影响脑血流量的主要因素是动脉压与血流阻力。当侧支循环和血管扩张不能维持病变动脉供血区域的正常灌注压时,脑血流调节的机制被启动。正常情况下,脑血管对脑血流有自动调节能力,使脑灌注压恒定不变,以保证足够的脑血流量。脑灌注压上限范围在 $13.3\sim17.3$ kPa(100～130 mmHg),下限范围在 $6.7\sim10.6$ kPa(50～80 mmHg),当血压升高或降低时,阻力血管收缩或扩张以维持脑灌注压,保持正常的脑血流量[维持在 $40\sim60$ mL/(100 g·min)]。

　　在脑组织的代偿期,由于反复缺血、缺氧,局部组织产生并释放内源性递质等化学物质、激活相关信号传导通路,以提高脑组织的抗缺血、缺氧能力,即产生缺血耐受。这种涉及递质、受体、通道、蛋白质合成等多环节调控的复杂生物学过程,能增强病理情况下机体的缺血耐受能力,发挥内源性的神经保护作用,从而形成了脑的化学储备。一旦所有脑储备均已发挥了各自的作用,但仍然不能满足需求时,脑组织处于失代偿状态,无法抵抗脑缺血所造成的损害,致使脑血流量下降,脑组织出现不可逆性的死亡,产生脑梗死。

（二）脑缺血性损伤的机制

脑血流中断和再灌注使脑细胞产生损伤是一个快速的级联反应,包括许多环节,涉及多种因素、多个途径、多种机制,如能量障碍、细胞酸中毒、兴奋性氨基酸释放增加、细胞内钙稳态失衡、自由基生成、凋亡基因激活等(表4-1-1)。这些环节互为因果,彼此重叠,并相互联系,形成恶性循环,最终导致细胞凋亡或坏死、脑功能丧失。随着动物实验性研究和分子生物学技术的应用与发展,人们对脑卒中病理生理机制的研究不断深入,临床工作者对脑卒中治疗和预防的认识不断提高,从而推动和加速了新型抗脑缺血药物的研制开发。

表 4-1-1 脑缺血性损伤涉及的病理生理过程

代谢性事件

 自由基生成

  NO 生成

  蛋白质氧化

  脂质过氧化

 进展性梗死和梗死周围缺氧去极化

 酸中毒(乳酸酸中毒)

 Ca^{2+} 介导的细胞死亡

  Ca^{2+} 排出机制的衰竭

  细胞内 Ca^{2+} 的增多

 脂肪分解通路的激活

 蛋白质磷酸化的改变

 ATP 储备的耗竭以及葡萄糖代谢的抑制

 线粒体功能障碍

 蛋白质水解

 蛋白质合成

细胞事件(急性)

 细胞信号通路激活

 内皮细胞基质-黏附受体表达减少

 星形胶质细胞足突与血管基膜基质分离

 血管基膜基质成分的降解

 基质蛋白酶的表达

  基质金属蛋白酶

  组织蛋白酶

137

肝素酶

　　丝氨酸蛋白酶（例如尿激酶）

微血管渗透性增加

星形胶质细胞肿胀

神经元肿胀

神经元释放谷氨酸

进展性梗死和梗死周围缺氧去极化

细胞因子表达

血小板活化因子生成

炎症的激活和出现

　　内皮细胞-白细胞黏附受体的激活

　　多形核白细胞和单核细胞的活化

　　多形核白细胞的黏附和跨膜迁移

　　血小板活化

小胶质细胞活化、变形和迁移

组织损伤

水肿形成

细胞肿胀

缺血区域内的局部"无复流现象"

微血管渗透性增加及渗漏

血管生成及毛细血管芽生

细胞死亡

出血性转化

液化和空洞形成

　　1. 能量耗竭与酸中毒　　脑是新陈代谢活跃的器官之一,并主要依赖于氧化磷酸化而产生能量,脑组织对氧和葡萄糖供应的紊乱尤为敏感。正常情况下,葡萄糖是神经元主要的能量来源。在有氧条件下,葡萄糖代谢成丙酮酸,每分子葡萄糖代谢生成 38 分子 ATP。脑组织利用此代谢所产生的 ATP,为神经递质、酶和细胞膜结构等物质提供生物合成所需的能量,同时也为阳性离子(如钠钾泵,所需的能量占神经元总需能量的 40%)在脑内的活性运输提供所需的能量。

　　脑缺血、缺氧时,组织内的氧分压迅速下降,造成组织缺氧。在此状态下,线粒体的能量代谢转为无氧代谢,所需能量几乎全靠葡萄糖的无氧酵解来生成,葡萄糖代谢方式改变,丙酮酸转化成乳酸,其最终产物为乳酸。无氧酵解产生的能量远低于有氧氧化,每分子葡萄糖代谢只生成 2 分子 ATP,其生成 ATP 的效率仅为正常时的 1/18,组织中乳酸明显增多,同时伴有磷酸肌酸下降、无机磷增高。ATP 产生减少,ADP 增高,使 ADP/ATP 的比值明显增高,所产生的 ATP 不足以满足脑的能量需要,氧和葡萄糖极度缺乏,最终导致脑灰质和白质的功能迅速丧失。

当 CBF 减少时,代谢底物特别是葡萄糖和 O_2 转运贫乏,不仅影响氧化磷酸化对离子梯度的维持,也限制少量贮存的葡萄糖有氧生成 ATP。缺氧去极化触发突触前膜释放谷氨酸,其作用通过离子型和代谢型受体导致胞质内 Ca^{2+} 大量增加,而细胞外 Ca^{2+} 丧失;同时,突触前膜摄取兴奋性氨基酸等能量依赖性过程受阻,进一步升高细胞外间隙的谷氨酸浓度。谷氨酸毒性引起 Na^+ 与 Ca^{2+} 交换反向运行,加剧了 Ca^{2+} 超载。Na^+ 和 Ca^{2+} 的流入驱动 K^+ 通过 N-甲基-D-天冬氨酸(N-methy-D-aspartic acid,NMDA)受体大量流出神经元,使细胞外 K^+ 浓度增高。

局灶性脑缺血引起缺血核心区和半暗带区不同的代谢改变模式。缺血后 1~3 min,缺血核心区细胞 ATP 含量急剧减低,缺氧去极化导致突触释放谷氨酸,Na^+ 通过 NMDA 受体、α-氨基-3-羟基-5-甲基-4-异□唑(α-amino-3-hydroxy-5-methyl-4-isoxazole-propionic acid,AMPA)受体和其他可透过单价离子的通道进入神经元,K^+ 通过 NMDA 受体流出神经元,受其驱动水也被动流动。此时,由于细胞丧失能量,正常情况下迫使离子进出细胞以维持细胞内外离子浓度梯度的泵功能丧失或不能进行逆转运,导致细胞外 K^+ 增多、Ca^{2+} 减少。短暂性局灶性脑缺血后 2 h,细胞外 K^+ 复原至生理浓度,但继续加重的水肿和更大范围的变化(包括颅内压增高、血管受压和脑疝)会影响半暗带区以及更远隔部位的血流灌注。与缺血核心区不同,半暗带区细胞虽然 ATP 含量也有减低,但尚未发生缺氧去极化和细胞外 K^+ 的浓度增高;在这些细胞中,也存在类似全脑缺血中见到的凋亡,活化的半胱天冬酶-3(caspase-3)激活 PARP-1,会导致 NAD^+ 耗尽和进一步的能量衰竭。

缺血性卒中后,梗死周围去极化(peri-infarct depolarizations,PIDs)使可逆性缺血半暗带逐渐演变成为梗死中心区。皮质扩散抑制(cortical spreading depression,CSD)是一种自动扩散的电化学波,以 2~5 mm/min 的速度通过神经组织,引起较持续(1~5 min)的细胞去极化、神经电活动抑制以及 K^+ 和谷氨酸的释放,导致细胞膜离子梯度可逆性丧失。CSD 与许多因子包括即早基因、生长因子和炎性介质如 IL-1β 和 TNFα 等的改变关联。虽然一般认为它是一种可逆现象,不会引起持久的组织损伤,也见于某些疾病如偏头痛,然而,在严重缺血区域,由于代谢与血流失耦联,围绕缺血核心区的脑组织重建离子平衡所需求的能量增加,PIDs 的扩散抑制将会进一步激化半暗带区损伤程度。扩散抑制发生之方式和总持续时间与梗死体积相关,在整个梗死成熟期,PIDs 都在不断促使梗死核心区的扩大。采用药理学方法如 NMDA 或甘氨酸拮抗剂,或物理学手段如低温,有可能抑制缺血性病灶的扩展。

2. 线粒体障碍 脑缺血时,除氧和葡萄糖的供应中断外,蛋白质合成障碍,脑组织代谢所必需的酶及其他神经体液等营养物质也全部缺乏，造成脑缺血状态的代谢异常。能量耗竭后出现的膜泵衰竭，使线粒体功能丧失，因而不能及时处理过量的活性氧，高水平的活性氧激活一系列细胞死亡途径，并通过氧化途径直接破坏细胞内的蛋白质和 DNA。

线粒体具有 4 种基本生物学功能，即生成 ATP、介导细胞凋亡、产热和参与人类遗传学。因此，线粒体不仅含有涉及氧化磷酸化的蛋白，而且也含有前凋亡蛋白如细胞色素-C（cytochrome - C，Cyt - C）。线粒体以 ATP 的形式提供能量，ATP 的生成需通过丙酮酸脱氢酶复合体、Krebs 循环（也称为三羧酸循环或柠檬酸循环）、β-氧化、呼吸链和氧化磷酸化等过程实现。缺血再灌流以不同损伤机制抑制了上述环节。过氧化使细胞线粒体电子携带体（如 Cyt - C）丢失，影响了呼吸链速率并可能激活凋亡级联反应。在缺氧状态下，转运蛋白和 Cyt - C 不能接受更多的来自于 Krebs 循环的电子，使得 ATP 生成迅速减少。糖酵解虽然可以继续短时进行，由生成丙酮酸再转化为乳酸，但是这种转化释放 H^+，加重了细胞酸中毒。线粒体也是细胞内钙浓度的重要调控者。由于线粒体能量耗竭，Ca^{2+} 以较高的电化学梯度弥散进入细胞并积蓄其内，导致 Ca^{2+} 超载，这被认为是导致酶级联反应活化的关键环节，使细胞质膜发生不可逆性破坏（脂质过氧化）。

Cyt - C 是线粒体呼吸链的重要组成成分，在生理状态下，Cyt - C 定位于线粒体膜间隙而不能通过外膜，作为电子载体参与氧化磷酸化。凋亡（或坏死）刺激如全脑缺血引起能量耗竭，破坏了线粒体外膜的完整性，线粒体膜通透性转运孔（mitochondrial permeability transition pore，MTP）持续开放，导致 Cyt - C 释放进入胞质；一旦 Cyt - C 释放进入胞质，在脱氧 ATP 介导作用下就会与胞质中的接头蛋白凋亡蛋白酶活化因子（apoptosis protease activating factor，Apaf）- 1 结合并促进其寡聚化，进而选择性地直接募集并活化 caspase - 9 前体，形成凋亡复合体。caspase - 9 不断自活化，再激活下游的 caspase - 3 以及可能随后被激活的 caspase - 2、caspase - 6、caspase - 8 和 caspase - 10，诱导凋亡。caspase - 9 不仅可作为启动型胱冬酶介导细胞凋亡，而且还可通过 caspase - 9 依赖性溶酶体途径介导细胞死亡。

在死亡早期，细胞凋亡和细胞坏死可能享用共同的信号途径，即 MTP。Cyt - C 释放究竟诱发细胞凋亡还是细胞坏死，取决于是否有足够的 Cyt - C 能被线粒体利用。在缺血性细胞死亡中，总控制水平似乎在线粒体。线粒体促进凋亡或坏死的通路取决于损伤的强度。中度不可逆损伤时，线粒体保留（至少部分性）其膜电位使之能继续合成 ATP，但同时也释放 Cyt - C 和其他前凋亡因子启动凋亡；严重损伤时，线粒体膜电位丧失，线粒体肿胀，其内膜和外膜破裂，氧化磷酸化崩溃，导致坏死。

3. 细胞内 Ca^{2+} 超载　脑缺血缺氧数分钟之内，神经元细胞和非神经元细胞出现去极化，电压依赖的钙通道激活，从而诱导钙超载而损伤神经元，一系列脑缺血后的级联反应由此产生。

脑缺血缺氧后能量衰竭，使膜离子的电化学梯度不能维持正常水平，离子交换出现障碍，细胞内 K^+ 逸出，细胞外 K^+ 增加，细胞内 Na^+ 与水分增加，细胞外 Ca^{2+} 顺化学梯度进入细胞内，出现去极化和电压依赖的 Ca^{2+} 通道开放，从而启动钙通道，引起 Ca^{2+} 内流，导致细胞内 Ca^{2+} 超载。缺血时，细胞溶质中的 Ca^{2+} 浓度可增加为原来的 1 000 倍。

各种原因引起的细胞内钙含量异常增多并导致细胞结构损伤和功能代谢障碍的现象，被称为钙超载（calcium overload）。细胞内 Ca^{2+} 超载主要有以下多种途径：① 缺血导致的 ATP 水平下降和去极化，使电压依赖的 Ca^{2+} 通道开放和 $Na^+ - Ca^{2+}$ 交换逆转，Ca^{2+} 内流入细胞内。② 缺血后兴奋性氨基酸谷氨酸的释放增加，刺激谷氨酸受体，使之激活而通过开放相应的离子通道使 Ca^{2+} 内流。③ 细胞内 Ca^{2+} 从钙库中释放入细胞液：大约 50％ 的细胞内 Ca^{2+} 储存在线粒体内，在酸中毒和能量衰竭的环境下，大量 Ca^{2+} 从线粒体中释放出来；缺血诱导的磷脂酶 C 活化使内质网中的 Ca^{2+} 释放到细胞液中，细胞内 Ca^{2+} 进一步增多，内质网中的低水平 Ca^{2+} 影响正常蛋白质的折叠和加工，从而阻止蛋白合成。

细胞内 Ca^{2+} 超载时，启动多种途径而加重缺血性神经元损伤，最终导致缺血细胞死亡。在缺血环境下，过量的细胞内 Ca^{2+} 使各种酶系过度活跃，其中包括：脂肪酶、核酸内切酶，以及其他蛋白酶，从而合成活性氧（reactive oxygen species，ROS）或一氧化氮（NO）。研究表明：在胚胎鼠皮质神经元培养液中加入 Ca^{2+} 载体，使细胞内 Ca^{2+} 浓度升高，可诱导神经元的凋亡。Ca^{2+} 超载所引起的缺血性损伤可能涉及的机制有：① 缺血时儿茶酚胺大量产生，细胞内钙库释放钙，通过 α 受体激活多种磷脂酶，促进膜磷脂的分解，使细胞膜及细胞器膜均受损伤，此外，膜磷脂降解为游离脂肪酸，花生四烯酸（arachidonic acid，AA）大量释放，脂质膜流动性降低及通透性增高，细胞肿胀，最终导致细胞膜的功能紊乱。AA 在环氧酶及脂氧酶作用下生成前列腺素、白三烯和自由基等活性物质，使血管收缩，进一步造成缺血后低灌注。② 胞质内高浓度的 Ca^{2+} 刺激线粒体再摄取 Ca^{2+} 增加，使之在线粒体内形成磷酸钙沉积，导致 ATP 合成减少，离子泵失效，跨膜离子流和膜电位丧失，细胞呼吸受到抑制，发生不可逆性神经元损伤。③ Ca^{2+} 增高使活性钙调蛋白增加，Ca^{2+} 与钙调蛋白复合物导致 5-HT 及 NE 的释放，引起脑血管痉挛，局部血流状况恶化，加重脑缺血。④ Ca^{2+} 浓度增高可激活多种钙依赖性降解酶。磷脂酶激活促进膜磷脂水解，造成细胞膜及细胞器质膜受损；蛋白酶和核酸内切酶激活可引起细胞骨架和核酸分解，导致细胞结构的破坏。⑤ Ca^{2+} 增高造成自由基和 NO 增加，从而诱导细胞损伤。⑥ 脑血管内皮细胞 Ca^{2+} 超载使内皮间隙扩大，损害血-脑屏障，产生血管源性脑水肿。⑦ 钙超载激活 Ca^{2+} 依赖性蛋白水解酶，促使黄嘌呤脱氢酶转变为黄嘌呤氧化酶，活性氧生成增加，损害组织细胞。钙超载是神经细胞缺血缺氧后继发性损伤的重要环节。

4. 兴奋性氨基酸毒性　在中枢神经系统神经元细胞中有高浓度的兴奋性氨基酸（excitatory amino acid，EAA），如谷氨酸（Glutamate，Glu）、天冬氨酸（Aspartate，Asp）等，正常情况下，它们是中枢神经系统中主要的兴奋性神经递质，直接参与脑的学习记忆及其他多种功能。脑缺血后，能量耗竭和缺氧引起细胞膜去极化，大量的兴奋性氨基酸，特别是谷氨酸，在中枢神经系统的神经元细胞突触前膜释放和聚集，重摄取受阻。谷氨酸一旦释放，便与其离子型受体结合，突触后膜 EAA 受体过度激活，Ca^{2+} 和 Na^+ 即进入细胞，继之出现脑损伤事件的级联反应而导致细胞死亡，这就是通常所称的缺血后"兴奋毒性神经损伤学说"。

EAA 受体分为离子型受体和代谢型受体两类。其中离子型受体(iGluRs)在神经元兴奋性毒性中起着重要的作用，包括 NMDA 受体、AMPA 受体和海人藻酸(kainate，KA)受体等亚型。它们与离子通道耦联，形成受体通道复合物，介导快信号传递，在神经元的兴奋性毒性中起重要作用。代谢型 EAA 受体(mGluRs)与膜内 G 蛋白耦联，这些受体被激活后通过 G 蛋白效应酶、第二信使等组成的信号转导系统起作用，产生较缓慢的生理反应，其中 mGlu1 和 mGlu2 可能在缺血性卒中的发病机制中起着不同的作用。

NMDA 受体是中枢神经系统内一类重要的兴奋性氨基酸受体，为独特的双重门控通道(doubly gated channel)，它既受膜电位控制也受其他神经递质控制，主要包括 NR1 和 NR2 亚型。NMDA 受体不仅在神经系统发育过程中发挥着重要的生理作用，如可调节神经元的存活，调节神经元树突、轴突结构发育及参与突触可塑性的形成等；在神经元回路的形成中亦起着关键作用。静止状态下，NMDA 通道由镁离子阻滞，当病理情况下 NMDA 受体被谷氨酸或 NMDA 激活，该通道对 Ca^{2+} 的通透性增加，介导持续、缓慢的去极化过程。在突触传递过程中，NMDA 受体的激活需要其他受体的参与，如 AMPA 受体的参与。当刺激达到一定强度时，突触前膜释放的谷氨酸作用于 AMPA 受体，通过 AMPA 受体通道的离子流增强，使得邻近的 NMDA 受体突触后膜局部去极化，进而解除 Mg^{2+} 对 NMDA 受体离子通道的阻滞，谷氨酸与 NMDA 受体结合而使离子通道打开。研究表明，在神经元细胞培养的体外缺氧模型中，Ca^{2+} 的内流和细胞外谷氨酸浓度的升高发生在同一时间，大约 80% 的 Ca^{2+} 内流被 NMDA 阻滞剂所阻断，表明缺氧时细胞内的 Ca^{2+} 升高主要通过 NMDA 受体介导；NR1 基因敲除小鼠可以抵抗谷氨酸引起的兴奋性毒性，用反义寡聚脱氧核苷酸处理大鼠抑制 NR1 受体合成，能使实验性卒中的脑梗死体积缩小，提示 NR1 有神经毒性作用；缺血后的 NR2 酪氨酸磷酸化对缺血具有耐受性。NMDA 受体激活能使突触后密度蛋白 95 (protein postsynaptic density 95，PSD95)表达增加，PSD95 将 NMDA 受体和 nNOS 耦联在一起，催化 L-精氨酸生成 NO；阻断 NMDA 受体-PSD95 的相互作用可减轻脑缺血损伤并促进神经功能的恢复。

AMPA 受体为 $GluR_{1\sim4}$ 四种亚单位围绕一个亲水性中心孔道组成的五聚体结构，通常对 Na^+ 具有通透性而不能使 Ca^{2+} 通透，主要介导快速兴奋性突触传递，为配体门控性离子通道，其中由 $GluR_1$、$GluR_3$ 或 $GluR_4$ 单独或联合组成的 AMPA 受体对 Ca^{2+} 具有通透性和双向整流作用，$GluR_2$ 决定 AMPA 受体的钙通透性，当 $GluR_2$ 与其他亚单位一起表达形成通道时，$GluR_2$ 受体可以使 AMPA 受体对 Ca^{2+} 不具通透性。AMPA 受体广泛存在于中枢神经系统，由于 $GluR_2$ 亚单位的 RNA 编辑，8%～15% 的脑神经元表达 Ca^{2+} 通透的 AMPA 受体，但 AMPA 受体分布有明显的区域性差别，海马 CA_1、CA_3 和 CA_4 区及齿状回高水平表达 $GluR_{1\sim3}$，大脑皮质各层均有 $GluR_2$ 表达，而 $GluR_1$、$GluR_3$ 在大脑皮质Ⅲ层的表达水平较低。脑缺血时 $GluR_2$ 受体表达下调，由 AMPA 受体激活所引起的兴奋性毒性增加而导致 Ca^{2+} 的内流。在缺血 24 h 后，CA_1 区 $GluR_2$ mRNA 下降，24 h 时约为对照组的 30%；反义基因敲除 GluR$_2$ 在无缺血发生时也可以导致 Ca^{2+} 内流增加而增加细胞的死亡。但缺血后 GluR$_2$ 介导的缺血性损伤的分子机制目前尚不清楚,一些研究显示,虽然缺血降低 GluR$_2$ 在海马 CA$_1$ 区和 CA$_3$ 区神经元的表达,但并不出现继发性神经元细胞死亡,竞争性 AMPA 受体阻滞剂在局灶性和全脑缺血动物模型中均具有神经保护作用。

相对于离子型受体,和 G 蛋白耦联的代谢型受体在体内存在多种亚型(mGluR$_1$～mGluR$_8$)、具有多种功能,对 NMDA 受体和谷氨酸传递有调节作用。Ⅰ组 mGluRs 包括 mGluR$_1$ 和 mGluR$_5$,通过磷酸肌醇和磷脂酶 C 途径增加细胞内 Ca^{2+} 的释放,使介导的神经兴奋性增强效应和对 NMDA 受体的作用增强,尤其是 mGluR$_1$,在特定条件下可加重缺血性损伤,而其阻滞剂在动物实验中表现出神经保护作用。Ⅱ组 mGluRs 包括 mGluR$_2$ 和 mGluR$_3$,具有突触前抑制谷氨酸释放的保护性效应。mGluR 多样性的发现及其在调节谷氨酸能神经传递中的作用,将有助于减轻谷氨酸兴奋毒性作用新药的研制。

5. 氧化应激 脑缺血是一个复杂的损伤级联反应,其中氧化应激损伤起着关键作用。脑是代谢率最高的器官,正常情况下,成年脑的重量约占体重的 2%,却需要 25% 的心排血量来保证脑代谢的正常运行。由于脑对氧的消耗量大,脑组织更容易遭受氧化应激的侵袭。氧自由基主要包括由 NOS 产生的 NO、由环氧合酶(cyclooxygenase,COX)、黄嘌呤脱氢酶、黄嘌呤氧化酶、还原型辅酶Ⅱ氧化酶(reduced form of nicotinamide-adenine dinucleotide phosphate,NADPH 氧化酶)等产生的超氧阴离子,如羟自由基等,以及由髓过氧化物酶(myeloperoxidase,MPO)、单胺氧化酶(monoamine oxidase,MAO)等产生的次氯酸、过氧化氢(hydrogen peroxide,H$_2$O$_2$)等。此外,脑内存在内源性抗氧化剂,如超氧化物歧化酶(super-oxidase dismutases,SODs)、谷胱甘肽过氧化物酶、过氧化氢酶以及低分子量还原剂谷胱甘肽、抗坏血酸盐、甲型生育酚等。

(1) NO 及其合成酶:NO 在生物体内由 L-精氨酸和 O$_2$ 经 NOS 催化生成,在缺血性脑血管疾病的病理生理过程中具有双重作用。它是机体内重要的信使分子和效应分子,是神经传递、血管舒张、神经功能的内源性介质,具有调节脑血流及神经递质、影响记忆形成及参与防御反应等功能,因而有一定的神经保护作用。然而,当 NO 在神经系统中产生过多时,则具有细胞毒性作用,参与脑缺血性卒中、脑损伤、神经系统变性等疾病的病理反应,与脑缺血的急性损伤和迟发性神经元死亡过程相关。

在缺血性卒中过程中,NO 对脑组织的保护或损伤取决于脑缺血的不同时期和来源于不同类型的 NOS。目前已知 NOS 共有 3 种亚型,神经元型(neuronal NOS,nNOS)、内皮细胞型(endothelial NOS,eNOS)和诱导型(inducible NOS,iNOS)。在正常情况下,nNOS 和 eNOS 呈 Ca^{2+} 依赖性,其活性受到 Ca^{2+} 浓度和钙调蛋白(calmodulin,CaM)浓度的调节。nNOS 主要在神经元中,通过 NMDP 受体刺激而上调,在缺血性损伤早期具有神经毒性作用;缺血 10 min 后 nNOS 即上调,3 h 后达到高峰。eNOS 主要存在于血管内皮中,约在缺血 12 h 内表达增加,48 h 达到高峰,在介导内皮功能、维持血管稳态方面起重要的作用,并在缺血时引起血管扩张,增加脑血流,具有神经保护作用。iNOS 发现于炎症细胞内,脑缺血后约 1 h 开始表达,炎症细胞内 iNOS 诱导激活产生大量 NO,引起细胞毒性,在缺血的迟发性神经损伤中起着重要作用。NO 可通过与超氧阴离子反应,产生对 DNA 具有损害作用的过氧亚硝酸阴离子(peroxynitrite,ONOO⁻),从而进一步介导细胞损伤。

NO 作为一种自由基,其损伤作用主要有:① 抑制呼吸链,导致能量衰竭,神经元死亡。② 损伤线粒体膜,使促凋亡蛋白从线粒体漏出,诱导神经元凋亡。③ NO 与超氧化物结合,生成具有强氧化作用的过氧化亚硝酸盐,后者直接氧化脂质、DNA 以及蛋白质的巯基、锌巯中心和铁硫中心,导致细胞致死性氧化损伤。在皮质神经元缺血耐受的实验中,NO 可通过激活 Ras/细胞外信号调节激酶(extracellular signal regulated kinase,ERK)级联反应而发挥耐受机制。

(2)超氧阴离子:超氧阴离子是脑梗死后由脑实质产生的主要氧化性介质,是脑缺血-再灌注早期氧自由基链产生的第一个活性氧,主要由 COX-1、COX-2、黄嘌呤脱氢酶、黄嘌呤氧化酶、NADPH 氧化酶等产生。超氧阴离子与 NO 相互作用产生的过氧亚硝酸阴离子是活性氧物质中最有害的物质之一,能通过脂质过氧化、蛋白质氧化、硝酸化和 DNA 碎裂而导致神经元损伤。

COX 是前列腺素(prostaglandin,PG)合成所必需的酶,也是催化花生四烯酸转化为前列腺素类物质的限速酶,共有两种不同亚型,即 COX-1 和 COX-2。其中 COX-1 是正常细胞的组成蛋白,一般情况下保持稳定,主要存在于血管、胃、肾等组织中,它所产生的 PG 参与机体正常生理过程和保护功能,如维持胃肠黏膜的完整性、调节血小板功能、调节肾血流等;COX-2 是一种诱导酶,主要在炎症细胞如组织损伤后的内皮细胞、巨噬细胞、滑液纤维细胞、软骨细胞及成骨细胞等中表达。近年来的研究显示:脑缺血后 COX-2 在神经元、脑血管内皮细胞和脑组织其他细胞中均有明显表达,且在缺血性脑损伤中具有重要的作用。在 PG 的合成途径中,COX-2 是前列腺素合成酶的限速酶,在此过程中产生超氧阴离子,引起炎症反应并介导炎症细胞毒性。在 MCAO 动物实验研究中,脑缺血后 COX-2 mRNA、蛋白和反应产物均上调,COX-2 基因敲除鼠对缺血后脑损伤和 NMDA 诱导神经毒性的易感性降低,用 COX-2 抑制剂——NS-398 处理的动物可以使脑梗死体积缩小。

脑缺血时,由于细胞内 Ca^{2+} 增多,激活 Ca^{2+} 依赖性蛋白酶,使黄嘌呤脱氢酶转化为黄嘌呤氧化酶,黄嘌呤氧化酶大量增加;同时,由于 ATP 降解,次黄嘌呤生成增加,次黄嘌呤在黄嘌呤氧化酶的作用下生成黄嘌呤,后者再在黄嘌呤氧化酶作用下生成尿酸,此过程产生超氧化物。NADPH 氧化酶是诱导氧分子生成超氧阴离子的关键酶,炎症细胞,如白细胞、小胶质细胞等通过 NADPH 产生超氧化物,是 ROS 的重要来源。NADPH 氧化酶是一种含有多种成分的复合酶,由 2 种膜结合亚单位(gp91 和 p22)和 3 种细胞质内亚单位(p67,p47 和 p40)组成。研究表明:脑组织缺血时,gp91^{phox} 的表达增加,膜异位 p47^{phox} 过度表达,NADPH 氧化酶活性增加,因而产生过多的超氧化物。gp91^{phox} 基因敲除鼠在建立 MCAO 模型后,NADPH 氧化酶未能被激活而使脑梗死体积较野生型鼠明显减小,血-脑屏障功能异常也减轻,从而阻止了脑卒中后的脑水肿和脑损伤。

（3）超氧化物歧化酶及过氧化氢酶：脑对氧化应激具有多种防御机制，其中超氧化物歧化酶（SODs）是生物体内重要的内源性抗氧化酶。这种含有金属元素的活性蛋白酶能把有害的超氧自由基转化为过氧化氢，从而消除生物体在新陈代谢过程中产生的有害物质。SODs 由于所在细胞部位和修饰的金属离子不同而分为三种亚型：分别为位于细胞溶质的铜/锌超氧化物歧化酶（Cu/Zn - SOD，即 SOD_1）、主要分布于线粒体的锰超氧化物歧化酶（Mn - SOD，即 SOD_2），以及位于细胞外间隙的细胞外 SOD，即 EC - SOD 或 SOD_3。

动物实验研究显示，在 MCAO 动物模型中，活性氧会对血管内皮造成直接损伤，而抗氧化剂能起到保护作用。与野生型鼠对比，SOD_1 基因缺陷鼠耐受大脑局部缺血-再灌注的能力更差，神经细胞死亡及血管源性脑水肿程度更趋恶化，死亡率也较高；SOD_1 转基因小鼠在经历短暂 MCAO 后，其脑梗死体积小于相应的野生型小鼠；最新的一项研究用线粒体 SOD_2 基因缺陷小鼠及转基因鼠也得出了同样的结论。MCAO 后神经血管内皮损伤的研究结果提示：在小鼠中，局灶性脑卒中和再灌注后，EC - SOD 过表达对局灶性脑缺血具有神经保护作用，EC - SOD 基因缺陷鼠在实验性卒中后神经损伤症状重、梗死体积大；在全脑缺血中，EC - SOD 也显示出神经保护作用。这些结果说明，三种 SODs 在神经系统中都起到了减少氧化应激损伤的作用。然而，SODs 在缺血后并不是始终具有保护作用，如在一些研究中，SOD_1 加重缺氧所致的脑缺血损伤。SODs 在脑缺血中所发挥的作用及其作用机制需要进一步更深入的研究加以阐明。

超氧阴离子在 SODs 的作用下与氢离子反应，生成另一种物质——过氧化氢；过氧化氢既是 SODs 歧化生成的产物，又是自由基的来源，在体内经过氧化氢酶、过氧化物酶或谷胱甘肽过氧化物酶的作用而被清除，最终生成对人体无害的物质——水，或者通过 Fenton 反应产生羟自由基（OH·）。脑内存在过氧化氢酶和谷胱甘肽过氧化物酶，是脑组织防御缺血损伤的内源性抗氧化剂。过表达过氧化氢酶或谷胱甘肽过氧化物酶的小鼠在局灶性脑缺血后脑梗死体积缩小，说明这些酶在实验性卒中模型中具有改善缺血后功能、保护脑神经元的作用。

（4）卒中后的氧化应激：卒中后的氧化应激（oxidative stress，OS）是缺血性脑血管疾病重要的病理反应过程。脑缺血性损伤后，活性氧自由基增加，当 ROS 的产生超过生物体的抗氧化防御能力时，即导致氧化应激反应的产生，通过坏死或凋亡的方式直接引起细胞死亡，或介导线粒体途径、核转录因子信号转导等间接导致细胞凋亡。已知脑缺血后氧化应激损伤的机制可能涉及以下方面：① 自由基直接损害机制：包括细胞膜的损害和细胞器的损害。磷脂是组成神经细胞膜的主要成分，占大脑净重的 20%～25%，在脑中卵磷脂和脑磷脂约占膜磷脂的 60% 以上，磷脂能分解过高的血脂和过高的胆固醇，清扫血管，使血管循环顺畅，被公认为是血管清道夫。在 MCAO 模型中，由于羟自由基及二氧化氮的作用，缺血半球的脂质过氧化物反应增强，脂质氧化使细胞膜中的多价不饱和脂肪酸脱落，膜磷脂分解，膜结构破坏而使细胞崩解，同时自由基损害线粒体的氧化磷酸化过程，线粒体微粒变性，能量代谢受阻，最终导致细胞死亡。② 通过介导线粒体途径、核转录因子信号转导等间接作用导致细胞凋亡。线粒体是细胞的能量库,正常情况下,机体通过线粒体电子传递链产生ATP而提供机体所需的能量。在缺血后的氧化应激过程中,线粒体通透性转变孔开放,导致许多前凋亡蛋白如 Cyt-C、黄素蛋白凋亡诱导因子、核酸内切酶 G 等释放到细胞质中形成凋亡小体,继而激活 caspases 级联效应,最终导致程序性细胞死亡。③ 氧化应激产生的活性氧还可以调节转录因子的活性,在细胞凋亡的信号转导中具有重要作用。核转录因子-kappa B(nuclear factor-kappa B,NF-κB)在正常细胞中与其抑制蛋白结合而处于失活状态,ROS 可促进蛋白激酶 C(PKC)的激活,活化的 PKC 磷酸化 I-κB,导致后者与 NF-κB 解离,并使 NF-κB 活化。NF-κB 的活化是 iNOS 基因表达的关键环节,iNOS 基因表达调节主要发生在转录水平上进行。缺血-再灌注后 iNOS 基因的高表达也证明了 NF-κB 在氧化应激信号传导通路中的重要作用。④ 自由基可以直接损伤核酸,导致 DNA 的氧化损伤(oxidative DNA lesions,ODLs)和 DNA 链断裂。DNA 修复酶——非嘌呤非嘧啶核酸内切酶/氧化还原因子-1(APE/Ref-1)具有修复由氧自由基导致的 AP 位点的损伤,脑缺血时,APE 的表达下调,DNA 的损伤得不到及时的修复,ODLs 和 DNA 链的断裂反应会激活一系列的细胞内信号转导通路,最终导致细胞的死亡。

6. 炎症与免疫 炎症反应是缺血性脑损伤的重要机制之一。相当多的证据表明炎症使得脑缺血性损伤恶化,细胞因子是重要的炎症介导者。缺血-缺氧触发转录因子如 NF-κB、HIF-1、干扰素调节因子(interferon regulatory factor,IRF)-1 和 STATs 家族成员 STAT3 的激活,依次引起一系列前炎症靶基因如血小板活化因子(platelet-activating factor,PAF)、IL-1β、TNFα 的表达。通过血管腔面内皮细胞,缺血-缺氧引起黏附分子如细胞间黏附分子(intercellular adhesion molecule,ICAM)-1、P-选择素和 E-选择素的表达。趋化因子是分子量较小的可溶性黏附分子家族,通过促进白细胞的黏附性和趋化性,从循环血中迅速募集白细胞(视为血源性炎细胞);黏附分子与中性粒细胞膜表面同源受体相互作用,引导其穿越内皮细胞屏障进入脑实质损伤部位。静止性免疫细胞如小胶质细胞活化,至缺血 24 h 时呈现特征性阿米巴样形态。缺血后 24~48 h,脑缺血病灶处存在大量中性粒细胞,继之淋巴细胞、巨噬细胞和单核细胞浸润,生成和释放许多炎性介质。iNOS、COX-2、IL-1 和单核细胞趋化蛋白(monocyte chemoattractant protein,MCP)-1 是关键炎性介质,在其基因突变型小鼠中可观察到它们的缺血性损伤减轻。炎症与卒中起病和随后的卒中相关组织破坏的关系错综复杂,转录因子触发炎症级联反应和细胞因子释放形成细胞因子级联反应,导致星形胶质细胞死亡和促进神经元死亡。

(1) 白介素:与脑缺血关系密切的白介素(interleukin,IL)包括 IL-1、IL-6、IL-8、IL-10 等。IL-1 又名淋巴细胞活化因子,主要有 IL-1β 及 IL-1α 两种活性形式。其中 IL-1β 是血浆、组织液和脑组织中的主要分泌形式,在中枢神经系统中由内皮细胞、神经元、小胶质细胞合成,脑缺血后 IL-1β 的蛋白及 mRNA 表达明显升高。IL-1β 具有双重作用:少量 IL-β 在脑缺血初期通过促进星形胶质细胞增生及神经生长因子的表达而有利于脑缺血损伤的修复,具有神经营养和神经保护作用;当脑缺血后期或持久性脑缺血时则通过多种机制加重脑缺血损伤,如诱导脑内皮细胞表面合成黏附分子、增强中性粒细胞与内皮细胞的黏附以及诱导脑血管内皮细胞、胶质细胞、脑血管平滑肌中 iNOS 的合成,并释放 NO,影响血-脑屏障的通透性,引起神经损伤等。研究表明,IL-1α 及 IL-1β 相应的受体为 IL-1R1 和 IL-1R2,当分别单纯缺乏 IL-1α 或 IL-1β 时,缺血性损伤在小鼠中并无显著变化,说明 IL-1 介导的急性缺血性脑损伤需要 IL-1α 及 IL-1β 两者同时存在,而 IL-1β 加重脑损伤的作用与 IL-1R1 受体无关。IL-1β 增加 IL-1R1 基因敲除小鼠 MCAO 模型的脑梗死体积,而 IL-1R1 阻滞剂则不影响脑梗死体积的变化。

IL-6 是一种促炎症细胞因子,在免疫调节和炎症反应中发挥着重要作用,它对缺血性卒中的作用目前尚不清楚。有研究表明:大鼠缺血早期即有 IL-6 的迅速表达,12 h 时显著增高,其表达细胞为星形胶质细胞、小胶质细胞和神经元;但在 IL-6 缺乏小鼠的 MCAO 模型中,其梗死体积与野生型小鼠比较无差别,也有研究显示 IL-6 加重脑缺血损伤。

IL-10 是抗炎症细胞因子,具有抑制 IL-1 和 TNFα、抑制细胞因子受体表达和激活的作用。研究证实,IL-10 在中枢神经系统中合成,在缺血性卒中后 IL-10 上调,并抑制多种炎症介质的产生,参与抑制免疫反应,抑制 iNOS 的产生,减少自由基的生成。在脑缺血模型中,无论采用外源性给予还是 IL-10 转基因的方法,均具有神经保护作用。

(2) NF-κB:核转录因子- kappa B(NF-κB)是一个由局部脑缺血诱导的、调节炎症反应的主要转录因子,它调控参与免疫反应早期和炎症反应各阶段的许多分子,包括 TNFα、IL-1β、IL-2、IL-6、IL-8、IL-12、iNOS、COX-2、趋化因子、黏附分子、集落刺激因子等。在神经系统中,NF-κB 广泛分布于神经细胞、星形胶质细胞和小胶质细胞中。正常情况下,NF-κB 存在于胞质中,并与其抑制因子(inhibition κB,IκB)家族(包括 IκB-α、IκB-β 及 IκB-γ)结合成为复合物;脑缺血后,由于 ROS、细胞因子和细胞内 Ca^{2+} 超载等改变,导致 NF-κB 被激活,从而启动相关靶基因的转录,参与炎症及免疫反应、细胞凋亡等病理生理过程。有研究认为,NF-κB 对脑缺血具有保护作用还是损伤作用主要取决于 NF-κB 的产生部位、刺激物(活化信号)、产生量和持续时间等因素。脑缺血损伤时,NF-κB 能使 IL-1β、IL-6、IL-8、TNFα、MCP-1(monocyte chemoattractant protein-1,单核细胞趋化蛋白-1)、ICAM-1、VCAM 等上调而参与炎症反应,通过促进炎症的发生、发展加重脑损伤。NF-κB 的 P50 亚单位缺失小鼠在局灶性脑缺血模型研究中,其梗死体积明显减小、神经功能缺损明显减轻,具有明显的保护作用。NF-κB 抑制剂 MLN519 对大鼠 MCAO 后缺血-再灌注损伤具有保护作用,然而,另一项研究报道,与对照组相比,大鼠给予 NF-κB 抑制剂二乙基二硫氨基甲酸酯,增加了神经元 DNA 的断裂及脑梗死体积。对于 NF-κB 对缺血性脑卒中的确切作用还需要大量的实验研究进一步证实。

(3) 趋化因子:趋化因子是炎症反应中不可或缺的一类介质,主要趋化白细胞迁移及炎症细胞的聚集、促进黏附分子上调、介导炎症损伤、参与损伤修复、调节血管生成,在缺血性脑损伤中起着不可忽视的作用。

脑缺血后,脑内多种趋化因子的表达上调,迄今研究中涉及的趋化因子至少有 10 余种,其中以 IL-8、基质细胞衍生因子(stromal cell-derived factor,SDF)-1、生长调节致癌基因(growth-regulated oncogene,GRO)、MCP-1、巨噬细胞炎性蛋白(macrophage inflammatory protein,MIP)-1 和不规则趋化因子(fractalkine,FKN)等研究最多。这些趋化因子通过与其受体相互作用,激活信号转导途径而介导白细胞的黏附、趋化、聚集,从而发挥生物学效应。

（4）黏附分子:黏附分子位于细胞表面或细胞基质的糖蛋白中,黏附分子的表达是脑缺血后白细胞聚集、游出血管发挥细胞毒作用的前提,它在卒中后白细胞渗透进入脑实质中起着关键的作用。

白细胞和血管内皮细胞之间的相互作用由三组主要的细胞黏附分子介导,分别为选择素、整合素和免疫球蛋白超家族。缺血后炎症反应主要包括三个阶段:白细胞在内皮细胞上的滚动、白细胞和内皮细胞的牢固黏附、白细胞穿过血管内皮细胞渗入到缺血组织造成组织损伤。白细胞与血管内皮细胞是否黏附取决于白细胞表面的整合素。在活化状态下,外周白细胞上调 CD11/CD18 整合素,这种整合素识别血管内皮上被激活的细胞间黏附分子(ICAM-1),从而介导白细胞与脑缺血组织内皮的结合。L-选择素、P-选择素和 E-选择素是选择素家族的主要成员,L、P 和 E 分别代表白细胞、血小板和内皮细胞。L-选择素参与了白细胞的结构,在炎症部位白细胞和血管内皮细胞的黏附方面起着重要作用。P-选择素参与炎症反应的早期阶段,介导后微静脉内皮上白细胞的附壁滚动,有利于白细胞与脑血管内皮的结合。E-选择素可触发滚动的中性粒细胞的捕获,当内皮细胞受炎症因子激活后,E-选择素基因快速而短暂地表达,从而促进白细胞与血管内皮结合;白细胞渗入脑组织,不同趋化因子募集,最终产生细胞坏死。免疫球蛋白超家族的黏附分子包括 CD4、CD8、CD2、ICAM-1、ICAM-2、血管黏附分子以及血小板内皮细胞黏附分子 1(PECAM-1)等。正常状态下,ICAM-1 存在于血管内皮细胞,炎症时大部分以外排的形式表达出来。ICAM-2在所有的血管内皮细胞结构中均可见到,且明显多于 ICAM-1,但是不受炎症性细胞因子的诱导。ICAM-1 和 ICAM-2 作为白细胞功能相关抗原-1(LFA-1)、Mac-1 的配体参与抗原特异免疫反应性细胞黏附的全过程。PECAM-1 存在于血管内皮细胞与内皮细胞之间的紧密连接处,与白细胞从血管内游走到血管外有关,使白细胞在缺血区积聚损伤组织。研究报道越来越清楚地表明,白细胞参与了脑梗死形成的过程,黏附分子与中性粒细胞的浸润有着密切的关系,降低黏附分子水平对治疗脑缺血性损伤应具有重要的意义。

研究证明,脑缺血后炎性级联反应既可以驱动有害的通路,也可能驱动有益的通路。这些介质的净效应取决于组织损伤阶段,或在众多交错的通路中某个信号级联过程的优势度。虽然动物实验研究的结果表明,缺血前诱导全身中性粒细胞减少、药物阻断细胞因子或其受体、敲除 ICAM-1基因、抗炎甾体类或抗体抑制炎性介质如 IL-1β 或转录因子 IRF-1,能够减轻缺血性损伤。然而,在临床试验中,却并未发现上述的某些干预策略能显著改善脑缺血患者的最终转归。因此,必须小心确定与组织损伤复杂的时相性演变相匹配的时间点,仔细考虑多通路间相互作用的复杂性,寻找针对这些通路的治疗药物,合理地应用于临床。

7. 转录因子 有害刺激如缺血,引发了许多转录通路。被认为是脑缺血后基因表达改变的直接程序的候补转录因子包括:① 环磷酸腺苷反应元件结合蛋白(cAMP response element-binding protein,CREB)和 NF-κB,其指导前存活程序。② 分叉头型转录因子家族和神经元阻遏元件-1 沉默转录因子(the neuronal repressor element-1 silencing transcription factor,REST),其指导前死亡通路。

CREB 是一类刺激诱导的转录因子,当各种外来刺激包括突触部位 NMDAR 介导 Ca^{2+} 内流时,其激活前存活或前适应靶基因的转录。快速反应基因,又称立早基因(immediate early genes,IEGs)如 c-fos、Bcl-2、凋亡蛋白抑制因子(inhibitor of apoptosis proteins,IAPs)、nNOS 和脑源性神经营养因子(brain-derived neurotrophic factor,BDNF)对神经元的存活极为重要,并且也是 CREB 的靶基因。CREB 的激活,在促进神经元的存活和适应的信号应答中发挥重要作用。发育中的中枢神经系统神经元内编码 CREB 和 cAMP 反应元件调质(cAMP response element modulator,CREM)的靶基因缺失,将导致凋亡。出生后去除 CREB 和 CREM,将发生成年脑进行性神经元变性。

细胞内酶级联反应可以调节转录因子的活性,从而调节基因的表达。丝裂原激活蛋白激酶家族(mitogen-activated protein kinases,MAPKs)包括 C-Jun 氨基末端激酶(Jun-NH$_2$ terminal kinase,JNK)、p38 酶和 ERK,在缺血性损伤的病理机制中发挥作用。Gp130 是 IL-6 家族的共享信号转导受体,另一类激酶(just another kinases,JAK)-信号转导及转录激活因子(signal transducers and activators of transcription,STATs)是 Gp130 下游的信号转导通路,JAK-STAT 在多个蛋白磷酸化过程介导的包括兴奋性毒性、缺血-再灌注损伤中均起作用。

8. 细胞凋亡 目前认为,细胞死亡主要有 3 种模式:坏死、凋亡(又称为 I 型程序性细胞死亡)和自噬(又称为 II 型程序性细胞死亡)。在全脑缺血或局部脑缺血的实验动物中,均可发现存在神经元坏死和凋亡。决定损伤后神经元以何种模式死亡的关键因素在于脑组织内 ATP 耗竭的程度。如果 ATP 水平严重降低,首先引起质膜通透性增高,细胞包括细胞器(如内质网和线粒体等)和细胞核肿胀,细胞内容物溶解释放并诱发炎症反应,迅速呈现坏死的特征;如果 ATP 能部分维持一段时间,则发生凋亡或自噬,这两种模式均需要能量的供给和蛋白合成,细胞呈现有条不紊的程序化死亡。Lemasters 等认为,自噬、凋亡和坏死是细胞死亡过程中以线粒体变化为中心的不同阶段。无论何种细胞死亡模式,早期均可能涉及共同通路。

脑卒中后,细胞凋亡和坏死同时存在于损伤的脑细胞中,最新研究则越来越多地意识到凋亡对脑损伤的重要性。在缺血性脑损伤的急性期,不仅出现细胞坏死,同时出现大量细胞凋亡。细胞坏死主要位于缺血中心区,而凋亡则在缺血半暗带,但在缺血后迟发性神经元死亡期则以凋亡为主。凋亡的发生既与凋亡相关基因表达有关,又受许多因素调节,是细胞的一种主动死亡过程。脑缺血后,氧化应激、持续性去极化均损伤线粒体。线粒体释放 Cyt-C 和凋亡诱导因子(apoptosis-inducing factor,AIF),最终启动线粒体依赖的内源性凋亡信号途径和受体介导的外源性凋亡信号途径。各种外界因素是细胞凋亡的启动剂。正常人脑中表达的 caspase - 1、caspase - 3、caspase - 8、caspase - 9 以及凋亡蛋白酶激活因子 1、死亡受体、因子 p53、DNA 断裂因子 DFF45 和几种 Bcl - 2 蛋白家族中的几个成员,都参与细胞凋亡。

caspase 属于半胱氨酸天冬氨酸蛋白酶家族,它在成年和新生大脑中均有表达,并由细胞内源性或外源性刺激导致一系列反应来进行活化和清除。caspase 蛋白在细胞凋亡过程中起着关键性的作用,caspase - 3 是凋亡的最终执行蛋白,其活性的激活能触发细胞中不同区域大量蛋白底物被降解,从而启动内源性细胞凋亡途径,导致细胞死亡。线粒体是控制细胞生命活动的中心,它不仅具有维持细胞呼吸链和氧化磷酸化的作用,也是细胞凋亡的调控中心。实验表明:Cyt - C 从线粒体释放是启动内源性细胞凋亡的关键步骤。脑卒中发生后,脑缺血性损伤导致线粒体功能缺损,产生线粒体膜通透性转运孔(permeability transition pore,MPT)。MPT 位于线粒体内、外膜之间,正常情况下处于关闭状态,缺血后的钙超载、氧化应激以及其他因素能使 MPT 开放。持续性的 MPT 开放最终导致线粒体水肿和线粒体外膜的破坏,释放多种前凋亡因子,如 Cyt - C、AIF、核酸内切酶 G、第二个线粒体来源促凋亡 caspase 激活剂 Smac/DIABLO 等。Cyt - C 从线粒体释放入胞质后与 dATP、凋亡蛋白酶激活因子结合成为复合物,激活 caspase - 9,caspase - 9 切割后激活 caspase - 3,引起细胞凋亡。此外,线粒体还释放凋亡诱导因子,如 AIF,参与激活 caspase。

外源性细胞凋亡途径,即非线粒体依赖的细胞死亡通路,是由死亡受体家族开始的。Fas/Fas 配体是目前在脑缺血中研究最多的通路。细胞的死亡过程可通过细胞表面的某些蛋白激活,其中最突出的细胞表面蛋白是 Fas 配体(Fas ligand,FasL)。Fas 配体存在两种形式——膜结合 Fas 配体(membrane-bound Fas ligand)和分泌型 Fas 配体(secreted Fas ligand)。这两种配体都能与细胞表面的 Fas 受体结合。当 Fas 配体结合 Fas 受体后,配体受体复合物在胞质溶胶中产生 Fas 相关的死亡结构(一种 Fas 受体的接头受体蛋白),并激活 caspase - 8。caspase - 8 激活 caspase - 3,从而诱导与内源性细胞凋亡通路相似的 DNA 损伤和细胞死亡。研究显示,脑缺血损伤后,在海马 CA_1 区神经元、胶质细胞、室管膜细胞表面有 Fas mRNA 的高表达,并与凋亡细胞分布一致。对野生型和 Fas 基因突变型鼠 MCAO 模型的神经元凋亡情况研究发现,两组鼠在缺血 24 h 后均有神经元凋亡,但 Fas 基因突变型鼠脑梗死体积明显减小。该结果提示,若采用一些干预因素下调 Fas、FasL 的表达可能将抑制缺血神经元凋亡的数量。

外源性途径与内源性途径也可以相互影响。如 caspase - 8 能分裂 Bcl - 2 家族中的 Bid,使之具有转运到线粒体中并诱导 Cyt - C 释放的能力。Bcl - 2 蛋白家族是一个特别的家族,成员中有些促进凋亡,如 Bad、Bid 、Bax,有些成员阻止细胞凋亡,如 Bcl - 2、Bcl - x、Bcl - w,能够阻止 Cyt - C 从线粒体释放到细胞质、抑制 caspase 的激活,从而抑制细胞凋亡。Bcl - 2 蛋白家族是凋亡的重要调控因子。

细胞凋亡的调节是非常复杂的,参与的分子也非常多,还有很多不为我们所知的机制需要我们进一步的探索。

9. 缺血诱导的基因表达 通常认为,脑缺血与基因表达和蛋白合成中断相关。然而,进一步的研究逐渐使人们认识到,脑缺血损伤也引起一些新的基因上调和蛋白合成。应用微阵列(microarray)技术,研究者发现了大量的上调基因,包括:IEGs 及与凋亡相关、离子通道、炎症及其他因素相关的基因。

(1)立早基因:IEGs 是一组在受到一系列外界刺激后迅速并且短暂激活的基因,这些基因的激活不需要任何新蛋白的合成。脑缺血后最早发现的 IEGs 包括 c-fos、c-jun 和锌-指(zinc finger,zif)蛋白基因等,这些基因在缺血后数分钟内即上调。IEGs 的产生包括一系列步骤。脑缺血后细胞外谷氨酸盐和细胞内 Ca^{2+} 的增加激活蛋白激酶(如蛋白激酶 A 和蛋白激酶 C),从而使 DNA 结合蛋白磷酸化,蛋白激酶识别特异性的结合位点,从而启动下游靶基因的转录。线粒体膜的去极化、钙摄取过多以及 Cyt-C 等的释放,最终激活活化蛋白-1(activator protein-1,AP-1)而诱导多种基因的表达。实验研究显示:大鼠 MACO 模型 30 min 内,c-fos 基因上调,90 min 后缺血周围区、海马区等结构也出现表达。缺血-再灌注后 15~30 min,c-fos、c-jun 基因表达显著增加,通常持续 3 d 左右后逐渐下降。目前已证实 c-fos 和 c-jun 与缺血性神经元凋亡有关。

活化转录因子(activating transcription factor,ATF)是另一家族的立早基因,包括 ATF-1、ATF-2、ATF-3,其中 ATF-2、ATF-3 被认为由局灶性脑缺血诱导产生。ATF 编码一系列转录因子中的 cAMP 反应元件结合蛋白(CREB)家族,正常情况下,大脑不表达 ATF-3,但永久性局部脑缺血诱导 ATF-3 显著性表达,从而调节炎症、细胞分裂和凋亡。ATF-3 具有许多 IEGs 的特性。MCAO 后,98% 的 ATF-3 免疫反应神经元同时表达损伤诱导型神经内切酶(damage-induced neuronal endopeptidase,DINE) mRNA,DINE 的表达增强抗氧化活性,在缺血情况下具有神经保护作用。

IEGs 的表达可促进神经营养因子的表达增加,有助于受损神经元的存活和神经网络的修复,但也可诱导内皮素基因的表达而加重缺血性脑损害,因此立早基因在缺血性神经元的康复或死亡中的作用还有待于进一步研究阐明。

(2)热休克蛋白(heat-shock proteins,HSPs):HSPs 是机体应激反应中产生的一组特殊蛋白质,可以维持细胞蛋白自稳、提高细胞对应激原的耐受性,它在细胞质中与变性蛋白结合,重新进入胞核内,保护细胞不受或少受损伤。HSPs 被认为是脑缺血性损伤时敏感且可靠的标志物之一,在大多数对脑缺血的研究中,HSPs 被认为是一组细胞内源性自我保护的伴侣蛋白,通过阻止蛋白质的错误折叠和聚合而起保护作用。其中 HSP70 是脑缺血损害时敏感而可靠的指标,正常情况下在脑内不存在 HSP70,当受到缺血、缺氧等各种损伤时迅速诱导 HSP70 产生。HSP70 过度表达能保护神经元免受缺血等应激的损伤,减轻细胞凋亡。动物实验表明脑缺血 5 min 后,海马神经细胞中 HSP70mRNA 表达增加,其中这种表达在 CA_1 区可持续 48~72 h,直到神经元死亡。除了神经元,在星形胶质细胞、小胶质细胞和内皮细胞也可见到 HSP70 蛋白表达。局灶性脑缺血时,HSP70 的表达主要存在于半暗带区,表明 HSP70 蛋白表达可反映细胞对缺血损伤的敏感性。近年研究发现,HSP70 是细胞内重要的信号转导分子,并在免疫应答中发挥抗原呈递作用,参与抗感染和肿瘤免疫,因而 HSP70 抗体的异常表达可能提示机体免疫功能紊乱。HSPs 抗体直接参与了动脉粥样硬化、高血压等的形成过程,脑梗死患者 HSP70 抗体阳性率明显高于对照组;无论有无脑梗死,高血压患者 HSP70 抗体阳性率均明显高于血压正常者,说明 HSP70 抗体参与了脑梗死的发病过程,并通过细胞免疫反应达到保护脑细胞的作用。但是,近期研究发现,HSP70 可能也影响细胞死亡通路,如细胞凋亡,抑制基质金属蛋白酶(matrix metalloproteinases, MMPs)等损伤性蛋白质的表达而起到保护作用。

HSP27 是近年来发现的一种 HSPs 成员,在非神经系统中,HSP27 具有潜在的抑制细胞死亡功能;脑缺血和其他损伤后脑内 HSP27 显著增多,在 HSP27 过表达转基因小鼠局灶性脑缺血模型中,对脑梗死体积、感觉运动功能和认知功能持续观察 3 周,结果提示 HSP27 具有长期的神经保护作用和神经行为修复能力。

HSPs 是否可用于细胞保护治疗目前尚不清楚,但有些实验研究显示:给予苯醌安沙霉素类抗生素——格尔德霉素(geldanamycin,GA),可以通过结合 HSP90 和释放热休克因子(heat-shock factor,HSF)诱导 HSP70,从而诱导 HSPs 而减轻实验性卒中的缺血性损伤。

(三) 缺血-再灌注损伤

临床上治疗脑卒中的原则之一是尽早恢复脑血液再灌注(reperfusion),使缺血脑组织重新得到足够的氧供应,为缺血组织提供代谢所必需的营养物质并清除代谢废物,改善微循环,阻断脑梗死后的病理过程,使缺血组织及脑功能得到最大程度的恢复。然而近年来为数众多的研究发现,即使缺血区血流已经恢复,继发性脑组织损伤仍有可能继续发展,缺血后的血流恢复在某些情况下能导致进一步的组织损伤和功能障碍。这种缺血的组织、器官恢复血液灌注后,不但不能使其功能和结构恢复,反而有可能加重其功能障碍和结构损伤的现象称为缺血-再灌注损伤。

早在 1955 年,Sewell 就报道了在结扎犬的冠状动脉后,如突然解除结扎恢复血流,部分动物立即发生心室纤颤而死亡。1960 年,Jennings 第一次提出心肌缺血-再灌注损伤的概念,即在心肌缺血恢复血流后,缺血心肌的损伤反而加重。此后研究人员发现几乎所有的器官都可能发生缺血-再灌注损伤,尤其是需氧程度高的组织,如心脏和脑。Ames 及其研究团队(1968)是最早关注脑缺血-再灌注损伤问题的学者,他们注意到:局部脑组织缺血经过一段时间以后,血管再通并不一定总是能够使闭塞的血管获得充分的血流重新开放,缺血区也不能获得足够的灌注,并因此而产生了一个新名词——"无复流"(no reflow)或无再灌。再灌注损伤实际上是缺血的延续和叠加,血管再通后缺血细胞不仅未得到血液灌注,相反出现继续缺血、损伤加重。至 20 世纪 80 年代,对缺血-再灌注损伤发生机制的研究已成为缺血性脑卒中研究的一个热点。

在微血管水平上,持久性的血管闭塞有可能进一步导致大脑损伤;在组织水平上,局部缺血延续的时间、缺血导致的损伤严重程度、侧支循环分布及再灌注后的时间长短等因素决定了再灌注阶段脑血流恢复所引起的复杂变化。总的来说,在动物实验中,恢复缺血脑组织血液流动一般总是能减少梗死体积。但是,至少有一项严格控制的实验研究表明(Aronowski等,1997),与永久性闭塞相比,当大鼠的大脑皮质出现局部缺血时,MCAO 90 min 以上后再灌注会导致脑梗死体积增加。临床上对此也有间接支持证据,如颈动脉内膜剥脱术(carotid endarterectomy,CEA)后约 3% 的患者出现脑过度灌注综合征(cerebral hyperperfusion syndrome,CHS),尤其是手术前颈动脉闭塞 80% 以上者。这一综合征表现为在外科手术恢复血流后的 2 周内出现癫痫发作、脑水肿,或最终导致脑出血(约占 0.6%)。其机制与长期灌注不足的脑半球血流恢复后血管床对血流的反应发生变化有关。再灌注前组织缺血时间长短与发生再灌注损伤的关系密切,缺血时间过短或过长均不易发生再灌注损伤。缺血-再灌注损伤的发生与活性氧大量产生、细胞内钙超载、中性粒细胞活化和高能磷酸化合物生成障碍等有关,但它并不是不可逆的。

再灌注损伤后,一个快速级联反应过程被激活,其中包括能量/三羧酸循环基因表达上调、细胞内钙超载、兴奋性氨基酸过量释放、氧自由基生成增多、炎性细胞因子及黏附分子释放增加、凋亡基因激活等,由于氧化作用,细胞内蛋白质和 DNA 直接受损。这些环节与缺血性损伤后的病理过程紧密联系,互为因果,彼此重叠,形成恶性循环,最终导致脑细胞凋亡或坏死。脑缺血-再灌注损伤后也可出现大量基因的表达,目前已知大约有 300 多种基因出现变化,其中包括 NF-κB、Bcl-2、Bcl-xl、Bax、caspase-3、c-fos、c-jun、Fas/FasL 等,绝大多数基因与凋亡有关,已知其中至少有 50 多种基因的蛋白表达是缺血前的 1.7 倍,而至少 30 多种基因的表达量出现下降,并均发生在 4～72 h,包括蛋白质合成、基因突变、促凋亡基因、抑凋亡基因和损伤反应基因变化等,这些基因的相互作用最终决定了迟发性神经元死亡的发生。

对于缺血-再灌注损伤,传统研究仅仅停留在对器官组织层面的研究上;而目前对分子介质及底物的研究成果大大丰富了传统研究的内容。脑缺血-再灌注损伤的确切机制目前还在更深入的研究之中。

（四）未来研究方向

脑缺血性卒中引起与炎症、氧化应激、线粒体功能、基因表达和细胞凋亡等相关的多种信号通路的改变。缺血性卒中后的转归主要取决于脑血流恢复的时间及接受治疗的时间是否足够早。虽然目前还没有一种动物模型可以完全模拟出人类卒中时的状态,近期研究采用分子生物学和细胞生物学的技术,使卒中的病理机制研究更加深入。在过去的 20 年中,在美国及大多数国家只有一种急性缺血性卒中的治疗方法是有效的,那就是rt-PA溶栓治疗。但随着卒中多种病理机制更加明确地被人们所揭示,一些适当的治疗方案必将逐步为临床所应用。

（王 岚 陈光辉）

三、 急性缺血性卒中的溶栓治疗

继溶栓治疗于 20 世纪 90 年代初被用于急性心肌梗死后,研究者对许多重要的围绕溶栓治疗在急性缺血性卒中治疗实践中的有效性和安全性的临床试验进行了调查,并因此而引发了急性缺血性卒中治疗的重大革命。众所周知,脑的动脉血管闭塞导致脑血流灌注急剧下降后,数分钟内即可形成中心缺血区不可逆性脑梗死。随着先进的神经影像学技术的引进,我们逐渐认识到,缺血性卒中中心坏死区周围的脑组织处于程度不同的低灌注状态(即所谓缺血半暗带),并参与卒中后临床表现的形成。与中心缺血区脑组织将无例外地发生不可逆性损伤不同的是,缺血半暗带区脑组织的缺血性损伤完全可逆。虽然这些脑组织因血流灌注减少而不能完成相应的神经生理功能,但其生物学活力依然存在。因此,设法在卒中后迅速实现闭塞动脉的血管再通和有效的血流重建,则完全能够挽救这些脑组织,使其恢复正常的神经生理功能,最大限度地减轻缺血性脑损伤,进而使梗死体积缩小,临床转归改善。上述"缺血半暗带"理论的确立,成为以迅速实现血管再通为目的的急性期溶栓治疗的基础。

(一)常用溶栓药的研发史与特性

目前可得到的溶栓药均为丝氨酸蛋白酶。其基本药理学机制为促进无活性的纤溶酶原转化为有活性的纤溶酶。后者通过破坏纤维蛋白原和血栓内的纤维蛋白,使血凝块溶解。

溶栓治疗最早开始于1933年。Tillet和Garner发现由β-溶血性链球菌分泌释放的一种物质能够溶解血凝块。链激酶最初被用于纤维素渗出性胸膜炎、血胸和结核性脑膜炎的治疗。直到1986年证实其治疗急性心肌梗死有效后,才成为这些患者固定的治疗方案。继链激酶后,1947年在人的尿液中发现一种具有纤维蛋白溶解特性的物质——尿激酶。尿激酶本身无抗原性,可直接催化纤溶酶原向纤溶酶转化,基本不受是否存在含有纤维蛋白凝块的影响。组织型纤维蛋白溶酶原激活剂(tissue plasminogen activator,tPA)为一种天然的纤维蛋白溶解剂,存在于血管内皮细胞内。正常生理状态下,tPA通过固有的防止过多血栓形成的作用,维持血栓溶解和血栓形成间的平衡。tPA具有纤维蛋白特异性,在缺乏纤维蛋白的情况下活性较低。而当遇到纤维蛋白时,其活性呈3个数量级增强,进而发挥既经济又有效的纤维蛋白溶解作用。此后,采用基因重组技术又相继开发出以重组组织型纤溶酶原激活剂(recombinant tissue plasminogen activator,rt-PA,阿替普酶)为代表的许多纤溶酶原激活剂。

目前应用于临床的溶栓药的药理学原理基本相同,但各自特性不尽一致,最大的区别点在于纤维蛋白的特异性和药物半衰期。溶栓药是否具有纤维蛋白特异性与药物的有效性和安全性直接相关。具有纤维蛋白特异性的阿替普酶、瑞替普酶和替奈普酶,只有在遇到纤维蛋白时才在局部发挥纤维蛋白溶解作用,故导致出血并发症的风险相对较小。相反,缺乏纤维蛋白特异性的链激酶,则可催化全身性纤维蛋白溶解,故导致出血的风险相对较大。药物半衰期则主要与其溶栓作用的长短有关。

1. 阿替普酶(rt-PA) 为第一代重组组织型纤溶酶原激活剂,也是唯一得到美国FDA批准的可用于急性心肌梗死、急性缺血性卒中、肺动脉大块栓塞和中央储血静脉闭塞的溶栓药。rt-PA的结构与天然组织型纤溶酶原激活剂相同,具有高度纤维蛋白特异性,但消除半衰期$(t_{1/2}\beta)$仅 4～6 min。从理论上看,阿替普酶应该仅在与纤维蛋白结合时才具备溶栓作用。但是,由于其可适度增加循环态纤维蛋白降解产物,因此可增加全身出血的风险。因其不具抗原性,故几乎不会引起变态反应。阿替普酶的 $t_{1/2}\beta$ 短,需要在将理论用量的 10% 团注后维持静脉滴注;必要时可重复给药。

2. 瑞替普酶(Reteplase,r-PA) 为第二代重组组织型纤溶酶原激活剂。是采用基因重组技术人工合成的非糖基化组织型纤溶酶原激活剂,在合成过程中,祛除了变异型蛋白质。相比天然组织型纤溶酶原激活剂,瑞替普酶与纤维蛋白结合并不紧密,进而允许药物更容易向血凝块内扩散。高浓度时,瑞替普酶不与纤溶酶原竞争纤维蛋白结合位点,不影响天然纤溶酶原在血凝块处转化为有活性的纤溶酶。正是这些特性,使瑞替普酶溶解血凝块的速度比阿替普酶更快。加之结构上的改变使 $t_{1/2}\beta$ 延长(约 18 min),故可团注给药,应用起来比阿替普酶更方便。该药已获准用于急性心肌梗死的治疗。瑞替普酶同样没有抗原性,极少导致变态反应,必要时也可重复给药。

3. 替奈普酶(Tenecteplase,TNK-tPA) 与去氨普酶同为第三代重组组织型纤溶酶原激活剂,2000 年得到美国 FDA 批准,药理学机制与阿替普酶相似。替奈普酶以中国仓鼠细胞为原料,经重组 DNA 技术合成。该药含 527 个氨基酸糖蛋白,在合成过程中对氨基酸分子构象进行了修饰,包括用天冬氨酸取代了 103 位点的苏氨酸、用谷氨酰胺取代了 117 位点的天冬氨酸和用 4 个丙氨酸取代了蛋白酶区域 296-299 位点上的氨基酸。这些结构上的改变使替奈普酶比第二代组织型纤溶酶原激活剂瑞替普酶的血浆 $t_{1/2}\beta$ 更长(为 20～24 min),完全清除需要 130 min,而且主要经肝脏代谢。替奈普酶因其 $t_{1/2}\beta$ 更长而允许团注给药;因其纤维蛋白特异性更高而大大降低了诱发出血的不良反应。替奈普酶已在急性心肌梗死患者中通过了有效性和安全性评价,并且已经用于急性心肌梗死的治疗。在急性缺血性卒中患者中进行的替奈普酶试验目前正在进行中。

4. 去氨普酶(Desmoteplase,DSPA) 去氨普酶也为纤溶酶原活化因子的重组体,由吸血蝙蝠的唾液中衍生而来。本药的最大特点是其纤维蛋白特异性比阿替普酶高 200 倍;而且,仅在有新鲜血栓时才可激活并发挥作用(即所谓血凝块特异性),$t_{1/2}\beta$ 长达 2 h 以上,因此允许单次团注给药。此外,去氨普酶不会被具有神经毒特性的 β-淀粉样蛋白激活。所有这些特性能否转化为临床效益尚不清楚,但其诱发出血率低于其他溶栓药则是肯定的。

5. 尿激酶(Urokinase) 尿激酶为一种生理溶栓药,由肾实质细胞生成。大约 1 500 L 人尿纯化后,可获得足以治疗 1 例患者的尿激酶。对培养大肠埃希菌采用重组 DNA 技术可合成尿激酶。尿激酶可直接分解纤溶酶原成为纤溶酶,与链激酶截然不同。在血浆内,尿激酶的 $t_{1/2}\beta$ 约 15 min。无抗原属性,故罕有变态反应,可重复应用。

6. 前尿激酶(Prourokinase) 为一种更新的纤溶药。前尿激酶为无活性的尿激酶前体物质。进入体内转化为尿激酶后才具生物活性。正是这一特性,妨碍了这种具有纤维蛋白高特异性溶栓药的开发。前尿激酶变异体(M5)的血浆稳定性更强,纤维蛋白溶解活性更高,对纤维蛋白特异性血凝块的溶解作用显著超过野生型前尿激酶。与组织型纤溶酶原激活剂相似,前尿激酶具有程度不同的血凝块特异性,当有纤维蛋白存在时,可增加无活性的前尿激酶向有活性的尿激酶转化,但其机制尚不清楚。

7. 链激酶(Streptokinase) 为价格最便宜的纤维蛋白溶解药,由 β-溶血性链球菌产生。链激酶本身并无纤溶活性,但与循环游离态纤溶酶原或纤溶酶结合形成复合物后,可加速天然型纤溶酶原向纤溶酶转化;当有纤维蛋白存在时,作用显著增强。链激酶的血浆 $t_{1/2}\beta$ 约为 20 min,但游离态链激酶(约占 15%)的 $t_{1/2}\beta$ 可长达 80 min。由于是由链球菌产生,通常会引起发热反应和引起其他变态反应,用量过大时可引起低血压。高抗原性注定在首次用药后 6 h 不宜重复。目前,链激酶在发达国家已被其他纤维蛋白溶解药取代,但在发展中国家仍在应用。

(二)急性缺血性卒中的静脉内溶栓治疗

经过随机对照试验检验的静脉内(intravenous,IV)溶栓药主要为链激酶和 rt-PA。IV 链激酶溶栓治疗试验开始较早,停止也较早。而有关 IV rt-PA 溶栓治疗的随机临床试验则始终没有停止。

1. IV 链激酶溶栓治疗试验 共 3 项随机对照试验对 IV 链激酶溶栓治疗急性缺血性卒中的有效性和安全性进行了评价,均因安全性问题而提前停止。这 3 项试验分别为澳大利亚链激酶试验(Australian streptokinase trial,ASK)、多中心急性卒中试验-欧洲部分(multicentre acute stroke trial-Europe,MAST-E)和多中心急性卒中试验-意大利部分(multicentre acute stroke trial-Italy,MAST-I)。

ASK 试验纳入缺血性卒中发病 4 h 内的患者,随访 3 个月。该试验在探讨卒中发病 4 h 内给予 IV 链激酶(150 万 U)治疗能否降低 3 个月病死率和残疾率(Barthel 指数≤60)的同时,与卒中发病 3 h 接受链激酶治疗的患者进行比较。后来因 3~4 h 治疗组($n=270$)发生不良转归事件的相对危险度(relative risk,RR)显著增加(<3 h 的 RR 0.66,3~4 h 的 RR 1.22;$P=0.04$),而且<3 h 治疗组患者的募集缓慢(仅募集到 70 例患者)而在登记到 340 例患者后被安全委员会叫停。这一提前停止的试验发现,虽然链激酶治疗有使良好转归增加的趋势(治疗组 48.3%,对照组 44.6%;RR 1.08,95%CI 0.74~1.58),但显著增加了发生脑出血的风险(13.2% 对 3%,$P<0.01$)。

MAST-E 试验让颈内动脉供血区缺血性卒中发病 6 h 内的患者随机接受 IV 链激酶(150 万 U)或安慰剂治疗,以病死率和严重残疾率(Rankin 量表得分≥3)降低为主要的有效终点,以 10 d 病死率和脑出血为安全终点。由于治疗组病死率增加,使这项计划募集 600 例患者的试验在募集了 310 例后停止。两组的主要有效终点相似:链激酶组 124 例和安慰剂组 126 例死亡或 Rankin 量表得分≥3。但是,链激酶组 10 d 病死率(34.0%)和 6 个月病死率(46.8%)均显著高于对照组(分别为 18.2% 和 38.3%,$P=0.002$ 和 $P=0.06$)。作者得出的结论是,急性缺血性卒中患者接受 IV 链激酶治疗显著增加死亡的风险,不宜推荐。

MAST-I 试验为一项非安慰剂随机对照试验,调查了单用链激酶或链激酶+阿司匹林治疗发病6 h内的卒中是否有效。与上述2项试验的遭遇相似,该试验因接受链激酶治疗患者发生过多的有害事件而提前停止。不论是单用链激酶,还是与阿司匹林联合,均显著增加10 d病死率(OR 2.7,95% CI 1.7~4.3,2P<0.001)。

总之,这3项在20世纪90年代完成的Ⅳ链激酶溶栓治疗试验结果均令人失望。不过,在后来对这3项试验数据进行汇总分析发现,固定剂量(150万U)的链激酶治疗似乎是安全的,尤其是MAST-E试验。鉴于能够影响链激酶疗效的因素较少,而且同时应用阿司匹林可额外增加死亡的风险,故继续进行避免联合用药的链激酶试验依然是合理的。

2. 早期完成的Ⅳ rt-PA溶栓治疗随机试验 包括成为美国FDA批准将Ⅳ rt-PA用于急性缺血性卒中依据的美国神经疾病与卒中委员会重组组织型纤溶酶原激活剂(national institute of neurological disorders and stroke recombinant tissue plasminogen activator,NINDS rt-PA)卒中试验A和B,20世纪90年代共完成了6项重要的Ⅳ rt-PA治疗缺血性卒中的大型随机试验,另外4项包括欧洲急性卒中协作组研究(European cooperative acute stroke study,ECASS)试验Ⅰ和Ⅱ、缺血性卒中急性期非介入阿替普酶溶栓治疗(Alteplase thrombolysis for acute noninterventional therapy in ischemic stroke,ATLANTIS)试验1和2。这6项随机试验包括急性缺血性卒中0~3 h内(NINDS rt-PA卒中试验)、3~5 h(ATLANTIS-1和2)或0~6 h(ECASS-Ⅰ和Ⅱ)的患者。

(1) NINDS rt-PA卒中试验:该试验共纳入624例卒中发病后3 h的患者。这些患者被随机分配rt-PA(0.9 mg/kg,剂量的10%团注,剩余部分静脉滴注,最大剂量为90 mg)或安慰剂治疗。3个月时,分别采用改良Rankin量表(modified Rankin scale,mRS)、Glasgow昏迷量表(Glasgow coma scale,GCS)、Barthel指数(Barthel index,BI)和美国国家卫生研究院卒中量表(national institutes of health stroke scale,NIHSS)对转归进行评价。结果发现,治疗组3个月时获得良好神经功能转归的比率为31%~50%(取决于采用何种量表),安慰剂组为20%~38%;两组的死亡率相似。Ⅳ rt-PA组有症状颅内出血发生率为6.4%,安慰剂组仅0.6%。该试验发现,更严重的卒中和高龄患者,溶栓治疗后发生有症状颅内出血的风险增大。但是,对NINDS rt-PA卒中试验进行事后分析显示,全部患者和不同患者亚组对rt-PA治疗的效益并无显著差异。另一项事后分析发现,基线CT显示早期缺血性改变并非是rt-PA溶栓治疗后有症状颅内出血或其他不利事件风险增加的独立预报因子。

(2) ECASS-Ⅰ试验:为第一项将CT表现作为排除标准的前瞻性随机双盲安慰剂对照研究,对募集到的卒中发病后6 h内的620例患者进行Ⅳ rt-PA(1.1 mg/kg)或安慰剂治疗。最初24 h内禁用抗凝、神经保护和影响血液流变学的治疗。排除了基线时卒中症状严重、症状很轻微或正在改善以及早期CT显示梗死超出MCA供血区33%的患者。90 d时分别采用BI、mRS和斯堪的纳维亚卒中量表(Scandinavian Stroke Scale,SSS)进行转归评价,同时分析了30 d时的病死率。治疗组与对照组的基线中位NIHSS得分相似(分别为13和12),意向处理分析显示治疗组与对照组的主要终点无显著差异,但对具体终点进行分析则显示治疗组的 mRS 改善超过对照组,支持 rt - PA 治疗组的转归更好($P=0.035$)。BI+mRS 的综合终点差和 90 d 时的神经功能恢复同样有利于 rt - PA 治疗组($P<0.001$,$P=0.03$)。不过,治疗组 30 d 时病死率呈无统计学意义的增加($P=0.08$),且有症状脑出血的发生率显著高于对照组(19.8% 对 6.5%,$P<0.001$)。此外,对进入 ECASS - Ⅰ 试验发病 3 h 内亚组($n=87$)进行的事后分析并未显示 rt - PA 组与安慰剂组的转归方面存在显著差异。

(3) ECASS - Ⅱ 试验:在欧洲、新西兰和澳大利亚等 16 个国家共 108 个医疗中心进行,主要终点为 90 d 时的 mRS 得分。结果良好转归(得分 0~1)与不良转归(得分 2~6)各半。意向处理分析显示,治疗组与对照组 90 d 时 BI 和 mRS 得分和 30 d 时 NIHSS 得分的绝对差为 8%。安全分析显示两组的死亡率相似(10.5% 对 10.7%)。但 rt - PA 组发生致死性脑出血的患者更多(11 例对 2 例),安慰剂组则大多因占位性脑水肿死亡(8 例对 17 例)。虽然 ECASS - Ⅱ 试验中 rt - PA 组发生有症状脑出血的患者数量 4 倍于安慰剂组(48 例对 12 例),但显著低于 ECASS - Ⅰ 试验。治疗组的 BI/mRS 综合终点有比对照组更好的趋势($P=0.098$),30 d 时的 NIHSS 得分则显著优于对照组($P=0.035$)。与 ECASS - Ⅰ 试验相似,同样由于登记到的患者数量少,未发现发病 3 h 内亚组(每组 80 例)转归方面存在任何差异。此外,rt - PA 组有症状脑出血发生率(36 例,8.8%)高于安慰剂组(13 例,3.4%)。一个值得注意的现象是,ECASS - Ⅱ 试验中安慰剂组的良好转归率(37.7%)接近 ECASS - Ⅰ 试验和 NINDS rt - PA 卒中试验的 rt - PA 组(38.5% 和 38.7%)。这是否与急性卒中患者综合治疗的改善、很少存在严重的基线缺陷有关,或是由其他原因所致值得探讨。

(4) ATLANTIS 试验:开始于 1991 年的 ATLANTIS - 1 试验,最初目的是检验急性卒中发病后的 0~6 h 内进行 Ⅳ rt - PA 溶栓治疗是否有效和安全。该试验开始不久就因对安全性的担心,将治疗时间窗改为 0~5 h,即采用意向处理分析的 ATLANTIS - 2 试验,并于 1996 年美国 FDA 批准 rt - PA 用于临床试验后做了进一步调整,将时间窗限定为 3~5 h。ATLANTIS - 1 试验登记了 142 例患者(22 例<3 h、46 例>5 h)。主要终点为 24 h 和第 30 d 时的 NIHSS 得分改善≥4;次要终点包括 30~90 d 的功能转归(BI 和 mRS)。结果发现,rt - PA 组 24 h 的改善显著超过安慰剂组(40% 对 21%,$P=0.02$)。但至 30 d 时,这一良性影响发生逆转(60% 对 75%,$P=0.05$)。rt - PA 组症状脑出血发生率(11% 对 0%,$P<0.01$)和 90d 病死率(23% 对 7%,$P<0.01$)均显著增加。ATLANTIS - 2 试验共登记了 613 例急性缺血性卒中患者,547 例分配进入 rt - PA 治疗组。与 ATLANTIS - 1 试验相似,该试验 rt - PA 组与安慰剂组以 90 d 获得良好恢复的主要终点(34% 对 32%,$P=0.65$)和次要功能转归均无显著差异。但 rt - PA 治疗后开始 10 d 内有症状脑出血的发生率显著高于安慰剂组(7.0% 对 1.1%,$P<0.001$);试验期间的有症状脑出血发生率(11.4% 对 4.7%,$P=0.004$)和致死性脑出血的发生率(3.0% 对 0.3%,$P<0.001$)同样显著高于安慰剂组。同时,90 d 时的病死率也有高于安慰剂组的趋势(11.0% 对 6.9%,$P=0.09$)。这些发现无疑提示,那些卒中发病 3~5 h 接受 rt - PA 治疗的患者,并不能从这一治疗中获益,而

且显著增加治疗相关性有症状脑出血的风险。因此,作者不支持采用 IV rt‑PA 去治疗那些发病超过 3 h 的卒中患者。

对上述 6 项在 18 个国家 300 多个医学中心完成的纳入 2 775 例患者的大型随机试验数据进行集合分析,我们得到 4 点重要的启示。① IV rt‑PA 溶栓治疗后 3 个月时获得良好转归的比值比(odds ratio,OR)会随发病到治疗开始的间隔时间的延长而显著下降($P=0.005$):间隔 0~90 min 组的 OR 为 2.8(95% CI 1.8~4.5)、91~180 min 组为 1.6(95% CI 1.1~2.2)、181~270 min 组为 1.4(95% CI 1.1~1.9)、271~360 min 组则仅 1.2(95% CI 0.9~1.5)。因此,再次强调了卒中发病后“时间就是脑,失去时间就等于失去脑”的理念。② 基线 NIHSS 得分对 IV rt‑PA 溶栓治疗后的死亡风险并无显著相关,对这一变量进行调整后,不同时间开始溶栓治疗后发生死亡的风险比(hazard ratio,HR)并无显著改变:从 0~90 min、91~180 min 和 181~270 min 的 1.0 到 271~360 min 的 1.45。③ IV rt‑PA 溶栓治疗相关性脑出血与开始治疗的时间(onset to treatment time,OTT)无相关,但与 rt‑PA 治疗($P=0.000\ 1$)和年龄($P=0.000\ 2$)显著相关。6 项试验的 rt‑PA 治疗组中共 82 例(5.9%)发生脑出血,对照组仅 15 例(1.1%,$P<0.000\ 1$),提示溶栓治疗是发生脑出血的决定因素。④ 只要严格遵守目前允许的时间窗,不能将严重卒中作为拒绝 IV rt‑PA 治疗的理由。在将基线卒中严重度作为决定是否进行 rt‑PA 治疗的试验中,那些中位基线严重度适中(NIHSS 6~10)且在发病 90 min 内接受治疗的患者,绝大多数可从 rt‑PA 治疗中获益。而在 91~180 min 这一目前允许的最大时间窗内接受治疗者,仅非常严重(NIHSS>20)的半球卒中患者显示出有效。更值得注意的是,即使是那些 181~270 min 内接受治疗的患者,其基线卒中严重度并不影响溶栓治疗的疗效,而更能从这一治疗中获益的恰恰是那些更为严重(NIHSS16~20)的患者。

3. 近期完成的 IV rt‑PA 溶栓治疗试验　继上述 6 项 IV rt‑PA 溶栓治疗随机试验后,晚近又公布了 2 项相关的试验,即 ECASS‑Ⅲ试验和从属于安全实施卒中治疗(Safe Implementation of Treatments in Stroke)的前瞻性国际卒中溶栓治疗登记处(International Stroke Thrombolysis Registry),即 SITS‑ISTR 试验。

(1) ECASS‑Ⅲ试验:是为了在原有试验的基础上,采用 1:1 随机分配双盲设计,在 821 例符合条件的患者中,检验卒中发病后 3~5 h 进行阿替普酶溶栓治疗的有效性和安全性,登记时排除了基线脑出血或大梗死。821 例患者中,418 例进入阿替普酶组(剂量为 0.9 mg/kg),403 例进入安慰剂对照组。主要终点为两组 90 d 时的残疾、良好转归(mRS 0~1)或不良转归(mRS 2~6)率。次要终点为 4 项神经病学和残疾量表判断的综合转归。安全终点包括死亡、有症状颅内出血和其他严重不利事件。阿替普酶开始治疗的中位时间为 3 h 59 min。与安慰剂组相比,阿替普酶组的良好转归率(52.4%)显著高于安慰剂组(45.2%,OR 1.34,95% CI 1.02~1.76,$P=0.04$)。对综合转归进行分析,同样显示治疗组获得良好转归的机会显著多于对照组(OR 1.28,95% CI 1.00~1.65,$P<0.05$)。从安全终点看,ECASS‑Ⅲ试验的结果与先前完成的随机试验大致相同,即阿替普酶溶栓治疗使颅内出

血的发生率显著升高(全部颅内出血发生率分别为 27.0％和 17.6％,$P=0.001$;有症状颅内出血发生率分别为 2.4％和 0.2％,$P=0.008$)。阿替普酶组的病死率(7.7％)与安慰剂组(8.4％)无显著差异($P=0.68$),且其他严重不良事件的发生率相似。该试验的结论是,卒中发病后 3～4.5 h 内进行 IV 阿替普酶溶栓治疗,同样可显著改善临床转归,但代价是增加有症状颅内出血的风险。

(2) SITS-ISTR 试验:为一项前瞻性观察性研究,通过对发病 3～4.5 h 间接受阿替普酶(0.9 mg/kg)治疗的 664 例卒中患者与在 3 h 内接受治疗的 11 865 例卒中患者进行比较,探讨了适当延长溶栓治疗时间窗的安全性和有效性。主要转归为 24 h 内有症状脑出血的发生率和 3 个月时的死亡和生活独立(mRS 0～2)。与 3 h 内开始治疗患者的间隔时间(中位时间 140 min,115～165 min 之间)相比,3～4.5 h 患者治疗延迟的中位时间为 55 min,即间隔 195 min(187～210 min,$P<0.000\ 1$)。纳入研究患者的中位年龄(65 岁,55～73 岁)比 3 h 组小 3 岁(68 岁,58～74 岁;$P<0.000\ 1$),且卒中严重度(NIHSS 11,7～16)也比 3 h 组轻(12,8～17;$P<0.000\ 1$)。通过比较发现,3～4.5 h 开始治疗组的任何转归终点均与 3 h 开始治疗组无显著差异。有症状脑出血的发生率分别为 2.2％和 1.6％(调整前 OR 1.18,95％ CI 0.89～1.55,$P=0.24$;调整后 OR 1.32,95％ CI 1.00～1.75,$P=0.052$);病死率分别为 12.7％和 12.2％(调整前 OR 1.02,95％ CI 0.90～1.17,$P=0.72$;调整后 OR 1.15,95％ CI 1.00～1.33,$P=0.053$);生活独立率分别为 58.0％和 56.3％(调整前 OR 1.04,95％ CI 0.95～1.13,$P=0.42$;调整后 OR 0.93,95％ CI 0.84～1.03,$P=0.18$)。这项观察性研究结果提示缺血性卒中后 3～4.5 h 应用阿替普酶溶栓治疗不仅安全而且有效,无疑为不能在 3 h 这一狭小的时间窗内接受治疗的患者提供了机会。

从上述这 2 项研究的结果看,为了使更多的急性缺血性卒中患者获得溶栓治疗的机会,适当延长现行的时间窗似乎是合理的。但是,从时间就是脑的理念出发,在尚未得到更强有力证据证实上述发现,并对相关指南进行修订前,依然需要严格遵守现行要求,一旦确诊,则应该尽快治疗。就典型的急性缺血性卒中而言,每延迟 1 min,意味着将丧失 190 万个神经元。因此,对时间的任何浪费,都将会给患者带来无谓的伤害。

(三)急性缺血性卒中动脉内或与静脉内联合溶栓治疗

综合现有的 IV 溶栓治疗缺血性卒中的试验结果,我们会遗憾地发现,虽然 IV 溶栓治疗改善了患者的转归,但都不能避免最令人担心的出血并发症,尤其是有症状脑出血,一旦发生则可危及生命。同时,对大的脑动脉如 ICA 或 MCA 近端闭塞导致的卒中患者,IV 溶栓治疗的疗效通常很差。因此,在条件允许时,考虑进行动脉内(intra-arterial,IA)溶栓治疗应该是合理的。从治疗原理看,IA 溶栓治疗具有以下优点:① 可在血栓部位形成很高的药物浓度,进而能够充分发挥溶栓药的作用。② 可在治疗期间实时进行动脉血管再通评价,避免了过多用药。③ 可用于治疗那些 IV 溶栓治疗疗效差的大动脉闭塞和(或)有 IV rt-PA 治疗禁忌证的患者。当然,IA 溶栓治疗也存在不能回避的风险,包括其为侵袭性治疗,因此难以避免副损伤;操作费时甚至也可能不能抵达病变部位以及只有在具备条件的医疗中心进行,因此难以推广。尽管如此,为了增加溶栓治疗的有效性,研究者依然围绕 IA 溶栓治疗或 IV 与 IA 联合溶栓治疗进行了有益的探索。在这些探索中,单纯采用 IA 溶栓治疗的试验很少,更多的是在 IV 溶栓治疗后进行 IA 溶栓治疗或 IA 补救治疗,即 IV/IA 联合溶栓治疗。

1. 急性脑血栓栓塞先导试验(prolyse in acute cerebral thromboembolism study,PRO-ACT) PROACT-Ⅱ试验在急性缺血性卒中患者中,检验了 IA 前尿激酶(Pro-UK)溶栓治疗的安全性和有效性,共登记了 180 例 MCA 闭塞性卒中发病 6 h 内的患者,治疗组 121 例,对照组 59 例。采用非对比 CT 进行影像学评价。中位基线 NIHSS = 17。主要转归为 3 个月时的神经病学残疾,次要转归为脑出血和病死率。从转归看,IA 溶栓治疗组获得良好转归(中位 NIHSS≤2)的患者占 40%,对照组为 25%。从 MCA 供血区再灌注比看,治疗组(66%)也高于对照组(13%)。从安全性看,两组的病死率无显著差异(治疗组 25%,对照组 27%)。但是,Pro-UK 治疗组有症状脑出血的发生率(10%)显著高于对照组(2%)。根据这些资料,美国 FDA 并未批准 Pro-UK 用于急性缺血性卒中患者。

2. 卒中急诊治疗研究(emergency management of stroke study,EMS) 继 PROACT-Ⅱ试验之后,EMS 试验的过渡阶段研究对 IV/IA 联合溶栓治疗的安全性和有效性进行了检验。共 35 例患者进入这项随机双盲安慰剂对照多中心试验(IV/IA 组 17 例、安慰剂/IA 组 18 例)。结果发现,虽然 IV/IA 组死亡的患者数量稍多,但两组 7~10 d 和 3 个月时的转归无显著差异。IV/IA 组的病变血管再通率显著高于安慰剂/IA 组($P<0.03$)。IV/IA 组联合溶栓组有 54% 的患者心肌梗死溶栓治疗量表(thrombolysis in myocardial infarction,TIMI)得分达到 3,安慰剂/IA 溶栓组仅 10%,与 rt-PA 的总量相关($P<0.05$)。该试验共 8 例患者发生脑出血,但两组的数量相似。

3. 卒中介入治疗研究(interventional management of stroke study,IMS) IMS 为一项由 17 个医疗中心完成的开放标签试验,检验了 IV/IA t-PA 联合治疗的可行性和安全性。转归与来自 NINDS t-PA 卒中试验对照组进行比较,年龄和基线 NIHSS 具有可比性。在筛选出的 1 477 例患者中,80 例卒中发病 3 h 内且基线 NIHSS≥10 的患者进入 IV rt-PA 组(0.6 mg/kg)。在 IV rt-PA 溶栓治疗后立即进行脑血管造影。如果造影提示病变血管依然存在血凝块相关性狭窄,则立即将微导管送入狭窄处并开始 IA 溶栓,首先予 2 mL 团注,剩余的在 2 h 内滴注直到血栓溶解停止注射,最大 rt-PA 剂量为 22 mg。共 62 例患者接受了上述联合溶栓治疗,其中位基线 NIHSS = 18,开始 IV t-PA 溶栓治疗的中位时间为 140 min(NINDS t-PA 卒中试验安慰剂组为 108 min,rt-PA 治疗组为 90 min)。参与该试验的患者 3 个月病死率(24%)与 NINDS t-PA 卒中试验安慰剂组无显著差异;有症状脑出血发生率(6.3%)与 NINDS t-PA 卒中试验治疗组相似(6.6%),但高于对照组(1%)。62 例接受 IV/IA 联合溶栓治疗的患者中 7 例(11%)实现了完全性血管再通(TIMI=3),在经过最长 2 h 滴注后,35 例(56%)实现部分或完全再通。那些 TIMI 2~3 的患者,34% 获得良好转归(3 个月时的 mRS 0~1),而 TIMI 0~1 的患者,仅 12% 获得良好转归($P<$

0.013)。IMS 试验发现,早期治疗是获得良好转归的强烈预报因子。16 例在卒中发病后 3 h 内接受 IA rt - PA 溶栓治疗者 43% 在 3 个月时获得良好转归(mRS 0~1),24 例在 3~4 h 间接受治疗者为 13%,22 例在 4 h 后接受治疗者为 27%。对年龄和 NIHSS 得分≥10 进行调整后,IMS 试验中 3 h 内接受治疗患者的 3 个月时功能转归优于 NINDS 试验的安慰剂对照组(OR≥2)。

4. 其他试验 最近,公布了 2 项 IV/IA 联合或 IV 溶栓失败后 IA 补救溶栓治疗的研究结果。其中 1 项研究在卒中后 6 h 内的急性缺血性卒中患者中,对 IV/IA rt - PA 联合溶栓治疗与一开始即行 IA rt - PA 溶栓治疗的可行性和安全性进行了比较。采用接近随机的方法收集卒中数据,IV/IA 组在 IV rt - PA(剂量为 0.6 mg/kg,总量≤60 mg)后,进行 IA 溶栓治疗(剂量为 0.3 mg/kg,总量≤30 mg)。IA 组 rt - PA 的剂量与 IV/IA 组相同。转归指标包括 90 d 改良 mRS 得分、病死率、有症状脑出血和血管再通率。结果:在 1057 例患者中,选择 41 例接受 IV/IA 治疗,55 例接受 IA 治疗。治疗开始的时间(IV/IA 组平均 151 min,IA 组平均 261 min;$P < 0.000\ 1$)和 rt - PA 剂量(IV/IA 组 17.5 mg,IA 组 22.8 mg;$P = 0.05$)存在显著差异。每组选择出 25 例进行倾向性配对分析。每组均有 12% 的患者发生有症状脑出血。IV/IA 组的病死率为 20%,IA 组为 16%(RR 1.3,95% CI 0.4~4.1,$P = 0.7$)。IV/IA 组更多患者的 mRS 得分≤2(OR 1.6,95% CI 0.5~5.8,$P = 0.3$)。IV/IA 组的血管再通率为 64%,IA 组为 48%(OR 1.9,95% CI 0.5~7.0,$P = 0.3$)。这项研究表明,不论是采用 IV/IA 联合还是单纯 IA 溶栓治疗均是可行和安全的。IV/IA 联合治疗与临床转归改善相关,但增加有症状脑出血和死亡的风险,并超过单纯 IA 溶栓治疗。不过,该研究从 1 057 例患者中仅抽出 96 例进行观察,很难排除选择偏倚。

另一项在 29 例发病 3 h 内的急性缺血性卒中患者中进行的小型研究,对 IV rt - PA 后进行补救性血管内治疗的有效性和安全性进行了调查。纳入研究的患者均为确诊的 MCA 闭塞。联合治疗组患者在 IV rt - PA(剂量为 0.6 mg/kg,60 min 给药)的同时进行血管内(IA rt - PA、微导丝机械血栓破碎或球囊血管成形)治疗,IV 组则仅接受 IV rt - PA 溶栓治疗。联合治疗组 24 h 的 NIHSS 得分为(11±4.8),IV 组为(5±4.3),$P < 0.001$。联合治疗组中 14 例(88%)成功实现血管再通,其中 10 例(63%)3 个月时的转归良好(mRS 0~1)。该研究提示,IV rt - PA＋包括 IA 在内的血管内治疗可显著改善超急性期 MCA 闭塞患者的临床转归,且不增加严重的不良反应。同时,与更高的血管再通率相伴的是使更多患者获得良好转归。

(四)急性缺血性卒中动脉内机械取栓

为了弥补 IV 溶栓治疗实现血管再通率较低的不足,采用特殊的机械装置在溶栓治疗后或直接进行机械血栓切除的临床试验已经完成。

目前,有许多机械装置尝试用于促进闭塞血管的再通,包括血栓勒除器、微导管激光装置和血管射流装置(angiojets)。但仅 Merci 装置获准可用于缺血性卒中的治疗。美国 FDA 批准 Merci 装置的依据是脑缺血机械血栓切除试验(mechanical embolus removal in cerebral ischemia,MERCI)显示该装置可提高闭塞动脉的完全或部分再通率。MERCI 试验为一项有 25 个中心参与的非对照前瞻安全性和有效性试验。采用静脉内 rt－PA 试验的排除标准,登记时排除了卒中发病＞8 h 的患者。在登记的 151 例患者中 141 例接受了该装置治疗,其中位年龄为 72 岁,中位基线 NIHSS 得分＝20,卒中发病到机械血栓切除操作的中位时间为 4.3 h,主要转归为血管再通。结果,Merci 装置治疗后 48％患者实现血管再通,显著高于 PROACT－Ⅱ试验的对照组(18％,P＜0.000 1)。10 例(7.1％)发生机械血栓切除相关性并发症,有症状脑出血发生率 7.8％。该试验发现,成功实现血管再通患者的 90 d 无残疾生存(mRS≤2)比无再通患者更常见(46％对 10％)。不过,MERCI 试验 90 d 时仅 22.6％患者的 mRS≤2。同时,该试验的病死率高达 44％,显著高于 PROACT Ⅱ试验的 27％。因此,该试验结果公布不久就遭到来自各方面的批评。

继 MERCI 试验后,Multi MERCI 试验的研究人员采用新一代血栓切除装置 L5 Retriever,对发病 8 h 的大动脉卒中患者实施血栓切除治疗。Multi MERCI 试验为一项国际多中心前瞻性试验,纳入的是那些接受 IV rt－PA 溶栓治疗后血管依然闭塞的患者。共 164 例患者接受了血栓切除,其中 131 例一开始就接受新一代装置。这些患者的平均年龄(68±16)岁,基线中位 NIHSS 得分为 19(15～23)。接受 L5 Retriever 治疗的 131 例患者中,75 例(57.1％)成功实现血管再通,经 IA rt－PA 辅助治疗后 91 例(69.5％)实现血管再通;血管再通率高于 MERCI 试验。总体良好转归(mRS 0～2)率 36％,病死率 34％。但该试验共 16 例(9.8％)发生有症状脑出血,其中 4 例(2.4％)为脑实质血肿,高于 MERCI 试验,操作并发症的发生率为 5.5％。Multi MERCI 试验的研究人员认为,与第一代血栓切除装置相比,新一代血栓切除装置改善了血管再通率,但差异并未达到统计学意义。病死率趋向于降低,良好转归率趋向于升高,并与是否实现血管再通一致。成功实现早期血管再通固然是缺血性卒中的主要治疗目标,但血管再通本身并不能完全代替其他临床转归指标。因此,尽管 Merci 取栓器可实现较高比率的血管再通,其安全性和以良好转归为标志的有效性依然需要进一步随机对照试验加以证实。

（五）有关降低溶栓治疗相关性颅内出血风险的思考

缺血性卒中急性期进行溶栓治疗成功与否的标志无疑是能否实现有效的血管再通。然而,卒中发病后,病变血管壁的完整性遭到破坏,不仅容易破裂,更容易发生渗漏出血。因此,溶栓治疗在迅速实现血管再通的同时,一个始终不能回避的问题是伴随血管再通的(有症状或无症状)颅内出血,这也是对溶栓治疗一直存在恐惧的主要原因。

通常认为,卒中早期 CT 显示广泛性梗死改变、基线血糖水平升高或有糖尿病史、卒中症状严重、高龄、体内纤溶酶原活化物抑制因子 1 水平低、发病至开始治疗的间隔时间过长、收缩期血压过高、血小板减少和过去有充血性心力衰竭病史均可增加溶栓治疗相关性颅内出血的风险。但对上述因素在溶栓治疗相关性颅内出血发生中的作用迄今并未完全明确。有必要在未来研究中对如何降低溶栓治疗所带来的风险,尤其是如何降低颅内出血的风险进行调查,以发现究竟哪些治疗性干预可减少颅内出血这一最为重要的溶栓治疗并发症,进而获得更大的 rt-PA 溶栓治疗净效益。

1. 早期神经影像学显示广泛性梗死性病变　理论上讲,CT 显示的梗死范围越大,提示缺血范围越广泛。作为后果,病变血管壁完整性的破坏程度会随着缺血时间的延长而增加,尤其是使微血管床失去完整性。那些 MRI 显示以表观弥散系数增大为特征的大梗死患者,其血管损伤的生化标志物水平通常显著升高。尽管这些指标异常至今也未在 CT 显示早期梗死改变患者中进行广泛研究,但初步的数据已经提示其可预报溶栓治疗后继发性颅内出血的发生。因此,在当前的临床实践中,应该避免对存在上述指标异常的患者实施溶栓治疗。

2. 基线血糖水平升高与糖尿病史　缺血性卒中急性期的高血糖一般被认为乃卒中后的应激反应所致。但研究表明,不论有无糖尿病史,卒中后基线高血糖肯定与溶栓治疗相关性颅内出血的风险增加相关联。由于糖尿病史与入院时血糖水平紧密相关,故要证实这 2 个因素对发生颅内出血的具体预报能力是困难的。事实上,在单变量分析中发现,基线血糖水平比糖尿病史的危险更大。这 2 个因素可通过不同的病理生理学机制促进颅内出血风险的增加。继发于长期糖尿病的慢性微血管损伤可增加缺血区血管破裂的易感性并无疑问,而持续的高血糖则可促进血-脑屏障急性崩溃,增加出血的风险。强化血糖控制不仅可减少颅内出血的发生,而且也可改善未发生有症状颅内出血患者的转归。正像 NINDS rt-PA 卒中试验的事后分析指出的那样,高血糖对卒中转归的有害影响不仅包括增加溶栓治疗相关性颅内出血的风险,而且也减少并无症状的颅内出血患者获得神经功能改善的机会。基于上述,当临床遇到基线血糖水平很高,或有糖尿病史的卒中患者时,在决定是否溶栓治疗时必须慎重。

3. 高血压　不论有无高血压病史,卒中急性期血压升高十分常见。在对卒中急性期高血压(短暂性抑或持续性)如何进行管理这一问题上,一直存在争论。但将血压过度升高视为溶栓治疗相关性颅内出血的危险因素当无疑问。因此,在具体的临床实践中,遇到血压过高的患者时,应遵循相关指南的要求去决定是否进行溶栓治疗:通过应用降压药后血压安全降低的患者可行 rt-PA 治疗,但在开始治疗前,必须评估血压的稳定程度。那些血压升高到必须持续静脉硝普钠治疗的患者,提示血压不够稳定,则不宜 rt-PA 治疗。同时,大部分血压显著升高患者难以达到既充分治疗又同时满足 3 h 时间窗的要求。

4. 多变量的协同作用　由于缺血性卒中患者大多发生在中老年人群,这一人群往往同时存在多种危险因素。因此,在对不同卒中个体的溶栓治疗相关性颅内出血的风险进行评估时,必须考虑到多种变量协同作用的影响。比如,针对尚无定论的早期 CT 特征与溶栓治疗相关性颅内出血的联系进行分析就发现,那些早期 CT 无梗死征且血糖水平较低(150 mg/dL 约 8.33 mmol/L)患者在溶栓治疗后有症状脑出血的发生率为 5%,而同样的 CT 表现但血糖水平较高(350 mg/dL 约 19.44 mmol/L)的患者则为 13%。再比如,当基线血糖水平正常时,早期 CT 显示梗死征患者溶栓治疗后有症状颅内出血的发生率为 26%,而当基线血糖较高时,具有同样 CT 表现的患者有症状颅内出血的发生率高达 52%。强烈提示多变量的协同作用比单一变量的影响更显著。此外,现行的不同分类方案被用于溶栓治疗相关性出血的评价,其中最常应用的分类方案将颅内出血简单分为有症状与无症状。诚然,这种分类方案能反应出血的严重度,却不能解释溶栓治疗相关性出血的病理生理学特征。

此外,虽然经典溶栓药 rt‐PA 的公认有效剂量为 0.9 mg/kg,而且一般认为溶栓治疗相关性颅内出血的风险增加与药物效度正相关。但是,患者的基线特征和(种族)个体差异决定了小剂量未必就能降低出血的风险,而大剂量未必就有害。类似的情形是,选择更具纤维蛋白特异性的溶栓药是否能够从根本上降低溶栓治疗相关性颅内出血的风险呢?同样没有答案。因而,即使存在一种有症状颅内出血危险因素的缺血性卒中患者也并非是拒绝 rt‐PA 治疗的理由,因为这些患者依然可从溶栓治疗中获益。

(六)结语

溶栓治疗的引进,丰富了我们治疗缺血性卒中的手段,并改善了这一患者群体的功能转归。但是,必须清醒地认识到,在这一治疗学领域,还有许多问题没有解决。人为界定的 3 h 时间窗使绝大多数卒中患者不能接受这一有效的治疗。适当扩大治疗时间窗的探索还远远没有得出最终的结论。符合现行溶栓治疗条件的患者虽然可从治疗中获益,但获益程度并不令人满意,而且难以避免面临全身或颅内出血的风险。如果能够找到一种可识别最可能从溶栓治疗中获益的患者亚组的方法(或方案),并积极进行溶栓治疗,无疑可显著提高疗效;而若能准确地判断那些最容易受到溶栓治疗伤害的高危个体,则可从根本上降低治疗的风险。然而,这一十分重要的问题目前并无答案。在进行溶栓治疗前或同时进行其他辅助治疗(如神经保护药或白蛋白)以增加疗效的研究并不成功。将 IV 与 IA 溶栓治疗联用虽然可行,但并未从根本上增加治疗效益,且缺乏良好的风险‐效益比和成本‐效益比。

先进的神经影像学技术,尤其 PWI 与 DWI 技术的问世和随之出现的"PWI/DWI 失配"的概念,似乎为我们判断卒中后是否存在可挽救的脑组织提供了有效的工具,但同样存在问题。在弥散与灌注成像评价卒中进展(diffusion and perfusion imaging evaluation for understanding stroke evolution,DEFUSE)试验中,全部患者在发病 3～6 h 内接受 rt‐PA 治疗,发现存在 PWI/DWI 失配患者如能早期实现再灌注,则可换来良好转归。相反,无 PWI/DWI 失配患者即使实现早期再灌注也未换来任何临床效益。在回波平面成像溶栓治疗评价(echoplanar imaging thrombolysis evaluation trial,EPITHET)试验中,发病 3～6 h 存在 PWI/DWI 失配现象的卒中患者随机接受阿替普酶或安慰剂治疗。结果发现阿替普酶治疗使梗死成长指数降低,似乎支持 PWI/DWI 失配概念的重要性。但是,其他已经完成的试验则得出了相反的结论。急性缺血性卒中去氨普酶试验(desmoteplase in acute ischemic stroke,DIAS)、去氨普酶剂量递增治疗急性缺血性卒中试验(dose escalation of desmoteplase for acute ischemic stroke,DEDAS)和 DIAS‐Ⅱ试验的结果,均未能最终证实在缺血性卒中发病后 3～9 h 内存在 PWI/DWI 失配并接受去氨普酶治疗可获得临床净效益。事实上,DIAS‐Ⅱ试验发现,根据上述条件进行去氨普酶治疗不能提供任何有效的作用。尽管如此,

165

根据 MRI 特征去决定不同卒中患者的治疗策略,对于评价和治疗发病超过 3 h患者依然是可行的,这样可大大增加接受 tPA 溶栓治疗的患者数量,进而增加获得良好转归的机会。

(苏克江)

四、 急性缺血性卒中的抗凝、抗血小板及降纤治疗

溶栓、抗凝、抗血小板和降纤治疗是缺血性脑血管病的主要治疗手段,统称为抗栓治疗。脑梗死的抗凝、降纤治疗之所以被广泛地应用,是因为这些治疗能够使早期形成的血栓易于溶解。但各种抗凝、降纤药物治疗的应用在不同国家之间、同一国家不同医疗中心之间的情况差异甚大,尚缺乏足够的基于循证医学的证据,抗血小板治疗是目前缺血性卒中治疗中研究最多、疗效最肯定的方法之一。

(一)血栓或栓塞的形成

正常状态下,体内的促凝血、抗凝血系统保持平衡,以确保血液正常流动。但当血流或血液成分改变、血管受损后,体内的抗凝及促凝平衡失调,致使凝血因子增高或凝血因子被激活,或凝血因子进入血循环,引起血液凝固性增加,从而易于导致血栓形成或栓塞。通常情况下,血栓可分为动脉血栓和静脉血栓两种,其中动脉血栓占大多数,这种血栓的主要成分为血小板;静脉血栓常见的为深静脉血栓,其主要成分为红细胞。在缺血性脑卒中的发生中,主要为动脉血栓。

凝血的启动分为内源性和外源性凝血启动系统,前者从凝血因子Ⅻ的激活开始,启动凝血。当血管内膜损伤,因子Ⅻ与内膜下组织,特别是与胶原纤维接触时,便被激活为因子Ⅻa。形成的因子Ⅻa可激活血浆激肽释放酶原使之成为激肽释放酶,激肽释放酶反过来又能激活因子Ⅻ,这一正反馈作用可使因子Ⅻa大量生成,而加速内凝反应。外源性凝血则由组织损伤释放因子Ⅲ,启动凝血过程而形成凝血酶原激活物。在机体的凝血过程中,外源性凝血与内源性凝血的过程密切联系。

体内存在三种主要凝血的抑制途径,分别是组织因子途径、蛋白 C/蛋白 S 系统以及抗纤维蛋白酶。组织因子抑制途径主要抑制起始途径及有组织因子参与的凝血过程。组织因子抑制蛋白主要在内皮细胞和血小板内表达。血浆蛋白 C、蛋白 S 是机体蛋白 C 抗凝系统的重要组成部分,蛋白 C、蛋白 S 缺乏会使人体的凝血及纤溶平衡受到影响,使凝血亢进,其中蛋白 C 是一种维生素 K 依赖蛋白,当凝血酶与受体结合后被激活,可降解Ⅷa 和 Ⅴa,减弱凝血酶的生成速度。抗纤维蛋白酶可以抑制凝血酶以及 Ⅹa 因子,在肝素存在时效率较大。

多种因素可导致高凝状态,如抗凝血酶Ⅲ(AT-Ⅲ)缺陷等遗传性疾病、高胱氨酸尿症等代谢性疾病、自身免疫系统疾病、糖尿病、血液病、心脑血管疾病、肝肾疾病等,高龄、妊娠、分娩、口服避孕药等各种因素也是常见的血凝状态异常的原因。

当外伤等原因导致血管内皮细胞受损后,暴露出胶原,血小板膜糖蛋白 Ⅱb/Ⅲa(GPⅡb/Ⅲa)通过 Von Willebrand 因子与胶原结合,产生黏附作用。同时胶原作为激活剂使黏附的血小板激活。多种物质和途径可激活血小板,如花生四烯酸代谢产物血栓素 A_2(TXA$_2$)、凝血酶、二磷酸腺苷(ADP)、血小板活化因子(PAF)、5-HT、儿茶酚胺等。这些激

活剂与血小板膜上相应的受体结合后,通过 G 蛋白介导作用,血小板内产生第二信使而发挥生理作用,产生一系列的变化,这些变化再传向血小板外,使血小板膜糖蛋白 GPⅡb/Ⅲa 激活,激活的 GPⅡb/Ⅲa 是血小板膜上的纤维蛋白原受体,纤维蛋白原可与相邻的两个血小板膜上 GPⅡb/Ⅲa 相结合,使血小板聚集。激活的血小板发生形态改变,同时引起释放反应,血小板的致密颗粒释放 ADP、5 - HT 等;α 颗粒释放纤维蛋白原、凝血酶敏感蛋白、纤维连接蛋白等,进一步激活血小板。另外磷脂酶 A_2 被激活,使血小板膜磷脂裂解产生花生四烯酸,再经环加氧酶作用生成前列环素 G_2/H_2,进一步产生具有很强促血小板聚集功能的 TXA_2。活化的血小板表面出现带负电荷的磷脂,凝血酶因子可与之结合产生大量的凝血酶,形成纤维蛋白网,网罗其他血细胞形成血凝块。以上这些过程促进了血栓或栓塞的形成。

（二）缺血性脑卒中的抗凝治疗

脑卒中的治疗主要包括溶栓、抗凝、抗血小板、降纤、手术干预以及神经组织的保护治疗。脑卒中的治疗应遵循个体化的原则,根据患者发病的缓急以及有无高危因素和出血风险等选择上述治疗方法。急性缺血性卒中的治疗主要集中在恢复局部脑灌注和对缺血区神经血管单元保护这两大目标上。超早期溶栓治疗效果最为肯定,是目前各国指南推荐的最有效治疗方法,但由于受治疗时间窗等多种因素的限制,超过 95% 的患者失去溶栓治疗的机会。脑卒中的一级、二级预防应根据患者情况选择抗凝或抗血小板等治疗。

1. 常用的抗凝药物　凝血酶间接抑制剂包括肝素及低分子肝素,在 20 世纪 80 年代就已肯定普通肝素可以降低急性心肌梗死的病死率和梗死再发率,其主要作用机制是与抗凝血酶Ⅲ（AT -Ⅲ）赖氨酸残基结合,加速 AT -Ⅲ 对凝血酶的中和作用,使之不能将纤维蛋白原转变为纤维蛋白单体。它还抑制凝血酶、凝血因子Ⅱa、Ⅸa、Ⅹa、Ⅺa 和Ⅻa。此外,可降低血小板的聚集,抑制血小板的黏附性。

低分子肝素:是普通肝素降解或化学降解的产物,具有较强的抗Ⅹa 活性作用,并且因其分子量较小,引起血小板减少的不良反应也相对未分割肝素较小。有数据显示急性期使用低分子肝素,6 个月后的治疗结果较对照组为好,并且药物依赖也较少。但也有数据并不支持这个结果,根据美国胸科医师学会循证临床实践指南,对于急性缺血性卒中患者,反对静脉或皮下足量使用抗凝药、低分子肝素及类肝素等。急性期使用低分子肝素的疗效以及安全性有待进一步研究。

华法林:是目前最常用的口服抗凝药,其用于抗凝治疗已有 50 多年的历史。华法林是香豆提取物,可以通过抑制肝脏内维生素 K 依赖性凝血因子Ⅱ、Ⅶ、Ⅸ、Ⅹ 的合成而发挥抗凝效应。华法林可以应用于预防非风湿性瓣膜病变心房颤动所引起的卒中,在这类患者中,抗凝是最有效的预防卒中的治疗方法,与对照组相比,相关风险可以减少 62%。另有研究比较华法林(INR 2.2～3.1)与阿司匹林预防心房颤动患者卒中的发生,两种方法都能有效预防卒中的发生,但华法林效果更显著,卒中发生的相关风险减少 36%。

出血是华法林最常见的并发症,接受抗凝治疗的患者每年发生颅内出血的概率为

0.3%,而对照组(安慰剂)每年发生颅内出血的风险为 0.1%。即使凝血酶原时间(PT)在正常范围内仍然有出血的风险。如果 PT 正常时发生胃肠道或尿道出血,则应警惕是否存在局部病变(如肿瘤、溃疡、结石、炎症等)的可能性。

其他抗凝血药物:凝血酶直接抑制剂(如水蛭素)和因子Ⅹa 抑制剂等,但不如前述药物常用。

2. 抗凝治疗在缺血性脑卒中应用中的评估 抗凝治疗作为预防和治疗缺血性脑卒中的重要治疗手段之一已有 70 年左右的历史。尽管目前指南没有明确推荐使用,但抗凝治疗急性缺血性脑卒中在国内外依然十分普遍。随着循证医学的发展,抗凝治疗用于缺血性脑卒中,特别是在急性期的使用争议很大,其获益和风险之间的关系还难以定论。

1986 年,加拿大率先进行了肝素治疗急性缺血性卒中的随机双盲对照研究,该研究显示,发病 48 h 内使用肝素既不能降低脑梗死患者卒中进展的发生率,也不能改善 3 个月和 1 年后的功能转归。此外,中国香港地区的速碧林(那屈肝素钙)缺血性卒中研究(Fraxiparine in ischemic stroke study,FISS)、国际卒中试验(international stroke trial,IST)研究、急性卒中治疗(trial of ORG10172 in acute stroke treatment,TOAST)研究等,以 3 个月后的神经功能缺失、日常生活能力、病死率以及脑卒中的早期进展等作为研究的观察指标,其中只有 FISS 试验在 2 个次要观察指标(6 个月时病死率和生活依赖程度)上,出现了治疗组优于对照组的统计结果,得到了阳性的结论,但这项研究的样本量只有 312 例,在大规模的 IST、TOAST 等研究中,这些指标均未得到统计学上的差异。

Cochrane 系统 2004、2005 年的评价结果显示:对于急性期缺血性卒中患者,抗凝治疗不能降低研究终点病死率和生存依赖率;抗凝治疗可减少急性脑梗死患者深静脉血栓形成(deep venous thrombosis,DVT)和肺栓塞(pulmonary embolism,PE)的机会,但同时也增加严重颅外出血的风险。因此,从整体上看,抗凝治疗的益处被出血并发症的增加所抵消。急性缺血性卒中后立即给予抗凝治疗,近期与远期的疗效尚无足够的循证医学依据支持。与抗血小板聚集药物比较,欧洲-澳大利亚可逆缺血卒中预防试验(European/Australasian stroke prevention in reversible ischemia trial,ESPRIT)研究发现,抗凝治疗(INR 2.0~3.0)虽然并不增加颅内出血风险,但阶段性分析未发现其二级预防的效果优于抗血小板治疗。有研究表明,对于有些治疗亚组,如合并心房颤动、深静脉血栓、肺栓塞的患者,联合使用小剂量肝素和阿司匹林,卒中的复发率和 14 d 内死亡危险减少。

对于非风湿性心房颤动(AF)患者,AF 是首次卒中的独立危险因素,可使缺血性卒中风险增加近 5 倍,针对这些患者的一级预防或二级预防非常重要。2003 年欧洲卒中促进会卒中治疗指南和 2004 年美国胸科医师学会(The American college of chest physicians,ACCP)第 7 届大会,对多项国际大样本多中心随机试验的汇总结果表明:无论是缺血性卒中的一级预防或二级预防,AF 患者均能从华法林中获益。TOAST 试验结果的事后再分析结果提示:不同亚组的脑卒中可能有经抗凝治疗获益的趋向。欧洲心房颤动试验(European atrial fibrillation trial,EAFR)对抗凝、抗血小板治疗的风险进行评估,结果显示:在卒中二级预防中,华法林和阿司匹林的每年颅外出血发生率分别为 2.8% 和 0.9%,但多项汇总研究结果证实,抗凝治疗在预防 AF 患者缺血性卒中方面远优于安慰剂或阿司匹林,血管事件的发生减少约 1/2;虽然出血事件增加,但并无颅内出血发生。抗凝治疗期间根据个体化差异控制和监测国际标准比率(如 75 岁以上 1.8~2.0;<75 岁者 2.0~3.0),可有效地减少发生颅内外出血的风险。

(三)缺血性卒中的抗血小板治疗

抗血小板治疗是缺血性脑卒中一级和二级预防的重要手段,也是缺血性卒中预防和治疗的众多药物中研究最充分、证据最多的一类药物。抗血小板治疗能有效预防卒中、TIA、心房颤动及心肌梗死等心脑血管事件。有数据表明,有卒中史以及 TIA 史的患者使用抗血小板治疗 3 年,发生非致死性卒中和 TIA 的风险减少 2.5%,血管性死亡和非致死性血管事件的发生率分别减少 15% 和 30%,对不同年龄和有不同危险因素的患者抗血小板治疗同样有效。

1. 常用的抗血小板药物

(1)阿司匹林:水杨酸最早是作为止痛抗炎的药物。20 世纪 50 年代,法国学者的研究指出阿司匹林可以延长出血时间,因而提出了阿司匹林可作为抗凝药物治疗疾病。1980年,美国 FDA 认证了阿司匹林能减少男性 TIA 患者发生卒中的危险,是目前最经济、研究最多、使用最频繁的抗血小板药物。

阿司匹林是一种 TXA_2 抑制物,其作用机制是持久抑制环氧酶 COX-1 以及 COX-2 的活性,从而最终抑制 TXA_2 的产生。这两种环氧酶是一个 $72×10^3$ 单体的同源二聚体,每个二聚体都含有一个表皮生长因子样区、一个膜结合区域和一个酶活性区。COX-1 及 COX-2 催化花生四烯酸转化为前列腺素 H_2(PGH_2)的第一步关键反应由 PGH_2 合成酶参与,PGH_2 是前列腺素 D_2(PGD_2)、前列腺素 E_2(PGE_2)、前列腺素 F_{2a}(PGF_{2a})和 TXA_2 的前体,阿司匹林使 PGH_2 合成酶失活,从而打断 PGH_2——TXA_2 前体的合成。TXA_2 是一种激活血小板的有利因素,它能激活血小板上的 GPⅡb/Ⅲa 结合位点,利于纤维蛋白原附着,最终引起血小板聚集,形成血栓。

阿司匹林在血液中的 $t_{1/2}\beta$ 为 15~20 min,口服后 40~60 min 达到最大血小板抑制效应。血小板为无核细胞,不能合成新的酶,故阿司匹林可以持久抑制 TXA_2 依赖的血小板活性。有实验组使用 75 mg/d 剂量的阿司匹林就可以发挥显著的预防卒中的作用;也有实验组比较低剂量与大剂量阿司匹林的作用,发现低剂量阿司匹林与高剂量阿司匹林发挥的功效无明显差别,但是大剂量的阿司匹林引起的不良反应更多;另有研究显示 50 mg/d 剂量的阿司匹林就可以发挥足够的预防卒中作用。美国 FDA 提出针对需要抗血小板治疗的患者,阿司匹林的推荐使用剂量为 50~325 mg/d。

大剂量阿司匹林的不良反应主要为过敏、胃肠道症状以及出血。胃肠道症状与阿司匹林的剂量相关,但胃肠道出血的发生率较低。颅内出血以及蛛网膜下腔出血是最为严重的不良反应之一。低剂量(<100 mg/d)阿司匹林发生出血的风险较低,但剂量超过 100 mg/d

时出血的风险增加。

　　阿司匹林是目前急性期卒中唯一有循证医学依据的抗血小板药物。急性期使用阿司匹林可以有效减少卒中再发的概率,但在急性期14 d的疗程中使用300 mg/d的阿司匹林可以增加全身出血的机会,而颅内出血的发生率增加不明显。临床实验证明急性期使用阿司匹林尽管存在不良反应,但还是安全的。研究显示,使用阿司匹林的患者6个月内的死亡率降低,但残疾的发生率并未降低。

　　美国卒中协会建议:在卒中发生后的24～48 h内应给予阿司匹林治疗,不建议在使用溶栓治疗的24 h内加用阿司匹林治疗,阿司匹林不能代替其他急性期的溶栓治疗,不推荐急性期使用其他抗血小板药物。大量的数据显示阿司匹林可以防治卒中以及其他血管性疾病。阿司匹林预防心肌梗死以及血管性死亡的作用似乎强于预防脑卒中的作用,有卒中或TIA病史的患者使用阿司匹林可以减少脑卒中、心肌梗死以及血管性死亡的风险。

　　(2)噻吩吡啶类药:此类药物主要包括噻氯匹定和氯吡格雷。它们具有相似的结构和功能,主要通过阻滞血小板ADP受体而抑制ADP介导的血小板激活,对胶原和凝血酶介导的血小板聚集也有一定的抑制作用。它们并不影响环氧化酶活性,对花生四烯酸代谢无影响,但能够通过血小板释放ADP途径减弱其他激活剂引起的血小板聚集。与阿司匹林不同的是,它们对ADP诱导的血小板第Ⅰ相和第Ⅱ相聚集均有抑制作用,且有一定的解聚作用,可抑制血小板的释放反应。它们还可以与红细胞膜结合,降低红细胞在低渗溶液中的溶解倾向,改变红细胞变形能力,降低全血的黏滞度。由于血小板功能被不可逆地抑制,其抗血小板作用强而持久,通常停药后仍持续7～10 d。

　　噻氯匹定:是通过其代谢产物起作用的,口服后80%～90%被吸收,24～48 h开始呈现抗血小板作用;3～5 d后作用达高峰。在TIA或轻度脑卒中的噻氯匹定/阿司匹林脑卒中研究(Ticlopidine Aspirin stroke study,TASS)中,用药3年末,噻氯匹定组的脑卒中发生率较阿司匹林组减少21%。但不良反应明显,包括恶心、皮疹及腹泻,其发生率可达20%,最严重的不良反应是白细胞减少(发生率约2%)及血栓性血小板减少性紫癜,停药后这些血液系统障碍常可自行恢复。血栓性血小板减少性紫癜的发生率虽然很低,大约为0.03%,但其病死率却高达25%～50%。此外,再生障碍性贫血、红白血病、各类血细胞减少症等也有报道。因此,应用噻氯匹定时主张在治疗的开始3个月内每2周查1次白细胞及血小板。由于噻氯匹定可产生严重的血液系统不良反应,从而限制了在临床中的长期应用,现基本已被摒弃。

　　氯吡格雷:作用类似于噻氯匹定,是第二代噻吩吡啶类药物,也是通过其代谢产物起作用,但起效快,在4 h内便可减少ADP介导的血小板聚集,6 h内抑制血小板的作用达到高峰,且不良反应轻而少,尤其具有无骨髓毒性作用的优点。氯吡格雷的使用剂量为每天50～75 mg,与阿司匹林比较,发生胃肠道出血的风险明显降低,发生腹泻和皮疹的风险略有增加,但明显低于噻氯匹定。

　　氯吡格雷和阿司匹林均可作为治疗缺血性脑卒中的一线药物,多项研究证明对于高危患者氯吡格雷获益优于阿司匹林。研究表明大剂量氯吡格雷(300 mg)能快速抑制血小板聚集,首次 300 mg 负荷剂量随后 75 mg/d 氯吡格雷治疗的方法已建议用于急性冠状动脉综合征和冠状动脉支架置入术的患者(需同时联合使用阿司匹林)。研究显示,对于联合阿司匹林和氯吡格雷预防脑卒中的复发,可以减少有动脉血栓病史患者的再发风险,但对普通患者并不能减少脑梗死的发生率,反而增加出血风险。

普拉格雷:是新一代强效噻吩吡啶类抗血小板药,也是一种前体药物,在体内经过代谢后形成活性分子,同血小板 P_2Y_{12} 受体结合发挥抗血小板聚集的活性作用。有研究显示它比氯吡格雷的标准剂量或更高剂量有更快速、更持续和更强的血小板抑制作用,但其安全性以及在急性缺血性脑卒中的应用有待进一步研究。

(3) 双嘧达莫:双嘧达莫(潘生丁)通过抑制 cAMP 途径中的重要物质磷酸二酯酶来发挥抗血小板的作用。双嘧达莫在全血中的作用强于在富含血小板血浆中的作用,表明血液中存在其他抗血小板机制。它的抗血小板机制主要有以下几个方面:① 阻止细胞摄取腺苷以及抑制腺苷的代谢,使血小板-血管交界处的腺苷浓度增加,减少血小板的聚集和黏附。② 抑制血小板中磷酸二酯酶导致的细胞内 cAMP 浓度增加并增强内源性前列腺素 I_2 对血小板的作用。③ 抑制磷酸二酯酶,使细胞内 cGMP 增加并加强 NO 对血小板的作用。双嘧达莫通过直接刺激血管内皮细胞释放前列环素来不可逆地抑制血小板的聚集、黏附以及释放颗粒。

关于双嘧达莫单用以及联合阿司匹林预防脑梗死,不同的研究组已提供大量的实验数据。单用双嘧达莫和使用安慰剂组相比,减少脑梗死、心肌梗死以及血管性死亡发生率的优势为 16%,联用阿司匹林治疗的优势为 30%。对有缺血性脑卒中病史的患者,联用双嘧达莫和阿司匹林,比单用双嘧达莫更能减少脑卒中的再发。在高危人群的二级预防中,联用双嘧达莫和阿司匹林比单用阿司匹林效果好。但是与单用阿司匹林相比,联用这两种药物的出血风险增加。

双嘧达莫的不良反应轻而短暂,长期服用可有头痛、头晕、呕吐、腹泻、面红、皮疹和皮肤瘙痒等。

(4) 血小板糖蛋白Ⅱb/Ⅲa(GPⅡb/Ⅲa)受体抑制剂:是血小板聚集的终末环节抑制剂,为近年来研发的抗血小板聚集新药。GPⅡb/Ⅲa 受体抑制剂通过阻滞 GPⅡb/Ⅲa 受体,抑制与纤维蛋白原配体的特异性结合,有效抑制各种血小板激活物质诱导的血小板聚集,进而防止血栓形成。GPⅡb/Ⅲa 受体抑制剂已成功应用于急性冠状动脉综合征和急性缺血性脑卒中的防治。

GPⅡb/Ⅲa 受体阻滞剂分为两种,一种是从蝰蛇毒液中分离的天然寡肽抑制物,很少应用于临床;另一种是合成的阻滞物,分为单克隆抗体、肽类和非肽类。国外已开发出GPⅡb/Ⅲa 受体阻滞剂的不同亚类,如阿昔单抗、依替巴肽及替罗非班等。GPⅡb/Ⅲa 受体阻滞剂通过这些药物对血小板功能的抑制是可逆的。

阿昔单抗:是一种嵌合单克隆抗体,选择性阻断血小板糖蛋白Ⅱb/Ⅲa 受体,从而防止纤维蛋白原、血小板凝集因子、玻璃体结合蛋白及纤维蛋白结合素等与激活的血小板结合。

静脉注射本品后,游离血小板数量迅速下降,并具有剂量依赖性抑制血小板聚集和白细胞黏附的作用。

替罗非班:作用机制是高选择性地与激活的 GPⅡb/Ⅲa 受体结合,结合力不强,而且解离迅速,其作用依赖于血浆的高血药浓度。而阿昔单抗与 GPⅡb/Ⅲa 的结合是非特异性的,与血管的 $\alpha v\beta_3$ 及白细胞的 $\alpha_M\beta_2$ 结合,0.25 mg/kg 剂量就能阻滞约 80% 的 GPⅡb/Ⅲa 受体,并阻断 >80% 的 ADP 诱导的血小板聚集。

(5)其他抗血小板药物:

西洛他唑:是一种Ⅲ型磷酸二酯酶的抑制剂,可以提高 cAMP 水平,有抗血小板和舒张血管的作用。常用剂量是 50~100 mg,每天 2 次。Ⅲ型磷酸二酯酶是血小板中含量最丰富的磷酸二酯酶,受抑制后可以减少血小板的聚集、释放以及 TXA_2 的形成。有研究显示:西洛他唑可以有效预防有症状的颅内血管狭窄。但其抗动脉粥样硬化、抗增殖以及抗血小板作用还有待进一步研究。

三氟柳:抗血栓形成作用是通过干扰血小板聚集的多种途径实现的,如不可逆性抑制 COX、阻断 TXA_2 的形成。三氟柳抑制内皮细胞 COX 的作用极弱,不影响前列腺素合成。另外,三氟柳及其代谢产物 2-羟基-4-三氟甲基苯甲酸可抑制磷酸二酯酶,增加血小板和内皮细胞内 cAMP 浓度,增强血小板的抗聚集效应,该药应用于人体时不会延长出血时间。有研究显示使用三氟柳和阿司匹林治疗,TIA 或卒中患者的终点发生率/各个终点事件发生率和存活率无明显差异,但三氟柳的出血性事件明显低于阿司匹林组。

盐酸沙格雷酯:是 5-HT 受体阻滞药,具有抑制由 5-HT 增强引起的血小板聚集作用和由 5-HT 引起的血管收缩作用,增加侧支循环血流量,改善周围循环障碍。口服盐酸沙格雷酯 1~5 h 后即有抑制血小板聚集作用,可持续 4~6 h。口服剂量为每次 100 mg,每天 3 次。不良反应较少,可有皮疹、恶心、呕吐和胃部灼热感等。

2. 抗血小板治疗在缺血性脑卒中应用中的评估 美国心脏协会/美国卒中协会卒中预防编写委员会对抗血小板聚集治疗的建议是:对非心源性缺血性卒中或 TIA 患者,建议使用抗血小板聚集剂,而非口服抗凝剂,以降低复发性卒中和其他心血管事件的风险。单用阿司匹林(50~325 mg/d),联合使用阿司匹林和双嘧达莫缓释剂,单用氯吡格雷进行初始治疗均可接受;推荐联合使用阿司匹林和双嘧达莫缓释剂,疗效优于单用阿司匹林。根据直接对比试验,可以认为单用氯吡格雷优于单用阿司匹林。对阿司匹林过敏的患者,用氯吡格雷是合理的;阿司匹林联合氯吡格雷治疗增加出血的风险。除非缺血性卒中或 TIA 患者对这种疗法有明确的适应证(即需置入冠状动脉支架或急性冠状动脉综合征),否则不常规推荐阿司匹林与氯吡格雷联合疗法。

大量循证医学证据表明,阿司匹林在缺血性卒中急性期治疗及二级预防中具有独特的地位。2003 年,Cochrane 系统评价纳入 9 项关于缺血性卒中急性期抗血小板治疗的随机对照试验,其中最大的 2 项评价阿司匹林治疗急性缺血性卒中的试验为国际卒中研究(International Stroke Trial, IST)和中国急性卒中研究(Chinese Acute Stroke Trial, CAST),共收录受试者 4 万例左右,结果证明:缺血性卒中患者急性期使用阿司匹林(早期二级预防)疗效肯定,显著降低急性期缺血性卒中患者死亡率及卒中复发率,而出血性卒中的发生与安慰剂组相比无显著性差异。大规模临床试验荟萃分析(Meta 分析)结果显示,在高危人群中,抗血小板治疗降低缺血性脑卒中发生的危险性达 30%。

CHARISMA 试验(Clopidogrel for high atherothrombotic risk and ischemic stabilization,management,and avoidance,CHARISMA)比较了阿司匹林和阿司匹林加氯吡格雷防治心脑血管事件的疗效,肯定了阿司匹林是心脑血管事件一级、二级预防中长期应用的最基本治疗方案。该项研究结果显示:对于心脑血管事件高危患者(一级预防)和心脑血管疾病患者(二级预防),单纯阿司匹林治疗组疗效和氯吡格雷加阿司匹林组无显著性差异,但氯吡格雷组出血并发症发生率显著高于阿司匹林组。

ESPS2 研究(European stroke prevention study 2,ESPS2)对 6 000 例卒中或 TIA 患者进行了随机双盲安慰剂对照研究,随机分组为安慰剂组、阿司匹林组(25 mg,2 次)、双嘧达莫缓释剂组(ER-DIP,200 mg,每天 2 次)和联合治疗组(25 mg 阿司匹林+200 mg 双嘧达莫缓释剂)。结果表明,随访 2 年,安慰剂组、双嘧达莫缓释剂组、阿司匹林组和联合治疗组的卒中发生率分别为:15.8%、13.2%、12.9% 和 9.9%。各组的卒中复发率、卒中和(或)死亡的发生率有统计学差异($P<0.001$),联合治疗组较其他单药治疗组卒中再发率下降 23%,在缺血性脑卒中二级预防治疗中,阿司匹林和双嘧达莫比安慰剂有效,而且阿司匹林和双嘧达莫联合应用能够带来额外的益处。这是迄今为止仅有的一项说明抗血小板联合治疗能显著降低非心源性缺血性卒中复发的试验。

小样本临床试验表明,卒中后 24 h 内使用阿昔单抗比安慰剂安全,并有利于功能恢复,MRI 也提示:在卒中发生后的 3～24 h 内,阿昔单抗可以减小缺血区域;阿昔单抗联合肝素治疗,可减少有症状颅内出血及无症状颅内出血发生的比例,使用方法是口服 0.2 mg/kg 阿昔单抗后,按 0.05 μg/(kg·h)剂量使用,再联合短程静脉肝素。阿昔单抗联合 rt-PA 治疗急性缺血性脑卒中的一期临床试验结果显示:使用半剂量的 rt-PA(0.45 mg/kg)联合阿昔单抗[首剂量 0.25 mg/kg,12 h 后 0.125 μg/(kg·min)],所有实验病例中并未发现受试者出现有症状颅内出血,但有 1/5 的受试者出现无症状颅内出血,提示联合治疗有效。比较联合 rt-PA 加阿昔单抗和单用 rt-PA 治疗,联合疗法的出血并发症比例较高,出现有症状颅内出血的比例无差别,而联合疗法的神经功能恢复较好且死亡率低。阿昔单抗也可用于溶栓成功后的二次栓塞。但二期和三期临床试验并未证实阿昔单抗在功能恢复上存在优势。

替罗非班的临床试验表明,替罗非班的出血并发症较少,并可以改善预后。但目前的研究样本量较少,进一步的研究正在进行中。

目前已开发的口服血小板糖蛋白 Ⅱb/Ⅲa 受体抑制剂还有珍米洛非班、西拉非班、奥波非班等,但已有的数据并未显示这些口服药可以预防血管疾病的发生,反而使用这些药物后血管性死亡率增加了约 37%。新一代的血小板糖蛋白 Ⅱb/Ⅲa 受体阻滞剂拉米非班、夫雷非班、罗昔非班、来达非班等的功效以及安全性正在进一步的研究中。

在对药物的选择中,危险因素分层非常重要,有高危因素,如高血压、血栓史、结构性心脏病、老年患者等可选择抗凝治疗。卒中引起的原因如果是心源性的因素,如有心房颤动病史且近期发生卒中等,治疗上应选择抗凝;对存在血液高凝状态的患者,也应建议抗凝治疗。但对不能耐受抗凝治疗的患者,阿司匹林是合理的选择,若为非心源性的因素,首先考虑使用抗血小板药物治疗卒中,并预防卒中的再发。目前何时开始抗凝治疗是最好的时机仍不清楚,但阿司匹林可以有效减少卒中再发的概率,可能是卒中发生后可以立即采用的最好的初始治疗药物。

（四）缺血性卒中的降纤治疗

在正常生理情况下,体内凝血系统与抗凝血系统处于动态平衡,使血液在血管内保持液体状态。卒中时存在血液凝固和纤维蛋白溶解功能异常。一般来说,脑血栓形成时凝血机能处于亢进状态,并伴有继发性纤溶系统活性改变,但继发性纤溶系统的显著激活晚于凝血系统。在急性期,纤维蛋白的形成超过其溶解,并且这种变化持续时间较长,从而促进局部血栓形成。因此,降纤治疗有助于防止血栓扩大,改善脑血管微循环,有利于缺血区域脑组织的功能恢复。

1. 常用的降纤药物　目前降低纤维蛋白原(Fg)水平和活性的药物主要是降纤酶和巴曲酶。

降纤酶:是国内研制的单一成分精制蛇毒制剂,无神经毒、血管毒和出血毒性成分,其中的类凝血酶成分作用于 Fgα 链中的精氨酸-谷氨酸肽键,但不作用于 β 链,对凝血因子Ⅷ不起作用。因此,类凝血酶不会像凝血酶那样引起凝血,却具有降低 Fg 和抗凝作用。另外,降纤酶还能促进内皮细胞释放 t-PA,使纤溶酶原转变为纤溶酶,从而溶解血栓。

巴曲酶:是一种强效降纤制剂,其作用机制主要是选择性作用于 Fg 的 α 链氨基末端的精氨酸-甘氨酸肽键,使 Fg 分解为可溶性纤维蛋白单体和不稳定性纤维蛋白多聚体,后者进一步分解为无血栓桥联作用的降解产物。研究显示早期应用巴曲酶可以降低纤维蛋白原水平。另外,巴曲酶还具有降低血液黏度、抑制红细胞凝集、增强红细胞变形能力、降低血管阻力和改善微循环的作用。降纤酶治疗能降低进展性缺血性脑卒中发生率,有利于进展性缺血性脑卒中患者神经功能的恢复。

2. 降纤药物在缺血性脑卒中应用中的评估　降纤药物治疗在缺血性脑血管病中仍然是一种治疗手段,但目前没有循证医学的证据评价其有效性。

对于缺血性脑卒中,急性期治疗主要是纠正血液学动力异常,控制血栓进展,在抗栓治疗的同时应积极抢救处于边缘地带的脑组织,加用神经保护药物;但非急性期治疗主要是预防复发,其中抗血小板治疗是基础,但对于高危的心源性缺血性脑卒中,应进行抗凝治疗。同时应积极减少卒中再发的高危因素以及积极治疗可影响脑血管、血流的疾病,如糖尿病、高血压、高脂血症等。

（王　岚　孙雪梅）

五、 急性缺血性卒中的医疗管理

缺血性卒中急性期的医疗管理是一项复杂的系统工程,涉及多学科专业知识。在临床实践中,我们最常遇到的不仅是空间占位性脑水肿、出血性转化和癫痫发作这些与卒中直接相关的并发症,同时也将面临其他内科问题。能否科学而有效地管理这些问题,直接关系到患者的转归。

(一)占位性脑水肿(space-occupying edema)

在全部幕上脑梗死患者中,有1%~5%将发生危及生命的占位性脑水肿,主要见于严重大脑中动脉(middle cerebral artery,MCA)闭塞或半球大梗死患者(图4-1-4)。尽管进行最大限度的保守治疗,其在神经病学重症监护单位的病例死亡率依然高达约80%,导致死亡的主要原因为严重脑水肿导致小脑幕或颞叶沟回疝。虽然有研究表明,那些卒中后24 h内发生神经病学恶化的患者,将有1/3发生占位性脑水肿,但这种危及生命的脑水肿通常在卒中发病后第2~5 d发生。

卒中后头几小时内预报患者是否会发生占位性脑水肿通常很困难,但早期出现眼球

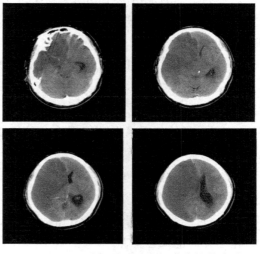

图4-1-4 脑梗死后的空间占位性脑水肿

偏斜、偏瘫、失语等严重半球综合征表现则有适度的预报价值。此外,幕上梗死后出现累及到其他动脉供血区的占位效应、高热和颈内动脉完全闭塞等均可增加发生占位性脑水肿的风险,其预报值中度。显然,最具决定作用的是梗死范围的大小。对相关研究进行汇总分析显示,梗死范围超过MCA供血区66%(RR 7.5,95% CI 3.9~14.3,$P < 0.000\ 1$)和灌注缺损超过MCA供血区66%(RR 7.7,95% CI 2.5~24,$P = 0.000\ 4$)同为即将发生占位性脑水肿的强烈预报因子。还有研究表明,卒中发病14 h内MRI弥散加权成像显示病变体积>145 mL或6 h内表观弥散系数>82 mL,为发生这种危及生命脑水肿的独立预报因子。

占位性脑水肿的治疗目前并不理想。内科保守治疗策略通常令人失望。外科手术减压似乎可显著降低患者的死亡率,但积累的经验尚嫌不足,尚没有足够的循证医学证据证明其优于内科保守治疗。

1. 内科治疗策略 现有的内科治疗策略包括以甘露醇、高渗盐水和甘油为代表的渗透疗法、过度通气、镇静和低温疗法。这些治疗方法虽然可减轻脑组织移位和降低颅内压(intracranial pressure,ICP),但无一种被证实可显著改善功能转归。

(1)渗透疗法:

1)甘露醇:为全世界应用最广泛的治疗各型脑水肿的渗透性制剂。静脉滴注后可清除

脑组织间隙和细胞内的多余水分。同时,该药可通过稀释血液、改善脑血流减少和 ICP 升高状态下的红细胞变形能力,进而改善微循环。也可通过增加平均动脉压使脑灌注压(cerebral perfusion pressure,CPP)增加。

不同研究中的有效剂量变异很大:最小单次剂量为 1 g/kg,团注给药;最大单次剂量为 2.5 g/kg,每 4 h 给药 1 次。令人惊讶的是,甘露醇这一应用最为广泛的抗水肿药,至今却很少有随机临床试验。在已发表的文献中,有些研究发现其对脑梗死体积或脑水肿缺乏良性影响。更为意外的是,有些研究发现多次应用甘露醇可加重脑肿胀和中线结构的移位。即使是对有限的随机试验进行汇总分析,同样未能得出甘露醇治疗急性缺血性卒中是否有效抑或有害的定论。

一个必须考虑的问题是,甘露醇渗透疗法是否有效取决于血-脑屏障(blood - brain barrier,BBB)的完整性。当 BBB 完整性良好时,高渗溶液主要清除的是正常半球的水分,这无疑可加重脑组织移位。这种现象的临床意义始终不明确,有限的资料也充满矛盾。动物实验发现,重复给药后甘露醇在损伤的脑组织内蓄积,可使渗透压梯度发生逆转并加剧脑水肿。

由于缺乏针对卒中患者的系统临床试验,目前并不清楚甘露醇治疗的最佳时间、最适剂量和治疗周期等问题。通常推荐以血清渗透压维持在 310~320 mOsm/L 为最佳目标值。不过,这一目标值并未得到实验室和系统临床研究的支持,当患者并无血容量衰竭时即使超出这一临界值也未必有害。

总之,甘露醇治疗缺血性卒中后脑水肿的历史最长,但与之不符的是现有的经验并不能满足临床实践的要求。

2)高渗盐水:抗水肿效应与 BBB 是否完整关系不大,因此认为是比甘露醇更有效的渗透性制剂。同时,高渗盐水可有效扩充血管内容积增加动脉压,改善 CPP。相反,甘露醇的渗透性利尿作用有导致容量衰竭之虞。高渗盐水的其他可能机制包括调节炎症反应引起的神经元兴奋,改善氧化作用。

高渗盐水治疗缺血性卒中后脑水肿的动物实验和临床研究结果并不一致。与所用高渗盐水的浓度和剂量存在差异有关。在卒中动物模型中,团注给药后持续静脉滴注,发现梗死体积增加 7.5%。采用相同的卒中模型进行研究,发现恢复再灌注后 6 h 开始进行高渗盐水治疗可使双侧半球的水含量显著减少,而且延长静脉滴注时间(1~4 d)效果更为明显,此时的血清渗透压>350 mOsm/L。较低浓度的高渗盐水(3%)对梗死体积和缺血脑区的水含量无影响。在人类缺血性卒中患者中进行的小型试验发现,7.5%高渗盐水 100 mL＋羟乙基淀粉溶液团注使 ICP 显著降低,其 ICP 降低的速度和程度均超过同等剂量的甘露醇。采用 10%高渗盐水 75 mL 团注治疗包括甘露醇的渗透性制剂治疗无效的脑水肿患者,ICP 显著降低。虽然同时出现 CPP 的显著升高,但平均动脉压并无实质性改变。

当前,如何应用高渗盐水更理想尚不明确。不同试验所采用的浓度变异很大,从 3%~23.4%。有的试验团注给药,有的试验则持续静脉滴注,其结果存在矛盾。就急性缺血性卒中患者而言,既不能确认究竟哪一种浓度更有效,也不清楚究竟是团注给药好,还是持续静滴更合理。

高渗盐水治疗急性缺血性卒中普遍存在对并发严重高钠血症和诱发脑桥脱髓鞘的担心。因此,通常不主张广泛应用高渗盐水。高渗盐水的其他严重不良反应包括诱发充血性心力衰竭和肺水肿、高氯血症性酸中毒、低血钾和低血镁。

总之,尽管对现有的高渗盐水治疗脑水肿和 ICP 升高的资料充满希望,但还不能最终作出肯定。目前亟须进行以高渗盐水对缺血性卒中急性期抑或对其功能转归的影响为目的的临床调查。

3)甘油:为另一种渗透性制剂,同时也具备神经保护作用。推测甘油治疗急性缺血性卒中,可增加缺血区的血流,改善局部能量代谢,进而减少反跳性水肿,从理论上讲应该比其他渗透性制剂更具优势。

研究显示,对接受甘油治疗的大脑半球大梗死的患者治疗前后进行 MRI 检查,未发现甘油影响组织移位和非梗死半球体积,而且几无重大不良反应。一项纳入 10 项随机试验共482 例接受甘油治疗和 463 例对照组患者的 Cochrane 系统回顾发现,甘油治疗可降低急性缺血性卒中患者急性期的死亡风险,但对长期死亡率无任何影响。

概括现有的研究结果,甘油虽然有可能对急性缺血性卒中患者短期生存有益,但缺乏长期效益。需要进行针对甘油治疗继发于半球大梗死的占位性脑水肿患者的转归是否有效的临床试验。

(2)镇静:巴比妥类。从理论上讲,巴比妥类固有的降低脑代谢率的特性,势必伴随脑血容量和脑血流的减少,因此应该能够减轻水肿并降低 ICP。

迄今为止,巴比妥类治疗严重梗死后脑水肿的资料十分有限。一些在 20 世纪 70～80年代完成的病例序列研究,结果令人失望。最近的一项病例序列研究中,21 例大的 MCA 梗死后发生 ICP 升高的患者接受巴比妥类治疗,发现脑氧分压降低和 CPP 降低与其有关。唯一一项前瞻性但非对照试验中,60 例大的 MCA 梗死导致 ICP 升高患者,在渗透性治疗和过度通气失败后接受巴比妥类治疗,仅 5 例患者生存。现在看来,对严重缺血性卒中患者而言,巴比妥类仅能提供十分有限而且历时短暂的良性影响,而且这些良性影响最终被其严重不良反应所抵消,尤其是其可导致足以降低 CPP 的低血压。

(3)其他药物治疗:包括吲哚美辛、糖皮质激素和呋塞米。

1)吲哚美辛:为一种强效脑血管收缩剂,同时也具有抗水肿和抗炎作用。在大梗死相关性占位性脑水肿患者中,当其他传统治疗方法失败时改用吲哚美辛可短期降低 ICP。然而,吲哚美辛的血管收缩作用可致脑血流显著减少。目前本药治疗卒中后脑水肿依然属经验性的。

2)糖皮质激素:对 22 项研究进行系统回顾发现,不同研究间存在高度异质性,不能提供缺血性卒中后糖皮质激素治疗可降低病死率或改善功能转归的证据。现在看来,糖皮质激素或许确实存在一定的疗效,而且继发于大梗死的血管源性水肿患者有可能从糖皮质激素治疗中获得潜在益处。但是,目前并无特殊针对这一问题进行探讨的试验。此外,糖皮质激素治疗有感染、高血糖和肌肉分解代谢增加的风险。

3) 髓襻利尿剂:呋塞米可通过减少全身含水量,增加血液渗透压发挥清除脑内多余水的作用。仅少数实验性研究探讨了采用呋塞米治疗局灶性脑缺血后脑水肿的问题,结果并不一致。据称在应用甘露醇的同时配伍使用呋塞米,可防止甘露醇肾病的发生。但是,一个十分重要的问题是,呋塞米治疗所导致的血容量不足有使平均动脉压和 CPP 下降至足以导致脑缺血水平的风险,甚至会超过任何来自对脑水肿和 ICP 潜在益处的可能。

氨基丁三醇(tris-hydroxymethylamino methane,THAM)是一种氨基弱碱性缓冲剂,进入脑脊液间隙后可中和酸中毒诱导的血管舒张,并借此降低 ICP。THAM 的这种降低 ICP 属性对脑水肿形成和脑能量代谢紊乱具有良性影响。在局灶性脑缺血动物模型中,THAM 滴注可使梗死体积显著缩小,脑水肿和脑组织内水含量明显减少。但在临床上,采用 THAM 治疗脑水肿和 ICP 升高的研究十分有限。唯一一项前瞻性随机试验中,149 例严重头外伤患者随机接受 THAM 或安慰剂治疗 5 d,治疗组 ICP 升高的概率显著降低,对巴比妥类镇静治疗的需求度显著下降,但转归无任何差异。目前尚无 THAM 治疗急性卒中的随机对照研究。尽管如此,依然有作者认为 THAM 可作为继发于 MCA 大梗死的脑水肿和 ICP 升高的治疗选择。

(4) 过度通气:过度通气的治疗学原理是通过诱导脑血管收缩而减少脑血流量,进而降低 ICP。然而,这一治疗学原理恰恰是其主要的缺点,如果把握不好,则可使过度通气诱导的脑血管收缩足以达到加重脑缺血的水平。同时,在脑外伤患者中进行的研究发现,过度通气妨碍脑氧代谢,而在停止过度通气后出现的反跳性脑血管舒张则有导致 ICP 升高的风险。将这些发现外推至急性缺血性卒中患者,显然十分不利。因此,目前并不推荐采用这一方法治疗缺血性卒中。

(5) 抬高头部:抬高头部的目的是通过增加静脉回流、降低静脉液体静力压和容量,进而降低 ICP。因此,通常要求应该让那些半球大梗死卒中患者的头部适当抬高(15°～45°角)。同时,这一举措可降低通气相关性肺炎的风险。但是,头部抬高也可导致继发于平均动脉压降低的 CPP 显著下降,而持续 CPP 下降无疑可加重缺血性损伤。1 项在 12 例幕上大梗死患者中进行的研究发现,床背抬高至 30°角,患者的平均 ICP 从水平位的 13 mmHg(1.73 kPa)下降至 11.4 mmHg(1.5 kPa),但与之相伴的是 CPP 从 77 mmHg 显著降低至 64 mmHg。显然,这对急性缺血性卒中患者是有害的。事实上,理想的体位应该个体化:为了维持足够的 CCP,保持平卧位应该是合理的选择。而那些 CCP 能够维持正常(>70 mmHg,即 >9.3 kPa)和平卧位 ICP 显著升高的患者,适度抬高头部同样是明智的。

(6) 低温疗法:现在认为,低温疗法通过多种协同作用发挥神经保护作用。低温疗法可降低脑代谢率、稳定 BBB、减轻脑水肿、减少自由基形成和兴奋性神经递质的释放、减轻缺血后炎症反应和细胞凋亡。

急性脑缺血后低温疗法是否能够发挥神经保护作用的决定因素包括开始治疗的时间和

维持低温的程度。在短暂性局部脑缺血模型中,缺血前或缺血开始后实施低温疗法,可减小梗死体积。如果开始较晚,则可适当延长低温治疗的时间。对动物实验资料进行系统回顾发现,当体温维持在33～34℃之间时,梗死体积的缩小最明显。

虽然早期对缺血半暗带进行干预性保护似乎是缺血性卒中低温治疗的最终目标,但现已完成的临床研究大多数探讨的是低温疗法对梗死后占位性脑水肿的影响。5项共112例累及MCA供血区2/3的占位性梗死患者的病例序列研究,全部采用33℃这一目标体温,并以深度镇静、松弛和机械通气为基础条件。从卒中发病到开始低温疗法的时间在10～28 h。低温持续的时间存在变异,4项为55～71 h,1项持续维持低温共19 d。在Milhaud等的研究中,检验了更长时间低温疗法的疗效,平均低温持续19 d。这些试验的病死率介于38%～47%之间,生存者则大多获得良好的功能转归。研究发现,复温时间似乎为一关键因素,因为复温期间最常发生反跳性ICP升高,并构成死亡的主要原因,复温越快,ICP反跳性升高越明显。低温疗法的最常见不良反应包括动脉低血压(40%～100%)、血小板减少(37%～76%)、肺炎(11%～48%)和心动过缓(30%～60%)。最近,在急性缺血性卒中发病3 h内的10例患者中进行的一项先导试验,在静脉滴注冰盐水(25 mL/kg)+哌替啶+氟哌啶醇诱导低温的同时实施静脉内溶栓治疗。结果发现体温可迅速下降(1.6±0.3)℃,9例最终接受溶栓治疗的患者对治疗耐受良好,这些患者出院时的美国国家卫生研究院卒中量表得分显著改善。

总之,虽然许多实验性研究一致证实在缺血进展期开始低温疗法具有强大的神经保护作用,而且现有的临床试验结果也令人鼓舞。但是,这些前驱性试验的混杂设计偏倚,严重影响对这些结果的判读,而且低温疗法是否可有效地治疗占位性脑水肿始终缺乏随机试验的证据。因此低温疗法治疗缺血性卒中依然属于经验性治疗。

2. 减压手术(decompressive surgery)　过去10余年间,采用半侧颅骨切开减压治疗恶性MCA梗死患者的非对照病例序列研究,报告这种治疗在不增加生存者严重残疾的前提下,显著降低病死率。但是,由于非对照试验具有高度选择性和缺乏前瞻性随机研究,因此有理由对这种高侵袭性治疗很可能是以高残疾率为代价而产生担心。

为了验证减压手术治疗恶性MCA梗死患者的有效性和可行性,3项欧洲随机对照试验(DECIMAL、DESTINY、HAMLET)的调查者对结果进行了集合分析。这3项试验共纳入93例患者,年龄18～60岁,在卒中后48 h内进行手术减压治疗。结果发现,1年时,手术减压组更多的患者获得改良Rankin量表(modified Rankin scale,mRS)得分≤4定义的良好转归(75%对24%,集合绝对危险度降低51%,95% CI 33～67)或以mRS≤3定义的良好转归(43%对21%,集合绝对危险度降低23%,95% CI 5～41),生存率也显著高于对照组(78%对29%,集合相对危险度降低50%,95% CI 33～67)。这些结果提示,要使1例患者最终以mRS≤4状态生存,需要治疗2例患者;以mRS≤3状态生存需要治疗4例患者;不考虑功能状态生存需要治疗2例患者。进一步分析提示,年龄>50岁、时间窗>24 h和存在失语均不改变手术减压的良性影响。

根据这些发现,早期(＜48 h)手术减压似乎可推荐作为年龄≤60 岁、梗死范围超过 MCA 供血区 50% 的严重梗死患者的优选治疗,以降低病死率和增加良好功能转归患者数量。但是,作为有创性治疗,毕竟难以避免增加长期中度残疾的风险,因此,在具体实践中必须尊重患者的意愿和亲属的选择。同时,手术减压是否对＞60 岁老年患者同样有效,发病 48 h 以后进行手术治疗是否同样有效,都是需要进一步研究加以澄清的问题。最后,手术减压治疗的并发症同样是不容忽视的问题,包括创口感染、硬膜下血肿、过多去除颅骨造成组织损伤、脑下移和脑积水。

（二）出血性转化（hemorrhagic transformation，HT）

HT 为急性缺血性卒中的另外一种直接并发症,一般在卒中后 2 周内发生。受研究方法(病理学、CT 或 MRI)、患者选择和对 HT 定义的影响,急性缺血性卒中后 HT 的发生率变异很大,介于 2%～85% 之间。通常认为,心脏栓塞性卒中发生 HT 的风险显著高于动脉粥样硬化性脑梗死。同时,早期 CT 或 MRI 显示的较大范围的病变也增加 HT 的风险。

最近,在 1 125 例患者(中位年龄 76.00 岁)中进行的前瞻性研究中,共 98 例(8.7%)发生 HT,其中 62 例(5.5%)为出血性梗死,36 例(3.2%)为脑实质血肿。该组患者中 455 例(40.4%)在 3 个月时严重残疾或死亡。以脑实质血肿为 HT 表现的 36 例患者中,33 例(91.7%)死亡或残疾;以出血性梗死为 HT 表现的 62 例患者中,35 例死亡或残疾(57.4%)。相比之下,未发生 HT 的 1 027 例患者中 387 例死亡或残疾(37.7%)。提示急性缺血性卒中后发生 HT 使包括死亡和残疾的不良转归风险显著增大,尤以脑实质血肿为著(OR 15.29,95% CI 2.35～99.35)。logistic 回归分析显示,大病变(OR 12.20,95% CI 5.58～26.67)、心脏栓塞性卒中(OR 5.25,95% CI 2.27～12.14)和其他少见病因性卒中(OR 6.77,95% CI 1.75～26.18)、入院时血糖水平高(OR 1.01,95% CI 1.00～1.01)或接受溶栓治疗(OR 3.54,95% CI 1.04～11.95)可独立预报脑实质血肿。这项研究中少见的卒中病因包括动脉夹层分离、颈动脉血管成形术操作期间、反常栓塞、肿瘤、血管炎、冠状动脉血管造影期间、偏头痛、凝血病和其他罕见的病因。这项研究的结果提示,对存在上述可增加 HT 风险变量的急性缺血性卒中患者应该始终保持高度警惕,并有效干预其危险因素,包括严格控制血糖、尽量避免对心脏栓塞性卒中患者进行溶栓治疗和在 rt-PA 溶栓治疗后 24 h 内避免应用阿司匹林等。

通常认为,溶栓治疗相关性 HT 是早期血管再通成功的标志,不仅可使梗死体积缩小,而且会带来临床转归的改善。但是,如果为有症状 HT,则对临床转归产生十分有害的影响。比如,在美国国家神经疾病与卒中协会完成的 rt-PA 溶栓治疗试验中,每治疗 5 例患者就有 3 例发生有症状颅内出血,并在 3 个月内死亡。这种以增加有症状颅内出血为代价的临床转归改善显然有些得不偿失。

（三）卒中后早期癫痫发作（epileptic seizures）

卒中后早期癫痫发作的定义为卒中发病后 7～14 d 发生的癫痫。虽然这是一个早已认识到的问题,但由于相关研究存在明显的异质性,有关发生率的报道变异很大,最低 2%,最高达33%。一项纳入6 044例无癫痫病史卒中患者的基于人群的研究发现,190例(3.1%)患者在卒中发病后初24 h内有癫痫发作。罹患缺血性卒中患者亚组中,心脏栓塞性小血管或大血管缺血性卒中早期癫痫发作更为常见($P=0.02$)。虽然卒中后癫痫发作患者早期病死率显著高于无癫痫发作者($P<0.001$),但癫痫发作并非卒中后30 d死亡的独立预报因子。综合现有的研究结果,估计缺血性卒中早期癫痫的发生率为3%~67%,卒中后癫痫的总发生率为2%~4%,以晚发性癫痫发生率较高。

在对卒中后癫痫危险因素进行探讨的研究中,缺血性卒中亚型、卒中定位和卒中严重程度都曾经被视为容易发生癫痫的预报因子。早期完成的研究显示,心脏栓塞性卒中患者首次癫痫和复发性癫痫的风险显著增大。然而,在洛桑卒中登记处(Lausanne stroke registry)研究中,137例疑为心脏栓塞性卒中患者无1例发生癫痫。类似的情况是,美国神经疾病与卒中学会(national institute of neurological disorders and stroke,NINDS)卒中数据库研究(stroke data bank study)发现,癫痫发生与存在心脏栓塞源并无相关性。因此,现有的资料并不能澄清心脏栓塞性卒中与癫痫发作间是否存在肯定的相关性。通常认为,累及皮质的缺血性卒中为早期发生癫痫最具特征的危险因素,其风险比为2.09(95% CI 1.19~3.68,$P<0.01$)。但在基于社区的前瞻性研究或一项小型回顾性研究中,并未发现皮质受累与缺血性卒中后癫痫间存在联系。业已发现,皮质下缺血性卒中同样可发生癫痫,并且很可能与丘脑-皮质神经元受损后轴突末端谷氨酸释放增加有关,后者得到了现代神经影像学调查结果的支持。据报道,皮质下腔隙性卒中后癫痫的发生率为3.5%。早期基于人群和前瞻性多中心研究,一致证实卒中严重程度与缺血性卒中后癫痫发作独立相关,其风险比高达10.0(95% CI 1.16~3.82,$P<0.02$)。但是,后来完成的多变量分析表明,对卒中定位和卒中亚型进行调整后,卒中严重程度不再与卒中后早期癫痫发作相关联。

总之,有关卒中后癫痫的发生率和危险因素还有很多问题需要澄清,而且癫痫发作是否可影响临床转归也并未得出一致的结论。从理论上讲,早期癫痫发作可额外增加代谢应激,进而对缺血半暗带产生不利的影响。遗憾的是,现有的研究既未对重要的协变量进行说明,也未采用卒中转归量表进行评价,致使得出的结论互相矛盾。1项前瞻性队列研究发现,卒中后早期癫痫发作患者48 h病死率高达30.8%,而无癫痫发作者仅为7.4%($P<0.01$)。但出院后或在27个月进行随访时,这种病死率差异消失。另一项大型前瞻性研究中,单变量和多变量分析均显示卒中后早期癫痫与住院病死率增加相关。但将卒中严重度一并进行分析的研究发现,早期癫痫与病死率无相关。与孤立的和复发性癫痫相比,卒中后出现癫痫持续状态通常为致死性的。

在现行卒中治疗指南中,不推荐对无癫痫的卒中患者常规进行预防性抗惊厥剂治疗。但对早期发生的癫痫则应该考虑进行抗癫痫治疗,以预防早期复发和与之相关的并发症如吸入性肺炎。治疗数周或数月后,可根据具体情况考虑停用抗癫痫药。对首次发生的迟发性癫痫患者,应该根据患者的具体情况考虑是否应用抗癫痫药。此外,对卒中后复发癫痫的患者,应该在抗癫痫的同时,对其他神经病学情况进行管理。

临床常用的抗癫痫药包括苯妥英、地西泮、拉莫三嗪、托吡酯、左乙拉西坦和唑尼沙胺，均具有神经保护特性，卒中超急性期应用应该具有积极影响。但是，根据实验性研究，始终存在对采用苯妥英、苯巴比妥和地西泮或许会妨碍卒中恢复的担心。有限的临床资料提示，接受地西泮和苯妥英单药或联合治疗的卒中患者，其功能恢复不如未接受这些药物治疗的患者，而且当对其他因素(包括卒中严重程度)加以控制后，这种不利影响依然存在。在现有的研究中，由于包括了回顾性分析，目前还不能肯定抗癫痫药物本身对卒中后恢复是否存在不利影响，最小有效剂量和最佳治疗时间也缺乏统一认识。基于对卒中恢复的考虑，在康复期应尽量避免应用苯妥英、苯巴比妥和地西泮进行抗癫痫治疗。

（四）心脏并发症的管理

在缺血性卒中急性期，出现标志着心室除、复极过程异常的心电图改变十分常见。这些心电图的异常包括 QT 间期延长、T 波增高或变宽、异常 U 波、ST 段下移或抬高、T 波低平或倒置、Q 波和 QRS 综合波增宽，发生率为 15%～40%。与原发性心肌缺血不同，卒中后心电图异常(所谓脑源性心电图改变)可经数天进展，但大多在 2 周内消失。不过，QT 间期延长或异常 U 波可持续存在。除了心电图异常外，卒中急性期尚可见肌酸激酶或肌酸激酶同工酶水平升高，并与心电图异常具有良好的相关性。心脏酶学通常在卒中后第 4d 达高峰，但升高幅度不如急性心肌梗死。

研究表明，累及岛叶皮质的卒中、右侧大脑半球卒中、高龄、卒中前高血压或缺血性心脏病以及强烈的情绪应激均为缺血性卒中后发生心脏并发症的危险因素，尤其是当梗死累及右侧岛叶时，更易发生心律失常，甚至猝死。因此，指南推荐应将 12 导心电图和临床心脏学检查作为缺血性卒中患者急诊评价的组成部分。同时，应该对全部卒中患者进行至少 24 h 的心电图监测。当出现心电图异常或疑为有症状冠心病的患者，则应该在严密心脏监护的同时，及时请心脏病学医师会诊。

1. 非心律失常性心电图改变的管理　通常不需特殊治疗。但在条件允许时，最好能够与卒中前心电图进行比较，以明确心电图异常是否为卒中相关性。积极进行针对其他病因或加重因素的调查十分重要，因为卒中后的心电图异常也可见于其他病因，包括遗传性 QT 间期延长综合征、低钾血症、低镁血症和某些抗心律失常药物(如奎尼丁、索他洛尔、胺碘酮)中毒；超急性期心肌梗死可表现为 T 波异常升高；低血钾最容易导致异常 U 波；急性冠状动脉综合征时可出现 ST 段下移或抬高、T 波倒置和异常 Q 波等。对于这些基础疾病进行合理的管理无疑是明智的。

2. 心律失常的管理　对于室上性心动过速，只要没有血流动力学障碍就不需特殊治疗。但对伴有血流动力学崩溃的室上性心动过速和室性心动过速则必须进行治疗。此时，除了密切心脏监护外，应该对其他病因进行调查，以发现可导致室上性心动过速的其他病因并实施更具针对性的治疗。可致窦性心动过缓的常见病因包括心肌梗死、病态窦房结综合征、体温过低、甲状腺功能减退、ICP 升高、应用某些抗心律失常药(如 β 受体阻滞剂、地高辛和维拉帕米)。可致窦性心动过速的病因包括焦虑、发热、应激、贫血、甲状腺功能亢进、心力衰竭。而房室结折返激动、存在房室旁路(如 Wolff-Parkinson-White 综合征)和心房异位病灶则为室上性心动过速的重要病因。当患者存在心房颤动时,需与冠心病、瓣膜性心脏病、高血压、甲状腺功能亢进、病态窦房结综合征、酒精中毒、心肌病、充血性心力衰竭、肺栓塞、心包疾病和肺炎相鉴别。

合并血流动力学障碍的室上性心动过速的治疗方法包括颈动脉窦按摩或静脉内注射三磷酸腺苷。地高辛、β受体阻滞剂或维拉帕米同样可终止室上性心动过速。当药物治疗无效时,则应考虑进行直流电心脏或药物(如胺碘酮和普罗帕酮)复律。考虑到心房颤动随时面临全身和脑血栓栓塞的风险,应考虑采用华法林或阿司匹林进行预防性抗栓治疗。难治性房性心动过速可能需要手术或经静脉射频消融,并安装永久性起搏器。

室性心动过速为危及生命的心律失常,必须紧急进行治疗。室性心动过速通常与严重的心脏病相关,因此预后很差,如不及时终止则可转化为心室颤动。此时,应该对低钾血症、低镁血症或酸中毒进行矫正。合并血流动力学崩溃时,应立即对室性心动过速或心室颤动进行直流电心脏复律复苏。当患者存在无显著血流动力学障碍的室性心动过速发作时,可经静脉给予利多卡因或普罗帕酮或普鲁卡因胺治疗。其他可供选择的药物包括美西律和胺碘酮。室性心动过速经相应的治疗终止后,应该口服美西律、普罗帕酮或胺碘酮,以防止复发。必要时可考虑置入自动心脏复律除颤器。

心脏酶学异常患者有发生猝死的危险,应该围绕是否存在急性冠状动脉事件进行调查,并加以干预。此外,在急性缺血性卒中治疗过程中,一个始终不容忽视的问题是,任何电解质紊乱均可增加发生心律失常的风险。

(五)深静脉血栓形成和肺栓塞的预防

在早期研究中,未应用预防性肝素治疗的重度卒中患者,2 周内深静脉血栓形成的发生率大约 50%,后者最常影响瘫侧肢体,但通常无症状。深静脉血栓形成最常在卒中后第 2~7 d 发生。近期研究表明,卒中后第 1 周临床诊断并得到超声波或静脉造影证实的深静脉血栓形成不足 1%,头 3 周为 2.5%。不过,采用磁共振直接血栓成像技术进行的研究提示在经选择的缺血性卒中患者中,深静脉血栓形成和肺栓塞的发生率可能更高。这项纳入 102 例患者的研究发现,卒中发病 21 d 后,有 18% 的患者发生近端深静脉血栓形成,12% 发生肺栓塞;其中有症状者分别为 3% 和 5%。那些卒中后 2 d 时 Barthel 指数(BI)≤9(BI-2≤9)的患者,近端深静脉血栓形成和肺栓塞的风险显著增加,发生率分别为 30% 和 20%。在单变量分析中,BI-2≤9 或卒中后 2 d 依然不能行动为继发深静脉血栓形成的最强烈相关因素。而在多变量分析中,BI-2≤9 患者发生深静脉血栓形成的 OR 显著高于 BI-2>9 者,为 8.1(95% CI 1.7~38.3)。

卒中后肢体瘫痪严重、高龄和存在心房颤动患者,面临深静脉血栓形成和肺栓塞的风险最大。在深静脉血栓形成事件中,肺栓塞为最令人担心的问题,发生率大约为 1%。尤其需要注意的是,卒中相关性神经病学缺陷通常可掩盖肺栓塞症状,加之有半数患者的深静脉血栓形成和肺栓塞被忽视,故临床序列研究很可能低估了这一重要并发症的发生率。

对那些病情相对严重（如卧床）的缺血性卒中患者，预防性皮下注射未分馏肝素，可减少深静脉血栓形成和肺栓塞的发生。阿司匹林不能预防这一并发症。2006 年发表的一项 Cochrane 系统回顾发现，不论是采用肝素类制剂，还是采用低分子量肝素均可降低深静脉血栓形成的风险，而且超过未分馏肝素（OR 0.55，95% CI 0.44～0.70）。不过，同时采用肺连续加压装置可增强未分馏肝素的疗效。由于事件率非常低，目前还不能证实肝素类或低分子量肝素预防肺栓塞的风险-效益比。

对不能接受抗凝治疗的患者，相关指南推荐采用间歇性外部加压装置。对存在抗凝治疗绝对禁忌证的患者，可考虑置入腔静脉滤过装置。

在临床实践中，应该始终清楚的一个重要问题是，已经发生深静脉血栓形成或肺栓塞的卒中患者，抗凝治疗可增加颅内出血并发症的风险。

（六）发热与感染

在实验动物中，体温过高加重脑缺血，体温降低则改善脑缺血。人类缺血性卒中急性期（<6 h）体温升高的发生率为 4%～25%，24 h 后该比率增加 1/3。这种体温升高既可在感染情形下发生，也可在并无感染时出现。研究表明，缺血性卒中急性期体温过高将对患者的临床转归产生不利的影响。被称为具有里程碑意义的一项纳入 390 例急性缺血性卒中患者的前瞻性研究发现，入院时轻微发热的患者死亡率较低，转归更好。体温升高与早期卒中严重度（$P<0.009$）、梗死体积（$P<0.000\,1$）、死亡（$P<0.02$）和生存者转归（$P<0.003$）独立相关。体温每升高 1℃，发生不良转归的相对危险度增加 2.2（95% CI 1.4～3.5，$P<0.002$）。入院时体温每相差 1℃，Scandinavian 卒中量表相差 4 分、梗死体积相差 15 mm^3、住院病死率相差 80%。最近一项纳入 150 例患者进行的研究中，发热和 Glasgow 昏迷量表（Glasgow coma scale，GCS）得分均与住院期间死亡和接受重症监护单位管理的时间延长独立相关。同时发现，感染为该组患者发热的最主要原因。一项收集 1995 年以来 Medline 纳入的研究资料进行汇总分析证实，发热或体温升高与不良转归风险显著增加相关。发热分别使根据以下参数定义的不良转归相对危险度增加：死亡 1.5、Glasgow 昏迷量表 1.3、BI 1.9、mRS 2.2、加拿大卒中量表 1.4、重症监护的时间延长 2.8 和住院时间延长 3.2。

呼吸道和泌尿系感染为卒中急性期最常见的感染类型。由于不同研究间存在设计、选择、地域和对感染定义等方面的差异，报告缺血性卒中急性期呼吸道感染的发生率为 1%～33%，泌尿系感染的发生率为 2%～27%。与卒中后发热相似，感染一旦发生，将意味着患者不良转归的风险增大。那些在卒中后第 1 个月内死亡的患者中，10% 可归因于肺炎。容易发生感染的危险因素包括入院时卒中较重、完全性前循环梗死、高龄和存在吞咽困难。

目前尚无随机试验证据支持在卒中急性期常规采用物理或药物控制体温。对非感染性发热患者，通过物理或药物使体温控制在正常范围应该是合理的。检验大剂量对乙酰氨基酚（扑热息痛）治疗急性缺血性卒中后发热对功能转归影响的随机对照试验目前正在进行。

发生感染后采用有效的抗生素进行治疗毋庸置疑，但多少有些被动。因此在感染尚未发生前采用简单的方法进行预防是明智的，包括早期活动和慎用留置导管。此外，在卒中后早期应用抗生素进行预防性治疗也应该是合理的。最近,一项在卒中发病 24 h 内卧床患者中进行的先导试验已经完成。该试验共纳入 60 例缺血性卒中患者,随机分配预防性美洛西林钠舒巴坦钠或传统治疗 4 d。结果显示,预防性治疗组在平均体温显著降低的同时,感染发生率降低:接受治疗的 30 例患者中 15 例发生感染,而传统治疗组 27 例发生感染($P <$ 0.05)。预防性治疗组发生感染的时间推迟,平均间隔 5.1 d,对照组为 3.3 d($P <$0.05)。此外,预防性治疗组的转归显著优于传统治疗组($P = 0.01$)。

采用抗生素进行预防性干预时,首先应该权衡用药的风险与效益。比如,一项采用左氧氟沙星进行预防性治疗的研究,在中间分析时显示阳性结果而提前终止。但是,预防性治疗组 90 d 后的转归更差,提示很可能是左氧氟沙星的中枢神经系统不良反应抵消了其预防感染的良性作用,因此不宜采用。容易诱发耐药菌株产生的头孢菌素类,可增加中枢神经系统并发症风险并可导致 QT 间期延长综合征的氟喹诺酮均非卒中患者的首选治疗。相比之下,同属青霉素族的 β 内酰胺酶抑制剂美洛西林钠舒巴坦钠,抗菌谱更为广泛,联合治疗对最常见的致病微生物具有良好的杀伤作用,可在临床实践中应用。不过,目前还未就预防性抗生素治疗的最佳时间达成共识。

(七)卒中急性期高血糖的管理

在未知有无糖尿病的患者中,急性缺血性卒中后高血糖的发生率为 8%～63%,与对高血糖的定义和进行血糖测定的时间不同有关。卒中急性期高血糖与死亡率和发病率显著增加相关。卒中发病后最初 3 h 的高血糖与不良转归相关,在相关的系统回顾中,非糖尿病卒中患者入院血糖>6.1～7.0 mmol/L(110～126 mg/dL),可使住院或 30 d 死亡风险增加 3倍。由于卒中后高血糖同时与卒中严重度相关,因此很难判断其对临床转归的独立影响。但高血糖患者接受 rt-PA 溶栓治疗可增加发生不良转归风险当无疑问,临床实践中应该予以重视。

急性期高血糖既可视为对卒中的应激反应,也可通过诱导继发性脑损伤独立促进卒中转归向不利的方向发展,这 2 种假设并不矛盾。由于大多数患者在抵达医院前血糖已经升高,提示卒中严重程度对血糖水平的高低起决定性作用。研究发现,那些在 7 d 内死亡和根据斯堪的纳维亚卒中量表(scandinavian stroke scale)定义为重度卒中的患者,其入院 6 h 内血糖值最高。进一步分析显示,那些更为严重的脑血管事件患者,在 12 h 后血糖会进一步升高。

鉴于现有的研究一致证实缺血性卒中急性期高血糖对转归不利,有理由进行有效的管理。遗憾的是,由于缺乏足够的临床试验证据,目前对需要进行治疗的血糖升高最佳截止点和血糖降低的安全值均不清楚。英国葡萄糖-胰岛素卒中试验(UK glucose insulin in stroke trial,GIST-UK)试验,在缺血性卒中发病后 24 h 内血糖 6.0～17.0 mmol/L(109～309 mg/dL)的患者中检验了葡萄糖-钾-胰岛素溶液(glucose/potassium/insulin,GKI)静脉滴注的作用。该试验在登记了 933 例(预期登记到 2 355 例)患者后提前终止,理由是 GKI溶液虽然可有效降低葡萄糖水平和血压水平,但既未降低病死率,也未改善功能转归。不过,这项试验的结果并不能排除 GKI 的潜在疗效,其缺陷是统计学效力不足、开始治疗的时间窗过长、维持治疗的时间也嫌短(仅静脉滴注 24 h),以及治疗组和对照组的基线血糖水平均较低(分别为 8.38 mmol/L 和对照组 8.17 mmol/L)。尽管现行指南推荐将入院血糖>7.8～10.3 mmol/L(140～185 mg/dL)作为胰岛素治疗的靶点,但依然有必要在基线血糖水平更高和开始治疗时间更早的患者中进行研究。

最近,一项小型研究对 40 例缺血性卒中发病<24 h 的患者随机进行了胰岛素 50 IU 经 50 mL 生理盐水稀释后静脉滴注(用输液泵调控滴速)治疗,目标血糖为 4.44～6.11 mmol/L;或仅在血糖>11.10 mmol/L 时才给予胰岛素皮下注射。治疗 5 d 后,尽管治疗组低血糖(<3.33 mmol/L)的发生率显著高于对照组($P<0.05$),但并未引起低血糖相关的不利事件,而且这种低血糖容易控制,治疗期间的血糖值始终维持在较低的水平[(6.49±2.19)mmol/L,$P<0.000\,5$]。相反,对照组更容易发生严重高血糖(>16.65 mmol/L,$P<0.05$)。作者得出的结论是,积极进行静脉内胰岛素治疗可有效降低血糖水平,但增加容易控制的低血糖风险。不过,这种治疗应该在有经验的专科中心进行。

(八)吞咽困难与营养不良的管理

吞咽困难为急性卒中患者的常见症状,发生率 27%～50%。尽管大多数患者的吞咽困难可在病后几周内自行恢复,但依然有部分患者直到 6 个月时依然不能经口进食。吞咽困难不仅可增加吸入性肺炎和脱水的风险,同时可导致营养不良。

就像其他急性病一样,急性脑损伤应激可造成生理学和激素的异常反应,导致脂肪、蛋白质和糖原的重新分布。也有证据提示脑损伤导致的代谢紊乱比累及其他器官的急性病更为严重。如果对这种代谢紊乱相关性营养不良不予足够的营养支持,可妨碍最基本的正常修复过程,急性缺血性卒中也不例外。

在缺血性卒中患者中,有超过 16% 的患者存在营养不良相关性症状和体征。纳入大约 3 000 例患者的喂养或普通膳食(Feed or Ordinary Diet,FOOD)试验协作组研究结果显示,卒中发病时的营养不良为 3 个月时不良功能转归和死亡的独立预报因子。更让人担心的是,缺血性卒中后住院开始 1 周内,营养不良的发生率可增加至 25%,与患者存在吞咽困难、高龄、基线营养状态不良和功能严重受损有关。尽管如此,评价早期营养支持对长期营养不良发生率和病死率影响的大型观察性研究和随机试验得出的结果提示其对发生率的影响很小,且未显著降低病死率。比如,在 FOOD 试验有吞咽困难的卒中患者中,与延迟至 7d 开始喂养的患者相比,早期肠管喂养与无统计学意义的病死率降低趋势有关,对功能转归无影响。

诚然,营养不良很可能是另一种可纠正的生理性危险因素,积极治疗可改善转归。应该根据代谢应激究竟发生了哪些变化去判断对营养不良干预的需求,这一点很重要。在非应激性禁食状态下,可通过利用糖原储备不断维持血糖浓度。当持续禁食时,血糖和胰岛素水平下降,可动员脂肪储备来满足机体必要的能量需求,并尽量减少蛋白质分解。相反,急性脑损伤后儿茶酚胺显著增加,导致高血糖和高胰岛素血症,损伤生酮作用并促进蛋白质分解,最终对全身器官功能产生有害的影响。

并非全部患者需要进行积极的营养支持。如何选择患者、开始干预的时间和营养支持的途径很可能起关键作用,这需要进行综合性实验室评价,包括尿氮平衡评价和间接测热法。疾病严重程度、生理应激的程度和基线营养状态通常会决定患者对营养治疗的反应。

现行指南推荐,为了降低吸入性肺炎的风险,在决定开始进食或饮水前首先应该进行吞咽功能的评价。早期行为性吞咽干预的标准程序包括高强度治疗方法和改变饮食习惯,进而增加存在吞咽困难患者恢复正常饮食和 6 个月完全正常的可能性。尽管现有的试验未能证实早期营养支持可显著改善患者的转归,但对长期不能经口进食的卒中患者,选择适当的时机置入鼻胃管或早期进行经皮内镜胃造瘘(percutaneous endoscopic gastrostomy, PEG),以保证足够的营养支持依然是合理的。

(九)尿失禁

卒中患者经常出现排尿问题,研究表明,因急性卒中住院的患者中尿失禁的发生率高达60%,在出院时依然有 25% 存在排尿问题,15% 在卒中后 1 年时依然存在尿失禁。导致尿失禁的危险因素包括重度卒中、高龄、女性、言语困难、运动无力、视野缺损和认知障碍,与之相比,梗死定位、梗死的大小对预报尿失禁更有价值。

鉴于尿失禁不仅容易造成褥疮和尿路感染,而且与不良功能转归相关,因此,有效治疗尿失禁为缺血性卒中后医疗管理中的一个重要问题。遗憾的是,有关缺血性卒中后尿失禁管理的临床试验相当匮乏。有作者在对卒中后尿失禁管理进行 Cochrane 系统汇总分析时,通过对权威数据库进行检索,仅发现 12 项相关的临床试验,而且只纳入了 724 例患者。3 项检验定时排尿和进行骨盆肌肉训练等行为干预的小型试验样本很小,可信区间过于宽泛,不能得出行为干预有效的可靠证据。2 项评价专业训练干预的试验显示由专科人员进行结构评价和尿失禁管理,可促进卒中后尿失禁的康复,减轻尿失禁的相关症状。在这 2 项试验中,接受专业评价与管理组的尿失禁患者数量均比对照组减少,分别为 1/21 例对 10/13 例(RR 0.06,95% CI 0.01~0.43)和 48/89 例对 38/54 例(RR 0.77,95% CI 0.59~0.99)。探讨辅助治疗学干预对尿失禁影响的 3 项小型试验虽然均报告针灸治疗可促进尿失禁的恢复(RR 0.44,95% CI 0.23~0.86),但存在对试验品质的担心。评价药物治疗的 3 项小型试验分别采用甲氯芬酯(氯酯醒)、奥昔布宁或雌二醇随机治疗。结果发现,仅甲氯芬酯治疗可使尿失禁的患者数量减少(9/40 对 27/40,RR 0.33,95% CI 0.18~0.62)。

目前亟须有关卒中后尿失禁干预范围的高品质证据。

(十)其他问题的管理

除了上述问题外,缺血性卒中急性期的抑郁、精神错乱和顽固性呃逆等同样是需要关注的问题。

1. 卒中后抑郁 是晚近研究较多的问题。卒中后 3 周内有 40% 的患者出现轻微抑郁症状,12% 出现中至重度抑郁症状。严重抑郁症状与梗死体积、功能障碍和综合认知障碍相关。抑郁与卒中后认知能力、功能和社会转归负相关,并可增加死亡风险。不幸的是,卒中患者的心理障碍通常不能及时发现,尤其是存在失语的患者,致使不能及时治疗。

抗抑郁药可能对缓解卒中后抑郁症状有效。认知行为疗法的效果迄今未明。三环类抗抑郁药有效,但其禁忌证和不良反应限制了应用。选择性5-HT再摄取抑制剂治疗卒中后抑郁既有效又安全。此外,预防性应用抗抑郁药可减少发生抑郁的机会。

2. 卒中后精神错乱 发生率为13%～48%。通常突然发生、波动明显。需要与卒中相关性认知障碍和其他认知障碍性疾病如痴呆进行鉴别。可表现为注意缺陷、焦虑、抑郁、情感淡漠或易激惹、认知障碍、定向或语言功能异常等。高龄、基线认知能力、存在视觉或听觉障碍、疾病严重以及应用抗胆碱药物均可促进精神错乱的发生。卒中后精神错乱与不良功能转归、高病死率、住院时间延长和卒中后痴呆风险增加相关。氟哌啶醇0.5～1 mg,每天2次有效。有时可能需要较大剂量,但为了预防不良反应,宜从小剂量开始,尤其是老年患者。非典型抗精神病药利培酮、氯氮平和喹硫平可作为替代用药。

3. 卒中后呃逆 发生率大约1%,以脑桥和延髓梗死患者更常见,发生率高达14%。卒中后呃逆有时很顽固,可持续数周至数月。可导致吞咽困难、营养不良、吸入性肺炎和干扰睡眠。氯丙嗪有效,但其抑制性不良反应限制了使用,尤其不适于老年患者。抗癫痫药如丙戊酸、卡马西平或加巴喷丁亦可以选择。药物治疗无效时,可采用催眠、针灸、颈部硬膜外阻滞、膈神经阻滞或毁损以及体外起搏,或在正压通气的前提下全身麻醉,或应用肌松剂。

(苏克江)

六、 缺血性卒中脑保护研究

缺血性卒中的脑保护是指一种或多种治疗策略的结合,它能拮抗、阻断或延缓缺血事件后神经损伤的一系列生物化学及分子学的变化,这些变化如不得到及时矫正,最终将导致不可逆损伤。20世纪90年代初,文献报道有关脑保护的研究几乎是空白。近20年来,随着缺血性卒中动物模型的不断完善,以及神经细胞、体外组织等研究层面的不断深入,有关脑缺血损伤的病理生理学机制越来越清晰地呈现出来,以此为基础的各种神经保护剂也随之应运而生,神经保护领域成了神经科学研究的新热点。据统计,2001～2007年间,共发表了1 000余篇实验研究论文及400多篇临床研究论文,涵盖多种损伤机制的保护,涉及缺血瀑布反应的各个环节。然而,尽管这些研究在动物实验中显示出明显效果,甚至减轻70%～80%的缺血性损伤程度,但临床试验中具有肯定疗效的药物却甚少。此处将对缺血性卒中脑保护研究的实验和临床研究进展进行回顾分析。

(一)缺血性卒中脑保护剂分类

1. 钙通道阻滞剂 Ca^{2+}在脑缺血损伤的病理生理中起着重要的作用。神经元缺血性损伤时,大量Ca^{2+}内流,从而引起一系列缺血瀑布反应。二氢吡啶类钙通道阻滞剂尼莫地平是目前研究最多的钙通道阻滞剂之一,其主要作用为:选择性地作用于脑组织和血管平滑肌细胞膜上的受体依赖性钙通道,解除脑血管痉挛,从而增加正常和脑缺血动物局部脑血流,促进神经细胞功能的恢复,防止全脑和局灶性缺血后的神经元凋亡,且无盗血现象,对外周血管的作用较弱。

文献报道的有关尼莫地平治疗脑缺血的动物研究超过 250 项,然而其中涉及局灶性脑缺血后予以尼莫地平治疗的动物研究仅为 20 多项,10 项研究显示有效,其余显示阴性结果。在获得阳性结果的实验中,最早启用尼莫地平的时间为缺血后 15 min,当缺血后 >1 h 或更长时间启用尼莫地平时未见明显疗效。虽然该药在大多数动物实验中未显示出显著有效性,但在临床中却仍有应用。1998 年,Gelmers 等报道了包括 186 例卒中患者的随机双盲研究,在卒中发生后 24 h 内给予尼莫地平并持续治疗 4 周,治疗期间各种原因导致的死亡率降低,但这种有效性结果仅限于男性患者中。此后,有 5 项大型随机、双盲设计的尼莫地平对急性缺血性卒中有效性的临床试验,约涵盖了 3 400 例卒中患者,均为发病后 24 h 内给药,结果显示静脉给予钙通道阻滞剂反而使神经功能损伤程度增加,而口服尼莫地平亦未见明显益处。样本量不足可能是这些试验失败的原因之一;此外,试验设计的不足,如大多数研究为卒中后 24～48 h 启动治疗,超过了治疗的时间窗,可能是试验失败的另一个重要原因。

2. 谷氨酸受体阻滞剂　谷氨酸是中枢神经系统重要的兴奋性神经递质,在脑缺血缺氧过程中,脑内缺血灶局部大量释放谷氨酸,激活谷氨酸受体,引起 Ca^{2+} 从细胞外流入细胞内,最终导致神经细胞急性肿胀水肿,细胞代谢衰竭而死亡。谷氨酸及其相关的兴奋性氨基酸毒性与多种受体相关,其中主要包括 N-甲基-D-天冬氨酸(NMDA)和 α-氨基-3-羟基-5-甲基-4-异□唑丙酸(AMPA)受体等。

(1) 非竞争性 NMDA 受体阻滞剂:目前得到深入研究的非竞争性 NMDA 受体阻滞剂是 MK-801(dizocilpine),它与 NMDA 受体具有高亲和力,与之结合能阻断 NMDA 受体苯环己哌啶的调节位点,在缺血性脑卒中动物模型中具有减少脑梗死体积的作用,尤其在缺血前或缺血后 1～2 h 内使用。右美沙芬(dextromethorphan)是另一个非竞争性 NMDA 受体阻滞剂,在动物实验中也显示出对局部脑缺血的神经保护作用。但在临床研究中,这两种药物由于存在剂量相关的不良反应,如恶心、呕吐、嗜睡、幻觉、烦躁甚至症状性低血压、昏迷、呼吸暂停等,而于试验阶段即被中止。

阿替加奈(aptiganel,CNS-1102)是唯一进行后期临床试验的非竞争性 NMDA 受体阻滞剂,能显著缩小大鼠 MCAO 模型 MRI 上显示的脑梗死体积,因此进入了 Ⅱ/Ⅲ 期临床试验阶段。该研究由 156 个中心参与、共收集 628 例急性缺血性卒中,采用随机、双盲、安慰剂对照研究,在发病 6 h 内给予高、低不同剂量阿替加奈或安慰剂治疗,由于高剂量时高血压、难以接受的镇静或中枢神经兴奋作用明显,而人类耐受的低剂量低于在动物实验中产生保护作用的剂量,因而最终以失败而告终。

NPS1506 是一种具有中等亲和力的非竞争性 NMDA 阻滞剂,动物实验对脑缺血损伤有显著疗效。目前已完成了 Ⅰ 期临床试验,并显示静脉注射 5～100 mg NPS1506 具有良好的耐受性,100 mg 剂量时的不良反应为轻度头昏、头痛和共济失调,但无心血管不良反应。

Mg^{2+} 为非竞争性 NMDA 阻滞剂,可拮抗电压敏感的钙通道,阻断 NMDA 受体。临床前研究中,缺血后 6 h 内,腹腔内注射氯化镁可缩小脑梗死体积;静脉应用硫酸镁可改善急性脑卒中患者的预后。已完成的一项大型、多中心 Ⅲ 期临床试验,在急性卒中发病 12 h 内给予静脉注射硫酸镁（＞15 min）或安慰剂，研究静脉注射镁在急性卒中治疗中的有效性。遗憾的是，治疗组的死亡率高于对照组，两组功能评分未见明显差异，然而亚组分析则显示硫酸镁对非皮质的卒中有效。鉴于硫酸镁价廉而安全，是具有潜在吸引力的神经保护剂，但属于作用较弱的神经保护剂，现有的临床研究所选择的治疗时间窗（12 h 内）比动物研究的时间窗（6 h 内）长，可能成为临床研究失败的原因。

（2）竞争性 NMDA 受体阻滞剂：赛福太（selfotel，CGS 19755）是一种竞争性 NMDA 受体阻滞剂，已在动物试验中证实对缺血性卒中的神经损伤有保护作用。在持久性 MCAO 大鼠模型中，CGS 19755 在 MCA 堵塞 5 min 内注射，明显缩小脑梗死体积，并降低缺血后葡萄糖的高代谢。但在小样本的药物安全性和耐受性临床研究中，CGS 19755 显示出头晕、恶心、精神不振、躁动、幻觉、妄想、意识错乱、谵妄等不良反应；另两个主要的三期临床前瞻性研究也因为赛福太治疗组的死亡率高于对照组而终止。

CP101－606（Cypros，CeresineTM）是特异性 NMDA 受体阻滞药，它在脑组织中的浓度是血浆中的 4 倍，可以很快达到治疗浓度。研究表明：静脉注射 CP101－606 可降低血和脑脊液的乳酸含量，缩小脑梗死体积，并改善细胞毒性脑水肿，该药不良反应少，现正在进行 Ⅱ 期临床试验，认为是目前很有临床应用前景的重要神经保护药。

（3）选择性 NMDA 受体甘氨酸位点阻滞剂：甘氨酸是激活 NMDA 受体的“辅助激动剂”，阻滞 NMDA 受体甘氨酸位点不仅能产生神经元保护作用，同时避免直接作用于 NMDA 受体而致的苯环己哌啶样不良反应。临床研究发现，较大剂量（1.2～3.0 mg/kg）的甘氨酸位点阻滞剂在急性脑卒中患者的治疗中显示出较好的脑保护作用，而小剂量（0.03～0.6 mg/kg）则保护作用甚微；与其他 EAAs 受体阻滞剂相比，甘氨酸位点阻滞剂不良反应较小。

目前很有希望的甘氨酸位点阻滞剂是加维斯替奈（gavestinel）——GV150526，它无明显中枢神经系统不良反应，并能良好地抑制兴奋性毒性，同时发挥神经保护作用。在大鼠 MCAO 模型中，于血管闭塞后 6 h 内静脉注射 GV150526（3.0 mg/kg），24 h 后脑梗死体积显著减少。2000 年北美的 GAIN 研究发现加维斯替奈的临床安全性良好，继后进行了两个关键性的随机、双盲多中心 Ⅲ 期临床试验：美国 GAIN 试验和国际 GAIN 试验，遗憾的是这些试验未发现在卒中症状出现 6 h 内采用 GV150526 治疗，对患者 3 个月后的症状改善、转归带来益处；与对照组相比，死亡率也无显著差异。

（4）AMPA 受体阻滞剂：α-氨基-3-羟基-5-甲基-4-异□唑丙酸（AMPA）受体介导中枢神经系统快速兴奋性突触传递，主要调节 Na^+、K^+ 流动，与膜电位稳定相关，并参与谷氨酸介导的兴奋性损伤，其相应的受体阻滞剂可以延长治疗时间窗而起神经保护作用。虽然 AMPA 受体阻滞剂在局灶或全脑缺血的临床前研究中均显示出有效的神经保护作用，但尚无大规模的临床研究报道。在一项 Ⅱ 期双盲多中心研究中，高剂量 AMPA 阻滞剂 ZK－200755 治疗由于对意识的影响（产生神志恍惚或昏迷）而使 NIHSS 评分恶化，并导致血浆 S100－β 浓度增加。这一试验由于安全性因素而被迫终止进行。YM－872 是另一个

AMPA 阻滞剂,已完成一项Ⅱ期临床试验,患者在发病后 6 h 内被给予静脉注射 YM-872 或对照剂,观察 MRI 的 DWI 和 PWI 加权相的变化,一个月后对患者进行评估。虽然该药治疗组无明显的安全性问题,但并未发现治疗组的患者从中受益。

(5) GABA 激动剂:γ-氨基丁酸(GABA)是脑内重要的抑制性神经递质,经 GABA 受体途径可降低细胞膜静息电位,阻滞电压门控性钙内流,诱导脑血管扩张并抵抗 EAAs 释放,拮抗兴奋毒性作用。GABA 受体激动剂氯美噻唑(clomethiazole)在短暂性全脑缺血动物模型中的研究非常广泛,并显示出神经保护作用,但在远期评价中这种保护作用消失。在局部缺血研究中,采用 MCAO 大鼠模型,MCA 闭塞 1 h 后予以 24 h 再灌注,在血管闭塞前 60 min 或再灌注后 10 min 给予氯美噻唑,在组织学上显示具有神经保护。在持久性 MCAO 大鼠模型中,当血管闭塞 1 h 后给予氯美噻唑,脑梗死体积减小 58%,但在血管闭塞 3 h 后给药却无神经保护作用。在临床安全性和有效性研究中(the CLASS trial),于发病后 12 h 内使用氯美噻唑或安慰剂,对于完全性前循环综合征(total anterior circulation syndrome)引起的大面积脑梗死,氯美噻唑治疗组的神经功能改善较对照组提高约 11%,而在急性大脑半球梗死的随机对照研究中,90 d 后的神经功能评估两组无显著差异。在此后的 CLASS-Ⅰ 试验中,收集了 1 198 例急性大面积缺血性卒中患者,在 12 h 内开始氯美噻唑或安慰剂治疗,60 d 或 90 d 的 Barthel 指数(Barthel index,BI)无显著差异。氯美噻唑在临床应用中的神经保护作用还有待进一步研究。

3. 自由基清除剂 氧自由基是造成脑损伤的主要因素之一。脑缺血后大量氧自由基产生,并通过一系列过氧化反应而造成脑组织细胞损伤。自由基清除剂能最大限度地保护脑组织,有效延长最佳治疗时间窗。

自由基清除剂 NXY-059 是第一个符合美国卒中治疗学术产业圆桌会议(stroke therapy academic industry roundtable,STAIR)标准的神经保护剂。实验研究显示:在大鼠缺血-再灌注 1 h 后,分别以 0.3 mg/kg、3 mg/kg、30 mg/kg 的剂量静脉一次推注本品,再分别以每小时 0.3 mg/kg、3 mg/kg、30 mg/kg 的剂量连续滴注 24 h。与对照组比较,NXY-059 能明显减少短暂局部缺血模型大鼠的脑梗死体积,并与 NXY-059 呈剂量依赖性,高剂量组梗死体积减小 77%;再灌注 3 h 后给予本品也能明显降低脑梗死体积约 2/3,但再灌注 6 h 后给药无明显效果。可见 NXY-059 最佳治疗时间为再灌注后 3～6 h。在灵长类猕猴持久性 MCAO 模型中,于脑缺血 5 min 后使用本品,并持续使用 48 h,治疗组脑损伤体积比对照组减少约 51%;当卒中后 4 h 开始治疗时,脑梗死体积仍减小 28%。该药物的耐受性与安全性均好,预示其为具有良好前景的神经保护剂。

为验证 NXY-059 应用于临床的有效性,SAINT Ⅰ 和 Ⅱ 两个大型随机双盲安慰剂对照研究共纳入 5028 例急性缺血性卒中的患者,于发病 6 h 内接受 NXY-059 治疗。荟萃分析结果表明,NXY-059 在 SAINT Ⅰ 研究中,显著改善了改良 Rankin 评分(mRS),而 NIHSS 和 BI 评分无显著差异;而在 SAINT Ⅱ 研究中,NXY-059 组和安慰剂组患者改良 Rankin 评分无显著差异,死亡率(16.7% 对 16.5%)和不良事件发生率相近。

另外 3 个抗氧化剂也已进入临床试验阶段。动物模型研究中,抗氧化剂甲磺酸替拉扎特(Tirilazad Mesylate,U－74006F)、依布硒(Ebselen)、依达拉奉(Edaravone,MCI－186)等能减小实验动物的梗死体积。

甲磺酸替拉扎特:在局灶性脑缺血动物模型中,21－氨基类固醇——U－74006F 能减小脑梗死体积达 29%,神经功能评分改善 48%,当治疗前或缺血发生时即开始给药,作用更明显。在这些研究中,平均给药时间为梗死后 10 min。随后进行的急性脑卒中甲磺酸替拉扎特治疗随机研究(randomized trial of tirilazad mesylate in acute stroke,RANTTAS)共纳入 556 例发病 6 h 内的急性缺血性卒中患者,评价甲磺酸替拉扎特治疗能否改善患者 3 个月后的 Glasgow 和 BI 评分,由于该试验中期结果分析治疗组并无临床效果而提前终止。在欧洲、以色列和新西兰同时开展的替拉扎特卒中疗效研究(tirilazad Efficacy stroke study,TESS)也由于阶段性分析提示无效而提前终止。此后为了证实 RANTTAS、TESS 研究失败是否因药物剂量不足,设计并采用更大剂量的 U－74006F 开始了 2 项新的 Ⅲ 期研究(在北美进行的 RANTTAS Ⅱ 研究以及在欧洲和澳大利亚进行的 TESS Ⅱ 研究)。两项研究均由于安全性因素和治疗无效而终止。最近的一项荟萃分析对 6 个随机双盲对照试验进行了系统评价,发现 U－74006F 不仅未改变早期的病情恶化,反而使死亡率和残疾率增高 20%。

依布硒:是具有谷胱甘肽过氧化物酶样活性的硒复合物,是脑内过氧化物的主要降解酶之一,能通过抑制脂氧合酶、NADPH 氧化酶和 NOS 阻止脂质过氧化反应。依布硒的神经保护作用已在短暂性和持久性脑缺血大鼠/小鼠动物模型中得到证实,当血管闭塞前或闭塞后 30 min 内给药时,24 h 后脑损伤和神经功能缺损有改善,但这种保护作用不能维持至 1 周。一项包括 302 例急性缺血性卒中患者的临床随机研究结果显示,48 h 内给予口服依布硒或安慰剂,并持续治疗 2 周,能改善 1 个月时的 Glasgow 转归量表(Glasgow outcome scale,GOS)评分,但 3 个月时的疗效评估未见治疗组有效。

依达拉奉:通过清除氧自由基,抑制脂质过氧化,从而降低羟自由基的浓度,抑制脑细胞、血管内皮细胞、神经细胞的氧化损伤。早期的临床前研究报道该药对全脑和局灶性脑缺血均有神经保护作用。目前完成的一项评价依达拉奉对急性卒中疗效的 Ⅱ 期研究,共纳入 252 例血栓形成或栓塞性急性缺血性卒中患者,在 72 h 内给予治疗,2003 年发表的研究结果表明,与安慰剂组相比,依达拉奉组患者 3 个月时的改良 Rankin 量表评分显示神经功能明显改善。近几年的临床应用也显示依达拉奉是治疗脑卒中的一种有效神经保护剂,但随着应用的推广,肾功能损害的不良反应越来越引起关注,它的有效性和安全性有待于进一步的临床研究证实。

4. 其他神经保护剂

芦贝鲁唑(Lubeluzole):通过抑制谷氨酸释放、阻断谷氨酸诱导的 NO 活性通路及拮抗 Ca^{2+} 等作用,干预急性缺血后损伤级联反应的多个步骤,保护神经元,促进脑细胞的存活。动物研究显示早期使用该药具有神经保护作用,但其远期作用不明显。Ⅲ 期临床研究未见芦贝鲁唑治疗急性缺血性卒中有效。

胞磷胆碱：是一种细胞膜保护剂，是合成卵磷脂的主要辅酶，能够促进脑内乙酰胆碱合成，改善脑功能。动物研究显示，在脑缺血-再灌注时高剂量使用胞磷胆碱，可以使脑梗死体积缩小一半；在大鼠 30～75 min 脑缺血模型中，缺血后 15 min 给予胞磷胆碱治疗可改善行为学和组织学指标；当早期并持续使用胞磷胆碱治疗时，具有神经保护作用。综合了 4 项胞磷胆碱试验的荟萃分析结果显示，胞磷胆碱治疗组中有 25.2% 可得到好的疗效，而对照组是 20.2%（OR 1.33，95% CI 1.10～1.62，$P = 0.003\ 4$）。"国际急性卒中胞磷胆碱应用试验"正在进行中，其目的是检测胞磷胆碱在卒中后临床转归所起的神经保护作用。

恩莫单抗（Enlimomab）：为白细胞抑制剂，可减少白细胞的吸附，通过抗炎途径对脑损伤起保护作用。在 2 h MCAO 模型中，于再灌注后 1 h 内给予恩莫单抗治疗，缺血损伤的体积明显减小，但在持久性脑缺血模型中未见该药有效。遗憾的是，在 EAST 多中心临床研究中，治疗组的神经功能比对照组差，且死亡率也有所增加。

HMG-COA 还原酶抑制剂：即他汀类药物，不仅具有降低胆固醇的效应，同时还有多种功效，改善血管预后。著名的 SPARCL 研究证明，高剂量 HMG-COA 还原酶抑制剂可以防治卒中复发和暂时性脑缺血性事件发生。辛伐他汀（Simvastatin）和阿托伐他汀（Atorvastatin）在卒中发作后给药可以抑制缺血性损害加重，改善功能预后并诱导脑组织重塑。北曼哈顿卒中研究中心（NOMASS）一项基于人群的回顾性分析结果显示，在患缺血性卒中时使用降脂药的患者在住院期间病情恶化的发生率和 90 d 的死亡率均降低。

促红细胞生成素（EPO）：被认为是治疗卒中最有希望的药物之一，它可以穿过血-脑屏障，减轻缺血-再灌注损伤，并促进血管生长。一项小型、随机、双盲、安慰剂对照试验研究显示该药物安全性好。当 EPO 给药时间在卒中发生后 2 h 40 min 和 7 h 55 min 之间时，此疗法与卒中后 30 d 内 NHISS 评分降低之间具有相关性。梗死发生后 30 d 采用 mRS 和 BI 量表评价，可见治疗组神经功能有所改善，脑部 MRI 显示梗死体积减小，而且神经损伤标志物 S100-β 也明显降低。

神经保护剂研究涉及的范围广泛，许多制剂在大型临床研究中以失败而告终，其中包括神经节苷脂 GM1、吡拉西坦、盐酸钠美芬（Nalmefen，Cervene）、氟桂利嗪、BMS-204352、Bay x3072 等。此外，低温治疗、血液稀释疗法、高剂量人体白蛋白等也被作为神经保护治疗方法进行研究。

（二）神经保护剂实验研究和临床研究差异的原因分析

理想的神经保护剂应具备如下特点：改善缺血性卒中患者的神经功能缺损和预后，降低致残率、死亡率；避免明显的脑血管扩张等对缺血区域脑功能的有害作用；药物的安全性好，无心血管、血液和中枢神经系统等方面的不良反应，患者有良好的耐受性；使用方便，口服生物利用度高且无抗凝作用。

值得注意的是：尽管很多神经保护剂在缺血动物模型（大鼠、小鼠或沙土鼠等）的临床前研究中明显有效，但在人类中的临床应用却未看到相应的疗效，呈现出神经保护剂治疗药物实验研究与临床实际之间的脱节。这一现象让神经科学研究者们感到困惑，并开始怀疑神经保护剂是否能从理论研究转化应用到临床。人们开始反思失败的原因,并进行总结,以期能在未来的研究中发现在临床治疗中更有效的神经保护剂。

神经保护剂的研究离不开对缺血性脑卒中神经损伤分子机制的认识,也必须建立在与临床相吻合的基础上。现有的治疗靶向主要针对挽救缺血半暗带。遗憾的是大多数处于超早期时间窗内的患者,其中心梗死区域的大小千差万别,而梗死的大小则是最终决定卒中预后的主要因素。不难理解,只有选择合适的患者(具有相似的梗死体积大小及其他因素)才能更好地使临床结果和试验模型结果相一致。

进一步分析神经保护剂实验研究和临床研究差异的原因,应该涉及临床前试验的设计和临床试验本身两方面,许多研究方案设计中的缺陷在各项研究中重复出现,从而成为潜在的失败原因。其中包括:

1. 动物和人体之间的巨大差异　这种种属的固有差异可能会使理论假设和临床应用产生差距,不能很好地实现治疗目标。

2. 研究对象的差异　动物研究大多选择健康、年轻、标准化的个体作为研究对象(如相同的年龄、体重,相同的饲养背景等),并在实验过程中严格控制血压、血糖、血氧、体温等生理参数,以避免其他因素对实验药物作用判定的干扰。而脑卒中人群之间个体差异很大,主要以老年人群为主,同时可能合并其他全身性疾病,如高血压、糖尿病、动脉硬化等,同时,缺血性脑损伤可改变一些躯体因素(如导致血压下降/升高、低氧血症、血糖应激性增高、体温上升等),这些错综复杂的变化将给临床研究带来更多的可变因素,从而使动物研究到临床研究结果产生背离。

3. 治疗时间窗　在急性缺血性卒中的临床前研究中,神经保护剂的使用多在 6 h 之内,神经保护作用随着给药时间的延迟而减弱;在临床研究中,当选择卒中后"X"小时的患者入组时,往往多数患者接近最后的时限,而目前的临床研究约半数以上选择大于 6 h 的时间窗。由于临床患者的复杂性,治疗时间窗的选择并没有完全遵循试验研究中有效性的证据。因此,要使这些临床研究设计方案达到所希冀的有效神经保护作用可能是纯理想化的设想。

4. 有效神经保护剂的治疗剂量及安全性　神经保护剂的临床前研究常显示出剂量相关的有效性,而用于临床研究中多采用药物的低剂量,增大剂量常会产生明显的不良反应(如NMDA 阻滞剂)。严格地说,与动物研究中具有神经保护作用等剂量的药物若不能安全地在人类使用时,就不能进行 Ⅱ/Ⅲ 期临床研究,目前许多临床研究未达到此要求。

5. 动物模型与人类卒中的差别　动物研究大多采用 MCAO 模型,主要闭塞 MCA。由于动物的大脑动脉环和人体之间的差异,研究中多采用脑缺血-再灌注模型进行研究,且缺乏在老年鼠或患病鼠中的研究证据;多数临床卒中并非为单纯 MCA 闭塞。人体的大脑动脉环变异极大,造成血管结构的个体差异;闭塞部位不同、闭塞后产生的血流改变也不同;加之每个个体基础疾病的影响,即使同一区域的梗死,也可能产生差别。另一个值得注意的问题是目前缺乏神经保护剂在动物和人体中药代动力学变化之间差异的研究,这种差异可能直接影响药物对不同种属的治疗作用。

6. 神经保护剂的作用模式与缺血性脑损伤机制不相符　由于缺血机制和神经损伤途径的复杂性和多样性,一种神经保护药物的单一作用模式,不可能充分地保护其他缺血性脑损伤机制,如作用于神经元受体的药物,对轴突损伤无效;抑制凋亡的药物不能抑制炎症及细胞内其他损伤机制,因而单一药物神经保护作用研究存在着局限性。

7. 治疗疗程选择不当　研究显示:某些脑损伤机制一旦启动后在缺血后长时间内存在,说明了缺血后持续治疗以获得最佳神经保护效应的重要性。重复给药似乎比单次剂量更能提供重要的神经保护效应,但现有的研究多采用单次或数次给药的方法,对各种脑保护剂发挥保护作用的治疗疗程没有定论。

8. 临床研究设计中的问题　如前所述,时间窗的选择是临床研究失败的原因之一。目前动物研究的疗效评定多采用 72 h 或 1 周之内不同时间点的分子生物学、组织学等指标,近年来也有不少评价行为学的报道,但由于更长的随访时间动物模型的存活率受到影响,会导致实验结果的偏差,因而缺乏远期疗效的观察;各种临床试验对神经保护剂的疗效评价主要采用 3 个月的随访时间或其他终止点(如出现心脑血管事件或死亡),临床评价指标的选择以各种功能评分为主(如 NIHSS、BI 等),使理论研究和临床研究的评价体系之间产生差异。此外,临床研究的样本量的大小、统计学的方法等对脑保护药物有效性观察均有影响。

综上所述,神经保护剂实验研究和临床研究差异的多种因素影响了从动物实验到临床应用的转化。对这些因素的认识,将指导未来研究设计方法的改进,以获得更有价值的基础研究结果。

（三）脑保护剂未来研究的策略

深入理解缺血性卒中后的病理生理学机制及脑保护剂作用的临床背景是实现神经保护剂有效应用于临床的基础。理想的神经保护剂应该能够影响多个分子通路,针对缺血引起脑损伤的病理生化变化的级联反应,具有多方位的保护作用,早期应用时既能作用于中心梗死区,又能挽救半暗带。目前单一的药物尚不能完全满足理想的要求,因而提出了联合用药的策略,即采用作用机制不同的药物,阻断不同的代谢紊乱环节或途径,以延长半暗带向梗死区域演变的时程,扩大时间窗,为溶栓治疗赢得更多的机会。

有理由推测,若干药物的联合应用,不但能起到协同效应,而且可以减低每种药物的剂量及不良反应。一些动物试验已证实了联合疗法的有效性,因而脑保护剂的联合疗法对人类脑卒中的治疗可能更加合理。不过,在联合疗法用于临床治疗前,尚需更多的临床研究来证实其有效性。

未来神经保护剂研究的另一个目标是:防止再灌注后的脑出血。t - PA 溶栓治疗是目前唯一被美国 FDA 认可的、临床显示有效的治疗急性缺血性卒中药物,但由于其存在引起再灌注损伤后脑出血的并发症而限制了应用的推广。消除出血风险将更好地从再灌注治疗中获益。再灌注后神经保护的治疗策略将成为未来研究的目标,并具有良好的前景。

（王　岚　李启明）

七、急性缺血性卒中的血压管理

就急性缺血性卒中患者而言,采用行之有效的干预手段,设法尽快恢复血流灌注,挽救尚存的具有活力、但面临危险的缺血半暗带内神经元、神经突触和神经髓鞘,进而最大限度地缩小梗死体积,无疑是治疗这一神经病学急症能否成功的关键。在这一过程中,除了已经明确有效的旨在促进血管再通的特殊治疗方法如溶栓和抗栓治疗外,维持生命体征和内环境的稳定也是卒中治疗实践中不容忽视的重要组成部分,其中合理管理血压至关重要。

不论是出血性卒中,还是缺血性卒中,发生在急性期的血压异常十分常见,尤其是早期出现的以≥140/90 mmHg(18.7/12 kPa)定义的高血压。后者通常被称为急性高血压反应(acute hypertensive response)。受患者选择、研究设计和所采用的高血压定义不同的影响,不同研究报道的卒中急性期高血压流行病学发生率存在差异。对 18 项试验进行系统回顾发现,卒中急性期血压升高的流行病学发生率为 52%。但是,这些研究所采用的高血压定义变异很大:收缩压(systolic blood pressures,SBP)升高的标准为 150~200 mmHg、舒张压(diastolic blood pressures,DBP)升高的标准为 90~115 mmHg。一项全美医院调查报道的563 704 例成人急性卒中患者中,63% 的 SBP≥140 mmHg、28% 的 DBP≥90 mmHg、38%的患者平均动脉压(mean arterial pressure,MAP)≥107 mmHg。而在纳入 17 398 例卒中发病 24 h 以内(中位时间 20 h)患者的国际卒中试验(International Stroke Trial,IST)中,登记时平均 SBP 为 160.1 mmHg,82% 的患者符合 WHO 定义的高血压标准(SBP≥140 mmHg)。与高血压的高流行病学发生率相比,卒中急性期血压降低的流行病学发生率很低。在 IST 试验中,登记时 SBP<120 mmHg 的患者不足 5%。

早已达成共识的是,维持理想水平的血压是预防首次和首次卒中后复发的重要基础。然而,由于缺乏来自随机试验的强有力证据,卒中急性期如何进行血压管理一直是困扰临床医师的一大难题。诸如卒中急性期的高血压应该进行治疗吗? 究竟哪些高血压患者需要治疗? 如果进行治疗,目标血压维持在多高水平才更合理以及究竟哪些抗高血压药更适于急性卒中患者等,都是需要澄清的问题。

(一)脑血流的自动调节与卒中急性期血压异常的意义

在决定是否对缺血性卒中急性期高血压或低血压进行管理之前,首先应对正常生理和异常病理情况下的脑血流(cerebral blood flow,CBF)自动调节机制充分理解。然后再根据患者的具体情况,权衡管理血压异常的风险与效益。

1. CBF 的自动调节 正常时,CBF 的自动调节功能是 MAP 在一定范围内(有时会很大)波动时维持 CBF 相对稳定的重要生理性基础,其中脑灌注压(cerebral perfusion pressures,CPP)和脑血管阻力居主导地位。具体体现为当 MAP 较高时,脑的阻力血管——小动脉收缩,脑血管阻力增加而避免 CCP 显著升高;而当 MAP 较低或同时有颅内压(intracranial pressure,ICP)升高时,脑小动脉扩张,脑血管阻力下降而避免 CPP 显著下降。通过这些调节机制,使 CBF 得以维持在 50 mL/(100 g·min)这一相对恒定水平而确保中枢神经系统的功能正常。CBF 的自动调节机制通常用以下公式表示:

$$CPP = MAP - ICP$$

但是,CBF 的自动调节能力是有限度的。正常生理条件下,能够通过自动调节机制维持 CBF 相对稳定的允许 MAP 波动下限为 50~60 mmHg,上限为 150~160 mmHg。因此,当 MAP<50~60 mmHg 这一下限时,脑小动脉已经实现了最大程度的扩张,脑血管阻力不再下降,CBF 会随 MAP 的下降而减少,进而导致脑缺血。而当 MAP>150~160 mmHg 这一上限时,由于脑小动脉强烈收缩、液体静力压持续升高,可导致脑水肿和血-脑屏障崩溃,如高血压脑病或脑出血。在病理情况下,如慢性高血压患者,其脑小动脉管壁增厚、管腔变窄和扩张能力的减退或丧失,CBF 的自动调节曲线移向 MAP 较高侧,即在很大程度上依赖较高水平的 CPP 才能维持相对恒定的 CBF。由于此时的 ICP 通常可以忽略不计,故 MAP 的高低成为 CPP 高低的决定因素。急性卒中后,缺血中心区和缺血周围区,甚至对侧脑区的 CBF 自动调节功能减退或丧失,致使机体通过阻力血管代偿性扩张最大限度增加病变区域 CBF 的能力有限,故更多的依赖较高水平的 MAP。如果同时存在 ICP 升高,则即使 MAP>60 mmHg 也不足以维持充分的 CBF,意味着需要更高水平的 MAP 才能保证脑组织获得足够的血流供应。

普遍认为卒中急性期的血压升高为一种具有脑保护作用的自限性过程,即通过升高系统动脉压尽量减少源自缺血的脑损伤。研究表明,对卒中急性期的急性高血压反应即使不予治疗,大多数也可在急性期后(10 d 内)自行下降至正常或卒中前水平,平均可降低 20/10 mmHg。参与甘氨酸神经保护国际试验的 1 455 例急性卒中发病 6 h 内血压升高的患者,不论其基线 MAP 如何,在以后的 60 h 内均逐渐下降,尤以开始 10 h 内降幅最大。近期的研究发现,急性缺血性卒中入院后开始 24 h 血压可降低 28%,与是否进行抗高血压治疗无关。有许多机制可以解释缺血性卒中急性期血压升高而在短期内自行下降这一特性,其中包括:① 卒中特异性机制。急性缺血性改变直接损伤了参与包括血压在内的心血管功能调节的中枢结构,如交感和副交感神经中枢、发出抑制性冲动的额前区、发出兴奋性冲动的脑岛区、这些冲动输出途径中的脑干内神经核(尤其是孤束核与延髓外侧核)以及在调节血压中占主导地位的扣带回皮质、杏仁核和下丘脑。上述结构在脑内分布广泛,致使大多数卒中患者在发病后均会出现程度不同的受累。② 继发性神经功能异常机制。主要涉及中枢损伤诱导副交感神经活性降低,使交感肾上腺能神经纤维释放大量的肾素,后者不仅可产生强烈的动脉血管收缩作用,而且可导致卒中患者心血管压力感受器的敏感性降低。③ 全身性机制。虽然上述 2 个机制十分重要,但卒中后肌肉麻痹或缺血期间 NO 等神经递质异常释放引起的间接作用同样不容忽视,这些因素可促进上述相关神经核功能发生改变。此外,头痛、尿潴留或并发感染等应激反应均可导致 CBF 的自动调节障碍,促进循环中儿茶酚胺类物质和炎症细胞因子水平的升高,导致血压升高。

2. 卒中急性期血压异常的临床意义 虽然尚无能够证实缺血性卒中急性期血压异常(主要为血压升高)究竟是有害还是有益的随机对照试验证据,但观察性研究和对某些重要的卒中干预试验进行事后分析得出的主要结论是,卒中急性期高血压和低血压同为临床转归不良的重要危险因素。对一组 77% 有急性期血压升高的患者进行研究发现,设法将腔隙性梗死、大动脉粥样硬化性梗死和心脏栓塞性梗死患者的 SBP 维持在 140~220 mmHg、DBP 维持在 70~110 mmHg 这一较高水平,可改善临床转归。但是,大型国际卒中试验(International Stroke Trail,IST)发现卒中急性期血压与病死率呈 U 形曲线联系,过高或过低均与包括死亡在内的不良转归相关。当 SBP 处于 150 mmHg(U 点)以上时,每升高 10 mmHg,早期病死率增加 3.8%;当 SBP 处于 U 点以下时,每降低 10 mmHg,早期病死率增加 17.9%。IST 试验的这一重要发现不仅有助于卒中治疗实践中决策的制订,而且成为相关指南在对急性缺血性卒中后血压管理进行推荐的重要证据之一。在后来一项基于医院的前瞻性研究中,卒中发病 24 h 内的 1 121 例患者早期(1 个月)和晚期(1 年)病死率与基线 SBP 同样显示出 U 形曲线联系。该研究发现,对已知转归预报因素进行调整后,基线 SBP 处于130 mmHg(U 点)以上时,每升高 10 mmHg,1 个月和 1 年死亡的相对危险度分别增加10.2%(95% CI 4.2%~16.6%)和 7.2%(95% CI 2.2%~12.3%)。而当基线 SBP 处于 U 点以下时,每降低 10 mmHg,死亡的相对危险度分别增加 28.2%(95% CI 8.6%~51.3%)和 17.5%(95% CI 3.1%~34.0%)。似乎提示 SBP 降低使死亡的相对危险度增加比 SBP 升高显著。同时,这项研究还发现,基线 SBP 升高患者比无升高患者更多的因脑水肿而死亡($P=0.005$)。

上述研究结果无疑为应该对缺血性卒中急性期升高的血压进行管理提供了佐证。

(二)缺血性卒中后血压过度升高患者的管理

缺血性卒中后环绕梗死中心的缺血半暗带区脑组织,因突发可逆性缺血处于顿抑(stunned)状态,其神经元活性依然存在。及时恢复该区的血流灌注可挽救这些神经元,避免梗死体积的进一步扩大,进而改善临床转归,已成为急性期进行溶栓治疗的理论依据。从缺血半暗带区脑组织更多依赖较高水平血压而得以生存这一点看,积极降低血压可加重该区缺血,进而导致半暗带区脑组织死亡,似乎不宜积极进行抗高血压治疗。但是,从急性期过度升高的血压可加重脑水肿和增加梗死出血性转化的风险这一点看,降低血压通过减轻脑水肿,减少出血性转化和避免进一步血管损伤,进而改善临床转归,则支持应该进行抗高血压治疗。当前,对缺血性卒中急性期高血压究竟应该如何管理始终没有肯定的结论。但是,根据现有证据和积累的临床经验,完全有理由遵循美国心脏病协会和欧洲卒中指南界定的标准对过度升高的血压进行治疗。

1. 现有临床试验的结果　稍早期完成的急性卒中小剂量 β 受体阻滞剂试验(Low Dose Beta Blockade in Acute Stroke,BEST)发现,β 受体阻滞剂治疗缺血性卒中发病 48 h 内的患者,病死率增加。静脉内尼莫地平西欧卒中试验(intravenous Nimodipine West European stroke trial,INWEST)显示,急性期采用钙通道阻滞剂降低 DBP 会增加 24 h 内神经功能恶化的风险。进一步分析发现,那些治疗后 DBP 降低≥20% 或 DBP≤60 mmHg 的患者,21 d 时死亡或生活依赖的风险显著增大。另一项对急性缺血性卒中病后 6 h~5 d 开始口服或静脉给予钙通道阻滞剂治疗试验进行的汇总分析发现,卒中发病后 12 h 内给予大剂量钙通道阻滞剂治疗,与不良转归的风险增加相关,而且很可能与此类药物干扰了局部 CBF 有关。

与 β 受体阻滞剂或钙通道阻滞剂抗高血压治疗试验不同,采用其他抗高血压药治疗缺血性卒中急性期高血压的试验得到的是阳性结论。对美国神经疾病与卒中协会(national institutes of neurological disorders and stroke,NINDS)重组组织型纤溶酶原激活剂(recombinant tissue plasminogen,rt-PA)卒中试验进行的事后分析发现,与未接受抗高血压治疗的非 rt-PA 治疗的患者相比,随机后 24 h 内接受静脉内羟嗪类制剂拉贝洛尔和(或)硝普钠降压治疗的非 rt-PA 治疗的高血压患者 24 h 神经病学恶化或死亡发生率、或 3 个月时的良好转归率无显著差异。在卒中生存者紧急坎地沙坦治疗评价(acute Candesartan Cilexetil evaluation in stroke survivors,ACCESS)试验中,研究者对入院后 6~24 h 内血压≥200/100 mmHg 或 24~36 h 血压依然≥180/105 mmHg 的缺血性卒中患者随机进行血管紧张素受体阻滞剂坎地沙坦或安慰剂治疗,24 h 内的目标血压降低 10%~15%。如果坎地沙坦组第 7 d 依然显示高血压特征(日间平均血压>135/85 mmHg),则增加坎地沙坦剂量或加用其他抗高血压药;安慰剂组第 7 d 显示高血压者则开始坎地沙坦治疗。结果发现,坎地沙坦组卒中后 12 个月的累计病死率(2.9% 对 7.2%)和血管事件发生率(9.8% 对 18.7%)均低于安慰剂对照组;但两组 3 个月时 Barthel 指数定义的残疾转归无显著差异。一项小型试验随机对 18 例卒中后 5 d 依然存在高血压(BP 140~220 mmHg)的患者进行一氧化氮供体硝酸甘油(glyceryl trinitrate,GTN)经皮治疗(12 例)或安慰剂对照(6 例)7 d,虽然治疗组的血压降低 14%,但氙 CT 显示全脑、梗死同侧或对侧的 CBF 并无显著改变,而且两组 90 d 的临床转归相同。

最近,卒中后立即控制高血压或低血压(controlling hypertension and hypotension immediatelypoststroke,CHHIPS)试验组报告了先导阶段的研究结果。这项计划纳入 1 650 例患者参与的大型随机试验的先导阶段研究,将其中原有高血压(SBP>160 mmHg)的脑梗死或脑出血患者随机分配进入拉贝洛尔组(58 例)、赖诺普利组(58 例)或安慰剂对照组(63 例)。无吞咽困难者口服给药,有吞咽困难者静脉给药,均于症状发生后 36 h 内开始治疗,并对结果进行意向处理分析。CHHIPS 试验先导阶段共随机了 179 例患者,平均(74±11)岁,平均 SBP 为(181±16)mmHg,DBP 为(95±13)mmHg,美国国家卫生研究院卒中量表(national institutes of health stroke scale,NIHSS)得分的中位值为 9(IQR 5-16)。结果发现,治疗组中 69 例(61%)发生以 2 周时死亡或生活依赖定义的主要转归事件,安慰剂组 35 例(59%),无统计学意义(RR 1.03,95% CI 0.80~1.33,P=0.82);尽管治疗组开始 24 h 内血压显著降低(21 mmHg,95% CI 17~25 对 11 mmHg,95% CI 5~17;P=0.004),但无早期神经病学恶化的证据(RR 1.22,95% CI 0.33~4.54,P=0.76)。治疗组不利事件无显著增加(RR 0.91,95% CI 0.69~1.12,P=0.50),但 3 个月时的死亡率显著降低 50%(9.7% 对 20.3%,HR 0.40,95% CI 0.2~1.0,P=0.05)。作者在对上述结果进行解释时指出,肾上腺素阻滞剂拉贝洛尔和血管紧张素转换酶抑制剂赖诺普利均为卒中急性期有效的抗高血压药,有可能成为降低急性卒中后病死率和残疾率的有效药物。

2. 来自现有试验的启示　上述试验所得出的不同结果,让我们增加了对缺血性卒中急性期高血压究竟应该怎样管理的困惑。但是,深入对这些试验进行分析,同样可得到有价值的启示。

(1) 启示一:预设的抗高血压治疗的血压截止点和治疗后目标血压值直接决定能否耐受降压治疗。从决定进行抗高血压治疗的血压截止点看,INWEST 试验中 SBP 的截止点平均为 162 mmHg,结果显示降压治疗可加重转归;NINDS rt-PA 卒中试验的 MAP 截止点平均为 133 mmHg,结果显示降压治疗并不影响转归;而 ACCESS 试验的 SBP 截止点平均为 196 mmHg,结果显示抗高血压治疗可显著改善临床转归。这 3 项采用不同血压截止点的试验得出的截然不同的结果,提示在未来的试验中应该选择哪一个血压截止点更为合理进行探讨。再从治疗后的目标血压值看,结果显示降压治疗有害的 INWEST 试验,要求治疗后开始 2 d 的 SBP<145 mmHg,而真正受到伤害的主要是那些治疗后 DBP 降低≥20％或 DBP≤60 mmHg 的患者;结果显示降压治疗对转归无影响的 NINDS rt-PA 卒中试验,要求治疗后开始 24 h 的 MAP 最低也应>110 mmHg;结果显示降压治疗有益的 ACCESS 试验,则要求治疗后开始 24 h 平均 SBP 降低 10％～15％,2 d 内平均 SBP 应>150 mmHg。这无疑意味着目标血压值对缺血性卒中患者能否耐受降压治疗至关重要,具体体现为血压的降幅过小无效,适度有益,过大则有害。因此,美国卒中治疗指南推荐符合抗高血压治疗的患者,开始 24 h 内血压的降幅应<15％。

(2) 启示二:不同类型抗高血压药的药理机制不同,可导致治疗缺血性卒中急性期高血压截然不同的临床转归。从 BEST 试验看,单纯 β 受体阻滞剂如普萘洛尔和阿替洛尔虽然能够显著降低血压,但转归趋于恶化。而 NINDS rt-PA 卒中试验证实拉贝洛尔能够迅速和安全地降低血压,CHHIPS 试验则证实拉贝洛尔适度降低缺血性卒中患者的血压,不仅安全,而且有效。提示单纯 β 受体阻滞剂也许并不适于缺血性卒中急性期高血压的治疗。采用经皮硝酸甘油(三硝酸甘油酯,GTN)治疗缺血性卒中急性期高血压的小型试验提示,尽管 GTN 治疗使血压降低 14％,但并未引起 CBF 的显著改变,而且也未加重神经功能恶化。相反,采用钙通道阻滞剂的 INWEST 试验显示尼莫地平可显著降低血压,但与之相伴的是临床转归更差。提示这两种降压药不仅对系统血压的影响存在差异,而且对 CBF 的影响也不相同。研究表明,在改善 CBF 方面,GTN 明显优于尼莫地平。许多动物实验支持血管紧张素Ⅱ-1 型受体阻滞剂对卒中可能是有益的。推测的机制包括刺激内皮的 NO 合成、直接激活血管紧张素Ⅱ-1 型受体以及抗炎作用。一项近期完成的汇总分析发现,与 β 受体阻滞剂和 ACEI 等降低血管紧张素Ⅱ水平的抗高血压药相比,增强血管紧张素Ⅱ水平(血管紧张素Ⅱ-1 型受体阻滞剂、利尿剂和钙通道阻滞剂)的抗高血压药更能改善缺血性卒中患者的临床转归。研究表明,ACEI 虽然降低了全身动脉压,但同时也改善了 CBF,因此对卒中具有良性影响。因此,迄今可得到的临床试验显示的互相矛盾的结果,很可能与选择用药有关。在未来的临床实践中,选择不影响 CBF,甚至可改善 CBF 的抗高血压药治疗缺血性卒中急性期高血压应该是明智的。

（3）启示三：对缺血性卒中急性期高血压的治疗应该个体化。通过对阳性试验的设计原理进行分析，我们不难看出，选择合适的患者或许可增加抗高血压治疗成功的机会。比如，证实急性期抗高血压治疗有效的 ACCESS 试验，设计时排除了颈动脉狭窄＞70%、年龄＞85 岁、存在意识水平降低或主动脉夹层分离体征、急性冠状动脉综合征或恶性高血压患者。而在急性缺血性卒中患者中进行的一项 Ⅱ 期随机安慰剂对照试验中，事先排除了严重吞咽障碍、明确＞70%的颈动脉狭窄、心肌梗死病史、充血性心力衰竭、肾功能不全和脑出血患者。40 例发病 24 h 内、SBP≥140 mmHg 或 DBP≥90 mmHg 的卒中患者随机接受赖诺普利或安慰剂治疗，结果发现，治疗 14 d 后，两组的血压均显著降低，以赖诺普利组降低更明显。未发现因降低血压而引起的不良反应，14 d 和 90 d 的功能转归无差异。这些结果提示，对经选择的急性缺血性卒中患者，采用目前证实有效的降压药是安全的。此外，不同的亚型卒中和是否处在进展期，脑组织对缺血的易损性存在变异也是不容忽视的重要问题。有研究发现，那些前循环卒中患者通常对降压治疗具有很强的耐受性，即使在病后 12 h 开始抗高血压治疗同样伤害不大。因此，失败的试验给我们的启示是应该对不同卒中患者实施个体化治疗。

（4）启示四：急性期抗高血压治疗可带来长期效益。根据现有的试验结果，我们似乎很难看出积极降压治疗对患者临床转归具有实质性的影响。但是，必须始终牢记的是，首次卒中后，在设法改善患者的功能预后的同时，还应该尽早启动二级预防程序。鉴于高血压始终是缺血性卒中抑或出血性卒中的持续危险因素，卒中后适时开始抗高血压治疗，不仅可能改善患者的短期转归，更重要的是可以带来长期效益。这一点在 ACCESS 试验中尤为突出。现有的试验大多仅完成了短期转归评价，如果延长随访观察，完全有可能发现早期抗高血压治疗事实上发挥了卒中二级预防作用。

3. 符合溶栓治疗条件患者高血压的管理　虽然此方面的资料有限，而且缺血性卒中急性期高血压通常会在溶栓治疗使血管再通后自行下降甚至恢复正常，但是，接受溶栓治疗前血压过高可显著增加溶栓治疗期间和之后脑出血的风险。在澳大利亚链激酶试验（Australian streptokinase trial）中，基线 SBP＞165 mmHg 并接受链激酶治疗的缺血性卒中患者发生重大脑出血风险增加 25%。根据多中心回顾性和前瞻性调查的资料，常规临床实践中对发病 3 h 内进行 rt-PA 溶栓治疗的 1 205 例患者进行分析，结果显示治疗前 MAP 升高与脑出血发生率增加显著相关。参照 NINDS rt-PA 卒中试验建议进行血压管理，克利夫兰 29 家医院有症状脑出血的综合发生率为 16%，其中改善诊断程序的医院有症状脑出血发生率降低至 6%，进而支持有效地控制血压对降低 rt-PA 溶栓治疗相关性脑出血的风险十分重要。遗憾的是，现有的试验并未充分证实控制血压可改善接受溶栓治疗患者的临床转归。比如，NINDS rt-PA 卒中试验的事后分析发现，有高血压并接受 rt-PA 溶栓治疗的患者，治疗前进行抗高血压治疗并未对 3 个月良好转归产生不利影响，但对溶栓治疗后的高血压进行治疗却降低了 3 个月时的良好转归率。为何产生这种不利影响尚不清楚，或许与更严重的缺血性损伤、持续存在血管闭塞和血压降低幅度过大有关。另一项研究报道在卒中发病后 6 h 内开始溶栓治疗的患者中,高血压与脑出血的风险并无相关。因此,早期采用速效降压药降低血压也许只是为确保溶栓治疗提供了既安全又有效的积极影响。

(三)缺血性卒中急性期血压降低患者的诱导高血压治疗

如前所述,缺血性卒中急性期低血压少见。因此缺乏大型而系统的临床研究,尤其是缺乏随机对照试验的证据。但是,综合现有的小型试验结果,依然可发现,对这些血压降低患者进行诱导高血压治疗很可能是有效的。迄今为止,临床常用的诱导高血压药物主要为去氧肾上腺素,其次为去甲肾上腺素。

诱导高血压治疗急性缺血性卒中可上溯至 20 世纪 50 年代。2 例(1 例为 ICA 闭塞、1 例为基底动脉血栓形成)卒中患者在经历了神经病学缺陷波动后持续恶化,后经去甲肾上腺素静脉滴注出现短期改善;另一项报道对 4 例不同病因的大血管闭塞性卒中患者进行诱导高血压治疗,发现其临床改善。后来,相继有许多病例报道发表。一组共 13 例急性缺血性卒中患者,在诱导高血压 1 h 后 5 例临床改善,24 h 后再次评价 3 例持续改善。不过,升压治疗有效的患者大多在停止升压治疗后神经病学缺陷重现。5 例诱导高血压有效的患者基线 MAP 为 65～100 mmHg,治疗使 MAP 在原血压基础上升高 13～30 mmHg 时出现临床改善,未发生全身并发症。有研究者采用动脉示踪剂观察了诱导高血压对 CBF 的影响,发现随着全身动脉压的升高,基线低灌注区的 CBF 改善。

尽管上述早期报告显示有效,但诱导高血压并未得到广泛认同,主要是担心诱导高血压可增加脑出血风险并加重脑水肿。在 20 世纪 90 年代完成的一项共 60 例缺血性卒中患者的研究中,30 例接受诱导高血压治疗,另 30 例接受标准治疗。该研究采用静脉内去氧肾上腺素诱导高血压,在卒中发病 24 h 内开始,持续治疗 110 h(7～576 h)。结果发现,治疗组 10 例出现神经功能改善,实时 SBP 介于 130～180 mmHg 之间,进一步对这 10 例患者进行随访,结果显示 4 例无神经病学缺陷和影像学显示的梗死。在该研究中,治疗组与标准治疗组间的神经病学或心脏病学并发症无显著差异,然而,标准治疗组脑出血和脑水肿发生率却较高。不过,该观察为非随机和回顾性属性,注定不能排除其 CT 所见存在选择偏倚。同一调查者对后续的 13 例卒中发病 12 h 内的患者进行前瞻性研究,排除了近期心肌缺血、充血性心力衰竭、早期 CT 显示脑出血或脑水肿的患者,基线 SBP<200 mmHg,目标 SBP 至少升高至 160 mmHg 或超过基线时的 20%,并以 NIHSS 得分至少降低 2 分定义为神经功能改善。为了避免将诱导高血压导致的神经功能改善误认为自发改善,对显效患者全部停用去氧肾上腺素治疗,SBP 恢复到基线水平 20 min 后复查神经病学缺陷。该试验的诱导高血压和资料分析持续 1～6 d。结果发现,7 例随血压升高而出现神经病学改善的患者在停用去氧肾上腺素后至出院时,神经病学缺陷无加重。此外,对 1 例患者采用 DWI 和 PWI 技术对急性卒中患者失语和认知功能的神经元基础进行研究,发现在诱导高血压前,DWI 显示左侧额叶广泛性弥散受阻,而 PWI 显示至少存在累及到左侧前颞叶的低灌注区(Wernicke 区)。连续检查发现,语言能力的恶化与血压降低有关。在采用去氧肾上腺素使 MAP 从基线时 88 mmHg 升高至 100 mmHg 时,PWI 显示 Wernicke 区出现再灌注,临床上找词和造

句能力显著改善。该患者最终从静脉内去氧肾上腺素过渡到口服用药(氟氢可的松、氯化钠片和米多君)来维持较高水平的 MAP,并逐渐减少这些药物的剂量。至卒中后 2 个月,其失语未进一步恶化,血压恢复正常。复查 PWI 显示 Wernicke 区灌注正常,梗死范围未超过早期 DWI 异常区。

受这一前驱性试验的鼓舞,继续在 15 例急性卒中患者中完成了一项前瞻性非盲法诱导高血压研究,按 2:1 随机分配接受诱导高血压或标准卒中治疗。纳入标准包括急性缺血性卒中发病 1～7 d,能够进行神经病学缺陷定量评价和 DWI/PWI 失配≥20%。排除标准包括近期心肌缺血、充血性心力衰竭、CT 显示脑出血或存在静脉内去氧肾上腺素禁忌证。在进行静脉扩容后开始静脉内去氧肾上腺素治疗,目标 MAP 升高超过基线水平的 10%～20%(允许 MAP 最高升至 140 mmHg),目标 NIHSS 改善≥2 分。9 例随机进入诱导高血压组、6 例进入标准治疗组。2 组年龄、基线 NIHSS 和基线 MRI 显示 DWI 与 PWI 病变体积相似。3 d 后,诱导高血压组的平均 NIHSS 得分显著优于常规治疗组(5.6 对 12.3,$P<0.02$),6～8 周随访时这种差异持续存在(平均 NIHSS 为 2.8 对 9.7,$P<0.04$)。无 1 例患者发生严重不利事件。治疗组 9 例患者中 6 例有效(NIHSS 得分减少≥2 分)出现在 MAP 升高 14～27 mmHg(13%～30%)。对照组无一例显示 DWI 病变体积出现显著变化,而治疗组 PWI 病变体积显著减小(从 132 mL 减小至 58 mL,$P<0.02$),DWI/PWI 失配体积显著减小(从平均 83 mL 减少至 53 mL;$P<0.005$)。治疗后,NIHSS 改善与 PWI 系列扫描显示低灌注区显著减小相关。与采用去氧肾上腺素诱导高血压治疗相比,去甲肾上腺素虽然也可改善部分缺血性卒中患者的转归,但有效率较低(仅 19%),并且治疗相关性严重并发症(心律失常和有症状脑出血)发生率较高。

除了去氧肾上腺素和去甲肾上腺素经常用于诱导高血压治疗外,研究者还采用琥珀酰水杨酸交联血红蛋白(diaspirin cross-linked hemoglobin,DCLHb)进行研究。发现 DCLHb 治疗诱导的 MAP 升高呈剂量依赖性。治疗组无过多的出血性转化、脑水肿或高血压脑病发生,但总体临床转归无改善。此外,主动脉内气囊泵置入诱发部分主动脉梗阻,可导致 CPP 增加,用经颅 Doppler 超声或正电子发射计算机断层扫描(positron emission computed tomography,PET)/单光子发射计算机断层扫描(single-photon emission computed tomography,SPECT)评价 CBF,16 例患者中 12 例改善。

(四)结语

当前,对急性缺血性卒中如何进行理想的血压管理依然不能肯定。综合现有的文献,可得出的结论包括,卒中发病后早期大多数患者的血压升高,这种升高在大约 7 d 趋于降低至卒中前水平;尚无肯定的证据支持应该对急性卒中进行降低血压、对血压降低患者进行诱导高血压的治疗。但动物实验和小型临床试验提示急性期降低血压很可能是安全的,而且可带来许多益处。但对适于接受血压管理的患者需要进行仔细的筛选,实施干预的血压截止点和目标血压值须统一,选择用药时必须充分理解不同降压药对 CBF 的影响和潜在的不良反应。当前,几项重要的大型随机临床试验正在进行,包括在急性卒中发病 30 d 内 SBP≥

140 mmHg的患者中比较坎地沙坦与安慰剂治疗的斯堪的纳维亚坎地沙坦急性卒中试验（scandinavian Candesartan acute stroke trial, SCAST）；在发病24 h内的缺血性卒中或出血性卒中患者中进行的卒中后继续或停止抗高血压治疗的试验（continue or stop post-stroke anti-hypertensives collaborative study, COSSACS）；以及采用析因设计，在发病48 h内SBP≥140 mmHg的急性卒中患者中进行的一氧化氮治疗卒中有效性试验（efficacy of nitric oxide in stroke trial, ENOS）。希望这些试验能够为我们提供如何管理缺血性卒中急性期血压的有用信息。在此之前，临床实践中，依然需要遵循相关指南进行缺血性卒中患者的血压管理。

（苏克江）

八、缺血性卒中的预后评价

缺血性卒中是一种严重威胁人们健康和寿命的常见疾病，具有发病率高、病死率高、致残率高等特点，给家庭和社会带来沉重的负担。在美国，卒中位居成人最常见死亡原因的第三位，每15个死亡患者中至少有一个死于卒中相关的因素，每年至少有500亿美元的经费用于卒中患者的治疗及护理。据2006年美国一项统计资料表明，一个缺血性卒中患者在存活期间的整个病程中大约需花费140 048美元。国内的一项最新调查数据显示，中国内地每年新发卒中病例约200万例，平均每12 s就有一例新发病例，每21 s就有一人死于卒中，已跃居我国死亡原因的第一位；每年全国卒中患者的直接医疗费用高达374.52亿元人民币，并以80%的幅度增长。

卒中急性发作后的转归及卒中预后是临床医师和患者均非常关心的问题。目前，国内外大量研究证实，许多因素与预后有关，如性别、年龄、卒中发病时的严重程度、影像学检查结果、相关的危险因素以及一些实验室指标等。急性缺血性脑卒中的处理应强调早期诊断、早期治疗、早期康复和早期预防。正确判断预后对卒中后最佳治疗方案的选择起着至关重要的作用。

（一）卒中患者发病初期的检查及评估

除了心脏疾病外，卒中已成为公认的另一种急性病症，也是最重要的神经系统疾病之一。"Time is Brain"——时间就是大脑。对于卒中患者，早一秒抢救就多一分治愈的把握，少一分致残、致死的危险；治疗延迟1 min，就意味着无数脑细胞死亡；发病后6 h以内是缺血性卒中的最佳抢救期。

目前标准化的检查方法已在所有主要的卒中中心得到了有效应用。当患者入院后，先进行最初的临床评估，除了病史、体检及患者全身医学状态（包括心电图、急诊实验室相关检查）的综合评定外，还包括相应的标准化神经病学临床评分量表测试：如格拉斯哥昏迷量表（GCS）、美国国家卫生研究院卒中量表（NIHSS）。这些检查在10～15 min之内便可完成，但却是确定基本治疗方案的基础。此外，有助于疾病诊断的影像学检查、实验室检查和病因分型等是脑卒中评估和诊断的主要方面。

急性缺血性卒中早期诊断及治疗的流程如图4-1-5。溶栓治疗是急性缺血性卒中最重要的恢复血流措施,在严格掌握适应证的前提下采用溶栓治疗,对疾病的转归具有显著疗效。急性期治疗方案的确定主要基于是否在溶栓治疗时间窗内。过去认为发病 3 h 之内为治疗时间窗,目前多项研究结果显示发病 4.5 h 之内均可考虑静脉溶栓治疗,4.5～6 h 之间可选择静脉或动脉溶栓,大脑半球梗死时可在早期进行颅骨切除减压术。正确治疗方案的合理选择与缺血性卒中的预后密切相关。

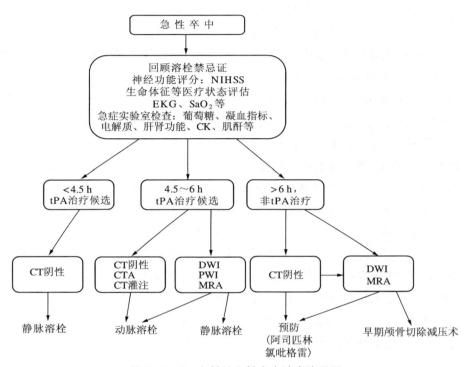

图 4-1-5 急性缺血性卒中诊疗流程图

(二)进展性脑卒中的危险因素及评估

20%～40% 的患者在脑卒中发病后神经功能发生恶化,这种在急性脑卒中发病后 24 h 或数天内神经功能出现恶化的临床现象称为进展性脑卒中(stroke in progression,SIP),它是临床上极为棘手的病情状况,直接影响疾病的预后,导致高致残率、高病死率。研究显示,在所有缺血性卒中后疾病进展的病例中至少有一半以上发生于首发症状出现后的 24 h 之内,约 90% 的患者发生在 3 d 内,部分迟发性进展性脑卒中在发病后 3～7 d 内神经系统症状和体征仍然逐渐进展。

进展性卒中的原因主要涉及脑部因素和全身因素两个方面,其次患者送至医院就诊的时间延迟,或首诊者为未经过神经科专业培训的医师,从而导致了一些人为的进展因素。根据病理学观点,进展性卒中的脑部因素包括:在缺血性卒中最初数小时内半暗带体积约占缺血损伤区的 50%,随着时间的推移,组织坏死扩散或凋亡形成,使病变体积增加,血栓扩大造成脑水肿和再灌注损伤。这时,如果存在足够的侧支血液供应和早期自发性再通,则早期临床症状改善；相反，则导致脑卒中的原发神经系统症状和体征进行性加重，梗死进展。在全身因素中，血糖升高、体温升高、血浆纤维蛋白原水平增高，以及收缩压过高或过低等均与脑卒中进展相关。除此之外，感染、水电解质代谢紊乱、消化道出血、焦虑、精神紧张等并发症的出现也是导致或提示脑卒中进展、预后不良的因素。这些变化多发生在脑卒中后的 8～12 h，是卒中急性期的反应。

1. 血压　血压不稳定是进展性脑卒中的主要危险因素。动物实验提示：血压过高可使局灶性脑缺血动物的血-脑屏障破坏，从而引起脑水肿和脑损伤；血压过低或发病后迅速降压则造成已缺血的脑组织血流灌注进一步下降，两者均可加重脑缺血性损伤，加重神经功能缺损症状，造成脑梗死体积增大而影响预后。

缺血性卒中后，正常的脑循环自动调节机制受到损害，导致 70％～80％的缺血性脑卒中患者急性期血压反射性升高，其中一半以上既往有高血压史；约 2/3 的患者在发病 1 周后血压自动下降至发病前的血压水平。血压应激性增高的机制目前尚不清楚，可能与交感神经系统的激活，儿茶酚胺、肾上腺素释放的增加，以及其他应激激素如皮质醇分泌增多等相关；此外，患者发病及入院时所产生的精神紧张、烦躁、焦虑、疼痛、恶心、呕吐、意识模糊、颅内压增高、膀胱充盈等，导致自主神经功能失调是卒中后血压一过性升高的综合因素。在脑卒中后 24 h 内血压过高与卒中后的不良预后相关。相反，卒中后血压低于正常值提示卒中引起的神经功能缺失严重、脑损害扩大或伴有冠心病等全身合并症，也预示着预后不良。

血压调控与缺血性卒中预后的关系密切，合理的血压调控是决定缺血性脑卒中预后的关键因素之一。研究表明，正常人动脉压降低 10 mmHg，则 CBF 减少 2％～7％；卒中发病 24～36 h 内，SBP 每增高 16 mmHg，脑卒中进展的风险下降 0.166。在缺血性卒中急性期，血压不主张快速积极地降至平时理想水平，发病一周内维持在相对较高的水平有利于维持脑血流。

多项临床研究探讨了缺血性卒中预后与血压的相关性。Willmot 等对 32 项有关入院时血压和急性脑卒中结局关系的研究结果进行 Meta 分析，共收入 10 892 个病例，结果显示：脑卒中后死亡率与 MAP、DBP 增高有关（OR 分别为 1.61，1.71；95％ CI 分别为 1.12～2.31，1.33～2.48）；缺血性卒中的死亡发生率或病后护理的依赖性与 SBP（＋11.73 mmHg，95％ CI 1.30～22.16）、DBP（＋6.00 mmHg，95％ CI 0.19～11.81）和 MAP（＋9.00 mmHg，95％ CI 0.92～17.08）增高相关。在国际卒中试验（the International Stroke Trial，IST）中，对 17 398 例确诊缺血性脑卒中患者入院的 SBP 与 2 周后临床事件发生率、6 个月后神经功能状况进行分析，结果为：入院 SBP 在 150 mmHg 以下时，每降低 10 mmHg，2 周内早期病死率增加 17.9％；SBP 在 150 mmHg 以上时，每升高 10 mmHg，早期病死率增高 3.8％。SBP 每增高 10 mmHg 时，14 d 内缺血性卒中复发率增加 4.2％；低 SBP 与重症临床卒中（如前循环综合征）及致死性冠心病有关。无论是高血压还是低血压均是急性卒中预后不良的独立预测因素。另一项前瞻性观察研究发现，缺血性脑卒中患者入院时 SBP≥180 mmHg 与入院期间及 3 个月后的不良结局发生率相关。SBP 在 140～

179 mmHg 时 14 d 和 6 个月的预后最佳。

根据中华医学会神经病学分会脑血管病学组急性缺血性卒中诊治指南建议,在急性缺血性卒中早期,当血压持续升高,SBP≥200 mmHg 或 DBP≥110 mmHg,或伴有严重心功能不全、主动脉夹层、高血压脑病时,可予谨慎降压治疗,并严密观察血压变化,大多数缺血性卒中患者不主张降压治疗,过度降压治疗将出现受累脑缺血区域低血流灌注的风险而导致疾病的加重。

2. 血糖 糖尿病是进展性脑卒中的另一个主要危险因素。在卒中人群中,8%～20%的患者既往有糖尿病,6%～42%的患者在急性卒中发病前未认识到患有糖尿病。文献报道,血糖增高使脑卒中进展的危险增加 1.9 倍,对卒中的预后不利,血糖水平高于 8.6 mmol/L 时,脑局部代谢明显降低。多数脑卒中患者在急性期 24 h 内血糖水平中度升高,脑卒中的严重程度和死亡率随着血糖水平的升高而增加。高血糖是卒中的独立危险因素,可促进卒中发病,加重卒中患者的病情,影响其神经功能的恢复和预后。

急性缺血性卒中后,体内的高血糖状态可通过加重乳酸性酸中毒,促进氧化,产生氧自由基,抑制人体内皮细胞 DNA 合成,损害内皮屏障,最终导致脑卒中进展。急性缺血性脑卒中患者血糖增高的原因包括多方面的因素,既往有糖尿病病史是最主要的原因。患者因在脑梗死发病前即存在高血糖和高胰岛素血症,长期糖尿病使脑血管弥漫性改变,动脉弹性降低,血流灌注减少,同时高血糖导致血浆黏度、脑血管和纤溶系统活性的改变,影响脑部微循环;长期的血糖超负荷,使细胞间黏附分子(ICAM-1)表达和血清可溶性 ICAM-1(sICAM-1)含量增加,导致广泛的微血管损伤,同时也累及脑部微血管而发生腔隙性脑梗死;当急性缺血性卒中时,脑组织缺血加重进一步促进 ICAM-1 的表达,加重血管壁损害,形成恶性循环,最终使脑梗死症状加重。另一个原因为脑卒中后脑组织受损、脑水肿而致的占位效应,可使中线结构移位,刺激脑干的血糖调节中枢,使糖调节失衡而导致血糖增高;同时,卒中后神经内分泌功能失调,皮质醇、生长激素、胰高血糖素、儿茶酚胺等激素分泌增加,通过多种机制产生血糖升高的生理应激反应。

长期存在高血糖而血糖控制不佳的急性缺血性卒中患者,以及没有糖尿病历史而急性缺血性卒中后出现应激性高血糖的患者,当梗死病灶位于大脑皮质时预后差。一项系统性回顾研究分析了急性缺血性卒中患者高血糖对预后的影响,结果显示,未调整其他相关风险时,入院期间和卒中后 30 d 内,血糖应激性增高(血糖水平>6～8 mmol/L)的非糖尿病患者,病死率为 3.07(95% CI 2.50～3.79);糖尿病患者病死率为 1.30(95% CI 0.49～3.43);卒中后高血糖的非糖尿病患者预后不良的相关风险为 1.41(95% CI 1.16～1.73);24 h 内 MRI 显示灌注加权与弥散加权相上可挽救的不匹配组织血糖增高者小于非血糖增高者,最终的梗死体积高血糖患者大于正常血糖者,且神经功能缺损严重。对于既往无糖尿病病史的患者,急性卒中后发现血糖增高为应激性反应还是潜在的糖尿病患者目前仍有争议。意大利一项前瞻性临床观察研究对既往无糖尿病病史的 106 例急性卒中发病后糖代谢异常的患者进行分析,观察出院时和出院后 3 个月后的口服糖耐量试验,除外未完成此研究的 10

例患者,糖代谢异常者出院时占 84.4%(81/96),3 个月后占 64.6%(62/96),其中出院时和 3 个月后诊断为糖尿病的患者分别占 45.8%(44/96)和 37.5%(36/96);糖耐量异常者分别 为 38.5%(37/96)和 27.1%(26/96)。出院时血糖增高预示着 3 个月后可能患糖尿病。卒中 后糖尿病和非糖尿病患者应激性血糖增高与死亡率增高和预后不良有关,因此,在治疗卒中 的过程中,合理运用胰岛素控制血糖将阻止脑损伤的进一步加重,改善脑卒中预后。

3. 发热与感染　1976 年,Hindfelt 首先报道了体温升高对急性脑卒中后神经损伤程度 的改变有重要影响,并提出发热是影响急性卒中不良预后的独立预测因素之一。约 25% 的 患者在卒中后出现发热,发病初期 24 h 内出现的体温升高可加重脑损伤,使脑梗死体积增 大、神经功能缺损进一步加重;立即维持正常体温则能够稳定血-脑屏障,减少脑内代谢及自 由基的释放。急性卒中后发热的原因并非均源于感染,特别是在卒中发病后的早期,应激反 应、体温调节中枢功能失调是导致体温升高的非感染性因素。高温使脑代谢率增高,在 37℃ 以上时,体温每升高 1℃,脑代谢增高 13%,并发生脑血流、血-脑屏障、白细胞聚集、NMDA 诱导的神经毒性等改变而导致的神经细胞和血管内皮细胞损伤。

一项回顾性研究分析了 332 例 CT 或核磁共振成像确诊为脑梗死的患者入院 72 h 内最 高体温与住院期间死亡率之间的关系,结果发现:入院后 72 h 内 26.5% 的患者出现体温升 高,而体温升高是死亡率增高的显著危险因素,体温每升高 1℃,相对死亡率增加 3.95 倍。 另一组前瞻性研究发现,在 177 例脑卒中患者中,发热是显著增加致残率的一个主要因素, 体温每升高 1℃,早期神经功能恶化的相对危险度增高 8.2 倍。脑卒中后的亚低温治疗对缺 血性卒中具有神经保护作用。

感染是缺血性卒中的常见并发症,感染与脑缺血本身引起的炎症反应在脑卒中进展中 起着重要作用。由于颅内压增高、下丘脑处于缺血缺氧状态、自主神经功能紊乱等卒中后改 变,导致肺淤血、肺间质水肿,使气体交换下降、分泌物淤积,细菌易于繁殖,这是急性缺血性 卒中后易于并发肺部感染的原因。此外卒中后吞咽、咳嗽反射受损,分泌物排出困难易导致 吸入性肺炎。感染可引起凝血功能亢进、血管内皮功能紊乱,促进动脉粥样硬化形成和粥样 硬化斑块不稳定性增高;炎症反应所表现的发热与白细胞增多,使白细胞黏附、聚集,随后产 生一系列炎性细胞因子的级联反应,直接损伤内皮细胞,促进血小板堆积而引起卒中进展。 新近研究认为,入院时 IL-6 水平与缺血性卒中患者早期病情恶化密切相关,是进展性卒中 的重要危险因子;抗炎因子 IL-10 的早期降低是进展性卒中的信号之一。

4. 其他因素　影响缺血性卒中预后的因素涉及多个方面,除了高血压、心血管疾病、糖 尿病外,高龄、教育程度低、既往有卒中病史和住院时神经功能缺损的严重程度(NIHSS 评 分高)也是预后不良的主要影响因素。脑卒中发病最初的几小时内出现头痛、呕吐、消化道 出血等,提示神经系统损害严重,预示早期疾病的进展。电解质紊乱、肾功能不全、动脉粥样 硬化产生的血管狭窄等其他综合因素也影响缺血性卒中的预后。卒中后早期的死亡通常与 脑损伤的程度或卒中急性期并发症直接相关,而后期的死亡则大多源于卒中复发或心血管 事件的发生,以及同时存在痴呆、糖尿病、慢性心力衰竭、周围动脉炎等疾病。患者的基因背景(如人种的不同)、生活方式、环境因素和卒中后的管理也影响着卒中的预后。

卒中后抑郁在卒中患者中约占 30%,是近年来越来越引起临床工作者重视的卒中后并发症之一,直接影响卒中后的康复和患者的生活质量,同时也增加了卒中后的死亡率,早期诊断及治疗卒中后抑郁有助于卒中后神经功能的康复。

卒中单元的建立能改善急性脑卒中患者的近期预后。Stavern 等研究发现与普通病房相比,卒中单元的规范治疗使急性卒中患者 1 个月内的病死率降低 20%。无论何种缺血性卒中亚型(包括大动脉粥样硬化、腔隙性脑梗死、心源性栓塞或其他亚型),卒中单元的高组织管理指数(organized care index,OCI)与急性卒中 30 d 后的低死亡率相关,并能有效减少致残率。卒中单元由于完整而综合化的管理,在急性卒中规范神经内科治疗的基础上,早期由专业康复师、语言治疗师等多学科同时参与,有利于卒中患者的早期康复。

(三)神经影像学改变与进展性卒中

神经影像学技术的不断发展,提供了显示急性缺血性卒中早期改变的可能,运用 CT 和 MRI 对卒中患者进行评价,能有效地识别进展性卒中的风险。

在 CT 上,缺血性脑卒中发病后 6～24 h 内仅有少数病例出现边界不清的稍低密度灶,大部分病例在 9 h 后方可见边界清楚的低密度灶,此时低密度病灶表示脑梗死区的组织坏死和细胞内水肿,无或仅有轻微占位征象。发病后早期即出现 CT 上低密度信号,提示疾病严重,有卒中进行性加重的可能。欧洲合作组急性脑卒中研究(European cooperative acute stroke study,ECASS)分析了入组患者的 CT 影像结果,从而确定了一些代表早期神经功能恶化征象的影像学特征,认为早期 CT 显示局部低密度(OR 1.9,95% CI 1.3～2.9)和大脑中动脉高密度征(hyperdensity of the middle cerebral artery,HMCA)(OR 1.8,95% CI 1.1～3.1)是早期进展性卒中(发病 24 h 内)的独立预测因素;而发病初,特别是在 6 h 之内 CT 显示中线结构移位等脑水肿征象,则预示在 24 h 至 7 d 内将出现迟发的进展性卒中。一项包括 152 例急性缺血性卒中患者的研究结果提示:在发病 5 h 内送入医院即在 CT 上显示局部低密度病灶,并累及皮质或皮质下区域者,神经功能恶化的风险约增加 60%。另一项前瞻性研究共收集 128 个病例,观察脑梗死后 8 h 内的 CT 表现,其中包括脑梗死病灶、缺血性水肿、占位效应等,结果显示,81% 的进展性卒中患者可见早期的脑梗死 CT 征象,而在非进展性卒中患者中仅 49% 显示 CT 早期征象,其中占位效应分别为 26% 和 2.4%。近年来,多模式 CT 的临床应用逐步普及,CT 灌注成像(CT perfusion,CTP)技术可用半定量的方法测定局部脑组织的血流灌注量,较准确地反映脑组织血流灌注量的变化,区别可逆性与不可逆性缺血区域、识别缺血半暗带,判断脑梗死的范围和程度,为进一步的治疗和预后判断提供了有效信息,但其在指导急性脑梗死治疗方面的作用尚未肯定。

MRI 的多种不同技术,如 DWI、PWI、水抑制成像(FLAIR)和梯度回波(GRE)等多模式 MRI 技术,以及 MRI 血管成像(MRA),可用于预测进展性卒中的结局。缺血性卒中的临床影像学研究发现,缺血数分钟后,由于细胞内能量代谢的破坏、$Na^+ - K^+$ 泵功能失调,导致水、钠潴留,产生细胞毒性水肿,水分子弥散速度下降,表观弥散系数(apparent diffusion coefficient, ADC)值降低,产生 DWI 上的高信号影像表现。DWI 可显示超早期脑梗死病灶大小,在症状出现数分钟至 1 h 内就可发现缺血灶,并能早期确定病灶大小、部位,对早期发现急性脑梗死灶,特别是较小病灶、脑干和小脑病灶,鉴别新旧脑梗死病灶比标准 MRI 更敏感。据统计,DWI 诊断急性期脑梗死的敏感性和特异性分别为 88%~100% 和 86%~100%,对超急性脑梗死的诊断价值远优于 CT 和常规 T_1、T_2 加权相和 FLAIR 成像,DWI 所显示的病变体积可预测缺血性脑损伤最终的严重程度。PWI 主要通过 MR 信号随时间的改变,反映组织局部血流分布和微循环的灌注情况,其目的是显示脑血流动力学状态,评价脑血流量、脑血容量、平均通过时间与峰值时间。在超早期脑梗死中,PWI 异常信号区代表脑组织缺血缺氧的最大范围,而 DWI 高信号区则代表不可逆的梗死区,两者结合可确定脑缺血组织不同的代谢功能状态,发展为梗死中心区域的组织脑血流灌注严重缺失[≤15 mL/(100 g・min)],表现为 DWI 所显示的损伤体积;而在梗死周围区域,包括脑缺血半暗带区域,具有中等量的脑灌注[15~25 mL/(100 g・min)],从而产生短暂的神经元代谢障碍,出现神经系统缺损,一旦及时得到再灌注则该区域的脑血流恢复。这种可以挽救的低灌注区围绕在梗死中心区的周围,表现为 MRI 上显示的弥散-灌注加权上异常信号的不匹配现象(perfusion/diffusion mismatch, PDM)——即 PWI 显示的低灌注区与 DWI 显示脑损伤区域大小不一致。PDM 的发生率为 80%~86%,此区域可判断半暗带的存在,从而指导是否选择溶栓治疗。但近年来越来越多的研究证据表明,PDW 并不是最佳的判断半暗带的方法,缺血性卒中早期 DWI 显示的损伤区域不仅包括不可逆的梗死区,也包括半暗带区,其中部分区域的脑缺血是可逆性的;PWI 所显示的异常区域有时也超出了半暗带的范围,往往包含血流减少并不严重的区域。PET 能定量分析局部脑组织血流、局部脑组织的氧代谢率和氧吸收分数,从而早期发现半暗带的部位、大小,但由于 PET 的费用昂贵、操作复杂,在临床上的应用受到了限制。

(四)影响缺血性卒中预后的生物学标志

广义而言,生物学标志包括任何与卒中危险因素或卒中过程相关、能测定其生理特征或代谢等物质的标志物,其中包括生理学(如高血压)、影像学(CT/MRI)、电生理、组织学、遗传学、血清学及神经元标志物,不同的标志物可用于评价与脑卒中相关的危险因素、临床诊断及预测疾病的结局。近年来,用于诊断和预测疾病严重程度、优化治疗方案和判断预后的生物学指标逐渐引起研究者的重视。在此,我们着重强调影响缺血性卒中预后的血清、脑脊液分子生物学标志。

卒中后中枢神经系统对损伤的反应导致了一些神经元等标志物的特征性上调,并通过受损的脑组织释放入脑脊液和血流中。缺血性卒中时,由于动脉血流的阻断,产生一系列病理过程,如炎症和氧化应激反应等,最终导致细胞凋亡和坏死,缺血性脑卒中相关的生物标志物均与缺血性卒中所涉及的不同病理生理机制有关(见表 4-1-2)。

1. 与神经元相关的生物标志物 与神经元相关的生物标志物种类繁多,其中包括神经元特异性烯醇化酶(neuron-specific enolase, NSE)、Tau 蛋白、N-乙酰天门冬氨酸、NMDA

表 4-1-2　与卒中预后相关的生物标志物

生物标志物		大小	严重性	恶化	预后
神经元相关	S100-β	+	+	+	+
	胶质纤维相关蛋白 (glial fibrillary-associated protein)	+	+		+
	心脏型脂肪酸结合蛋白 (heart fatty-associated protein)	+	+		+
	Tau 蛋白	+	+		+
	髓鞘碱性蛋白(myelin basic protein)	+	+		+
	NMDA 受体 NR2 自身抗体	+	+		+
	B 型神经生长因子		+		
止血相关	血栓调节素(thrombomodulin)		±		+
	D-二聚体	+	+	+	+
	纤维蛋白原	+	+	+	+
	血纤维蛋白 A 肽				+
	β-血小板球蛋白(β-TG)				+
	Von Willebrand 因子			+	+
细胞因子	IL-6	+	+	+	+
	IL-10		±	+	
	ICAM-1	+	+	+	
	TNF α	+	+	+	+
	IL-1 受体阻滞剂	+			
	壳三糖苷酶(chitotriosidase)	+	+		
炎症反应物	C 反应蛋白			+	+
	红细胞沉降率(ESR)				+
组织破坏	基质金属蛋白酶-9 (matrix metalloproteinases-9)	+	+	+	+
	基质金属蛋白酶-13			+	
	caspase-3		+	+	+
	可溶性 Fas			+	
氧化应激	超氧化物歧化酶	+	+	±	+
	视黄醇(维生素 A)			+	+
	维生素 C		+	+	
	尿酸	±		+	±

自身抗体等。

NSE：是糖酵解途径的关键酶，作为一种可溶性细胞内蛋白质，主要存在于神经元胞质和中枢神经或周围神经的内分泌细胞中，并维持神经元细胞膜的活性。生理状况下，脑脊液和血浆中存在少量的 NSE，脑组织损伤后，NSE 迅速分泌至脑脊液和血液中。有研究报道，缺血性脑卒中后 4～8 h 即在 CSF 中测出 NSE，其浓度的高低与 NIHSS 评分相关，但血清中测定 NSE 浓度不如 CSF 中敏感，因此，以 NSE 来判断脑卒中的严重程度和预后尚待进一步研究证实。

Tau 蛋白（tau protein，TP）：是神经系统广泛表达的微管相关蛋白，是脑内神经元细胞的支架蛋白之一，在合成和稳定微管结构、维持神经功能方面起着重要作用。过度磷酸化的 Tau 蛋白在脑内自我聚集成双螺旋纤维细丝，进而产生神经纤维缠结沉积于神经元细胞内，引起神经元损害、变性，因而主要与神经变性疾病有关，如 Alzheimers 病等。有研究报道，脑脊液 Tau 蛋白测定也是急性缺血性脑卒中的一个生物标志物，但在发病后 24 h 内仅 27% 的脑梗死患者 Tau 蛋白水平增高，此后 Tau 蛋白缓慢升高，并与脑梗死体积和临床严重程度相关。

N-乙酰天冬氨酸（N-acetylaspartate，NAA）：主要存在于神经元的胞体和轴突中，是神经元损伤严重程度的一项生物标志物。脑卒中后，由于神经元代谢紊乱，使缺血脑组织 NAA 下降，氢质子磁共振波谱（magnetic resonance spectroscopy，MRS）定量分析通过动态观察脑梗死细胞代谢的变化，可以观察到梗死中心区和周围半暗带区 NAA 明显下降，其中中心区 NAA 下降比边缘区更明显。

NMDA 受体自身抗体：与神经毒性相关。一项初步研究检测了神经毒性的生物学指标，包括谷氨酸、同型半胱氨酸和 NMDA NR2 自身抗体，结果发现与对照组相比，TIA 组 NMDA NR2 自身抗体显著升高，而缺血性卒中患者升高更明显，并与 NIHSS 评分和磁共振 DWI 上的梗死体积相关，而出血性卒中患者此指标无明显上升。这一指标有望成为鉴别出血或缺血性卒中的标志物。

2. 与神经胶质细胞成分相关的生物标志物　S100-β 蛋白：是一种酸性钙结合蛋白，主要分布在中枢神经系统和周围神经系统的神经胶质细胞和某些神经元细胞中，是神经胶质的标志蛋白。在脑梗死致缺血性脑损伤的早期，由于细胞坏死，释放出大量 S100-β 蛋白到脑脊液中，并通过损伤的血-脑屏障进入血液。血清 S100-β 浓度在缺血性卒中后 2～4 d 最高，其峰值与 NIHSS 评分的高低相关，可反映脑损伤的严重程度，与梗死体积、治疗后出血及死亡等危险程度及预后相关，并随病情的时间变化而变化。S100-β 是早期诊断卒中的重要标志物之一。

血清中星形胶质细胞内的特异性蛋白——胶质纤维相关蛋白（glial fibrillary-associated protein，GFAP）：在神经损伤时升高，并与脑梗死体积、入院时疾病的严重程度相关，其浓度与 S100-β 浓度的变化具有相关性，在轻微脑损伤或小的梗死病灶时，其敏感性优于 S100-β，但因血清浓度的升高延迟而限制其作为诊断手段的应用。

髓鞘碱性蛋白(myelin basic protein,MBP):是中枢神经系统(CNS)髓鞘的主要蛋白质，位于髓鞘浆膜面,维持 CNS 髓鞘结构和功能的稳定,具有神经组织特异性。当 CNS 遭到损害时,如多发性硬化、脑卒中等,血-脑屏障功能破坏,其通透性发生改变,使血清 MBP 含量升高。有研究显示,缺血性卒中患者约 39% 在入院时血清 MBP 水平增高,其增高程度与入院时的 NIHSS 评分高低及梗死体积有关。

脂肪酸结合蛋白(fatty acid-binding proteins,FABPs):是一类缓冲和转运长链脂肪酸的细胞内分子,具有结合脂肪酸并调节其细胞代谢的功能,当细胞损伤或死亡时可引起 FABPs 的渗漏。已知 FABPs 有 9 种类型,目前仅有两种类型存在于中枢神经系统中:一种为胶质细胞中的脑型脂肪酸结合蛋白(B-FABP),另一种为神经元中的心脏型脂肪酸结合蛋白(H-FABP),对于缺血性脑卒中的诊断,H-FABP 比 B-FABP 更敏感。Wunderlich 等测定了 42 例发病 6 h 内入院的缺血性卒中患者血清 B-FABP 和 H-FABP,动态观察卒中后 1~6 h 中的每小时,以及 12、18、24、48、72、96、120 h 该指标的变化,结果发现发病后 2~3 h B-FABP 和 H-FABP 增高达峰值,并延续至 120 h,其中血清 H-FABP 浓度高则卒中严重且梗死体积大。据报道,血清 H-FABP 在缺血性卒中入院检测中敏感性为 68% 且假阳性率低,而血清中 B-FABP 并非为卒中的特异性指标,其增高也见于其他脑损伤疾病。

3. 其他非特异性生物标志物　与止血相关的指标,如血栓调节素、纤维蛋白原、D-二聚体、纤维蛋白 A 肽、β-血小板球蛋白等;与炎症相关的指标,如细胞因子 IL-1、IL-6、IL-8、IL-10、TGF-β、IL-1 受体阻滞剂、ICAM-1 以及 TNFα 等与卒中相关,其中 IL-6、IL-10、IL-1 受体阻滞剂在卒中后的数小时或数天内增高,TNFα 与 IL-6 的增高与再灌注损伤的体积相关,这些指标对判断卒中的病因和预后具有一定的作用。C 反应蛋白(C reactive protein,CRP)和红细胞沉降率(erythrocyte sedimentation rate,ESR)与炎症急性反应相关,研究显示:卒中后住院时 CRP 和 ESR 迅速增高可预测 tPA 溶栓治疗患者的死亡率,可能与脑梗死的体积亦相关。TIA 或脑梗死后第 1 d 高水平 CRP,以及 3 个月后 CRP 仍增高,可能增加缺血性卒中的复发率。

基质金属蛋白酶(Matrix metalloproteinases,MMPs):是一类对细胞外基质具有降解活性的蛋白酶超家族锌依赖内肽酶,主要控制细胞外基质的降解和重塑。MMPs 参与动脉粥样硬化形成,在动脉粥样硬化斑块富含巨噬细胞的区域,尤其是纤维帽肩部高度表达,与慢性颅内动脉粥样硬化性损伤相关。脑梗死时,由于急性期血-脑屏障破坏、炎症反应、继发性脑损伤和血管源性脑水肿因素,MMP-9、MMP-13 明显升高,血清 MMP-9 的升高与 NIHSS 评分、DWI 上脑梗死的体积以及疾病的严重程度和预后关系密切,MMP-13 与 DWI 上脑损伤区域的扩大相关,预示着疾病的恶化。

细胞凋亡通路的一些生物标志物,如超氧化物歧化酶、Fas、caspase 信号通路的一些产物均可作为缺血性卒中的生物学指标,这些产物在循环中的含量有限、个体间也存在着差异,是否能用于脑卒中的预后判断有待于进一步探讨。

（五）结语

缺血性卒中的预后需要根据综合因素进行判断，密切观察病情，及时调整治疗方案，将有助于提高卒中患者的生活质量，减少疾病的致残率和死亡率。

（王　岚　徐天舒　徐宏华）

第二节　缺血性脑血管病的重要临床亚型

一、短暂性脑缺血发作

短暂性脑缺血发作（transient ischemic attack，TIA）系颈内动脉或椎-基底动脉系统的一过性缺血发作。目前，越来越多的医务工作者认识到 TIA 是内科常见的急诊之一，需要紧急诊断与治疗。近年来，在 TIA 研究方面已经有了较大的进展。然而，为数不少的内科医师、急诊科医师，甚至一些神经内科医师对 TIA 的认识仍停留在传统概念上。本节将介绍 TIA 的研究现状。

（一）TIA 的概念

1. TIA 的传统概念　1965 年美国第四届脑血管病普林斯顿会议上提出的 TIA 定义是"突然出现的局灶性或全脑神经功能障碍，持续时间不超过 24 h，且排除非血管源性原因"。1975 年美国国立卫生研究院（NIH）脑血管病分类沿用了此定义。我国脑血管疾病分类也采用了该概念。经过几十年的临床观察与研究发现，大部分 TIA 患者临床发作的时间不超过 1 h；若超过 1 h，在 24 h 内完全恢复的机会很小。有些 TIA 患者的"临床症状"完全消除了，但脑部影像学检查却有急性脑梗死的证据。这就对 TIA 的传统概念提出了质疑，从而产生 TIA 的新概念。

2. TIA 的新概念　由于脑部影像学的快速发展，尤其是 DWI 技术在临床上的广泛使用，发现许多传统概念的 TIA 患者有脑组织损伤的证据。Inatomi 等研究了 129 例连续收治的 TIA 患者，从 TIA 发作到 MRI 检查的平均时间为 4.7 ± 2.6 d，DWI 显示与 TIA 表现相一致的病灶阳性率为 44%。实际上，早在 1983 年 Waxman 和 Toole 就首先注意到传统概念的 TIA 患者脑 CT 检查有"梗死灶"的异常影像。2002 年 Albers 等代表美国 TIA 工作组织提出了 TIA 的新定义："由于局部脑或视网膜缺血引起的短暂性的神经功能障碍，伴有典型的临床症状，持续时间不超过 1 h，且没有急性梗死的证据。"TIA 新概念与传统概念的主要区别是：① 将 TIA 临床表现的持续时间界定为 1 h 以内。② 确定了 TIA 与急性脑梗死的区别，即一旦影像学检查确定有与临床表现相一致的脑梗死病灶，不论持续时间长短，就应当诊断急性脑梗死，而不再诊断 TIA。表 4-2-1 对 TIA 的传统概念与新概念进行了比较。

表 4-2-1　TIA 传统概念与新概念的比较

传统的 TIA 概念	新的 TIA 概念
基于时间的传统概念(以 24 h 为界定)	基于组织的新概念(以生物学损伤为界定)
一过性缺血症状是良性的	提示一过性缺血性症状可伴有持续脑损伤
诊断基于一过性过程而并非病理生理	鼓励使用辅助检查确定有无脑损伤表现及其原因
导致急性脑缺血治疗的延误	促进急性脑缺血的快速治疗
不能准确提示有无缺血性脑损伤	更准确反映缺血脑损伤
与心绞痛和心肌梗死的概念相悖	与心绞痛和心肌梗死的概念一致

（二）TIA 的病因与发病机制

TIA 的病因与发病机制至今尚未完全清楚。血管病变、血流动力学变化和血液成分的改变等因素均可引起 TIA 的临床表现。目前,国内外学者均建议将 TIA 作为一个综合征看待。在临床工作中,应尽可能明确 TIA 的病因及其发病机制。当前,TIA 的病因与发病机制主要有以下几种类型。

1. 血流动力学型 TIA　患者存在严重的颅内-外动脉狭窄,当血压波动时引起远端缺血;血压低于脑灌注代偿的阈值时发生 TIA,血压升高脑灌注恢复时症状缓解。引起颅内-外动脉狭窄的最常见病因是动脉粥样硬化,还包括烟雾病、动脉炎、高同型半胱氨酸血症等其他因素。北京宣武医院报道 200 例 TIA 患者全脑血管造影检查,87.5%患者存在颅内-外动脉狭窄;颅外动脉以颈内动脉颅外段狭窄为主,占 53.2%;而颅内动脉以大脑中动脉狭窄为主,占 39.3%。因此,对 TIA 患者必须通过对血管的检查,确定是否存在颅内-外动脉的狭窄及其狭窄的严重程度。

2. 微栓塞型 TIA

（1）动脉-动脉源性 TIA:主要指动脉血管内膜损伤形成的粥样斑块,在某种原因的作用下斑块部分脱落形成微栓子进入远端脑动脉系统内阻塞血管,引起脑缺血的临床发作;当微栓子被溶解后血管再通,临床症状恢复。发生粥样斑块部分脱落的常见血管为颈内动脉、主动脉弓、椎动脉及大脑中动脉。

（2）心源性 TIA:指心脏病形成的"微栓子"随血流到脑部动脉远端,引起 TIA。常见的心脏病变如下:① 瓣膜病变,如风湿性心脏病、二尖瓣脱垂。② 心房颤动:引起左心房附壁血栓形成微栓子。③ 心肌梗死。④ 心内膜炎。⑤ 心房黏液瘤。⑥ 心脏及大血管手术。

（三）TIA 的临床表现

TIA 好发于中年以后,男性高于女性。根据临床表现可以初步判断为颈内动脉系统 TIA 或椎-基底动脉系统 TIA。

1. 颈内动脉系统 TIA　主要表现为颈内动脉或大脑中动脉功能支配区短暂缺血性发作,表现为一侧肢体的无力、活动不灵、麻木、感觉减退。一侧眼睛的视力障碍为同侧颈内动脉性 TIA 的特征表现;颈内动脉严重狭窄可以导致对侧肢体抖动性 TIA 发作。

2. 椎-基底动脉系统 TIA　主要表现为后循环功能支配区缺血性发作,常见的表现为头晕、双眼视物模糊、复视、言语不清、声音嘶哑、步态不稳、意识障碍等。而交叉性的表现,如一侧面部无力而对侧肢体瘫痪则是椎-基底动脉系统 TIA 特有的特征。

目前认为,从 TIA 的发作形式上可以推测 TIA 的发病原因,如由血管狭窄引起的血流动力学性 TIA,临床发作时表现刻板,每次发作时的表现类似;而由微栓子引起的 TIA,由于栓子的来源和大小的不同,每次发作表现差异较大。

(四)TIA 的诊断与鉴别诊断

1. TIA 的诊断　临床医师在诊断 TIA 时特别需要全面的询问病史,包括发病时间、主要表现、持续时间、有无先兆、伴随症状,有无诱发因素等。绝大多数患者到达医院后症状已经消失,需要向目击者详细了解。根据 TIA 的新定义,符合以下情况方可诊断 TIA:① 发作时的神经功能障碍符合某一血管分布。② 临床发作持续时间<1 h,典型的<30 min。③ 发作 1 h 后神经系统体格检查无阳性体征。④ 脑影像学检查:CT 和(或)MRI 无脑梗死的证据。⑤ 心脑血管的检查有心脏病和动脉粥样硬化的证据。

2. TIA 的鉴别诊断

(1) 需要与 TIA 鉴别的常见疾病包括癫痫、偏头痛、低血糖、蛛网膜下腔出血、硬膜下血肿、晕厥、梅尼埃综合征、倾倒发作(drop attack)、短暂性全面遗忘征(transient global amnesia,TGA)等。

倾倒发作过去认为是椎-基底动脉 TIA 所特有的表现。但有学者认为倾倒发作患者中仅有 1/4 与脑血管或心脏病有关。TGA 持续时间大多长于 1 h 而小于 24 h,推测其与颞叶癫痫发作、偏头痛、下丘脑缺血等有关。

(2) 在 TIA 的鉴别诊断中,下列表现大多不符合缺血性发作,需要引起重视:① 孤立性头晕、眩晕、咽下困难。② 视觉障碍的特点表现为灯光闪现、之字形线和影像变形。③ 全身无力。④ 孤立性记忆缺失而无语言障碍。⑤ 缓慢进展的感觉症状。⑥ 唇和面部的麻木。

(3) TIA 鉴别诊断的关键在于详细的病史询问,全面的体格检查和正确应用实验室检查。病史询问的要点是患者的年龄、伴发疾病、症状持续时间和症状的特点。例如:病史中若存在一侧前颈部疼痛,伴有局灶性神经症状,应考虑颈动脉夹层的可能;同样,若存在一侧后颈部疼痛伴有局灶性神经症状存在,要注意有无椎动脉夹层。在体格检查中,若听诊颈部血管闻到杂音,则较好地提示颈动脉病变;颞动脉触痛在巨细胞动脉炎患者的诊断中是非常有用的体征。及时的脑部 CT 和(或)MRI[弥散和(或)灌注]检查,对 TIA 的鉴别诊断非常有帮助。

(五)TIA 的危险分层

TIA 的危险分层是指患者发生 TIA 之后发生脑卒中或心血管事件的风险。荟萃分析显示 TIA 后脑卒中的风险在 2 d 为 3.1%、7 d 为 5.2%、在 30 d 为 13.4%、在 90 d 为17.3%。而且,TIA 后 90 d 时心血管事件的发生率为 2.5%,23% 的脑卒中患者在卒中前有 TIA。作为临床医师应当认识到 TIA 的危害性,对 TIA 患者开展积极评价,判断其危险程度,预防

TIA后心脑血管事件的发生。

1. 加利福尼亚评分(california scores) 2000年发表的该评分量表(表4-2-2),对1 707例TIA患者进行分析,结果提示具有年龄>60岁、糖尿病、症状持续时间>10 min、虚弱和言语功能障碍5个因素时,90 d内再发脑卒中的风险大。

表4-2-2 加利福尼亚评分(总分5分)

	TIA的临床特征	得分
年龄	>60岁	1
糖尿病	有	1
症状持续时间	>10 min	1
肢体无力	有	1
言语功能障碍	有	1

2. ABCD评分(ABCD scores) 该评分主要用来预测TIA后30 d内发生卒中的风险,该评分量表内容如表4-2-3:

表4-2-3 ABCD评分(总分6分)

危险因素	ABCD评分	分值
A 年龄	<60岁	=0
	≥60岁	=1
B 血压	收缩压≤140 mmHg和舒张压≤90 mmHg	=0
	收缩压>140 mmHg(18.6 kPa)和舒张压>90 mmHg(12 kPa)	=1
C 临床特征	一侧肢体无力	=2
	言语不清但不伴无力	=1
	其他症状	=0
D 症状持续时间	<10分	=0
	10~59分	=1
	≥60分	=2

随着ABCD评分的增加,TIA后30 d内发生脑卒中的风险也在增加。评分=3分时,脑卒中发生率为3.5%;评分=6分时,脑卒中发生率上升到31.3%。

3. ABCD-2评分 2007年Johnston等结合上述评分提出了ABCD-2评分(表4-2-4),该评分在ABCD评分的基础上增加了糖尿病一项(有=1分,无=0分)。临床研究显示,ABCD-2评分预测TIA后脑卒中的价值显著提高。ABCD-2评分0~3分为低危,4~5分为中危,6~7分为高危,其在TIA后2 d内发生脑卒中的比率分别为1.0%、4.1%和8.1%。

表 4-2-4　ABCD-2 评分(总分 6 分)

		TIA 的临床特征	得分
A	年龄	>60 岁	1
B	血压(mmHg)	SBP>140 或 DBP>90	1
C	临床症状	单侧无力	2
		不伴无力的言语障碍	1
D	临床症状持续时间	>60 min	2
		10~59 min	1
D	糖尿病	有	1

目前,多数学者认为在 TIA 的诊治过程中采用 ABCD-2 评分来预测 TIA 后脑卒中的风险具有较大的临床意义。然而,必须认识到即使被判断为低危的 TIA 患者,也有发生心脑血管事件的风险。对那些具有颅内-外动脉狭窄、心房颤动、心肌梗死、有过脑卒中病史的患者,不论评分多少,均应看成是高危患者。因此,不能机械地使用 ABCD-2 等评分量表。

(六) TIA 的评价与治疗

1. TIA 的评价　对诊断为 TIA 的患者除了进行危险分层评价以外,还要进行神经影像检查、脑血管检查、心脏检查及常规检查,尽可能地明确 TIA 的病因与机制。

(1) 神经影像检查:对所有疑诊 TIA 患者在急诊室时必须进行脑 CT 检查;对脑 CT 检查阴性的患者,推荐进行脑磁共振弥散成像检查。

(2) 脑血管检查:应当常规进行颅脑彩超、颈动脉超声检查;根据情况选择 CTA、MRA检查;必要时进行 DSA 检查。

(3) 心脏检查:心脏超声和动态心电图对怀疑心源性 TIA 患者应常规检查,必要时进行经食管超心动图检查以除外心脏附壁血栓、房间隔未闭(房室壁瘤、卵圆孔未闭、房间隔缺损)、主动脉弓粥样硬化等栓子来源。

(4) 常规检查:包括血常规、凝血常规、电解质、血糖、血脂、血液流变学及心电图检查。

2. TIA 的处理流程　对疑诊 TIA 的患者建议按以下流程(图 4-2-1)进行处理,尽可能减少 TIA 患者发展为脑梗死或发生心血管事件。

3. TIA 的治疗

(1) 抗血小板治疗:对于无明确栓子来源的 TIA,应及时进行抗血小板治疗,常用药物为肠溶阿司匹林,剂量为 75~100 mg/d。对阿司匹林不能耐受或过敏或发病前已经使用阿司匹林的患者,可直接使用氯吡格雷 75 mg/d。对 TIA 频繁发作和 ABCD-2 评分为高危的患者,在急诊治疗时可以首先使用负荷剂量肠溶阿司匹林 300 mg 或氯吡格雷 300 mg 口服,以后再使用推荐剂量进行抗血小板治疗,也有学者推荐早期联合使用阿司匹林和氯吡格雷;临床医师可根据情况采用个体化的治疗方案。

(2) 抗凝治疗:对明确为心源性栓塞性 TIA,推荐长期口服华法林治疗,根据国际标准

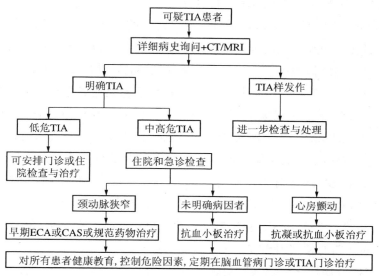

图 4-2-1 TIA 的处理流程

化比值(INR)调整剂量,将 INR 控制在 2.0～3.0 范围内,目标值为 INR＝2.5。对感染性心内膜炎引起的 TIA 不推荐使用抗凝治疗;对高龄 TIA 患者 INR 要低。对于抗凝治疗禁忌的患者,使用抗血小板药物治疗。

(3) 手术与介入治疗:对颅内-外动脉粥样硬化性狭窄引起的 TIA 应严格按照指南的要求和所在医院的技术水平开展颈动脉内膜切除术(CEA)和颈动脉支架成形术(CAS)。对颅内动脉粥样硬化性狭窄引起的 TIA,在规范的内科治疗无效的情况下,在有条件的医院可考虑介入治疗。

(4) 其他内科治疗:

1) 他汀类药物:对 TIA 患者,应常规使用他汀类药物治疗;对 TIA 高危患者,尤其是有严重动脉粥样硬化性颅内-外动脉狭窄的 TIA,应进行强化他汀治疗。

2) 控制危险因素:对 TIA 患者的常见危险因素应按照指南的要求进行达标治疗。尤其是血压的管理,应根据有无动脉狭窄和动脉狭窄的程度,将血压控制在合适的水平,防止发生脑低灌注而引起的脑梗死。

(姜建东)

二、 基底动脉闭塞

基底动脉闭塞是一种罕见却灾难性的疾病,是最严重的脑缺血类型,其自然病程预后极差,即使采取抗凝和纤维蛋白溶解疗法,如果不能使血管再通,死亡率也可达 85%～95%,而血管再通后死亡率可以降低到 40%。目前的研究缺乏基底动脉闭塞发病率及患病率的确切数据。在一项 1 000 例尸检的报告中仅发现 2 例基底动脉闭塞,然而,在卒中登记研究中发现缺血性卒中 27% 发生在后循环,和其他颅内动脉一样,与白种人群比起来,动脉硬化性基底动脉狭窄在非裔美国人和亚洲人中更为常见。

（一）基底动脉闭塞的病因及病理解剖学研究

1. 病因和危险因素 老年人基底动脉闭塞最常见的危险因素是高血压,见于70％的患者,其他依次为糖尿病、冠心病、周围血管疾病、吸烟和高脂血症;偏头痛曾在不明原因的基底动脉闭塞中过度诊断,但现在认为其并不多见,相反动脉夹层(artery dissection)才是儿童和青年人基底动脉闭塞的常见病因;报道的少见病因还包括巨长基底动脉、基底动脉扩张、梭形动脉瘤、创伤性动脉瘤、纤维肌肉结构不良、儿童巨大动脉瘤等;Veenendaal-Hilbers曾经报道过一例博氏疏螺旋体感染所致的基底部脑膜-血管炎导致的基底动脉闭塞患者;Orkide则报道过一例由于凝血酶原基因G20210A突变所致的基底动脉闭塞。

基底动脉闭塞的发病机制取决于受累血管的节段:动脉粥样硬化性血管闭塞主要累及中段基底动脉和椎动脉与基底动脉结合处。不管是心脏还是动脉来源的栓子,通常更容易累及基底动脉远端1/3处的血管和椎动脉与基底动脉结合处。动脉夹层更常见于颅外的椎动脉,通常与发病之前的颈部损伤或是按摩操作有关。

2. 解剖学基础及病理研究 基底动脉是后循环最重要的动脉,在脑桥延髓交界处由双侧的椎动脉汇合而成,然后走行于脑桥的腹侧,在途中发出正中和旁正中、短的和长的旋支。大脑后动脉是基底动脉的终末分支,主要供应中脑、丘脑和颞叶的内侧及枕叶。小脑下前动脉通常起源于基底动脉的近端1/3处,是基底动脉的一个较大的环状分支,供应脑桥被盖侧、脑桥臂或小脑中脚、绒球小脑和部分小脑前部(图4-2-2)。

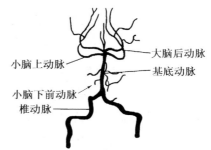

图4-2-2 椎-基底动脉解剖示意图

考虑到后循环的解剖和大脑动脉环,临床表现主要取决于闭塞的部位、血栓的范围及侧支循环状况。正常情况下,血流从椎动脉顺流至基底动脉到终末的分支血管。这种形式的血流方式也会变化,如果由于缓慢进展血管狭窄造成基底动脉的近端闭塞,那么在小脑部位产生的侧支循环会代偿供应基底动脉的皮质支。另外,血流也可以从大脑后动脉反流至基底动脉远端。

基底动脉闭塞的机制随血管闭塞部位的不同而不同,大部分远端(基底动脉尖)或是近端(椎动脉与基底动脉结合处)闭塞是由来自心脏或是动脉的栓子栓塞所致,基底动脉中部的闭塞的主要病因是动脉粥样硬化性血栓形成,动脉夹层在椎动脉常见,很少会累及到基底动脉。

（二）临床诊断

基底动脉闭塞临床常常以一过性的非特异性的前驱症状开始,完全的基底动脉闭塞则表现为突然和逐渐进展的多种表现的临床综合征,包括双侧运动的减弱、延髓症状、视觉障碍、运动不协调、平衡障碍等,所以基底动脉闭塞的诊断有一定难度。男女患病比率为2:1,女性患者较男性年龄略大。继发于动脉粥样硬化的基底动脉闭塞患者发病年龄主要在60～70岁,栓塞性基底动脉远端闭塞以40多岁患者居多。CTA、MRA或DSA检查有助于明确基底动脉闭塞的诊断。

1. 病史　动脉粥样硬化性闭塞患者常可表现为椎-基底动脉供血区域波动性或进展性一过性缺血发作。高达 50% 的患者在闭塞前会经历 TIA 或数天至数周的症状波动。最常见的先兆症状包括：① 运动症状，偏瘫或四肢瘫痪伴面神经轻瘫占 40%～67%。② 构音障碍和语言损害占 30%～63%。③ 眩晕、恶心、呕吐占 54%～73%。④ 头痛占 40%～42%。⑤ 视觉障碍占 21%～33%。⑥ 意识障碍占 17%～33%。

在一些病例中，伴随偏瘫（先兆偏瘫）的抽搐可能是唯一的诊断线索。偶尔，在一些很罕见的情况下，患者可能会单纯表现为眩晕和头昏，而没有其他神经系统症状。血管危险因素、头痛和行走不能可能支持基底动脉供血不足的诊断，任何脑干功能损害的神经系统表现同样支持基底动脉供血不足的诊断。基于这些症状的暂时性特点，基底动脉闭塞可能至少通过以下 3 个途径来识别：① 伴随意识障碍的突然的严重的运动和延髓症状。② 逐渐发展的或波动的后循环症状的病程，最终进展为运动障碍、延髓麻痹症状和意识障碍。③ 前驱症状，包括复视、构音障碍、眩晕和偏瘫。这些症状可以在基底动脉闭塞的数天甚至是数月前发生。

2. 体检　70% 的患者出现意识障碍和运动症状，如偏瘫或四肢轻瘫（通常呈对称性）；74% 的患者出现延髓和假性球麻痹体征；多于 40% 的患者有瞳孔异常、眼球运动障碍、面肌无力和假性球麻痹表现（如发音困难、构音障碍、吞咽困难）。不同患者有不同的异常体征组合。与基底动脉闭塞相关的综合征有：

（1）闭锁综合征：基底动脉近端和中部闭塞引起的脑桥基底部梗死导致患者四肢瘫痪。由于未累及脑桥被盖部，患者意识以及眼球的垂直运动和眨眼运动可保留。昏迷合并眼球运动障碍和四肢瘫痪，则提示基底动脉近端和中段闭塞导致完全性脑桥梗死。

（2）基底动脉尖综合征（top of the basilar syndrome）：由于基底动脉顶端闭塞导致脑干上部和中脑内侧的梗死，通常是栓塞。表现为意识改变和视觉症状如幻觉和（或）皮质盲，第三对颅神经麻痹和瞳孔改变同样常见，运动症状包括异常的运动和姿势。

（3）眼球运动症状：在上面描述的综合征中常见眼球运动异常，通常提示中脑的垂直运动中枢和（或）脑桥展神经核受累，以及眼球水平运动中枢旁正中网状结构和（或）内侧纵束受累。可表现为同侧的展神经麻痹；同侧的共轭凝视麻痹；前核间性眼肌麻痹；一个半综合征（病损同时累及旁正中网状结构和内侧纵束时表现为同侧的共轭凝视麻痹和前核间性眼肌麻痹）；眼球歪扭斜视（skew deviation）。

（4）其他症状：包括肢体抖动、共济失调，通常伴有轻偏瘫、面肌无力、构音障碍、吞咽困难、听力丧失等。

Devuyst 等在对洛桑卒中登记的患者回顾性调查发现，患者入院时的 4 个临床特征和预后不良高度相关：构音障碍、瞳孔异常、延髓症状和意识障碍（$P<0.001$）。在 100% 的非尸检患者和 87% 的尸检患者中，意识障碍（最有力的因素）独立存在或是和其他 3 个因素的不同组合均与预后不良相关。这 4 个临床预测因素甚至比基底动脉闭塞的病因和基底动脉狭窄的局部解剖更可靠。这项调查还发现基底动脉上 1/3 的狭窄性病变和预后不良相关（9/9

cases）。Voetsch 等在对新英格兰医学中心后循环登记的 87 例患者回顾性研究发现，意识水平的下降、四肢轻瘫或四肢瘫痪、瞳孔的异常与预后不良相关。在 25 例预后不良的患者中有 11 例（44%）存在意识障碍，而预后良好的患者中仅 5 例（8.1%）存在意识障碍（RR 3.49,95% CI 1.96~6.19,P<0.001）；3 例（12%）预后不良的患者和 1 例（1.6%）预后良好的患者存在瞳孔改变（RR 2.93,95% CI 1.49~5.75,P=0.06）；所有四肢瘫痪的患者预后不良（RR 4.1,95% CI 2.8~6.0,P=0.001）,1 例死亡,4 例遗留严重的残疾。提示预后不良的因素还包括复视、双侧小脑损伤和存在心源性栓塞风险等。在另一项研究中发现，不具备这些危险因素的患者 90% 预后良好,而有这些危险因素的患者不是死亡就是遗留严重的功能缺损。Kazanori 等报道了 2 例突发双侧耳聋逐渐陷入昏迷最终死亡的患者,认为突发双侧耳聋可以作为由于基底动脉闭塞所致急性脑干缺血的警告症状,不管患者的年龄如何,需要紧急的处理。

　　3. 辅助检查

　　（1）实验室检查：包括全血细胞计数、电解质、肌酐和尿素氮、国际标准化比率（INR）、凝血酶原时间、活化部分凝血激酶时间和血脂。年轻患者（<45 岁）或无动脉粥样硬化危险因素的患者应该接受凝血相关检查,如 C 蛋白、S 蛋白、抗凝血酶Ⅲ以及狼疮抗凝物和抗心磷脂抗体,然而这些紊乱往往和静脉血栓而不是动脉血栓有着重要关联。对心电图有缺血改变的患者应监测血肌酸激酶、心肌同工酶和肌钙蛋白水平。

　　（2）影像学检查：头颅 CT 扫描　　CT 扫描通常是第一个影像学检查。CT 扫描在发病 24 h 内区分出血有着极高的敏感性（超过 95%）,而对缺血早期的诊断缺乏敏感性,而且围绕在脑干和小脑周围的骨质结构也会形成伪影。有意义的发现包括丘脑和（或）枕叶的梗死,通常提示基底动脉顶端被累及,基底动脉高密度影通常提示基底动脉可能闭塞；粗大的椎动脉和（或）基底动脉提示血管扭曲、扩张和延伸（图 4-2-3）。

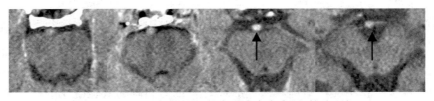

图 4-2-3　CT 扫描显示基底动脉高密度影（箭头所指）

　　螺旋 CT 血管造影（CTA）　　有助于辨别血管的闭塞和血管的扭曲、扩张和延伸。

　　MRI 和 MRA　　对于缺血性病变和血管闭塞,MRI 和 MRA 比 CT 扫描有更高的敏感性。梯度回波技术对血流的识别的敏感性更高,弥散/灌注加权成像对局部缺血和低灌注的敏感性更高,这使得 MRI 成为这些患者诊断治疗中的重要工具。MRA 辨别椎动脉或基底动脉狭窄的敏感性高达 97%,特异性高达 98%,然而它也有局限性,常常过高估计狭窄程度,如严重狭窄可能被误判为血管闭塞,主要是因为 MRA 的血管成像是血流相关现象,当严重血管狭窄导致血流严重减少时在 MRA 上血管的影像就可能丧失（图 4-2-4~图 4-2-8）。

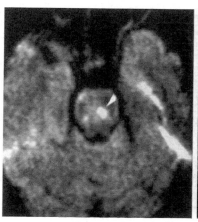
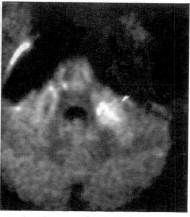

图4-2-4　基底动脉血栓形成的DWI
（箭头指向明亮的损害部位包括脑桥旁正中部位、桥臂）

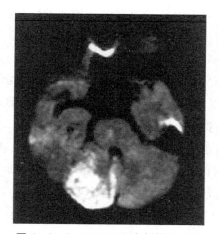
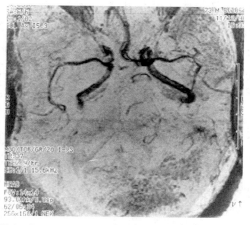

图4-2-5　DWI显示右侧枕叶梗死　　图4-2-6　MRA显示椎-基底动脉系统血流缺失

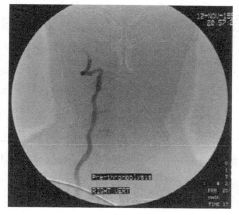
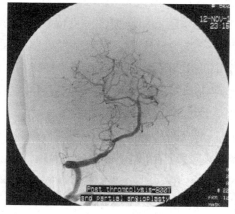

图4-2-7A　右椎动脉血管造影发现基底动脉闭塞

图4-2-7B　动脉内溶栓后显示血管再通及基底动脉及其分支再灌注

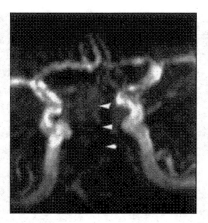

图4-2-8 MRA:基底动脉仅可见极微小的血流
信号(箭头所指)

(3)经颅多普勒超声(TCD):经颅多普勒超声对于评价脑血管疾病的血管状况很有帮助,但往往不太准确。经颅多普勒对基底动脉闭塞的敏感性为72%,特异性为94%。一旦最初的评价证实了病变部位,那么经颅多普勒对接下来的治疗干预意向就会有帮助。在侵入性血管造影之前通过TCD辨别血流方向,结合CTA有助于预测狭窄或闭塞的区域。

(4)导管血管造影术:随着非侵袭性显像模式如MRI、MRA和TCD技术的开展,血管造影术的角色已经改变,然而,血管造影仍然为"金标准"。当患者存在行MRA检查绝对禁忌证如心脏起搏器、非侵入性检查质量不够满意或是其他检查不能解释临床发现时,就需要行血管造影检查,但是血管造影并不能直接显示组织损伤的严重程度。一旦决定实施血管再通治疗,在CT平扫之后,就应该立刻进行血管造影检查以明确血管病变的类型、了解卒中的机制。在治疗时间窗内急诊血管再通治疗需要迅速进行。

(5)其他相关检查:心电图(ECG):所有患者最初的评价包括ECG检查,因为ECG可以发现阵发性心律失常,如心房颤动;另外,在脑血管患者中冠心病有着较高的患病率。ECG检查中发现心肌缺血性改变应该进一步检测血清肌酸激酶、心肌同工酶和(或)肌钙蛋白。2%~3%的急性卒中患者伴发心肌梗死,5%~20%的急性卒中患者合并心律失常,这些对卒中的长期预防有着重要的指导作用。

超声心动图:所有患者均应行超声心动图排除心源性栓子来源,那些有动脉粥样硬化血栓的患者也有可能伴随心源性栓子。

4. 鉴别诊断 基底动脉闭塞需与脑桥中央髓鞘溶解、小脑出血、颅内出血、转移性疾病(肿瘤)、蛛网膜下腔出血等鉴别。其他需要排除的疾病是:基底部脑膜炎、基底动脉型偏头痛、小脑出血、小脑梗死和颅后窝、幕上半球的大面积病变导致的脑干受压及脑疝。

(三)治疗策略

基底动脉闭塞最严重的临床类型是闭锁综合征,只有通过快速的血管再通才可以逆转。由于基底动脉闭塞较为罕见,并且临床表现多样,所以很难取得血管再通治疗有效性的循证医学数据。虽然基底动脉闭塞总的来说仍然显示预后不良，但是药物、机械溶栓及血管内治疗的进展有可能改善患者的生存率及致残率。一些卒中中心已经采取通过血管内溶栓治疗等介入手段治疗基底动脉闭塞。

1. 抗血栓治疗

（1）溶栓治疗：已发表的几项病例研究显示，后循环率中起病 8~48 h 进行溶栓治疗，总病死率从 46%~75% 降至 26%~60%，出血性转化发生率约 8%，比前循环的静脉溶栓略高。患者的临床表现是预后的主要预测因素，四肢瘫痪和（或）昏迷的患者预后较其他患者差。溶栓药物包括尿激酶、尿激酶原和 tPA。在理想状态下，基底动脉闭塞患者的治疗应该建立在随机试验的基础之上，然而在缺乏这种选择时，许多卒中专家仍主张动脉内溶栓治疗。迄今已经有数种装置用来在闭塞的颅内动脉中取栓，在 MERCI（mechanical embolus removal in cerebral embolism）试验中，由一个特殊装置打开血管，并从中取出栓子。这种方法可以迅速打开血管，但是在血管再通和安全性方面其结果与 PROACT Ⅱ 期试验动脉内给予尿激酶原的疗效相似。在血管内超声或 Merci Retriever 装置的帮助下，静脉和动脉内联合溶栓疗法的 3 期临床试验正在进行，虽然这种干预不是仅仅针对基底动脉闭塞，但对基底动脉的治疗将会起到积极的指导作用。基底动脉闭塞溶栓再通后存在 30% 的再闭塞危险，所以，有些研究者报道了使用糖蛋白Ⅱb/Ⅲa阻滞剂如阿昔单抗来阻断血小板功能和再次的血栓形成，但是目前治疗经验有限。

在使用静脉溶栓或是动脉内溶栓治疗患者时，应该遵循以下原则：① 症状波动在 3~12 h，CT 扫描未发现缺血性改变时应该考虑动脉内溶栓治疗。② 虽然在溶栓治疗后使用抗凝药物有成功的报道，但是考虑到出血并发症，在溶栓后最初 24 h 仍然建议避免全身使用抗凝药物。③ 虽然有在症状出现后 24~48 h 溶栓的报道，但是因为出血风险很高，建议谨慎。在有溶栓禁忌证时，可以考虑全身使用抗凝药物，但是没有证据表明这种治疗可以带来益处。④ 如果主要症状的发作时间超过 12 h，或不管发病时间长短在 CT 扫描上发现缺血性改变，那么患者就不应该进行溶栓治疗，除非在一些罕见的免责条件下。⑤ 在特定的基底动脉闭塞的患者中，如功能缺损轻微或是广泛脑干梗死的年老患者，动脉内溶栓治疗的收益甚微。

最近的一项荟萃研究入选了 420 例基底动脉闭塞患者，其中静脉溶栓 76 例，动脉溶栓 344 例；两组死亡或依赖（death or dependency）分别为 78%（59/76）和 76%（260/344），无明显差异；动脉内溶栓的再通率（225/344；65%）较静脉溶栓的再通率（40/76；53%）略高（$P=0.05$），但是生存率相似（45% 对 50%，$P=0.48$）；总的来说，动脉内溶栓组 24% 的患者和静脉溶栓组 22% 的患者获得较好转归（$P=0.82$）。如果血管丝毫未再通，那么较好结果的概率几乎为零（2% vs 38%）。不管是在前循环还是后循环，血管再通及组织再灌注即使不是必要条件，也是患者生存和生活自主最强的预测因素。所以，当前可以获得的资料纵然不是Ⅰ级证据，也提供了足够多的信息支持动脉内溶栓（也可以是静脉溶栓）治疗基底动脉闭塞。

（2）抗凝治疗：最近的临床试验发现，不管是肝素还是低分子肝素都可以增加患者的出血风险,会增加严重的缺血性卒中患者症状性出血转化,这些药物也同样可以导致身体其他部位的出血。对凝血功能的监测,并据此调整抗凝药物的用量可能会减少出血的风险,确保治疗的安全性。然而目前的数据并没有发现卒中早期使用肝素或是低分子肝素会减少卒中的早期再发,其中包括心源性脑栓塞的患者。早期抗凝药物的使用也不会减轻早期神经功能的缺损。但是最近的一个相对小样本的临床试验发现在卒中发作 3 h 内静脉使用肝素可以改善患者的预后。

2. 血管内介入治疗

(1) 置入或不置入支架的血管成形术:血管成形术的优势明显,可以取得快速的解剖结构上的血管再通,但是成功率很低。在急性椎-基底动脉闭塞的患者和其他经过选择的患者已经开展了血管成形术,在发表的病例中血管成形术死亡率高达 33%。有血管内栓子切除术成功治疗基底动脉闭塞的个案报道。

(2) 血管内机械取栓(endovascular mechanical thrombus extraction,EMTE):目前该方法可用来提高血管再通成功率,降低出血风险。使用 Merci Retriever 装置的取栓目前已作为治疗措施之一,有待于获得更多证据表明其疗效和安全性。美国 FDA 已批准其使用于再通血管。

3. 其他二级预防策略

(1) 抗血小板治疗:抗血小板治疗,如氯吡格雷或阿司匹林双嘧达莫缓释制剂(Aggrenox),治疗基底动脉闭塞的作用尚不明确。对于那些存活的基底动脉闭塞患者,如果存在动脉粥样硬化性血管狭窄,每年再发卒中的风险约为 20%。阿司匹林、氯吡格雷及 Aggrenox 等抗血小板药物可以用来预防卒中。目前还没有研究直接对照氯吡格雷和 Aggrenox 的疗效,最近的二级预防试验证实这两种治疗比单纯使用阿司匹林效果要好,所以这两种药物可以任意选择。曾经建议长期使用华法林抗凝,但是 WASID(Warfarin-Aspirin symptomatic intracranial disease)研究小组证实华法林在颅内动脉狭窄的患者中预防卒中的作用并不强于阿司匹林,而且增加了出血并发症。

(2) 他汀类药物:有关急性脑梗死究竟是否使用他汀类药物,目前尚缺乏充足的临床证据,2008 年 ASA 指南及中国专家建议采用基于危险分层的他汀干预治疗进行卒中的二级预防。目前常用的他汀类药物为阿托伐他汀(立普妥)和瑞舒伐他汀。

三、 基底动脉尖综合征

令人困惑的卒中表现——基底动脉尖综合征 (top of the basilar artery syndrome,TOBS)是一组特殊部位受累的脑血管病,首先由 Caplan 于 1980 年提出。国外的研究将其作为特殊类型的椎-基底动脉系统血管病,其发生率约占缺血性卒中的 7.6%。1990 年以来,国内陆续有较多的病例报道,其发生率占缺血性卒中的 4.3%~5%。以栓塞为主要发病机制的多种病因引起了基底动脉远端分布区域中脑、丘脑、枕叶、小脑和颞叶内侧梗死,构成了 TOBS 特有的一组症状和体征。近年来,影像学尤其是 MRI 在临床的广泛应用,对 TOBS 的早期诊断及治疗颇有帮助。

（一）应用解剖学及发病机制

1. 血管解剖学基础 基底动脉尖部是指以基底动脉顶端为中心的 2 cm 直径范围内的 5 条血管的汇合部，即由双侧大脑后动脉、双侧小脑上动脉和基底动脉顶端形成的干字形区域（见图 4 - 2 - 2），双侧血管受累是 TOBS 的病理解剖特点。

小脑上动脉起于基底动脉顶端，沿小脑幕腹侧向外，分布于小脑的上面、小脑髓质深部和齿状核等中央核团，以及脑桥首端被盖部、脑桥中脚、中脑尾端被盖外侧部。大脑后动脉在脚间池内行向外侧，环绕大脑脚转向背侧面，越过海马旁回沟，沿海马沟向后，直到胼胝体压部的后方进入距状沟始段分为两终末支：顶枕动脉和距状沟动脉。大脑后动脉皮质支分布于颞叶底面和枕叶内侧面，包括海马旁回及海马旁回沟、枕颞内侧面、舌回、扣带回峡、楔叶、楔前叶后 1/3 和顶上小叶后部。大脑后动脉中央支起自其环部和主干，支配丘脑的主要有丘脑穿动脉，供应丘脑内侧核与中线核的下半部分，以及中央中核和脑后内侧核、丘脑膝；膝状体动脉一般有 1～6 支，供应丘脑枕、丘脑外侧核群；脉络膜后动脉分内侧和外侧两组，供应丘脑背外侧核、丘脑枕和膝状体。支配中脑的血管与脑干其他部位略有不同，旁正中动脉先由大脑后动脉环部或后交通动脉根部发出的小支在脚间窝形成一动脉丛，再从丛上发出分支进入后穿质，供应中脑旁正中区；短旋动脉起于大脑后动脉环部、小脑上动脉近侧段和脉络膜后动脉，供应脚底外侧黑质和被盖的外侧部、外侧丘系和其周围的网状结构；长旋动脉为小脑上动脉和大脑后动脉的四叠体动脉发出的分支，供应上丘、下丘。

2. 发病机制与危险因素 脑栓塞是 TOBS 的主要病因，约占 61.5%。栓子主要来源于心脏，其次为动脉粥样硬化斑块的脱落。有学者对 10 例小脑上动脉闭塞导致单纯小脑梗死的患者进行了病因学研究，发现 7 例有心房颤动病史，1 例有心肌梗死病史，这 8 例患者经血管造影均未显示有动脉硬化的证据。Finocchi 等报道了一组 TOBS 患者，全部存在心房颤动病史，颅内外动脉多普勒超声检查无有意义的特征性改变。在另一组有病因描述的 126 例 TOBS 患者中，60.3%（76 例）为脑栓塞，其他病因还有脑血栓形成。亦有肝动脉化疗栓塞术后和脑桥出血后继发 TOBS 的少见报道。部分患者病因不明。

危险因素与一般脑卒中相似，原发性高血压最为常见，其次为心脏病（如心房颤动、心肌梗死等）、糖尿病、动脉炎、吸烟、酗酒、高脂血症等。高血压（65.9%）、糖尿病（23%）、心脏病（12.5%）构成 TOBS 最重要的危险因素。

（二）临床诊断

由于基底动脉尖局部解剖的特点，该区血循环障碍常出现 2 个或 2 个以上梗死灶，且临床表现多样，典型病例表现为急性起病的丘脑、中脑、小脑、枕颞叶多发性梗死，不同的血管受累以及受累程度的轻重会产生不同的临床表现。TOBS 的临床特殊性在于：

1. 临床表现 大部分学者将基底动脉尖综合征的临床表现分为两组，表现为眼球运动改变、瞳孔改变、意识障碍和大脑脚幻觉的中脑和丘脑受损的脑干首端梗死症状，以及合并视觉障碍和行为异常的颞叶内侧面、枕叶受损的大脑后动脉区梗死症状。由于供应脑干首端的血管多为深穿支或终末支，直接从远端大血管干上发出，易受到血流动力学的影响，且亦可能存在先天血管变异,故脑干首端梗死多见。

（1）脑干首端梗死：主要表现为眼球运动改变、瞳孔改变、意识障碍和大脑脚幻觉。

1）眼球运动障碍：是 TOBS 主要特征之一。在 CT、MRI 应用前易与丘脑出血混淆。中脑被盖内侧汇聚了眼球水平运动和垂直运动的下行纤维以及动眼神经核簇，损害部位不同，可出现不同的复合眼征。① 垂直注视麻痹：患者随意性及反射性垂直注视均消失，受累眼常处于下视位。孤立性上视或下视麻痹较少见。顶盖前区和后连合梗死引起上视麻痹，红核内侧和背侧梗死引起下视麻痹。② 假性 Parinaud 综合征：是核性损害最具特征的表现，病灶侧完全性动眼神经麻痹伴对侧上视障碍，后者是由于病灶侧上直肌核破坏所致。③ 两上睑下垂伴垂直注视障碍（Collier 征）：为核性损害，病灶累及了动眼神经核群的上直肌核、下直肌核及提上睑肌核，内直肌核和下斜肌核相对幸免。由于上直肌核和下直肌核位于动眼神经核上端首先受累，提上睑肌核为单个，因此，部分损伤也会造成两上睑下垂。④ 两眼会聚障碍：受累眼多处于内收位。当患者尝试同向侧视或垂直凝视可以出现会聚性痉挛。会聚退缩性眼球震颤（眼球节律性内收运动）可呈自发性，上视时表现更明显。⑤ 假性展神经麻痹：指眼球外展功能受累并非由于展神经损害所致。通常为双侧性，且多伴有过度会聚（图 4-2-9）。可能缘于以下机制：与过度会聚侧眼联动导致外展不能，当覆盖过度会聚侧眼，该眼可以在凝视远方物体移动时有外展动作；在眼外展的同时也产生内收导致相互抵消，在观察该侧眼外展运动时，可以见到内收眼的粗大眼震。⑥ 歪扭斜视（skew deviation）：较少见，病灶侧眼球向内向下，对侧眼向上向外，提示大脑导水管周围灰质受损。

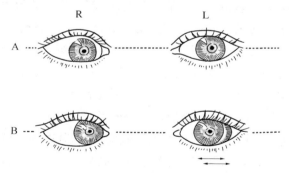

图 4-2-9 "假性展神经麻痹" 现象

A. 向前凝视时，右眼内收偏下位；左眼正常

B. 向左侧视时，右眼内收，左眼不能完全外展可见内收粗大眼震

2）瞳孔异常：当大脑导水管腹侧中脑被盖内侧部缺血，瞳孔反射弧传入纤维在视束至 E-W 核段受损，常出现瞳孔异常，如瞳孔呈椭圆形或瞳孔处于虹膜的偏心位（称为"瞳孔异位性虹膜"）。E-W 核包含上下两组细胞，每组细胞支配同侧瞳孔虹膜，当两组细胞损伤程度不等时就会表现瞳孔异常。E-W 核完全受累时瞳孔散大伴对光反射消失，若同时伴有意识障碍则易误为脑疝，应注意鉴别。与脑疝不同的是：意识障碍持续时间较长，但程度相对轻；脱水治疗并不改善或引起意识及瞳孔的变化；CT 检查未发现大脑半球病灶，且无中线

偏移等占位效应;其他生命体征稳定;肢体功能障碍轻。

3) 意识障碍和幻觉:意识障碍的发生率为 77%~100%,一般持续 6 h~3 d。可表现为昏迷、无动性缄默、嗜睡或睡眠过度。其机制是:中脑网状结构和(或)丘脑非特异性核团如板内核、网状核均属非特异性上升性网状激活系统的一部分,板内核是丘脑的起搏器,控制大脑皮质的电活动;网状核修饰和调整丘脑皮质间的冲动。当三者构成的环路受损时,即可引起意识障碍。Bassetti 等认为,丘脑在睡眠调节中起重要作用,丘脑旁正中区梗死可导致睡眠过度。意识恢复后肢体的运动、感觉功能大多正常或基本正常。部分患者有视幻觉,Caplan 称之为"大脑脚幻觉"。患者对幻觉有自省力,多描述生动形象,但知其为非真实内容。如果幻觉仅发生于傍晚则称为"黄昏幻觉"。尚不清楚这些幻觉的病理解剖学和病理生理学基础,有学者认为,这可能与中脑网状结构异常、丘脑皮质下核及枕核的损害或传导途径受阻有关。

4) 内脏行为异常:脑干头端梗死患者可出现内脏感觉和运动异常。脑干网状结构是内脏感觉上行束与调节内脏活动的下行束的转换站,下丘脑外侧区的传出纤维主要终止于中脑网状结构。丘脑背内侧核与前额皮质、下丘脑、杏仁体、黑质、中央前回以及其他丘脑核群有丰富的联系,因此被认为是内脏与躯体冲动进行复杂整合的中枢。Potter 等曾发现,患者一侧丘脑背内侧核损害导致同侧嗅觉下降。Rousseaux 等也报道了 1 例患者由于双侧丘脑背内侧核和板内核损害,出现持久性嗅觉和味觉缺陷并伴有体重下降。

(2) 大脑后动脉区梗死:在 TOBS 患者中,该区梗死占 35%,主要表现为视觉障碍及行为异常。

1) 一侧枕叶梗死:① 视觉障碍:表现为偏侧空间忽视、视力减退、偏盲或皮质盲,少数患者主诉为闪光幻觉、视物变形、视觉失认、物体滞留觉等。在枕叶视皮质区损害时视动性眼震相对保留,而在大脑中动脉分布区颞叶、顶叶等皮质受累时,空间忽视侧方向的视动性眼震消失。偶有距状裂脑梗死患者能识别视野缺损区域内物体的形状、色彩,或诉有视野缺损区周边的闪光点(带)。② 行为异常:左侧枕叶梗死可有命名性失语、失读不伴失写、短暂性 Korsakoff 遗忘综合征、视觉失认症等。右侧枕叶梗死可呈 Charcot-Wilbrand 综合征:不能识别面容、地形,但能说出其形象及颜色。视觉影像回忆能力丧失,对图画常不能记忆。可有偏瘫。阅读时为补偿视觉记忆缺陷,口唇、舌、头均有动作,有失写,有时伴 Gerstmann 综合征。

2) 双侧枕叶梗死:多由于栓子栓塞导致皮质盲,如 Balint 综合征:包括对自身结构失认、精神性视觉障碍、视物变形;皮质性注视麻痹,表现为眼球随意运动消失,眼动失调与视觉注意障碍,但保留自发性与反射性眼球运动;常伴言语困难、失写、意念运动性失用症状。颞叶内侧受损可有记忆减退、人格改变、激越性谵妄(呈持续性或一过性)。患者可以有较突出的痛触觉、位置觉减退,但行走能力相对保留。丘脑腹后外侧核受累呈纯感觉性卒中。丘脑膝状体动脉梗死除了感觉减退外,还可出现单侧震颤、笨拙或舞蹈症。运动症状可能与腹前核、腹外侧核,或它们与小脑、锥体外系联系纤维受累有关。相对于肢体瘫痪而言,面瘫更为多见;若大脑脚受累,表现为典型"三偏征"。

2. 影像学检查

（1）头颅 CT 扫描：最典型的特征是双侧丘脑对称性蝶形低密度灶，多位于丘脑中心部位，主要局限在中央中核、板内核之间。小脑、枕叶、中脑和颞叶内侧也常见到梗死灶，但由于岩骨形成的亨氏暗区对后颈窝扫描存在伪影干扰，且分辨率差，CT 发现率较低。

（2）MRI：MRI 的 FLAIR、DWI 技术可发现梗死灶在丘脑、小脑、中脑、枕叶、脑桥、颞叶内侧面及胼胝体压部等。因其对软组织分辨率高，并能多方位成像，尤其对颅后窝病变更为敏感，故 MRI 对 TOBS 定位更为准确，且能检出极早期病灶，有时发病后 30 min 即能检出梗死灶，大大提高了本病的早期确诊率。对疑为 TOBS 的患者应首选 MRI 检查。

（3）DSA：DSA 可发现基底动脉及椎动脉闭塞或狭窄。该检查不仅可明确病变血管的部位，同时还为寻找病因提供证据。Sato 等经血管造影证实，在基底动脉尖 2 cm 直径范围内存在血管狭窄或闭塞的患者占 84.6%，闭塞血管的再通率为 61.5%。

（三）治疗及预后

TOBS 的病因与缺血性脑卒中一致，因此治疗原则与其他缺血性脑卒中相同，争取早期溶栓，辅助抗凝、抗血小板及早期抗自由基等神经保护治疗，能改善缺血半暗带神经细胞的存活，改善微循环的低氧环境，从而改善 TOBS 预后。

1. 治疗

（1）溶栓治疗：早期诊断，积极争取在 6 h 内完成溶栓治疗。先进的神经影像技术有可能拓宽治疗时间窗，预告溶栓后是否会发生出血性转化。Brandt 等采用 rt-PA 动脉内溶栓治疗基底动脉血栓形成，平均再通率为 60%；死亡率降低 40%～60%；溶栓后大脑半球出血发生率仅为 6%，低于全身溶栓治疗。Higashida 等研究证明，在发病后 3 h 内静脉内溶栓，或在 6 h 内动脉内溶栓，能显著改善发病后 90 d 的预后。

（2）血小板糖蛋白 Ⅱb/Ⅲa 受体阻滞剂：Velat 等采用阿昔单抗（abciximab）对 29 例急性动脉血栓形成性脑卒中患者在发病 1 h 内进行治疗并随访，其中 24 例恢复至能独立生活，3 例生活部分依赖，2 例死亡。德国 Eckert 等采用局部动脉内 rt-PA 联合静脉内 abciximab 治疗了 3 例基底动脉闭塞（2 例为栓塞性，1 例为动脉粥样硬化性血栓形成），其中 2 例经血管造影证实完全再通，功能恢复；另 1 例部分再通，神经功能略改善。溶栓结合血小板糖蛋白 Ⅱb/Ⅲa 受体拮抗剂的治疗疗效优于单独溶栓，有必要进行更长期的研究。

（3）血管内支架置入：Boy 等注意到基底动脉闭塞患者大多同时伴有显著的动脉粥样硬化性狭窄，在进行溶栓后即给予血管内支架置入，能获得满意疗效。

（4）颅内外血管搭桥手术：颅内外血管搭桥术是将颅外血管和颅内血管通过移植，如大隐静脉、桡动脉、颞浅动脉等和颅内血管吻合，从而重建血供的一种手术，是近年来用于严重脑血管狭窄等疾病的治疗方法之一。Russell 等观察了 5 例椎-基底动脉供血不足的患者，在实施隐静脉旁路移植治疗后 4 例改善显著，表明血管移植手术在治疗椎-基底动脉缺血闭塞性疾病中具有一定价值。

（5）多种方法联合应用：Abou-Chebl 等对 12 例 rt-PA 溶栓治疗失败的急性缺血性卒

中患者采用 abciximab 或肝素、血管成形术、机械性栓子切除或支架置入治疗,其中 8 例血管完全再通,3 例部分再通,仅 1 例继发出血。这些治疗方法用于基底动脉尖综合征是一个新的尝试,其有效性、安全性有待进一步验证。

2. 预后 TOBS 的预后取决于治疗时间窗、卒中发生机制、梗死体积与累及部位、侧支循环的代偿性、血流动力学、血凝状态以及基础疾病等诸因素。当 5 支血管同时闭塞、侧支循环难以建立时,临床表现复杂,病情危重;部分血管闭塞,其他血管相继受累,则梗死体积逐渐扩大,临床症状不断增多,病情呈阶梯样加重;仅孤立的血管受累,病情较轻。国内 180 例有预后记录的病例中,好转占 65%,死亡为 26%,严重残疾以及植物状态等约 9%,死亡原因主要是中枢性呼吸循环衰竭或心肺合并症。Muller 等研究发现,基底动脉闭塞患者在卒中中心治疗,其预后显著优于综合病房及社区医院。因此,针对我国国情,专科化治疗及管理是改善患者预后和生活质量的重要手段,预防卒中复发的关键在于基础疾病的治疗及危险因素的干预。

(徐 俊)

四、缺血性脑白质疏松

1987 年,Hachinski 首次提出了白质疏松(Leukoaraiosis,LA)的概念。当时提出这一概念的背景是,随着 CT 在临床的广泛应用,临床医师和研究人员发现,在痴呆或有脑血管病危险因素的患者中,脑 CT 扫描常可以见到大脑白质弥散性低信号改变。起初,这种新发现的现象被认为是 Binswanger 病所对应的影像学改变。Binswanger 病在 CT 临床应用前被认为是一种罕见的疾病,随着这一学说的建立,Binswanger 的诊断例数迅速增加。然而,研究者不久又发现,影像学上所见的广泛白质损害所对应的病理改变非常复杂,无法用一种疾病加以解释。从此,白质疏松仅被当作一种影像学现象,而不与某种疾病相对应。

脑白质疏松症是影像学术语,Leukoaraiosis 这一词来自希腊语,"leuko"是"白"的意思,这里指脑白质,"araios"是指"疏松"的意思。目前认为白质疏松是脑白质弥漫均质性损害,主要为脑室周围及半卵圆中心区脑白质的斑点状或斑片状改变,在 CT 上表现为低密度,MRI T_1 加权相呈等或低信号,MRI T_2 加权相或 FLAIR 上表现为高信号,白质受损的范围往往不规则。作为一个影像学术语,白质疏松有时也称为"白质萎缩(Leukodystrophies)"。缺血性脑白质疏松是脑白质疏松症最常见的类型之一,是一种特殊类型的缺血性脑小血管病变。

(一)引起白质疏松的疾病

大样本卒中注册研究表明,超过 7% 的缺血性脑血管病患者有白质疏松,而在腔隙性脑梗死患者中,这种现象更为普遍。在早期未分类的痴呆患者中,有 30%~40% 的病例有白质疏松。而最近对血管性痴呆的研究发现,超过 2/3 的患者有白质疏松。值得注意的是,白质疏松与痴呆的关系不局限于血管性痴呆,研究表明,接近 30% 的老年性痴呆患者存在白质疏松。部分正常的老年人同样可以出现白质疏松。在某些炎性疾病和代谢性疾病中,也可以出现白质疏松。随着年龄的增加,非特异性的白质损害会变得越来越普遍,当然,纯粹的老年性白质损害多表现为散在的点状改变,而与经典的弥漫性白质损害有一定区别。在 50～75 岁无症状老年人中,片状白质损害的发生率约为 10％。在高龄患者中,吸烟、高血压病、腔隙性脑梗死、高同型半胱氨酸血症、炎症、遗传等是缺血性 LA 的多种相关危险因素。

（二）病理改变

在白质疏松发生的部位,主要的病理改变包括髓鞘损伤、血管周围腔隙扩大、胶质增生和轴突缺失等。以往曾认为白质疏松中的髓鞘选择性损害是由于不完全缺血引起的,然而用电子显微镜所做的研究发现,髓鞘损害更多的是由缺血引起神经纤维完整性破坏而导致的级联反应的结果。这一理论在有典型白质疏松的无症状老年人中得到验证。在无症状老年人中所出现的白质疏松,其病理改变具有更明显的变异性。Fazekas 等的研究表明,随着白质损害由点状到小片状,再到大片状最后融合为弥漫状,其病理改变逐渐趋于一致,即表现为髓鞘的缺血性改变、胶质增生和多发性的微小梗死。而在初期阶段,如脑室周围帽状改变期,或侧脑室旁带状改变期,其病理改变以非缺血性改变为主,表现为皮质下胶质增生和灰质白质界限的中断和模糊。

尽管上述特点是白质疏松最常见的病理特点,需要注意的是,其他一些疾病状态也可以出现类似的病理和影像特点。例如,尸检发现弥漫性白质转移瘤、淋巴瘤和阻塞性脑积水也可以有类似的病理改变。

大脑半球白质的血供主要来源于狭长的穿支动脉和半球表面较大血管的分支。在发生白质疏松的区域,这些血管的结构均无一例外的发生改变。在早期报道的经典病例中,白质疏松区血管的病理改变在疾病发展过程中具有典型的由轻到重的变化过程。早期为管壁玻璃样增厚和硬化,这一阶段也称为单纯小血管病期;中期表现为脂质玻璃样变期,这一阶段血管壁的结构进一步破坏,出现泡沫巨噬细胞,这一阶段也称复杂小血管病期;晚期出现纤维坏死。最近有关白质疏松血管病理改变的研究不多,但个别的研究表明,现在的白质疏松病例出现纤维坏死的现象已经非常罕见了,这也许与现在高血压得到普遍治疗有关。

对于出现于无症状老年人中的白质疏松,其血管病理改变也存在一个持续发展的过程。但在这些患者中,血管损害的程度往往要轻得多,大多数患者仅表现为小动脉的硬化和血管壁的向心性增厚。大样本的病理研究表明,白质损害的程度与小动脉管腔的缩小率有显著关系。

鉴于 Alzheimer 病与白质疏松具有显著关系,而血管淀粉样变可以引起管腔狭窄,因此曾有学者推测在 Alzheimer 病患者中出现的白质疏松可能与血管的淀粉样变有关。然而,Brun 和 Englund 所做的研究表明,即使在 Alzheimer 病患者中,白质疏松也与小血管壁的玻璃样增厚有关,而与淀粉样变无显著关系。他们的研究还发现,白质疏松与新皮质的退行性改变的程度也没有相关性,这一结果提示,在 Alzheimer 病患者中出现的白质疏松不是由于皮质神经元发生退行性变后,与其相联系的轴突纤维发生逆向的 Wallerian 变性所致。另外,当 Alzheimer 病患者同时出现血管淀粉样改变和非淀粉样改变（如玻璃样变）时,白质损害的程度与血管非淀粉样改变的程度有关,而与淀粉样变的程度无明显关系,而非淀粉样改变发生的部位也与白质疏松发生的部位一致。但是,所有这些结果还不能完全排除 β 淀粉样变在白质疏松发生过程中的可能作用。

越来越多的证据表明,在非 Alzheimer 病型的散发性淀粉样病患者中,白质疏松是一个突出的病理变化。淀粉样蛋白往往沉积在穿支动脉远端部分,而动脉粥样硬化性改变则往往发生于穿支动脉近端的较粗大血管。目前还不清楚单纯的淀粉样蛋白沉积是否能引起白质疏松。值得注意的是,在家族性淀粉样病患者中,也可以出现白质疏松的现象,这提示淀粉样病本身可以引起这种影像改变。

病理研究表明,白质疏松是脑小血管病的一个突出特点。这一观点为腔隙性脑梗死和白质疏松之间密切的病理学和临床关系所证实,因为腔隙性脑梗死是脑小血管病的一种主要类型。尽管白质疏松常伴随多发性腔隙性脑梗死出现,但在某些病例也可见到只出现其中之一或以一种表现占优势。根据这两种病理改变程度的不同,有学者将弥漫性脑小血管病分为不同亚型:其一是缺血性白质疏松,表现为既有腔隙性脑梗死的临床表现,又有白质疏松;其二是单纯腔隙性脑梗死,这种类型患者仅有腔隙性梗死,而无白质疏松的表现。这一分类是借助现代影像技术对弥漫性白质损害和多发性散在腔隙性梗死进行区别,而早在1901 年就由病理学家 Pierre Marie 提出这一分类理论。最近的研究表明,两种亚型小血管病的危险因素有所不同。高龄和高血压是缺血性白质疏松最显著的危险因素;而高血脂、糖尿病和心肌梗死与单纯腔隙性脑梗死关系更为密切。这些结果提示两种亚型的病理机制也存在差异。缺血性白质疏松由穿支动脉远端管径较小的动脉发生非动脉粥样硬化性损害所致;而单纯腔隙性脑梗死则是由于近端管径较粗的动脉发生动脉粥样硬化所致。区分这两种亚型的不同发病机制,可以理解新确定的卒中危险因素对不同亚型的影响。例如,高同型半胱氨酸血症是两种亚型的危险因素,但与缺血性白质疏松的关系可能更为密切。

(三)临床特点

白质疏松本身能引起哪些临床症状或体征?由于多数白质疏松患者具有腔隙性脑梗死的病史,或者不断有腔隙性脑梗死发生,患者的症状可能与腔隙性梗死有关,也可能与白质疏松有关,因此要回答这一问题有一定困难。目前的研究结果提示,白质疏松与认知功能损害、步态异常和跌倒等临床症状关系密切。

1. 认知功能改变　曾经有一段时间,很多研究者认为影像学上所见的白质疏松是一个良性改变,不会有明显的临床症状。早期对白质疏松和认知功能关系的研究结果也不尽一致。有的研究发现白质疏松患者认知功能有损害,有的则发现其对认知功能没有明显影响。这些结果的不一致很大程度上是由于研究者使用了不同的测量方法。目前已经明确,白质疏松可以降低大脑信息加工的速度,影响序贯操作的能力,这些功能在个体适应复杂环境同时进行多种信息加工时具有重要作用。

白质疏松也可以改变 Alzheimer 病患者的临床特点。在既有老年性痴呆又有血管性痴呆特点的混合性痴呆患者中,白质疏松可以明显降低患者的操作能力和动作反应时间。

2. 步态、平衡功能损害　大约 80% 的白质疏松患者有不同程度的步态异常。白质疏松与步态异常的关系独立于年龄、性别、中风史和高血压等因素之外。而且，白质疏松的进展与步态异常的持续恶化有相关性。目前，有关白质疏松引起步态异常的机制还不太清楚。有研究者认为，从白质疏松患者常出现额叶内侧部萎缩这一现象推测，其控制步态的神经环路可能受到了影响。因此，步态异常是临床上诊治这类患者时应该重视的一个症状。多组研究也表明，步态异常和跌倒有关。而白质疏松也与跌倒、骨折和由此引起的住院有显著关系。因此，及时认识步态异常对于预防这类患者的跌倒性损伤有重要意义。同时也可以通过锻炼、理疗和药物改善步态，以减少相关并发症的发生。

3. 情绪障碍　白质疏松还可能和情绪障碍有关，可表现为抑郁症。例如，在一种遗传性白质疏松 CADASIL 中，情绪障碍是最重要的临床表现之一。最近发表的 LADIS 研究结果也表明，白质疏松不仅与认知功能损害有关，而且与情绪障碍同样关系密切。

4. 自主神经功能受损　白质疏松的患者常出现大小便失禁。

（四）影像学

当提出白质疏松这一概念时，CT 已经在临床上广泛应用。因此，早期对白质疏松的诊断更多的是依赖头颅 CT 扫描上出现的脑室周围片状或弥漫性低密度影。在 MRI T_2 加权相和 FLAIR 相上白质疏松的表现更为清晰，并可以很容易的与腔隙性脑梗死相鉴别，因为腔隙性脑梗死表现为与脑脊液等信号的空洞样现象。

有多个学者曾根据白质疏松在影像学上的表现对其进行分级。vanSwieten 最早将白质疏松简单地分为 2 级。之后，根据白质疏松发生的部位和程度，制订了更为细致的分类方法。Fazekas 将白质疏松分为片状期、融合期和弥漫期 3 个阶段。而 Scheltens 在多个解剖区域将白质疏松分为 0、1、2、3、4、5、6 七个等级。在诊断和分级时，最常遇到的一个问题是采用 CT 和 MRI 结果所产生的不一致性。目前已经有学者提出了 CT/MRI 的综合诊断和分级标准。另外，不同评价者观察的差异性也降低了结果的可比性。但是，即使用精细的定量分级所测定的白质疏松程度也很少能与神经功能或认知功能损害有显著的相关性，这表明 T_2 加权的 MRI 相也只能粗略反映白质疏松相关的病理损害。

新开发的 MRI 扫描序列对诊断和分级白质疏松可以提供更多有价值的信息。例如，弥散加权相可以将新近发生的腔隙性脑梗死从白质疏松的背景中鉴别出来。对于有脑出血的患者，T_2 加权的梯度回波成像技术（gradient echo）可以清晰地显示既往的脑出血病史或微出血。有多发性皮质或皮质白质交界部出血的 55 岁以上患者往往提示其病理基础为淀粉样血管病变，这种病理改变是临床上某些白质疏松发生的基础。通过梯度回波成像技术发现的微出血对于判断患者预后和评价颅内出血的风险具有重要意义，而其在指导治疗方面的作用尚有待进一步研究。

目前正在尝试用多种新开发的影像技术对白质疏松进行更精细的定量分析。这些技术对白质疏松的成像效果要优于 T_2 加权的 MRI 相，因此有可能在不远的将来进入临床应用。例如，弥散张量（diffusion tensor）MRI 可以更好地反映白质受损的程度，并能对全脑白质纤维结构进行综合评估，可用于对白质损害的长期纵向观察。另外，弥散张量成像还可以将疏松区的神经纤维与非疏松区的神经纤维进行比较，以判断其进展状况。用 T_1 加权的容积扫描技术可以定量分析脑萎缩的程度，这一技术对于白质疏松和痴呆的患者同样有意义。

（五）发病机制

在白质疏松发生过程中，关于血管壁损害导致组织损害的确切机制存在着诸多争论。很多学者认为白质疏松是由于缺血导致了"不完全梗死"，即由于组织缺血的程度造成了组织损伤但其程度还未达到典型脑梗死的程度。这一观点在很大程度上存在争议。现在，研究的重点开始倾向于关注缺血发生的机制，但要明确其因果关系还有相当难度。

通过不同的检测方法，许多研究均证实，在发生白质疏松的脑组织血流量明显减少。但问题是目前无法区别这种血流减少是真正的低灌注还是由于神经血管功能损伤导致的继发反应。也就是说，无法明确血流量的减少是组织损伤的原因还是结果。一项用 PWI 所做的研究表明，白质疏松患者 T_2 加权正常部分的白质血流量也有所减少。研究者据此认为，血流的减少可能是白质疏松发生的原因。然而，随着研究的深入，这一问题变得愈加复杂。首先，新开发的磁共振扫描序列发现，原本 T_2 加权相上正常部分，其实白质纤维的完整性已经遭受明显破坏。其次，即使这些区域白质纤维没有明显损伤，有些患者却出现了对应的功能损害。因此，尽管神经血管结构和功能受损后继发性导致脑血流下降的可能性不大，但仍不能完全排除这种可能。

还有一种非缺血理论，认为血-脑屏障破坏后血液中多种蛋白质进入脑内，引起免疫毒性反应而导致白质损害。在白质疏松患者中，已经发现了多种血清蛋白，如 IgG、补体、纤维蛋白原出现在受损白质区域。而且，这种血清蛋白的渗出量与白质疏松的程度有相关性。另外，血管性痴呆患者的脑脊液蛋白/血清蛋白比率明显增高，而增高的程度同样和白质疏松的程度相关，这些结果提示，白质发生损害的部位也许就是血-脑屏障受损的部位。最近，用 MRI 所做的组织增强再吸收研究表明，在白质疏松发生的区域，血-脑屏障的完整性确实受到了损害，而其损害程度与白质受损的程度也有相关性。不过，通过长期纵向监测，还没有发现脑血流灌注低或血-脑屏障受破坏的区域进展为白质疏松的现象。关键的问题是，在研究中很难将这两种作用机制清楚地区分开来。因此，要明确白质疏松发生的确切机制，今后还有很多工作去做。

目前看来，低灌注缺血理论和血-脑屏障理论不能被孤立地看待。白质疏松可能是多种机制共同作用的结果。最近发现的白质疏松区内皮细胞功能异常的证据有可能将这两种理论联系起来。因为脑血流和血流动力学的改变，血-脑屏障破坏等改变可能都是血管内皮细胞功能广泛受损的结果。对内皮细胞膜表面标记物的研究也提示，内皮细胞的某些病理性改变可能与白质疏松的发生有关。

从单纯病理学角度来分析，非淀粉样病理改变导致白质疏松这一现象说明 Alzheimer 病患者中出现白质疏松可能仅仅是一个共患现象。然而，新近的研究提示两者之间可能存在着更为复杂的关系。在 Alzheimer 病患者和轻度认知功能损害（MCI）患者中，白质损害的程度与血清 $A_{\beta 1-40}$ 蛋白的水平相关，而 $A_{\beta 1-40}$ 蛋白是脑淀粉样血管病中沉积于血管壁的主要蛋白。在针对普通人群的 Rotterdan 研究中,血清 A_β 蛋白水平同样与白质损害的程度有关。考虑到脑淀粉样血管病是一种罕见的引起白质疏松的疾病,这一基于人群的研究结果提示,A_β 蛋白即使在没有淀粉样血管病的动脉硬化性小血管病患者中也可能起一定作用。这种联系的内在机制目前还不甚清楚。另一方面,病理研究表明,动脉硬化性小血管病可以加速淀粉样蛋白的沉积和神经纤维缠结的形成,而这一结果也与流行病学发现的有血管危险因素的患者往往呈现更明显的痴呆样病理改变相一致。这些结果提示,白质疏松和 A_β 蛋白沉积可能互为因果。

（六）治疗和预后

多项前瞻性研究发现,白质疏松可以增加缺血性卒中、脑出血、血管性死亡的风险。除了增加卒中和血管性死亡外,白质疏松还可通过增加肺炎和跌倒的风险而增加患者死亡率。

在脑梗死或 TIA 患者中,目前还没有证据支持要对伴随的白质疏松进行单独治疗。最近,在加拿大开展的链激酶治疗卒中有效性的研究(CASES)分析了白质疏松在选择溶栓患者时的价值。尽管有白质疏松的患者使用 rt-PA 后发生出血的概率高于无白质疏松的患者,但患者从链激酶溶栓治疗中获得的益处并未因此而降低。同样,白质疏松可增加颈动脉内膜剥脱术围手术期的风险,但患者仍然可以从手术中获益。所以,对于有白质疏松的脑血管病患者,除了下面讨论的抗凝治疗外,其他治疗不应有大的差异。

认识白质疏松和治疗相关的颅内出血具有重要临床意义,因为有可能通过调整治疗策略而减少出血发生的风险。SPIRIT 试验观察了口服抗凝剂对非致残性缺血性卒中的治疗效果。在该研究中,具有窦性心律的卒中患者接受抗凝剂使其 INR 维持在 3~4.5 之间,或者接受阿司匹林治疗。由于在治疗过程中脑出血的发生率超出了允许的范围,这一试验被迫提前终止。分析发现白质疏松是脑出血发生的一个主要的独立危险因素,其比例风险值高达 9.2。另外,在有脑梗死病史的患者中,白质疏松还是继发性症状性出血(包括皮质性或皮质下性出血)的独立危险因素。目前还不能确定出血的风险是否与白质疏松的程度、发生部位和影像学特点等因素有关。但白质疏松的程度也许在预测出血风险时具有一定价值。在 SPIRIT 研究中,有重度白质疏松的患者发生出血的风险是轻度白质疏松患者的 2.5 倍。病例对照研究也发现,白质疏松和出血风险之间有量效关系。然而,所有这些研究均为基于 CT 扫描结果,将白质疏松分为两级(相当于 vanSwieten 分级法),目前还缺乏利用 MRI 或更新的扫描技术,以制订更为精细的白质疏松分类而进行的研究。所以关于白质疏松和继发出血之间的关系尚有许多问题值得探讨。而白质疏松和出血风险之间的关系也应放在不同的临床环境中考虑。例如,血管源性的脑梗死和心源性脑梗死患者发生颅内出血的风险具有很大差异性。而这种差异无疑是其不同病理机制的反映。鉴于上述的研究结果,目前唯一能得出的治疗推荐就是,对于伴有白质疏松的卒中/TIA 患者,如果没有心房颤动和其他特别指征,不应该使用华法林等抗凝剂。高强度的抗凝治疗(INR>3)对这些患者有害无益,可使其年出血发生率达到 7% 以上,这其中大约有一半为颅内出血,而且 1/3 为致死性的。但对于同时有心房颤动和白质疏松的卒中患者,也许应给予华法林治疗,但应该定期监测。这类患者白质疏松和出血风险之间的关系还没有系统研究。

目前大多数医师在面对白质疏松患者时,能做的就是控制血管性危险因素。但是,在控制血压这一点上还存在争议。由于这些白质疏松病变区域的自身血流调节功能往往已经受到严重损害,因此,降低血压有可能进一步加重白质疏松区的缺血状态。但截至目前,众多的降压治疗临床试验还没有一个发现降压导致了白质疏松的恶化。在 PROGRESS 试验中,对使用培多普利降压的患者所进行的亚组分析发现,对于有轻、中度白质疏松的患者降压治疗可降低白质损伤的程度,但对于重度白质疏松的患者,降压治疗就没有这种保护作用。因此,对于重度白质疏松的患者,降压有导致白质疏松组织出现低灌注状态的可能。没有证据支持白质疏松会影响其他伴随疾病状态,如认知功能损害等的治疗。目前的一般原则是,即使患者有白质疏松,危险因素的控制方法也基本一样。一些观察性的研究也支持这种治疗原则。

（七）总结

从白质疏松这一概念提出以来,已经开展了大量的相关研究。其中一些问题,如白质疏松与认知功能的关系、白质疏松发展的过程等问题已经得到明确。但有关其发生的确切机制及与其他疾病状态的关系尚需进一步研究。

（徐格林）

五、脑分水岭梗死

脑分水岭梗死(cerebral watershed infarction,CWI)也称脑交界区梗死(cerebral borderzone infarction,CBI),是指发生在 2 条或 3 条脑主要动脉末梢交界区的脑梗死。通常将大脑的脑分水岭梗死分为皮质型脑分水岭梗死和皮质下型脑分水岭(位于大脑前动脉、大脑中动脉和大脑后动脉与 Heubner 返动脉、豆纹动脉以及脉络膜前动脉供血的交界区)梗死,前者再进一步分为皮质前型分水岭[大脑前动脉(ACA)和大脑中动脉(MCA)交界区]梗死和皮质后型分水岭[MCA 和大脑后动脉(PCA)交界区]梗死。在椎-基底动脉系统中,两条大血管供血交界区发生的脑梗死又称为幕下脑分水岭梗死,主要见于小脑上动脉(SCA)和小脑下前动脉(AICA)的交界区梗死,也称为小脑型脑分水岭梗死。图 4-2-10 为脑分水岭梗死的模式图。CWI 的发病率约占缺血性卒中的 10%。近年来,随着弥散成像(DWI)、灌注成像(PWI)、经颅多普勒超声(TCD)、单光子发射计算机体层成像(SPECT)等影像学技术在脑血管病临床中的广泛应用,对脑分水岭梗死的发病机制有了新的认识。

（一）病因与发病机制

1. 体循环低血压 主要见于心脏骤停、低血容量性休克、严重脱水、降压药过量、严重的心律失常、心力衰竭、麻醉药过量和低氧血症等临床危急情况,如体循环低血压持续较长时间则可导致脑分水岭区低灌注性脑梗死。体循环低血压引起的脑分水岭梗死通常表现为双侧脑分水岭梗死,多表现为双侧皮质后型脑分水岭梗死,也可表现为皮质前型合并皮质下型脑分水岭梗死,还可见小脑型脑分水岭梗死。

心脏手术后缺血性卒中的发生率为 3%～9%,最常见的脑梗死类型是脑分水岭梗死,

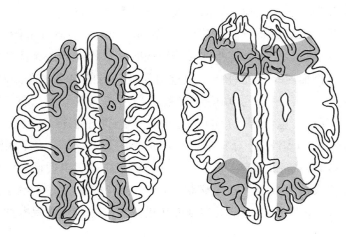

图 4 - 2 - 10　脑分水岭梗死模式图

Gottesman RF 等报道在 98 例心脏手术后发生脑梗死的患者中,采用 MR 的 DWI 检查技术来确定心脏手术后是否发生脑梗死,结果发现双侧脑分水岭梗死(图 4 - 2 - 11)占 48%,单侧脑分水岭梗死占 68%。与其他类型的脑梗死相比,脑分水岭梗死的近期预后更差,死亡率高于其他类型的脑梗死 17.3 倍,需要转入专门的护理医院和康复医院比率分别增高 12.5 倍和 6.2 倍。经单因素和多因素回归研究发现其发生的机制主要与手术中发生的低 MAP 有关。术中 MAP 较术前下降 10 mmHg 以上,发生双侧脑分水岭梗死的概率将增加 4.1 倍。

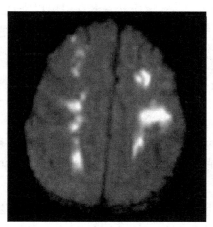

图 4 - 2 - 11　心脏手术后 DWI 检查显示双侧脑分水岭梗死

2. 脑主要动脉严重狭窄或闭塞导致病变血管远端脑低灌注　当脑灌注压下降时,相应部位的侧支循环开放从而发挥代偿作用,但是当脑循环的储备功能不足时,这种代偿不能满足动脉末梢吻合区的代谢需要,从而发生脑分水岭梗死。

脑主要动脉,特别是 ICA 和 MCA 狭窄可导致脑局部低灌注而最终发展为脑分水岭梗死。脑主要动脉狭窄或闭塞是否会导致脑局部低灌注以致最终发展为脑分水岭梗死,取决于脑的侧支循环,特别是大脑动脉环的发育是否完善。当一侧 ICA 狭窄或闭塞时,通常通过大脑动脉环从对侧代偿供血;当一侧 MCA 狭窄或闭塞时,通过 ACA 和 PCA 的皮质软脑膜动脉来代偿供血。这时脑血流的速度和方向均发生改变,启动脑循环的储备功能。这种代偿多能满足主要动脉供血区的供血,但在主要动脉的交界区即脑分水岭区仍存在某种程度的供血不足,如果合并存在低血压或心排血量减少,就会产生边缘带区的脑梗死(图 4 - 2 - 12)。当 ICA 或 MCA 狭窄进展快或急性闭塞缺少侧支循环或侧支循环不良时便会导致大的流域性脑梗死。国外研究认为皮质下型脑分水岭梗死与 ICA 严重狭窄或闭塞所导致的血流动力学障碍有关,皮质下型脑分水岭梗死是 ICA 疾病的一个"标志"。而国内研究表明大脑中动脉狭窄或闭塞是脑分水岭梗死最常见的原因,其次是 ICA 狭窄或闭塞。西方人的脑动脉硬化及严重的狭窄或闭塞多见于颈动脉,而东方人多见于颅内动脉,这可能是由于东西方人种不同导致了动脉硬化病变部位的差异。ICA 狭窄或闭塞主要导致皮质下脑分水岭区串珠样的梗死灶,ICA 严重狭窄或闭塞伴左室收缩功能异常可导致狭窄远端严重的血流动力学障碍和脑分水岭区的低灌注;MCA 高度狭窄或闭塞多导致皮质下型和皮质后型并存的混合型脑分水岭梗死,同时多伴有穿动脉闭塞所致的腔隙性脑梗死。

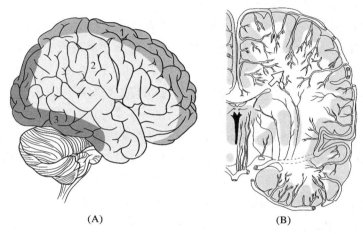

(A) (B)

图 4 - 2 - 12　脑分水岭区域
A. 1. 大脑前动脉供血区;2. 大脑中动脉供血区;3. 大脑后动脉供血区
B. 脑内分水岭区(箭头)

蛛网膜下腔出血后脑血管痉挛导致的脑低灌注也可引起脑分水岭梗死。Weidauer 等对 117 例动脉瘤破裂所致蛛网膜下腔出血患者进行临床研究,其中 63 例接受手术动脉瘤夹闭治疗,59 例接受弹簧圈动脉瘤填塞的介入治疗,5 例保守治疗。蛛网膜下腔出血后 7～14 d 行 DSA 检查以确定有无脑血管痉挛,发病后的 3 d 内、4～6 d、7～14 d 和 15～28 d 分别进行 4 次包括 DWI 和 PWI 的 MR 检查。结果有 87.5% 的患者合并脑血管痉挛,其中 52.5% 的患者出现新发脑梗死;在合并脑梗死的患者中,26% 是脑分水岭梗死,PWI 提示在脑分水岭区存在严重的低灌注损害,脑血管造影显示脑血液循环时间显著延长,较正常对照组延长(8.47±2.25)s。

可逆性脑血管收缩综合征(reversible cerebral vasoconstriction syndromes,RCVS)是一种以多处脑动脉收缩、通常需要数天到数周才能缓解为特征的综合征,以突发剧烈头痛为主要临床特征,部分患者可出现神经功能缺损,很容易和"偏头痛"及"蛛网膜下腔出血"混淆。确诊依赖脑血管造影等检查证实存在多处脑动脉狭窄并除外其他引起剧烈头痛的疾病。RCVS 也可引起脑梗死,特别容易发生脑分水岭梗死,其发病率不详,认为其机制是狭窄血管远端严重的低灌注所致。

3. 微栓子栓塞 脑低灌注时血流速度慢,易促发血小板栓子的形成。早年的解剖研究证实,生前有多次 TIA、脑血管造影有 ICA 动脉硬化且有溃疡性斑块的患者和心脏病手术后死亡的患者,其脑分水岭梗死区的小动脉中存在胆固醇栓子。这种栓子非常小,足以能通过小动脉达到细小动脉的分支和毛细血管。近年来应用 TCD 栓子监测技术结合 DWI 影像研究也证明微栓子栓塞是脑分水岭梗死的重要机制之一。如在颈动脉狭窄的患者,其同侧颈动脉远端和大脑中动脉及大脑前动脉均可探测到频发的微栓子信号,DWI 检查发现在同侧的脑分水岭区存在有症状或无症状的小的脑分水岭梗死灶。Wong 等采用 TCD 检测微栓子信号结合 DWI 磁共振成像技术对连续 30 例伴有 MCA 狭窄的脑梗死患者进行研究,MCA 狭窄经 TCD 和 MRA 来确定。结果 30 例患者中有 15 例呈单发急性脑梗死灶,另 15例呈多发急性脑梗死灶,后者以单侧链条样的皮质下型脑分水岭梗死最常见(11 例,73%)。有 10 例患者探测到微栓子信号,每 30 min 检测到 2～102 个,平均 15 个,其中 9 例均呈多发急性脑梗死。研究认为,微栓子栓塞是脑分水岭梗死的主要发病机制之一,也是多发急性脑梗死的原因。

4. 血液流变学异常 1986 年 Bogousslavsky 研究发现约 51% CWI 患者有血细胞比容增高,因此认为红细胞变形能力障碍是引起微循环障碍的主要因素,后来研究表明血流变异常、镰状红细胞病、真性红细胞增多症、DIC 等疾病极易发生 CWI。

5. 脑低灌注和微栓塞的共同作用 对脑分水岭梗死的发病机理仍然存在争论,可能包括不同的发病机制,如低血压、严重的 ICA 狭窄或闭塞、微栓子栓塞,或者不同的发病机制共同发挥作用。对 ICA 和 MCA 狭窄所致脑分水岭梗死,早期的研究认为其发病机制主要是狭窄动脉远端血流动力学障碍,属低灌注性脑梗死,后来研究发现微栓子栓塞也是其重要的发病机制。

(1) 脑分水岭梗死是脑低灌注和微栓塞共同作用的结果:最近的研究表明,严重 ICA 狭窄或闭塞和心脏手术可同时引起微栓子脱落和脑灌注压的下降,由此导致脑分水岭梗死,严重 ICA 狭窄或闭塞导致的脑灌注压的下降可改变脑血流的方向和速度,使微栓子易到达血管分支末端,从而使血流淤滞,并且脑低灌注压又不易使微栓子被冲刷或裂解。有研究认为,皮质下型脑分水岭梗死主要由于脑局部灌注衰竭所致,而皮质型脑分水岭梗死主要源于微栓塞,似乎说明不同类型的脑分水岭梗死存在不同的发病机制,或者是以某种机制为主的多种机制参与了发病。

Moriwaki H 采用 SPECT 对 29 例脑主要动脉狭窄所导致的小脑幕上脑分水岭梗死局部脑血流进行研究,7 例为皮质型脑分水岭梗死,22 例皮质下型脑分水岭梗死,后者又分为病灶位于侧脑室上方的半卵圆中心 A 组(12 例),梗死灶在靠近侧脑室的放射冠 B 组(10例)。结果皮质下型脑分水岭梗死组的 MCA 供血区脑灌注明显比皮质型脑分水岭梗死组低(20.1%±15.6% vs 43.8%±10.8%;$P<0.01$),对照组大脑半球的脑血流量为 54.7%±16.4%($P<0.01$)。在皮质下型组中,A 组患者的脑灌注储备明显低于 B 组($P<0.05$)。

因此认为皮质下型脑分水岭梗死,特别是病灶位于侧脑室上方的半卵圆中心区的脑分水岭梗死是低灌注所致,而皮质型因低灌注不明显推测可能是微栓塞的结果。

（2）支架置入术中和术后均可产生微栓子和低血压导致脑分水岭梗死:在颈动脉狭窄支架置入术治疗中或治疗后也可发生脑血流动力学障碍和微栓子栓塞,通常二者并存,由此引起脑分水岭梗死。在支架置入术的过程中,动脉壁的斑块、附壁血栓可脱落,从支架保护伞的滤网中收集到的脱落物分析表明,脱落物包括纤维蛋白、胆固醇结晶、聚集的红细胞和机化的血栓等。大的栓子可被保护伞的滤网过滤从而保护脑组织避免栓塞,然而,TCD 栓子监测联合 DWI 研究表明,仍然有微栓子可以通过保护伞滤网流向远端导致脑分水岭梗死。多频经颅多普勒超声能进行栓子监测并能区分气体和固体栓子,最近应用这种技术对颈动脉支架置入术进行微栓子监测研究,结果表明在颈动脉支架置入过程中和支架扩张过程中,共监测到 7 395 个微栓子,其中 42% 为固体栓子,支架植入后在保护滤网收回之前行脑血管造影检查,在注射造影剂的过程中又探测到 1 241 个微栓子(31% 为固体栓子)。单个栓子多会被血流清除,然而同时或短时间内在同一血管流域内有大量的微栓子,成群的微栓子最容易聚集在血流最慢的脑分水岭区而导致脑分水岭梗死。

手术相关的低血压定义为比术前血压下降超过 30 mmHg,在支架成型手术后的 24 h 内有 76% 的患者发生低血压,最显著的血压下降发生在手术后 1 h。支架置入手术中低血压的发生率为 17%～22%,心动过缓的发生率 28%～71%,心动过缓和低血压主要发生在球囊扩张或自膨式支架释放时,而且在支架释放后及球囊扩张结束后仍可持续较长时间的低血压和心动过缓,特别是镍钛合金自膨式支架在支架释放后可产生持续的膨胀压力长达24 h。脑灌注压的下降使血流变慢,到达脑分水岭区的血流延迟并减少,同时限制了血流对微栓子的清除能力,因此脑分水岭梗死的病理生理特征是低灌注与微栓塞常常并存并且相互作用。

在支架置入过程中,还可发生脑血管痉挛、急性发生的动脉夹层和支架保护伞的滤网被捕获的栓子堵塞等情况,如果发现和处理不及时,也可引起较长时间的脑低灌注甚至灌注衰竭导致脑分水岭梗死。

有些患者对术中使用肝素或术后应用阿司匹林不敏感,在支架置入后的 24 h 内可发生急性支架内血栓形成,如果病变侧的 ICA 供血区没有良好的侧支循环则可发生致死性的大面积脑梗死,反之如果有非常完善的侧支循环也可能无症状。多数人的脑血管循环储备处于中间状态,即有一定的通过侧支循环供血的能力,但不能完全满足代谢的需要,在脑分水岭区形成严重的低灌注导致脑分水岭梗死。

6. 其他

脑底异常血管网病多发生于年轻人,既可引起脑出血或蛛网膜下腔出血,也可引起脑梗死,部分病例为脑分水岭梗死(图 4-2-13)。

新生儿或儿童的脑分水岭梗死可由于新生儿窒息、低血糖、败血症、早产、因呼吸衰竭使用呼吸机、心力衰竭及心脏手术等引起。其脑分水岭梗死多合并皮质下小缺血灶和丘脑腔隙性梗死。

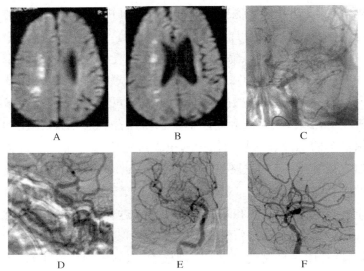

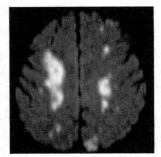

图4-2-13　脑底异常血管网病引起的脑分水岭梗死

A和B. DWI可见右皮质下分水岭区新发梗死灶呈串珠样沿侧脑室外上方走行；DSA检查　C. 左颈内动脉造影正位像可见左大脑中动脉闭塞，闭塞远端可见细小动脉　D. 左颈内动脉造影侧位像　E. 右颈内动脉造影正位像显示大脑前和大脑中动脉高度狭窄，在狭窄动脉周围和闭塞远端可见细小新生血管　F. 右颈内动脉造影侧位像

图4-2-14　DWI显示旋毛虫病引起的双侧脑分水岭梗死

旋毛虫病（trichinosis）是一种少见的传染病，5%～24%的患者神经系统受累，当累及中枢神经系统时可导致脑分水岭梗死，其机制可能是旋毛虫感染累及脑动脉壁，血管有嗜酸粒细胞浸润，感染的血管有微栓子脱落，由此导致脑分水岭梗死（图4-2-14）。

（二）临床诊断

1. 临床表现　脑分水岭梗死没有特异性的临床表现，可发生于各年龄组，以60岁以上居多。通常急性起病，神经功能缺损的症状或体征较轻，多表现为腔隙性脑梗死综合征，神经功能缺损的程度取决于病变的部位和病灶的大小，一般无意识障碍。可有血压降低和血容量不足等原发疾病的相应症状。

皮质前型分水岭梗死主要表现为对侧轻偏瘫、认知功能障碍，发生于优势半球的个别患者可有不完全性运动性失语。皮质后型者主要表现为对侧同向偏盲或象限盲、皮质型感觉障碍等，轻偏瘫少见。皮质下型则以对侧轻偏瘫为主，许多患者有认知障碍，优势半球病变可有语言障碍等，也有出现无动性缄默的个案报告。小脑型脑分水岭梗死临床多表现为头晕、眩晕、走路不稳、构音障碍，个别患者体检时可查出共济失调。Gandolfo等报道皮质下型脑分水岭梗死通常是无症状的，90个病灶中52个属于无症状性梗死病灶。

Moriwaki等采用SPECT研究29例脑主要动脉狭窄所导致的小脑幕上脑分水岭梗死患者的局部脑血流及临床发病特征，结果发现7例皮质型脑分水岭梗死均急性起病，而22例皮质下型脑分水岭梗死患者则无明显急性发病过程或是无症状，仅在进行脑MRI检查时发现脑分水岭梗死灶。

有报道,脑分水岭梗死可表现为进行性加重的痴呆和脑萎缩。82%的脑分水岭梗死患者有痴呆表现,右大脑半球脑分水岭梗死发生痴呆的概率是左侧的 2 倍。发生于双侧额叶的皮质前型脑分水岭梗死会出现严重的痴呆。临床和病理研究表明脑分水岭区的皮质微梗死与 Alzheimer 病密切相关,也有认为脑缺血是 Alzheimer 病的发病机制之一。Suter 等采用组织化学和免疫组织化学技术对临床确诊的 105 例 AD 患者进行尸体解剖研究,并将年龄匹配的 79 例作为对照,结果证明皮质脑分水岭梗死与 AD 密切相关(32.4%∶2.5%,$P=$ 0.001),血流动力障碍是其发病的主要机制。

发生于新生儿或儿童的脑分水岭梗死多表现为精神发育迟滞、步态异常、肌张力降低、共济失调等。

脑主要动脉狭窄可以引起多次脑分水岭梗死。因同侧 ICA 或 MCA 狭窄或闭塞引起的再次脑分水岭梗死,梗死灶可发生在与前次脑分水岭梗死相同或相邻分水岭区域,如因不同部位的颅内外动脉狭窄或闭塞引起的再次脑分水岭梗死则病灶多累及不同的脑分水岭区。再发脑分水岭梗死的临床症状比前一次发病重。如果能在首次脑分水岭梗死后发现这些血管狭窄并及时治疗,可能会避免发生第二次脑分水岭梗死。

与流域性脑梗死不同,绝大多数患者急性期脑分水岭梗死灶不再扩大或略有扩大,但如有 PWI/DWI 不匹配则易进展加重,极少发展到流域性脑梗死;脑分水岭梗死也很少有明显的出血性转化。

大多数患者预后良好,极少数病程呈进展性。如低血压未能及时纠正,颅内段或颅外段脑动脉狭窄未能尽早解除或脑动脉闭塞又没有良好的侧支循环,则脑局部低灌注不能及时缓解还可能进一步扩大,导致病情加重甚至死亡。一般来说,皮质型脑分水岭梗死预后较好,皮质下型脑分水岭梗死则预后较差。

2. 影像学特征

(1) 神经影像学分型:脑分水岭梗死的诊断需依靠脑 CT 或脑 MRI,DWI 对早期诊断有重要价值。对小脑幕上的脑分水岭梗死,目前国内外大多采用 Bogousslavsky 的分型方法。

1) 皮质前型:梗死发生于 ACA 与 MCA 皮质支的边缘带,梗死灶呈楔形,尖端朝向侧脑室,底朝向皮质软脑膜面(图 4-2-15)。在横断面扫描的脑 CT 或 MRI 图像上病灶多呈典型的楔形,在较高的层面可表现为前后走行的条块状病灶(图 4-2-16)。

2) 皮质后型:梗死发生在 PCA 与 MCA 皮质支的边缘带,常位于颞顶枕交界区,病灶也呈楔形,尖端朝向脑室(图 4-2-17),临床上比较多见,常合并皮质下型脑分水岭梗死,常由 MCA 或 PCA 狭窄或闭塞引起。有时与 MCA 的顶支闭塞引起的脑梗死难以鉴别。

3) 皮质下型:梗死灶位于 ACA、MCA 和 PCA 与支配脑基底节区的豆纹动脉等深穿支之间的交界区,主要在侧脑室体部外上方,半卵圆中心或放射冠,位置比基底节层面高,呈前后走行的串珠样或融合成条索状的病灶(图 4-2-18),也可呈前后走行的线状梗死病灶。对某些不典型的病例,易与白质半卵圆中心梗死混淆,后者病灶更靠近皮质,是由软脑膜动脉的髓支闭塞引起。

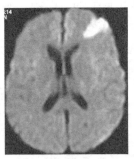

图 4-2-15　DWI 显示急性期皮质前型脑分水岭梗死，由心动过缓低血压引起

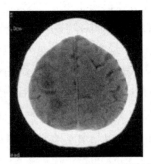

图 4-2-16　脑 CT 显示皮质前型脑分水岭梗死，因断层更靠上，病灶呈前后走向融合的条索状低密度灶

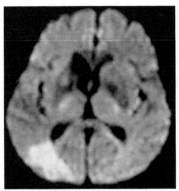

A

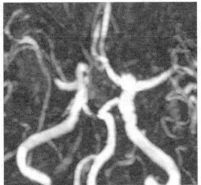

B

图 4-2-17　DWI 显示急性期皮质后型脑分水岭梗死(A)；MRA 显示右 MCA 闭塞，右 PCA 的 PI 段严重狭窄(B)

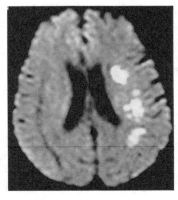

A

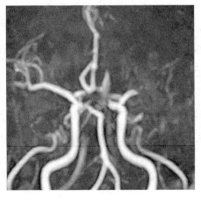

B

图 4-2-18　DWI 显示急性期皮质下型脑分水岭梗死(A)；MRA 为左 MCA 的 M_1 段闭塞(B)

4) 小脑型脑分水岭梗死:一般直径小于 2 cm 的呈不规则条状或楔形的靠近皮质的小脑梗死大多为小脑型脑分水岭梗死(图 4-2-19)。由于椎-基底动脉系统的主要动脉 SCA、AICA 和 PICA 的供血范围变异很大,梗死灶在脑 CT 或 MRI 上的位置变化也较大,在读片时应注意识别。

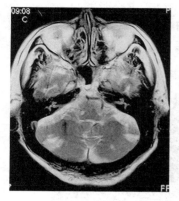

图 4-2-19　T₂WI 显示双侧小脑型脑分水岭梗死,系感染性休克持续性的低血压所致

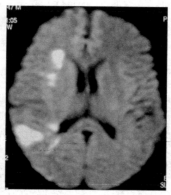
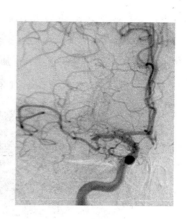

A　　　　　　　　　B

图 4-2-20　DWI 显示急性期皮质下型脑分水岭梗死(A);MRA 为左 MCA 的 M₁ 段闭塞(B)

5) 脑分水岭梗死合并其他类型脑梗死(图 4-2-20):脑分水岭梗死可单独发生,但更多的是与其他类型脑梗死并存,采用脑 CT 扫描对连续 383 例脑梗死患者进行研究,结果共发现 725 个脑缺血病灶,其中皮质下型脑分水岭梗死 90 个,皮质型脑分水岭梗死 56 个,流域性脑梗死(terrirorial infarction)258 个,腔隙性脑梗死 282 个,椎-基底动脉系统(脑干及小脑)脑梗死 39 个。仅有 13 例患者有单纯的皮质下型脑分水岭梗死,其他患者均合并有 1 种或 1 种以上的其他类型的脑梗死。

(2) 脑血管成像:目前实用的脑血管成像技术主要有 DAS、MRA 和 CTA。做血管成像检查主要是了解脑血管病变情况,以明确与病灶相关的责任病变血管。脑动脉颅外段还可应用 B 型超声来检测血管病变情况。

3. 病因诊断技术的选择　脑分水岭梗死可由多种原因引起,因此必须明确其发病原因,才能有效地治疗和预防复发。首先应进行常规检查以明确有无严重脱水、低血容量、心律失常、心力衰竭等体循环低血压的情况。还应做血常规、血液流变学、血脂和血糖等检查。

对高血压、有明确脑动脉硬化危险因素的脑分水岭梗死患者,特别是对有单侧皮质下型脑分水岭梗死的患者应行脑血管的影像学检查以明确是否有脑大动脉的狭窄或闭塞。B 型超声可用于检查颈动脉有无狭窄、闭塞、颈动脉的硬化斑块、溃疡等,该方法操作方便、无创伤、可重复检查,但对颅内动脉检查受限;MRA 和 CTA 已广泛用于颅内外血管病变的筛查,方便、无创伤,但精确度稍差,常过度估计血管的狭窄,多用于初步筛查;DSA 仍是确诊脑血管病变的金标准,但属有创伤检查并且费用昂贵。有条件者应在急性期选择 TCD 脑动脉内栓子监测、脑循环储备功能检查、DWI/PWI 匹配或不匹配的评估，以指导临床治疗、合理评估预后。

近年来一种改良的选择性动脉质子自旋标记（arterial spin-labeling，ASL）脑灌注磁共振成像技术可分别显示同侧 ICA 和椎-基底动脉的脑灌注情况，并且可通过用不同颜色标记不同主要动脉的供血分布以直观图像来显示脑灌注（图 4-2-21，见书末彩插），与 PET 相比，对脑灰质局部脑血流量的测定准确，但对脑白质脑血流量的测定低 10％左右。根据脑低灌注的分布区可间接推断是哪一支脑主要动脉存在狭窄或闭塞。该项技术无创伤可重复检查，用于对预后的评估和对疗效的判定。

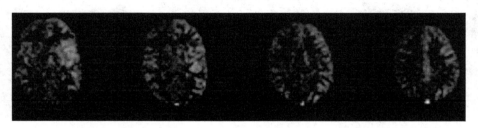

图 4-2-21　选择性自旋动脉标记（SASL）MR 影像，右侧的红色和左侧的绿色区域分别代表右和左 ICA 供血区的脑灌注，蓝色区域代表后循环脑灌注

一种术中监测皮质脑灌注变化的新方法，即联合使用单通道无创脑皮质局部血氧饱和度监测系统（INVOS system）和无创可视多通道血氧监测系统（OT，监测氧和血红蛋白、去氧血红蛋白和总血红蛋白），用于监测颈内动脉内膜剥脱术患者术中脑皮质局部脑灌注的变化，并通过可视图像的方法来显示脑低灌注区，结果所显示的皮质后脑分水岭区脑低灌注与术后 DWI 所显示的皮质后型脑分水岭梗死部位一致（图 4-2-22，见书末彩插）。

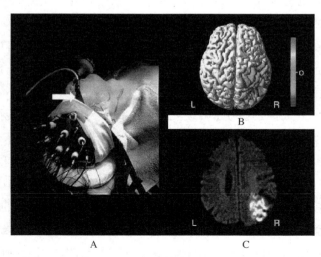

图 4-2-22　手术中 OMM 2 000（OT）的光电转换器和 INVOS 3110A 的传感器的放置情况（A）；图中彩色区域代表在夹闭颈内动脉时右侧 MCA 和 PCA 的交界区氧和血红蛋（Oxy-Hb）下降区域（B）；DWI 显示与氧和血红蛋白下降区域一致的高信号病灶（C）

（三）治疗策略

根据发病原因的不同应选择有针对性的治疗措施,积极治疗引起血压降低的原发病如休克、严重脱水、低血压等尤为重要。如无心力衰竭等禁忌证,应给扩容治疗。

在脑主要动脉存在严重狭窄的情况下,如果把血压降到"正常"水平,可能会发生狭窄远端脑组织的严重低灌注,可使脑梗死灶迅速扩大。因此在没有做 DSA 或 MRA 或 CTA 等血管检查、尚不明确颅内外主要动脉是否有严重的狭窄或闭塞之前应适当地维持"相对高血压",不可盲目使用降压药物。如颅内外主要动脉有严重狭窄(狭窄大于 70%)应尽早给予介入治疗或手术治疗以控制脑分水岭梗死的扩大和复发。

（聂志余）

第三节　脑侧支循环与缺血性卒中

脑动脉闭塞后,脑组织发生缺血和梗死,其受损的范围和神经功能缺损的程度取决于当时机体的功能状态、动脉闭塞发生的速度、闭塞动脉管径的大小、脑侧支循环的多少、侧支吻合开放的效率、提供侧支循环通路的动脉情况、大脑动脉环的发育以及脑缺血和梗死局部的化学变化等。其中脑侧支循环的代偿情况起着重要作用。本节重点介绍脑侧支循环与缺血性卒中的关系。

一、脑侧支循环的定义及意义

广义的脑侧支循环是指当某一血管的功能发生障碍时,维持脑内血流的辅助血管网络,包括动脉侧支循环和静脉侧支循环。但通常所讲的脑侧支循环是指当供血动脉严重狭窄或闭塞时,血流可以通过其他血管(侧支或新形成的血管吻合)到达缺血区,使缺血组织得到不同程度的灌注代偿。当脑缺血发生时,机体存在强大的内源性抗脑缺血的功能,即脑储备能力,这是指在生理或病理状态下,脑血管能通过小动脉和毛细血管的代偿性扩张或收缩、脑血流量的调节、脑血管侧支循环开放等维持稳定的脑血流能力,包括脑结构储备、脑血流储备、脑功能储备以及脑代谢储备。

脑侧支循环作为脑储备能力之一的脑结构储备,侧支循环的核心为侧支血管的存在、发生、形成与募集。侧支循环的路径是决定是否发生或什么时候发生卒中的基本因素。侧支循环不仅可以降低脑梗死的发生率,并能减轻脑梗死后缺血-再灌注损伤,挽救缺血半暗带,有效防止溶栓并发症的发生。对急性缺血性脑梗死患者进行血管内治疗,患者的血管再通率与侧支循环级别呈正比,即侧支循环越丰富,血管再通率越高,因为充分的侧支循环灌注能促进溶栓剂及神经保护因子进入血栓的各个部位。侧支循环不仅影响溶栓治疗的临床结局,也是许多干预治疗措施疗效的决定因素。然而,侧支循环尚未引起研究者们的足够重视,对其病理生理及治疗潜能的认识尚未随着医学技术的发展而取得突破性进展,临床亦未出现靶向侧支循环的有效治疗方法与手段。在经历了神经保护研究的失望与溶栓等卒中干预措施的遗憾后,在体循环侧支治疗策略成功的启发下,人们又把目光投向了脑侧支循环。

二、脑侧支循环的代偿途径

脑动脉侧支循环可以来自硬膜内、硬膜或硬膜外血管,大致可分为原发性侧支循环(大脑动脉环,又称 Willis 环)和继发性侧支循环(皮质软脑膜吻合、脑外代偿等)。根据侧支开放层次大致可分为 3 个层次的代偿途径:

初级侧支代偿:主要由大脑动脉环的血管构成。

次级侧支代偿:眼动脉、软脑膜及其他相对较小的侧支与侧支吻合。

末级侧支代偿:通过血管发生和血管生成等方式产生新生的供血血管。

(一)初级侧支代偿——大脑动脉环

大脑动脉环是颅内最重要的潜在侧支代偿途径,它将两侧半球和前后联系在一起。前交通动脉(ACoA)负责代偿两侧大脑前部区域的血液供应。后交通动脉(PCoA)可为前、后循环提供侧支代偿(图 4 - 3 - 1)。

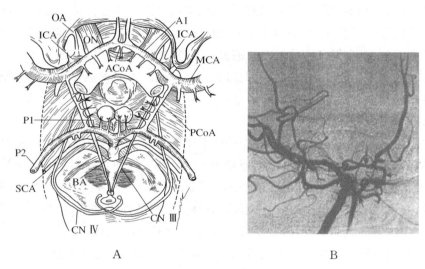

A

B

图 4 - 3 - 1 大脑动脉环模式图(A)和血管造影图(B)

多数人的大脑动脉环存在变异,约 50% 大脑动脉环至少一条动脉缺如或发育不良(很小或未完全发育),这种变异减弱其侧支代偿能力,导致患者卒中或 TIA 风险增加。

根据 MRA 显示的 Willis 环形态,有学者将大脑动脉分为 4 种类型:

Ⅰ型:大脑动脉环形态完整;Ⅱ型:大脑动脉环前循环完整,后循环不完整;Ⅲ型:大脑动脉环后循环完整,前循环不完整;Ⅳ型:大脑动脉环前、后循环均不完整。

根据研究统计,常见的大脑动脉环解剖变异及比例如图 4 - 3 - 2 所示。

由于检查手段与研究方法等的不同,各种变异所占比例在不同的报道中略有差异。此外,大脑动脉环侧支代偿血管可能随需求变化呈现动态改变,如以前发育不全的节段逐渐延长,或者偶尔某部分退化(图 4 - 3 - 3)。

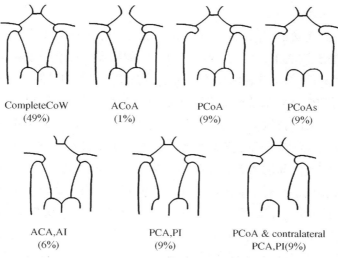

图4-3-2 常见的大脑动脉环解剖变异及比例

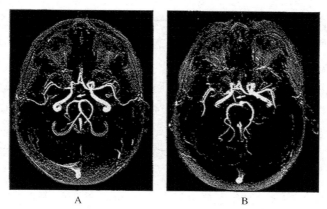

图4-3-3 MCA狭窄后MRA扫描示大脑后动脉明显呈进行性改变

病例 女性,62岁,有高血压病史15年。左下肢麻木无力3d入院,发病后瘫痪呈进行性加重,入院时神志清,左侧面舌中枢性瘫,左侧偏瘫,肌力0级。脑CT证实为右额叶梗死,脑MRA显示右ACA闭塞,右MCA高度狭窄,A_1段缺如(图4-3-4)

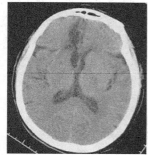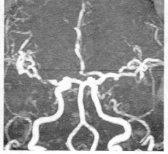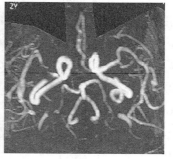

图4-3-4 脑CT与脑MRA

（二）次级侧支代偿

当大脑动脉环的代偿不能满足供血需求，次级代偿通路开始发挥作用。眼动脉是次级侧支代偿的重要通路，沟通了颈内动脉与颈外动脉，如果颈内动脉在眼动脉发出之前出现慢性的严重狭窄或闭塞，颈外动脉血流就可经眼动脉逆流供应颈内动脉。

1. 软脑膜血管吻合　软脑膜血管来自大脑前、中、后动脉分支，到达皮质表面形成软脑膜动脉网。依据管径大小将软脑膜动脉分为 4 组：① 260～280 μm 的中央动脉。② 150～180 μm 的周围动脉。③ 刷毛样分支小动脉。④ 管径明显减小的皮质小动脉。

脑皮质血管终末支之间的吻合是另外一种侧支循环，可称为继发侧支循环。皮质软脑膜支吻合主要在大脑前、中、后动脉之间组成。软脑膜支吻合有两种主要类型：① 大管径的端－端吻合，管径 25～90 μm 不等。② 小管径的直线型吻合，平均管径 10 μm。

2. 皮质内血管吻合　皮质内血管由软脑膜动脉的各级分支及其终支呈直角垂直穿入脑皮质而成。根据穿入的深度，将皮质内动脉分为皮质短动脉、皮质长动脉、皮质下动脉和髓质动脉，这些动脉在皮质内分布和供血范围各有侧重。有学者认为皮质内动脉缺乏吻合，但较多学者提出皮质内有 3 种类型的血管吻合，最常见、最重要的是毛细血管水平直径为 12～17 μm 的吻合，在预防皮质微梗死中可能发挥着重要的作用。另外两种类型由较大血管组成，分别为 35～45 μm 和 40～70 μm。

3. 硬脑膜与软脑膜血管间的吻合　经皮质血管可使软脑膜与硬脑膜血管相吻合又可提供更多的脑组织血供，以皮质及皮质下受益为主，如脑膜中动脉与大脑前动脉、大脑中动脉的皮质终末支的吻合，大脑镰前动脉与大脑前动脉的吻合，脑膜后动脉与小脑上动脉、小脑下后动脉之间的吻合等。当脑供血动脉狭窄或闭塞时，该类吻合可一定程度提供吻合支邻近的脑组织血流。

4. 硬脑膜血管间的吻合　如脑膜中动脉与 ICA 的下外干的吻合，脑膜垂体干的小脑幕缘动脉与覆盖丛的吻合，及其斜坡与椎动脉供应枕骨大孔前方斜坡的脑膜前动脉间的相互吻合。咽升动脉脑膜支与 ICA 的下外干，脑膜中动脉及脑膜副动脉间亦可存在吻合等。此类吻合对缺血性脑血管病增加脑组织血供的意义较小，小脑幕覆盖丛可通过吻合，间接沟通同属基底动脉幕上的大脑后动脉及幕下的小脑上动脉的血流。

5. 颅内外血管的吻合　颅外代偿可通过相关的肌支及穿支向脑组织提供侧支灌注，主要有：颈外动脉的颌内动脉分支和面动脉的终末支与眼动脉的吻合为主，翼管动脉可直接沟通颈内、外动脉；枕动脉既可在颈外动脉与椎动脉间架起血管桥梁，又可经乳突及顶骨穿支与颅内血管建立联系；而颞浅动脉、圆孔动脉等也可提供另外的侧支血流；罕见的尚有颈内、外动脉间的异常血管网形成及源于后循环的脉络膜前动脉等。

（三）末级侧支代偿

当次级代偿仍不能满足供血需求时，新生血管就成为最终（末级）侧支代偿。通过血管发生和血管生成等方式产生的新生供血血管，依脑动脉狭窄或闭塞的速度、部位、年龄、治疗等不同，其产生的速度、数量而不同。

三、病理状态下常见侧支循环血管的变化

（一）颈内动脉狭窄或闭塞

正常情况下，脑两侧及前后循环的血液压力相近，ACoA、PCoA仅作为具有代偿潜力的血管而存在。当某局部脑血流量改变，压力平衡遭破坏，血流可经大脑动脉环改变流向、重新分配以获得新的平衡。大脑动脉环被认为是颈动脉疾病的重要侧支代偿来源。ICA阻塞患者能通过大脑动脉环的ACoA和同侧PCoA的侧支代偿来维持脑灌注压、满足代谢需求。症状性ICA狭窄在交通段近端闭塞时，经大脑动脉环代偿有4种方式：① 仅由双侧A_1段及ACoA代偿。② 仅由PCoA代偿。③ 由ACoA、PCoA共同代偿。④ 无代偿（图4-3-5）。

临床研究发现，仅在血管直径>1 mm时才能有效提供颈动脉狭窄时的侧支血流，这也是许多学者将MRA图像上直径>1 mm的血管定义为侧支循环存在并开放的原因。较粗的PCoA（直径>1 mm）可预防同侧ICA闭塞引起的分水岭梗死及大脑后动脉或其分支栓塞引起的枕叶梗死。有学者认为，ICA狭窄或闭塞时只有PCoA与缺血性脑梗死的发生有特征性联系，ACoA对是否发生梗死影响不大。

此外，大脑动脉环不能满足需求时则可通过眼动脉"摄取"来自颈外动脉的血液建立侧支代偿。严重颈动脉系统狭窄或闭塞时，枕动脉可在颅外将其与椎-基底动脉系统建立联系。

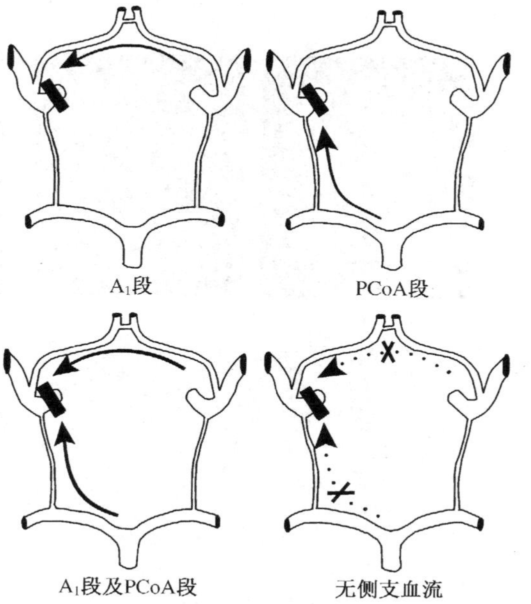

A_1段 　　　　 PCoA段

A_1段及PCoA段 　　　　 无侧支血流

图4-3-5　单侧ICA阻塞，对侧ICA狭窄<70%时，同侧大脑动脉环侧支的4种代偿模式

注：A_1段即为大脑前动脉的A_1段

（二）大脑中动脉近端栓塞

相对大脑前、后动脉，大脑中动脉是研究较多的脑内大动脉。目前认为，大脑中动脉近段栓塞后，软脑膜支吻合可在大脑中动脉闭塞后10 s内迅速募集形成（图4-3-6），主要通过来自大脑前动脉、亦可来自大脑后动脉的血流逆灌来实现大脑中动脉皮质供血区的灌注。

病例　男性，47岁，有高血压病史多年。在发作2次右颈内动脉系统TIA后发生脑分水岭梗死，临床表现为左侧肢体纯运动性轻偏瘫，肌力3～4级。MRA发现右侧大脑中动脉M_2段的2支闭塞，DSA证实MRA的检查结果，右大脑半球的大部分由右大脑前动脉的软脑膜支反流供血（图4-3-7）。大脑中动脉分支亦有约半数血管可能发生逆灌进行血供的重新分配（图4-3-8）

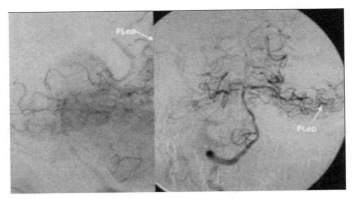

图 4-3-6　DSA 显示的软脑膜侧支

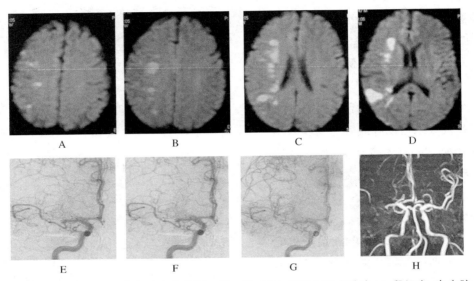

图 4-3-7　脑 MRI 示右半球分水岭梗死（A～D）；DSA 示右大脑中动脉 M₂ 段闭塞，右大脑半球由右大脑前动脉的软脑膜支反流供血（E～G）；MRA 显示右大脑中动脉 M₂ 段闭塞（H）

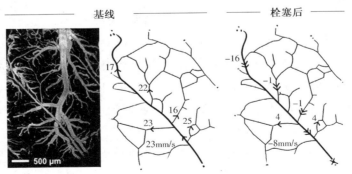

图 4-3-8　大脑中动脉栓塞后，双光子激光扫描血管成像（TPLSM）观察到的侧支募集示意图

注：箭头（ʌ）所指为血流方向，双箭头（ʌʌ）表示逆行，叉（×）为栓塞处；数值为血流速度（mm/s），基线时为正

至于皮质下的基底节部位有无侧支代偿或代偿的机制与能力如何,受现今的影像学手段及实验方法的限制,尚未明了。一般认为,基底节区侧支代偿少,故动脉近段一旦栓塞就会发生不可逆的梗死。

软脑膜支吻合的存在形式及开放程度等与脑血管狭窄或闭塞的形成速度及狭窄程度等相关,即除了与先天脑血管发育完善程度主要相关外,也与血压、血液黏度及流经可提供侧支代偿的脑血管的血流量等相关。如在缺血伊始即被募集,且血流充足,则原来很细的血管可重塑成较大的供血血管。

(三)皮质小动脉单处栓塞

皮质表面小动脉栓塞后,1 s 内即发生栓塞小动脉的第一分支即中央分支内的血流逆灌,维持着栓塞下游区域的血液灌注(图4-3-9)。

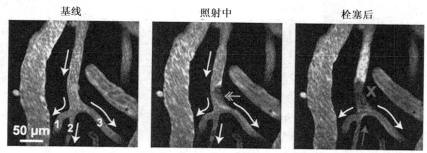

图4-3-9 顶叶表层单一小动脉栓塞后下游血流方向改变表明存在侧支血管募集

(四)皮质表面小交通动脉栓塞

栓塞小动脉与其他动脉呈环状结构转接时,募集栓塞下游第一分支,代偿血液来自于栓塞动脉平级动脉(图4-3-10)。

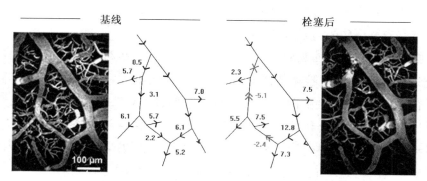

图4-3-10 皮质表面单一小动脉局部栓塞后,双光子激光扫描血管成像(TPLSM)观察到的侧支募集示意图

注:箭头(ʌ)所指为血流方向,双箭头(⋀)表示逆行,叉(×)为栓塞处,数值为血流速度(mm/s)

栓塞小动脉与其他动脉呈树枝状连接时,募集栓塞下游第一分支及部分更远端的分支,来自栓塞的上游血管参与侧支代偿,同级血管则不参与(图4-3-11)。

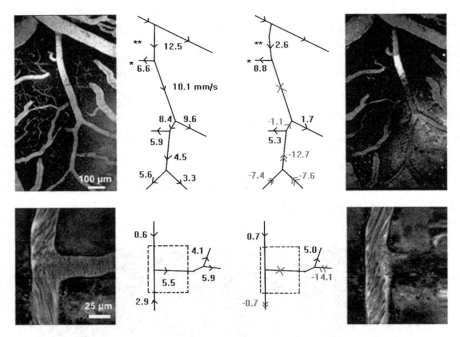

图 4-3-11　皮质表面单一小动脉局部栓塞后,双光子激光扫描血管成像(TPLSM)观察到的侧支募集示意图

注:箭头所指为血流方向,双箭头(⋀)表示逆行,叉(×)为栓塞处,数值为流速

如果栓塞位于 2 个较大动脉分支的汇合处下游,则栓塞下游的血管或上游血管都可被募集,参与逆灌代偿。

不管脑侧支血管如何募集,皮质的侧支血流可来自经由软脑膜吻合支的大脑前动脉的血液,亦可来自 MCA 其他分支,甚至硬脑膜血管。

四、 脑侧支循环功能的影像学检查与评估

随着血管影像学技术的发展,关于脑侧支循环开放的诊断和评估的研究日益深入,目前认为 DSA 能准确地发现脑动脉狭窄的部位或闭塞的范围,可以清楚地显示各种脑侧支循环的形态,以及代偿供血范围。与其他检查对比,DSA 在判断软脑膜侧支开放程度方面具有明显优势,是目前公认的评价脑侧支循环的"金标准"。但 DSA 为有创检查,其侵袭性及多种并发症无法预料,检查费用亦较高,且造影剂的剂量以及其在单位时间内血管内浓度的变化均会对远端血管的显影产生影响,导致评估的主观性。

(一)初级脑侧支循环功能的评估

CTA、MRA 及 DSA 等可较准确地显示大脑动脉环各组成血管及 ICA 的管径、外形、分布及走向等;DSA 检查可以明确血流方向,对前、后交通动脉有无开放及代偿范围、程度等做出判断;TCD 可通过检测主要血管的血流速度、峰值、搏动指数等指标,了解大脑动脉环在脑血流动力学(如血流重新分配、大脑半球间及前后循环间侧支代偿等)方面所承担的

作用。

（二）次级脑侧支循环的评估

Xe-CT、SPECT、PET、CT 灌注、MR 灌注成像等都可通过观察脑血流来推测脑侧支循环状态，但不能判定脑侧支血流来源。动脉血流平均通过时间（MTT）延长可能是脑侧支存在的指征。其他如传统 CT、MRI 血管增强亦可能提示脑侧支血流，MRI 的 FLAIR 序列可有脑侧支表现（图 4-3-12），但这些均为间接证据。

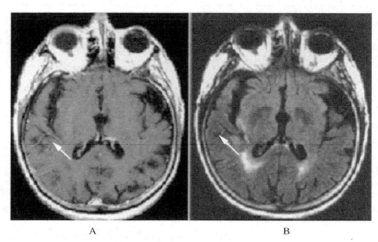

图 4-3-12 大脑中动脉闭塞后，远端的侧支血流增加（A. 箭头所指），FLAIR 序列显示血管高信号（B. 箭头所指）

近有研究表明，双光子激光扫描微血管成像（TPLSM）可显示皮质表面的小动脉管径及血流方向；有学者发现超早期卒中患者溶栓前存在 MRA"延迟灌注征"，并认为这是软脑膜侧支血流的标志；CTA 源图像（CTA-SI）可生动地显示造影剂在流经脑血管某个特定时期（即 CTA 后处理）的脑血管结构（包括大脑动脉环侧支、眼动脉及软脑膜小血管）及其侧支血流的范围。

（三）末级脑侧支循环功能的评估

动态磁敏感对比增强灌注加权成像（DSC-PWI）能提供非侵袭性、生理状态下的脑组织微循环血供图，通过计算，了解正常脑组织及病损组织的局部血流动力学状态，并证实迟发性再灌注区与半暗带的解剖结构重叠。TCD 可通过给予吸入 CO_2、注射乙酰唑胺、屏气等扩血管刺激的方式检测脑血管反应性，提供侧支状态方面的信息，但结果及结果判读受操作者的技能水平影响较大，且受到患者颞窗的解剖限制。

（四）脑侧支血流的分级

当前的血管成像分级标准不够细化，可操作性不强，其中应用较广泛的是美国介入和治疗神经放射学学会和介入放射学学会制订的侧支血流分级系统（表 4-3-1），后又有学者将之简化（表 4-3-2）。

表4-3-1　美国介入和治疗神经放射学学会、介入放射学学会脑侧支分级系统

级　别	定　义
0级	缺血区无侧支可见
1级	缺血区周围有缓慢侧支血流
2级	缺血区周围有快速侧支血流,缺血区存在功能缺损
3级	侧支血流慢,但血管造影后期静脉相缺血床血流完整
4级	整个缺血区存在通过逆灌产生的完全而快速的侧支血流

表4-3-2　简明脑侧支分级标准

级　别	定　义
0级	无可见的侧支血流
1级	部分的侧支血流:到缺血区域的周边及部分缺血区
2级	完全的侧支血流:分布到全部缺血区域的血管床

五、脑侧支循环的治疗目标和可能策略

（一）脑侧支代偿分级与梗死发生率的关系

有症状的严重颈动脉狭窄患者接受药物治疗后,无侧支代偿者的2年内卒中风险为27.8%,而有侧支代偿者为11.3%,二者差异显著;有侧支代偿者发生TIA的风险也大大低于无侧支者。手术(介入或颅内外动脉吻合)后侧支代偿对脑缺血发病率的影响尚未显示出统计学意义,但有侧支者预后优于无侧支者的趋势相当明确。

（二）脑侧支循环治疗的目标

脑侧支循环是减少缺血性脑卒中发生、改善预后的重要因素。作为初级脑侧支代偿的大脑动脉环是先天生成的,目前的科学水平尚不能对其进行干预。如何有效地改善次级脑侧支循环、促进末级脑侧支代偿即新生血管的发生,是今后临床治疗的研究方向。保护脑侧支血管、恢复侧支血管管径、促进脑侧支血管形成是当前脑侧支循环治疗的目标(图4-3-13)。

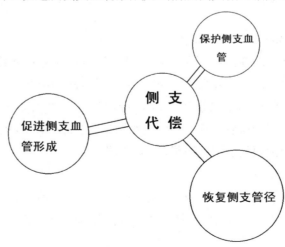

图4-3-13　脑侧支循环治疗的目标

1. 保护脑侧支血管　脑血管保护是近 10 年来逐渐形成和发展起来的一个与脑保护迥异的概念,如何保护脑缺血后脑侧支血管结构和功能的完整性是建立良好侧支代偿的先决条件。血管内皮功能失调足以影响急性缺血性脑卒中最终的组织损伤程度。血管保护措施被定义为促进内皮功能以及阻抑血管平滑肌细胞增殖、炎症反应、血栓形成和内皮凋亡的措施。

血管保护策略的目的是维持缺血后脑血管结构的完整,预防脑梗死后继发水肿和出血,也是促进康复的合理方法。目前已发现某些初始时并非旨在保护脑血管的卒中治疗药物具有血管保护效应,能促进侧支代偿。如预防性服用他汀类降血脂药物的患者侧支循环的评级改善,推测其机制与他汀保护血管内皮、促进内皮祖细胞繁殖和迁移等效应有关,而与其降血脂作用无必然联系。缺血性脑卒中后的不同时期,血管保护的靶点不同,在急性期因血管的病理生理学机制主要为血流动力学和代谢改变导致血-脑屏障破坏和血管紧张素失调,其主要靶点为血管活性因子;而在亚急性期血管损伤的重要机制是炎症反应,故多环节炎性因子构成了亚急性期的主要血管保护靶点;在慢性期的血管保护措施则着重于抑制细胞凋亡。

2. 恢复脑侧支血管管径　由于脑侧支血管的管径决定了血流量的多少,因此直接影响了侧支代偿能否满足组织代谢的需求,恢复或扩张侧支血管的管径可有效促进侧支代偿。丁苯酞(Butylphthalide,恩必普)是我国自主研发的二类新药,具有保护血管结构,抑制炎症反应,恢复缺血区软脑膜微动脉管径,增加血流,促进侧支血管的再生,可能成为一种新的改善侧支循环的药物。

(李作汉　臧暑雨　赵薛旭)

第四节　全脑缺血

近年来,多种动物被用于全脑缺血的实验研究,但以啮齿类动物(主要是大鼠和沙土鼠)最普遍。啮齿类动物全脑缺血模型的共同特点是:缺血暂时广泛地影响各个脑区,但病理改变主要发生在选择易损区。

一、全脑缺血的动物模型

(一)大鼠全脑缺血模型

1. 两条血管阻断加低血压全脑缺血模型　该模型是通过阻断双侧颈总动脉(common carotid artery,CCA)并施加全身低血压以明显减少全脑脑血流量而产生的可逆性严重全脑缺血。最早用于严重不完全性脑缺血后能量代谢的研究。制作方法为:大鼠麻醉后,颈腹侧正中切开皮肤,分离 CCA,特别仔细分离迷走神经。游离出 CCA 后,于动脉近端下方穿入两根结扎线,双道结扎或用血管夹夹闭双侧 CCA。同时控制性放血使血压下降至 50 mmHg(6.67 kPa)水平,亦可使用酚妥拉明或三甲噻酚降低系统血压。实验证实:在缺血后 5～15 min,全脑皮质局部血流量(regional cerebral blood flow,rCBF)降至对照组的 5% 以下,尾状核、壳核、海马、扣带回 rCBF 降至对照组的 15% 以下,苍白球、丘脑和中脑 rCBF 为对照组的 30% 左右。

该模型的特点是在缺血 2 min 即可有选择性易损结构(如海马、尾状核与新皮质锥体细胞)的缺血性病理改变,其组织病理学类似四血管阻塞全脑缺血模型。因此,该模型多用于海马结构缺血性研究。本方法制备全脑缺血模型操作程序简单,易于控制动物通气,有较稳定的氧分压与二氧化碳分压;易于再循环,可用于脑缺血再灌流损害的研究;动物存活率相对高,可做较长时间的观察和研究。该模型广泛应用于磷脂与能量代谢、神经递质、组织病理学、免疫组化及脑保护实验研究。操作过程中要注意的是:本模型成功的关键在于降低血压并稳定在 50 mmHg 水平。血压的轻微波动都可能使试验结果出现明显差异。

2. 四血管阻断全脑缺血模型　制作方法为:Wistar 大鼠在麻醉下分离暴露双侧 CCA,套上无损伤性动脉夹,将其末端暴露于颈皮肤切口外,缝合皮肤。然后再从颈后正中第 1、2 颈椎之上切开,暴露第一颈椎两侧横突翼小孔,用直径为 0.5 mm 的电灼针插入双侧的翼小孔中烧灼双侧椎动脉,造成永久性关闭。大鼠清醒后,固定、旋紧颈部动脉夹,直到双侧颈动脉血流阻断,70%～80% 的大鼠出现昏迷,翻正反射消失,出现这些症状提示成功制备了全脑缺血模型。双侧颈动脉阻断后 2～3 min,脑电图检查显示颈内动脉供血脑区呈等电位改变,松开动脉夹血液复流后脑电图电活动复现为该模型成功的指标之一。根据实验要求可控制双侧颈动脉阻断时间,亦可进行脑血液再灌流观察。成功的四血管全脑缺血模型大脑皮质、纹状体脑血流量降至对照组的 3% 以下,海马回降至 3%～7%,间脑、小脑局部脑血流量可降至 10%～15%,而脑干影响较小,维持在 25%～30%。有 25%～30% 的大鼠虽然四血管阻断,却不发生脑缺血,说明大鼠侧支循环能力不尽一致。

该模型的特点是:病理改变接近人脑急性缺血性变化;重复性与成功率高;可控制缺血时间的长短,制备轻重不等的缺血模型。在清醒状态下造成缺血性脑卒中,从而排除了麻醉剂的干扰,易于观察缺血性脑卒中的早期症状。缺点是:模型死亡率高,一般在 30%～50%。该模型多用于脑代谢、全面性脑缺血及海马区神经元迟发性死亡与脑再灌流损伤的研究,现仍被广泛应用。

操作注意事项:本模型在制备时应注意细致操作,组织分离完全,在直视下直接电凝阻断双侧椎动脉是本模型成功的关键。另外需注意勿损伤脑干。

3. 三血管阻断全脑缺血模型　是在夹闭颈总动脉前直接阻断基底动脉起始部,减少来自椎-基底动脉侧支循环的供血。制作方法为:Wistar 鼠在麻醉后在颈部正中切开皮肤,钝性剥离,暴露颅底,近枕骨大孔前方打开 3 mm×3 mm 骨窗,暴露基底动脉,电凝切断之。于次日再次麻醉动物,结扎或夹闭双侧颈总动脉,按实验的不同需要可制备持久性或短暂性脑缺血,亦可进行脑缺血再灌流研究。以本方法制备的脑缺血,三血管阻断后 80% 的大鼠除小脑与脑干外,双侧大脑半球基本无血液通过。

该模型的特点是:较之四血管阻断模型,脑缺血更为完全但操作更为复杂,且易损伤脑干,动物死亡率高达50％以上,存活时间短,不易进行动物行为学观察。

操作注意事项:在制备过程中必须同时监测呼吸与血压。

4. 其他

(1)人工增加颅内压脑缺血模型。方法是:向小脑延髓池注入人工脑脊液,使颅内压升高达到超过动脉压20～70 mmHg的水平,引起全脑缺血;同时输入神经节阻滞剂三甲噻酚,预防反射性高血压。

(2)低氧性缺血模型。方法是:结扎Wistar大鼠一侧CCA,次日将大鼠放入逐渐降低的低氧环境中,历时45 min,造成低氧性缺血,引起大脑白质、灰质和海马损伤。用于研究神经递质、组织氧化还原状态以及蛋白质合成。

(3)断头缺血。断头立即引起全脑不可逆缺血,按实验要求把离断的头在37℃下放不同时间,然后冰冻或制备脑匀浆做生化分析。主要用于代谢研究。

（二）沙土鼠全脑缺血模型

1996年Levine等发现蒙古沙土鼠缺少后交通动脉,双侧大脑前动脉几乎也缺乏交通动脉,大脑动脉环不完整,关闭双侧CCA可制作全脑缺血模型。该模型所造成的脑缺血确切可靠,且制作过程简便,被广泛采用。方法是:将动物仰卧、固定,于正中垂直切开局部皮肤,小心分离、结扎双侧CCA。制作持久脑缺血模型,或以无创微血管夹夹闭动脉,制成缺血-再灌注模型。但是并非所有沙土鼠都有这种脑血管解剖缺陷,约40％的沙土鼠不能出现典型的缺血性改变。

二、 全脑缺血后脑损伤的发病机制

脑动脉一旦阻塞,脑组织得不到足够的血液灌注,发生缺血、缺氧,即开始了脑缺血损伤的病理生理演变过程,这一过程分为两个阶段导致神经元的两种死亡形式:急性坏死和迟发性死亡。第一阶段是脑缺血早期细胞急性坏死,细胞正常离子梯度丧失。第二阶段是迟发性神经元死亡,以神经细胞凋亡为主要病理特点的主动性程序化死亡过程。主要发生在缺血半暗带区域和缺血-再灌注后,未发生急性坏死的神经元在众多因素诱导和参与下发生的程序化细胞死亡。

在持久性局灶缺血的周边区域,或短暂性血管闭塞的中央区,细胞损伤不能用持续的血流或能量代谢障碍来解释,表明远较单纯缺血复杂的分子损伤级联反应以多种方式参与这一过程,而且不同的缺血模型中分子损伤机制不同。

（一）兴奋性氨基酸在脑缺血中的作用

兴奋性氨基酸递质包括谷氨酸(Glu)、天冬氨酸等,正常情况下,作为神经递质,发挥生理功能。Glu是缺血后释放最早的氨基酸,对其的研究最多,已知在缺血后产生神经兴奋毒性作用,导致神经元死亡。

Glu对中枢神经细胞继发性损害的作用机制尚不十分明了,Glu的兴奋毒性作用主要是通过其受体介导的。许多研究证实,Glu对神经元损伤的机制主要与两个过程有关。首先,Glu可引起由于去极化产生的Na^+和Cl^-以及水分向细胞内流,导致细胞肿胀,这一过程是可逆的,Glu 去除后神经元功能即可恢复正常;其次,NMDA 受体活化和去极化后引起非 NMDA 受体激活,Ca^{2+} 通道开放导致大量的 Ca^{2+} 内流并激活膜磷脂酶活性,引起一系列级联反应。缺血后核酸内切酶激活则能分解 DNA 片段,导致细胞损伤。DNA 损伤既有单链断裂,也有双链结构的破坏。脑缺血使 NO 合成增加的同时,通过"急性兴奋毒性分子放大效应"引起 Glu 释放增加。Ca^{2+} 内流以及自由基积聚是兴奋性氨基酸兴奋毒性的主要机制,主要产生下列病变:① 使细胞膜、细胞器膜的不饱和脂肪酸发生脂质过氧化反应,降解磷脂并使其活性丧失。② 使细胞膜对 Na^+、Ca^{2+} 以及大分子物质的通透性增加,细胞发生兴奋毒性水肿和兴奋性递质释放。③ 使细胞的生物酶活性丧失或转化为对细胞有害的酶。④ 破坏线粒体呼吸功能,能量生成障碍,溶酶体裂解,大量溶酶体从胞质溢出,促使神经元细胞自溶。

Glu 导致细胞死亡的方式主要有:① 急性坏死:Glu 受体过度兴奋导致神经细胞去极化,大量的 Na^+ 内流造成细胞内处于高渗状态,加上还原型谷胱甘肽下降,氧自由基攻击DNA,同时 ATP 的耗竭使 DNA 损伤不能修复,DNA 断裂;攻击膜性结构损害,溶酶体释放,细胞结构破坏而坏死。② 细胞凋亡:钙超载、氧自由基、细胞信号系统等因素参与脑缺血时 Glu 毒性诱导的细胞凋亡。脑缺血后半胱天冬酶-3 蛋白表达增多。X_C 系统受抑制使细胞内氧自由基升高,刺激中性神经的神经鞘膜磷脂酶激活。细胞膜性结构上存在丰富的神经鞘磷脂,可在中性神经鞘磷脂酶作用下形成神经酰胺,神经酰胺激活下游的半胱天冬酶,介导细胞凋亡。神经细胞凋亡过程中,半胱天冬酶-3 起着执行者的作用,促进凋亡。

尽管近年来对脑缺血及谷氨酸的研究获得突破性进展,但仍有许多悬而未决的问题。而且,不少影响 Glu 摄取的因素,目前还不能明确其确切的作用途径或环节。进一步详细研究脑损伤或脑缺血缺氧后谷氨酸及受体的变化,阐明其在神经细胞继发性损害中的作用机制,将为临床脑缺血、脑外伤等疾病的治疗提供有益的参考。

(二)氧自由基在脑缺血中的作用

对自由基在急性脑缺血及缺血-再灌注过程中作用的大量基础和临床研究表明,自由基介导的自由基连锁反应具有病理损害作用。脑缺血损伤中的各种学说,大多数都和氧自由基有关。抗自由基治疗可减轻急性脑缺血-再灌注损伤,保护神经细胞及其功能。

1. 对缺血脑组织的直接损害　自由基损伤的主要病理机制是引发脂质过氧化反应。① 脑组织含有丰富的易被氧化的不饱和脂肪酸,是神经元的膜系成分,亦作为自由基连锁反应和脂质过氧化作用的底物。② 由于脑组织中过氧化氢酶活性较低,谷胱甘肽过氧化酶和谷胱甘肽以及 α 生育酚含量较少。③ 脑组织中含铁较多,铁离子是脑缺血后自由基形成的一种重要的催化剂。④ 神经细胞内含有大量的溶酶体,当溶酶体膜被氧自由基破坏后,溶酶体内的各种水解酶释放至胞质内进一步损伤神经细胞。因此,脑组织对自由基的损害尤为敏感。

2. 诱发血管痉挛,促进血管内凝血　脑缺血后在自由基及其他因素的作用下,环内脂质过氧化物转化成前列腺素 I_2（PGI_2）的过程减低,转化成血栓素 A_2（TXA_2）的过程增强,使缺血后梗死灶和半暗带内的 TXA_2 含量增加,造成血管痉挛和血管内凝血,加重了半暗带缺血,梗死范围扩大。

3. 参与脑缺血-再灌注损伤　脑缺血时,自由基最先攻击和损伤最严重的部位是脑血管,由此造成侧支循环减少,脑缺血加重。内皮细胞、平滑肌细胞和周围的结缔组织均是自由基靶向,缺血后引起:① 血管平滑肌松弛,舒缩功能丧失,血管扩张。② 血管内皮细胞、平滑肌细胞、弹力纤维变性、水肿、坏死,血管壁肿胀或塌陷。③ 血管对大分子物质通透性增加。④ 血小板在血管壁上聚积。⑤ 血管腔内吞噬细胞聚积并释放细胞毒性物质。⑥ 自由基脂溶性高,可穿透细胞发生远距离扩散,从而在血管周围造成新的损伤灶。脑缺血-再灌注,由于血流的恢复,重新恢复供氧,导致氧自由基的大量产生;进一步对脑血管和脑组织产生损害。

（三）一氧化氮在脑缺血中的作用

众多研究表明,NO 在脑缺血病理生理过程中具有双重作用。其神经保护作用表现在:增加脑血流,抗血小板和白细胞聚集黏附,增强突触传递,还通过阻滞 NMDA 受体,抑制内皮素生成。此外,神经元还存在对 NOS 的负反馈调节作用,通过 NOS 神经元自身受体、酶表达的调节等机制起到对脑神经的保护作用。NO 的神经毒性作用表现在:介导兴奋性氨基酸毒性,损伤线粒体,通过直接损伤 DNA、诱导细胞凋亡等机制产生神经毒性作用。NO 在体内半衰期很短,不易准确定量测定,故对生物体内 NO 作用的研究更主要的集中在对 NOS 的表达及其所发挥的作用方面。

随着对 NOS 同工酶研究的深入,现已认识到不同类型的 NOS 同工酶在脑缺血各时期的表达不同,决定了 NO 所起的作用:① 缺血早期源于 eNOS 的 NO 有神经保护作用。② 缺血亚急性期源于 iNOS 的 NO 导致神经元损伤。③ 缺血早期和亚急性期源于 nNOS 的 NO 介导脑损伤。还原型 NO 与 O_2^- 结合形成的 $ONOO^-$ 是脑缺血后 NO 的主要毒性作用产物之一,$ONOO^-$ 还可再分解成具有更强毒性作用的羟基（·OH）及二氧化氮（NO_2^-）自由基。脑缺血、缺氧时,NMDA 受体活化增加了线粒体内活性氧,同时促使 nDOS 活化产生NO,由此产生的 $ONOO^-$ 使线粒体内 MnSOD 失活,线粒体内 O_2^- 增多,触发神经元损伤的自身级联反应。缺血性脑损害时,线粒体内超氧化物的积累,继发性过氧亚硝酸根离子的形成,线粒体功能丧失是诱发细胞死亡的关键。

（四）炎症反应在脑缺血中的作用

研究发现,在缺血-再灌注损伤的 3 h 内即会发生炎症反应。急性脑缺血和脑卒中后的炎症机制造成了继发性神经损伤。脑部缺血损伤所导致的炎症反应表现在:

1. 白细胞、细胞黏附分子在脑缺血损害中的作用　黏附分子在缺血早期即可产生,在白细胞聚集、游出血管、发挥细胞毒过程中起重要作用。活化的白细胞可释放多种毒性物质,损害局部血管,造成组织水肿。进入脑组织后,其又可激活脑内的小胶质细胞,激活的小胶质细胞通过释放神经毒物质又吸引更多的白细胞进入脑组织。白细胞引起缺血性脑损伤的机制尚未阐明,可能有下列影响:① 脑缺血后大量白细胞黏附,并聚集于微血管,直接阻塞微血管,降低脑血流。研究发现狒狒大脑中动脉闭塞 3 h 再灌注 1 h 后,微血管内白细胞聚集,并导致再灌注后"无复流"现象。在 MCAO 后 2 h 和再灌注前 15 min 阻断 β_2CD$_{18}$ 整合素,可使毛细血管开放明显增加。实验表明,血小板 β_3 整合素-纤维蛋白受体抑制剂能减少微血管"无复流"现象的发生。这些研究均说明,白细胞和血小板聚集导致了微血管内血栓形成。② 白细胞释放的蛋白水解酶、自由基、高氯酸和甘烷类物质可以损害神经元和胶质细胞,释放 ET-1 和前列腺素 H$_2$ 等物质,使血管通透性增加,破坏血-脑屏障的完整性。③ 浸润的白细胞可产生 NO 等毒性物质诱导细胞凋亡。

研究发现,离体人脑内皮细胞在缺血状态下炎性黏附分子表达上调,与持久性和短暂性大脑中动脉闭塞动物模型中炎性黏附分子在白细胞和内皮细胞的表达都上调的结果一致。在脑缺血患者血清中发现:可溶性黏附分子浓度明显高于正常人,可溶性黏附分子浓度的变化提示了脑缺血后炎症反应的进程。细胞黏附分子在脑梗死发生和脑缺血-再灌注损伤中起着重要的作用,故如能采用各种措施,阻断血小板活化和白细胞与内皮细胞的黏附将有助于脑缺血-再灌注损伤的防治。但尚有许多问题值得进一步研究,包括脑缺血-再灌注后各种黏附分子表达的时空关系、影响因素,在白细胞黏附及浸润中所起的具体作用,抗黏附分子抗体或药物的确切疗效等方面。

2. 白介素在缺血性脑损伤中的作用　　IL 是主要由单核细胞(包括淋巴细胞和单核-巨噬细胞)产生的一组免疫活性因子,作用于白细胞、淋巴细胞、巨噬细胞和其他细胞,发挥多种生物学效应,共同参与机体免疫反应、应激反应和炎症的调节。近年来基础和临床实验发现,在脑缺血后,IL 的表达明显增加,作用于白细胞、血管内皮细胞、神经细胞等,参与缺血性脑损伤的病理生理过程。不同类型 IL,在脑缺血时,发挥不同的作用:IL-8、IL-16、IL-17、IL-18 有神经损伤作用;IL-1 和 IL-6 具有神经毒性和神经保护双重作用。

IL-1β 可能通过以下机制参与脑缺血损伤机制:① 促进炎症反应:IL-1β 是主要的促炎因子。脑缺血后 IL-1β 的释放可诱导血管内皮细胞表达黏附分子,诱导白细胞黏附、聚集,促进脑实质内白细胞的浸润,浸润的白细胞再释放炎性介质进一步加重炎症反应。IL-1β 能促进 IL-2、IL-6、IL-8 和 MC$_{10}$ 等细胞因子的合成,协同 IL-1β 的促炎作用。另外,IL-1β 可激活脑内的小胶质细胞,后者为脑内的巨噬细胞。激活的小胶质细胞可通过释放细胞因子、自由基等多种机制参与脑内的炎症反应。② 促进自由基的释放:IL-1β 能促进花生四烯酸的代谢,在花生四烯酸代谢成前列腺素和白细胞三烯的过程中可产生自由基 O$_2^-$。同时还能促进 NO 的合成。O$_2^-$ 和 NO 可引起缺血性脑损伤。③ 增强 EAA 的兴奋毒性作用。④ 诱发发热:IL-1β 作用于 IL-1R II,可诱发发热。给予抗 IL-1R II 单克隆抗体能抑制此反应。⑤ 降低脑血流:IL-1 是多形核细胞直接和间接的趋化因子,可诱导血管内皮细胞表达 ICAM-1、ELAM-1 等黏附分子,使多形核细胞聚集于微血管内,阻塞血管。IL-1 还可诱导内皮细胞促凝血因子产生,抑制抗凝血因子的活性,促进血管内血栓形成,减少梗死周边血流。

脑缺血后 IL-8 表达增加并且促使神经元炎性损伤,有研究发现大多数脑缺血患者血中表达 IL-8 mRNA 的单核细胞数明显增加,血浆 IL-8 水平与 IL-8 mRNA 呈正相关,提示 IL-8 参与了白细胞向缺血部位聚集的反应。有学者用 IL-8 的中和抗体可阻止中性粒细胞的局部浸润,减轻其介导的组织损伤。有临床研究发现,在再灌注早期,脑脊液和血清中 IL-8 水平显著增加,IL-8 产生的时间早于脑水肿形成和白细胞浸润的时间。IL-8 是中性粒细胞移行、达到炎症部位重要的趋化因子。活化的中性粒细胞自身也产生 IL-8,进一步引起中性粒细胞聚集,形成炎性反应的正反馈。在脑再灌注损伤模型中,抗 IL-8 治疗显示了明显的神经保护作用。

IL-16 由巨细胞、白血病细胞、成纤维细胞、上皮细胞和若干免疫细胞、单核细胞和小胶质细胞产生。脑缺血后 IL-16 的表达上调,引起炎性反应,并与缺血后导致细胞死亡的解剖位置密切相关。IL-16 是缺血损伤中关键的炎症源性细胞因子。IL-16 除具有炎症源性和化学趋化性作用外,还可通过纤维蛋白的沉积,即最初的血栓形成过程诱发 IL-16 的表达。IL-16 能诱导 TNFα 和 IL-1β 的表达,后二者均可增加血管的通透性和损害毛细血管的完整性,IL-16 可能也引起血-脑屏障破坏并导致水肿形成和其后的继发性损伤。IL-16 可能参与了水解酶的释放、脂质介质的产生或毒性炎症,以瀑布式的形式引起脑实质的损伤。

IL-17 mRNA 表达上调可诱导 IL-1、IL-6、IL-8、TNF2α 和细胞间黏附分子 1 表达,进而加重脑缺血后继发性炎性反应过程,故有效阻断 IL-17 可能会减少损伤性细胞因子的产生,减轻缺血后脑组织损伤。IL-18 是结构上与 IL-1β 类似的促炎性细胞因子,可能对脑缺血晚期炎性反应有一定的调节作用。IL-6 在缺血-再灌注的病理过程中起双重作用,既参与缺血性脑损伤,又能在一定程度上保护神经元免受缺血损伤。

3. 基质金属蛋白酶在脑缺血损害中的作用 基质金属蛋白酶(matrix metalloproteinase,MMPs)是一组同源的锌、钙依赖性中性蛋白酶,以无活性酶原形式分泌,经酶切断 N_2 末端而激活,主要参与细胞外基质(extracellular matrix,ECM)的降解。研究已表明,脑缺血-再灌注时 MMPs 表达增加;同时给予外源性组织金属蛋白酶抑制剂(tissue inhibitor of metalloproteinase,TIMP)可减轻脑缺血和缺血-再灌注损伤,这些结果说明 MMP 参与缺血性脑梗死的病理生理过程,加重脑缺血损伤,并可能导致梗死后出血的发生。

MMPs 参与脑缺血后损害的可能机制为:① 损伤血管壁,导致脑水肿。已有研究表明,内皮细胞可分泌 MMP,包括基底面的 MMP-9,引发血管下基底膜 ECM 成分的蛋白水解,促进基底膜的降解,破坏血管完整性,使血管通透性增加,导致脑水肿。② 参与白细胞的迁移、浸润,促进炎性反应。中性粒细胞由血液循环侵入组织时,需要 MMP-9 帮助。MMP-9 是一种促炎蛋白酶,在神经炎症反应时释放,其启动子区含有 AP-1 和核因子 κB 位点,炎性刺激发生反应。由于血管基底膜受损,中性粒细胞可通过血管壁渗出至脑组织内,促进炎性反应。中性粒细胞亦表达 MMP-9,又促进其自身侵入,加重脑缺血损伤。③ 损伤血-脑屏障和血管壁,导致脑梗死后出血。MMP 降解脑血管壁和血-脑屏障基底膜,破坏其完整性,使其变得薄弱,在脑血流恢复时,血液渗出,形成斑片样出血;如再灌注压过高,血管破裂,形成血肿。④ 促进缺血晚期病灶愈合。晚期巨噬细胞表达 MMP-9 和 MMP-2 可能有助于炎症细胞侵入缺血病灶,促进局灶型脑缺血后创伤愈合/吸收晚期细胞碎片的清除。MMPs 在中枢神经系统的生理功能,在神经疾病中表达及活性改变的确切作用及其下游调控事件还有待于进一步的研究。

4. 肿瘤坏死因子-α 在脑缺血中的作用 TNF 以 TNFα 和 TNFβ 两种形式存在。TNFα 主要由单核巨噬细胞产生,神经元、星形细胞、胶质细胞也可产生,是炎症反应的始发细胞因子,在脑缺血损伤中发挥重要作用。TNFα 的生物活性主要通过以下方面表达:① 活化血管内皮细胞,增加其通透性。② 影响黏附因子(intercellular adhesion molecule-1,ICAM-1)的生成和表达。③ 对血管炎性反应过程的调节和促进作用。TNFα 的细胞毒性并非因为直接作用于神经元细胞,而是通过非神经元细胞调节起作用。TNFα 对脑缺血的负面影响与其致炎作用,促凝作用和增加血-脑屏障的通透性有关。

脑缺血后 TNFα 可激活多型核细胞(PMN),增加黏附分子的表达,最终使 PMN 渗透到脑组织,PMN 释放多种炎症介质、氧自由基而损伤脑组织。TNFα 还可激活脑内的巨噬细胞、内皮细胞及小胶质细胞产生炎性代谢产物,进一步促进活化白细胞进入缺血区及周边部位,产生长期损伤,并影响半暗带的恢复。脑缺血后 TNFα 可激活内皮细胞,促成凝血状态和血管收缩。TNFα 可诱导内皮细胞表达黏附分子,使白细胞、血小板黏附于微血管内造成阻塞;TNFα 还可引发血小板活化因子(PAF)、TXA_2、Ⅷ因子、组织因子增加,抑制内皮细胞对抗凝血蛋白 C 旁路因子的活性,从而使内皮细胞表面成为促凝状态,对动脉血栓的产生、形成、发展起一系列作用,进一步加重脑损伤。TNFα 可影响血管舒缩活性物的表达,导致微小动脉痉挛,增加毛细血管的通透性,开放血-脑屏障,加重脑水肿;TNFα 可损伤内皮细胞,上调金属蛋白酶的表达,进一步增加 BBB 通透性。

TNFα 也是一个既有细胞毒性又有细胞保护作用的细胞因子,脑缺血后机体反应性 TNFα 表达增加,产生一系列复杂的生物学效应,对脑组织损伤有加重和保护修复的双重作用,其作用复杂,具体的信号机制尚未完全明了,有待于进一步深入研究。

5. 血小板活化因子在脑缺血中的作用 血小板活化因子(platelet activating factor,PAF)是由磷脂酶 A_2 和乙酰基转移酶共同作用于细胞膜甘油磷酸胆碱而生成的一种生物活性磷脂,是目前发现的作用最强的脂质介质,广泛存在于人体各种组织,并在多种生理和病理过程中起重要作用。在正常生理状态下,细胞很少释放 PAF。只有在缺血缺氧、钙离子、内毒素、凝血酶、抗原抗体复合物或某些细胞因子刺激下,体内单核巨噬细胞、中性粒细胞、血小板、嗜酸性粒细胞、嗜碱性粒细胞、肥大细胞、单核细胞、血管内皮细胞及神经细胞便能产生大量 PAF。PAF 的过度生成及异常释放可通过下述机制引起脑损害:① 对神经元的直接作用。PAF 可诱导细胞分化,增加神经细胞内钙离子浓度,扰乱细胞膜功能。② 聚集和激活血小板。促使其释放血管活性物质如组胺、血清素、血栓烷 A 和白三烯等,可引起血管栓塞或血管通透性增加,引起和加重脑水肿。③ 趋化和刺激多行核白细胞。使其释放活性因子,启动和加重炎性反应。④ 直接或间接地激活凝血—纤溶机制。这些功能相互影响,相互促进,从而形成恶性循环,加重脑损害。

PAF 在脑缺血的病理过程中发挥重要作用,调控 PAF 的代谢及其效应(如阻滞 PAF 受体)可能会成为治疗脑缺血的重要策略。

（五）血管内皮细胞生长因子在缺血性脑损伤中的作用

研究发现,血管内皮细胞生长因子(vascular endothelial growth factor,VEGF)在很多生理性和病理性血管增生中起着极其重要的作用。脑缺血时,VEGF 及其受体表达明显增加,可能对缺血性脑损伤发挥双重作用,既参与缺血性脑损害,又对缺血脑组织具有保护作用。

VEGF 加重缺血性脑损害的机制:VEGF 可增加血管通透性,促使病变组织微血管内血浆外渗,导致组织水肿。Nag 等发现,大鼠皮质冷冻伤模型的渗透性软膜血管及小动脉上有 VEGF 表达,相应部位水肿明显,据此推测,VEGF 是导致水肿形成的原因之一。脑缺血后 12 h～1 d 是脑水肿发展的高峰期,而 VEGF mRNA 表达高峰在缺血后 1～3 h,时间上的差异说明 VEGF 可能参与脑水肿的过程,但其作用微乎其微,不是主要影响因素。脑缺血时脑水肿主要且首先出现的是细胞源性脑水肿,血管源性脑水肿作为继发事件。地塞米松能抑制 VEGF 表达,降低 VEGF 诱导的血管通透性增加,但对缺血性脑水肿的治疗效果不明显,支持上述观点。VEGF 在脑水肿的发生和发展中的确切作用有待进一步深入研究。

（六）内皮素在缺血性脑损伤中的作用

内皮素是迄今所知最为强烈和持久的一种具有强烈缩血管作用的血管活性肽。ET 及其受体在中枢神经系统广泛分布,实验研究已证明与缺血性脑血管病的发生和发展关系密切。

在脑缺血时 ET 的合成和释放增加,对缺血脑组织产生损害作用。其机制可能是:① ET 的增多使半暗带及其周围正常血管进一步收缩,严重影响脑缺血区侧支循环的代偿,使缺血区进一步扩大,加重缺血中心区和缺血半暗带的缺血和组织损伤。② 加重钙超载,直接参与损伤神经元及胶质细胞。ET 可通过上述途径(激活 PLC、受体门控的 Ca^{2+} 通道开放、激活二氢吡啶敏感电压门控的 Ca^{2+} 通道)增加细胞内游离 Ca^{2+} 浓度;刺激兴奋性氨基酸的释放,后者与其受体结合后增加 Ca^{2+} 内流。③ 促进自由基的产生和缺血性脑水肿的形成,亦通过刺激 nNOS 介导的 NO 释放,加重脑损伤。

（七）脑缺血后神经细胞凋亡

缺血性脑损伤所致的细胞凋亡可分为 3 个阶段:异源性启动期、效应期和降解期。异源性启动期是指脑缺血后神经细胞膜接受凋亡信号,启动凋亡程序。效应期是指凋亡启动后,胞质内发生变化的阶段,主要包括胞质内某些促凋亡酶的激活和抗凋亡酶的失活、线粒体结构与功能的改变等。降解期是指凋亡细胞核内发生变化的阶段,主要表现为 DNA 裂解成片段。

1. 细胞凋亡过程中主要的促凋亡基因　① p53 基因:研究表明,p53 及其相关基因在脑缺血中的表达调控是缺血性神经元死亡机制的一个关键环节,其中以 Bax 基因最为重要。Bax 基因属于 bcl‐2 家族成员,是 p53 的下游基因,在神经元中的含量非常丰富。p53 在 DNA 遭受外来损伤时,可作为转录因子诱导一系列下游基因的表达,介导细胞停止在 G_1 期,使 DNA 有足够的时间得到修复,如修复失败,则启动凋亡程序清除细胞。② caspase 基因:是细胞凋亡过程中最重要的蛋白酶。当细胞表面死亡受体被激活或细胞内死亡信号存在时,启动 caspase 活化并引发下游一系列 caspase 蛋白水解激活的级联反应,最终使细胞骨架蛋白及细胞修复酶等靶蛋白裂解,导致细胞凋亡。caspase 的激活是细胞凋亡最后实施的共同通路。其中,caspase‐3 是细胞凋亡的关键蛋白酶,它在蛋白酶级联切割过程中处于核心位置,不同的蛋白酶分解切割 caspase‐3 酶原,激活 caspase‐3;活化的 caspase‐3 又进一步切割不同的底物,导致蛋白酶级联切割放大,最终使细胞走向死亡。③ 早期即刻反应基因(immediate-early genes,IEGs):包括 c‐fos、c‐jun、fos‐B、jun‐B 等,参与神经细胞的信息传递、生长、分化和损伤修复,局部脑缺血可导致显著而短暂的 IEGs 表达,其中 c‐fos、c‐jun 在神经元程序性死亡(programmed cell death,PCD)中的作用更备受重视。④ bcl‐2 家族:主要位于线粒体、内质网和细胞核的外膜,是一组通道蛋白,被认为与细胞凋亡密切相关。Bcl‐2 家族包括 bcl‐2、bcl‐Xl、bcl‐Xs 和 bax,但其在凋亡中的作用完全不同。Bcl‐2、bcl‐Xl 抑制凋亡的发生;bcl‐Xs 和 bax 拮抗 bcl‐2、bcl‐Xl 的功能,促进细胞发生凋亡。bax 通过协助线粒体释放 Cyt‐C 而促细胞凋亡。⑤ Fas 抗原:Fas 抗原是一种细胞表面蛋白,属 TNF 受体家族成员,也参与神经元凋亡。在小鼠短暂性全脑缺血后,Fas mRNA 显著增加。

2. 细胞凋亡的启动——死亡受体的表达　死亡受体是细胞膜表面受体,通过其胞外结构域与相应的死亡配体或因子结合,触发死亡受体胞内结构域产生死亡信号,传递给胞质中的接头分子,后者又与效应分子结合形成死亡启动信号复合体(death initiating signaling complex,DISC),启动细胞凋亡。触发细胞凋亡的死亡受体主要是肿瘤坏死因子受体(TNFR)超家族。目前发现能引起细胞凋亡的死亡受体有:TNFR1、Fas/APO‐1、DR3、DR4、DR5、DR6 等。这些成员的胞内结构都含有一段高度同源性的氨基酸序列,称之为死亡结构域(death domain,DD)。DD 是死亡分子结合及死亡信号产生的部位。在缺血性脑损伤中,研究较为清楚的死亡受体为 TNFR1 和 Fas/APO‐1。

3. 凋亡信号的传导　脑缺血后,神经元凋亡存在多种途径。主要有:① 由 Fas 介导的神经元凋亡信号传导:FasL 与 Fas 结合形成同源三聚体,通过细胞内不同的接头分子与效应分子结合,形成死亡信号复合体。接头分子为拥有死亡结构域的 Fas 相关蛋白(Fas-associated protein with death domain,FADD),通过其 C‐末端 DD 与 Fas 胞质 C‐末端 DD 相互作用,暴露 FADD N‐末端死亡效应域(DED)。DED 也存在于效应分子 caspase‐8 的 N‐末端,两者的 DED 相互作用,导致 caspase‐8 激活,启动 caspase 相关蛋白酶级联,形成蛋白酶瀑布效应,引发细胞凋亡。② 由凋亡蛋白酶激活因子‐1(apoptosis protease activating factor‐1,Apaf‐1)介导的神经元凋亡信号传导:在正常情况下,Apaf‐1 可与具有相似结构域的 caspase 酶原(caspase-1、2、8、9、10)结合,形成复合物。脑缺血、缺氧后,由于 Ca^{2+} 内流增加、酸中毒和氧自由基产生等因素,导致线粒体内的 Apaf-2 大量释放入细胞质;当接受缺血等信号刺激后 Apaf-1-caspase 酶原复合物解离,释放出 Apaf-1,游离的 Apaf-1 与 Apaf-2 结合后激活 caspase-9,活化的 caspase-9 可激活由 caspase-3 介导的细胞凋亡共同通路。bcl-2 通过抑制 Apaf-2 自线粒体内释放及与 Apaf-1 的结合,参与对此途径的调节,抑制细胞凋亡。

三、 心跳呼吸骤停后脑损伤的医疗管理

半个多世纪以来,心脏骤停的定位、原因和治疗方面的研究发生了令人瞩目的变化,但是心肺复苏(Cardiopulmonary resuscitation,CPR)后自主循环恢复(return of spontaneous circulation,ROSC)患者的总体预后并未得到改善。国家心肺复苏登记处(National Registry of Cardiopulmonary Resuscitation,NRCPR)2006 年报道,在 19 819 例成年人和 524 例儿童的 ROSC 中,院内死亡率分别是 67% 和 55%。

（一）心肺复苏后脑损伤的病理生理变化和影响因素

2000 年美国心脏病学会发表的心肺复苏指南中强调了复苏后的脑损伤,提出心肺脑复苏(cardiopulmonary cerebral resuscitation,CPCR)的概念。指南指出,大脑皮质对缺氧是最为敏感的,一旦发生不可逆的损害将导致死亡和严重的神经功能缺损。心脏骤停引起的是全脑缺血,CPR 后的脑损伤是致残和死亡的常见原因。心脏骤停和复苏触发脑损伤的机制极为复杂,包括兴奋性中毒、体内钙平衡破坏、自由基形成、病理性蛋白酶级联反应和细胞死亡信号通路活化等。组织学上,易损神经元亚群选择性地出现在海马、皮质、小脑、纹状体和丘脑。CPR 后的最初几分钟,由于脑灌注压(cerebral perfusion pressure,CPP)升高和压力自动调节受损,肉眼可见再灌注的充血现象。这种初始的高灌注理论上可使复流受损作用降至最低。然而,充血性再灌注可潜在加重脑水肿和再灌注损伤。有研究显示,ROSC 后的最初 5 min 内,高血压(MAP>100 mmHg)与神经预后的改善无相关性,但 ROSC 后的 2 h 后,MAP 与神经预后呈正相关性。虽然微循环水平的氧供恢复和代谢底物供给是必需的,但越来越多的证据显示,再灌注初始阶段,过多的氧会通过产生自由基和损伤线粒体而导致神经功能恶化。除外初始再灌注阶段,CPR 后的数小时至数天内,多种因素会潜在削弱脑的氧输送,并可能产生继发性损伤。这些因素主要包括低血压、低氧血症、脑自身调节受损和脑水肿。其他影响因素有发热、高血糖和抽搐/惊厥。

心脏骤停 CPR 后脑损伤的临床表现包括昏迷、抽搐、肌阵挛、各种程度的认知功能障碍(从记忆缺失到持续植物状态)、脑死亡。其中,昏迷及觉醒/唤醒相差异常是心脏骤停 CPR 后极为常见的脑损伤急性表现。全脑缺血所致的昏迷是一种对体内外均无反应的意识不清状态,这种状态表明唤醒区(上行网状激活系统、脑桥、中脑、间脑和皮质)和觉醒区(两侧皮质和皮质下结构)广泛性脑功能障碍。脑干和间脑的较轻损伤或早期恢复可引起植物状态,这种状态虽能唤醒,并有睡眠-觉醒周期,但缺乏自我和环境感知功能;或者具有最低限度的意识状态,但不能被识别出哪些属于有意识的行为。基于大脑皮质的高度易损性,许多存

活者意识有恢复但会存在显著的神经心理学受损、肌阵挛和抽搐。皮质、基底节和小脑的运动相关区域受损导致运动和动作协调功能受损。多数不良功能预后患者长期存在这些临床表现，一直是医务人员面临的严重挑战。

（二）治疗策略

今后的研究应着重于推广和规范脑复苏的临床技术和标准，以改善心搏骤停患者的神经学预后。最新国际心肺复苏指南推荐的脑复苏治疗——2005 年 11 月 AHA 发表的 2005 心肺复苏与心血管急救指南中指出，复苏后最初的治疗目的应包括：进一步改善心肺功能和体循环灌注，特别是脑灌注。采取措施改善远期预后，特别是神经系统的完全恢复。患者在恢复自主循环、病情初步稳定后，应加强呼吸、循环和神经系统支持；积极寻找并治疗导致心脏骤停的可逆性原因；监测体温，积极治疗体温调节障碍和代谢紊乱。

1. 复苏的核心是尽快恢复患者的自主循环　心、肺、脑复苏三者互相影响，任何环节的疏忽均可导致复苏失败，心搏骤停最初 1～2 min 积极实施 A、B、C 等复苏措施是复苏成功的关键。

2. 尽快恢复和稳定血流动力学　尽快恢复和维持全身组织氧供和氧耗平衡，早期开始监测并在数小时内达到目标，包括中心静脉压 8～12 mmHg（1.1～1.6 kPa），MAP65～90 mmHg，中心静脉氧饱和度＞70%，红细胞压积＞30%或血红蛋白＞8 g/dL，尿量≥0.5 mL/(kg·h)，氧供指数＞600 mL/(min·m^2)。主要治疗手段是使用静脉输液、心脏正性肌力药、血管升压药及输血。

3. 供氧和通气的控制　指南强调，在 CPR 期间使用 1.0 的吸入氧气分数（FIO_2）。临床医师也经常在 ROSC 后不定期地给予 100%的氧维持通气以确保患者没有供氧不足。然而，许多临床证据表明在再灌注的早期阶段，组织内氧过多会产生氧化应激，损伤缺血神经元。因此，在心脏骤停 CPR 后的开始阶段，可以通过调整 FIO_2 并使动脉氧饱和度达到 94%～96%时为宜。

心脏骤停 CPR 急性期大多数患者大脑自动调节能力缺失或有功能障碍，但是脑血管仍然保持着对动脉 CO_2 张力变化的反应性。研究表明心脏骤停 CPR 的昏迷存活者，脑血管阻力增高至少达 24 h。尽管目前尚无数据支持心脏骤停复苏后 $PaCO_2$ 的合适目标，但是过度的通气会使心脏骤停脑损伤患者的脑血管收缩，从而产生大脑缺血的潜在危害。建议通气时维持正常的 $PaCO_2$ 是恰当的。

4. 亚低温（hypothermia）治疗　低温能降低脑组织的代谢率，减缓或抑制脑细胞损害的进展，有利于脑细胞功能的恢复，预防和治疗脑水肿。当体温低于 37℃时，每减低 1℃，脑组织代谢率减少 6.7%，颅内压降低 5.5%。低温还具有以下保护作用：抑制自由基产生和过氧化脂质反应、抑制兴奋性神经递质的合成和释放、抑制白三烯生成、增强 Na^+-K^+-ATP 酶活性、增加细胞内 Mg^{2+} 浓度、稳定细胞膜等。但低温也可引起其他不良反应，如增加血液黏稠度、减少心排血量、诱发心律失常、血白细胞减少、免疫力降低等，且低温程度不易调控。因此，目前仅主张保持正常体温，或实行亚低温（34～36℃），尤其应重视头部局部降温。可戴冰帽或将头置于冰槽中,使头温降至 32℃ 左右;重症患儿降温要持续 3～5 d,待出现听觉后即可复温。早产儿慎用低温治疗,因可能发生皮下脂肪坏死和钙化。

2005 心肺复苏与心血管急救指南中,温度管理(temperature regulation)的建议如下:

(1)诱导低温:心肺复苏后,下列两种低温情况均可能具有脑保护作用:① 允许性低温,复苏后经常会自动出现低体温,并且自动保持在>33℃水平。② 人工诱导的治疗性低温。两项随机临床研究表明:院外因室颤导致心搏骤停复苏后,恢复自主循环后仍然昏迷的成年患者,当在数分钟到数小时后将其体温维持在 33℃ 或者 32℃ 与 34℃ 之间的范围内,时间为12～24 h,预后明显改善;心搏骤停后低温治疗研究协作组(HACA)将低温应用于院内复苏患者,也取得同样的保护效果。第三项研究是观察成年患者院外复苏恢复自主循环后的低温处理,发现无脉性电机械分离或心搏骤停的复苏患者,低温治疗后其代谢终产物(乳酸盐和氧摄取)显著下降。据研究报道,仅 8% 的心搏骤停患者能够做低温处理(即目击者认为的是心脏原因导致的心搏骤停患者除了昏迷外血流动力学稳定),此种患者在做低温处理后能显示最好的效果。总之,心搏骤停复苏后自动轻度降温(>33℃)的患者、血流动力学稳定的患者不必积极复温。亚低温对于神经系统的恢复是有益的。心室颤动所致心搏骤停、血流动力学稳定的昏迷患者中,积极诱导低温是有益的,院外因室颤所致心搏骤停的复苏患者,在自主心跳恢复后应该做低温处理:温度为 32℃ 到 34℃ 维持 12～24 h。对于院外或者院内非心室颤动所致的心搏骤停患者,低温治疗也是有益的。目前,复苏患者低温中受益的数量有限,今后在最佳目标温度、低温时间、作用机制等方面加强研究,肯定会有广泛的临床应用前景。

(2)避免高温:复苏后体温的升高可使氧供需失衡有碍脑功能的恢复。很多脑损伤的动物试验显示:心搏骤停后复苏时间或者复苏后的脑温/体温的升高加重脑损害。有一些研究证实:心搏骤停、缺血性脑损伤后温度升高加重神经损害程度,有碍于神经恢复。因此,复苏后应该监测患者的体温并且避免体温升高。

5. 癫痫的控制和预防　在 ROSC 后成人患者中癫痫、肌阵挛或两者同时发生的比率是5%～15%,在持续昏迷的患者中发生率是 10%～40%。癫痫使脑代谢增加了 3 倍。一旦癫痫发作,在排除了各种可能的直接原因(比如颅内出血、电解质紊乱)后要迅速有效地使用苯二氮䓬类、苯妥英、丙戊酸钠、异丙酚和左乙拉西坦等治疗。所有的药物都会导致低血压,要进行适当的干预。氯硝西泮、丙戊酸钠和左乙拉西坦治疗肌阵挛均有效。不推荐预防性使用抗癫痫药物。

6. 尽快恢复内环境稳定　① 控制血糖:复苏期间高血糖的发生与病情危重程度呈正相关。复苏期间脑缺氧缺血,葡萄糖无氧酵解,乳酸生成增多,发生全身性特别是颅内乳酸酸中毒,将加重脑水肿、脑细胞死亡。建议密切检测血糖,并用胰岛素治疗高血糖,将患者空腹血糖控制在 8 mmol/L 以下的目标范围。相对更低的血糖(6.1 mmol/L 以下)并不能降低死亡率,反而会使患者受到潜在低血糖的有害影响。② 维持肾功能,防治水电解质紊乱等。

7. 有争议的药物治疗　① 糖皮质激素:对照研究发现,传统的糖皮质激素并不能改善脑复苏的预后,还可因增高血糖、增加兴奋性氨基酸的释放而加重脑缺血性损害。目前对全脑缺血后脑复苏并不主张常规应用糖皮质激素。② 巴比妥疗法:自 1976 年 Safar 等报道大脑缺血后应用负荷剂量巴比妥盐治疗可减轻脑损害以来,文献报道极多。但以后的研究发现治疗组与对照组预后无差异,且治疗组低血压的发生明显增加。目前认为巴比妥类药物对一定时间的全脑缺血无明显复苏作用,但其镇静、抗惊厥及与低温疗法合用时降低代谢的作用有利于复苏。③ 神经保护药物:在过去的 30 年,已经在全脑缺血的动物模型中研究了许多神经保护用药模式,包括麻醉剂、抗惊厥药、Ca^{2+} 通道阻滞剂、Na^{+} 通道阻滞剂、NMDA 受体阻滞剂、免疫抑制剂、生长因子、蛋白酶抑制剂和 γ-氨基丁酸激动剂。在针对特殊损伤机制的临床前研究中,这些定向的、药理学的神经保护策略都显示出益处。然而,迄今为止仍然没有一项药物干预措施能在前瞻性的临床试验中被证实能改善院外心脏骤停复苏患者的预后。④ 溶栓治疗:在以往的心肺复苏指南中,溶栓治疗一直未得到肯定和重视,甚至被列为禁忌证。但是一些临床研究表明在心肺复苏同时进行溶栓可以提高恢复自主循环几率从而提高生存率,在复苏成功后立即进行溶栓对预后同样有确定的效果。

8. 其他处理　① 心肺转流:近年来动物实验发现,紧急经外周静脉、动脉心肺转流(cardiopulmonary bypass,CPB)用于较长时间心脏停搏后心肺脑复苏,可明显减轻脑组织损害,改善脑功能,其作用机制有待深入研究。可能由于体外转流直接改善了冠状动脉血流量,使心脏复苏更为有效,从而尽早为脑提供氧输送;另一方面,心跳未恢复时体外转流可在一定程度上替代心脏的泵功能,能尽早提供一定的脑血流量,为进一步复苏打下基础。② 深低温停循环技术:深低温停循环技术是治疗复杂心脑血管疾病的重要辅助手段。有关深低温停循环脑保护的研究除其灌注方法(如深低温间断停循环、深低温停循环逆行性脑灌注、深低温停循环后搏动性灌注、选择性顺行性脑灌注等)不断改进外并且与脑保护液、血气稳态管理、麻醉药物、NO、NMDA 受体阻滞剂等复合应用密切相关,也是脑保护的研究发展方向。

（三）预后评估

1. 未接受亚低温治疗患者的预后

（1）心脏骤停前的因素:许多研究确定了复苏后不良预后的相关因素,但尚未提出可靠的预测预后的方法。高龄、种族、发病前的健康状况包括糖尿病、脓毒症、转移癌、肾衰竭、家庭生活方式都与预后相关。骤停前的 APACHE(acute physiology and chronic health evaluation)Ⅱ和Ⅲ评分也可以对预后进行评估。

（2）心脏骤停期间的因素:在心脏事件发生到开始 CPR 的时间过长以及由 CPR 到 ROSC 期间过长与功能预后不佳有关。CPR 的质量,包括转运前纠正休克失败或未达到 ROSC、初始心律失常以及由于评估心律和提供通气造成 CPR 中断导致长时间休克前状态等,均与预后不良有关。

（3）心脏骤停后的因素：① 床旁神经系统检查仍然是目前心脏骤停最可靠的和最广泛应用的预测预后的方法之一。有预后价值的检查包括瞳孔对光反射、角膜反射、面部表情动作、眼球活动、呕吐反射、咳嗽和对疼痛刺激的反应。其中，第 3 d 患者的瞳孔对光反射、角膜反射或疼痛刺激消失为预后不良（植物状态或死亡）的最可靠预测因素。当神经系统检查作为判断预后的依据时，要考虑到生理和病理因素（低血压、休克和严重的代谢紊乱）和干预治疗（肌松剂、镇静剂和低温治疗）可影响结果并导致错误的判断。癫痫和肌阵挛持续和反复发作为预后不良的可靠预测因子。格拉斯哥昏迷评分尤其是运动部分得分低与不良预后相关。② 神经生理试验：体感诱发电位（SSEPs）记录是从周围神经、脊髓到脑干到大脑皮质的神经元通路的完整性的神经生理试验，由于很少受到药物和代谢紊乱的影响，被认为是最好和最可靠的诊断试验。在无反应的心脏骤停存活者，自主循环恢复后 24 h 到 1 周，双侧的正中神经刺激后 SSEPs 的 N20 成分的缺失是预后不良的预测因子。其他诱发电位，例如脑干听觉、视觉电位和长期潜伏期诱发电位，在心脏骤停后大脑损伤中的诊断价值尚未被充分测试。脑电图作为评价心脏骤停后昏迷程度的工具已得到广泛研究。许多脑电图模式与不良的功能预后有关，其中最可靠的模式表现为<20 μV 的全面抑制、全面癫痫样放电暴发抑制和全面间歇性暴发抑制的图形复合存在。③ 神经影像学检查：神经影像学检查已用于检测心脏骤停后大脑损伤。最常用的是颅脑 CT，能显示有水肿特征改变的广泛的大脑损伤。一些小样本研究显示，MRI 弥散加权成像或液体衰减显像异常与不良预后相关。用磁共振波谱和 PET 检测到的代谢紊乱（如乳酸增加）也与不良预后相关。④ 生化标志物：脑脊液或外周血神经元特异性烯醇化酶（NSE）和 S100 检测已被用于预测心脏骤停的功能预后。NSE 是一种在神经元、细胞和神经内分泌源性肿瘤中发现的细胞质糖酵解酶，在细胞受损后数小时其血清浓度增加。不同的研究显示，不良预后的死亡患者 NSE 的血浓度在 30～60 μg/L。S100 β 是一种星形胶质细胞和许万细胞的钙结合蛋白。一项研究显示，自主循环恢复后 24～48 h，S100 β>1.2 μg/L 预示着预后不良。⑤ 神经预后的多样化的预测方法：通过使用几种方法研究神经损伤有可能取得更精确的预后。一些研究建议，联合使用神经系统检查和其他辅助试验增加预测不良预后的总的准确度和效率。

2. 亚低温治疗患者的预后

根据一项荟萃分析，亚低温治疗能改善每 6 个昏迷的心脏骤停后存活患者中的 1 个患者的存活率和功能预后。作为一种神经保护策略，亚低温改变神经损伤的进程，与未接受亚低温治疗的患者相比，低温治疗改善患者的康复进程。亚低温治疗期间神经系统查体可以出现假阳性，并延迟镇静剂或神经肌肉阻滞剂的体内代谢，有可能掩饰神经功能的恢复。目前尚无系统研究心脏骤停后亚低温治疗患者采用神经系统检查来预测预后的准确性。

（陈　旭）

第五节 脑静脉及静脉窦血栓形成

大脑静脉及静脉窦血栓形成(cerebral vein and dural sinus thrombosis, CVST)是脑血管病的一种少见类型,可发生于任何年龄,约占所有卒中的0.5%。国外报道成人的患病率为(3~4)/100 000,儿童的患病率约为7/1 000 000。国内尚缺乏CVST的流行病学资料。引起CVST的原因较多,病情复杂,临床表现多变而缺乏特异性,容易造成误诊。本章节将阐述CVST形成的基础、临床表现、诊疗及预后。

一、 大脑静脉系统的解剖和生理特点

脑的血液经由深、浅两组静脉引流,继后注入硬膜窦,最终汇入颈内静脉。脑内静脉多数不与动脉伴行,结构上无防止血液逆流的静脉瓣装置。

(一)浅静脉

主要汇集大脑半球皮质和皮质下白质的静脉血。大脑背外侧面浅静脉以大脑外侧裂为界,分为大脑上静脉、大脑中静脉和大脑下静脉(图4-5-1)。① 大脑上静脉:位于大脑外侧裂以上,有6~16条,其中最主要的一条为中央静脉(即Rolando静脉),此静脉位于中央沟附近,收集中央前、后回(即中央区)的血液,其他各静脉呈放射状散在于大脑半球凸面的额、顶、枕叶,然后汇入上矢状窦。② 大脑中静脉(Sylvius静脉):位于大脑外侧裂附近,以1~3条最为多见,主要汇集外侧裂附近岛盖部皮质以及部分岛叶的血液,注入海绵窦。③ 大脑下静脉:位于大脑外侧裂以下,多为2~3条,主要汇集颞叶外侧面以及颞、枕叶底面大部分血液,最后汇入横窦。大脑上、中、下静脉之间有着广泛的吻合,重要的静脉吻合渠道为上吻合静脉(即Trolard静脉,是沟通上矢状窦与基底窦之间的静脉)和下吻合静脉(即Labbe静脉,是连接上矢状窦和横窦的静脉)。这些吻合支的存在有利于将某一区域血液引流到另一区域,同时可迅速平衡由于静脉阻塞导致的局部静脉压的增高。

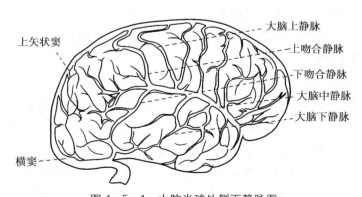

图4-5-1 大脑半球外侧面静脉图

(二)深静脉(或称脑室静脉)

大脑深静脉主要收集大脑半球深部的白质、间脑、基底节、内囊以及脑室脉络丛等处的

静脉血,其主干为大脑大静脉(即 Galen 静脉),由左、右大脑内静脉在松果体后缘汇合而成,在胼胝体压部下后方与下矢状窦共同注入直窦。深静脉接受丘脑纹状体静脉(包括前、后终动脉,汇集丘脑、纹状体、胼胝体、穹窿及侧脑室前角的静脉血)、透明隔静脉(收受胼胝体及额叶深部静脉血)和脉络膜静脉(收受脉络丛血液)的回流血液(图 4-5-2)。浅、深静脉组在解剖上并不完全孤立存在,无论在脑表面还是在脑实质内,两组静脉之间均存在一定的吻合,比较重要的吻合静脉有枕内静脉、基底静脉(即 Rossenthal 静脉,由大脑前静脉、大脑中深静脉和多数纹状体下静脉在前穿质处集合而成,最后注入大脑大静脉)和胼胝体后静脉。通常,只要静脉阻塞不是突然发生的,静脉内压力便可通过这些吻合支得到适当调整,其后果是轻微或只是暂时的。但是,如果静脉阻塞发生速度快、吻合支一时不能达到有效的代偿则可导致局部静脉压增高、脑组织水肿,甚或发生出血性梗死。

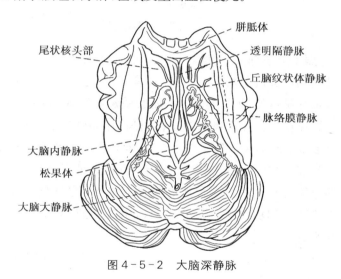

图 4-5-2　大脑深静脉

(三)硬膜窦

硬膜窦是脑静脉系统中一个具有特殊结构的部分,为坚韧的硬脑膜围成的管道系统,主要由上矢状窦和下矢状窦、直窦、横窦、乙状窦、海绵窦及其他颅底诸窦(岩上窦、岩下窦等)组成,最后经由颈静脉孔,续为颈内静脉(图 4-5-3)。硬膜窦是脑静脉血回流和脑脊液回流的必经之路,它作为一个特殊的反射发生器或压力感受器对于调节恒定的、适宜的脑内压以及脑血液循环具有重要作用。

二、 脑静脉窦血栓形成的病因和发病机制

目前研究认为,凡能引起静脉血流异常、静脉壁炎性反应或渗出、血液处于血栓前状态的各种因素均可导致 CVST。其病因可大致分为感染性或非感染性两大类。① 感染性颅内静脉系统血栓形成:以海绵窦与乙状窦多见,常常是头面部皮肤黏膜、鼻窦、乳突或中耳炎症直接扩散的结果,远处感染灶(手术、创伤、脓毒血症或感染性休克)亦可经血行播散至此。② 非感染性:以矢状窦多见,与全身衰竭、血液循环滞缓、血流动力学异常有关,

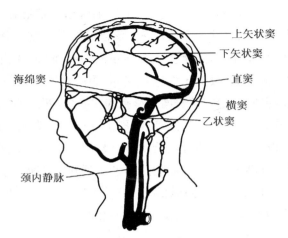

图 4-5-3　脑静脉窦示意图

见于妊娠、产褥期、口服避孕药或雄激素、内科疾病（充血性心力衰竭、溃疡性结肠炎、脱水、肾病综合征、恶性肿瘤、高胱氨酸尿症、高脂血症、DIC 等）、结缔组织疾病（SLE、Behcet 病等）、内分泌疾病（毒性甲状腺肿、糖尿病、酮症酸中毒等）、血液系统疾病（白血病、阵发性睡眠性血红蛋白尿、免疫性血小板减少性紫癜、镰状细胞性贫血、真性红细胞增多症、溶血性贫血、血小板增多症、凝血因子Ⅷ增多、蛋白 C 及蛋白 S 或抗凝血酶Ⅲ缺乏、纤溶酶原缺乏等）、高同型半胱氨酸血症以及电击伤。CVST 也与大脑局部病变，如颅内肿瘤、血管炎（变应性肉芽肿性血管炎）、低颅压综合征等相关。CVST 更常见于女性和老年人，前者可能与孕期、产褥期机体生理功能状态改变以及口服避孕药、自身免疫性疾病有关，后者与全身衰竭、恶性肿瘤有关。

在发展中国家，感染和产褥期相关的血液高凝状态是引起 CVST 的主要原因，但近年来发现感染作为 CVST 的病因仅占 7%～17%，产褥期占 2.5%～10%，凝血异常和抗磷脂抗体综合征（aPLs）与 CVST 的关系日益引起人们的重视。凝血异常包括先天性或获得性的蛋白 S、蛋白 C、抗凝血酶Ⅲ缺乏。在健康人群中，蛋白 C 缺乏的发生率为 0.32%，抗凝血酶Ⅲ缺乏的发生率为 0.2‰～0.5‰。先天性蛋白 C、蛋白 S 或抗凝血酶Ⅲ缺乏都有遗传倾向，与获得性相似的是都存在高凝状态，虽然这些个体可长期无症状，但在某些诱因（如轻微外伤、感染、脱水、口服避孕药等）的激发下易发生 CVST。凝血因子 Ⅴ Leiden 基因的突变与活化的蛋白 C 抵抗相关，是 CVST 的危险因素。凝血因子 Ⅴ Leiden 突变为常染色体显性遗传，纯合子占新生儿的 2/10 000，这些人一生中将至少发生一次血栓病，杂合子并无临床血栓并发症，提示杂合子若有血栓形成将是遗传性因素与获得性因素共同作用所致。另外，已经证实的 CVST 遗传危险因素还包括血浆谷胱甘肽过氧化物酶 GPx-3 基因启动子等位基因型 H(2)、凝血因子Ⅻ C46T 基因型、凝血酶原 G20210A 基因突变、抗纤维蛋白酶 Cambridge Ⅱ 和 Arg359X 基因突变等。随着人类基因组学研究的深入，相信还会发现更多的遗传性 CVST 危险因素。

抗磷脂抗体被认为是血栓前状态的标志物之一,抗磷脂抗体相关性血栓具有多部位(动脉系统或静脉系统,颅内及全身)、复发性、常伴随系统性红斑狼疮等特点。抗磷脂抗体对血管内皮细胞的活化是抗磷脂抗体产生高凝状态的重要机制之一,它通过黏附分子表达上调、前炎性细胞因子分泌以及花生四烯酸代谢失平衡等环节诱导了内皮细胞的活化;同时,抗磷脂抗体还竞争性地抑制蛋白C、蛋白S与磷脂的结合,从而抑制蛋白C的活化以及活化蛋白C的活性,导致血栓形成。抗磷脂抗体阳性并具有抗磷脂抗体症状(动脉或静脉血栓、习惯性流产、血小板减少等)的患者血清中还可能含有抗内皮细胞抗体,虽然脂质体吸附技术证实两者是结合活性上不相关的两类不同的抗体,但可能的机制是血管内皮细胞膜损伤诱导了相关抗体的产生,反过来这种抗体更进一步加重了血管内皮细胞的损伤。在CVST患者中抗心磷脂抗体(aCL)阳性率可达53%。

CVST的常见病因和危险因素见表4-5-1。

表4-5-1　CVST的常见病因和危险因素

1. 遗传性高凝状态	红细胞增多症	雄性激素
因子V Leiden基因突变	DIC	甲状腺素中毒
抗凝血酶的缺乏	冷纤维蛋白血症	6. 机械性原因、创伤头部损伤
蛋白C和蛋白S缺乏	凝血因子Ⅶ、Ⅷ升高	颈内静脉窦损伤、颈部导管
凝血酶20210A基因突变	蛋白C和蛋白S缺乏	神经外科手术损伤
高同型半胱氨酸血症	3. 感染	硬膜穿刺
纤溶酶原的缺乏	耳炎、乳突炎、鼻窦炎	腰椎穿刺
血栓调节蛋白基因突变	颅内感染	电击伤
镰状细胞贫血	系统性感染疾病	7. 其他
遗传性纤维蛋白异常血症	4. 非感染炎症性疾病	脱水
β-珠蛋白生成障碍性贫血	系统性红斑狼疮	硬脑脊膜动静脉畸形
2. 获得性促凝状态	Wegener肉芽肿	肿瘤
血小板增多症	结节病	蛛网膜囊肿
肾病综合征	肠道炎性疾病	先天性心脏疾病
抗磷脂抗体阳性	颞动脉炎	充血性心力衰竭
高同型半胱氨酸血症	Sjogren综合征	起搏器
怀孕	Behcet病	类癌综合征
产褥期	5. 药物	肝硬化
活化蛋白C抵抗性增加	口服避孕药	卵巢过度刺激综合征
阵发性夜间血红蛋白尿	L-门冬酰胺酶	严重的剥脱性皮炎
白血病、癌肿	ε-氨基己酸	
贫血	他莫昔芬	

三、 脑静脉窦血栓形成的病理特征

在CVST急性期,血栓以红细胞和纤维蛋白为主,窦腔膨胀、窦内血凝块刺激窦壁神

经末梢,影响了脑脊液从蛛网膜颗粒的再吸收,导致颅内压增高;引流至静脉窦的深、浅静脉扩张,向脑实质内、硬膜下或蛛网膜下腔破入,引起皮质下血肿或蛛网膜下腔出血(SAH);静脉窦血栓延伸至脑深、浅静脉继发出血性梗死;如果丘脑、基底节水肿或出血及大脑内静脉扩张可压迫第三脑室,出现梗阻性脑积水。静脉血液淤滞或血管壁坏死,血管周围红细胞渗出及中性粒细胞浸润,伴有脱髓鞘改变;梗死区有胶质细胞增生和大量吞噬细胞。CVST 形成后期,脑静脉和静脉窦内的血凝块纤维化或再通。

病理资料表明,大脑静脉血栓多由硬膜窦血栓扩展而来,如上矢状窦血栓可引起大脑上静脉血栓,海绵窦血栓可引起大脑中静脉或脑下垂体静脉血栓,横窦血栓可引起小脑静脉血栓,单纯脑静脉血栓极为少见,一般多个静脉血栓形成比单根静脉血栓形成要多见。Yoh 认为,与动脉血栓形成不同,静脉血栓形成不引起脑动脉血流和血-脑屏障的改变,而是引起静脉压力变化,细胞间液和脑脊液之间平衡失调,可表现为:① 脑室扩大伴周围水肿,但静脉不扩张;② 脑室不扩大也无周围水肿,静脉扩张;③ 脑室扩大伴周围水肿且静脉扩张;④ 脑室不扩大,但脑室周围水肿伴脑实质内出血。第 4 种变化是因静脉压过高,使血液突破静脉壁所致,此期为不可逆期。动物实验表明,单纯硬膜窦闭塞不影响静脉循环,仅出现脑血容量及脑含水量增加,颅内压增高,当合并皮质静脉血栓形成时才危及脑实质的血供,出现血-脑屏障破坏和皮质下血肿。Freichs 注意到静脉回流受阻、瘀血导致颅内血容量增加或血管源性脑水肿,当 rCBF 进行性减低则出现脑缺血,引起细胞毒性水肿的发生。有学者观察到上矢状窦血栓的病理生理过程呈阶梯状发展。第 1 期:由于上矢状窦内血栓漂浮形成不完全性闭塞,不出现重要的血流动力学变化;第 2 期:上矢状窦完全闭塞,但由于有完善的侧支循环及吻合支不会引起显著区域性低灌注和脑水肿;第 3 期:上矢状窦血栓的蔓延,架桥静脉亦发生闭塞,静脉回流通过吻合支尚可维持;第 4 期:在血栓形成过程中多数或全部皮质静脉均受累,导致严重的微循环障碍,脑实质破坏呈不可逆。此时 rCBF 往往降低达 40% 以上。

四、 脑静脉窦血栓形成的临床表现

CVST 的临床表现错综复杂,诊断比较困难。同一部位的血栓形成在不同患者可引起不同症状,相反,不同部位的血栓形成也可发生类似的症状。不同个体之间大脑背外侧面浅静脉的分布和吻合情况差异较大,血栓形成的速度、位置、范围以及代偿功能、产生血栓的原因各不相同,这些均导致患者症状的不一致。

根据起病形式,CVST 可分为急性(48 h)、亚急性(48 h 至 1 个月)、慢性(>1 个月)。典型的症状有头痛(>70%)、视神经盘水肿(15%~45%)、癫痫发作(29%~40%)、局灶性神经功能缺损(34%)和进行性反应迟钝等。少见的表现有精神异常、无动性缄默、低血压、低热、共济失调、眩晕、偏头痛样视觉异常和单纯性皮质盲等。头痛常是最早出现的症状,常与视神经乳头水肿并存,常见于上矢状窦和横窦血栓形成,起病较缓慢,酷似假性脑瘤。皮质静脉血栓常表现为突然发生的局限性神经功能缺损与抽搐发作的不同组合,如轻偏瘫、言语困难和 Jackson 癫痫,易被误诊为动脉闭塞性卒中。若诊断为卒中的患者,在

癫痫发作或无颅内高压的头痛之后出现急性神经功能障碍的临床表现,以及脑影像学显示非动脉供血区分布的缺血性损害或早期出血性梗死应该首先考虑静脉血栓。亦有报道强调了孤立性头痛可以成为 CVST 的唯一症状,此时患者的诊断特别困难,尤其当 CT 或 CSF 结果正常时。这种病例往往与横窦血栓形成相关,不应被误为横窦发育不全。头痛的确切机制尚不清楚,可能与阻塞的静脉窦壁内神经纤维的牵拉有关,或局部的炎症反应所致头痛。下面就不同部位血栓形成的临床特点进行概述:

(一)大脑浅静脉血栓形成的临床特点

症状波动性大,往往每小时或每天均有所不同,无颅高压症及视神经乳头水肿。

1. 大脑上静脉血栓形成 ① 上肢或下肢单瘫,或出现上行性(先下肢后上肢)或下行性(先上肢后下肢)轻偏瘫。双侧血栓形成时出现症状波动的上肢—下肢型轻瘫或上肢—面部型轻瘫。② 从上肢或下肢开始的局灶性抽搐发作;位置不一致的轻瘫与抽搐(如上肢轻瘫而下肢抽搐或对侧肢体出现抽搐);部位移动的抽搐(如时而上肢、时而下肢,或时而左侧、时而右侧的抽搐)。③ 抽搐发作或轻瘫一般在病灶对侧,双侧病灶出现双侧症状。④ 若 Rolando 静脉闭塞表现为:a. 对侧偏瘫但不侵及面肌,无语言障碍,下肢受累重于上肢,常常肩、肘关节瘫痪而手指尚可运动。偏瘫具有静脉性偏瘫的特点,即症状具有很大的波动性。b. 偏瘫肢体早期出现肌强直。c.受累肢体伴有以精细觉受损为主的感觉障碍。d.运动恢复的特点是手指运动最先恢复,其次是肘、肩关节、腿、足。⑤ 大脑上静脉入窦处的静脉陷窝可使颅骨内板呈一浅的凹陷,在颅骨平片上近中线处可见一 X 线透明区的存在。一条或几条大脑上静脉的硬膜下腔段破裂可导致硬膜下血肿形成。

2. 大脑中静脉血栓形成 ① 类似于内囊病变的偏瘫,优势侧半球损害时常有运动性失语。② 从面肌开始的抽搐发作或局限于面肌的抽搐发作。③ 中枢性轻面瘫与上肢轻瘫。④ 有时出现感觉性失语,此时有或无肢体轻瘫。

3. 大脑下静脉血栓形成 ① 火花幻视、视物变形症、视幻觉。② 同侧偏盲。③ 突然视力减退,无眼底特殊改变。

4. Trolard 静脉血栓形成 出现无特征性的偏瘫、轻偏瘫和抽搐发作。

5. Labbe 静脉血栓形成 同侧颞叶后部和角回损伤,表现为不能书写字母,而读写其他文字无碍。

(二)大脑深静脉血栓形成的临床特点

大脑深静脉血栓形成在女性多见,男女比为 3:25,多表现为意识障碍(64%)和长束征(61%),症状出现早且发展迅速。当 CVST 出现大脑脚及内囊水平的静脉系统引流受阻,则导致双侧丘脑梗死,呈双侧皮质脊髓束受损。特别是大脑大静脉闭塞,患者很快出现昏迷、高热、心动过速、惊厥、去脑强直发作、瞳孔缩小及视神经乳头水肿等,如穹隆受损则以精神异常为首发症状,有幻觉及行为紊乱。

大脑深静脉血栓形成病情凶险,预后差,其预后取决于:① 间脑损害的程度。② 脑深静脉系统的解剖学特性及吻合支代偿状况。随着侧支循环通路的建立,第三脑室受压或再通使症状波动,同时头颅 CT 无特征性改变、脑血管造影较少做静脉期,因此在临床常被误为脑膜炎、脑梗死、脑出血、脑肿瘤等。

（三）硬膜窦血栓形成的临床特点

硬膜窦血栓形成的临床表现以急性或慢性颅内压增高为主,视神经乳头水肿,伴有癫痫发作,局灶征少见。

1. 上矢状窦血栓形成　多为非感染性病因,上矢状窦最易发生消耗性血栓,与其解剖学特性有关。大脑上静脉进入上矢状窦以前,在硬膜内先向前行走,再反折向上向后入上矢状窦并以逆流入者为主,且窦壁凹凸不平,因此血液在其内流速缓慢、迂曲、回旋,易于形成血栓。上矢状窦闭塞临床表现主要为颅内压增高,出现头痛、视神经乳头水肿,因为常常合并大脑上静脉血栓形成,大脑半球上部受损较重故出现以双下肢为主的中枢性瘫痪和皮质性感觉障碍,有时首发症状为局灶性癫痫,还可出现大小便失禁、恶心呕吐、健忘、淡漠、木僵,眼睑及前额部静脉怒张和水肿等。

2. 横窦和乙状窦血栓形成　一般不产生明显的神经系统局灶症状。乙状窦上接横窦,向下通过颈静脉孔续为颈内静脉。如果病变发生在乙状窦较粗的一侧(通常右侧较粗)可能出现脑充血、SAH 症状,表现有偏瘫、意识模糊、躁动、昏迷等。若向岩上窦、岩下窦、海绵窦蔓延,尚可出现面部麻木、眼球运动障碍、眼球突出、失明等。若向窦汇、上矢状窦蔓延可出现 Jackson 癫痫、偏瘫、截瘫。如果颈内静脉也有血栓形成,在乳突下可摸到索条状硬块并有明显压痛。出现颈静脉孔综合征时,有吞咽神经、迷走神经和副神经损伤的症状和体征。测定脑脊液压力时,因乙状窦闭塞,压迫患侧颈内静脉脑脊液压力不升或升高轻微。

3. 直窦血栓形成　直窦接受下矢状窦、小脑上静脉和大脑大静脉的血液回流。一旦阻塞,症状类同于大脑大静脉血栓形成,出现昏迷、颅内压增高、去大脑强直发作、手足抽动或不自主舞蹈动作,病情严重者往往在短期内死亡,常需尸检方能确诊。

4. 海绵窦血栓形成　是最常见的颅内感染性血栓的部位。除有全身感染症状外,局部主要症状和体征有:① 疾病早期可见到眼部和鼻根部疼痛和水肿,并因眼静脉回流受阻使眼球突出、眼睑和结膜水肿、视网膜中央静脉扩张或出血、视神经乳头水肿甚至视力障碍。② 海绵窦内通过第Ⅲ、Ⅳ、Ⅴ、Ⅵ对脑神经,因此可出现眼内肌麻痹(瞳孔散大)和眼外肌麻痹(上睑下垂、眼球运动障碍或固定)以及面部相应区域的感觉障碍。③ 由于双侧海绵窦由环窦相连,故上述症状可蔓延至对侧眼。④ 若累及颈内动脉,则可因血栓形成发生偏瘫。⑤ 如波及垂体可导致严重的内分泌障碍,如烦渴多尿、血压下降等。

5. 岩上窦血栓形成　主要症状为同侧面痛(侵及半月神经节),如累及颞叶静脉可形成局部瘢痕,成为将来的癫痫病灶。

6. 岩下窦血栓形成　多由中耳感染引起,出现 Gradenijo 综合征(即一侧中耳炎伴同侧面痛和展神经麻痹)。

（四）儿童 CVST

很早就有关于儿童 CVST 的报道，但仅近 10 余年来才有基于影像学的研究。儿童 CVST 的年发病率约 0.67/100 000，以新生儿为主。大龄儿童 CVST 的发病率和临床表现与成人类似。然而，新生儿 CVST 的原因、临床表现、结局和处理却与之明显不同。儿童 CVST 通常具有潜在严重的系统性疾病，深部静脉系统更易受累，预后更差。约 75% 的新生儿 CVST 同时存在另一种急性病变，大多为脱水、心脏缺损、脓毒症和脑膜炎。新生儿 CVST 最常见的症状为痫性发作（2/3 的病例），呼吸暂停或者窒息（1/3 的病例），其他有食欲缺乏、体重下降、酸中毒、张力过低和昏睡。与成人 CVST 类似，新生儿的上矢状窦和横窦也最常受累，而且直窦和深部静脉系统比成人更易受累。40%～60% 的病例在神经影像学上显示梗死灶，约 20% 的病例有出血和脑室内出血。

新生儿 CVST 的结局报道不一。据报道，每 42 例新生儿中死亡 1 例，存活者中约 79% 遗留不同程度的残疾：59% 伴有认知损害，67% 伴有运动障碍，41% 伴有痫性发作。

五、脑静脉窦血栓形成的影像学和实验室检查

（一）影像学改变

1. 头颅 CT　本病早期 CT 扫描可正常，晚期多异常。病变可以是局限性的，也可以是弥散性的。其中最有特征性诊断价值的直接征象有：① 空三角征（empty triangle），又称 δ 征，即在 CT 增强扫描时，上矢状窦处可见三角形环样增强，三角形中央呈等密度或低密度的血栓影，出现率为 35%～75%。② 索状征（cord sign），即皮质静脉内的血栓在周围脑组织肿胀或梗死的低密度背景下呈现条索状的高密度影（图 4-5-4）。

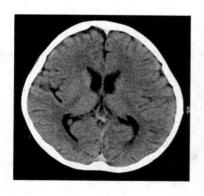 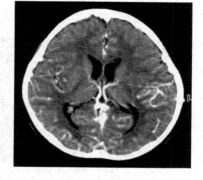

A　　　　　　　　　　　　　B

图 4-5-4　上矢状窦血栓形成时 CT 显示的空三角征

A. CT 平扫显示上矢状窦后部三角形高密度影　B. 增强 CT 扫描显示上矢状窦后部周边强化，窦腔内见三角形充盈缺损影

尽管这 2 种征象的特异性很高，但检出率较低，而间接性征象则十分常见，主要包括：① 脑实质内缺血性或出血性梗死分布于矢状窦旁两侧半球的多处（大脑皮质引流静脉血栓形成的结果）。② 颅内高压征，表现为局限性或弥散性脑水肿、脑室狭窄、蛛网膜下腔和脑

池受压。单纯的头颅 CT 不足以诊断 CVST,但结合 CT 血管造影有可能建立诊断。

在大脑深静脉血栓形成中,直接征象还包括大脑内静脉、Galen 静脉、直窦等呈现血栓形成的高密度影,特别是在前者存在时(正常 CT 相上,大脑内静脉与脑组织呈等密度影而直窦与 Galen 静脉可呈高密度影);间接征象为对称性双侧丘脑、基底节(尾状核、壳核、苍白球)区低密度充血水肿、梗死和出血性梗死及侧脑室扩大(一般认为系水肿造成 Monro 孔梗阻而非静脉压升高引起);增强后可见环形改变或无变化的静脉梗死、中间帆池出血;有的造影剂表现为点状聚集呈辐射状由大脑深部经侧支循环流向皮质静脉。

2. 头颅 MRI 该技术评估 CVST 的主要优点在于:① 对血流敏感。② 有识别血栓的能力。③ 属于非损伤性检查。

MRI 信号变化反映血栓内脱氧血红蛋白(DHb)转化为正铁血红蛋白(MHb)的过程:① 急性期(1～5 d)。静脉窦流空效应的无信号影消失,证明血栓形成及静脉窦回流受阻。血栓红细胞(RBC)内的含氧血红蛋白在 24 h 后演变为 DHb,在 T_1W 上呈等信号,在 T_2W 呈典型短 T_2 低信号。3～4 d 后完整 RBC 内 DHb 可部分转化为 MHb,在 T_1W 呈部分高信号,在 T_2W 呈更加显著的低信号。T_2W 呈显著低信号是急性静脉窦血栓的特征。② 亚急性期(6～15 d)。在大静脉及静脉窦内,MHb 先在血栓周边部形成,然后向中心扩展,而在小静脉内 MHb 则均匀形成。RBC 内的 MHb 在 T_1W 呈高信号,在 T_2W 呈显著低信号。RBC 溶解后游离稀释的 MHb 在 T_1、T_2 及质子密度加权相上均呈高信号,常持续数月。③ 慢性期(16 d 后)。静脉内不会积聚吞食含铁血黄素的巨噬细胞,发病 2 周后的幸存者常见血流再通,管腔内血栓间重新出现流空的低信号影。④ 邻近的脑梗死在 T_1W 呈长 T_1 低信号,在 T_2W 呈长 T_2 高信号(图 4-5-5)。上矢状窦血栓形成导致的脑梗死多为对称性,位于上矢状窦两侧。

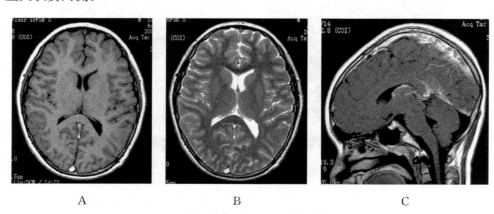

图 4-5-5 头颅 MRI 显示的上矢状窦合并直窦慢性血栓

A. 横轴位 T_1WI 和 B. 横轴位 T_2WI:显示上矢状窦和直窦内流空信号消失,呈结节状和条状短 T_1、长 T_2 信号;C. 矢状位 T_1WI:增强 MRI 扫描显示上矢状窦、直窦内对比剂充盈缺损,内见片状、结节状、索条状低信号影

另外,MRA 结合 MRV 可以取代传统血管造影早期确诊 CVST。然而,就新生儿

CVST 而言,由于其临床表现的非特异性和它常与另一种急性病合并存在使诊断分外困难。

3. 数字减影血管造影(DSA) 对静脉窦闭塞的部位和阻塞程度的诊断率可达 75%~100%,直接征象是脑静脉和静脉窦部分充盈或完全不充盈。病变累及上矢状窦后部、双侧横窦或深静脉时,这种征象检出率高,而其他部位血栓(如上矢状窦前部、左侧横窦或浅静脉)阳性率低。间接征象表现为:① 动-静脉循环时间延长。② 侧支静脉扩张或迂曲。③ 闭塞区血液逆流。④ 非特异性占位效应。

(二)经颅多普勒超声(TCD)和双功经颅彩色多普勒(TCCD)超声检测

经颅多普勒超声是一项无创伤性、快捷的颅内静脉检测方法,有助于动态监测 CVST 患者静脉侧支血流状态和有无再通,并通过微栓检测评估治疗效果和预后。一般采用 2MHz 脉冲探头。CVST 患者静脉血流呈低搏动性信号,频谱似带状,收缩期流速与舒张末期流速差异不显著,音频信号低沉。

(三)实验室检查

对年轻的、原因不明的 CVST 患者特别应进行下列凝血指标的检测:① 凝血酶原时间。② 激活的部分凝血活酶时间(APTT)。③ 抗心磷脂抗体和狼疮抗凝物。④ 抗凝血酶活性。⑤ 蛋白 C 活性。⑥ 蛋白 S 活性和游离蛋白 S。⑦ 活化的蛋白 C 抵抗。⑧ 如果活化的蛋白 C 抵抗,应明确凝血因子 V Leiden 基因有无突变。⑨ D-二聚体。

六、 脑静脉窦血栓形成的治疗及预后

(一)治疗

1. 抗凝治疗 CVST 抗凝治疗的目的是避免血栓扩大,促进自发性血栓溶解和预防其他部位的栓塞。既往曾经认为抗凝可能会诱发甚至恶化自发性颅内出血,并增加颅外出血的风险。但最近一些病例报道和小型的随机试验评价了 CVST 抗凝的有效性和安全性,发现抗凝治疗可使 CVST 死亡或致残的绝对风险下降 13%(可信区间为-30%~3%),相对风险减少 54%。更重要的是,临床证实抗凝治疗对于 CVST 是安全的,即使患者已经存在颅内出血,也可以使用抗凝治疗。抗凝药物可选用肝素和低分子肝素。有研究比较了单一剂量的低分子肝素与不同剂量的肝素对 CVST 的疗效,结果表明低分子肝素效果优于普通肝素,且很少引起出血。对于急性期后,是否需要进一步口服抗凝药仍存在争论。脑静脉窦血栓形成国际研究(the International Study on Cerebral Vein and Dural Sinus Thrombosis, ISCVT)显示口服抗凝药物的平均时间为 7.7 个月,CVST 存活者建议口服华法林 6~12 个月,使 INR 维持在 2~3,对于典型遗传性或者获得性血栓形成倾向患者,建议长期服用抗凝药物。

新生儿肝素的使用尚缺乏一致意见。虽然在初步研究中并未发现肝素有害的影响,但比成人使用肝素的比例小得多,多数研究使用比例少于 10%。

2. 溶栓治疗 关于溶栓治疗的有效性和安全性目前仍缺乏系统的大样本临床随机对照研究,但关于溶栓对 CVST 的积极作用的报道越来越多。常用的溶栓药物有尿激酶和重组组织型纤溶酶原激活物(rt-PA),美国和韩国两项小样本的随机对照研究显示 rt-PA 能使血管快速再通,但会增加颅内和颅外出血的风险。尤其对于原有颅内出血患者,会使血肿扩大。目前没有溶栓优于抗凝治疗的研究,但有报道对于重症及抗凝治疗效果较差的患者,溶栓可能使患者获益。总之,目前关于 CVST 溶栓治疗的有效性和安全性有待于进一步证实,溶栓药物的选择、剂量、给予途径、给药方法等值得深入探讨。

3. 对症治疗

(1) 抗癫痫治疗　　CVST 患者中癫痫的发病率较高,几乎占所有病例的 40%。目前对于 CVST 患者是否需预防性使用抗癫痫药物缺乏相关研究资料。最近的研究认为患者存在局部感觉缺失和 CT/MRI 显示局部脑水肿、缺血或出血性梗死,可作为预测早期症状性癫痫的重要因素。至今虽无充分证据认定,但建议对于不能除外颅内局灶性脑损伤的患者即使无癫痫症状,也应给予预防性抗癫痫治疗。一旦首次癫痫发作,应在较短时间内给予大剂量抗癫痫药物,使抗癫痫药物迅速达到有效的血药浓度,否则痫性发作会频繁发生。与 CVST 急性期相比,远期癫痫的发生率要低很多(5%~10.6%)。那些有早期症状性癫痫发作的患者出现远期癫痫发作的可能性更大,因此对于早期发作和有出血性损伤的患者,建议抗癫痫治疗 1 年。无危险因素的患者,主张在急性期内使用抗癫痫治疗。

(2) 控制颅内高压和脑水肿　　根据颅内压情况,按照一般原则采用适当治疗手段,如头抬高约 30°,过度换气降低 CO_2,静脉使用甘露醇、呋塞米等。对于大部分轻度水肿患者,抗凝治疗可改善颅内静脉回流减轻脑水肿,无需采用其他降颅压手段。对于单纯颅内压增高和视力受损的患者,需要反复腰椎穿刺释放脑脊液至压力正常,抗凝治疗在脑脊液压力正常且最后 1 次腰椎穿刺 24 h 后才能应用。糖皮质激素对脑水肿并没有益处,相反可能具有促进血栓形成的风险。如果采用上述方法无法降低颅内压或者视力继续下降可考虑行椎管腹腔分流术、脑室腹腔分流术、颅骨部分切除减压术或视神经开窗减压术等。

新生儿 CVST 的治疗以对症处理为主,脱水的患儿及时补液;怀疑脓毒症的患儿给予抗生素治疗、抗癫痫治疗;先天心脏畸形者给予心脏外科手术治疗。

(二) 预后

基于 CVST 的病因、部位和程度的不同,其预后差别较大。婴儿硬膜窦血栓形成不经任何处理也不遗留任何后遗症;儿童大脑深静脉血栓形成预后差;妊娠所致的 CVST 较溃疡性结肠炎引起的 CVST 预后好,前者死亡率 9%,后者致残率和死亡率可高达 81%。一般来说,深静脉血栓形成预后明显差于硬膜窦血栓形成,前者死亡率高达 37%,生存者中多伴有严重的后遗症,完全恢复率仅为 33%;后者死亡率为 19%,有后遗症者占 11%,完全恢复率为 70%。表现为孤立颅高压综合征的患者具有较好的预后。静脉窦血栓的复发率为 2.2%,而其他血栓事件的复发率为 4.3%。Maurica 等报告 77 例 CVST,其中 80.5% 接受 3~4 个月的抗凝治疗,随访长达 77.8 个月,86% 恢复良好,14% 遗留后遗症(颅高压症及视神经萎缩、进行性运动障碍、继发性痉挛性斜颈各 1 例)。急性期约 5% 的患者有癫痫发作,其后有 14%~31.6% 的患者有癫痫发作,对此类患者需长期使用抗凝药和抗癫痫药。CVST 的复发率为 11.7%,与未进行长期抗凝有关,因此对先天性高凝状态患者应特别注意高危期间(如外伤、手术、感染、妊娠)适当的抗凝治疗,产后2周亦应给予低剂量肝素预防。

在ISCVT研究中,对急性CVST患者的生存和功能预后进行了评估,纳入的624例成人CVST患者平均随访1.25年,在急性阶段住院病死率约为4%,急性死亡的主要原因是小脑幕切迹疝、继发大量脑出血、多发性损害或弥漫性脑水肿。急性阶段之后的死亡主要与潜在疾病相关。30 d内死亡的相关因素包括意识障碍、精神症状、深部静脉系统血栓形成、右侧大脑半球出血和颅后窝损害。超过一半(57%)的患者未遗留体征或症状,22%遗留轻微的症状,约15%患者死亡或者生活不能自理。死亡或者生活不能自理的独立预测因素包括年龄大于37岁、男性、精神症状、Glasgow评分小于9、深静脉血栓、颅内出血、恶性肿瘤和中枢神经系统感染。

新生儿预后比成人差,肝素较少使用,需要进一步制订新生儿CVST评估和治疗的标准指南。

由于目前已经发表的多数研究样本量较小,选择的病例病情可能较轻,治疗和评估为非盲性,导致评估结果的偏倚,但总体而言,由于CVST诊断水平、辅助诊断手段的改善,以及抗凝等治疗方法的使用,大多数CVST患者具有较好的预后。

(李　华)

第六节　脑小血管病

脑小血管病(cerebral small vessel disease,SVD)正得到越来越多的关注。SVD不仅破坏脑组织,并且显著加速Alzheimer病及其他神经变性疾病的进展。根据TOAST标准,在45岁以下人群的卒中病因中,SVD约占14.9%,提示SVD引起的缺血性脑损伤在年轻人中并非罕见,FLAIR和弥散加权成像以及表观弥散系数图上能充分显示这些病灶,表现为血管源性和细胞毒性水肿。

多数SVD侵犯起源于颅底大的软膜动脉的小的穿支动脉,这些穿支动脉直径在0.05～0.4 mm(最大在1.4 mm),包括起源于大脑中动脉和大脑前动脉的豆纹动脉,起源于基底动脉主干的脑桥旁正中分支,起源于大脑后动脉P_1和P_2段、基底动脉尖和后交通动脉的丘脑深穿动脉,以及起源于皮质软脑膜动脉网的长深穿小动脉,支配基底节、脑干、丘脑和放射冠周围白质的供血。当这些血管发生闭塞时,往往引起双侧性、多灶性腔隙性梗死,或融合成为弥漫性白质缺血病灶,称之为血管性白质脑病或白质疏松。与之不同的是某些特殊的血管病,如淀粉样血管病以及多数脑血管炎,常常累及皮质和皮质下,血管闭塞过程不仅仅局限在动脉和小动脉,也影响小静脉和毛细血管。

虽然白质损伤和基底节区的小梗死是获得性变性性小血管病即脑小动脉硬化的经典表现,但并非其特异性表现,也见于炎性和代谢性脑病以及Alzheimer病。因此,不能完全依赖影像学表现诊断SVD。SVD可依据发病年龄进行分类(表4-6-1)。

表 4 - 6 - 1　脑小血管病的分类

老年期(缺血性和出血性)
变性性脑小血管病(伴有脂质透明样变)
脑淀粉样血管病
老年期/青少年期(伴有小血管病的脉管炎)
原发性中枢神经系统血管炎
系统性脉管炎伴有中枢神经系统受累
其他定义为中枢神经系统的炎性小血管病(如 Kohlmeier-Degos 综合征、恶性萎缩性丘疹病)
青少年期(缺血性和出血性)
内皮细胞病
子痫前期-子痫,可逆性后部白质脑病
Susac 综合征
遗传性明显的综合征
伴皮质下梗死和脑白质病的常染色体显性遗传性脑动脉病(CADASIL)
伴皮质下梗死和脑白质病的常染色体隐性遗传性脑动脉病(CARASIL,或称 Maeda 综合征)
伴脑白质营养不良的常染色体显性遗传性视网膜血管病(AD - RVLC)
瑞典型遗传性多梗死性痴呆(HEMID)
伴乳酸酸中毒-卒中样发作的线粒体脑肌病(MELAS)和其他线粒体脑病
Fabry 病
脑桥常染色体显性遗传性小血管病和白质脑病(PADMAL)
COL4A1 突变综合征

一、变性性脑小血管病

变性性脑小血管病(degenerative cerebral microangiopathy,DCM),包括腔隙状态和皮质下动脉硬化性脑病,其发病机制尚未充分阐明,但已证实该病存在 3 个主要危险因素即高血压、伴高胰岛素血症的糖尿病和高同型半胱氨酸血症。其他的危险因素有任何原因导致的高血黏度、因子Ⅶ活性增加、载脂蛋白 E 多态性、慢性阻塞性肺病以及红细胞或血小板增多症等,高血脂的作用并未肯定。一般认为,在 60 岁之前很少出现 DCM。

(一)发病机制和病理学

有学者认为,与颅内、外大动脉粥样硬化性病变相比,脑穿支脂质透明变性的程度与白质损伤的相关性更强。白质缺血性损伤,但 U 形纤维保留可被解释为该部位由起源于软脑膜动脉网的小穿支动脉供血,侧支循环丰富且覆盖了蛛网膜下腔的大脑皮质。而皮质下轴索的脱髓鞘、反应性胶质增生和弥漫性空泡化,以及小胶质细胞的激活伴有轴索损伤的机制尚不明确。长期低灌注被认为是构成白质损伤的重要原因之一,特异性小静脉病也可能参与了这一过程。DCM 的病理学表现有:① 血管壁增厚。② 血管中层透明样变性。③ 血管内膜纤维化伴内弹力层分离。④ 血管外膜纤维化。⑤ 血管周围间隙(即 Virchow-Robin 腔)扩大。⑥ 微粥样瘤伴血栓。⑦ 上述血管的异常呈节段性改变。

（二）临床诊断

1. 临床表现　最有特征性但相对少见的表现是腔隙综合征,其频率较高的有:① 单纯运动性轻偏瘫。② 构音障碍-手笨拙综合征。③ 共济失调性轻偏瘫。④ 单纯感觉性卒中。⑤ 感觉运动性卒中。特异性较小的表现是轻微运动失调,伴有强直、痉挛和步态不稳以及构音障碍,严重病例存在假性延髓麻痹。感觉运动缺失可以伴随轻至中度的认知损害或情感障碍,很少呈全面性痴呆。早先皮质下卒中定义为无局灶性皮质症状,如失语、失用、失认、忽视、偏盲和强迫性斜视。例外的是丘脑的腔隙性梗死,会引起短暂性神经精神紊乱。主要的鉴别诊断包括各种帕金森综合征、正常颅压脑积水、Alzheimer 病和其他类型的 SVD。

2. 实验室检查　临床诊断为腔隙综合征的患者 75%～90% 在脑 CT 或 MRI 图像上显示相应的梗死病灶,由于白质传导束损伤导致失联络,表现为执行功能、注意力和信息处理速度下降等认知损害。然而,T_2W 图像病灶负荷与认知障碍程度的相关性较弱,弥散张量成像被认为是更好的客观性影像指标。也能够通过腔隙性梗死和白质病灶的频率和大小来评估 DCM 的严重性。

（三）治疗与转归

DCM 病程可缓慢进展达数年以上,通过二级预防包括戒烟、严格控制血压、治疗糖尿病、他汀类药物(至少用于糖尿病个体)及抗血小板药物应用、避免脱水,有可能控制病情进展。梗阻性呼吸暂停综合征患者需要持续性正压气道通气。一些证据表明,由于 DCM 患者脑出血风险较高,不推荐口服抗凝药治疗。尚未证实降低高同型半胱氨酸血症能够改善患者转归。推荐补充 ω-3 脂肪酸以降低高纤维蛋白原血症。推荐采用美金刚或多奈哌齐治疗认知障碍。

二、原发性中枢神经系统血管炎

原发性中枢神经系统血管炎(primary angiitis of the central nervous system,PACNS)是一种少见的局限于中枢神经系统血管的非特异性炎症,选择性累及脑和脊髓而少有其他系统受累,有别于系统性血管炎同时侵犯中枢神经系统而引起的继发性中枢神经系统血管炎。PACNS 最早由 Cravito 等于 1959 年提出,被称之为"肉芽肿性血管炎(granulomatous angiitis of the central nervous system,GACNS)",后又采用了"孤立性中枢神经系统血管炎(isolated angiitis of the CNS,IAC)"一词,鉴于有些患者存在不同程度的颅外血管炎症,而IAC 则显得太局限,故 Lie 认为采用 PACNS 更为合适,PACNS 反映了病变的解剖部位和临床特征,又不受组织特征的限制。PACNS 通常发生于中青年,也见于儿童和老年人,其临床表现多样,脑脊液、影像学检查均无特异性。金标准是软脑膜和脑实质血管的活检,因此临床难以确诊。

（一）病因和发病机制

本病病因不明,发病机制也不清楚。有些学者报道在患者的病变组织找到类病毒颗粒或类支原体结构,提示可能是感染因素对血管壁造成的直接损伤。对病理组织进行免疫组化检查,发现病变血管周围的淋巴细胞大多数为 T 淋巴细胞,T 淋巴细胞聚集是以细胞免疫为主的迟发性变态反应为特征的。也有学者提出抗中性粒细胞胞质抗体可与中性粒细胞中的颗粒及单核细胞中的溶酶体发生反应,激活体液和细胞的炎性介质导致血管炎。另外,PACNS 常发现有吸烟、服药史(如烟碱、咖啡因、麻黄碱、避孕药、雌激素替代品等)。

（二）病理

本病组织学表现是多样的,软脑膜和血管实质可分别或同时被累及。急性期血管壁被淋巴细胞、浆细胞、大单核细胞和巨细胞浸润、纤维坏死,并出现分叶核白细胞。常累及小动脉和小静脉,若渗出到血管周围间隙,则可累及软脑膜,15％的病例表现为非肉芽肿性病变,且跳跃性损害很常见。

（三）临床表现

由于血管炎可以发生在 CNS 的任何部位,所以 PACNS 的临床表现也是多种多样的,可以发生于任何年龄,于 40～60 岁多发。最近的研究显示男女患病率无差异。

随着诊断水平的提高和病例报道的增多,越来越显示本病是一组异质性疾病。患者的症状和体征随着疾病的发作、缓解过程会有多种临床表现。另外患者之间的临床表现、病程、预后差异很大也提示本病不是一种单一的疾病,或许是一组相关或不相关的疾病。2003年 Calabrese 等将其分为 GACNS、中枢神经系统良性血管病（benign angiopathy of the CNS,BACNS)和不典型性 PACNS 三型。

GACNS 约占 PACNS 的 22％,男性多发,任何年龄均可发病。其前驱症状较长,常达 6个月或更长,很少急性发作。本病最常见的表现是头痛、多发局灶性体征和精神症状。典型病例常有头痛、精神症状、认知功能降低和大范围的神经功能缺陷,如短暂性脑缺血发作、卒中、癫痫发作、共济失调、眼睛症状、失语、局灶性运动或感觉障碍、肢体瘫痪、脑神经障碍、脊髓病、神经根病等,经常反复发作。GACNS 很少昏迷,但意识水平常有改变。而系统性血管炎的症状如周围神经病、发热、体重下降、关节和肌肉酸痛及皮疹少见。

BACNS 型是临床预后较好的一个亚组,BACNS 约占 PACNS 的 20％,其诊断基于特征性的临床表现和典型的或高度可能的血管造影表现。患者以女性居多,临床突出表现为头痛或相对急性发作的局灶性神经功能缺损。弥漫的神经功能缺损及脊髓病变不常见,脑脊液(CSF)检查无特殊变化,一般无复发,总的来说预后良好。不需要积极的治疗。

多数 PACNS 患者是不典型 PACNS,这类患者不符合 GACNS 或 BACNS 诊断标准,但是有 PACNS 的血管造影或组织病理学的依据,包括脑脊液结果异常。或者类似 GACNS 的临床表现而 CNS 活检没有肉芽肿特征。另外,那些不常见解剖部位,如脊髓或大面积病灶者也归为这一类。

（四）实验室检查

1. 血液检查　对可疑本病患者行常规血生化和血清学检查,以除外系统性疾病。病毒、细菌或其他感染也可以引起中枢神经系统血管炎,因而需进行血清学检查以排除感染。

2. CSF 检查　在经病理证实的本病患者中有 80％～90％的 CSF 检查异常。常见的是蛋白含量升高及淋巴细胞数增加,有些患者可以出现 IgG 合成率增加及寡克隆带。

3. 影像学检查 有 1/3~2/3 的患者 CT 可发现异常。由于其敏感性较低,CT 仅用在不宜使用 MRI 检查时以除外颅内其他的疾病,或排除早期的出血。

MRI 检查对本病的脑部病变较为敏感但无特异性。MRI 发现脑损害只能表明有缺血或炎症。大多数本病患者 MRI 检查都有异常,表现多样性,无特征性。常见 MRI 显示病变通常累及皮质和深部的白质,包括胼胝体和内囊,而且是双侧的多发病灶,T_2WI 上显示皮质、皮质下和皮髓质交界区以及深部白质内的高信号病灶表示缺血或者梗死;也可见大小不等的出血灶。较少见的有皮质或皮质下的占位性病灶并伴有水肿,类似于原发性肿瘤。此外,还有反复发生的脑出血、蛛网膜下腔出血的征象,也有类似脱髓鞘病变及脑白质营养不良的现象。MRI 增强扫描显示有的病灶无强化,有的病灶强化后可以表现为皮质下不规则条纹状强化,也可以表现多样性,如软脑膜强化累及部分脑实质,局灶性皮质带状强化或弥漫性脑实质血管强化。Campi 等报道 MRI 发现脑干、大脑和小脑白质内多发的小斑点样的强化病灶,亦可累及脊髓。MRI 增强扫描、弥散加权成像、梯度回波序列可以增加发现异常病灶的敏感性。

4. 血管造影 脑血管造影对中枢神经系统血管炎具有诊断价值。本病脑血管造影征象可为动脉狭窄、扩张和阻塞。有的表现为动脉串珠样改变和动脉瘤形成,但这些征象均非特异性表现,也可出现在肿瘤、感染、动脉硬化和痉挛性血管病变中。Alhalabi 等通过分析本病患者的血管造影与 MRI 检查结果发现,不是所有的血管变化都能引起脑实质的病变。同样,许多 MRI 上看到的病变并不一定就有血管造影的异常,因为也许仅侵犯到小血管或改变轻微,血管造影尚不能发现。血管造影的敏感性与炎症病理变化、血管病变的范围、类型有关。West 建议可以用血管造影来动态观察本病的治疗情况。血管造影若发现原有的血管节段性部分或完全的狭窄消失表明病情好转;而治疗后病变固定静止提示可以停用免疫抑制剂。

5. 脑活检组织学检查 脑活检组织学检查是诊断本病的"金标准"。如有无法解释的脑病综合征,持续数天至数周,特别是有局灶的小脑体征、CSF 蛋白质含量升高和淋巴细胞数增多、头颅 MRA 或血管造影有血管炎的可疑征象时,则应该行脑活检。

活检取材的位置主要选择 MRI 发现异常的部位,标本必须含有软脑膜、皮质和皮质下组织,以避免因病灶的跳跃特性而取样错误。有报道脑活检阴性而尸检确诊的病例,脑活检结果分析表明,有 25% 的本病患者为假阴性,技术难度和病变部位的跳跃性是导致假阴性的主要原因。

(五)诊断

本病的诊断依赖于临床、影像(MRI,血管造影)、组织学特征和实验室检查。Moore 等(1998)提出的本病诊断标准为:① 临床表现为多灶性或弥漫性中枢神经系统损害,呈复发和渐进的病程。② 通过相关的实验室检查排除了系统性疾病或中枢神经系统的病毒、细菌或其他感染。③ CSF 检查显示有炎症表现(蛋白含量升高及淋巴细胞数增加),同时排除了感染和肿瘤。④ MRI 证实有中枢神经系统炎症且除外了其他的可能诊断,并有血管造影检查发现血管炎。⑤ 组织学证据：脑组织活检证实有血管炎的表现，并能除外感染、肿瘤或其他的血管病。此诊断标准目前仍在被广泛接受。

（六）治疗和预后

PACNS 以往被认为是进行性加重的致死性疾病，Calabrase 等报道死亡率高达 61％，多在发病后 4 年内由 PACNS 直接致死。目前对 PACNS 治疗首选激素加环磷酰胺（Cyclophosphamide，CTX），并建议 CTX 连续使用 1 年直到缓解，总量达 10～16 g；对 BACNS 仅使用激素治疗，且不超过 6 个月，不倾向于加用免疫抑制剂，后者预后良好。有研究将硫唑嘌呤（azathioprine，AZA）和甲氨蝶呤（methotrexate，MTX）用于 PACNS 的一线治疗；也有研究经鞘内注射 MTX 及地塞米松，收到良好的效果，但还有待于活检确诊的患者治疗结果证实。抗血小板制剂已被有些研究推荐用于支持治疗。除了良性血管炎患者，病程良性，不一定需积极治疗外，本病患者的预后较差，如不经积极治疗病情皆进行性加重，最终死亡。

总之，PACNS 病因不明，通常发生于中青年，也见于儿童和老年人。临床和影像学表现多样，CT 和 MRI 具有一定价值，MRA 和 DSA 对诊断帮助较大。确定的诊断标准包括临床症状、血管的表现，要除外系统性的感染或炎症；金标准是软脑膜和脑实质血管的活检。目前认为本病还是一个临床难题，其病因、病理、临床表现、诊断及治疗等诸方面还需要进一步的探索。

三、 伴皮质下梗死和脑白质病的常染色体显性遗传性脑动脉病

伴皮质下梗死和脑白质病的常染色体显性遗传性脑动脉病（cerebral autosomal dominant arteriopathy with subcortical infarcts and leukoencephalopathy，CADASIL）是首先在法国一大家系中得到证实的一种非动脉硬化性、非淀粉样血管病性的常染色体显性遗传性脑血管病，具有高外显率和遗传异质性特征，其发病与血管危险因素无关。在 SVD 中，CADASIL 作为病因不到 5％。

（一）发病机制和病理学

现已确定 CADASIL 为 19p13.2－13.1 位点的 Notch 3 基因突变所致。Notch 3 基因在胚胎血管组织的发育中起着重要作用，其编码蛋白为血管平滑肌细胞和周细胞表达的细胞表面跨膜受体。Notch 3 基因由 33 个外显子组成，在其细胞外结构域包含有 34 个表皮生长因子样（EGF-like）重复序列，至今发现的致病突变均发生于此重复序列片段内。人类的 Notch 3 基因突变有 50 多种，约 95％是错义突变，集中在外显子 3～6，以外显子 4 最为多见。80％的突变为碱基 C→T，使得氨基酸序列中的精氨酸被半胱氨酸替代。基因突变可能导致 Notch 信号转导途径发生变化，从而影响到线粒体呼吸链活性，细胞氧化磷酸化缺陷参与了 CADADIL 的发生机制。在 EGF-like 功能区的多样化突变中，未发现患者的表型有差异，纯合子和杂合子的表型亦相似。然而有研究显示，纯合子患者发病早于杂合子患者 2 年，且临床症状稍重而进展稍缓慢。

病理学证实，CADADIL 为全身性血管病，虽然其临床表现仅限于神经系统，以脑血管受累为主。尸检中发现患者脑室周围和皮质下白质疏松，基底节、背侧丘脑和脑干（特别是

脑桥)多发的小腔隙性梗死或坏死后留下的囊腔,可融合,脑室显著扩大。组织学检查有弥漫性髓鞘脱失、轴突缺失、大脑半球白质苍白、细胞外间隙扩大、胶质细胞增生,而皮质下 U 形纤维未受累。目前认为,CADASIL 患者存在广泛穿支病变,动脉损伤累及整个血管树。血管平滑肌细胞在维持脑深部穿通动脉灌注区域的灌注压和脑血流自动调节中起着重要作用,是 CADASIL 病变过程中早期就受到攻击的目标。在显微镜下,小动脉的病理改变部分与 DCM 相似,呈现血管壁增厚和 Virchow‐Robin 腔扩张、内层透明样变性以及内弹力层分裂;特异性的改变是发现小动脉的平滑肌细胞和毛细血管的周细胞表面(而不在细胞内)以及基底膜沉积大量 PAS 呈阳性的颗粒状电子致密嗜锇物质(granular electron dense osmiophilic material,GOM)。大量 GOM 的沉积导致血管狭窄,影响细胞的正常渗透性和细胞内外的物质交换,在 CADASIL 的发病机制中可能起着重要作用,是诊断 CADASIL 的形态学标志。

(二)临床诊断

1. 临床表现　发病年龄在 30～70 岁,主要临床特征为反复发生的皮质下缺血事件、缓慢进展的认知功能缺损或皮质下型痴呆、重度抑郁或躁狂发作以及有先兆偏头痛。近 10% 存在癫痫发作。在一项研究中,首发症状为卒中或 TIA 的患者占 44%,平均起病年龄为 42 岁;偏头痛占 41%,多伴视觉或感觉先兆,平均起病年龄为 28 岁。在另一项研究中,作为首发症状,偏头痛(占 54%)多于卒中/TIA(占 30%)。疾病晚期特征为假性延髓麻痹伴有四肢轻瘫、尿便失禁以及严重的智能衰退,但尚未达到 AD 的程度。某些患者受累但无症状,或仅表现为终生的有先兆偏头痛。亚临床视网膜病变也被认为是一种表型标志。患者从症状出现到死亡一般 13～23 年,平均死亡年龄为 65～70 岁。生前 86%～100% 存在痴呆。有文献报道,CADASIL 患者在妊娠期出现神经系统症状的概率显著较高。基因型与表型之间的相关性较弱。同一家庭的不同成员中,其 CADASIL 表型(起病年龄和方式)可有不同,部分迅速进展至严重残疾(表 4‐6‐2)。

表 4‐6‐2　CADASIL 主要的临床表现

症状	频率(%)	平均发生年龄(岁)	特　　征
缺血性卒中	60～84	41～49	通常表现为典型的腔隙性综合征,复发性卒中几乎占 70%。反复的皮质下梗死后出现血管性帕金森综合征和假性延髓麻痹。卒中与血管危险因素无关联
痴呆	19～42	58	60% 的患者认知缺损,2/3 在 65 岁前发生痴呆。甚至在患者出现缺血性卒中前就有特征性额叶认知缺损。典型的认知缺损为皮质下缺血性痴呆,70% 与腔隙性梗死数量紧密关联
偏头痛	22～77	26～30	80% 的患者有先兆。许多患者表现为基底动脉偏头痛、偏瘫性偏头痛以及先兆延长的偏头痛。偏头痛的频率和强度在首次缺血性卒中后趋向于减轻

续　表

症状	频率(%)	平均发生年龄(岁)	特　征
精神障碍	20~41		通常在病程中出现,情感紊乱最为常见。多数精神性事件出现在已有痴呆的患者中
癫痫性发作	5~10	50	典型地出现在病程后期,常表现为全面性强直—阵挛性发作。多数患者有卒中和痴呆病史

2. 实验室检查　神经影像学改变有重要诊断价值。皮质下梗死和白质脑病是诊断CADASIL 的重要依据,特别是当患者有癫痫、抑郁、偏瘫性偏头痛、进展性认知功能减退和精神症状等复杂表现时。MRI 显示皮质下梗死和白质脑病早于其他症状 10~15 年,至 35岁几乎所有个体均存在 MRI 的异常。MRI 质子成像与快速液体衰减翻转恢复序列(fluid attenuated inversion recovery,FLAIR)横断位薄层扫描,可充分显示病变。典型表现为皮质下灰白质交界处数目不等的圆形异常信号影,直径 1~2 mm,呈不规则线样排列并融合成片,类似 Binswanger 病或多发性腔隙性梗死,可在临床症状发生前存在(图 4-6-1)。最具有诊断提示的征象为:① 颞叶前极长 T_2 信号,称为 O'Sullivan 征(图 4-6-2)。点片状异常信号在颞叶前部趋于融合,其诊断敏感性约 90%,特异性为 86%。② 大脑白质的高信号向皮质下弓状纤维处扩展。CADASIL 患者常见胼胝体损伤,在 FLAIR 序列矢状位表现为与室管膜平行的胼胝体体部细小条纹影,该征象很少见于典型缺血性白质疏松的患者。Chabriat 等特别观察了 CADASIL 患者脑干的 MRI 变化,在 68 例大脑半球异常的病例中,45% 有脑干 T_2 高信号,其中脑桥 100%、中脑 69%、延髓 35% 受累,小脑一般不受累。梯度回波 MR 成像显示 70% 的 CADASIL 患者有多灶性脑微出血(图 4-6-3),包括 1/3 的无症状患者,微出血多分布在皮质下白质和丘脑。

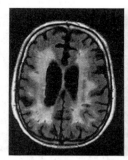
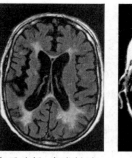
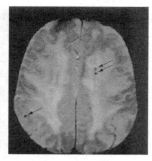

图 4-6-1　脑室周围白质疏松,多发性腔隙性梗死

图 4-6-2　颞叶前极信号异常(O'Sullivan 征)

图 4-6-3　MRI T_2 梯度回波成像显示多灶性微出血

在脑外血管和皮肤甚至周围神经活检中,40%~100% 的患者存在 GOM。GOM 不仅见于小动脉壁平滑肌细胞的基底层,也见于小静脉及毛细血管的内皮细胞。皮肤活检发现近真皮层增厚的血管基底膜有 GOM 沉积,其诊断特异性为 100%,敏感性为 45%。采用抗Notch 3 单克隆抗体免疫染色的组织化学方法,诊断的特异性和敏感性可分别达 100% 和

96％。国内黄立等报道,皮肤超微结构 GOM 检测和 Notch 3 N-末端多克隆抗体免疫组化方法 2 种方法联合应用,其诊断敏感性为 91.7％,特异性为 95.4％。

基因检测是诊断 CADASIL 的金标准,也是构成与其他相似疾病鉴别的主要指标。Joutel 等对 9 组非血缘患者进行 Notch 3 基因点突变检测,结果在所有 33 个外显子中发现有 25 种错义突变和 15 种多态性改变。60％～90％的患者其错义突变发生于第 3 和 4 号外显子上,如果第 3 和 4 号外显子并未检测出突变,还应检测其他外显子如第 11、18、19 号和 2、5、14、22 及 23 号等外显子。

（三）治疗与转归

CADASIL 患者的预期寿命男性为 65 岁,女性为 71 岁,目前尚无特异的治疗方法。主要处理是遗传咨询和对症治疗,严格控制传统血管危险因素。伴先兆的偏头痛如发作频率高,采用乙酰唑胺可能有效。采用抗血小板聚集剂防治卒中,疗效尚需评估。应避免使用抗凝剂,也不推荐联合使用抗血小板药物。他汀类药物能改善血管内皮功能,多奈哌齐有可能改善患者的执行功能。

四、伴皮质下梗死和脑白质病的常染色体隐性遗传性脑动脉病

伴皮质下梗死和脑白质病的常染色体隐性遗传性脑动脉病（cerebral autosomal recessive arteriopathy with subcortical infarcts and leukoencephalopathy,CARASIL）,又称为 Maeda 综合征,首先由日本学者在日本人群中发现并报道。自 1965～2009 年底,见于日本文献的 CARASIL 已有 32 个家系 48 例,而在欧美、非洲等国家均未见有病例报道。在 32 个家系中,17 个家系患者的双亲具有血缘婚配,以其中 10 个家系的家谱图为基础进行分析的分离比率为 0.27,符合常染色体隐性遗传。男性显著多于女性,48 例患者的男女性别比为 3:1。

（一）发病机制和病理学

已有研究证明,CARASIL 是第 10 号染色体 HTRA1 基因突变而引起的青年期发病的常染色体隐性遗传性脑小血管病,然而,发现突变基因的家系并不多。其他具体致病基因还未确定。病理学表现为大脑白质广泛缺血性变化,基底节、丘脑或脑干小梗死灶,U 形纤维保留完好。大脑表面的软脑膜动脉及穿通小动脉显著的动脉硬化性改变（内膜纤维性肥厚、中膜透明变性、内弹力纤维断裂等）,导致平滑肌细胞丧失、小动脉管腔高度狭窄,无 GOM 沉积。

（二）临床诊断

1. 临床表现　与 CADASIL 比较,CARASIL 除表现为隐性遗传外,尚有其相对特殊性（表 4-6-3）:① 发病年龄更早,为 20～44 岁,平均 32 岁。② 男性多见[男女比例为(3.2～7.5):1]。③ 初发症状多为步行障碍及一侧下肢无力,也有以缓慢进行性性格改变及记忆障碍或头晕等前庭神经症状起病。④ 神经症状和体征:头痛症状相对较少,半数患者的脑缺血事件表现为小卒中急性发作;病程中,约 80％的患者有假性延髓麻痹,约 50％有肌僵直,约 30％出现眼球运动障碍、眩晕、眼球震颤等脑干损害表现,约 30％出现运动性共济失

调；全部病例均出现一侧或双侧锥体束征。⑤ 精神-认知障碍：约半数出现缓慢进行性记忆力减退、计算力下降以及定向力（尤其是时间定向力）障碍等；精神症状多为欣快和情感依赖，极少出现抑郁状态；失语、失用等较少、较迟发生。⑥ 脱发：一般于 10～20 岁即开始脱发，大多呈弥漫性，少数呈头顶型或前额型。⑦ 腰痛及骨关节病：病程中约 80% 的患者发生急性腰痛，多由于腰椎间盘脱出所致，其好发部位较一般椎间盘脱出部位为高，常位于腰椎上段或胸椎下段。约半数患者有脊椎（尤其颈椎）退行性改变。亦有个案合并双肘畸形、项韧带钙化、脊髓蛛网膜粘连、神经鞘瘤等。⑧ 影像学显示大脑白质疏松较均匀，融合成块状者少（图 4-6-4）。⑨ 病理上为小动脉硬化，无 GOM 沉积。

表 4-6-3　CARASIL 与其他单基因遗传性缺血性脑小血管病的临床鉴别

	遗传模式	脑卒中	偏头痛	精神症状	认知障碍	视网膜病	肾病	MRI
CADASIL	AD	+++	++	+++	+++	++	−	SVD（额颞叶）
CARASIL	AR	++	−	++	+++			SVD
HERNS	AD	++	++	++	+	+++	++	皮质下假瘤
Fabry 病	XR	+	−	−	−	+	+++	大/小血管病
遗传性出血性毛细血管病	AD	+	−	−	−	+		脑栓塞，AVM
弹性假黄瘤病	AD	+	−	−	−	++	+	缺血性脑卒中
家族性偏瘫性偏头痛	AD	−	+++	−	−	−		正常
遗传性脑小血管病	AD	++	−	−	+	−	−	小血管瘤

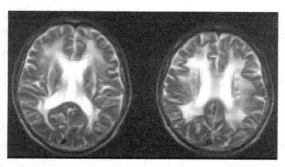

图 4-6-4　头颅 MRI 显示脑室周围白质疏松

2. 实验室检查　MRI 显示患者大脑白质广泛斑片状融合的长 T_2 信号，U 形纤维及胼胝体相对保持良好，基底节、丘脑或脑干腔隙性脑梗死。约半数患者脑血管造影可见动脉轻度管壁不整以及迂曲样改变。其他表现还有膝关节病和多种骨性结构异常，如脊柱后凸、肘关节畸形和椎管内韧带骨化。

（三）治疗与转归

类似于 CADASIL，CARASIL 无特异针对性治疗。患者一般在神经症状出现后 10 年内（平均 7.6 年）死亡，大多死于继发感染和营养不良。亦有发病后生存长达 20～28 年者，可能与本病白质病变性质为不完全性缺血而非完全性缺血有关。良好的护理与营养有助于患者长期存活。有个案采用噻氯匹定治疗随访 10 年以上，未见脑卒中再发作。

五、伴视网膜病的脑小血管病

伴视网膜病的脑小血管病是一组不同于 CADASIL 的视网膜脑血管病，常同时侵犯视网膜和脑小动脉以及内耳，其病因呈异质性，包括遗传性或散发性。前者包括伴有视网膜病-肾病-卒中的遗传性内皮细胞病（hereditary endotheliopathy，retinopathy，nephropathy and strokes，HERNS）、伴有偏头痛-雷诺征的遗传性血管性视网膜病（hereditary vascular retinopathy，migraine and Raynaud's phenomenon，HVR）和大脑视网膜血管病（cerebroretinal vasculopathy，CRV），后者包括 Susac 综合征和 EALES 病等。

（一）发病机制和病理学

HERNS、HVR 和 CRV 均是定位于 3p21.1 - p21.3 的常染色体显性遗传病，其具体位点不详。1997 年 Jen 等首次报道了一个美籍华裔家系的遗传综合征，核心症状为视网膜病变、肾病和卒中。1998 年 Terwindt 等报道了对荷兰一大家族以视网膜微血管病伴微动脉瘤和毛细血管扩张为特征、伴偏头痛和雷诺征的 HVR 患者进行基因组分析的结果，发现该病基因位于 3p21.1 - p21.3 的 D3S1578 与 D3S3564 之间的 3 - cM 候选区域。病理学显示患者脑内及其他器官（如肾、胃、大网膜、小肠和皮肤）特征性血管基底膜显著增厚呈多层化改变，毛细血管和小动脉完整性破坏、血管通透性增加。

Susac 综合征和 EALES 病等病因尚不明确。一般认为 Susac 综合征是一种少见的由免疫介导的累及视网膜、耳蜗和脑血管结构的内皮细胞病，病理研究表明内皮细胞是首先的免疫攻击部位，继之引起微血管结构的狭窄或闭塞，导致脑、视网膜、耳蜗和其他器官的缺血性损伤，表现为脑灰质和白质的多灶性小梗死伴有轴索、神经元和髓鞘的脱失、小动脉节段性增厚以及小动脉周围轻度、非特异性、慢性炎细胞浸润。据报道，Susac 综合征与临床血管炎或凝血性疾病以及少数与服用芬氟拉明有关。EALES 病也被推测系一种视网膜和脑的动脉炎或小动脉炎，有炎性渗出，偶可见到脑干、小脑和脊髓的静脉炎。

（二）临床诊断

1. HERNS 主要临床表现包括继发于视网膜病变的视野缺损、偏头痛样头痛、肾功能障碍和反复卒中发作，以及程度不等的精神症状。早期表现为视觉损害和肾功能障碍。前者包括黄斑水肿伴有毛细血管排空和生理凹陷周围毛细血管扩张，荧光血管造影显示视网膜血管病变；后者包括蛋白尿和血尿。神经系统症状出现于 30～50 岁，呈偏头痛样头痛，并逐渐出现局灶性神经功能损害（如偏瘫、构音障碍和失用）。神经影像学特征为额顶叶"假瘤"征象，表现为皮质下白质长 T_1 长 T_2 信号病灶，增强明显强化且周围水肿。

2. HVR 早期表现为黄斑周围的视网膜微血管病,如微动脉瘤和毛细血管扩张;晚期视网膜动脉分支闭塞,呈现斑片状视网膜梗死伴有棉絮状渗出。80%的患者存在雷诺征,70%的患者存在偏头痛,55%的患者偏头痛与雷诺征合并存在。

3. CRV 临床表现为视网膜毛细血管变性和脑血管病变,神经系统症状为偏头痛、卒中和痴呆。脑 MRI 显示"假瘤"征象,并且发生于 50 岁之前,为其主要致死原因。

4. Susac 综合征 1979 年 Susac 等首先报道了 2 例主要表现为急性脑病、视网膜小动脉分支闭塞和感音性耳聋的女性患者。以后,将其命名为 Susac 综合征。亦有研究称之为伴有视网膜病-脑病-耳聋的微血管病(microangiopathy with retinopathy, encephalopathy and deafness, RED-M)或耳蜗-视网膜-脑小梗死(small infarcts of cochlear, retinal and encephalic tissue, SICRET)。该综合征是一种以女性占优势(男女性别比为 1∶3)的少见病,无种族倾向。诊断时的年龄范围在 20～40 岁,然而也有报道发生在 7～72 岁。典型的临床三联征包括急性脑病、视网膜动脉分支闭塞(branch retinal artery occlusion, BRAO)和听力丧失。但是在初始发病时,97%的患者并不具有典型的三联征。脑首先受累以后累及眼、耳约占 45%,脑与视网膜同时起病约占 12%,脑与前庭耳蜗同时起病约占 15%,三者同时受累仅占 3%。① 脑病:急性或亚急性起病,通常伴有头痛(严重时可被误诊为偏头痛或复杂型偏头痛),神经系统特征为意识错乱、记忆丧失、性格和情感障碍、行为怪异、痫性发作、共济失调、锥体束征以及构音障碍。头颅 MRI 显示大脑和幕下灰白质结构广泛性、多发性小的 T_2 高信号病灶,阳性率达 96%。病灶以胼胝体、脑室周围和皮质下白质居多,典型直径为 3～7 mm,呈雪球样或串珠状,急性或亚急性期病灶及软脑膜可见钆强化。脑血管造影多为阴性。② 视网膜病变:视网膜周边部包括小动脉、小静脉的多发性闭塞导致患者单眼或双眼的部分视野缺损或失明(取决于视网膜受累的范围和程度),眼底检查可见视网膜缺血性苍白、棉絮斑及樱桃红样渗出点和 Gass 斑(视网膜动脉壁上的黄白色斑块),晚期显示血管周围鞘、动脉银丝样改变、视网膜动脉壁斑块以及视神经乳头苍白等。荧光素造影证实视网膜小动脉狭窄或闭塞,荧光染料的渗漏提示血管壁损伤。③ 前庭耳蜗病变:急性单侧或双侧不对称性听力丧失,通常呈低-中频受损的感音性耳聋,伴有耳鸣和眩晕,与耳蜗顶端终末动脉闭塞有关。病程呈单相性、波动性、自限性,持续 2 个月至 11 年,一般在 2～4 年,稳定后常遗留程度不等的认知、视觉和(或)听力障碍。

在临床上,Susac 综合征易与多发性硬化、系统性红斑狼疮、脑炎、梅尼埃病、肿瘤、梅毒、淋巴瘤、高凝状态、脑栓塞甚至精神分裂症等相混淆,应注意鉴别。

(三)治疗与转归

一般认为,HVR 不影响患者预期寿命,而 CRV 与 HERNS 患者多在 55 岁前死于神经系统并发症;无特异性治疗,多采用对症治疗,避免传统血管危险因素。由于 Susac 综合征病例太少,且是一种易误诊、病因不明、治疗疗效不肯定的疾病,尚不能做出有效的合理的治疗推荐。鉴于多数 Susac 综合征患者呈自限性病程,可选用糖皮质激素、抗血小板和(或)抗凝药、免疫抑制剂(如环磷酰胺)、静脉注射免疫球蛋白、血浆置换以及高压氧等治疗。诊断和治疗延误可使致残率增高。约50％的患者可恢复正常生活。

六、弥漫性血管角质瘤病

弥漫性血管角质瘤病（Fabry病），又称为Anderson-Fabry病或弥漫性血管角质瘤病（diffuse angiokeratoma），亦称三己糖神经酰胺贮积症（triosyl ceramide lipiodosis），系X染色体连锁溶酶体障碍性疾病，在儿童晚期或青少年早期发病，男性居多。经典型Fabry病的发病率约为1/50 000，男性新生儿的患病率约为1/3 100，出生患病率为1/100 000。

（一）发病机制和病理学

Fabry病是由于定位于Xq21.3 - 22的溶酶体α-半乳糖苷酶A（α-galactosidase A，GLA）基因突变而引起该酶功能缺陷，以致鞘糖脂成分如神经酰胺三己糖苷（globotriaosyl-ceramide，Gb3）以及二乳糖苷神经酰胺（digalactosylceramide）等在体内如肾脏、血管内皮细胞及平滑肌细胞、神经节细胞、心脏、眼等组织和器官中进行性蓄积，造成相应全身性异常的一种遗传性疾病。

迄今已发现Fabry病中存在近400个GLA基因突变，大多数突变具有家族特异性。GLA基因全长约12 kb，由7个外显子组成，编码429个氨基酸组成的前体蛋白质。每个外显子的异常均可导致Fabry病。突变的GLA多肽被错误地折叠、加工，积聚于内质网，再通过泛素蛋白酶体途径降解。在临床上，GLA基因突变可表现为GLA酶活性下降与蛋白质性状异常，也可表现为GLA酶活性下降但蛋白质性状正常，或两者均正常。GLA基因突变型与表型有一定对应关系，93％的基因突变表现为经典型Fabry病，其中无义突变和移码突变均导致经典型Fabry病，许多错义突变影响GLA酶的催化部分结构、二聚体形成或多肽链折叠，也导致经典型Fabry病。

典型病理改变是在细胞内发现糖原染色强阳性的沉积物，电镜下呈嗜锇性同心圆板层样包涵体堆积，分布在全身的小血管内皮细胞和血管平滑肌细胞、肾小管和肾小球上皮细胞、心肌和传导纤维、神经束衣和脊髓自主神经元，也分布在大脑和小脑皮质、丘脑和基底节的神经细胞。晚期出现动脉硬化改变以及脑皮质和皮质下为主的小缺血性病变。周围神经可出现有髓和无髓神经纤维的轴索变性和丧失。

（二）临床诊断

1. 临床表现　典型表现主要见于半合子男性，在杂合子女性可表现正常或程度不同的临床表现。典型患者症状出现早且受累器官广泛，包括：① 皮肤损害，其中血管角质瘤（图4 - 6 - 5）和少汗是本病常见的早期表现，见于90％的患者。血管角质瘤通常分布于躯干部，多在脐周、阴囊、腹股沟和臀部，双侧对称，也可以出现在甲床下、口腔黏膜和结膜等部位，呈小点状红黑色的毛细血管扩张团。② 多发

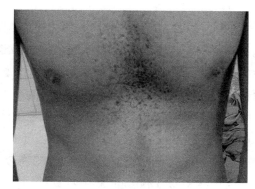

图4 - 6 - 5　胸部血管角质瘤

性周围神经病,表现为间歇性发作性手、足剧烈的烧灼样疼痛或刺痛、少汗,在暴露于极端温度、紧张、激动和(或)疲劳时可能被触发,称之为"Fabry 危象(crises)",始于儿童及青少年早期,平均发生年龄 10 岁。③ 中枢神经系损害,24% 的患者在 30 岁左右可发生脑卒中(主要累及椎-基底动脉系统),其机制为血栓形成或动脉-动脉的血栓栓塞。④ 眼部症状,角膜、晶状体、结膜和视网膜均可受累。裂隙灯下可观察到特征性的角膜混浊,从弥漫性的雾状混浊逐渐发展成为涡轮样混浊,发生率为 53%～94%。30%～70% 的男性患者可检出白内障,通常晶状体后囊混浊较前囊混浊多见。结膜和视网膜可见血管的迂曲和扩张。⑤ 肾衰竭。早期由于襻和远端小管上皮细胞损害导致肾脏浓缩功能下降,近端肾小管功能障碍表现为氨基酸尿、糖尿和肾小管性酸中毒,以及肾小管性和肾小球性蛋白尿。晚期出现肾功能不全见于 26% 的男性患者,平均在肾损害 10 年后进展到终末期而需要血液透析或肾移植。如果不这样治疗,通常在 40～50 岁死亡。⑥ 心血管病变,包括肥厚型心肌病、心瓣膜病、房室传导异常、心律失常和心肌梗死。⑦ 其他系统损害症状,69% 的患者存在胃肠道症状,如餐后发作性腹痛、发作性腹泻、恶心和呕吐。由于脂肪不能耐受,常导致多数患者体形消瘦。还有渐进性听觉丧失或突发性耳聋、性功能障碍、生殖器血管角质瘤、疼痛、阳痿等。部分患者在 20 岁以前出现周期性发热,以及水肿、面部畸形、嘴唇增厚和唇皱褶增多等。

2. 实验室检查　影像学检查发现,约 70% 的脑梗死发生在后循环,约 25% 的患者出现特征性丘脑后结节高信号征。由于 Gb3 积聚于脑血管内皮细胞和平滑肌细胞,常常引起血管壁结构异常,在血流动力学的影响下导致颅内大血管的扩张和延长(特别见于椎-基底动脉)以及中、小动脉的狭窄和闭塞。延长扩张的颅内动脉还可导致局部压迫症状,包括脑积水、视神经萎缩、三叉神经痛和其他脑神经麻痹。

诊断取决于白细胞、皮肤成纤维细胞中的 α-半乳糖苷酶活性及基因测序分析。经典型患者血 α-半乳糖苷酶活性严重缺乏,通常低于正常的 1%。但对携带者而言,α-半乳糖苷酶的活性可以在正常范围,此时只有通过基因突变检测才能确定诊断,是确定女性杂合子患者的唯一方法。分析 GLA 基因缺陷类型,应用单链构象多态性分析(SSCP)和 DNA 测序等方法对羊膜腔穿刺标本或培养的羊水细胞进行检测,可实现 Fabry 病的产前诊断。

(三) 治疗与转归

Fabry 病的主要死亡原因是肾衰竭、早发性脑卒中和心肌梗死。对患病先证者的双亲或其他家系成员进行遗传咨询,通过酶学或遗传筛查、早期发现患者并及时进行酶替代治疗能迅速改善其症状及预后。α-半乳糖苷酶替代治疗是近年采取的首选方法。此外,应用葡糖苷神经酰胺合成酶抑制剂减少 Gb3 的产生可以减少神经酰胺三己糖苷的沉积。应用人的 α-半乳糖苷酶编码构建重组反转录病毒载体,转染入培养的患者的骨髓间质干细胞内,使其合成 α-半乳糖苷酶增多,Gb3 减少,也可能成为一种有效的治疗手段。

七、 伴乳酸酸中毒-卒中样发作的线粒体脑肌病

由于线粒体 DNA 的大片断缺失、重复或点突变以及核 DNA 突变继发产生线粒体 DNA 的缺失或耗竭,导致机体能量代谢障碍而主要累及脑与骨骼肌的一大类多种遗传性疾

病综合征,被称为线粒体脑肌病。根据临床演变过程和病理的特点,线粒体脑肌病包括 KS 综合征(Kearns Sayre syndrome, KSS)、慢性进行性眼外肌麻痹(chronic progressive external ophthalmoplegia,CPEO)、肌阵挛性癫痫伴破碎红纤维综合征(myoclonic epilepsy and ragged red fibers syndrome,MERRF)、伴乳酸酸中毒-卒中样发作的线粒体脑肌病(mitochondrial encephalomyopathy with lactic acidosis and stroke-like episodes,MELAS)、以及坏死性脑脊髓病(Leigh 综合征)、卷毛样脑灰质营养不良综合征(Menke 病)和进行性皮质灰质萎缩症(Alper 病)等。其中,最常见的是 MELAS,是一种在儿童期发作、累及多器官多系统的疾病。临床表现复杂,病情反复发作,Pavlakis 等于 1984 年首先叙述了该综合征的关键特征。

(一)发病机制及病理学

MELAS 为母系遗传性疾病,散发病例甚少。研究表明,80% 的患者存在线粒体 DNA A3243G 点突变,7%～15% 的患者存在 T3271C 点突变,突变的检出率分别为 80% 和 <7.5%。突变可能因突变所在的 tRNA 空间结构发生改变,使其与密码子的配对发生错误而引起线粒体内蛋白质合成障碍。研究表明,患者的病理改变与蛋白质合成障碍有关,其临床表现和严重程度与突变异质性的比率、突变在各组织间的分布和阈值效应有关。然而,基因型和表型的相关性尚不明确。

MELAS 的病理改变主要在中枢神经系统和横纹肌。脑部常为多个脑叶联合受累,以颞枕或颞顶叶(大脑半球后部)多见,病灶大,累及皮质及皮质下白质。梗死样损害病灶与脑动脉灌注供血区不一致,周围无水肿,伴以星形胶质细胞和毛细血管增生呈假层状改变。其机制并非是动脉源性梗死,而是由于血管内皮细胞线粒体异常增大引起小动脉狭窄以及血管平滑肌细胞线粒体缺陷引起血管张力的异常诱发血流代谢失衡而导致的循环障碍。超微结构证实,脑血管内皮细胞和平滑肌细胞肿胀,细胞内充满大量异常的线粒体,尤见于软脑膜动脉及直径 250 μm 的小动脉壁内。镜下组织病理学基本改变有蛛网膜下隙和皮质小血管异常增多,脑组织灶状坏死及海绵样变性、神经元退行性变、继发性髓鞘脱失和铁质沉积等,为非特异性改变。慢性期呈脑萎缩。双侧苍白球钙化或铁质沉积常见。

肌肉的病理学特征是存在破碎红纤维(ragged-red fiber,RRF),即病理性线粒体聚积于骨骼肌肌膜下,是诊断线粒体肌(脑)病的金标准。线粒体增多伴有 RRF,典型的见于 tRNA 基因缺失、耗竭或点突变疾病如 MELAS、MERRF,几乎从不出现在结构基因线粒体 DNA 点突变疾病(如 LHON、NARP、Leigh 综合征)中。在 30 岁以下个体中若肌肉存在单个 RRF,疑为线粒体肌病;任何年龄的个体如果 RRF>20%,强烈提示线粒体肌病。免疫组织化学染色,包括细胞色素氧化酶(cytochrome oxidase,COX)、琥珀酸脱氢酶(succinate dehydrogenase,SDH)、ATP 酶、糖原及脂质染色,可显示肌纤维某些特异性酶缺乏或线粒体内有异常物质的沉积。

(二)临床诊断

1. 临床表现　MELAS 的发病年龄通常在 2～10 岁,也有迟至 40 岁后才发病的病例报道,但早于 2 岁(<8%)与迟于 40 岁(1%)的病例均少见。发病前通常无明显发育迟缓,但四肢、躯干短小常见。最常见的初始症状为癫痫(28%)、呕吐(25%)、反复发作性头痛(28%)、伴随卒中样发作(17%)与短暂失明。典型的临床表现包括感觉性耳聋(75%)、伴先兆的偏头痛(77%)、反复卒中样发作(99%)、呕吐(77%)、偏盲(79%)、局灶癫痫发作(96%)、认知障碍(60%)、肌无力(89%)、运动不耐受(100%)、视网膜变性、糖尿病、乳酸酸中毒(94%)和下丘脑性腺功能减退以及身材矮小(82%)等。卒中样发作总是出现在 40 岁前,通常呈非致残性。总之,本病累及器官系统多,表现复杂,病情或轻微或严重,也常与其他线粒体疾病的临床表现重叠。

2. 实验室检查 对 MELAS 可疑患者需做全面体检,包括对发育迟缓的评估、智力测试、听力检测、眼部检查、神经系统检查(脑电图及脑 MRI)以及心血管功能评估和相关实验室检查,以期尽早确诊。

典型 MRI 表现为皮质和皮质下不按动脉供血分布的长 T_1 长 T_2 信号改变的梗死样病灶,多见于半球的后部即枕叶、颞叶及顶叶,灰白质均受累,无明显强化,常伴有脑萎缩。在弥散加权成像上,病变显示充分呈现明显的高信号,信号的变化取决于不同病理时期的病灶性质。急性期由于乳酸血症导致血管扩张,病变区呈高灌注和血管源性水肿,往往 DWI 较常规 MRI 扫描能更敏感地反映出脑的病理改变。慢性期由于能量供应不足导致细胞毒性水肿,出现皮质萎缩和多发性软化灶,病变周围胶质细胞增生和小血管异常增多,增生血管管腔大小不等,管壁厚薄不均,一般不累及大血管,此时常规 MRI 显示出不按血管分布的坏死软化灶。

^{1}H - MRS 波谱出现乳酸峰可以作为线粒体脑病的一个特征性表现,能用于评价患者脑缺氧的严重程度。然而,乳酸峰也可出现于其他情况如早期脑梗死、脱髓鞘病变、脑肿瘤等,但通常脱髓鞘病变和脑肿瘤都会同时出现胆碱化合物峰升高,而 MELAS 则一般不会出现。^{1}H - MRS 被证明是较 DWI 更敏感的一种检查方法,在采用 ^{1}H - MRS 检查时有时会发现患者 DWI 无异常信号的部位有乳酸峰。

肌肉活组织病理检查是诊断 MELAS 的重要方法。目前用于 MELAS 病理诊断的方法有 MGT、ORO、琥珀酸脱氢酶染色(SDH)、糖原染色(PAS)、还原型辅酶Ⅰ四唑氮还原酶(NADH - TR)、ATP 酶 pH 4.6、9.6、10.4 等染色方法。电镜下见到线粒体内晶格状包涵体更具诊断意义。在 KSS、CPEO、MERRF 以及 MALAS 患者,RRF 的阳性率较高,可达 50%~80%。

血生化检测常发现血液和脑脊液的乳酸和丙酮酸的浓度升高,血氨增高,氨基酸浓度异常,在剧烈运动或卒中样发作后其上升尤为明显。脑脊液蛋白质浓度亦可升高,但通常低于 100 mg/dL。

分子遗传学检查主要检测 3 个主要突变点(A3243G、T3271C 和 A3252G),突变的总检出率在 80%~90% 之间,但阴性结果并不能排除本病。也可采用线粒体 DNA 全测序方法,但测序法对血液样品中的低比率突变的检出灵敏度较差。由于致病突变常为异质性,定性检测突变位点结果阳性后,应做定量分析。如可能,应做不同组织的突变定量分析,分析结果对判断患者病情有一定意义。定量 PCR 法可同时检出突变位点和测得突变比率,灵敏度和精确度明显优于 PCR-RFLP 检测法。

（三）治疗与预后

MELAS 病程呈缓慢进展性,一般为 10～20 年,患者多死于循环呼吸功能衰竭或肺部感染。本病无特效治疗方法,也没有一种药物能逆转 MELAS 患者已经存在的持久性损伤,但至少应注意避免使用损伤线粒体功能的药物(表 4-6-4)以及避免剧烈运动和其他能诱发急性发作的风险因素。目前,治疗目的仅仅是缓解症状和解决继发性损害等。

表 4-6-4　MELAS 综合征患者谨慎使用或避免使用的药物

药　物	作 用 机 制	临 床 效 应	推　荐
氨基糖苷类抗生素	损伤线粒体 DNA 的翻译	听力丧失,肾、心毒性	谨慎使用
苯二氮䓬类	干扰线粒体功能	脑病	需要监测
β受体阻滞剂	氧化应激	运动不耐受	需要监测
他汀类	抑制辅酶 Q_{10} 生成	肌无力、肌病	谨慎使用
林格氏乳酸钠溶液	含有乳酸	乳酸酸中毒	避免使用
盐酸二甲双胍	抑制氧化磷酸化,增强糖酵解及乳酸生成,肝脏对乳酸的清除减少	乳酸酸中毒	避免使用
神经肌肉阻滞剂	由于卒中样发作运动神经元丧失,去神经支配	肌无力、肌病	谨慎使用,可能会增加对药物种类的敏感性
核酸反转录酶抑制剂(特别是齐多夫定)	引起线粒体功能障碍,抑制线粒体 DNA 复制酶	肌无力、肌病以及危及生命的乳酸酸中毒	谨慎使用
苯巴比妥	干扰线粒体功能	肌无力、肌病、脑病	谨慎使用
丙泊酚(普鲁泊福)	长期使用由于氧化磷酸化短暂异常,使乳酸水平升高	乳酸酸中毒	需要其他监测方法
5-HT 受体激动剂	引起脑动脉血管收缩	可能加重缺血性损伤	卒中样发作患者应避免使用
茶碱	减少周围组织灌注、降低肝脏对乳酸的清除,乳酸生成增多	乳酸酸中毒	需要更多的监测
丙戊酸	通过抑制脂肪酸氧化、三羧酸循环和氧化磷酸化,导致线粒体结构改变,细胞色素氧化酶抑制。肉碱耗竭、线粒体功能损害	肌无力、肌病、脑病、痫性发作控制不良、肝毒性风险增加	避免使用

对乳酸升高导致的酸中毒需及时纠正。频繁癫痫发作应采用抗惊厥治疗。补充辅酶 Q_{10}、精氨酸、琥珀酸盐、艾地苯醌、Cyt－C、左旋肉碱、左卡尼汀、叶酸及维生素 B、维生素 E 等对症状改善有一定作用。对二氯乙酸(dichloroacetate)的应用应谨慎以免诱发神经炎。基因治疗的方法和治疗价值尚未确定。对尚未发病的高风险携带者或高风险患者家属建议尽早做分子遗传学检查,以明确发病风险,对已明确的未发病携带者应定期观察并监测相关指标,给予适当治疗。

八、 COL4A1 突变的脑小血管病

编码 4 型胶原 α－1(COL4A1)的基因突变会导致脑小血管病。以往的研究仅注意到 COL4A1 突变会引起脑穿通畸形和婴儿轻偏瘫,2005 年以来的研究证实 COL4A1 突变构成了一组临床综合征,表现为缺血性或出血性卒中以及偏头痛、癫痫等,也可有眼、肾、肌肉的受累,其影像学特征是白质疏松和微出血,是一种成人染色体显性遗传性血管病。

(一)发病机制和病理学

COL4A1 基因位于 13q34 的端粒区,由 52 个外显子组成。胶原是细胞外基质的主要结构成分,4 型胶原 α－1 链(COL4A1)和 α－2 链(COL4A2)构成 2 条 α－1 链与 1 条 α－2 链的异源三聚体,是基底膜包括血管基底膜的关键成分。COL4A1 在内皮细胞下围绕着平滑肌细胞呈薄层网状,其在基底膜的紧密黏合中发挥作用,维持着血管的张力和内皮细胞的功能。COL4A1 也参与了胚胎发育期基底膜的早期形成,类似于其他的胶原蛋白,COL4A1 含有在氨基末端与球状 C－末端之间插入 GLY－X－Y 氨基酸重复序列所构成的胶原域,甘氨酸残基为形成三螺旋结构所必需。最早的报道是在发生了穿通畸形及围产期(始于妊娠完成 28 周,止于产后 1～4 周)脑出血的小鼠突变株中发现 COL4A1 突变,纯合子突变小鼠不能存活。半数杂合子突变小鼠在出生后数天死于脑出血,18% 的存活小鼠有明显的脑穿通畸形。此外,所有突变的成年小鼠中,脑检查都有出血性卒中。电镜下证实,脑血管基底部有局灶性破坏。由于并不是所有的突变小鼠均发生脑穿通畸形,因此高度推测这是 COL4A1 突变与环境因素(如产伤)相互作用的结果。

(二)临床诊断

1.临床表现　临床表现无特异性,并因不同表型而不同(表 4－6－5)。在儿童期发病者可见于任何年龄的儿童,亦可发生在出生前。婴儿轻偏瘫或先天性脑穿通畸形是最常见的临床表现之一,其病理基础为围产期脑内出血后与 Waller 变性相关的囊变或脑萎缩。在常染色体显性遗传的家族性脑穿通畸形、儿童期发生的脑内出血,以及甚至在缺乏任何围产期事件或婴儿轻偏瘫或脑穿通畸形的家族中也证实存在 COL4A1 的突变。脑小血管病的临床表型差异较大,可以表现为无症状脑穿通畸形、弥漫性脑白质病变、脑内出血、短暂脑缺血发作,在 MRI 显示白质脑病、血管周围间隙扩大以及大脑深部静止性微出血和微梗死。智能迟滞和癫痫,以及有先兆偏头痛是另一组神经系统症状。心血管异常如二尖瓣脱垂、室上性心律失常以及雷诺现象亦有报道。

在某些家族中存在视网膜小动脉的异常,包括中、小视网膜动脉显著迂曲但无毛细血管

异常、小静脉扭曲、视网膜缺血性改变或视觉丧失,与COL4A1突变相关联。眼的症状不仅仅局限于视网膜动脉的迂曲,由于COL4A1突变侵犯眼前部结构的基底膜,导致先天性或青少年白内障和阿克森费尔德-里格尔(Axenfeld-Rieger)异常,后者包括前房角和液体引流结构异常、虹膜发育不全、瞳孔偏移、多瞳畸形以及虹膜角膜粘连、小角膜、视网膜剥脱、眼内压增高、视神经萎缩等。

COL4A1突变临床表现谱也包括另一表型,命名为伴有肾病-动脉瘤-痛性痉挛的遗传性血管病(hereditary angiopathy with nephropathy, aneurysm and cramps, HANAC)。肾病表现为显微镜下血尿,有时呈发作性肉眼血尿,双肾大或小的囊肿以及肾功能不全(通常较轻)。肌痛性痉挛可出现在儿童早期,呈自发性或由运动诱发,持续数秒至数分钟,偶数小时。全身肌肉均可累及,患者血中肌酸激酶水平常持续中度增高,但肌电图及肌活检并未显示异常。眼亦常被累及,全部患者表现为双侧视网膜动脉迂曲,以及自发性或轻微外伤后视网膜出血伴有短暂视力丧失。HANAC的脑小血管病通常无症状,限于白质损伤而无出血性卒中。脑大动脉也受累,55%的患者颈内动脉虹吸段有一个或多个未破裂的小动脉瘤。

表4-6-5 COL4A1综合征的不同表型

儿童期表型	脑小血管病表型	眼的表型	肾的表型	无症状神经放射学表型	其他表型
围产期脑内出血	大脑深部出血和白质脑病	视网膜小动脉迂曲和视网膜出血	显微镜下或肉眼血尿;双肾囊肿	不同程度的脑室周围白质脑病;未破的颅内动脉瘤	
婴儿轻偏瘫	深部小梗死和白质脑病	无症状的视网膜小动脉迂曲	肾功能不全(通常较轻)		
脑穿通畸形(出生前或后)		先天性或青少年白内障;Axenfeld-Rieger异常(指有青光眼和角膜巩膜小梁网及其他前房角发育不全);眼内压增高,视神经异常			

2.影像学检查 即使是在无症状的个体,脑MRI也可显示异常。然而某些没有脑损伤表现的突变携带者可以完全正常。脑损伤病灶的程度和类型取决于神经表型,但家族之间或个体之间仍为高度异质性。COL4A1病MRI特征性异常具有3种类型,可孤立存在,在典型病例为合并存在:① 脑穿通畸形;② 白质脑病;③ 颅内动脉瘤。在有婴儿轻偏瘫史的儿童型COL4A1突变患者中,脑穿通畸形被认为是宫内或新生儿脑出血的结局,脑内液体充塞的腔与侧脑室形成交通,其信号与脑脊液一致,通常为一侧,大小各异;在无症状患者仅发现脑室不对称。白质脑病提示一种脑小血管病,尽管严重程度不同,但通常双侧对称,主要累及幕上区域,以额叶、顶叶、脑室周围区域以及半卵圆中心占优势,而颞叶、枕叶及弓状

纤维保留。脑干(特别是脑桥)、小脑深部白质也会受累。无症状的脑微出血主要位于基底节、幕上白质和小脑。在基底节,还存在脑深部小的腔隙性梗死和血管周围间隙扩大,以及多发性微钙化。

无症状性颈内动脉颅内段动脉瘤在 NANAC 特别常见,通常小、位于硬膜内或外颈内动脉虹吸段,或为多发。可伴随脑穿通畸形、颈动脉颅内段狭窄和脑 SVD,或为基底动脉尖动脉瘤合并脑 SVD 以及阿克森费尔德-里格尔异常。COL4A1 相关颅内动脉瘤的自然病史尚不清楚,但注意到目前所证实的全部动脉瘤均为未破裂的动脉瘤,且是在成人期脑影像学所诊断的。表 4-6-6 比较了 COL4A1 综合征与其他单基因遗传性 SVD 的临床、影像学、组织学的特征。

表 4-6-6　COL4A1 综合征与其他单基因遗传性 SVD 的临床、影像学、组织学特征的比较

	COL4A1 综合征	CADASIL	CARASIL	HERNS
遗传模式	常染色体显性	常染色体显性	常染色体隐性	常染色体显性
基因	COL4A1	NOTCH3	HTRA1	TREX1
染色体	13	19	10	3
神经系统特征				
卒中,平均起病年龄	36.1(14~49)	49(20~70)	36(31~38)	37.7(32~45)
腔隙性梗死	+(1%~30%)	+++	++	++
皮质下出血	+(31%~60%)	+/-	—	++
偏头痛/头痛	+	+++(61%~100%)	—	++
癫痫	+	+	+	+
痴呆	—	++	+++	+++
精神障碍	+	+		++
假性延髓麻痹	+		+++	—
脑病	—	+		
发育迟滞	+	—		
婴儿轻偏瘫	++			
神经系统以外的表现				
眼病	++	—	—	+++
肾病	+	—	—	+
肌痉挛	+	—	—	+
脊椎关节强直/腰痛	—	—	+++	—
骨骼异常	+	—		
脱发	—	—	+++	—
雷诺现象	+	—	—	+++
神经影像学发现				
SVD	+++	+++	+++	+++
脑穿通畸形	++	—	—	—
局灶强化性病变	—	—	—	+
微出血	++	+	—	++
脑动脉瘤	++	—	—	—

续　表

	COL4A1 综合征	CADASIL	CARASIL	HERNS
组织学改变	（皮肤及肾）血管基底膜增厚和断裂；肌肉正常	累及脑和全身（脾、肝、肾和肌肉、主动脉）血管的小动脉病，电镜下发现皮肤存在 GOM	脑血管内膜增厚、平滑肌细胞丧失和透明样变；肾和肌肉正常	脑血管多层样变以及肾血管基底膜增厚

（三）治疗与转归

COL4A1 疾病很可能被大大低估，可能由于这是一种新被认识的疾病；伴随着发病年龄，临床表现变异大，严重程度差异亦大，神经系统内、外症状组合出现，使诊断变得复杂。当出现以下情况应行基因检测：① 不明原因的脑深部出血，特别是在儿童期或成人早期（小于 50 岁）发生，如果伴随脑 MRI 弥漫性白质异常，高度提示为一种弥漫性脑小血管病。② 不明原因的脑深部出血，同时患者或其家族成员中存在神经系统以外的一种主要症状。这些提示性表现有视网膜小动脉迂曲、视网膜出血、先天性或青少年白内障、阿克森费尔德-里格尔综合征、慢性血尿和肌痛性痉挛伴血磷酸肌酸激酶水平升高。③ 不明原因的双侧对称性白质脑病，同时患者或其家族成员中存在神经系统以外一种主要症状。④ 特别发生在年轻患者的颅内动脉瘤，伴随弥漫性脑小血管病而无高血压。⑤ 不明原因的婴儿轻偏瘫和（或）脑穿通畸形。

尚未证实对这一遗传性疾病有何种特异性治疗措施。据报道，某些患者出血性卒中的危险因素有头部外伤、运动量大和使用抗凝剂。几乎没有 COL4A1 突变患者发生颅内动脉瘤破裂的报道。与其他常染色体显性遗传性神经疾病一样，有必要对有症状和无症状患者以及他们的近亲属提供遗传咨询，并仔细寻找和治疗传统血管危险因素如高血压。

（杨　昉　陈光辉　许利刚　李作汉）

第七节　颅颈动脉夹层

颅颈动脉夹层（cervicocerebral artery dissection，CAD）是公认的导致卒中的原因之一，约占卒中的 2%；在＜45 岁的卒中患者中，10%～20% 源于此因，CAD 是青年卒中的第二位病因。本病首次报道于 19 世纪中期，直到 19 世纪后期其临床特征才开始被认识。动脉夹层往往起始于血管内膜的撕裂，此时腔内血液流入血管内膜-中层之间，血肿纵向分离中层，并沿着血管壁扩展。如果血肿发生在内膜下则使管腔狭窄或闭塞、内皮功能紊乱，由此产生的内皮素和组织因子，激活血小板和凝血级联系统，最终形成内部血栓，导致脑梗死或 TIA；若血肿发生在血管壁中层与外膜之间，则使动脉突出膨胀或致外膜撕裂，血液流入颈动脉鞘及邻近肌肉组织导致假性动脉瘤形成；位于颅内段的动脉瘤破裂则导致蛛网膜下腔出血。

近 10 年来，随着影像诊断技术的飞速发展，彩色多普勒超声、CT/CTA、MRI/MRA、

DSA 等广泛应用于临床,夹层的诊断率逐渐提高。全面认识颅颈动脉夹层,早期诊断、寻求最有效的治疗手段,可以防患于未然,避免诸多血管事件的发生。颅颈动脉夹层的研究在卒中的防治中的价值,已日益受到国内外临床工作者的重视。

一、颅颈动脉夹层的分类及流行病学

(一)CAD 的分类

可按照研究目的对 CAD 进行分类。根据病因,分为外伤性 CAD、自发性 CAD;根据动脉壁结构受累部位,分为内膜下 CAD、外膜下 CAD,而应用最广泛的一种分类是根据受累血管系统及夹层部位进行分类。众所周知,供应脑的颅颈动脉包括颈动脉系统和椎-基底动脉系统。基于血管分布,CAD 可分为颈内动脉夹层(internal carotid artery dissection,ICAD)和椎动脉夹层(vertebral artery dissection,VAD)。在每个动脉系统中,根据动脉的受累节段又可再分为颅外段 CAD 和颅内段 CAD。ICAD 约是 VAD 的 3 倍,由于颅外段血管的多变异性以及更易受骨质结构如椎骨和颅骨茎突的影响,颅外段夹层的发病率较颅内段夹层发病率更高。

颈内动脉(internal carotid artery,ICA)和椎动脉(vertebral artery,VA)相对固定于颈总动脉和锁骨下动脉,自发性 ICAD 最常出现的部位是离颈动脉窦远端 2~3 cm 处的颈段,这一区域易于受伸展动作、颈部运动等的牵拉,夹层可延续不同长度,常进入颞骨岩部的颈内动脉段。VAD 多见于第 1、2 颈椎水平的远端动脉节段,尤其是颅外椎动脉 V3 段,其相对活动性大,因而是夹层的好发部位。16%~28% 的 ICAD 患者有多重血管病,这些潜在的动脉病变使夹层复发的风险增高。CAD 易患部位与动脉粥样硬化影响的颈动脉显著不同,ICAD 常累及 ICA 位于咽侧后壁的远端部位,而动脉粥样硬化通常累及起始段和颈动脉窦部;同样,VAD 影响椎动脉颅外段的远端,而动脉粥样硬化则趋于累及近端。

(二)CAD 的流行病学

虽然各年龄组均有颅颈动脉夹层的报道,且两性发病率相仿,但 CAD 在 35~50 岁年龄段更为常见,是其他年龄范围的 50 倍。由于 CAD 往往症状潜隐,实际发病率难以确定。明尼苏达州一项基于社区的回顾性研究总结了 1987~1992 年间所有诊断为自发性 CAD(spontaneous cervical artery dissections,sCAD)的患者,其平均年发病率为 2.6/10 万;另一项法国社区研究也得出了类似的结果,他们的资料显示 sCAD 的年发病率为 3/10 万。

颅颈动脉夹层有部位差异。颅外段 ICA 夹层(extracranial internal carotid artery dissection,EICD)和椎动脉夹层比 ICA 颅内段更常见,EICD 的年发病率为(2~3)/10 万。据统计,在 CAD 中,EICD 占 70%~80%,VAD 约占 15%。在一项包括了 200 例自发性颅外段动脉夹层患者的回顾性研究中,ICAD 的发病率为 76%(其中单侧为 62%,双侧为 14%),VAD 的发病率为 18%,ICAD 和 VAD 并存者占 6%。极少数情况下可见到 4 血管同时被累及,一般提示存在基础性血管病。Schievink 等对 200 例自发性 CAD 患者平均随访 7.4年,其中动脉夹层复发者为 16 例(8%),约 1/4 的患者为多血管病变,第一次夹层事件发生后的开始 1 个月具有更高的复发率(2%)。Leys 等对 105 例 CAD 患者随访 3 年,其中仅有 3 例复发（3％）。据估计，CAD 的平均复发率大约为每年 1％，但在家族性动脉病患者中复发率高。

二、危险因素及发病机制

CAD 的发病机制目前尚不清楚，但多数研究认为，CAD 是遗传与环境因素相互作用的结果。2005 年 Sidney 等总结了 PubMed（1996～2005 年 2 月）和 Embase（1980～2005 年 2 月）检索到的 31 项研究，对颈动脉夹层的危险因素进行了系统性回顾，并将 CAD 的危险因素分为以下 4 类：① 遗传或先天伴有某些家族相关性疾病的易患体质，其中包括 α_1-抗胰蛋白酶（α_1-antitrypsin，α_1-AT）缺乏、结缔组织病、与 CAD 相关的基因多态性，如 α_1-AT 缺乏等位基因 PiZ 及 PiS、弹性纤维假黄瘤患者的 ABCC6 基因突变，与缺血性卒中相关的胱硫醚-β-合酶（cystathionine-β-synthase Gene，CBS）844ins68bp、IL-6 启动子变异、基质金属蛋白酶-9（matrix metalloproteinase-9，MMP-9）基因、亚甲基四氢叶酸还原酶（methylenetetrahydrofolate reductase，MTHFR）基因 C677T、同型半胱氨酸（homocysteine，Hcy）增高、偏头痛、血管异常（如血管管径异常、内皮依赖的血管舒张功能损害、血管弹性变化）等。② 环境因素，包括感染、口服避孕药、吸烟等。③ 外伤、钝挫伤、刺伤或轻微外伤等。④ 与动脉粥样硬化相关的危险因素，如高血压、糖尿病、吸烟、口服避孕药、胆固醇水平增高、年龄增长等血管危险因素。

（一）遗传因素

大多数 CAD 患者病因不明。当先前无外伤史而产生夹层时，称为自发性 CAD，其家族危险性以及普通人群中该病的流行状况目前尚不清楚，目前评估 sCAD 的遗传危险因素仍有一定困难。血管壁固有的、潜在的动脉病变，如纤维肌肉发育不良（fibromuscular dysplasia，FMD）、遗传性结缔组织病、颅内动脉瘤、胶原和弹性纤维超微结构异常等，被认为是导致血管壁结构不稳定的主要病因，此外，预示存在潜在血管内皮依赖性舒缩运动功能减弱的动脉病，也可使 CAD 的易感性增高。尽管这样的报道仅为 15％，但由于许多病例可能因为无症状或很快自发修复而未被发现，实际发病率可能高于文献报道。

有关家族性 CAD 的报道目前甚少。1996 年 Schievink 等总结了 175 例 CAD，仅包括 3 对家族性病例；而另一项 352 例 CAD 患者的流行病学研究中未发现一例具有家族史。Grond-Ginsbach 等 2005 年总结了 11 个家族 23 个一级亲属患者，其中两个家族存在已知的结缔组织病，分别为临床诊断的家族性 IV 型 Ehler-Danlos 综合征（Ehler-Danlos syndrome，EDS，又称皮肤弹性过度综合征）和成骨不全症（osteogenesis imperfecta），多数患者为多发夹层，23 例中共累计 35 个夹层，第一次夹层发生的平均发病年龄为 38.7 岁；另 9 个家族缺乏这些疾病的症状。

Schievink、Mas 等报道，ICAD 和 VAD 患者中 15％～20％为 FMD，累及双侧颈动脉者占半数，其他结缔组织病占 1％～5％，其中包括 Ehler-Danlos 综合征 IV 型、Marfan 综合征、常染色体显性遗传性成人多囊肾、骨生成缺陷 I 型和囊性中央坏死、弹性假黄瘤等。

在遗传性结缔组织病中，仅有 <5％ 的患者存在相应结缔组织病的皮肤、关节或骨骼异

常等临床特征,遗传因素可引起某些与夹层相关的血管变化,患者的皮肤活检可发现结缔组织超微结构的异常。Brandt 等对 126 例 sCAD 患者的皮肤活检进行电镜分析,结果显示:在单血管 sCAD 中,EDS-Ⅲ型样改变者 33 例,EDS-Ⅳ型改变者 7 例,仅弹性纤维改变者 11 例,正常者 36 例;在多血管 sCAD 中,EDS-Ⅲ型样改变者 10 例,EDS-Ⅳ型改变者 6 例,仅弹性纤维改变者 5 例,正常者 8 例。sCAD 伴随结缔组织异常在男性较女性多见,且与 sCAD 复发有关,但与年龄及血管危险因素无关。另一项用透射电镜观察的 25 例非创伤性 sCAD 患者的皮肤结缔组织中,发现 17 例有超微结构形态的异常,有些病例类似于Ⅰ型或Ⅱ型先天结缔组织发育不良综合征——Ehler-Danlos 综合征(EDS)。法国的一项多中心研究发现,在 459 例 CAD 中有 3 例为 Marfan 综合征;而瑞士的一项研究,在 276 例 CAD 患者中仅 1 例为 Marfan 综合征。α_1-抗胰蛋白酶是一种血浆蛋白酶抑制剂,具有保持结缔组织完整性的作用,此酶缺乏可使血管壁失去适当保护而退化。因此,α_1-抗胰蛋白酶缺乏症也是 CAD 的危险因素之一。

最近报道显示,高同型半胱氨酸血症(hyperhomocysteinaemia,HHcy)和亚甲基四氢叶酸还原酶(methylenetetrahydrofolate Reductase,MTHFRT)基因型与 CAD 相关。在 Pezzini 等研究中,与对照组血浆总同型半胱氨酸相比(平均 8.9 μmmol/L;范围:5~17.3 μmmol/L),禁食后 sCAD 患者血浆总同型半胱氨酸(total plasma homocysteine,tHcy)水平增高(13.2 μmmol/L;范围:7~32.8 μmmol/L)。高 tHcy 最常见的基因缺陷是核苷酸677C-T编码对甲基四氢叶酸还原酶(MTHFR)基因缺陷和胱硫醚-β-合成酶(cystathionine-β-synthetase,CBS)基因缺陷。已证实高 tHcy 由于金属蛋白酶和丝氨酸弹性酶引起弹性纤维松解和动脉弹性蛋白减少,导致动脉壁弹性纤维断裂和细胞外基质变性,进而形成动脉壁中间平滑肌弹性窗扩大和裂孔。这些变化是 CAD 发生的血管病变基础。

(二)感染

在环境因素中,感染,尤其是近期呼吸道感染可激发内皮损伤,易于产生 CAD。与无 CAD 的缺血对照组比较,急性感染在 CAD 组中更常见。Guillon 等的一项病例对照研究显示:sCAD 患者急性感染(约 31.9%)比对照组(由其他原因导致的缺血性卒中,约 13.5%)常见;这种相关性在多发性动脉夹层(OR 6.4,95% CI 0.7~6.3)比单一动脉夹层(OR 2.1,95% CI 1.7~24)病例中更明显。Grau 等将 43 例 sCAD 患者与 58 例年龄小于 50 岁的患者进行比较,sCAD 患者近期感染(58.1%,尤其是呼吸道感染)比对照组更多见(32.8%,$P=0.01$);结合 sCAD 患者皮肤活检结果,电镜发现有超微结构病理变化的患者比无变化者更易感染。

近期感染如何导致 sCAD 的机制目前尚不清楚,炎症和免疫宿主反应引起细胞因子和蛋白水解酶活化,通过诱导细胞外基质降解、氧化、自体免疫等机制产生动脉壁削弱或损害可能是感染引起 CAD 的机制之一;无症状动脉壁结构缺损是感染时发生 sCAD 的另一潜在原因。

Schievink 等观察的 200 例 sCAD 患者中,10 月份为发病高峰时期($P<0.02$);约 58%

的 sCAD 发生于秋季。呼吸道感染、与季节相关的血压波动，是 CAD 秋季多发的季节性变化因素。

（三）血管因素等其他混杂因素

尽管目前尚未确定某个单一因素与此病直接相关，但许多血管危险因素与动脉夹层相关。据报道，动脉粥样硬化、高血压、糖尿病、吸烟、偏头痛、高脂血症、HHcy、口服避孕药等，均为本病的危险因素，在动脉夹层中有高血压者占 53%。

（四）外伤

外伤是颅颈动脉夹层的易感因素，各种原因所致的颈部外伤均可能是 CAD 的触发因素。其中，最常见的原因是颈部钝挫伤（过度伸展）或穿通伤（刺伤等），其他形式的颈部外伤也可能与 CAD 有关，如脊骨推拿疗法、倒车时突然转颈、长时间通电话、交通事故所致直接颈动脉外伤或颈部移动、勒杀、棍棒打伤、近期手术经历了长时间麻醉、练习瑜伽、油漆天花板、用力咳嗽、擤鼻涕、呕吐等。与卒中相关的 VAD 也常发生在长时间飞机旅行后，由于长时间颈部过伸、颈椎一侧旋转等不舒服的姿势诱发，脊椎指压治疗法也可能导致双侧 ICAD 或 VAD。当寰枢关节旋转超过 45°角时可引起同侧 VA 闭塞。据报道，19%～33% 的颈部外伤患者呈无症状 VAD。

夹层也常发生于肉眼看似正常的内膜中，自发性夹层的确切发病机制通常难以确定。

三、 颅颈动脉夹层的临床表现

当无动脉粥样硬化性卒中危险因素的年轻人颈、面或枕部出现疼痛等前驱症状时，尤其是运动员剧烈活动、其他活动诱发颈部伸展、脊椎或颈部按摩、推拿后出现疼痛，而影像学检查未显示相应邻近颈动脉或椎动脉有动脉粥样硬化性缺损时，需考虑 CAD 的诊断。CAD 的临床表现取决于受累的动脉和夹层所在位置，如累及 ICA 或 VA，以及这些血管的颅内段或颅外段，可出现不同的临床症状。由于两组动脉供应脑部的区域不同而临床症状截然不同。颅内段夹层通常症状比颅外段夹层更严重，预后不佳。

头痛、面痛或颈痛是 CAD 患者最常见的临床表现，但夹层相关性疼痛的机制尚不清楚。目前至少有 3 个病例对照研究提示：偏头痛是自发性 CAD 的危险因素。在 Cynthia 等一项关于原发性头痛和与疼痛相关的自发性 CAD 研究中，总结了 54 例 CAD 患者，其中 65%（35 例）有头痛病史，72%（39 例）为伴疼痛的 sCAD；前额和头顶部疼痛与 ICAD 显著相关（分别为 $P=0.013$ 和 $P=0.010$），而枕部和颈项疼痛与 VAD 相关（分别为 $P=0.047$ 和 $P<0.001$）；在平均随访 32 个月中 36 例（74%）原发性头痛患者其头痛形式有所改变。其他常见临床表现有 Horner 综合征、后组脑神经麻痹、脑或视觉 TIA 发作，以及/或缺血性或出血性卒中。

（一）颈内动脉夹层

ICAD 的主要症状有颈、面或头痛、短暂性同侧单眼视力缺失、短暂性对侧肢体麻木或无力等大脑半球发作症状、突发性卒中、Horner 综合征、搏动性耳鸣及后组脑神经麻痹。症状的出现取决于夹层位于颅外段还是颅内段。无症状 ICAD 约为 5%。

1. **颅外段颈内动脉夹层** EICD 是 CAD 最常见的类型,约占首发卒中病因的 2.5%。EICD 经典的三联症是夹层患侧头痛、面或颈痛和 Horner 综合征;三联症后数小时或数天出现黑矇等脑或视网膜缺血症状。然而,仅有不到 1/3 的患者存在三联症,若三联症中有 2 个症状存在则强烈支持 EIAD 诊断。其他症状包括:昏厥、颈部肿胀、脑神经功能异常(Ⅸ、Ⅹ、Ⅻ 对脑神经)和搏动性耳鸣。50% 以上患者临床症状不典型。

(1) 与局部效应相关的临床特征:① 疼痛:颈痛和头痛通常是 EICD 最主要的特征,并可能是唯一的临床表现,这些症状可在脑或眼部缺血症状发生数小时或数天前出现,通常认为是由于受累动脉壁的神经受牵拉而致。而在动脉粥样硬化性卒中患者,头痛往往伴随或在神经功能受损后出现。这是两者鉴别的主要线索。头痛往往呈持续性非搏动性锐痛,也有少数呈严重的搏动性、炸裂样头痛或呈逐渐恶化的头痛,多位于前额、额顶部,累及下颌或面部。有时与偏头痛、丛集性头痛或蛛网膜下腔出血相混淆。据报道,约 2/3 的患者有患侧头痛。② Horner 综合征:当 EICD 影响沿 ICA 分布的交感神经纤维时,可导致同侧 Horner 综合征。此综合征通常仅表现为部分性,主要特征为上睑下垂、瞳孔缩小,由于面部司汗腺功能的纤维沿颈外动脉分布,故无少汗症。约 50% 的 EICD 患者伴有 Horner 综合征。③ 搏动性耳鸣:若 EICD 位于 ICA 走行靠近鼓膜附近的部位时,可出现搏动性耳鸣。约 1/3 的患者诉有搏动性耳鸣或主观的播散症状。④ 脑神经麻痹:患侧脑神经麻痹是 EICD 的局部特征。任何脑神经均可受累,但后组脑神经更为多见,通常表现为胸锁乳突肌无力、吞咽困难、声音嘶哑、软腭上提无力等,也有舌下神经和展神经孤立性损伤的报道。味觉障碍和伸舌无力也是常见的症状,这是因为舌下神经靠近颈动脉鞘而易受压呈现缺血表现。EICD 患者出现同侧脑神经麻痹和对侧大脑半球功能缺损,与脑干缺血的症状相似,被称作"假局灶体征"。

(2) 与缺血相关的临床特征:40%~90% 的 EICD 患者出现同侧脑或视网膜缺血。缺血症状在局部症状后数小时或数天出现,包括黑矇、偏瘫、言语障碍等。缺血可导致 TIA 或脑梗死,亦可两者同时存在。脑梗死往往是 TIA 进一步发展的结果。夹层延伸至颈动脉虹吸部,阻断眼动脉起始段时产生缺血性视神经病,同时伴大脑半球缺血。据报道,在 ICAD 中,40%~60% 的患者有脑梗死,20%~30% 的患者有 TIA。多数脑梗死考虑为栓塞性,通常位于皮质或皮质下;少数情况为血流动力学梗死,即由于通过狭窄 ICA 的血流量降低而导致梗死。ICAD 常发生在颈动脉球 1~2 cm 甚至更远处,该部位血管壁从弹性结构向肌性结构变化,是支架置入的理想位置。

2. **颅内段颈内动脉夹层** 颅内段 ICAD 主要发生于年轻人,平均年龄为 25 岁,其临床症状重,急性起病,夹层越接近脑,导致脑梗死的可能性越大。当夹层内血肿穿过外膜时可导致蛛网膜下腔出血,夹层压迫临近脑组织和脑神经时可出现相应的临床症状。颅内段 CAD 的脑梗死、蛛网膜下腔出血、死亡的发生率比 EICD 高,死亡率约为 75%。

（二）椎动脉夹层

自发性 VAD 及夹层动脉瘤的年发生率为$(1\sim1.5)/10$ 万，80％发生在 30～50 岁人群。50％～60％的 VAD 患者具有一侧头痛和（或）颈部疼痛；23％～43％的患者呈 Wallenberg 综合征或一侧延髓病变。也有部分无症状或症状无特异性，如表现为头昏眼花、眩晕、健忘、耳鸣、偏盲、步态不稳、向病侧跌倒、吞咽困难等后循环缺血症状，TIA 和自发性蛛网膜下腔出血也是椎动脉夹层的常见临床表现。

1. 颅外段椎动脉夹层　椎动脉易于移动，特别是 $C_1\sim C_2$ 段离开枢椎横突孔并突然进入颅内腔，更易遭受机械性损伤。因而，颈部外伤是颅外椎动脉夹层的常见原因。女性颅外段椎动脉夹层的发病率是男性的 2.5 倍，反之，男性更易患颅内段夹层。颅外段 VAD 的临床特征有：位于枕部、颈后区域的严重疼痛并放射至上臂，伴有间歇性缺血症状，如头昏、眩晕、复视、共济失调、构音障碍、健忘、耳鸣、偏盲或后循环梗死等。TIA 的发生比 ICA 夹层少见。延髓外侧（Wallenberg 综合征）和小脑梗死是最常见的卒中类型。Horner 综合征约占36％，脑神经损伤约占 13％。偶尔由于供应颈脊髓的颅外段椎动脉分支受累而出现脊髓梗死。颅外椎动脉夹层也可无症状或仅有非特异性症状。

2. 颅内段椎动脉夹层　颅内段 VAD 很少见，多为自发性，由于椎动脉硬膜内段动脉中膜和外膜缺乏营养血管而限制愈合，易产生假性动脉瘤。颅内段 VAD 更常见于男性，可导致小脑后下动脉动脉瘤继发破裂出现蛛网膜下腔出血，亦可表现为脑干梗死和动脉瘤压迫局部组织引起功能缺损。据报道，颅内段 VAD 预后差，约 50％的颅内段 VAD 与蛛网膜下腔出血有关，而且往往致命，死亡率约为 46％。基底动脉夹层极为罕见。

四、颅颈动脉夹层的影像学诊断

影像学在 CAD 诊断实践中起着至关重要的作用。影像学技术的联合使用大大提高了诊断的准确性，弥补了各自的局限性。超声（Ultrasound, US）、MRA、CTA 等无创性血管成像技术的发展，正逐渐替代常规的有创性导管动脉血管内造影（如 DSA）。

（一）数字减影血管造影

导管动脉血管内造影是诊断 CAD 的传统方法，也是一种创伤性检查，具有 0.5％～1％的卒中风险。

DSA 能显示动脉腔和相应的不规则的动脉壁，其特征性表现为内膜瓣或双腔，但只在<10％的病例中发现。常见的征象为 ICA 锥形狭窄（"鼠尾征"或"线样征"，即长节段狭窄腔）、火焰状闭塞和动脉瘤，影响血管远端节段。颈颅动脉夹层的 DSA 诊断标准为：① 具有双腔征、双向血流等夹层动脉直接征象。② 具有动脉管腔的狭窄，如"鼠尾征"、"线样征"或"珠线样"改变，管腔呈火焰状闭塞、动脉瘤等间接征象。③ 具有间接征象，并排除动脉粥样硬化、血管痉挛或动脉炎，头部 MRI 显示血管断面上呈新月征（图 4-7-1～图 4-7-4）。据报道，约 80％的病例在颈动脉窦远端 2～3 cm 处延伸，呈长度不等的不规则狭窄，完全性闭塞或动脉瘤少见。Flis 等报道：在一个包括 42 例 sCAD 的系列研究中显示，59％的 ICA 颅外段自发性夹层呈锥形狭窄，平均随访 11 个月，进一步发展为完全闭塞者占 14％；50％的

动脉瘤缩小,25％的动脉瘤无变化,另外 25％的孤立性动脉瘤消失。夹层是一种动力学疾病过程,血管造影能直观显示管腔变化,一段时间后管腔也可能恢复原来正常管径。

VAD 在动脉血管造影上的变化较 ICAD 缺乏特异性。在自发性 VAD 中,20％的患者四血管造影显示同时发生 ICAD 和对侧 VAD。随访研究中,70％的病例椎动脉异常可消失。椎-基底动脉夹层动脉瘤特征性的"双腔征"并不常见;不规则的血管增粗与变细交替出现可呈现所谓"珠线样"(pearl and string)征,即动脉外膜覆盖的假性动脉瘤形成膨大部分,而内弹力层和中膜的破坏以及外膜下血肿引起中膜增厚,导致血管狭窄,表现为血管的线样狭窄,是夹层的表现。

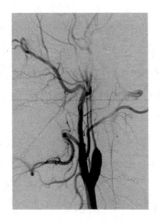
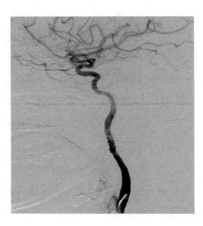

图 4-7-1　右侧颈总动脉 DSA 侧位显示:右侧颈内动脉起始段夹层:鼠尾征(DSA)

图 4-7-2　颈内动脉夹层:右侧颈内动脉 DSA 侧位显示:右侧颈内动脉起始段串珠样狭窄

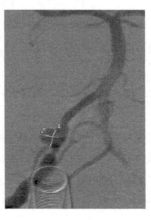
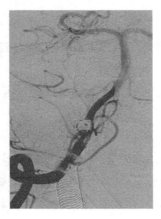

A　　　　　　　　　　B

图 4-7-3　椎动脉夹层

A. 右侧椎动脉 DSA 侧位显示:右侧椎动脉颅内段夹层动脉瘤

B. 支架辅助弹簧圈栓塞术后,动脉瘤栓塞

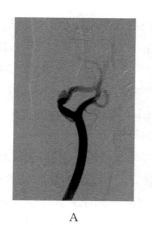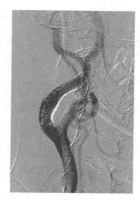

图 4 - 7 - 4 颈内动脉夹层

A. 右侧颈内动脉 DSA 斜位显示:右侧颈内动脉起始段双腔征

B. 颈内动脉支架置入术后:双腔征消失,颈内动脉形态恢复正常

（二）MRI/MRA

MRI 是有效的 CAD 诊断方法。颅颈动脉夹层可以采用 T_1、T_2 或质子密度(proton-density,PD)加权相以及 MRA 等成像技术来评估诊断。MRI 可直观窥及夹层特征性动脉壁内血肿,呈新月形并靠近管腔,脂肪抑制成像技术能区分小的动脉壁内血肿和周围软组织。MRI 可显示暂时的、如同颅内血肿的 MR 演变过程:急性动脉壁内血肿显示低信号 T_1、T_2 加权而难以与无效血流相鉴别,ICAD 的动脉壁内血肿 24～48 h 后在 MRI 上消失;此后血肿在 T_1 上呈中间信号、PD 和 T_2 上呈高信号;数天后至 2 个月,血肿在 T_1 上呈高强信号;约 6 个月后,血肿的高信号消失而呈现与周围组织一致的等信号强度。这些变化并非夹层所特有,新鲜的动脉粥样硬化性血栓形成或栓塞在 MR 上也显示出相似的信号强度。在夹层形成 2 d 内,MRI/MRA 的敏感性最高。靠近颅底的动脉节段的检查,MRI 显然要优于 CT,因为该部位在 CT 图像上受到颅骨的影响而不能清晰显示。

MRI 和 MRA 在颅颈动脉夹层动脉瘤诊断中的作用越来越明显,它不仅无创伤,还可同时观察脑组织、软组织和脑血管,有望替代导管血管造影术。飞跃法 MRA(Time-of-flight MRA,TOF - MRA)可以显示 T_1 高信号内部血凝块,相位对比法 MRA(phase-contrast MRA,PC-MRA)和对比增强 MRA(contrast-enhanced MRA,CE-MRA)能显示不规则的血管腔。由于正常 VA 的管径较小,血管口径的生理变化范围广,即使在正常个体动脉腔常常不对称,动脉常被少量脂肪组织所包绕,因此 MRI 和 MRA 诊断 VAD 的敏感性较低。

（三）CT 血管成像(CTA)

多排 CTA 用于动脉腔和血管壁监测具有高分辨率、高对比度、无创性之优点。ICAD 的 CTA 与动脉造影结果完全一致。轴面源成像(Axial source images,ASI)可清晰地看到颅颈动脉而区分扩大的动脉腔和周围结构。对数据源后加工的三维成像技术,如最大密度投影(targeted maximum intensity projections,MIPs)、多平面重建(multi-planar reconstruction,MPR)可使血管和周围软组织进行三维重建而得到与动脉内血管造影相似的图像。CTA 对 CAD 诊断具有很高的敏感性,但该项技术应用于 CAD 的经验有限。

多排 CTA 对 VAD 的诊断同样有效。在 17 例 VAD 患者中,多排 CT 对检测狭窄、闭塞和夹层动脉瘤显示 100% 的敏感性,其中 1 例严重的动脉粥样硬化性夹层动脉瘤被误归类于其中,因而其特异性为 98%。CTA 同样适于 EICD 或 VAD 的随访。

（四）多普勒超声

1. 颈部血管复式超声　颈部血管复式超声可直接探测 ICA 夹层相关的病理改变、血流动力学信息、血流速度、真腔与假腔中的直接血流,并评估血管与腔的畅通性。超声多普勒的诊断敏感性>90%。B 型超声显像可显示尖端细窄的颈动脉腔、不规则的腔横断面以及真、假腔。多普勒光谱(Doppler spectra)可显示高波幅信号,伴随收缩期多普勒频率减低以及管腔狭窄区域血流方向的变化;在 VAD 中,在颅外 VA 段可显示无血流或高阻力血流形式。在 44 例血管造影确诊为夹层的病例中,连续波多普勒检查提示 96% 的病例有颈动脉严重阻塞的征象(如闭塞、扩展至下颌下的严重狭窄,在颈部和眼部血管血流明显缓慢);标准超声扫描 72% 的病例有夹层。

2. 经颅多普勒超声(TCD)　TCD 常显示颈内动脉虹吸段和大脑中动脉血流降低,同时在夹层分离下游还能监测到微栓子信号。EICD 分离时,大脑中动脉内探测到提示栓塞的一过性高强度信号者占全部病例的 60%。多普勒扫描是一种非侵袭性、相对便宜、广泛使用的检查,但是它的局限性在于存在对远端颈内动脉、栓子探测技术上的困难,以及对于低程度狭窄的敏感性低。由于受到颈部解剖学的限制,显示轻微但非常紧急的血管壁损伤的能力有限。

（五）CAD 影像检测顺序推荐

初步诊断夹层需要一种技术能够看清血管壁(确定动脉壁血肿)及血管腔(提供血管狭窄或闭塞的证据)。脑实质显像可帮助证明相关的缺血事件。这些可通过 MRI 和 MRA,或 CT 和 CTA 而得到解决。

1. 颈动脉夹层　对于颈动脉夹层,MRI/MRA 可获得梗死部位等缺血事件信息,并了解供应的血管。颈部和颅内 MRA 血管成像可显示狭窄、闭塞或扩张等夹层病因的血管特征。脂肪抑制成像可帮助区分动脉壁和血流。若 MRI 不能诊断,CTA 或 DSA 可重点监测临床考虑被累及的血管并证实诊断。当临床医师有足够经验时,采用颅外多普勒超声和 TCD 两者结合的超声检查即可诊断 CAD。在 MRI/MRA 或 CT/CTA 诊断后,同时进行 US 检查所获得的参数可被作为随访血管重建或血管闭塞进展的基值。以 US 为随访工具比 MRA 和 CTA 更可行,当夹层在 US 监测视野范围外时可用 MRA 或 CTA 进行随访(CE-MRA 更适宜)。在少数用无创伤性技术诊断困难的患者可使用创伤性血管造影。

2. 椎动脉夹层　椎动脉夹层的诊断具有挑战性。CE-MRA 因可显示 VA C1 段的水平部分而优于 TOF-MRA。US 在检测 VAD 血管开放或闭塞中的作用有限,用动脉血管造影显示 VAD 尤其是假动脉瘤等需早期实施血管内治疗的颅内段夹层并发症更有价值。

VAD 腔内影像的随访最好选择 CR - MRA 或 CTA。

五、颅颈动脉夹层的治疗

虽然现代神经影像学技术的广泛应用完善了对 CAD 的诊断,但随之而来的困惑是如何对这些患者进行治疗。对于无症状 CAD 无需进行干预,症状性颅外段夹层可采用药物治疗。CAD 药物治疗的基本原则是防止损伤的内皮细胞表面血栓形成和避免动脉栓子。因此,抗凝和抗血小板治疗是常用的方法。近期 Caplan 报道:在欧洲进行的 3 个系列研究的 572 例动脉夹层患者中,499 例(87%)采用抗凝剂治疗,47 例(8%)采用抗血小板药物,3% 接受 rt - PA 治疗。但是,抗凝治疗或其他治疗的有效性还需在大样本试验中进一步证实。

总的来说,CAD 复发的风险较低,为 0.3%～1.4%。在夹层首发后的第 1 个月中复发率较高,其原来未受累血管再发夹层的风险约为 2%,此后复发风险每年递减 1%;部分患者夹层复发时无症状。CAD 患者年卒中复发风险为 0.3%～3.4%,早期卒中复发往往发生在病变血管缺损尚未完全恢复的血管区域内,而远期缺血事件则可发生于所有区域,并可由多种机制产生。颅外段 CAD 常预后良好,特别是以外伤为诱因的患者。颈动脉和椎动脉夹层的死亡率<5%,约 3/4 合并卒中的患者功能恢复良好;颅内 VAD 预后极差,未经治疗的患者死亡率为 50%。

(一)抗凝和抗血小板治疗

根据 Cochrane 系统综述数据库(Cochrane Database systematic review,CDSR)提供的信息,对抗血栓药物治疗 CAD 得出如下结论:目前抗凝剂和抗血小板药物(阿司匹林)对 CAD 治疗的疗效对比仅有少量非随机研究。阿司匹林对 CAD 治疗有效,且比抗凝剂更安全,但需要更多研究进一步证实。由于阿司匹林价廉、易于使用、在预防动脉硬化性卒中中的作用已被公认、在一些大型研究中与华法林相比出血并发症的危险性低,因而目前越来越多的临床医师主张应用阿司匹林预防夹层所致的卒中。

由于考虑到夹层患者脑梗死的机制主要为红色血栓,大多数学者采用抗凝剂治疗预防脑梗死及 TIA 等缺血事件。结果表明,抗凝治疗并未显著增加出血的风险,而脑梗死的复发率降低。早期抗凝治疗可减少 ICA 和 VA 的远端栓塞或血栓形成。治疗方案:静脉肝素治疗 1 周,当血流改善、症状缓解后改为口服华法林或抗血小板治疗,即阿司匹林、氯吡格雷或阿司匹林加双嘧达莫,连续治疗 3～6 个月。在残余假性动脉瘤、严重狭窄或潜在动脉病患者,需考虑长期使用阿司匹林。早期抗凝治疗用于颅外段夹层,可减少后循环梗死发生风险。在颅内段 VAD 和 ICAD 患者中,抗凝剂可能增加假性动脉瘤破裂的风险,易导致蛛网膜下腔出血,因此应谨慎使用。

静脉或动脉溶栓治疗 sCAD 所致急性卒中的安全性和有效性目前还缺乏随机对照试验研究的证实。但溶栓治疗在部分 ICAD 患者中有效,特别是在神经功能缺损发生的早期、尚未形成大面积脑梗死前使用,但当颈动脉闭塞时,rt - PA 治疗无效。

(二)血管内治疗

颅外段或颅内段动脉夹层很少需要进行血管内治疗,这是由于未完全闭塞的血管通常在一段时间内可再通,抗凝治疗可以有效地预防未来栓塞形成。仅当少数患者血管严重狭窄并有持续脑缺血症状而抗凝治疗无效时,才选择血管内治疗。最近,越来越多的 CAD 患者接受导管介入治疗及支架置入术合并药物治疗。选择血管内治疗的适应证主要有:有卒中高危因素、血流动力学显示大脑半球显著低灌注、有抗凝剂禁忌或抗凝治疗失败、夹层动脉瘤等。在 Mario Fava 等 162 例 ICAD 患者的研究中,12 例(7 例经抗凝剂治疗仍有反复发作的缺血事件,4 例抗凝治疗禁忌,1 例 DWI-PWI 不匹配)接受了血管内治疗,US 和 MR 随访 6、12、24 个月疗效满意,无 1 例发生血管再狭窄或神经功能缺损。但血管内治疗的并发症和远期疗效尚缺乏病例对照研究资料。

(三)外科手术治疗

由于 CAD 的位置远离手术视野,外科治疗常难以实现。目前所采用的治疗 ICAD 的不同外科方法有:ICA 结扎或夹闭、血栓动脉内膜切除术、血管成形术以及颅外至颅内动脉旁路手术等。蛛网膜下腔出血患者需要外科急诊干预治疗,症状性动脉瘤也需手术治疗。慢性颈动脉夹层可采用外科血管重建来预防缺血或血栓形成并发症,若抗凝治疗 6 个月无效或颈动脉瘤、严重的颈动脉狭窄持续存在时也可进行手术治疗。但外科手术治疗逐渐为血管内治疗所替代。

六、 预后及研究目标

颅外段 CAD 常预后良好,特别是以外伤为诱因的患者。颈动脉和椎动脉夹层的死亡率 <5%。患有卒中的患者约 3/4 功能恢复良好。在第 1 个月中,夹层的复发率约为 2%,但此后复发率每年减少 1%,风险增高至少持续 10 年或更长。颅内 VAD 预后极差,其未经治疗的死亡率为 50%。

对 CAD 的研究目前还需进一步深入,影像学诊断的准确率、抗凝治疗或其他治疗的有效性还需在上千病例的大样本试验中进一步证实。

(王 岚 黄玉杰 汪 洋)

第八节 颅内动脉扩张延长症

颅内动脉扩张延长症(intracranial arterial dolichoectasia,IADE)是一种尚处于研究和探索阶段,以脑血管扩张、延长、增粗、迂曲等改变为特点的脑血管变异性疾病。按病变部位可分为颈内动脉扩张延长症(dolichoectatic internal carotid artery,DICA)和椎-基底动脉扩张延长症(vertebrobasilar dolichoectasia,VBD)。现有的报道中以 VBD 居多,它是一种少见的后循环血管变异性疾病,其命名和诊断标准十分混乱,曾先后被称为"巨大延长的基底动脉瘤畸形"、"基底动脉巨大延长扩张症"、"巨长基底动脉异常"、"椎-基底动脉系统迂曲症"、"血管曲张梭形动脉瘤"、"梭形动脉瘤"等。直至 20 世纪 80 年代,Smoker 等研究了 126 例正常人基底动脉的 CT 表现及 20 例异常改变后,其所命名的 VBD 逐渐得到公认。近年来随着影像学新技术的不断发展,该病的流行病学、病因、发病机制及临床诊断、治疗、预后等方面的研究也逐渐增多。

国外研究报道,在约 5 000 例因各种原因行脑血管造影检查的病例中发现 IADE 共 31 例,发生率为 0.06%,临床研究中 DICA 的报道明显少于 VBD。由于缺乏大规模的流行病学调查,各家研究所选择的患者类型差异较大,就 VBD 而言所报道的发病率不尽一致,为 0.05%～5.8% 不等。IADE 总体人群的发病率有待于更多流行病学研究结果的汇总分析。

一、病因及病理学改变

目前 IADE 的病因尚不清楚,是先天性动脉弹力层发育不良和后天获得性因素或两者并存尚有争议。

(一) 病因

1. 先天性因素 先天性发病因素多与染色体异常等因素导致内弹力层和(或)平滑肌层缺失的疾病有关,如 α-葡萄糖苷酶缺乏症、Ehler-Danlos 综合征、结节性硬化症、Marfan 综合征、PHACES 综合征、Fabry 病、弹性假黄色瘤、获得性免疫缺陷病、镰状细胞病、常染色体遗传多囊肾、Pompe 病、EEC 综合征等。Schievink 等在常染色体显性遗传多囊肾(auto-somaldominant polycystickidney disease,ADPKD)与 VBD 关系的研究中表明,ADPKD 患者无论是 MRI、血管造影和尸检,VBD 的发生率均明显高于正常对照组,提示 VBD 可能与遗传有关。Garzuly 等报道了一个因 α-半乳糖苷酶 A 基因(GLA)新突变而引起 Fabry 病的匈牙利家族,6 例家族成员均诊断为 VBD,其中 3 例死于血栓。Caplan 等研究认为,血管弹力层变薄或破坏在动脉扩张和变长的过程中起着重要作用,可能是引起颅内动脉扩张延长症的关键因素。由于先天性因素造成血管壁和血管系统的胚胎发育异常,在血流长期冲击下逐渐形成血管迂曲、血管襻形成、血管扩张延长而致不同程度移位,这一理论的提出可解释 IADE 发生于年轻人或儿童中的病例。现有资料表明,IADE 可能与遗传有关,但仍有待于进一步研究证实。

2. 后天获得性因素 后天获得性因素主要与动脉粥样硬化及长期血管舒缩功能失调、造成血管壁弹力成分破坏相关,年龄、男性、高血压、肥胖、高脂血症、糖尿病、脑外伤、酗酒、吸烟、久坐及梅毒等可能是其危险因素。在一组 17 例的病例报道中,高血压的出现率超过 50%(10/17);在国内另一项 36 例 VBD 的报道中,既往有吸烟嗜好者 29 例、脑卒中病史者 8 例、冠心病 2 例、高血压 31 例、高血脂 22 例、糖尿病 10 例、高同型半胱氨酸 5 例,所有患者均合并 3 种以上的血管危险因素。

有学者认为 IADE 的发病与颈动脉粥样硬化病变无关,可能尚有一些鲜为人知的其他诱发因素。Pico 等证实了微小血管病变与 IADE 相关,认为动脉粥样硬化和 IADE 可能是两种不同的疾病,因为前者常首先累及大、中动脉内膜而不是微小动脉,并推测基质金属蛋白酶(MMD)的代谢异常可能是 IADE 的诱发因素,可能是先有全身血管广泛的弹力层缺失,而后高血压和动脉粥样硬化等常见因素对弹力层进一步破坏,最终导致 IADE。

(二) 病理学改变

组织学研究表明,IADE 的共同病理学特点为:① 动脉平滑肌层或内弹力膜广泛变薄、损毁或缺失。② 中膜网状纤维缺乏,致中膜变薄。③ 血管平滑肌萎缩。在先天发育缺陷的基础上,长期血流冲击使动脉管壁更易于发生扩张迂曲,高血压能加速这一过程的进展。病理研究结果显示:先天 IADE 患者的血管缺乏肌层,中弹力层厚度不均匀,内弹力层多发漏洞,部分区域纤维化,有时内膜增厚,弹力纤维组织严重退化,动脉的滋养血管增加;动脉粥样硬化患者的尸检发现,动脉硬化斑块通常伴随钙化,管腔被蚕食、血栓形成,血管壁发生纤维化改变,动脉平滑肌减少、削弱、破碎或者缺乏弹力层。此外,动脉扩张、迂曲血管内血流动力学改变致使血流速度减慢等因素都可促进血栓形成、血栓附壁或脱落,继发性损伤血管壁,进一步使管壁失去原有的支持力,加剧血管的扩张和延长。

二、 诊断标准及临床

有症状 IADE 患者因血管累及不同部位、临床表现各异而无特异性。目前一致认为,脑血管造影技术能清晰地显示这些血管畸形,是诊断 IADE 的金标准。然而,由于 DSA 为创伤性检查,且无法显示血管结构与脑组织之间的关系,因而限制了 DSA 在 IADE 诊断中的应用,临床上主要用于 IADE 与其他疾病的鉴别诊断。随着无创影像技术的发展,高清晰度神经影像及血管成像能力的不断提高,为 IADE 诊断提供了更多可供选择的方法,在临床上CT 及 MRI 成为筛查 IADE 更常用的方法。

(一)诊断标准

1. CT 诊断标准　CT 平扫若提示基底动脉钙化则往往提示 VBD 的存在,此时进行增强薄层 CT 扫描可避免因颅底骨质伪影而造成的漏诊,使诊断的准确率提高到 89.5%。

Smoker 等采用高分辨率 CT、5 mm 层厚行增强扫描,制订了 VBD 的诊断标准。以鞍背、鞍上池和第三脑室为界,以基底动脉分叉部高度为标准,将 VBD 分为 4 级:基底动脉分叉部低于或平于鞍背水平计为 0 级,达到鞍上池或低于鞍上池计为 1 级,超过鞍上池或达第三脑室底之间计为 2 级,达到或超过第三脑室为 3 级;以鞍背和斜坡正中、旁正中边缘和边缘以外或桥小脑脚为界,以基底动脉水平位移的偏移度为标准,将 VBD 分为 4 级:基底动脉中线位于鞍背或斜坡的正中线处计为 0 级,位于鞍背或斜坡的中线及旁正中线之间为 1 级,基底动脉中线位于鞍背或斜坡的旁正中至鞍背或斜坡的边缘间为 2 级,位于鞍背或斜坡边缘以外或达桥小脑脚为 3 级。规定若高度评分≥2 级或位置评分≥2 级,且基底动脉直径≥4.5 mm,即可定义为 VBD。

CTA 经过血管三维重建能更直观地显示基底动脉的完整走行及其与颅底的解剖关系,亦可用于 IADE 的诊断。

2. MRI 及 MRA 诊断标准　MRI/MRA 在显示小血管方面凸显优势,它不仅能显示椎-基底动脉对脑干的受压情况,还能分辨管壁血栓、血流速度减慢和夹层动脉瘤。但由于MRI 缺少骨性标志,且显示血管壁钙化程度不如 CT,所以二者用于诊断时可互为补充。

Giang 等制定了 VBD 的 MRI 诊断标准:在基底动脉水平位移评分中,对于基底动脉位于中线或可疑中线的情况可评为 1 级,明显靠向一侧为 2 级,达到小脑脑桥脚的为 3 级,其他评分标准同于 Smoker 等的 CT 诊断标准。

Ubogu 和 Zaidat 等以 MRA 检查为基础对 VBD 进行了半定量定义：基底动脉长度＞29.5 mm，横向偏离超过基底动脉起始点到分叉之间垂直连线 10 mm 即为异常；椎动脉颅内段长度＞23.5 mm 即为延长，而椎动脉任意一支偏离超过椎动脉颅内入口到基底动脉起始点之间的连线 10 mm 即为异常。采用 MRA 三维时间飞跃法（3D - TOF）技术，在 3D - TOF 的原始图像上，脑池段脑神经呈等信号，邻近动脉为高信号，脑池内脑脊液呈低信号，脑神经与邻近血管之间的关系可被直接显示。而在 3D - CISS 序列图像上，脑脊液呈极高信号，椎-基底动脉及其分支和脑池段脑神经呈低信号。3D - CISS 序列和 MRA 的 3D - TOF 原始图像可以清晰显示病变血管与脑池段脑神经的位置关系，为脑神经受压症状提供影像学证据。文献报道：3D - CISS 序列结合 MRA 原始图像，不但可以完整显示扩张、迂曲的椎-基底动脉，且能观察病变血管与脑池段脑神经的关系，为临床诊断和针对性治疗提供重要依据。

3. DSA 诊断依据　对于 CT 及 MRI 难以发现的小脑分支血管，血管造影显示出其明显的优势。血管管径扩张增粗和各种不同程度的迂曲移位、由于血管迂曲导致血流缓慢或血栓形成使远端分支延迟显影或局限性充盈缺损是 IADE 的 DSA 表现，同时 DSA 可显示动脉粥样硬化性狭窄、夹层动脉瘤等其他血管病变。

（二）临床表现

IADE 通常无明显症状，据报道大约有 40% 的患者无症状，有些是在体检时或进行动脉粥样硬化或其他血管异常检查时才发现，临床症状的出现主要与血管增粗、迂曲移位压迫脑干、基底池附近脑神经等脑组织结构，或导致脑卒中有关。

1. 脑卒中　IADE 常见的临床表现为相应供血区域脑组织的缺血性卒中，尤以腔隙性梗死多见。研究表明，IADE 脑梗死患者较非 IADE 脑梗死患者更容易发生腔隙性梗死（36%∶19%，$P=0.04$），尤其是椎-基底动脉扩张迂曲引起血流动力学改变、血流减慢造成后循环梗死更为常见。患者出现步态不稳、共济失调、肢体无力、锥体束征及脑神经麻痹，部分患者出现认知功能减退。

IADE 引起脑梗死的发生机制可能为：① 扩张的血管内血流缓慢，易形成微血栓并脱落，致远端血管阻塞。② 血流动力学因素，大量血液滞留于扩张的血管内，流速缓慢，致远端血管供血不足或梗死。③ 颅内动脉的扩张、延长、成角、迂曲压迫小动脉及深穿支，拉长并扭曲动脉分支的开口，导致血流减少，造成小血管闭塞。

以往研究认为 IADE 颅内出血发生的概率较低，然而，Passero 等对连续 156 例 VBD 患者平均随访 9.35 年，发现 VBD 患者脑出血概率并不低（18%），分别为蛛网膜下腔出血 9 例、脑内出血 19 例。VBD 患者颅内出血年发生率为 11.0/1 000 例，蛛网膜下腔出血年发生率为 2.12/1 000 例。引起颅内出血的原因可能与血管扩展和延长的程度、使用抗凝或抗血小板药物、高血压等因素有关。

2. 脑神经压迫症状　扩张延长的椎-基底动脉可对邻近脑干及脑神经产生压迫效应，其中以面神经、三叉神经、前庭蜗神经受累最常见，表现为面肌痉挛、三叉神经痛、眼的神经性肌强直、耳鸣等。但 Passero 等认为听神经受累主要与脑干、小脑的梗死及前庭迷路的血供受损有关,而非主要由神经受压所致。颈内动脉系统的血管延长扩张可引起罕见的三叉神经旁综合征(Raeder 综合征),表现为三叉神经损伤伴有同侧眼交感神经症状;严重者亦可表现为中枢性睡眠呼吸暂停、闭锁综合征等。

3. 脑积水　基底动脉分叉达到甚至高于第三脑室时,可影响脑脊液出入第三脑室的循环通路,因而造成颅内高压和脑积水。Passero 和 Rossi 等对 156 例 VBD 患者平均随访11.7 年仅有 2 例脑积水,约占 1.3%,但也有报道 VBD 引起脑积水的概率大约为 31%。Breig 等认为此种脑积水多为功能性,其解剖上是通畅的,但由于基底动脉在第三脑室水平引起的"水锤效应"抵消或干扰了脑脊液从第三脑室泵出的压力,从而缓慢进展并引起第三脑室和侧脑室的正常压力性脑积水,此种脑积水非交通性亦非梗阻性;文献中也有扩张的血管阻塞大脑导水管或 Monro 孔,引起阻塞性脑积水的病例报道。

4. 头痛、头晕　为常见症状,部分患者出现耳鸣、反复 TIA,其原因可能与血栓形成、血管压迫、牵拉、迂曲扩张的血管血流瘀滞,引起脑灌注压下降,导致椎-基底动脉供血区缺血有关。

三、治疗与预后

IADE 的内科治疗以控制或避免可能导致病变血管发生变化的一切危险因素为主,其中包括降脂、降压治疗、控制血糖、降低血液黏稠度及相应的对症处理。对无症状者可不必进行处理,当急性脑卒中发生时按脑血管病治疗。有学者认为,抗凝及抗血小板治疗可能具有预防脑梗死的作用。然而,抗凝、抗血小板药物可能会增加脑出血风险。对于 IADE 患者的脑出血及缺血性卒中的治疗尚未找到平衡点。

在外科治疗方面,针对畸形血管本身目前尚缺乏有效的干预措施,姑息性外科手术可用来控制症状,其中包括脑室-腹腔分流术、第三脑室底-脚间池造瘘术等,以预防和改善脑积水所致的颅脑损伤。针对其对邻近组织结构压迫所采取的微血管减压术是主要的外科治疗手段,但只能暂时缓解症状,并可能引起并发症;手术治疗 VBD 虽有个案报道,但均以脑干梗死失败而告终,故目前手术治疗效果尚不明确,有待进一步研究。

IADE 的预后主要取决于患者的年龄、病变血管及并发症,有较高的死亡率和复发率。文献报道,在不进行治疗干预的情况下,VBD 的 3 年生存率约为 60%。症状性脑梗死的发生率较无 VBD 患者要高 7 倍,如果包括无症状的脑干腔隙性梗死,其发生率高达 10 倍。基底动脉直径每增加 1 mm,卒中致死危险比即增加 1.23;如果直径大于 4.3 mm,卒中致死危险比为 3.69。基底动脉分叉的高度评分大于 1 分,危险比为 2.08,但危险比与基底动脉横向移位似乎没有关系。患者多因脑干梗死、脑出血、心源性脑缺氧、脑干受压、呼吸衰竭等而死亡。

总之,IADE 是一种少见相对且易被忽视的疾病,通常无症状,有症状患者其临床表现亦无特异性。临床工作者应加深对本病的认识,应用影像学技术及时做出诊断,并进一步探讨总结治疗本病的方法。

（王　岚）

参考文献

［1］ Lakhan SE，Kirchgessner A，Hofer M. Inflammatory mechanisms in ischemic stroke：therapeutic approaches［J］. J Transl Med.2009 Nov,17;7;97.

［2］ Jung JE，Kim GS，Chen H，et al. Reperfusion and Neurovascular Dysfunction in Stroke：from Basic Mechanisms to Potential Strategies for Neuroprotection［J］. Mol Neurobiol. 2010 Feb,17.

［3］ Chen H，Song YS，Chan PH. Inhibition of NADPH oxidase is neuroprotective after ischemia-reperfusion［J］.J Cereb Blood Flow Metab，2009 Jul,29(7);1262 - 1272.

［4］ Stetler RA，Gao Y，Signore AP，et al. HSP27：mechanisms of cellular protection against neuronal injury［J］. Curr Mol Med,2009 Sep,9(7);863 - 872.

［5］ Kreisel SH，Berschin UM．Hammes H，et al. Pragmatic Management of Hyperglycaemia in Acute Ischaemic Stroke：Safety and Feasibility of Intensive Intravenous Insulin Treatment ［J］. Cerebrovasc Dis,2009,27;167 - 175.

［6］ Auriel E，Bornstein NM. Neuroprotection in acute ischemic stroke-current status［J］. J Cell Mol Med. 2010 Sep,14(9);2200 - 2202.

［7］ O'Collins VE，Macleod MR，Cox SF，et al. Preclinical drug evaluation for combination therapy in acute troke using systematic review，meta-analysis，and subsequent experimental testing ［J］. J Cereb Blood Flow Metab,2010 Oct 27.

［8］ Ginsberg MD.Current status of neuroprotection for cerebral ischemia：synoptic overview ［J］.Stroke, 2009 Mar,40(3 Suppl);S111 - 114.

［9］ Lapchak PA.A critical assessment of edaravone acute ischemic strok efficacy trials：is edaravone an effective neuroprotective therapy ［J］. Expert Opin Pharmacother. 2010 Jul,11(10);1753 - 1763.

［10］ Potter JF，Robinson TG，Ford GA，et al. on behalf of the CHHIPS trialists. Controlling hypertension and hypotension immediately poststroke (CHHIPS)：a randomised controlled pilot trial ［J］. Lancet Neurol,2009,8;48 - 56.

［11］ Potter J，Mistri A，Brodie F，Chernova J，Wilson E，Jagger C，James M，Ford G，Robinson T. Controlling hypertension and hypotension immediately post stroke (CHHIPS)—a randomised controlled trail. Health Technol Assess［J］. 2009 Jan,13(9);1 - 73.

［12］ Kruyt ND，Biessels GJ，Devries JH，Roos YB. Hyperglycemia in acute ischemic stroke：pathophysiology and clinical management ［J］. Nat Rev Neurol,2010 Mar,6(3);145 - 155.

［13］ Smith EE，Hassan KA，Fang J，Selchen D，Kapral MK，Saposnik G；On behalf of the Investigators of the Registry of the Canadian Stroke Network (RCSN) for the Stroke Outcome Research Canada (SORCan) Working Group ［J］. Neurology. 2010 Aug 3;75(5);456 - 462.

［14］ Heiss WD.The concept of the penumbra：can it be translated to stroke management ［J］. Int J Stroke. 2010,5(4);290 - 295.

［15］ Maas MB，Furie KL. Molecular biomarkers in stroke diagnosis and prognosis ［J］. Biomark Med.2009, 3(4);363 - 383.

［16］ Bang OY，Saver JL，Kim SJ，et al.Collateral flow predicts response to endovascular therapy for acute ischemic stroke [J]. Stroke,2011,42:693 - 699.

[17] Lee Ky,Latour LL,Luby M,et al.Distal hyperintense vessels on FLAIR an MRI marker collateral circulation in acute stroke [J]. Neurology,2009,72:1134 - 1139.

[18] Lima FO,Furie KL,Silva GS,et al. The pattern of leptomeningeal collateral on CT angiography is a strong predictor of long-term functional outeome in stroke patients with large vessel intracranial occlusion [J]. Stroke,2010,41:2319 - 2322.

[19] Miteff F,Levi CR,Bateman GA,et al. The independent predictive utility of computed tomography angiographic collateral status in acute ischaemic stroke [J]. Brain,2009,132:2231 - 2238.

[20] Sanossian N,Saver JL,Alger JK,et al. Angiography reveals that Fluid-attenuated inversion recovery vascular hyperintensities are due to slow, not thrombus [J]. AJNR Am J Neuroradiol, 2009, 30:560 - 568.

[21] Cheng B,Golsari A,Fiehler J,et al. Dynamics of regional distribution of ischemic lesions in middle cererbral artery trunk occlusion relates to collateral cirulation [J]. Journal of Cerebral Blood Flow &metabolism,2011,31:36 - 40.

[22] Zhang H,Prabhakar P,Sealock R,et al. Wide genetic variation in the native pial collateral circulayion is a major determinant of variation in severity of stroke [J]. Journal of Cerebral Blood Flow&Metabolism,2010,30:923 - 934.

[23] Christoforidis GA,Karakasis Y,Mohammad Y,et al. Predictors of hemorrhage following intra-arterial thrombolysis for acute ischemic stroke:the role of pial collateral formation [J]. AJNR Am J Neuroradiol,2009,30:165 - 170.

[24] Lakhan SE,Kirchgessner A,Hofer M. Inflammatory mechanisms in ischemic stroke:therapeutic approaches [J].J Transl Med. 2009 Nov 17;7:97.

[25] Chen H,Song YS,Chan PH. Inhibition of NADPH oxidase is neuroprotective after ischemia-reperfusion [J]. J Cereb Blood Flow Metab. 2009 Jul,29(7):1262 - 1272.

[26] Stetler RA,Gao Y,Signore AP,et al.HSP27:mechanisms of cellular protection against neuronal injury [J]. Curr Mol Med. 2009 Sep,9(7):863 - 872.

[27] Caplan LR,Arenillas J,Cramer SC,et al. Stroke-related ranslational research [J]. Arch Neurol,2011, 68:1110 - 1123.

[28] Toyooka K. Fabry disease [J]. Curr Opin Neurol,2011,24:463 - 468.

[29] Herve D,Chabriat H. CADASIL [J]. Journal of Geriatric Psychiatry and neurology, 2010, 23: 269 - 276.

[30] Bitra RK,Eggenberger E. Review of Susac syndrome [J]. Curr Opin Ophthalmol,2011,22:472 - 476.

[31] Santa KM.Treatment options for mitochondrial myopathy, encephalopathy, lactic acidosis, and stroke-like episodes(MELAS) syndroke [J]. Pharmacotherapy,2010,30:1179 - 1196.

[32] Lanfrancoli S,Markus HS.COL4A1 mutations as a monogenic cause of cerebral small vessel disease:A systematic review [J]. Stroke,2010,41:e513 - e518.

[33] Vahedi K,Alamowitch S.Clinical spectrum of type IV collagen (COL4A1) mutations:a novel genetic multisystem disease [J].Curr Opin Neurol,2011,24:63 - 68.

［34］Bitrian E,Sanchez-Dalmzu B,Gilbert ME,et al. Retinal infarcts in a patient with an acute confusional syndrome ［J］. Surv Ophthalmol,2009,54:503－506.

［35］Ringelstein EB,Kleffner I,Dittrich R,et al. Hereditary and non-hereditary microangiopathies in the young:an up-date ［J］. J Neurol Sci,2010,299:81－85.

［36］Meschia JF. New information on the genetics of stroke ［J］. Curr Neurol Neurosci Rep,2011,11:35－41.

［37］Choi JC. Cerebral autosomal dominant arteriopathy with subcortical infarcts and leukoencephalopathy:a genetic cause of cerebral small vessel disease ［J］.J Clin Neurol,2010,6:1－9.

第五章　出血性脑血管病

第一节　脑出血

脑出血(intracerebral hemorrhage,ICH)是指非外伤性或自发性的脑实质出血,高血压性小动脉硬化破裂出血是其最常见的病因,占急性脑血管病的 $10\%\sim15\%$ 。其他的病因有脑淀粉样血管病、潜在血管畸形、凝血异常及颅内肿瘤等。在全球范围内,每 10 万人中有 $10\sim20$ 人发生 ICH;在美国,估计每年有 37 000～52 000 人发生 ICH。ICH 患者发病 1 个月内的病死率为 $44\%\sim51\%$,2 年后的病死率为 $56\%\sim61\%$ 。

一、脑出血动物模型

脑出血(ICH)动物模型对探讨脑组织损伤的病理生理、生物化学和分子机制以及验证新药和手术治疗效果有着极其重要的意义。目前有关 ICH 模型的研究报道甚多。受试动物品种各异,有小鼠、大鼠、兔、猫、犬、猪等。最近又有报道使用基因敲除小鼠模型,如金属基质蛋白酶缺陷小鼠、重组组织型纤溶酶原激活剂缺陷小鼠以及 $\alpha-\gamma-$ 整合素基因敲除小鼠,由此导致血管和脑实质细胞间相互作用缺失,引起自发 ICH。造模的方法也各异,如胶原酶诱导的 ICH 模型、大脑内血液注射模型等。

(一)ICH 模型的制作

1.自体血注射 ICH 模型　脑实质内注射自体血是制造脑内血肿的经典技术,虽然这种方法并不能完全复制人类自发 ICH 事件,如动脉破裂。然而,这种模型可以通过对注射量的调控来复制血肿体积和占位效应,对研究血液在脑内吸收的过程中导致的一系列病理性生理生化事件非常有用。从动物的动脉抽取血液再注入大脑局部,最常注射的部位是基底节区。理论上,血液可以注射入大脑的任何区域,但是在脑叶注射容易并发蛛网膜下腔出血。至于注入的血液量,不同研究选择的范围较大,50 μL 是最常用的注射剂量,相当于人类脑出血平均出血量 30 mL。使用 Hamilton 注射器在 5 min 内缓慢注入 50 μL 的血液,可以制造出稳定的血肿体积模型(图 5-1-1,图 5-1-2),注射更大剂量(如 100 μL)则往往会导致颅内压增高以及各种系统并发症。

该模型的缺陷是,如果注射速度过快,易导致血液随穿刺针孔反流,或血液渗透入脑室或蛛网膜下腔甚至胼胝体,使组织损伤过多。为了避免这一问题,可以采用:① 在注射之前轻轻上提注射针头 0.5 mm 缓慢注血以制造一个小囊,同时保持注射时间不变(2 μL/12 s)。② 2 次注血法,即先在尾状核缓慢注射小量血液,停留 1 min 让血液在针孔局部形成血凝块,再将剩余的血液注入。针孔周围的血凝块防止了当再次注射时血液反流入蛛网膜间隙,加强了血肿体积复制的可能性。近来,Wang 等进一步改进了自体血 2 次注射大鼠模型,使得该模型的稳定性和耐受性均较好。方法是:在大鼠纹状体部位首先注射 4 μL 的自体血,速度为 0.2 μL/min,保持注射针位置不变 7 min;然后在 30 min 内注射 6 μL 的血液,20 min 后缓慢拔出注射针。

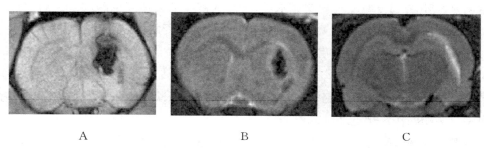

图 5-1-1　ICH 模型 MRI:T₂WI 显示血肿(A),以及血肿周围(B)和白质(C)水肿

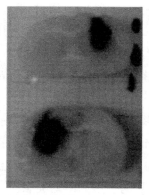

图 5-1-2　与磁共振成像层面一致的 ICH 病理切片

(1) 鼠:鼠是目前最常用的实验动物。通过将大鼠自体血注入其基底节,来研究血肿的占位效应、血肿周围水肿和颅内压变化。也有学者采用高血压大鼠模型来制作自发性脑出血模型,更接近于临床高血压病患者的脑出血。微型球囊也被用来研究占位效应和颅内压增高与局部脑灌注之间的关系。通过这些研究发现血肿周围脑血流量(cerebral blood flow,CBF)显著减少,从而提出缺血是 ICH 后继发损伤的重要原因。但是也有研究认为,大鼠 ICH 后血肿周围 CBF 降低并不显著(为基础 CBF 的 20%～50%)且呈一过性,数小时内血流即恢复至基础水平甚至出现充血,这种血流减少不足以成为血肿周围组织损伤的基础。在鼠 2 次注血法模型中,Orakcioglu 等使用磁共振弥散成像和灌注成像检测血肿周围相对表观弥散系数(rADC)和相对平均通过时间(rMTT),证实在血肿周围水肿区存在轻度灌注

减少,但其水平远高于脑缺血阈值,提示血肿周围所谓"半暗带"组织的缺血不同于缺血性卒中。在人类 ICH 的研究中,采用正电子发射体层成像术也证实 ICH 后血肿周围组织血流虽然可能减少,但是这种减少和血肿周围组织的代谢降低相匹配,可能是因为神经元活性丧失或代谢抑制而导致局部 CBF 减少,并非真正意义上的缺血。

在鼠 ICH 模型中,血肿周围组织过度充血和葡萄糖代谢升高的现象可能与谷氨酸受体激活有关,急性和迟发性血肿周围水肿的形成可能与凝血级联反应被激活以及某些特殊血浆成分有关。研究显示,注入血浆蛋白酶引起的脑水肿与注入全血的模型相当,而注入肝素化血液则要比非肝素化血液引起的脑水肿程度显著减轻。在大鼠基底节注入红细胞,1 d 内不产生明显水肿,第 3 d 时才出现明显水肿;若注入溶解的自体红细胞,24 h 就已发生明显水肿。提示脑出血早期,水肿主要与血液中已经存在的或凝血过程中释放的物质有关;而后期,红细胞裂解产物成为水肿的启动基础之一,补体激活和膜攻击复合体生成与血肿周围水肿有关。研究发现,N-乙酰肝素可以通过抑制补体激活而减轻水肿,C3a 受体抑制剂(C3aRA)可以通过抑制炎症细胞浸润和脑水肿来改善神经预后。补体系统有可能成为将来脑出血治疗药物的作用靶点之一。

模型制作步骤大致是:动物全麻后放置一根股动脉导管(取血和监测动脉血压),将动物头部固定于脑功能区定位支架上(如 Stoelting Co.,Illinois,USA,或 David Kopf Instruments,Tujunga,California,USA),在头皮正中线做一切口,暴露颅盖骨。在颅骨右侧钻一直径约 1 mm 的小孔:前囟点前 0.2 mm,横向 3.0 mm。连接 Hamilton 注射器的 25～27 号注射针置入右侧基底核(距颅骨表面深度约 6.5 mm),提起 0.5 mm,5 min 内缓慢注入从股动脉采取的新鲜自体血 50 μL,之后保持注射针位置不变 3 min。注射结束后,拔出注射针,用骨蜡封闭颅骨小孔,缝合头皮。

(2)猫:制作实验性猫 ICH 模型也可采用自体血注射法。在猫 ICH 模型研究中发现,脑内血肿体积、部位和功能缺损与颅内压增高之间显著相关;颅内压增高是导致血肿周围 CBF/流速下降的重要原因;使用尿激酶溶解内囊血肿能够改善神经功能缺损。这些结果支持临床所发现的 ICH 患者血肿体积与预后之间的关系。

(3)兔:兔可以耐受其脑容量 3%～5%的血肿,相当于人类 50 mL 的血肿。一项关于使用血栓溶解剂清除血肿疗效的早期研究报道了使用尿激酶溶解兔 ICH 模型血肿的有效率高达 86%,显著高于生理盐水对照组(3/13);在血肿形成 24 h 内使用尿激酶,组织学未发现脑组织损伤和炎症反应加重。重组尿激酶溶解血肿可有效改善实验动物的预后,且未发现过敏和导致脑水肿。Koeppen 等发现,在兔 ICH 模型中,与注入红细胞比较,注入全血的血肿吸收更慢,提示凝固血内蛋白对损伤过程有重要作用。影像学研究表明,1.5 T磁化-加权梯度回波成像可以显示兔 ICH 模型超早期脑实质内出血以及脑室或蛛网膜下腔出血。

(4)犬:犬是最早用于研究实验性脑实质出血的动物之一。1975 年有研究者分别在犬的脑实质和脑室内注入血液,发现不同注射部位其致死剂量不同。脑实质注射 8 mL 是致死剂量,死亡与颅内压增高导致生命功能衰竭有关而并非是一随机事件。在犬顶叶血肿模型中,CT 和神经病理学检查阐述了脑损伤的演变过程。内囊血肿组织学与 CT 影像学的对照研究发现,组织学和 CT 图像可以区分 3 个不同的阶段:① 急性期(<5 d),CT 扫描可以显示血肿的均质高密度影,在组织学上血块范围为坏死层。② 亚急性期(5~14 d),血肿周围密度减低,对比剂注射后出现环状强化,相应组织学呈现含有嗜银纤维的幼稚连接组织。③ 慢性期(>15 d),环状强化区域缩小,组织学表现为胶原纤维构成的成熟连接组织。

大量脑出血可引起鼠 ICH 模型局部 CBF(rCBF)和代谢的变化,但在犬出血模型最初 5 h 内并未发现缺血半暗带,可能与颅内压增高引起平均动脉压(MAP)增高有关,即脑缺血反应(Cushing response,库欣反应)。有研究显示,3%~23.4% 的高渗盐水降低颅高压的效应与甘露醇相似,3% 的高渗盐水似乎作用更持久且不影响到 rCBF 和脑代谢。降压研究发现,在正常 CPP 自动调节曲线内,静脉使用拉贝洛尔会降低 MAP,对 ICP、血肿周围以及远隔的 rCBF 无不利效应,提示在自身调节范围内降低 MABP 是安全的。

(5)猴:在长尾猴尾状核注血模型中,出血 3 min 时颅内压增高达到峰值(51 mmHg,即 6.7 kPa)并维持 3 h;造模后 1 h,全脑 rCBF(尤其血肿周围)降低,某些区域的 rCBF 值甚至低于缺血阈值并持续 90 min。在短尾猴 ICH 模型中,早期使用血栓溶解剂尿激酶可促进基底节血肿的吸收,改善临床预后。

(6)猪:猪的脑回和半球白质发达,是研究脑叶 ICH 病理机制和探讨治疗方法的理想动物。通过塑料导尿管向前额白质内缓慢(10~15 min)注入自体动脉血,血肿体积可达到 3 mL。由于在老年人群中白质出血亦常见,和基底节出血发生概率相当,白质对血管源性水肿效应较灰质更敏感;同时,脑叶 ICH 在年轻人中更为多见,且白质部位的 ICH 性损伤对远期转归和死亡率有重要影响,所以猪的脑叶 ICH 模型已经被广泛地用于 ICH 病理生理学和病理化学、水肿形成以及血肿内血液成分代谢过程和毒性作用的研究。另外,猪模型可以制作较大的脑内血肿,有利于外科治疗方法的研究。

与鼠 ICH 模型研究中的发现一致,血块形成、退缩和血浆蛋白蓄积在猪 ICH 模型血肿周围水肿形成过程中起着重要作用。不凝血不导致血肿周围显著水肿,单独注射浓缩红细胞亦不会诱发血肿周围水肿,支持 ICH 早期水肿主要由凝血瀑布和血块凝缩所致。伴随着凝血过程,血肿内细胞成分逐渐在中心部集中,而液体/血清成分在周边部被挤出。DWI 检测发现,ICH 患者血肿周围区域水弥散率增强,提示水肿为血浆源性。利用猪 ICH 模型对血肿抽吸治疗进行的研究表明,早期(3.5 h)注入 rt-PA 溶解血肿后再施行血肿抽吸,能显著减少血肿体积(>70%)、减轻血肿周围水肿和保护血-脑屏障。Zuccarello 等检验了一种新的血肿清除装置(Possis AngioJet rheolytic,血栓清除导管)的效能,证实该装置能快速有效地清除脑内血肿,在约 30 s 的时间内平均减少血肿体积达 61%。同样,猪 ICH 模型也被用于治疗药物的研究。

2. 细菌胶原酶模型 细菌胶原酶模型是将细菌胶原酶注入基底节,通过溶解毛细血管细胞外基质,诱发活动性脑实质出血,模拟人自发性 ICH。该出血模型易于制作和复制,出血量即血肿的体积与胶原酶注入剂量显著相关,且不会在针迹处形成明显渗血。研究中采用的细菌胶原酶注射剂量并不统一。有研究者比较了注射不同梯度剂量制作模型的效能差异,以生理盐水 2 μL 稀释细菌胶原酶 0.1~1 U,发现 0.5 U 的注射剂量可以获得较好的模型效果。Del Bigio 等对模型的制作进行了改良,他采用生理盐水 0.7 μL 稀释 0.14 U 的细菌胶原酶,再添加 1.4 U 的肝素,使复制的血肿形成迅速且形态较一致。Mun-Bryce 等在胶原酶注射器针尖处充填 5 μL 的生理盐水,避免了细菌胶原酶损伤目标脑组织以外的部位。啮齿类动物和猪都可被用来制作胶原酶模型,用于影像学和组织病理学、神经行为学、高血糖效应以及实验性治疗研究,包括自由基清除剂、神经递质受体激动剂和拮抗剂、MMP 抑制剂以及作用于不同靶点的其他神经保护剂等。

胶原酶模型的缺陷是细菌胶原酶会诱发明显的炎症反应,且较注血法 ICH 模型更为强烈,也重于人 ICH 后观察到的炎症反应。这源于胶原酶是溶解毛细血管周围细胞外基质造成出血,不同于人特定动脉破裂导致的 ICH。与自体血注射模型相比,胶原酶模型即使血肿较小,但脑结构的损伤往往更严重。主要原因在于:① 胶原酶易损伤多数血管,与注射剂量和方法有关,发生出血遍及脑实质各处,更多的脑细胞暴露于分解的红细胞和炎症细胞的作用下,产生更强的神经毒性,引起更严重的占位效应和水肿。而注血法,血肿仅局限在纹状体以及纹状体和胼胝体之间。② 胶原酶模型血-脑屏障的渗漏更显著,尤其是在血肿内部,这种暂时的 BBB 障碍和其他事件导致的损伤相似,包括红细胞的裂解和水肿的形成等。③ 注射胶原酶使脉管系统破坏更广泛,导致某些区域缺血性损伤更严重,提示实验性抗缺血治疗在胶原酶模型中的疗效可能要优于注血法模型。

3. 其他模型 球囊充气模型,主要用于研究血肿的占位效应和血肿清除对脑组织缺血损伤的研究。脑血管撕裂模型,与其他模型相比使用较少,有时也被用于脑出血的研究,因为其不但可以导致血肿,还会导致缺血性梗死。在实际研究中,可以根据具体目的选择合适的动物模型,得出更客观的研究结果。

(二)ICH 动物模型的选择及其病理学机制

1. 实验性 ICH 动物模型的选择 实验性 ICH 动物模型复制了人类 ICH 重要的病理生理事件,包括血肿周围水肿、代谢显著降低和相似的脑组织病理改变,已成为认识脑出血后脑损伤机制的重要工具。在 ICH 研究中最常使用的是啮齿类动物,对啮齿类动物神经行为学的测试方法也已经很成熟和全面,在免疫细胞化学和分子生物学方面的研究亦较深入。小鼠 ICH 模型的进步使得转基因和基因敲除的研究成为现实,有利于解释 ICH 后组织损伤继续进展的潜在分子病理生理学事件。大型动物(猪、犬和灵长类)脑回大且白质丰富,有可能诱导较大量的出血体积,便于检验手术血肿清除技术或手术和药物联合治疗的有效性。猪发育良好的额叶白质尤其有利于 ICH 的病理生理学研究,且价格便宜;而灵长类价格昂贵,对饲养条件要求严格。

经典的注血法和胶原酶注射法是目前最常用的制造脑内血肿的方法,但这 2 种方法均不能完全模拟人类 ICH 事件,即突然的动脉破裂导致脑实质血液的积聚。另外,也存在一些局限性:① ICH 患者的发生与年龄有关,年龄≥75 岁人群中出血风险是年龄≤45 岁人群的 25 倍。采用年轻动物制作的 ICH 模型不能复制先前存在的小动脉、神经血管单元或周围脑组织的退行性改变。还不清楚人类对脑损伤的基因反应能力与增龄之间的关系。一项研究观察和比较了幼年小鼠(3 个月)和老龄小鼠(18 个月)ICH 模型,结果发现 ICH 后 4 周,老龄小鼠的脑和神经损伤更严重,小胶质细胞的激活更明显,血肿周围诱导的热休克蛋白 HSP-27 和 HSP-32 表达更强。未来研究的目标之一就是用老龄动物模仿老年人,确定脑组织对 ICH 的反应程度。② ICH 患者通常合并长期的基础疾病(如吸烟、糖尿病、高血压)以及服用某些药物(如抗血小板药物、抗凝药、他汀类药物),而在动物模型中这些参数通常不能轻易复制,即使高血压小鼠模型也不能模拟人类几十年高血压病程的作用。③ ICH 患者存在种族差异,提示基因易感性的重要性。在动物模型中证实有效的机械和药物干预措施,在人体试验中并未证实有效,因此关于治疗的推断必须谨慎,应考虑到其转化为治疗 ICH 患者时会存在某些局限性。

2. 实验性动物模型病理反应 实验性动物模型中,大脑对颅内血肿的病理反应和 ICH 患者的病理反应相似。1939 年,Spatz 将血肿周围组织损伤定义为 3 期:初期的毁坏、水肿和坏死;血块吸收;瘢痕或空腔形成。

小鼠 ICH 模型研究显示,2 h 内,由于血凝块周围水肿形成,导致局部苍白和海绵样改变;6~15 h,有髓鞘神经纤维断裂伴随水肿液积聚,放射冠也逐渐肿胀,出现延髓变性;至 24 h,白质水肿更加明显和广泛;至 48 h,血肿部位充满水肿、空泡形成和无细胞血浆积聚,血肿周围和远隔部位星形胶质细胞肿胀。炎症反应参与了细胞死亡过程,免疫细胞浸润、小胶质细胞激活,促炎转录因子、核因子-κB、细胞因子等失控性释放,呈现分子级联反应。在 SD 大鼠模型中,脑内血肿早期诱导胶质细胞 3CB2(胶质细胞标记)表达,提示凝血酶在促进 3CB2 表达中占有重要地位。在鼠 ICH 模型建立后 2 d,脑组织可以检测到血管生成素-1 和-2 受体的 mRNA 表达,并持续 28 d。

猪 ICH 模型的研究显示,ICH 后 1 h,血肿周围白质水肿形成,在 MRI T_2W 像呈现血肿周围高信号,与 ICH 患者表现一致。ICH 第一个 24 h 内,由于血-脑屏障延迟开放,水肿体积增加 50%。在胶原酶 ICH 动物模型中,相似的 T_2W 像高信号包围着血肿,并沿其白质纤维束延伸。ICH 第 3 d,组织学上可以观察到水肿的白质 Luxol fast blue 染色减少,提示髓鞘损伤;神经胶质原纤维酸性蛋白免疫反应性增强,提示反应性星形胶质细胞增多。ICH 第 7 d,新生血管形成。ICH2 周时,血肿继续溶解,神经胶质瘢痕和囊腔形成。在猪的白质内注入血浆也会出现上述类似的病理反应,证实血浆蛋白成分在诱导 ICH 后脑损伤中的重要作用。

(李 辉 姜亚军)

二、脑出血的常见病因

高血压是自发性脑出血最主要的原因。持续动脉压力增高会造成小动脉血管壁的破坏,特别是在动脉分叉部位。此外,血管淀粉样变、脑肿瘤、动静脉畸形等也是导致脑出血的常见原因。

（一）高血压性脑出血

长期高血压引起脑实质内小血管发生脂质透明变性或(和)粟粒样动脉瘤,当血压骤然升高或血压剧烈波动时,就会导致血管破裂出血。大脑中动脉深穿支是最易发生出血的血管,被称之为"Charcot 出血动脉",因此,脑出血尤见于大脑深部基底节区;在脑干,则多发生在基底动脉旁正中分支供血的脑桥。大量饮酒增加高血压病患者脑出血的风险;长期透析治疗的高血压病患者,脑出血的发生率高达 8.7％;吸毒,也使高血压病患者脑出血的概率增高。突然发生的重度症状性高血压可诱发致死性脑出血,有报道,左肾动脉分支栓塞导致重度高血压患者发生了致死性脑出血。

（二）脑淀粉样血管病（CAA）

CAA(cerebral amyloid angiopathy)是一组大脑皮质和软脑膜小血管壁出现淀粉样沉积物的疾病,分为散发性和家族性 2 种类型。与 Alzheimer 病相似,CAA 与淀粉样前体蛋白、apoE 及早老素－1 等多个基因多态变异有关。病理研究表明,CAA 主要侵犯动脉中层与外膜,累及脑膜和皮质的直径为 0.03～0.4 mm 的小动脉或毛细血管,使其成为无结构的嗜刚果红物质,经刚果红染色在偏振光显微镜下观察呈黄－绿色双折光。CAA 缺乏特异性实验室诊断指标,APOE ε2 和 ε4 等位基因仅被作为 CAA 的危险因素而非确诊依据。尸检研究证实,CAA 的发病率随增龄而增高。虽然有报道 CAA 伴脑出血患者的最小年龄仅为 30 岁,但总体发病高峰仍在 70 岁以后。在 50～59 岁和 60～69 岁人群中,CAA 脑出血分别占 5.7％、8.4％;而在 70～79 岁、80～89 岁和≥90 岁人群中,则分别占 27％、≥40％和≥50％。

CAA 是仅次于高血压的导致自发性脑出血的第 2 位病因,占自发性脑出血的 5％～30％;临床以进行性痴呆、脑叶浅层出血或缺血性卒中为特征,可与脑梗死相伴呈混合性卒中,亦可与 Alzheimer 病共存,或在脑出血后追溯到既往有认知功能障碍病史。CAA 脑出血很少发生于大脑深部的基底节区以及脑干和小脑,而是选择性累及脑叶呈多灶性和复发性,首次出血后 7 个月内半数病例可再出血。1 例 CAA 脑出血患者在 4 个月内相继发生 3 个相邻脑叶出血,无脑出血家族史及其他脑出血的危险因素。脑外伤、脑部手术、抗凝或溶栓治疗常诱发 CAA 脑出血,表现为脑叶浅表部位较大的血肿,由于动脉壁有收缩能力的正常成分被无收缩能力的淀粉样蛋白所替代,阻碍了止血第一相即收缩止血机制,使出血后血肿体积可呈进行性扩大。CAA 病变也可引起微动脉瘤,有时亦可表现为微出血;在伴有癫痫发作的亚急性痴呆的 CAA 患者中,影像学可显示有皮质微出血或白质脑病(图 5－1－3,图 5－1－4)。由于皮质深穿动脉受淀粉样物质浸润,管径变小,血流灌注压降低而产生慢性缺血性脑水肿,继而引起白质脑病。在对白质脑病进行鉴别诊断时,应考虑到 CAA。

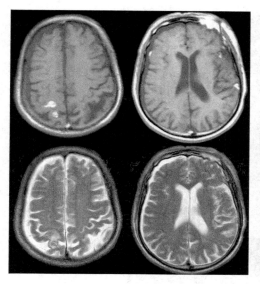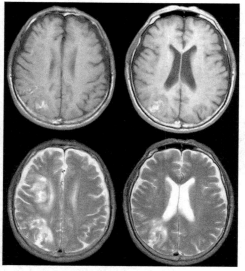

图 5-1-3 MRI 脑血管淀粉样变
男性,79 岁,急起下肢无力,行走困难 5 d

图 5-1-4 MRI 脑血管淀粉样变
男性,67 岁,头昏,左侧肢体无力 2 d

（三）脑肿瘤

当肿瘤浸润性生长伴随肿瘤性新生血管结构异常导致急性脑内出血时被称为瘤卒中,临床表现为原来肿瘤的症状突然加重,或由无症状转而出现急性局灶性神经功能障碍,以及颅内压增高的症状和体征。瘤卒中多见于恶性脑瘤,特别是转移性肿瘤。生殖细胞瘤、黑色素细胞瘤或支气管腺癌颅内转移患者脑出血的发生率分别为 60%、40% 和 9%;脑出血可以是恶性胶质瘤患者的首发症状,甚至是导致其猝死的原因。

瘤卒中与常见的高血压性脑出血的临床鉴别点有:① 瘤卒中早期即可有视乳头水肿。② 瘤卒中出血部位不定,可跨越脑动脉供血区甚或跨越胼胝体到对侧大脑半球,而高血压性脑出血多见于穿通动脉分布区(如基底节区),部位局限。③ 转移性脑肿瘤出血可呈多发性,而高血压性脑出血常为单发,CAA 脑出血可呈多发性,但部位均限于脑叶。④ 瘤卒中 CT 平扫可见中心为低密度,周围有不规则的环形高密度影,而高血压性脑出血则呈均一高密度影。⑤ 瘤卒中存在与出血量不匹配的特别宽大的出血灶周围低密度影,且不随出血灶的吸收而相应改善,而高血压性脑出血病灶周围水肿与出血量一致且随出血的吸收而消散。⑥ CT 增强扫描显示瘤卒中出血灶周围呈结节样或分叶状增强,而高血压性脑出血吸收期呈环状增强。⑦ 高血压性脑出血高密度影一般在 1 个月后转为等密度,2 个月后转为低密度,占位效应也在 1 个月后明显减轻直到消失,而瘤卒中缺乏这种良性过程(图 5-1-5～图 5-1-7)。

有报道,脑肿瘤在放疗或(和)化疗后可出现迟发性脑出血,其间隔时间约为 6 周,而 1 组 20 例的儿童脑肿瘤放疗或(和)化疗后发生迟发性脑出血的间隔时间平均为 8.1 年。瘤卒中也可因出血部位和出血量的多少而产生不同的症状,垂体腺瘤患者因瘤卒中累及右颞叶而呈现全面性遗忘症,血肿吸收后症状消失;2 例脑干肿瘤出血表现为恶性高热。

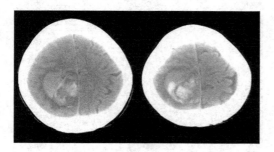 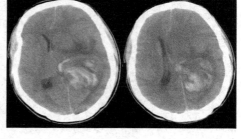

图 5-1-5 常规 CT 扫描显示额叶胶质瘤瘤卒中
女性,40 岁,急起左侧肢体麻木、无力 5 h

图 5-1-6 常规 CT 扫描显示顶叶胶质瘤瘤卒中
男性,53 岁,头痛、呕吐 1 周

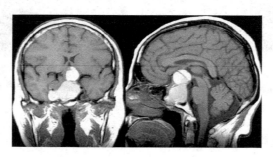

图 5-1-7 头颅 MRI 显示垂体瘤瘤卒中
女性,56 岁,头痛伴视物不清半年,加重 20 d

(四)脑血管畸形

各种脑血管畸形,如动静脉畸形(AVM)、海绵状血管瘤、脑底异常血管网病及静脉血管瘤均可引起脑出血,前三者风险更高,是年轻患者非外伤性脑出血的重要原因。一组 62 例 AVM 儿童中,54 例首发症状呈出血性卒中。一组手术治疗的 50 例 AVM 患者中,仅 6 例年龄为 65 岁。另有报道,55 例非外伤性脑出血中 AVM 占 38%。在对 48 例脑 AVM 患者长达 27 年的随访发现,20 例首发症状为脑出血,占有症状者的 69%,其次为蛛网膜下腔出血(SAH),出血高峰年龄在 41~50 岁。

AVM 引起的脑出血特征为:① 多呈楔形分布,尖向脑室侧,基底部位于皮质,因此,出血灶多位于脑叶,以皮质浅层血管出血居多,易继发 SAH,CT 扫描显示出血为不规则斑片状高密度影,在 MRI FLAIR 成像显示更清晰。② 出血范围常小于高血压性脑出血,病情发展较缓慢,患者常有头痛病史或者发病时有癫痫发作。③ 隐匿性脑出血可以无症状,也可因 AVM 周围渗血引起较轻的局灶性神经功能障碍作为预警症状,由于血液吸收后遗留顺磁性甚强的铁元素,因此该处的脑血管畸形很易被 MRI 检出,多数研究者认为小型 AVM 出血率更高。④ 经颅多普勒超声(TCD)检查发现 AVM 供养血管呈高流速低搏动指数及高排低阻型频谱。114 例 AVM 患者的前瞻性研究显示,TCD 对大型(>6.0 cm)或中型(3.0~6.0 cm)AVM 的检测敏感性>80%,不但能在脑出血病例中检出 AVM,而且对手术处理方式的选择有一定指导意义。流速高度增快者应分次闭塞畸形血管,以免发生术后致死性过灌注损伤。

脉络膜丛 AVM,分为丛型与实质型,分别位于侧脑室的脉络丛和脑室旁的脑实质内,均易发生脑出血,特别是脑室内出血,后者在手术中易遗留小的残余病灶而引起再出血。在 70 例枕叶 AVM 患者中,表现为同向偏盲 39 例,头痛 39 例,癫痫发作 20 例,出血 26 例。头痛及视觉症状应注意与偏头痛鉴别,EEG 显示枕区呈一侧性异常有利于枕叶出血的诊断,CT、MRI 及 TCD 检查有助于确诊。近年来,海绵状血管瘤引起脑内出血的病例报道增多(图5-1-8~图 5-1-11)。一组 139 例脑干海绵状血管瘤患者中,62%位于脑桥,14%位于中脑,5%位于延髓,12%位于脑桥-中脑或脑桥-延髓交界处;平均发病年龄为(31.8±11.8)岁;MRI 检查证实88%的海绵状血管瘤有出血或有过多次出血,出血≥3 次者占 17%。

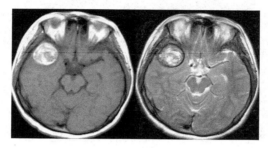

图 5-1-8 海绵状血管瘤
女性,20 岁,头昏、头痛 2 年,加重 7 d

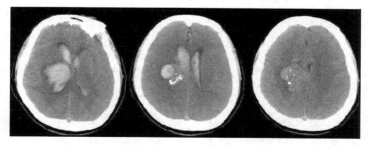

图 5-1-9 顶叶 AVM 出血
女性,46 岁,急起头痛,恶心、呕吐伴左侧肢体无力 4 h

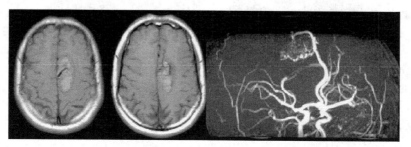

图 5-1-10 额叶 AVM 出血
男性,22 岁,急起头痛、头晕 1 d

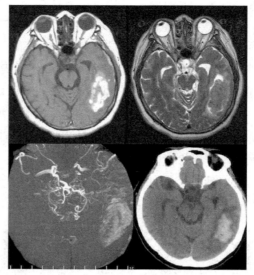

图 5-1-11　脑底异常血管网病（烟雾病）
女性,52 岁,头痛、呕吐 2 d

颅内动脉瘤破裂引起脑出血的发生率为 4%～35%,病死率 36%～50%。根据血液在蛛网膜下腔的分布,CT 检查能提供脑动脉破裂的可能部位,且发病第 1 周内显示最清晰。在大脑前动脉动脉瘤破裂时,常显示视交叉池、胼周池、侧裂池与前纵裂处密度增高;前交通动脉动脉瘤破裂时,仅表现为前纵裂附近密度增高;颈内动脉及大脑中动脉动脉瘤破裂时,常表现为外侧裂处密度增高;椎-基底动脉动脉瘤破裂时,则表现在脚间池与环池密度增高（图 5-1-12,图 5-1-13）。

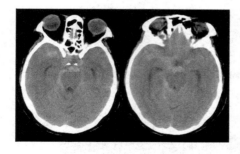

图 5-1-12　后交通动脉动脉瘤破裂鞍上池内积血
女性,67 岁,急起头痛伴恶心、呕吐,神志不清 1 d

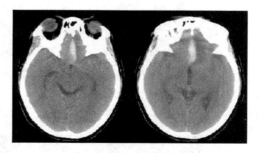

图 5-1-13　前交通动脉动脉瘤破裂大脑纵裂内积血
女性,39 岁,急起头痛 3 d

（五）医源性脑出血

众所周知,血液凝固异常等疾患会引起脑出血。随着缺血性心脑血管病的抗凝或溶栓治疗的应用,发生脑出血的概率也大大增加。对大面积脑梗死或在脑动脉闭塞治疗时间窗后进行的溶栓,极易发生出血性脑梗死,甚至呈致死性。长期口服华法林的患者脑出血的风险是同龄人群的 7～10 倍,血肿体积较未服药者大一倍,预后差,病死率为 57%～67%。t-PA 引起的脑出血 25% 发生在用药 24 h 内,40% 发生在以后的治疗过程中,70%～90% 为枕叶出血,后颅凹出血少见。急性脑梗死患者采用静脉肝素治疗,当活化部分凝血激酶时间超过对照组 1.5 倍时易发生脑出血,且常发生在治疗后 24～48 h。苯丙香豆素中毒引起维生素 K 依赖性凝血因子缺乏,亦会导致致死性脑出血。当患者存在急性或持久性高血压、急性心律失常、低纤维蛋白血症、CAA 或其他血管病变时,医源性因素更易导致脑出血的发生。

（六）其他原因

某些少见的自发性脑出血的原因,包括因子 V 缺乏、先天性因子 Ⅷ 缺乏、艾滋病（AIDS）、线粒体肌脑病以及抗磷脂抗体和抗中性粒细胞胞质抗体阳性患者。颈内动脉内膜剥脱术术后脑出血的发生率在 0.5%～20%,其主要原因为高血压未控制或慢性脑缺血区血管自动调节功能缺陷。安非他明、可卡因、苯丙醇胺等可通过拟交感作用使血管痉挛、血压升高而诱发脑出血,多见于脑叶及皮质下白质,偶见于脑深部,往往出现在用药后数分钟至数小时内。

（陈芷若）

三、 脑出血后脑损伤机制的研究现状

（一）脑出血的主要病理生理改变

1. 脑水肿 脑出血后,血肿周围会立即出现组织水肿,并在数天后达到高峰。脑水肿可导致颅内压增高,形成脑疝。研究表明,脑水肿在 ICH 后 3 h 内发生,10～20 d 后达到高峰。脑水肿的形成是否导致 ICH 后神经功能缺损仍然存在着争议,但是一些研究已经证实,脑水肿的严重程度和患者的预后相关。ICH 后脑水肿主要为血管源性脑水肿。正常情况下,血-脑屏障是一种可以选择性阻止某些物质由血入脑的解剖结构。在脑出血最初数小时内,血-脑屏障可保持完整,阻止大分子物质的进入;8～12 h后,血肿周围血-脑屏障被破坏,渗透性增加。在不同时相,有不同的机制参与脑出血后水肿

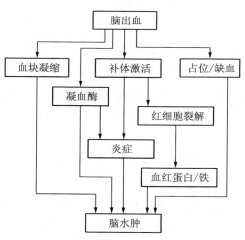

图 5-1-14 ICH 后脑水肿病理机制

的形成:出血最初数小时内,水肿主要由于局部流体静力压改变及血凝块回缩所致;出血后 2 d 内,水肿是由于凝血级联反应被激活和生成凝血酶所致;出血 3 d 后,则主要源于血液成分如红细胞溶解和血红蛋白诱导的神经毒性（图 5-1-14）。

2. 脑血流 脑血流量和脑代谢改变分为 3 个阶段。首先是休眠阶段,在出血 48 h 内

（急性期）特别是在血肿周围区域存在低灌注和低代谢。PET 显像可以发现脑血流量与耗氧量的减少。其次为再灌注阶段，发生在 48 h～14 d 内，脑组织呈现程度不等的脑血流改变区域，包括正常血流、持续性低灌注和高灌注。最后为正常阶段，发病 14 d 后，除坏死组织外的其他区域脑血流量恢复正常。

对于脑出血后是否存在继发性脑缺血，仍然存在争议。大鼠实验研究发现，血肿周围脑血流量有一过性轻度下降。在犬 ICH 模型发病 5 h 虽然有颅内压的显著增高，但是并未观察到缺血半暗带。凝血酶和血红蛋白是造成 ICH 后脑组织损伤的 2 个最主要的原因，但这两者在动物模型中均未引起脑血流量的显著降低。也就是说，在大鼠和犬的 ICH 模型中不存在持续性严重脑缺血，除非出血量大且颅内压显著增高。Zazulia 等采用 PET 检测了 ICH 患者的脑血流量、脑氧代谢率和氧摄取分数等指标，并与对侧比较。结果显示，血肿周围脑血流量和氧代谢率较对侧显著下降，并且氧代谢率降低的幅度更大，从而导致氧摄取分数下降；同时，亦未发现血肿周围低灌注区存在缺血的证据。应用 DWI 及 MRS 分析也证实血肿周围并不存在脑缺血。然而，也有研究认为，应用单光子放射 CT 检查在 ICH 早期发现血肿周围存在血流量降低区域，但这可能与早期血凝块回缩导致血肿周围血清聚集有关。

（二）脑出血后脑损伤机制

脑出血后机体和脑组织发生一系列病理反应，参与机制复杂多样，包括血肿周围缺血、凝血酶、血肿占位效应、血红蛋白、血浆蛋白、水通道蛋白（AQP）表达、血小板活化、炎性细胞因子和补体及 5 - HT、内皮素等多种因素。而关于 ICH 遗传学的研究，主要集中在载脂蛋白 E 等位基因 ε2 和 ε4。

1. 凝血酶　凝血酶是一种多功能丝氨酸蛋白酶，是凝血级联反应的重要组成部分，在脑出血后立刻产生。动物实验中，脑内直接注入大剂量凝血酶可导致炎症细胞浸润、间质细胞增生、瘢痕形成、脑水肿及癫痫发作，其机制包括凝血酶的细胞毒性作用和破坏血-脑屏障以及触发其他的损伤途径，如诱导凋亡、谷氨酸 N-甲基-D-天冬氨酸受体的过度激活。高浓度凝血酶对神经细胞有毒性作用，而小剂量凝血酶则起神经保护作用。对脑血流量和血管反应性不产生直接影响。

2. 红细胞、血红蛋白和铁　由于脑内能量衰竭或补体系统激活形成的膜攻击复合物，导致红细胞裂解。在脑出血后数天，血凝块溶解，红细胞裂解参与了迟发性脑水肿的形成，造成中线明显移位。在动物实验中，将溶解的红细胞注入脑内可在 24 h 内引起明显的脑水肿和 DNA 损伤，而压缩红细胞注入脑内数天后才引起脑水肿和神经功能缺损，提示红细胞溶解与迟发性脑水肿有关。然而，红细胞裂解在发病早期即可出现。将血液直接注入犬蛛网膜下腔，2 d 后脑脊液中血红素聚集达到高峰。在脑内，血红素被血红素加氧酶降解为铁、一氧化碳和胆绿素，胆绿素在胆绿素还原酶的作用下可转化为胆红素。颅内注射血红蛋白及其降解产物可引起脑损伤，血红素加氧酶抑制剂能减轻这一损伤；红细胞溶解导致铁释放，应用铁螯合剂可以减轻 ICH 后脑水肿，说明血红蛋白及其降解产物具有毒性作用，并且可能是 ICH 后脑损伤的重要原因。将分别单独应用并未出现脑损害的一定剂量的铁与血红蛋白联合注入脑内,会导致脑损害的发生。因此,铁和血红蛋白有可能通过协同作用促进ICH后脑损害(图5-1-15)。

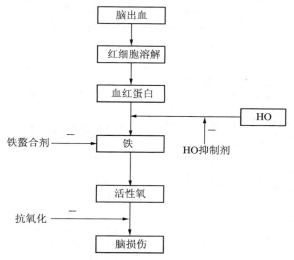

图5-1-15 铁的毒性作用和潜在的治疗靶向

3. 炎症和补体 炎症反应的重要标志是小胶质细胞活化和白细胞浸润。ICH后脑内存在着以中性粒细胞和巨噬细胞浸润、小胶质细胞激活及炎症因子参与为主的炎症反应,加重了脑损害。炎症反应也与基质金属蛋白酶的生成有关,这些酶在ICH后上调。一般情况下,补体不能通过血-脑屏障,但ICH后补体可作为外渗血的一部分或通过受损的血-脑屏障进入脑内。补体活化后生成膜攻击复合物包括C5b-9补体形式,会在细胞膜上形成微孔,从而引起细胞溶解。膜攻击复合物也可作用于神经元、胶质细胞和内皮细胞,导致神经元死亡和血-脑屏障破坏,以及血凝块中红细胞的溶解。同时,补体激活也造成细胞因子、氧自由基和基质蛋白的释放。对补体系统缺如小鼠的实验研究发现,并非所有的补体成分均有害。因此,需要更多的研究确定如何通过恰当地调节补体系统来减轻ICH后炎症。

4. 谷氨酸 兴奋性氨基酸具有神经元兴奋作用,也具有神经毒性作用,后者可能是通过突触后NMDA受体过度激活导致Ca^{2+}内流来实现的。由于细胞内钙超载,引起神经细胞死亡。

5. 基质金属蛋白酶 基质金属蛋白酶类(matrixmetalloproteinases,MMPs)是一组具有降解细胞外间质作用的含Zn^{2+}蛋白酶,在正常成人脑组织内表达水平甚低,其异常表达与血-脑屏障破坏直接相关,是导致血管源性脑水肿和继发性脑损伤的关键因素。

(骆守真 姜亚军)

四、 脑出血的内科管理

脑出血的治疗广义上分为内科治疗和外科治疗。内科治疗适于出血量少、无生命危险及严重神经功能缺失的患者,也成为外科手术治疗的基础,包括维持心肺功能、控制血压、降低 ICP、调整血糖、控制癫痫发作以及纠正凝血障碍等综合干预措施(表 5－1－1)。治疗原则是防止进一步出血,挽救生命,促进机能恢复。

表 5－1－1　脑出血早期干预治疗的理论及证据水平

干预措施	理　　论	备　　注	随机试验证据水平
渗透剂治疗	使用甘露醇或甘油果糖提高血浆渗透压,降低颅内压	在镇静和保障脑灌注压不能纠正颅内压的情况下,使用甘露醇	B
止血治疗	使用 rFⅦa 控制血肿增大,血肿增大者预后不良	除了临床试验外目前不推荐使用	B
糖皮质激素	使用地塞米松可能减轻出血周围水肿,出血周围血管源性水肿与神经功能恶化相关	无效	B
控制血压	血压高与血肿扩大以及预后差相关	SBP>180 mmHg 或 MBP>130 mmHg 时降压;如无基础高血压的情况下,>160/95 mmHg 降压	C
胰岛素	高血糖/糖尿病与预后差相关	血糖>10 mmol/L 治疗	C
控制体温	体温升高与预后差相关	如体温>37.5℃给予退热处理	C
纠正凝血障碍	使用维生素 K、PCC、FFP rFⅦa 使 INR 逆转,与血肿的缩小相关	静脉使用维生素 K 以恢复凝血因子	C
预防静脉血栓形成	未治疗的深静脉血栓与 10%~20%的致死性肺栓塞相关	血栓栓塞高危患者可早期使用低分子肝素	B
预防癫痫	减少早期癫痫发作的危险性	在脑叶出血患者推荐治疗	C

(一)一般处理

卧床,保持安静,稳定生命体征,必要时吸氧及机械通气。维持水、电解质平衡。有意识障碍、应激性溃疡者应使用胃黏膜保护剂,并禁食 24～48 h,然后酌情安放胃管。注意预防下肢深静脉血栓形成和肺栓塞等。ICH 患者应常规检查血常规、电解质、BUN、Cr、血糖、心电图、胸片、凝血功能等,年轻或中年患者应行药物筛查,排除可卡因应用。育龄女性应行妊娠试验。

由于偏瘫、意识障碍导致长期卧床,发生肌肉萎缩、局部组织受压、血液循环障碍,以及贫血、营养不良或反复感染,脑血管病患者极易发生压疮,因此,加强皮肤护理尤为重要。具体措施:① 勤翻身:一般 2 h 翻身 1 次,动作应轻柔,避免拖、拉、推等,特别要注意保护骶部、髋部、肩胛部等骨性突起的部位,避免同一部位长时间持续受压。② 勤换洗:对大小便失禁的患者应及时清除排泄物,并更换被排泄物污染的衣服、被褥、床单等,保持局部皮肤清洁。③ 勤整理:保持床铺清洁、平整、干燥、柔软、无杂物,防止擦伤皮肤。④ 勤检查:每次翻身时要注意观察局部受压皮肤,发现异常时,立即采取积极措施,防止病情发展。⑤ 勤按摩:主要针对压疮好发的骨突出部位进行按摩,手掌紧贴皮肤,压力由轻到重再由重到轻地环形按摩。按摩后外涂 5％乙醇或红花乙醇,冬天可选用跌打油或皮肤乳剂外涂,促进局部血液循环。⑥ 加强营养:营养不良者皮肤对压力的耐受性降低,特别容易发生压疮,应动态评价营养状态,给予高蛋白、高维生素饮食。

（二）系统功能监测

脑卒中监护病房应配备有:能随时调节体位并有气垫的电控床、持续心电血压监护、氧饱和度监测、中心静脉压监测、呼吸机、除颤器、降温毯、吸痰器、纤维支气管镜、控制输液速度的微泵、中心供氧供气系统、床边血透血滤装置、血气分析仪、床边 X 线机、B 超仪、颅内压监护装置、经颅多普勒超声、脑电图、脑干诱发电位和床边胃肠内窥镜、序贯性下肢挤压装置（sequential compression device,SCD）等。循证医学研究证实,卒中单元（SCU）是目前最有效的卒中治疗模式。进入卒中单元治疗的患者死亡减少,瘫痪后遗症减轻,生活自理能力提高,住院时间缩短,医疗费用减少。推荐急性期 ICH 患者进入 ICU 或脑卒中监护病房进行治疗。

1. 循环功能监护　① 血压是基本的监测内容,有创或无创监测。② 心电图及心率监测,及时发现心率及心律变化,尤其能及时发现室性心律失常。

2. 呼吸功能监护　① 呼吸频率和呼吸幅度。② 呼吸节律。③ 肺部听诊呼吸音的变化。④ 肺部 X 线检查,可早期发现肺部异常情况。⑤ 脉搏血氧饱和度监测（SPO$_2$）。⑥ 动脉血气分析。中枢性呼吸困难（直接损伤脑桥和延髓的呼吸中枢）或周围性呼吸困难（继发肺部疾病而导致呼吸衰竭）,均可导致机体缺氧以及 CO$_2$ 潴留,加重脑水肿和继发性脑损害,并引发多脏器功能障碍。一旦出现呼吸困难,应判明性质,统筹兼顾,及时恰当地治疗。

3. 颅内压监测。

4. 代谢和血流动力学（CBF）的多模式监测。

5. 经颅多普勒超声（TCD）监测。

6. 卒中量表检测　如 NIHSS 或 GCS,评价患者的神经功能状态。

7. 脑影像学检查　如 CT、MRI。

8. 脑电生理学检查　如脑电图。

（三）控制血压

慢性高血压是 ICH 的主要原因。最佳血压控制水平应该个体化,基于慢性高血压、颅内压、年龄、出血病因、距卒中发作的间隔时间等因素综合决定。理论上,急性血压增高与颅内血肿增大、颅内压增高及不良的临床转归相关。在最初数小时内血压的升高会增加再出血的风险。血肿体积以及血肿扩大是 ICH 患者病死率和功能预后的独立决定因素,血肿增加 1 mL,死亡风险增加 1％;血肿扩大 10％,死亡风险增加 5％,改良 Rankin 评分（mRS）恶化 1 分的可能性增加 16％。ICH 早期血肿扩大的病理生理学机制尚不清楚。一般认为,早期血肿扩大可能是破裂动脉继续出血或者血肿周围一个或数个动脉或小动脉再次出血,其动力来自血压。降压的目的就是要避免潜在的破裂血管再次出血(常见于动脉瘤和 AVM),但是过度降压又可能降低脑灌注压,加重脑缺血。然而,在血压处于中度升高的原发性脑出血患者中,血肿扩大的发生率较低且血肿周围水肿区域亦未证实存在缺血。仅在基于磁共振的研究中发现,在颅内压增高的情况下大的出血病灶才有继发出血的风险。由于缺乏随机对照试验证据,目前仍不清楚在 ICH 最初数小时内更严格地控制血压是否能减少出血,或减少死亡以及长期致残的患者数量。一般推荐,既往有高血压病史的脑出血患者其 MAP 低于 130 mmHg。

1. 关于血压调控的临床试验 ICH 后何时开始控制血压? 血压应该控制在什么水平?2008 年公布的几个试验提出新的观点:早期快速或强化降压,即在 ICH 后尽快将收缩压(SBP)降至 140 mmHg (1 mmHg=0.133 kPa),有可能为 ICH 患者带来好处。

(1) 急性脑出血快速降压试验:始于 2004 年,42 例 ICH 患者于发病后 8 h 内随机分为 2 组:血压标准处理组(MAP 为 110~130 mmHg)和血压积极处理组(MAP<110 mmHg);主要终点是最初 48 h 内 NIHSS 减少≥2 分,次要终点发病 24 h 时血肿扩大;结果表明,两组患者在早期临床恶化、血肿和水肿扩大以及 90 d 时改良 Rankin 评分均无明显差异。

(2) 急性脑出血抗高血压治疗(ATACH)试验:始于 2005 年,募集 58 例患者,在 ICH 后 18~24 h 内,应用静脉尼卡地平将 SBP 控制在 3 个预定水平(170~200 mmHg,140~170 mmHg,110~140 mmHg);结果表明,积极将 SBP 降至 110~140 mmHg 有很好的耐受性,能减少血肿扩大、神经学恶化和住院病死率风险。

(3) 急性脑出血强化降压(INTERACT)试验:始于 2006 年,目的是了解出血性卒中后早期强化降压治疗的安全性和有效性。该试验总共募集来自中国、澳大利亚、韩国 44 家医院的 404 例,201 例纳入指南指导降压组(目标收缩压<180 mmHg),203 例纳入早期强化降压组(目标收缩压<140 mmHg)。结果显示,在 ICH 后 24 h 内,早期强化降压组的平均血肿体积扩大较指南指导降压组减小 22.6%,绝对血肿量减少 1.7 mL,经过校正后两组无统计学差异。此外,早期强化降压组血肿扩大(≥33%或≥125 mL)的相对危险系数减少 36%,绝对危险系数减少 8%。该项研究的结论是,ICH 后早期强化降压在临床上是可行的,有较好的耐受性,有可能缩小血肿扩大。然而,强化降压减少血肿扩大的作用有限,并未改善 ICH 患者90 d 的临床预后,尚待进一步临床研究。

2. 临床处理原则 面对急性脑出血患者的血压增高,首先需要判断血压升高的原因。是原发性血压升高,还是继发于脑出血量? 如何确定降压的界值? 如何选择合适的降压药物与给药途径?

(1) ICH 患者早期血压升高的原因:① 原先就存在高血压病,未得到规范治疗。② ICH后脑组织水肿引起颅内压增高和脑组织缺氧,使血压反射性地持续增高。③ ICH后血肿周围缺血,血压调控中枢通过升高血压以维持缺血区的灌注。④ 患者情绪异常等导致交感神经系统过度兴奋,引起反应性血压升高。⑤ ICH 累及到自主神经中枢(尤其是间脑),导致自主神经功能紊乱,从而使血压剧烈波动。根据患者血压升高原因积极处理,解除诱因。

(2)明确急性脑出血患者降压治疗目标:脑出血血压干预的临床试验正在进行,控制血压的证据目前尚不完善。参考多国自发性脑出血最新治疗指南中对血压控制的要求,医师必须根据患者临床具体情况控制血压。

急性脑出血患者的最适血压水平取决于患者的个体因素,如有无慢性高血压、颅内压、年龄、可能的出血原因、发病时间等。尤要考虑脑灌注问题,特别是要避免在颅内压增高或颈动脉高度狭窄的情况下将血压降得过低。原则上应先采用脱水剂降低颅压后再降血压,使血压保持在病前基线水平或稍高即可。具体操作:当 SBP≥200 mmHg 或 DBP ≥110 mmHg 时,在脱水治疗的同时慎重平稳降低血压,使血压略高于发病前水平或在180/105 mmHg 左右为宜。当 SBP 在 170～200 mmHg 或 DBP 在 100～110 mmHg 时,仅脱水治疗,通过控制颅内压来观察血压的变化;如血压继续升高,则应开始慎重平稳降血压。当 SBP 在 165 mmHg 或 DBP 在 95 mmHg 时,仅以脱水治疗来降低颅内压为主。以下情况推荐立即降血压治疗:心脏功能衰竭、主动脉剥离、急性心肌梗死和急性肾衰竭。

(3)药物选择:卡托普利(6.25～12.5 mg)被推荐为一线口服用药。静脉注射 $t_{2/3}\beta$ 短的降压药是理想的一线治疗选择。如拉贝洛尔,每 15 min 静脉注射 5～20 mg 或持续静脉滴注 2 mg/min(最大 300 mg/d);尼卡地平静脉滴注 5～15 mg/h,不适用静脉注射;艾司洛尔,静脉注射 250 $\mu g/kg$ 后持续静脉滴注 25～300 $\mu g/(kg \cdot min)$;依那普利静脉注射1.25～5 mg/6 h,不适于静脉滴注;肼屈嗪每 30 min 静脉注射 5～20 mg 或持续静脉输注 1.5～5 $\mu g/(kg \cdot min)$。硝酸甘油、硝普钠不适于静脉注射,应静脉滴注;越来越多地使用静脉注射乌拉地尔。谨慎使用口服、舌下含服或静脉滴注钙通道阻滞剂,尤其是硝苯地平。谨慎皮下注射可乐定。虽然有指南建议采用钙通道阻滞剂、硝普钠、肼屈嗪等扩血管药物,但因扩血管药物易引起颅内压升高,脑灌注压下降,加重脑水肿及神经细胞损伤,故临床上仍然慎用。最适当选择的降压药物是血管紧张素转换酶抑制剂、β_2 受体阻滞剂等。

治疗建议:① 如果收缩压>230 mmHg 或舒张压>140 mmHg,要考虑用持续静脉输注,积极降低血压,血压的监测频率为每 5 min 一次。推荐药物硝普钠。② 如果 180 mmHg <收缩压<230 mmHg,105 mmHg<舒张压<140 mmHg,或平均动脉压>130 mmHg,血压的监测频率为每 20 min 一次,用间断或持续的静脉给药降低血压,推荐药物拉贝洛尔、肼屈嗪、艾司洛尔、依那普利。③ 如果收缩压<180 mmHg 或舒张压<105 mmHg,根据患者的禁忌证选择降压药(如哮喘者避免应用拉贝洛尔)。④ 如果有条件监测颅内压,脑灌注压应>70 mmHg。

(四)控制脑水肿

ICH 早期由于血-脑屏障受损导致血管源性水肿,后期则合并细胞毒性水肿。血肿靠近或破入脑室,易引起脑脊液循环障碍,加重颅高压和脑水肿,后二者又可影响灌注压,加重全脑缺血,由此形成恶性循环。对颅内压升高的处理应当是一个平衡和渐进的过程,从简单措施如抬高床头、镇痛和镇静开始,更有效的措施包括渗透性利尿剂(甘露醇和高张盐水)、经脑室导管引流脑脊液、神经肌肉阻滞、过度通气。

1. 高渗脱水剂　主要包括 20％甘露醇、30％山梨醇、尿素、高渗葡萄糖和高渗盐水等。被输入人体后提高了血浆渗透压,脑组织水逆渗压梯度移入血浆,使之脱水从而降低颅内压。

甘露醇为多醇糖,相对分子质量为 182.17,临床常用 20％的浓度,是治疗 ICH 后颅内压增高的首选药物。其渗透压为正常血浆的 3.6 倍,当快速静脉注射后形成了血-脑脊液间的渗透压差,水分从脑组织及脑脊液中移向血循环,由肾脏排出,从而减轻脑水肿,降低颅内压。2006 年欧洲卒中促进会制订的颅内出血指南指出,甘露醇可迅速降低颅内压,且在一次静脉注射后 20 min 起效。另外有研究发现,甘露醇可抑制缺氧大鼠脑氧自由基反应,提示甘露醇还具有一定脑保护作用。

常规方法:20％甘露醇 250 mL 每 6 h 1 次,30～45 min 完成。如有脑疝指征(一侧瞳孔改变,呼吸节律改变等)或脑干出血,可增加剂量为 250～500 mL,缩短间隔时间为 4～6 h。脱水剂一般应用 5～7 d。但若合并肺部感染或频繁癫痫发作,常因感染、中毒、缺氧等因素而使脑水肿迁延,脱水剂的应用时间可适当延长。应用过程中,要注意观察是否已达到了脱水目的,也要预防过度脱水所造成的不良反应,如血容量不足、低血压、电解质紊乱及肾功能损害等。宜可采用半量 20％的甘露醇与呋塞米交替使用,既可减少甘露醇的用量和给药次数,又可避免颅内压反跳。甘油果糖脱水效果缓和,其降低颅内压作用起效较缓,持续时间较长。

2. 利尿剂　包括呋塞米、利尿酸钠、氢氯噻嗪、氨苯蝶啶、乙酰唑胺等,通过利尿作用使机体脱水,从而间接使脑组织脱水。同时,抑制 Na^+ 进入正常和损伤的脑组织与脑脊液,降低脑脊液的形成速率,减轻脑水肿。临床以呋塞米和氢氯噻嗪较为常用。

3. 七叶皂苷钠　是一种具有抗炎、抗渗出、促进静脉回流和类激素样降低血管源性水肿等多重作用的中成药脱水剂,对肾脏也有保护作用,有抗自由基、保护神经细胞、作用持久无反跳、安全性高等特点。与甘露醇联合应用,临床获得良好效果。特别针对血压偏低的脑出血患者,可选择七叶皂苷钠。

4. 糖皮质激素　目前使用仍有争议。

(五)控制血糖

有证据表明,血糖升高可能提示应激或反映 ICH 的严重程度,且可能是死亡的标志。在糖尿病和非糖尿病患者,高血糖可预示 28 d 时的病死率。因此,急性卒中的高血糖应当治疗。建议血糖浓度增高＞10 mmol/L,可开始胰岛素治疗。

(六)抗癫痫药物

脑出血引起继发性癫痫,可发生在急性期或数年内。癫痫发生的机制较复杂,病灶直接或间接波及大脑皮质,或脑水肿、脑细胞代谢障碍、水电解紊乱、感染,均可成为致痫因素。早期癫痫发作,大多是由于急性脑循环障碍、缺血缺氧引起的脑水肿及代谢改变所致。而晚期发作,可能与神经细胞变性和胶质细胞增生逐渐形成陈旧性病灶而产生异常电活动有关。

一项包含 761 例患者的大宗的临床试验表明,4.2％的癫痫发作发生在早期,而 8.1％发生在发病后 30 d 内。在脑实质出血患者,癫痫发作与中线移位独立相关。ICH 相关癫痫一般呈非惊厥性发作,且与较高的 NIHSS、中线移位、预后差密切相关。尤其是针对脑叶出血患者,在发病后立即短期预防性应用抗癫痫药物,可能降低其早期痫性发作的风险。

（七）控制体温

实验研究发现低温可改善脑损伤,低温的保护机制是通过氧再分配和糖代谢减少,延长了脑对缺氧的耐受性。脑出血大鼠实验研究表明,低温可显著抑制凝血酶诱导的血-脑屏障破坏和炎症反应,从而减轻脑水肿。发热使预后较差,基底节和脑叶出血患者发热发生率较高,尤其是脑室出血。对发病 72 h 存活的住院患者进行调查,显示发热的持续时间与预后相关且为独立预后因素。低温治疗,正作为控制颅内压和神经保护的策略之一,在急性脑损伤患者中得到应用。

对中枢性发热用药物治疗效果往往不好,常采用物理疗法降温。方法有:① 冰袋或冰帽降温。将冰块放在塑料袋内,扎紧口,放置在大血管即头部、颈部、两侧腋窝、腹股沟及腘窝处,1 h 更换 1 次。应用冰袋或冰帽进行治疗时,应注意用纱布保护耳朵,防止冻伤。② 乙醇擦浴,使局部血管扩张,伴随乙醇的蒸发带走热量,从而达到降温目的。乙醇浓度一般为 30％,擦浴时可先上肢后下肢,一侧擦完换另一侧,最后擦腰背部。在擦浴过程中注意观察患者变化,如有体温下降、寒战、面色苍白、口唇青紫等征象时应立即停止擦浴,并应盖上被子保暖。③ 经上述处理后,仍不能解除高热时,可考虑采用药物人工冬眠疗法。

（八）上消化道出血

脑出血并发应激性溃疡引起消化道出血,是脑出血最常见的严重并发症之一,据报道约占脑出血患者的 19％,常危及生命。其发病机制多认为与丘脑下部损伤有关。丘脑下部损伤性刺激,使交感神经的血管收缩纤维发生麻痹,血管扩张、血流缓慢及瘀滞,导致消化道黏膜糜烂、坏死而发生出血或穿孔;也有认为丘脑下部损伤后,迷走神经兴奋,胃肠道功能亢进发生痉挛性收缩,局部缺血、小血管闭塞,导致溃疡及出血。

对脑出血患者应注意观察其大便颜色,定期检查血红蛋白及红细胞,及时发现出血先兆。当患者突然发生面色苍白、出汗、脉速、血压骤降等现象时,应首先考虑有消化道出血;如果发现患者呕血、便血、大便潜血试验阳性或从胃管中抽出咖啡色内容物时,即可确诊。应立即采取措施:① 暂禁食或少量流质饮食。② 放置鼻饲管,将胃内容物抽尽,注入云南白药或白芨粉 0.3～0.6 g,每天 3～4 次;可与氢氧化铝交替应用。③ 止血剂,如卡巴克络、6-氨基己酸等。④ 消除胃肠道出血的诱发因素或病因。⑤ 出血量大或贫血现象明显者,应给予输血治疗。⑥ 当出血危及生命时,可考虑手术止血。

（九）止血-凝血药:重组活化凝血因子Ⅶ(rFⅦa)的应用

近年来,rFⅦa 治疗急性 ICH 成为一个新的研究热点。鉴于 rFⅦa 仅作用于出血局部,不激活全身凝血过程,且 $t_{1/2}\beta$ 短(2.5 h),故有可能成为脑出血超早期治疗的一个理想制剂。虽然一般认为脑内动脉出血难以药物制止,但对点状出血、渗血,特别是合并消化道出血的脑出血患者,止血药和凝血药的应用仍可能发挥一定作用,故临床上仍可谨慎选用。

2001～2002 年,Mayer 等在欧洲-大洋洲多个地区进行了 ICH 超早期 rFⅦa 治疗 ⅡA 期临床试验。该研究纳入 48 例发病 3 h 内的 ICH 患者,采用安慰剂组(12 例)与 rFⅦa 治疗组(共 6 个剂量组,分别为 10 $\mu g/kg$、20 $\mu g/kg$、40 $\mu g/kg$、80 $\mu g/kg$、120 $\mu g/kg$ 和 160 $\mu g/kg$,每组 6 例)进行对照研究,主要终点为发生不良事件。安全性评估指标主要包括心电图、肌钙蛋白和凝血试验、双下肢多普勒超声以及水肿/血肿体积比值。结果表明, rFⅦa 用于 ICH 超早期止血治疗在很大剂量范围内都是安全的,无严重并发症发生。另外, 在美国进行的 ⅡA 期临床研究对 40 例 ICH 患者采用了低剂量范围 rFⅦa(5～50 $\mu g/kg$) 治疗对照研究,也得到类似结论。

2002～2004 年,Mayer 等继续进行了 rFⅦa 超早期 ICH 止血治疗的多中心 ⅡB 期临床试验,将发病 3 h 内 CT 证实为 ICH 的 399 例患者随机分入安慰剂组(96 例)和 rFⅦa 治疗组(40 $\mu g/kg$ 组 108 例;80 $\mu g/kg$ 组 92 例;160 $\mu g/kg$ 组 103 例)进行前瞻性对照研究,在基线 CT 扫描后 lh 内给药。主要观察指标为 24 h 后 ICH 血肿扩大的百分比以及 90 d 后临床转归。结果显示,安慰剂组平均血肿增大 29%,rFⅦa 40 $\mu g/kg$、80 $\mu g/kg$、160 $\mu g/kg$ 治疗组血肿增大分别为 16%、14% 和 11%(安慰剂与 rFⅦa 治疗组比较,$P=0.01$)。安慰剂组死亡或严重残疾发生率为 69%,rFⅦa 40 $\mu g/kg$、80 $\mu g/kg$、160 $\mu g/kg$ 治疗组分别为 55%、 49% 和 54%($P=0.04$)。安慰剂组 90 d 病死率为 29%,rFⅦa 治疗组总病死率为 18%($P=0.02$)。严重血栓性不良事件主要包括心肌梗死和脑梗死,在 rFⅦa 治疗组总发生率为 7%, 安慰剂组为 2%($P=0.12$)。研究表明,尽管发生血栓不良事件的频率稍有增加,但 rFⅦa 在 ICH 发病后 4h 内使用显著限制了血肿的扩大,减少了病死率,并改善了发病后 90 d 的功能预后和相关生活质量。

2005 年 5 月至 2007 年 2 月,来自全球 22 个国家及地区参与了 rFⅦa 治疗急性 ICH 的 Ⅲ期临床试验(FAST 试验)。该试验沿用了 Ⅱ期的方案,将 841 例患者随机分入 2 个治疗组(rFⅦa 20 $\mu g/kg$ 组 276 例,rFⅦa 80 $\mu g/kg$ 组 297 例)和安慰剂组(268 例),仍以 90 d 改良 Rankin 量表(死亡或严重残疾)为主要结局指标。我国三家医院(北京天坛医院、上海仁济医院和上海华山医院)参与了此项试验,其中,北京天坛医院贡献了 73 例(8.9%)有效病例,成为单中心入选病例最快、最多的医院。结果显示,安慰剂组脑出血 24 h 内平均血肿增大 26%,rFⅦa 20 $\mu g/kg$ 组、rFⅦa 40 $\mu g/kg$ 组分别为 18% 和 11%(安慰剂与 rFⅦa 治疗组比较,$P<0.001$)。与 ⅡB 期研究结果一致,rFⅦa 显著抑制了血肿的增大,且剂量越大、应用时间越早,疗效越显著;rFⅦa 治疗组发病 15 d NIHSS 和 Barthel 指数评分显著优于安慰剂组,然而作为主要评价指标的 90 d 严重残疾和死亡发生率在三组间无显著性差异。在安全性方面,与 ⅡB 期研究相当,严重血栓性不良事件在三组间无差异,但 rFⅦa 治疗组动脉血栓事件增多(9%),发生率高于安慰剂组(4%,$P=0.04$)。虽然该试验严格遵循了随机化原则,但由于存在系统误差,rFⅦa 治疗组脑室出血的比例仍高于安慰剂组。反观 ⅡB 期临床试验恰好相反,安慰剂组脑室出血比例略高于 rFⅦa 治疗组。众所周知,脑室出血是 ICH

预后不良的另一独立因素,这或许为临床疗效的评价带来了不利的一面。

国内楼小琳等也进行了类似的临床试验,将发病 3 h 内 CT 证实为 ICH 的 24 例患者随机分为 rFⅦa 治疗组(发病 4 h 内给予 rFⅦa 40 μg/kg,或 rFⅦa 80 μg/kg)和对照组进行研究,24 h 内复查 CT。结果发现,治疗组在观察期血肿增大显著小于对照组。发病后 15 d NIHSS 评分在两组患者中无统计学差异,未见不良反应的发生。由于该研究样本量小且为单中心、非双盲随机进行,结论有待进一步证实。

（十）营养支持

急性卒中患者机体处于高分解代谢状态,蛋白质大量丢失,呈负氮平衡;加上饮食障碍导致营养不良,机体可动用的能量和物质储备减少甚至耗竭,出现肌肉萎缩、抵抗力下降、病死率增加。

导致饮食障碍的原因:① 意识障碍(30%～40%),包括嗜睡。② 吞咽困难(25%～50%):90%可在 2 周内改善。③ 存在颅高压:频繁呕吐、上消化道出血。④ 食欲缺乏。⑤ 其他原因:瘫痪、咀嚼障碍、口腔疾患、视力视野受损、感觉异常、共济失调以及心理因素等。

营养支持途径:① 肠外营养:适用于重症卒中早期有频繁呕吐或有严重胃肠功能障碍的患者。② 肠内营养:宜尽早开始,除非有严重胃肠功能障碍。近 20 年来多主张采用肠内营养。

肠内营养方法:① 口服法:适用于轻症卒中患者。② 胃内管饲:可通过置放鼻胃管或胃造口、咽造口、食管造口途径进行。③ 肠内管饲:尤其适用于胃内喂养有反流或须长期管饲的患者。可用间歇或连续输注,一般不用一次投给法。

胃内管饲投给方法:① 一次投给:用注射器在 5～10 min 内缓慢注入胃内,每次 200 mL,每天 6～8 次。缺点:工作量大,易污染,易引起患者腹胀、呕吐和反流。② 间歇重力输注:将营养液置于输液容器内,输液管与喂养管相连缓慢滴入胃内。每次 250～500 mL,每天 4～6 次。适用于吞咽困难但有活动能力的卒中患者。③ 连续输注:通过重力或输液泵连续 12～24 h 输注营养液。目前多主张采用此法,尤其适用于有意识障碍的卒中患者,并发症较少。输入的量必须由少到多逐渐调整到患者能耐受的程度,一般需 3～4 d。可通过逐渐提高浓度(热量自 600 kL 增至 2 000 kL/1 800 mL)或增加速率(50 mL/h 增至 125 mL/h)的方式。

肠内营养支持监测:① 喂养管位置的监测:胃内容物、X 线、pH、刻度。② 胃肠道耐受的监测:有无腹胀、胃残液量(小于 1 h 输注量的 2 倍)和腹泻。③ 代谢方面的监测:出入液体量、肝功能、血生化、血常规等。④ 营养方面的监测:营养支持前后营养参数的变化。

肠内营养支持并发症:① 机械性并发症:喂养管放置不当、局部损伤、鼻窦炎、吸入性肺炎、反流、窒息、造口周围感染、膳食固化、喂养管脱出或阻塞、拔管困难。② 胃肠道并发症:恶心、呕吐、腹泻、腹胀、便秘。③ 代谢性并发症:高血糖症、高渗性昏迷、低血糖症、高碳酸血症、电解质紊乱、再进食综合征、药物吸收代谢异常(苯妥英钠)。

（十一）康复训练

随着患者脑部疾病基本稳定，脑水肿、颅高压征象消退，受损脑功能逐渐部分恢复，应尽早且有步骤地开始康复训练，尤其是对那些偏瘫、失语等神经功能缺损较重的患者。

康复训练包括初期轻缓的按摩，继之被动运动，然后做主动运动，使患者逐步达到生活自理的目的。按摩不仅可以促进患侧肢体的血液循环，刺激神经营养机能，还可以放松痉挛的肌肉，降低其肌张力，有利于肌力的恢复。在开始时，按摩手法宜轻柔，先采取安抚性推摩、擦摩、轻柔的揉、捏等方法，待肌肉适应了按摩刺激后再逐步加重手法，避免突然的强刺激加重肢体反射性痉挛。被动运动是指在医务人员或患者家属的帮助下活动瘫痪的肢体，应及早进行。这样做，能有效改善肢体血液循环，牵拉短缩的肌腱和韧带，放松痉挛的肌肉，使关节恢复一定的活动度。做被动运动时，可依次活动肩、肘、腕、指关节和膝、踝、趾等关节，每个关节都要完全伸展并尽量弯曲，每个关节每次活动 20～30 次。活动结束时，将患肢放在功能位置。

不完全性瘫痪或完全性一侧偏瘫部分肌力已有恢复的患者，应积极做主动运动。如在床上做举手动作，外展、内收肩关节，抬腿、抬足，伸腿、屈腿等运动。已能离床下地的患者，先在别人帮助下站立和行走，逐步过渡到自己扶持物体行走，经过一段适应期后便可扶杖或徒步行走。

五、脑出血的外科治疗

ICH 是一种未得到足够重视的严重疾病，有关 ICH 治疗的各种临床措施综合评价说法不一。也很少有关于 ICH 外科治疗的随机临床试验。目前，许多国家仍然以外科治疗为主，尽管这种现状可能因脑出血国际外科治疗（International Surgical Treatment in Intracerebral Haemorrhage，STICH）试验的结果而有所改变。总之，要实施高质量的 ICH 试验，在开发新的试验方法和治疗手段过程中有所创新，还需要跨越很多障碍，如工作基础、ICH 表型多样性、结局预测标准的建立等。

（一）开颅术

1. 手术疗效　在脑出血的外科治疗方法中，开颅术已得到最广泛的研究。STICH 试验是一项包含 1 033 例 ICH 患者的临床随机对照研究，纳入标准是自发性幕上出血、在症状出现 72 h 内接受治疗且手术指征并不十分明确者。研究表明：对于 GCS 评分 7～10 分的轻至中度意识改变的患者，外科治疗在改善患者功能预后方面没有意义，但可能减少死亡风险。GCS 评分为 9～12 分的脑叶血肿和脑表面血肿＜1 cm 的患者早期手术可能获益更大，但未达到统计学差异。那些 GCS 评分 5～8 分的深昏迷患者则趋向于内科治疗更佳。Morgenstern 等对开颅术和药物治疗 ICH 的疗效进行了随机对照研究，患者的纳入标准是血肿体积＞9 mL、有严重的神经功能损害，在出现症状 12 h 内实施手术。研究显示，2 种治疗方式在术后 1 个月、6 个月的死亡率、致残率和长期生存率方面无显著差异，也可能与两组病例不完全匹配（如出血部位、出血量等）以及样本量小（34 例）等有关。对手术治疗或药物治疗小出血量的 ICH 的疗效，目前亦未形成一致结论，与 ICH 病情的复杂性和治疗方案的选择不确定性有关。

手术方法的建议：① 小脑出血＞3 cm 者，如神经功能继续恶化或脑干受压和（或）脑室梗阻引起脑积水，应尽快手术清除出血（Ⅰ类，证据水平 B）。② 虽然在发病后 72 h 内向凝血块腔内立体定向注射尿激酶能明显减小血块和减少死亡风险，但是再出血更为常见，功能结局没有改善；因此，它的有用性还不能确定（Ⅱb 类，证据水平 B）。③ 尽管理论上吸引人，但用各种机械装置和（或）内镜进行的微创血凝块抽吸仍然有待临床试验的进一步验证；其有用性目前还不能确定（Ⅱb 类，证据水平 B）。④ 脑叶血块距离脑表面 1 cm 者，可以考虑用标准开颅术清除幕上脑出血（Ⅱb 类，证据水平 B）。⑤ 不建议在发病后 96 h 内用标准开颅术常规清除幕上脑出血（Ⅲ类，证据水平 A）。⑥ 减压性开颅术数据太少，目前还不能评论减压性开颅术在改善脑出血结局方面的作用（Ⅱb 类，证据水平 C）。

2. 手术时机　ICH 的手术时机至今尚未形成统一认识。有主张在发病后 24 h 至 1 周手术，并提出超早期手术治疗（即在发病后 6 h 内手术）。上海市 17 家医院开展的多中心临床研究显示，发病＜7 h、7～24 h 及＞24 h 手术者，其近期和远期疗效、病死率及优良率均无显著性差异，但 7 h 内手术组颅内再出血风险高于另外 2 组，提出手术时机应选择在发病后 7～24 h。尽管有学者认为，早期手术止血困难容易引起再出血，急性期手术不易引起再出血，而且此时血肿开始自溶液化，易被尿激酶溶解引流，但不能否认早期手术的重要性，尤其是对于血肿量大且出现脑疝的患者。

手术时机的建议：① 目前没有明确的证据表明，超早期开颅术能改善功能结局或降低死亡率。12 h 内手术清除，特别是用创伤小的方法，有更多的支持证据。但是在该时间窗内接受治疗的患者数量太少（Ⅱb 类，证据水平 B）。极早期开颅术可能使再出血的风险增大（Ⅱb 类，证据水平 B）。② 可以相当肯定地说，用开颅术延期清除出血的作用非常有限。昏迷的深部出血患者，用开颅术清除脑出血实际上可能使结局更差，不建议采用（Ⅲ类，证据水平 A）。

（二）微创手术

1. 微创血肿抽吸术　与传统的开颅术相比，微创血肿抽吸术的优势在：① 减少手术时间。② 局部麻醉情况下操作的可行性。③ 减少组织损伤，特别是深部损伤。这些优点也许能更早促进患者颅内出血的吸收。然而，也存在不可逾越的局限性，如外科暴露减少、不能处理结构损伤（动静脉畸形或者动脉瘤）、与纤溶剂使用相关的潜在再出血可能、因长时间内置引流管带来感染机会增多等。

2. 内镜抽吸术　一项临床单中心小型随机试验观察了幕上出血内镜抽吸术的效果。30～80 岁的 100 例 ICH 患者，出血量至少＞10 mL，发作 48 h 内通过头颅钻孔和神经内镜，采用压力为 10～15 mmHg（1.33～2 kPa）的人工脑脊液对血肿腔连续灌洗，间隔一定时间抽吸、移除血块和血性脑脊液的混合物。用激光凝固血肿壁上渗出的血管，整个操作过程在直视下完成。与内科治疗组比较，小血肿患者内镜抽吸术组生活质量有明显改善，但两组生存率类似。受益人群主要限于脑叶血肿和年龄＜60 岁者。

3. 溶栓治疗和血凝块的抽吸　多中心随机对照试验(71 例)验证了入院 72 h 内 GCS 评分>5 分且血块>10 mL 的患者行血肿内注入尿激酶的效果。患者每 6 h 给予 5 000 IU 的尿激酶,最多至 48 h。主要终点为死亡和 6 个月的功能残障程度(以 mRS 评分表示)。与基线比较,尿激酶治疗组血肿体积平均减少 40%,内科治疗组为 18%;前者的再出血率为 35%,后者的再出血率为 17%。尿激酶治疗组死亡率显著降低(40%),但是组间比较功能预后评分没有统计学差异。

(赵　峰　袁　军　闵　敏　姜亚军)

六、脑出血的预后评价

脑出血的病死率估计在 23%~58% 之间。对于不同类型脑出血预后判断及转归的研究经历了 3 个阶段:早期涉及的预后因素多关注病变部位的特殊性,这些报道往往证实特殊的出血部位导致患者的预后有显著差异;以后,更多的预先设计具有统计学分析的大型临床观察在多个综合性大学进行,这些临床观察研究提供了有说服力的、前瞻性、大样本脑出血患者的特征,对评价特殊患者的某些特定因素被证实非常有用(例如幕上出血)。近来,大量的临床试验和观察数据证实了个体化因素对脑出血转归的影响。

(一)脑出血部位与转归

1. 壳核出血　大脑半球深部的脑出血多数发生在壳核(40%)。在壳核出血的病例中发现,早期头颅 CT 显示高密度病灶、瞳孔异常、眼球运动障碍、双侧巴宾斯基征阳性的大量出血患者存活机会少;其中,眼球运动消失的患者死亡,CT 扫描发现这些患者同时伴有脑室出血。年龄、性别、血压与预后无关。亦有研究认为,出血病灶仅累及内囊前肢(Grades Ⅰ 和 Ⅱ)的患者其病情预后要优于累及内囊后肢(Grades Ⅲ 和Ⅳ)或丘脑(Grades Ⅴ)。

2. 尾状核出血　尾状核的供血来自大脑中动脉的深穿支,类似于供应壳核和丘脑的分支血管,但是发生在尾状核的出血仅占脑出血的 5%~7%。尾状核出血可呈 2 种临床表现,一种类似于蛛网膜下腔出血(由于血液直接进入侧脑室前角),一种伴有轻偏瘫和眼球凝视,表明内囊受压。与壳核出血预后不佳相比,这些患者即使有脑室出血也始终有好的预后。

3. 丘脑出血　丘脑出血发生率占脑出血的 15%~19%。丘脑出血的病死率高于壳核出血。在早期的报道中,CT 扫描显示丘脑出血直径>3.3 cm 的患者死亡,而直径<2.5 cm 的丘脑出血患者无 1 例死亡。虽然血肿大小与病死率的精确关系未被证实,但是不争的事实是,丘脑血肿>3.3 cm 的患者很少存活,脑积水和再出血的患者病死率高。发病时患者的意识水平被认为与存活率有关。

4. 脑叶出血　脑叶出血的病死率在 9%~32%。无高血压病史患者预后较好,而且多数没有或仅遗有很轻的神经功能障碍;而在有高血压的脑叶出血患者中,50% 在院内病情恶化,28% 死亡,77% 的存活者有明显的神经功能障碍。中线的移位程度被认为是重要的预后指标。

5. 脑桥出血　脑桥出血仅占脑出血的 5%。存活患者往往神经功能损伤严重。双侧脑桥出血破入脑室常为致死性。随着影像学的发展,目前也能检测到类似腔隙性脑梗死症状和体征的微小脑桥出血,预后好,可以完全恢复。

6. 小脑出血　小脑出血约占脑出血的 10％。发病时意识障碍或昏迷并伴有上消化道出血的患者预后恶劣。小脑出血伴呕吐、昏迷的病死率至少为 72％;手术后能被唤醒的患者病死率＜30％;出血直径＞3 cm、有梗阻性脑积水或存在脑室出血者往往伴有意识障碍,病死率高。小脑出血患者 30 d 生存率达 80％,存活患者一般恢复较好。

（二）主要预后参数及长期转归

早期研究仅提供了单因素分析结果,年龄、病变部位、心电图异常和高血压病史对预后均有影响,CT 扫描显示中线移位往往伴随预后不良,意识水平的变化被普遍认为是判断 ICH 预后的主要指标。在脑出血的研究中,血肿大小、意识水平或 GCS 评分、是否伴有脑室出血被作为主要评价指标,其他的涉及中线移位、氧饱和度和心电图、异常血糖和年龄等。

长期转归的研究报道相对较少。Tuhrim 等采用 30 d 存活因素(GCS、血肿大小、血压、脑室扩大)前瞻性观察长期预后,设计 95％可信区间以及患者在 1 年内预后好(存活和 Barthel 指数＞60)或不好(死亡和 Barthel 指数＜60),试图确定年龄和发病前功能水平与长期转归的关系。对一组 104 例脑出血中未进行手术的 69 例患者随访 1 年,51 例(平均年龄 58 岁)恢复较好,大量出血的 18 例患者持续神经功能缺损,与年龄较大(平均年龄 65 岁)、血肿增大以及合并脑室出血有关。对严重脑出血的 70 例患者平均随访 29 个月,仅存活 35 例,但无 1 例死于再发脑出血事件;随访期间,患者的功能状态没有显著变化,其中仅 5 例恢复工作,19 例能独立行走,13 例行走需要帮助,5 例有癫痫发作。有研究采用 GCS 来评价一组脑出血患者,存活 6 个月者占 57％(95/166 例),其中 78％的患者生活自理。结果表明,瘫痪程度、语言障碍、血肿大小和脑室出血与预后相关;早期存活与年龄无关,但年龄是功能恢复的重要因素。

（三）并发症与转归

20 年来,ICH 的总体预后正逐步得到改善,主要得益于现代神经监护和强有力的综合治疗,使得那些以往认为不能存活的患者神经功能也有较好的转归。但是,对 ICH 并发症(如血肿扩大、IVH、脑积水高血压、高血糖和发热等)积极恰当的处理,仍然面临着严重挑战。

1. 脑积水　约 50％的 ICH 患者在病程中会出现脑积水。单因素分析认为,脑积水是丘脑出血患者死亡的重要预后因素。另外的研究发现,有对侧侧脑室扩张的 ICH 患者病死率(67％)要显著高于无侧脑室扩张者(病死率为 30％)。一项脑室出血破入蛛网膜下腔的研究认为,虽然脑积水与病死率关系密切,但是侧脑室引流并不能改变预后。在神经监护病房的 81 例 ICH 患者中,有脑积水的患者病死率为 50％,无脑积水的患者为 2％;多因素分析结果表明,仅男性、GCS、松果体移位和脑积水是影响死亡的决定因素,脑出血部位并不影响脑积水造成的死亡。虽然脑出血量在许多其他研究中作为独立的转归因素,脑积水和出血量有关,但在关于死亡率的研究中,脑积水似乎比脑出血量更为敏感和重要。

2. 与抗凝有关的脑出血以及血肿的扩大　长期抗凝预防卒中是脑出血的危险因素之

一。抗凝治疗患者出现脑出血,往往预后不良。一组 200 例脑出血患者的报道中,有 28 例正在服用华法林;总死亡率为 30%,而抗凝相关脑出血的患者 57% 死亡,其脑出血量大于平均值。对 2 004 例脑出血的预后因素进行评价,发现 435 例患者的脑出血与抗凝相关,且年龄均 >55 岁,其中 102 例患者在发病时仍在服用华法林,INR 高的患者则病死率更高。1/3 的脑出血患者在发病 24 h 内持续血肿扩大,预后差,特别是抗凝相关性脑出血患者。70 例幕上出血患者在发病 7 d 内再次进行 CT 扫描,发现应用华法林的患者出血量至少增加 33%,病死率亦增高。Fujii 等观察了发病 24 h 内的 327 例脑出血患者,认为血肿不规则、严重意识障碍和低纤维蛋白原是血肿扩大的危险因素。评价活化因子Ⅶ预防血肿扩大的临床研究表明,安慰剂组 32% 血肿在 24 h 内实质性扩大,而活化因子Ⅶ治疗组很少有血肿扩大。

3. 血压　90% 的 ICH 患者发病早期出现高血压,但是往往会伴随病程自然下降。高收缩压也使血肿扩大增加 2 倍。有研究认为发病前基线血压与出血转归显著相关,血压增高更多地出现在致死性脑干出血或丘脑出血患者中。另一项研究证实,MAP 增高(>145 mmHg)的患者预后差,而在 2~6 h 内将血压控制(MAP<125 mmHg)的患者预后则好。支持早期血肿扩大和神经功能恶化与高血压(收缩压≥195 mmHg)有关。

4. 脑室出血　脑出血破入脑室预后差,而 IVH 多伴随着脑实质大量出血,多因素分析确定 IVH 的出血量增多提示预后不良。对脑积水进行脑室引流能否改善预后尚不明确,但是通过应用重组纤维蛋白酶活化因子快速清除血液有可能改善预后。

5. 高血糖　脑出血急性期常出现血糖升高,且导致病死率增高,神经功能缺损加重。目前认为,血糖升高的原因与应激性高血糖和潜在性高血糖有关。应激性高血糖与脑出血以及颅内压增高直接或间接影响了下丘脑-垂体-靶腺轴的结构及功能密切相关,由此导致各种相关激素如生长激素、肾上腺糖皮质激素、胰高血糖素等大量释放,拮抗了胰岛素在微循环中的作用,表现为肝糖原输出增加,葡萄糖利用减少;下丘脑分泌的胰高血糖素释放因子使胰岛 α 细胞释放胰高血糖素增加 6 倍以上,胰高血糖素又可刺激胰岛 β 细胞分泌胰岛素。胰岛素是体内唯一能降低血糖浓度的激素,因此,在严重脑创伤时胰岛素水平的增高远不及胰高血糖素,胰岛素及胰高血糖素之间的平衡破坏,引起血糖持续升高。特别是当出血直接累及脑干、丘脑等中线结构干扰了脑干的血糖调节中枢及交感神经纤维时,这一现象更为突出。

潜在性高血糖的原因目前尚不清楚,但有研究表明脑出血急性期血糖增高患者血胰岛素浓度亦高,存在胰岛素介导的葡萄糖利用减少,具有胰岛素抵抗的特征。机体在一般状态下分泌过多的胰岛素以使血糖维持在正常水平,但在应激情况下如脑出血,血糖即很难维持在正常水平而出现急性高血糖,有学者将此称为潜在性高血糖。然而,脑出血急性期血糖增高并不排除应激性与胰岛素抵抗两种因素共同作用的可能。由于脑缺氧时无氧酵解增加,乳酸生成增多,高血糖会导致乳酸生成进一步增多,并抑制线粒体产能,加重脑水肿和促进细胞死亡。高血糖还可使脑血流量下降,诱发和促进缺血级联反应。总之,脑出血急性期血糖升高与患者预后密切相关。

6. 发热　对 115 例高血压合并脑出血患者的体温变化与病死率的关系进行分析,发现其病死率与发热出现的时间有关。2 d 内发热者病死率达 73.68%,3~4 d 发热者病死率为 21.43%,4 d 以后出现发热者无 1 例死亡。研究表明,体温增高(>39℃)、体温降低(<35.5℃)及 48 h 内出现发热者病情险恶,预后差,需积极治疗;体温正常、低热及 4 d 后发热者病情较轻,多系吸收热或继发一般感染,及时使用敏感抗生素,预后较好。

(王永生　姜亚军)

第二节　自发性脑室出血

根据出血原因,脑室出血可分为外伤性脑室出血(traumatic intraventricular hemorrhage)和非外伤性脑室出血(nontraumatic intraventricular hemorrhage)两大类;根据出血部位,脑室出血又可分为自发性脑室出血(primary intraventricular hemorrhage)和继发性脑室出血(secondary intraventricular hemorrhage)。

自发性脑室出血是指非外伤的局限于脑室内的出血。由于脑室内脉络膜动脉(脉络丛)破裂出血,或者由于室管膜下动脉破裂引起室管膜下近脑室壁 1.5 cm 的脑实质出血直接流入脑室者,均称之为自发性脑室出血。在 CT 技术问世以前,自发性脑室出血多在尸检中证实,据报道仅占脑出血的 1%~3%;在 CT 与 MRI 技术广泛应用后,患者生前即能明确诊断,占脑出血的 3%~8.6%。

继发性脑室出血是指各种原因导致的自发性脑实质出血破入脑室。35%~45% 的自发性脑出血患者出血破入脑室,特别见于尾状核或丘脑出血。虽然尾状核或丘脑出血显示室管膜下 1.5 cm 内的脑实质出血并破入脑室,但仍视为继发性脑室出血。患者病情常很重,病死率可达 52%~83%。脑室出血容积以及脑实质与脑室出血的总容积常常与患者预后相关。

一、自发性脑室出血的病因和病理

(一)自发性脑室出血的常见病因

据吉林医科大学(2002 年)报道的 40 例自发性脑室出血患者中,Moyamoya 病为 22 例,高血压病 12 例,脉络丛血管畸形 1 例,原因不明 5 例。北京医院(2001 年)报道的 20 例自发性脑室出血仅 8 例接受了脑血管造影,其中 5 例为动静脉畸形,动静脉畸形伴动脉瘤 1 例,Moyamoya 病 1 例,原因不明 1 例;该组患者的发病年龄呈双峰,高血压病引起者发病年龄为(61.2±8.9)岁,脑血管畸形引起者发病年龄为(23.0±22.4)岁。在一项自发性脑室出血患者 DSA 的研究中发现,DSA 的阳性率为 60%,病因分别为动静脉畸形(8/25 例,32%)、Moyamoya 病(3/25 例,12%)、颅内动脉瘤(3/25 例,12%)和海绵状血管瘤(1/25 例,4%);在小于 30 岁的患者中,60% 为动静脉畸形(位于底节区 4 例,枕顶部脑室旁 3 例,第四脑室旁 1 例),40% 为 Moyamoya 病。

总之,引起自发性脑室出血的常见疾病有高血压病、Moyamoya 病、脑室壁的血管畸形、脑室壁的动脉瘤、脑室内肿瘤、动脉炎、室管膜下腔隙性梗死、真菌性动脉瘤、脑室内囊虫病、隐匿性血管瘤、早产儿(特别低体重者以及伴有豆状核纹状体动脉病的新生儿等),少数原因不明。

(1)高血压病:由于脑室周围循环系统的解剖特征,高血压病导致的脑缺血亦很容易在脑室周围发生。脑室周围的供血动脉为细而长的终末血管,缺乏侧支循环;脑室周围1.5 cm区域是一个易发生缺血的分水岭区,由脉络膜前动脉、脉络膜后动脉组成的离心血管和由脑表面伸向脑室周围的向心终末动脉形成;侧脑室前角背外侧的室管膜下区及尾状核丘脑沟处是大脑前动脉、大脑中动脉和大脑后动脉的分水岭区。许多尸检和CT/MRI研究认为,当发生脑室出血之前常先存在脑室周围1.5 cm内组织的慢性缺血,脑室周围分水岭区缺血性脑梗死转化为出血性脑梗死是脑室出血的主要原因。高血压导致脑内小动脉脂肪透明变性形成粟粒样动脉瘤,其瘤顶是小动脉壁局部张力最弱的部位,当血压升高或血压剧烈波动时,血液就会从其瘤顶突破进入脑室。

(2)Moyamoya病:大脑动脉环部位的血管狭窄或闭塞可引起室管膜下脑梗死,当转化为出血性梗死时引起脑室出血,或室管膜下存在管壁菲薄而管腔扩大的新生异常血管,这些血管的直接破裂亦可引起脑室出血。

(3)血管畸形:发生在脉络丛和室管膜下的各种血管畸形,其血管管壁菲薄、管腔扩大,易受血流动力学变化的影响而破裂出血,流入脑室。

(4)动脉瘤:发生在脑室壁的动脉瘤或真菌性动脉瘤,在血流动力学显著波动时易穿破管壁最薄弱的瘤顶处形成脑室出血或蛛网膜下腔出血。

(5)脑室内肿瘤:脑室内各种肿瘤出血,亦是自发性脑室出血的原因。

(6)血液病:血液病系全身性疾病,偶可伴发脑室出血。

(7)脑室内寄生虫病:侵犯脑室的各种寄生虫病,特别是囊虫病亦可引起脑室出血。

(8)原因不明:少数脑室出血可能源于脑室内或室管膜下隐匿性血管瘤。

(9)早产儿脑室出血:早产儿室管膜下存在生发层,它是原始组织的毛细血管壁,管壁菲薄且缺少结缔组织的保护和支持,非常容易引起出血。当血压升高、补液过快、缺氧,会导致脑血管过度充盈并直接损害内皮细胞和心脏,引起心力衰竭和静脉淤血,从而促使血管破裂形成脑室出血。

(二)自发性脑室出血的病理学

侧脑室壁脉络丛或室管膜血管破裂导致脑室出血,严重时可充满整个脑室系统,构成脑室血肿铸型,甚至还可扩散到蛛网膜下腔。由于出血本身不在脑实质内,因此缺乏局灶性神经损害体征,但可因脑室系统脑脊液循环受阻,血液中有形成分的碎屑封堵蛛网膜颗粒妨碍脑脊液的吸收,而引起急性梗阻性脑积水导致迅速死亡。在后期,随着血肿的吸收,脑室代偿性扩大,颅高压危象缓解,可形成交通性脑积水或正常颅压脑积水,患者可出现痴呆、尿便障碍及双下肢失用步态三联征。脑室系统出血后继发的脑血管痉挛亦会加重脑缺血、缺氧及引起颅压增加,导致脑不可逆性损害。

二、自发性脑室出血的诊断

（一）自发性脑室出血的临床表现

自发性脑室出血的经典临床表现包括剧烈头痛与呕吐、脑膜刺激征和血性脑脊液，重者伴有中枢性高热、针尖样瞳孔、两眼分离性斜视或眼球浮动，以及意识障碍和应激性溃疡，四肢可呈弛缓性瘫痪或肌张力增高，甚至呈阵发性强直性痉挛和去大脑强直，双侧病理反射阳性。部分患者大汗、面部潮红、呼吸深大，鼾声明显。

自发性脑室出血患者症状的严重性取决于出血量、出血速度、出血部位、累及脑室数量、有无铸型血肿和阻塞性脑积水。轻者可无症状或呈轻微蛛网膜下腔出血症状，重者因出血影响丘脑下部和脑干可迅速导致昏迷死亡，病死率可达 83.3％（Little，1997）。然而，亦有采取脑室置管低位引流治疗者，病死率仅为 17％（李献福，1995）。总之，自发性脑室出血的病死率与病情轻重及治疗选择密切相关。出血量≤20 mL 的患者若治疗得当，约 55％预后良好；出血量≥60 mL 者预后差。发生在第三脑室或第四脑室出血的患者，即使出血量≤20 mL 预后亦不一定好。当第三脑室宽度（正常 3 mm 以下）＞4 mm、第四脑室宽度（正常小于 11 mm）＞12～16 mm 时，往往提示出血影响到下丘脑和脑干等重要结构，预后凶险。与蛛网膜下腔出血类似，脑室出血发病 2 周内常发生再出血，病死率甚高。北京医院报道的 20 例自发性脑室出血患者中，3 例分别于发病 12 h、3 d 与 4 d 发生了再出血，其中 2 例死亡。

在早产新生儿，自发性脑室出血多发生于出生后 1～2 d，轻者无症状，重者数小时死亡，按 CT 和尸检的结果分为 4 度：Ⅰ度为单纯室管膜下出血；Ⅱ度为不伴脑室扩大的脑室出血；Ⅲ度为伴有脑室扩大的脑室出血；Ⅳ度为伴有脑实质出血合并脑室扩大的脑室出血。暴发型脑室出血发生在Ⅲ度与Ⅳ度患儿，发病急剧，常在数分钟到数小时症状达到高峰，如意识障碍、呼吸困难、肌张力降低以及颅高压征象（前囟膨隆）和进行性加重的脑干受压体征，如去大脑强直、眼球固定、瞳孔散大、对光反射消失，惊厥、呼吸不规则、体温变化、心率缓慢和血压下降等，甚至在短时间内死亡。有时患儿主动活动减少，肌张力稍有增加，应警惕有无单纯室管膜下出血（Ⅰ度），应做 CT 确诊。还要注意病程中跳跃式恶化的脑室出血，患儿症状稳定和静止一个阶段后出现嗜睡等意识障碍、肌张力降低、眼球运动障碍以及局灶性癫痫等，要注意是否再出血或出血增多。

（二）自发性脑室出血的诊断技术

最可靠的诊断方法是头颅 CT 检查，有助于了解患者的出血部位、出血量、出血累及的脑室数、有无铸型血肿及有无急性脑室扩张，同时，还可以根据 CT 所见决定治疗策略。自发性脑室出血的 CT 扫描表现为脑室内高密度影。在 80 例的一组报道中，CT 检查显示出血 87.5％发生在侧脑室，7.5％在第三脑室，5％在第四脑室；单脑室出血其出血量均在 10 mL 以下，全脑室出血其出血量已达 25 mL 以上。如果侧脑室仅为少量出血，那么积血往往聚集于侧脑室后角及三角区，因重力关系积血有形成分居下呈高密度影，其上由低密度的脑脊液形成液平面。脑室出血的 CT 值小于 80 HU，提示出血为液态；若脑室内血肿 CT 值达 80～85 HU，则表明血液已凝固成为铸型血肿。

腰穿脑脊液检查的诊断价值不大,因为少量脑室出血或早期腰穿所采集的脑脊液可以是外观清亮的正常脑脊液,即使穿刺取得血性脑脊液,那么它属于自发性脑室出血还是继发性脑室出血,甚至是否为蛛网膜下腔出血,难以区分。

CTA、MRI、MRA 与 DSA 检查亦很重要,因为这些检查可以查明自发性脑室出血的病因,以及是否需要病因治疗:如动静脉畸形和动脉瘤的血管内栓塞,海绵状血管瘤的 γ 刀治疗,Moyamoya 病的颞肌贴敷术等。

三、 自发性脑室出血的治疗

治疗与蛛网膜下腔出血相似。根据临床症状及 CT 表现,决定治疗措施:① CT 见脑室出血少,脑室形态基本正常,GCS>12 分者,可用腰穿(或腰穿后置管)间断释放血性脑脊液。② CT 见出血量较多,侧脑室扩大,第三脑室扩大但 CT 值小于 80HU,GCS 8～12 分,可采用脑室钻孔置管引流。③ CT 见侧脑室大量出血,脑室形态明显改变,特别是第三脑室明显扩张,CT 值在 80～85 HU 者,应在直视手术下做脑室内血肿清除并置管引流。

(1) 脑脊液置换:腰穿测初压后缓慢放液 10 mL,注入生理盐水 10 mL,重复 3～5 次,最后注入生理盐水 4 mL＋地塞米松 5 mg,测终压。适用于中度脑室出血患者,可使症状缓解 6～12 h。每天 1 次,直到脑脊液澄清为止(亦可腰穿后做腰大池置管引流,以免除天天要做腰穿)。

(2) 侧脑室穿刺置管引流:注入尿激酶 1 万～2 万 U 后闭管 4 h,再放液引流,每天 2～3 次,直到脑脊液澄清为止。

(3) 脑室内血肿清除后再置管引流:适合于铸型血肿患者。

(4) 侧脑室穿刺置管引流或开颅脑室内血肿清除加置管引流:辅以间断腰穿释放血性脑脊液或腰大池置管引流相结合,效果更佳。

(陈芷若　臧暑雨)

第三节　蛛网膜下腔出血

一、 蛛网膜下腔出血动物模型的建立

1949 年澳大利亚 Robertson 医师首次提出,蛛网膜下腔出血发生脑迟发性缺血与暴露在血性脑脊液中的该缺血区供血动脉的血管痉挛有关。1951 年 Backer 医师采用动脉造影证实了这一假设。除了动脉瘤性蛛网膜下腔出血,外伤性蛛网膜下腔出血与颅内感染均可诱发脑血管痉挛。通常蛛网膜下腔出血患者的脑血管痉挛呈双相,早期发生在蛛网膜下腔出血初,数小时内消失;而迟发性多出现于病程 4～21 d,高峰期在 7～10 d。全脑血管造影诊断的脑血管痉挛发生率可达 70%,而合并脑缺血症状者至多仅占 37%。

鉴于脑血管痉挛是蛛网膜下腔出血死亡与致残的重要原因,对其进行研究得到广泛关注。然而,患者脑血管痉挛的病理生理学研究受到很大限制,为了实时获得生理或病理状态下脑血管功能的动态变化资料,因此必须创建合适的蛛网膜下腔出血的动物模型,研究蛛网

膜下腔出血后的脑血管痉挛的时程表现、机制及药物干预等。

（一）模型动物的选择和制作

模型动物的选择除了要考虑实验动物的年龄、性别及健康状况外,还需注意下列问题:① 研究动物的种系发生和基因组成。越是接近于人类者,其实验结果就越有代表性,猴等灵长类动物是最理想的动物模型选择对象。② 某些重要生理功能。要选择的动物其重要生理功能应与人相似,如家兔及猪的凝血和纤溶系统活性与人类相似,猴子及猩猩更接近于人,而犬的凝血和纤溶系统活性则较人类活跃,不同种类动物之间实验结果的差异会较大,会影响动物模型实验数据的判读。③ 实验动物的解剖特征。如大鼠存在先天性动脉壁中层缺损,便于通过大鼠血流动力学变化诱发并建成动脉瘤模型,其破裂可成为蛛网膜下腔出血模型;然而,由于动脉中层发育不良,其蛛网膜下腔出血后发生的脑血管痉挛必然与人类或其他动物模型不一致。再如鼠、兔、猪、猴和狒狒等动物的椎动脉系统较颈动脉系统发达,因此在实验手术中不会因前循环血流暂时中断而发生脑缺血。此外,实验动物的动脉直径亦与动物模型的建立有关,特别是需要应用导管或施行介入手术时。④ 颅内血流动力学与影像学。这两者与人类近似的动物为首选,如小的脊椎动物脑循环有丰富的侧支供血,因此脑血管痉挛后脑缺血症状很轻,甚至缺乏脑缺血的表现。⑤ 蛛网膜下腔出血后脑血管痉挛的时程变化。各种蛛网膜下腔出血的动物模型迟发性脑血管痉挛的发生时间不同,以迟发性脑血管痉挛时程与人类接近者为首选。⑥ 实验动物的制模方法简单,实验结果的重复性与均一性良好,手术死亡率低,实验动物管理的难易和实验成本均应考虑。模型的制作可分为活体实验模型和离体脑血管痉挛模型。

1. 活体实验模型

（1）脑池注血法:开颅或钻颅置管手术,将自体血或孵育的含有脑脊液的混合血,或成分血（血小板、氧合血红蛋白）注入脑池,可一次注入或二次注入（间隔 48 h）。注入血液后动物保持头低尾高位,以保证血液聚集在目标血管周围形成持续存在的血凝块,减少和避免血液向其他部位扩散。具体注血部位有:① 枕大池:直接做枕大池穿刺或从寰枢椎入路置管注血。② 基底池:张口穿刺,经斜坡进入基底池注血或置管注血。③ 额颞部蛛网膜下腔:额颞部颅骨切除后置管注血或直接注血入蛛网膜下腔。该手术可以充分暴露位于该处蛛网膜下腔中的颈内动脉远端、大脑中动脉与大脑前动脉,便于对这些血管进行实验观察。④ 侧裂池:手术打开侧裂将血液注入或经翼点入路置管向视交叉池注血。

在鼠、兔、猫、犬、猪、羊、猴和狒狒等动物中,脑池注血法已成功制成蛛网膜下腔出血后脑血管痉挛模型。此法操作较简单,可随意控制注血速度和注血量,效果确切,重复性好,动物死亡率较低,便于在稳定条件下做单因素分析,适用于对蛛网膜下腔出血后脑血管痉挛的发病和药物治疗的分析。人类脑动脉瘤多数位于大脑动脉环的前半部,视交叉池或侧裂池注血更接近人类脑动脉瘤破裂后引起之蛛网膜下腔出血。枕大池因靠近生命中枢,注血易招致实验动物的死亡。

（2）颅内动脉暴露法:开颅暴露实验动物的目标血管并滴注致血管痉挛物质,如自体血、孵育不同时间的含脑脊液的混合血、氧合血红蛋白、富含血小板的成分血、5-HT 和儿茶酚胺，或将血凝块粉碎后置于动脉周围；通过解剖显微镜、显微镜电视录像系统动态观察血管痉挛的发生与发展，以及药物对血管痉挛的影响。该方法最大的优点是有良好的自身对照，对侧未做干预的血管是最佳对照血管。将自身新鲜血或富含血小板的成分血滴注于实验动脉表面，观察 4~6 h，可获取蛛网膜下腔出血急性期的血管痉挛信息；将自体脑脊液与自体血在 37℃条件下孵育，将不同孵育时间的混合血滴注于实验动脉表面，观察 4~6 h，就能见到与孵育时间相对应的不同时间段的血管痉挛表现；滴注红细胞悬液或氧合血红蛋白可以观察到迟发性血管痉挛。

（3）感染法：根据脑血管痉挛是动脉壁炎性反应的结果，动脉周围凝血块的存在是感染的始动因素，以及脑血管痉挛发生的主要关键因素是实验动脉周围存在持续性凝血块的假设，1990 年 Johr 等结扎犬的一侧椎动脉，再向枕大池注入易导致感染和易聚集的微粒——葡聚糖、乳胶和血浆的混合物，72 h 就见到严重的脑血管痉挛，血管平均收缩 35%~40%，这种方法建立的脑血管痉挛效果肯定，但感染程度无法控制。

（4）颅内动脉刺破法：① 颅内动脉刺破法的优点是近似人类动脉瘤破裂引起的蛛网膜下腔出血。可经眼眶入路刺破大脑中动脉、颈内动脉和后交通动脉，或经颅底入路刺破基底动脉。缺点是破坏性大，出血量与出血速度难于精确控制，实验动物间症状差异可较大，影响实验结果的一致性。同时，本法操作复杂，动物死亡率高，只能用于急性实验研究。② 导管法是利用导管技术，将 3-0 单股丝线送入颅内动脉内，再用其尖端刺破动脉数天后抽出，从而引起蛛网膜下腔出血。此法破坏性小，操作较简单，但仍然难于精确掌握出血速度和出血量，影响实验结果的均一性，也仅适用于急性实验研究。

（5）脑血管痉挛的颅外血管模型：将不含肝素的自体动脉血滴在分离的股动脉周围，持续观察 4~6 h，可见到酷似急性期脑血管痉挛的变化。亦可制作橡皮袋或硅弹性鞘囊，内装有凝血块，再将袋或囊包在实验动物的股动脉或颈外动脉周围，以观察迟发性脑血管痉挛。这种血管痉挛模型操作简单，动物存活率高，便于与对侧正常动脉对照。但是，颅内与颅外动脉存在解剖生理学差异，如颅外动脉不存在脑脊液自然清除和颅内压改变的影响等问题，故该模型不能完全代表颅内脑血管痉挛的本来面貌。

2. 离体脑血管痉挛的动物模型　将蛛网膜下腔出血实验动物的颅内血管置于生理环境中的张力记录仪上，通过测量血管的等长张力并实时动态观察，判断是否存在血管痉挛；或者取出血管平滑肌内皮细胞做培养研究，离体标本研究能有较好的环境控制。实验组织来源丰富，成本低廉，缺点是缺乏先天性免疫刺激，动脉去神经元支配，与体内实验结果还是会存在差异。

（二）不同动物的蛛网膜下腔出血模型研究

1. 猴蛛网膜下腔出血模型　1965 年 Echlin 医师首次报告将猴模型用于蛛网膜下腔出血后脑血管痉挛的研究，他用经口入颅手术暴露基底动脉和椎动脉，用自体血注入诱发血管痉挛，用原位成像分析来测量血管直径。1982 年 Espinose 医师创立了现行的猴蛛网膜下腔出血模型,在术前脑血管造影后做额颞部颅骨切除暴露 ICA、ACA 和 MCA,在该处注入自体动脉血或将粉碎的血凝块置于暴露血管周围,再重复脑血管造影,发现所有动物均有脑血管痉挛,其狭窄程度为 31%～100%,25% 的实验动物为严重痉挛(狭窄＞50%)。以往模型的病死率为 10%,目前无实验动物死亡的报告。该方法优点是可以很好地观察到脑血管痉挛的过程,可以见到末端血管狭窄和血流中断,并可以同时进行暴露血管的组织病理学研究,缺点是实验成本高,有感染猴疱疹病毒的危险。

2. 家兔蛛网膜下腔出血模型 1969 年 Offerhaus 等首次建立了家兔蛛网膜下腔出血模型。枕骨穿颅后,在荧光屏下将导管放入蛛网膜下腔内,在靠近眼眶处插入颈动脉注血,用于研究蛛网膜下腔出血后心电图的改变。现在采用的家兔蛛网膜下腔出血模型是通过外科手术暴露寰枕膜后将脑脊液吸出,然后用 1.25 mL/kg 的自体血注入枕大池。该模型制成后 72 h 即可见到脑血管痉挛,基底动脉直径可减少 40%～45%。作为上述技术的改进,用 1 mL/kg 自体血经皮注入枕大孔,亦可产生相似的结果,而且其血管造影所见的血管痉挛与形态学测量的结果有很高的相关性。这些模型的优点是能较好对颅内血管做评价,有明显的时程变化,能较好表现组织病理学特征。二次脑池注血与一次注血相比较,脑血管痉挛发生率无明显增加,但痉挛程度加重。

一项家兔脑血管痉挛后脑缺血的研究报道,将双侧颈总动脉结扎后 2 周开始做二次脑池注血,制模后有脑缺血症状的实验动物仅为 15%。此外,尚有经眼眶穿刺注血入视交叉池,经口穿刺沿斜坡注血到基底动脉周围或脚间池,亦有用动脉刺破法制成家兔蛛网膜下腔出血模型。家兔颅外血管模型是将颈总动脉放在聚乙烯的鞘囊内,再注入自体血,24 h 后出现血管痉挛,可持续达 6 d 之久,这种动物模型曾用于脑血管痉挛的激光治疗和经皮血管成形术的诊疗研究。

3. 犬蛛网膜下腔出血模型 最初,犬蛛网膜下腔出血模型的制作采用经口沿斜坡入路,向视交叉池注入 5 mL 动脉血,脑血管痉挛的发生率为 42%,但发生了脑室内出血、脑膜炎和硬膜下血肿等并发症。现行的犬蛛网膜下腔出血模型是开颅后,将张力测量仪置于 ICA 周围,用丝线抽出法刺破 ICA 以形成蛛网膜下腔出血,该方法可诱导急性或迟发性血管痉挛(管径减少 20% 以上),其高峰发生在出血后 4～6 d。还有用丝线抽出法刺破后交通动脉制成蛛网膜下腔出血模型,并采用动脉造影测量动脉直径,这种模型的血管痉挛程度较 ICA 线抽法严重,范围在 25%～40%,其早期血管痉挛发生在出血后 20 min,迟发性血管痉挛在 24 h 后出现。亦有枕大池一次注入自体血 5 mL 与二次各注入自体血 4 mL 进行比较,前者基底动脉血管痉挛为 37%,后者达 82%,且后者对血管内给予罂粟碱的治疗反应差。

4. 猫蛛网膜下腔出血模型 最初猫蛛网膜下腔出血模型是用电流或机械刺激基底动脉,或用基底动脉刺破法制成蛛网膜下腔出血模型,经斜坡入路用显微镜肉眼观察脑血管痉挛。脑血管痉挛可用溶解的血小板、溶解的红细胞、5 - HT、血管紧张素和去甲肾上腺素等诱发。基底动脉刺破法引起的脑血管痉挛,至少可持续 100 min,而机械刺激引起脑血管痉挛,15 min 即恢复正常。用上述模型进行氯丙嗪和罂粟碱的治疗研究,发现这两个药物均可成功地预防脑血管痉挛。枕大池注血后血管造影见基底动脉痉挛发生在注血后 4 h 和 1～7 d,但不出现血管平滑肌细胞的组织病理学改变。有用此模型研究重组组织型纤维蛋白溶酶原激活物治疗蛛网膜下腔出血后血性脑脊液的吸收与颅内压的变化。其他制模技术有注血于大脑皮质上,MCA 刺破或切开,腹主动脉和交叉池短路法。由于猫蛛网膜下腔出血模型不适于作为生物学工具进行蛋白分析和基因信息研究,血管痉挛的发生和进展特征不明显,因此现已很少使用。

5. 大鼠蛛网膜下腔出血模型　大鼠是最常用的动物模型,但它的颅内血管缺乏肌内膜细胞,而肌内膜细胞在血管损伤时起到内膜增生作用,此外其血管痉挛缓解较早,因此鼠蛛网膜下腔出血模型与人类还是有差异。

(1)颅内蛛网膜下腔出血模型:最初的颅内模型采用经斜坡暴露基底动脉,用微电极穿刺或放置血凝块。血管痉挛高峰在穿刺后 1 h,48 h 时,15％有迟发性血管痉挛,然而动物病死率高达 26％。基底动脉穿刺引起的蛛网膜下腔出血量以及血管痉挛的测量结果在实验个体间有很大差异。目前采用经眼眶穿刺将血液注入视交叉池,或额骨穿孔将导管放置到脑池后注入肝素化血流,制作大鼠蛛网膜下腔出血模型。这些技术早期是用于观察急性期心电图改变,以后逐渐用于脑血管痉挛的研究,注入肝素化血可以防止血凝块形成,而导管放置可使蛛网膜下腔出血局限于一侧,而另一侧可作为对照。

枕大池注血亦适用于大鼠,最初是顶部钻孔,将导管插入后往枕大池注入 0.3 mL 新鲜自体动脉血,但这种模型血管痉挛的变异性很大。亦有手术暴露后部寰枕膜,吸出 0.1 mL 脑脊液与 0.4 mL 静脉血混合后,再将 0.1 mL 混合血注入枕大池,它引起的血管痉挛没有因尼莫地平治疗而改变。

现流行的鼠血管内刺破模型称为 Sheffield 模型,采用 Wistar 大鼠或 Sprague-Dawley 大鼠,将 3-0 尼龙线由 ICA 插入并推进达到 ACA 刺破该动脉,引起蛛网膜下腔出血者达 89％,11％出现颅内出血,实验动物病死率达 50％,血管痉挛的严重程度差异显著,对迟发性痉挛的药理学反应和动脉壁的病理学改变均未见到。最近有研究用 3-0 尼龙线通过 ICA 做血管内刺破,1 次注血 0.3 mL 到枕大池和 2 次注血各 0.3 mL(间隔 48 h)到枕大池,对基底动脉和后交通动脉做病理学和形态学分析,发现 2 次注血引起的血管痉挛最严重,然而动物病死率高达 57％,单次注血或血管内刺破血管痉挛多见于后交通动脉;而二次注血血管痉挛多见于基底动脉。二次注血模型最适用于脑血管痉挛的机制和治疗的研究。

(2)颅外蛛网膜下腔出血模型:现流行的模型是将暴露的大鼠股动脉隔离在充满血液或含血液的硅鞘囊中,血管痉挛的高峰在第 7 d 出现,还可见到动脉壁的病理学改变。这种模型的血管痉挛过程与人类相似,可以与对侧血管作对照,可控制注血量和注血部位,其缺点是颅外血管缺乏脑脊液清除率及颅内压的改变和中枢神经系统特异性炎性反应。

6. 小鼠蛛网膜下腔出血模型　小鼠蛛网膜下腔出血模型与大鼠相似,近来还有用转基因小鼠做实验动物。最早的小鼠蛛网膜下腔出血模型是用血管内刺破法制模,将 5-0 单丝线从 ICA 推进入 ACA,感到阻力时再向前推进 5 mm 以刺破 ACA,随后退出,这种动物模型病死率为 28%。检查痉挛血管的方法是将实验动物灌注 10% 甲醛等固定后在显微镜下测定其 MCA 直径,这种模型血管痉挛的高峰在制模后第 3 d 出现。用转基因小鼠制作的这种模型,曾用于研究超氧化歧化酶的过度表达对脑血管的保护。缺点是实验动物病死率高、血管痉挛程度轻、出血量不能控制、显微镜观察 MCA 的结果差异等。

21 世纪应用的改良脑池内注血,在股动脉插管抽出血液再注入枕大池,动物病死率仅为 3%;经胸灌注 10% 明胶和 10% 印度墨水后,用数码成像或立体显微镜观察 BA、ACA 和 MCA,早期(6～12 h)和迟发性(1～3 d)血管痉挛均可见到,血管横切面组织病理学研究显示动脉壁的改变与其他实验动物相同,缺点是血管痉挛程度轻,持续时间短。

7. 其他蛛网膜下腔出血动物模型

(1)猪蛛网膜下腔出血模型:类似人类,猪随年龄增长有发生动脉粥样硬化的倾向。介入手术放置导管到脑桥前池,随后二次注血,二次间隔 48 h,每次 12 mL;首次注血 48 h 时血管造影评价血管痉挛,在 7～14 d 之间收集标本观察动脉损伤。另外,额、颞开颅放置血凝块,可以探查特异性血液成分在脑血管痉挛形成中的作用,出血后 10 d 血红蛋白引起的血管痉挛可经形态学测量和组织学超微结构证实。

(2)山羊蛛网膜下腔出血模型:有从山羊颞、顶区置入导管将血液注入基底池来研究 ET-1 在蛛网膜下腔出血后血管痉挛形成中的作用,以及使用尼卡地平预防蛛网膜下腔出血和 ET-1 诱发血管痉挛的效能。该实验显示山羊脑室注血后第 3 d 脑血流减少 28%,第 7 d 恢复正常。

(三)对蛛网膜下腔出血动物模型的总体评估

蛛网膜下腔出血后血管痉挛模型,应该首选活体内模型,而活体外模型则限于特殊目的的应用,如对其离子通道的生理研究以及一些药物的治疗研究。小型动物如大鼠、小鼠和兔,由于其可利用性和价格低廉,对于新治疗方法的筛选和病理生理学研究仍然是较为理想的动物;猴种系发生与人类接近是药物治疗最理想的动物,然而成本昂贵。

研究血管痉挛的动物模型用血液注射、血凝块放置或血管刺破技术去诱导蛛网膜下腔出血和血管痉挛,其中前二者为首选,可用于各种动物,并可产生显著的和持续的血管狭窄,动物致残率和病死率低;血管刺破较少应用,因为动物病死率高。当然制模技术的选择必须根据实验的目的而定。颅外动脉用于脑血管痉挛的研究仍然持有不同看法,鉴于生理状态下颅内血管与脑脊液相接触,而颅外血管在软组织中,对实验性血性脑脊液颅内外血管动脉张力的调节肯定不同,通过中枢神经系统特异性通路中介的免疫反应亦存在差异。大多数实验动物的研究终点是血管狭窄,通过形态测量或血管造影证实,对于蛛网膜下腔出血后脑血管痉挛的实验研究最好采用家兔或猴制模。

二、 蛛网膜下腔出血的病因和发病机制

引起自发性蛛网膜下腔出血的病因很多,在比较明确的病因中,各种动脉瘤破裂出血者占 50%～75%,脑动静脉畸形出血占 5%～6%。

（一）蛛网膜下腔出血的病因

1. 脑动脉瘤破裂出血　颅内脑动脉瘤破裂是引起自发性蛛网膜下腔出血最常见的病因。各种颅内动脉瘤中，以先天性动脉瘤（囊状或浆果状动脉瘤）为最多，占90％以上，动脉粥样硬化（梭形）动脉瘤占7％，感染性动脉瘤占0.5％，其他为动脉夹层、颈内动脉和海绵窦之间的自发性和外伤后动脉瘤。

（1）脑血管和脑动脉瘤的组织病理特征：脑动脉由内膜、中膜和外膜组成，内膜为内皮细胞和内弹力层，内皮细胞覆盖一层胶质内膜。中层亦称肌层，含弹力纤维和平滑肌细胞，后者分泌多种生长因子和细胞因子，与血管重构有关；弹力纤维纵行排列成弹力层，亦称弹力轴，是由弹力蛋白分子和蛋白质-赖氨酸-6-氧化酶交叉连接而成。外膜由纤维和胶原组成。脑动脉的细胞外间质，有埋藏在糖蛋白和蛋白多糖中的弹性硬蛋白和胶原成分，在低的收缩压时，对动脉管壁产生的压力由弹性硬蛋白承受，而在高的收缩压时，管壁的张力负荷就转移到胶原纤维上。胶原纤维所以能承受高的腔内压力，是因为胶原α链组成1个3条索状的结构，成为应付高的腔内压力的张力骨架。

脑动脉管壁较身体其他部位同口径动脉要薄，尸检证明，脑动脉分叉处中层缺损可发生在80％的人群中，包括无脑动脉瘤的个体。它通常发生在动脉分叉处的顶端或分叉处的侧角，称之为"Forbus中层缺损"。然而亦有研究认为只要内弹力层完整，即使有中层缺损，脑血管仍能承受600 mmHg（80 kPa）的压力；当年龄增加，内弹力层破损会加重，再加上动脉粥样硬化对管壁完整性破坏等因素，才能形成动脉瘤。

动脉瘤的瘤壁主要由胶原组成，伴部分平滑肌细胞和孤立的内弹力层断片。在动脉瘤颈部，内弹力层完全消失。动脉瘤底部即颈部相对应的区域，亦称顶部，动脉瘤的壁最薄，是动脉瘤破裂常发生的地方。在289例脑内动脉瘤破裂出血的尸检标本中，227例破裂发生在底部，发生在颈部仅6例。此外动脉瘤的瘤壁，常伴有程度不等的动脉粥样硬化改变，大的动脉瘤内可发现血栓层，偶有部分血栓形成，或动脉瘤完全被血栓充填而自愈。动脉瘤可表现为多腔，尸检发现，57％破裂的脑动脉瘤和26％未破裂的动脉瘤，发现有＞4 mm的多腔瘤。

（2）脑动脉瘤形成机制：有先天性脑动脉瘤与后天获得性脑动脉瘤。在原始胚胎脑血管发育过程中，部分血管发育生成而另一些血管逐渐失去作用而闭塞消失，如果这些血管未完全消失，其残留部分就会成为脑动脉瘤。在胚胎期的三叉动脉、舌下动脉以及椎动脉的异常侧支，发生脑动脉瘤的概率要增高120倍。另外，原始毛细血管丛的衰退和萎缩，可使该薄弱处的血管扩大，逐渐成为脑动脉瘤。

脑动脉瘤形成的先天性因素还可从家族性脑动脉瘤患者中求证，在一级家族中发生2例及2例以上的脑动脉瘤患者占6％～10％，个别报道达20％，这些患者遗传形式多样，包括常染色体显性遗传、不完全外显的常染色体显性遗传、常染色体隐性遗传等，家族性脑动脉瘤发生蛛网膜下腔出血的年龄较轻，且有下一代发病提前的规律。遗传性结缔组织病常伴发脑动脉瘤：① Marfan综合征，是染色体15q²¹上的纤维蛋白基因突变而导致的结缔组织疾病，常累及心血管、骨骼、眼、肺和中枢神经系统，是发生脑动脉瘤的危险因素。纤维蛋白是细胞外基质的重要结构成分,2项尸检研究报告Marfan综合征分别有2/7例或1/25例有动脉瘤。② Ehler-Danlas综合征(EDS)是一种异质性疾病,主要表现为关节松弛、脆性皮肤容易挫伤、皮肤弹性过高伤口愈合不良、关节过伸与多发性内脏异常。其中,致死性Ⅳ型EDS称为血管性EDS,是COL3A1基因突变的常染色体显性结构疾病,其编码Ⅲ型胶原。Ⅲ型胶原是动脉和静脉中主要的可膨胀遗传性。致死原因多为中等口径血管病变导致的脑血管意外。虽然EDS发生脑动脉瘤的流行病学尚不清楚,但Ⅳ型EDS有很高的颈内动脉-海绵窦瘘和脑动脉瘤的发生风险。③ 常染色体显性遗传性多囊肾病(APKD)是一种在肾、肝等管状器官发生囊肿的系统性疾病,患者发生率为$1/(400\sim1\ 000)$人,85%的APKD患者在染色体16p13.3上可找到致病基因PKD_1,编码多囊蛋白1,参与细胞-细胞或细胞-细胞间质的相互作用;10%的APKD患者在染色体4q13.3找到PKD_2致病基因,编码多囊蛋白2。多囊蛋白2可以与多囊蛋白1相互作用,虽然其精确功能并不完全清楚,但肯定与血管完整性有关。3项MRI前瞻性研究证实,与正常人相比,成人多囊肾发生脑动脉瘤者显著增多。④ 1型神经纤维瘤病导致脑动脉瘤风险。是NF1基因突变的遗传性神经皮肤疾病,编码神经纤维蛋白肿瘤抑制物,可通过影响血管结缔组织,然而,近有报道NF1基因突变并未使发生动脉瘤的概率增加。

脑占体重的2%~2.5%,而脑血流量占全身血流量的15%,脑动脉要比躯体其他动脉承受更多的血流动力学负荷;血液是黏性流体,在血管中流动时呈层流状态,即中央部分流速最快,血细胞最多,而越接近管壁,流速越慢,血细胞越少。因此在动脉分叉处所受到的血流冲击力最大,此部位正是动脉中层缺损处,在长期血流(包括湍流)冲击下管壁逐渐向外突出形成脑动脉瘤。主动脉狭窄患者亦伴有脑动脉瘤的风险。单侧颈内动脉缺如患者发生颈内动脉瘤概率明显增多,有报道35例单侧颈内动脉缺如者对侧颈内动脉发生动脉瘤者达8例,占23%;亦有一侧颈内动脉结扎后数年对侧发生动脉瘤的报道,佐证了血流量的增加与脑动脉瘤发生相关。高血压亦是脑动脉瘤的危险因素。在16项临床研究和8项尸检研究共26 125例颅内动脉瘤患者中,病史中有高血压者占43.5%。动脉粥样硬化、血管壁透明变性以及脑动脉炎细胞浸润,均与脑动脉瘤发生有关。

动脉壁细胞内环境稳定与否亦影响着动脉瘤形成。动脉壁细胞的内环境稳定可保证对血管壁张力的调节和脉管系统微损害的及时修复,当其破坏可促进动脉瘤形成,如Ⅳ型胶原酶(即基质金属蛋白酶9,MMP-9)活性过高,可损害Ⅳ型胶原的调节导致动脉瘤的发生。脑动脉血流量的改变(如高血压,动静脉畸形的高排出)均可启动血管壁分子病理学连锁反应,引起血管壁无力和动脉瘤形成。电镜研究显示动脉瘤的胶原纤维结构正常而排列紊乱,或者胶原退化加重而非胶原合成障碍。已发现有6个基因的mRNA表达及其编码蛋白与动脉瘤形成有关。

颅内动脉完整性还取决于血管壁破坏与重建的动态平衡,弹力酶在其中起着重要作用。弹力酶可降解许多蛋白酶,包括Ⅰ~Ⅴ胶原、层素、蛋白多糖和纤维连接素,有2个抑制物即α_1-抗胰蛋白和α_2巨球蛋白与之相互调节。破裂或未破裂的动脉瘤患者均有血浆弹力酶水平增高,而和 α_1-抗胰蛋白酶无关。亦有观点认为,血浆弹力酶升高仅见于蛛网膜下腔出血后白细胞增多的动脉瘤破裂患者。

(3) 脑动脉瘤的形态分类:① 囊状动脉瘤:为颈部宽大的动脉瘤,常为先天性动脉瘤。② 浆果状动脉瘤:为颈部狭小的动脉瘤,常为先天性动脉瘤。③ 梭形动脉瘤:呈梭形或 S 型的动脉瘤,常与动脉粥样硬化和高血压有关。④ 分叶状动脉瘤:为动脉瘤瘤壁上有 1 个或数个子囊突出。⑤ 粟粒样动脉瘤:直径小于 $0.5\sim1$ cm,常与感染或高血压有关。⑥ 夹层动脉瘤:是由于动脉内膜受损,在血流作用下其与肌层分离形成假通道,假通道可与管腔相通,亦可自成盲端。外伤性动脉瘤亦称假性动脉瘤,因为它没有血管壁成分。此外,直径 $2\sim2.5$ cm 的动脉瘤称为大型动脉瘤,大于 2.5 cm 称为巨型动脉瘤。

(4) 脑动脉瘤的发病率与分布:脑动脉瘤发病率无精确统计,由于研究对象与方法不同,结果差异甚大,有报道脑动脉瘤发病率为 $0.9\%\sim1\%$,而破裂脑动脉瘤年发病率为 $(5.34\sim12)/10$ 万人口,亦有观点认为人群中 $3.6\%\sim8\%$ 存在隐匿脑动脉瘤,其中 $15\%\sim30\%$ 呈多发性。

先天性脑动脉瘤 $80\%\sim90\%$ 发生于脑底动脉环的前半部,即颈内动脉、大脑前动脉、大脑中动脉、前交通动脉与后交通动脉前部。仅 $3\%\sim15\%$ 发生在脑底动脉环后半部,即基底动脉及其分叉处、大脑后动脉及后交通动脉的后半部。前、后部之比约为 10∶1。几乎所有的先天性脑内动脉瘤发生在动脉分叉处或接近分叉处,外侧裂的大脑中动脉分叉处最为常见,约占 30%;其次是大脑前动脉和前交通动脉交界处,约占 25%;再次为颈内动脉(大脑中动脉、大脑前动脉、后交通动脉)的末端及其分支,约占 12%;基底动脉及其分支占 $12\%\sim15\%$;椎动脉、大脑后动脉及后交通动脉约占 12%。约有 20% 的动脉瘤患者呈多发性,可分布在同一动脉上,也可在相对称的动脉上,但多数是分散在各动脉上,其中一个是主要的,其他伴发的较小。脑动脉瘤形成的直接原因尚不清楚,目前大多认为其发生和发展是先天遗传性因素和后天获得性因素共同作用的结果。

(5) 脑动脉瘤形成后的自然转归有 4 种可能:① 自发的瘤内血栓形成而闭塞。② 在相当长的时间内,动脉瘤大小、形态稳定不变。③ 逐渐扩大,发展成巨型动脉瘤。④ 破裂出血。破裂出血和渗漏占脑动脉瘤的 $80\%\sim90\%$。

2. 脑血管畸形出血

(1) 脑动静脉畸形:是仅次于脑动脉瘤的引起自发性蛛网膜下腔出血的另一常见原因,占其病因的 $5\%\sim6\%$。脑动静脉畸形又称脑血管瘤,是一种先天性的局部脑血管发生学变异。在病变部位脑动脉与静脉之间缺乏毛细血管,直接形成了脑动脉和脑静脉之间的短路。脑动脉瘤与动静脉畸形可在同一患者中发生,动静脉畸形的病例有 $5\%\sim7\%$ 合并脑动脉瘤。动静脉畸形 90% 以上位于幕上,特别在颞、顶叶外侧面大脑中动脉分布区最多见;位于幕下不到 10%,主要在小脑半球、脑干以及部分在脊髓。其大小差别甚大,大者可覆盖整个大脑半球,小者几乎不能察觉。动静脉畸形最常见的症状是出血,多发生在 $20\sim30$ 岁,血液流入蛛网膜下腔产生相应症状。深部动静脉畸形出血后血液可进入周围的脑组织或脑室内，产生相应的出血症状。

（2）脑底异常血管网症：又称烟雾病（Moyamoya 病），是指脑底部双侧颈内动脉闭塞伴有异常增生的毛细血管扩张而呈网状的血管造影表现，形如吸烟时所喷出的烟雾。由于网状毛细血管的管壁缺乏肌层，当血压突然增高时易破裂出血并发蛛网膜下腔出血。

（3）血管结构发育缺陷：如脑-面血管瘤病、遗传性毛细血管扩张症、脑桥毛细血管扩张症、海绵状血管瘤、脑静脉畸形、Ehler-Danlos 综合征、弹性假黄瘤、多囊肾病以及动脉中层发育不良均可引起蛛网膜下腔出血。

3. 高血压、动脉硬化促使动脉瘤形成和破裂出血　16 项临床资料和 8 项尸检研究共达 20 767 例的结果发现，破裂与未破裂的动脉瘤患者高血压的患病率均很高，分别达 43.2% 和 34.4%，特别当与吸烟和酗酒相伴时，引起动脉瘤及破裂出血的风险就更大。高血压与动脉硬化常同时存在，引起梭形或 S 状动脉瘤，并可出现多发性动脉瘤。

4. 血液病　白血病，特别是急性白血病常引起颅内出血，出血部位多在大脑白质、蛛网膜下腔和软脑膜，也可见于硬膜外或硬膜下。血友病、血小板减少性紫癜、再生障碍性贫血以及其他如恶性贫血、镰状细胞贫血、溶血性贫血等往往伴有血小板减少或弥散性血管内凝血，而引起蛛网膜下腔出血。红细胞增多症系红细胞和粒细胞系统干细胞增生，可发生脑血循环障碍多为脑血栓形成，少数因高血压可并发蛛网膜下腔出血。肝病及广泛骨转移所致之纤维蛋白原缺乏症等均可合并蛛网膜下腔出血。抗凝剂治疗可引起医源性蛛网膜下腔出血；妊娠、分娩及产后可伴随凝血功能障碍，偶可发生蛛网膜下腔出血。

5. 其他　颅内肿瘤、各种感染性疾病、颅内静脉和静脉窦血栓形成亦可并发蛛网膜下腔出血。

三、蛛网膜下腔出血后脑血管痉挛的发病机制

脑血管痉挛是指蛛网膜下腔出血后脑底大动脉出现迟发性狭窄，并伴有受累血管远端供血区的灌注量减少。它首先于 1949 年由 Robertson 发现，1951 年 Backer、Ecker 和 Riemenschneider 分别用血管造影证实了脑血管痉挛现象。50 多年来的研究证实，蛛网膜下腔出血后 4～12 d 做脑动脉造影，可发现 30%～70% 存在脑血管痉挛，始于蛛网膜下腔出血后的 3～5 d，高峰在蛛网膜下腔出血后的 5～14 d，2～4 周逐渐恢复，但临床上出现有症状脑缺血者仅占 20%～37%。

有临床表现的脑血管痉挛与脑血管造影所显示的脑血管痉挛在时程上是平行的，CT 所见的脑梗死可见于许多部位，但脑血管造影的血管狭窄程度和脑血管痉挛临床表现之间的关系尚未完全弄清，例如用钙通道阻滞剂治疗临床改善但血管造影无改变，现已知血管内皮细胞等在迟发性脑血管痉挛中起一定作用，它可影响血管的顺应性和自动调节功能。血管壁是具有复杂生化功能并动态变化的活体组织，不仅仅是控制血管壁的张力运动，还有增殖、趋化性、粘连、分泌和代谢等种种功能。通过对平滑肌功能调控机制的了解，有可能对脑血管痉挛进行干预（表 5-3-1）。

表 5 - 3 - 1　脑血管痉挛的干预及其通路

干预物	通路	效果
内皮素阻滞	有丝分裂因子活性蛋白激酶(MAPK)	平滑肌细胞增殖停止
NO 供体	增加环-磷酸鸟嘌呤鸟苷酸环化酶(cGMP)	维持血管正常舒张状态
凝血酶抑制	MAPK 去磷酸化	使内皮素基因表达下调而引起血管舒张
钙通道阻滞	减少 MAPK 受体变位	使平滑肌细胞内钙浓度降低使血管舒张
MAPK 抗敏	减少 MAPK 蛋白	平滑肌细胞和成纤维细胞生长停止
丝氨酸蛋白抑制剂	减少血小板衍化生长因子	血管舒张

（一）蛛网膜下腔内凝血块的代谢产物

虽然脑部感染、非出血性脑动脉损伤和颅高压均可引起脑血管痉挛，但蛛网膜下腔出血后脑血管痉挛主要是由于动脉周围蛛网膜下腔的血凝块以及其逐渐分解释放出的物质所致，其中氧合血红蛋白研究最多并被认定是血管痉挛的主要原因。氧合血红蛋白启动并有其他因子参与的病理学连锁反应最后导致不可逆的血管收缩（表 5 - 3 - 2）。关于形成脑血管痉挛的信号通路及致病机制等细节仍有不同看法。

表 5 - 3 - 2　蛛网膜下腔出血潜在的痉挛原及其作用

痉挛原	可能作用
红细胞及其内容物	
氧合血红蛋白及其分解产物	血管收缩，促进自由基反应
（如氯化血红素、铁、胆红素 球蛋白链）	阻滞 NO 扩血管作用，增加内皮素释放，阻滞血管周围神经反应和 20 - 烷释放的改变
由氧合血红蛋白刺激产生之自由基	可能的血管收缩
腺苷核苷酸	血管收缩
胞质液蛋白	不明
红细胞膜	脂质过氧化反应
血小板内容物	
5 - HT	可能引起蛛网膜下腔出血早期的血管收缩
腺苷	血管收缩
生长因子	血管收缩
白细胞和炎性介质	
白细胞	血管收缩
20 - 烷类	由于前列腺素和血栓素引起血管收缩
	由于前列环素(PGI_2)降低而减少血管扩张能力
细胞因子(干扰素、肿瘤坏死因子、巨噬细胞衍化因子、生长因子、化学促活、单因子)	增加炎症，可能的血管活性作用

痉　挛　原	可　能　作　用
血凝连锁反应产物	
纤维蛋白降解产物	与其他痉挛源一起,增强其血管收缩作用
纤维蛋白原	不明
凝血酶	不明
其他血清蛋白	不明

（二）内皮功能失调

自从发现蛛网膜下腔出血死亡患者痉挛血管壁存在内皮细胞凋亡后,血管内皮细胞功能障碍就成为脑血管痉挛机制的研究热点。完整的内皮产生衍化弛缓因子(如 NO、前列环素和内皮衍化超极化因子)及内皮衍化收缩因子(如内皮素、血管紧张素Ⅱ和血栓素)两者呈动态平衡,使正常内皮维持适度的血管扩张、抑制血小板活性、抑制内膜细胞和血管平滑肌细胞的生长。内皮的代谢和调节功能失调是许多血管性疾病的病理表现,内皮功能失常和血管的结构损害更是脑血管痉挛的特征。蛛网膜下腔出血后血管痉挛的扩血管治疗反应不佳与血管壁各层进行性结构改变有关,这和其他疾病或损伤后引起的血管重构非常相似,引起血管重构的机制包括炎症、自由基、氧化应激反应和内皮功能失调,引起细胞内蛋白激酶、NO 和其他通道的信号紊乱。然而,脑血管痉挛不仅仅是动脉平滑肌收缩的结果,还包括动脉管壁的组织学改变和脑微血管的功能紊乱,如平滑肌细胞增殖和胶原沉积,使血管壁增厚。

1. NO　NO 是一种血管扩张剂,在维持血管正常舒张状态方面起重要作用,NO 由内皮细胞释放后,进入到邻近的平滑肌细胞内,激活可溶性鸟苷酸环化酶(cGMP),使环-磷酸鸟嘌呤核苷生成,进而激活了蛋白激酶 G;这些不同的磷酸化激酶的细胞内蛋白,包括肌浆蛋白轻链调节亚单位,可促进细胞内泵活性,阻止游离钙进入细胞内储存。由于游离钙浓度降低,引起了血管扩张,蛛网膜下腔出血后可能由于 NO/cGMP 血管扩张的抑制破坏而引起迟发性血管收缩。

蛛网膜下腔出血后 NO 含量减少的原因有:① 内皮细胞缺血缺氧。② 蛛网膜下腔凝血块释放的氧合血红蛋白和过氧化物使 NO 失活。③ 血红蛋白代谢产物胆红素氧化后的片段,增加精氨酸代谢产物偏位二甲精氨酸的代谢水平,后者是内皮型一氧化氮合酶的抑制物,使 NO 合成受阻。NO 除了促进血管扩张外,对血管内环境的稳定亦有重要作用,如通过 cGMP/PKG 依赖机制,抑制血小板聚集,还有与 cGMP 无关的炎症作用。

2. 内皮素　是由内皮细胞合成和释放的一种生物活性多肽,由 21 个氨基酸组成,为已知的最强的缩血管物质,包括 ET-1、ET-2 和 ET-3,其中 ET-1 作用最强,ET 受体至少有三种:ET_a、Et_{b1} 和 Et_{b2},ET-1 与特异性受体结合后,激活鸟苷酸环化酶,开放钙通道,使平滑肌细胞内钙浓度升高及平滑肌收缩,进而导致脑血管痉挛。在正常情况下,ET 与 NO

保持动态平衡,共同维持血管的舒缩功能,蛛网膜下腔出血后,有脑血管痉挛患者脑脊液中ET显著增加,而无脑血管痉挛患者则在正常范围,说明ET参与了脑血管痉挛的病理过程,但动物实验表明,ET参与了早期的脑血管痉挛,对迟发性血管痉挛不起作用。

蛛网膜下腔出血后基底动脉和CSF中ET-1水平增加,已知内皮素基因表达可被NO、cGMP抑制,可被血红蛋白、凝血酶、活性氧、转移生长因子-β和肿瘤坏死因子-α所增强。内皮素除缩血管作用外,尚可诱发血管炎性反应,它的有丝分裂功能会使血管平滑肌细胞和成纤维细胞增殖和肥大,调解细胞外间质的合成和血管通透性,因此ET亦参与了血管重构。实验性蛛网膜下腔出血用ET_a受体阻滞剂(如BQ_{123})或联合ET_a/ET_b受体阻滞剂可显著减轻血管痉挛。ET-1是由其前体大ET-1经内皮素转移酶(ECE)作用而产生,蛛网膜下腔出血后,基底动脉ECE增加3倍,显然与血管痉挛有关,用ECE抑制剂治疗可以减轻蛛网膜下腔出血的脑血管痉挛。

3. 自由基　细胞氧化代谢,可以产生参与细胞信号和脑血管张力的介质,特别在内皮依赖性反应中。在正常情况下,氧化物形成的数量与其清除相平衡,如果氧化物过度生成,超过抗氧化能力,就会引起氧化应激(oxidative stress)。蛛网膜下腔出血后,氧合血红蛋白自动氧化形成正铁血红蛋白的过程中产生过氧化物($\cdot O_2^-$)和羟($\cdot OH$)自由基,血红蛋白中的铁亦催化动脉壁内氢过氧化物而生成($\cdot OH$)自由基,这些自由基启动膜磷脂中不饱和脂肪酸(花生四烯酸等)的脂质过氧化反应,破坏膜稳定性和增加膜通透性,并在一系列酶的作用下,产生多种血管收缩物质。脑脊液抗氧化能力很弱,因此在蛛网膜下腔中的动脉极易受到自由基的损害。过氧化物和其他自由基可以使NO生物有效性丧失,加重内皮功能失调。

氧化反应除了与血管张力调节有关,还对一些生长因子、血管紧张素Ⅱ、IL-1和肿瘤坏死因子信号的生成和增强起重要作用。也有证据认为氧化还原过程可显著影响各种MAPK系统对血管张力的调节以及对增殖和血管损伤的适度反应能力。氧化应激亦可使细胞间质MMP-9激活,破坏血-脑屏障的完整性,还可损伤DNA和线粒体。

4. 钾通道　脑血管平滑肌的细胞膜上存在4种类型的钾通道:① ATP敏感性钾通道(K_{ATP})。② 钙激活钾通道(K_{Ca})。③ 电压依赖性钾通道(K_V)。④ 向内修正钾通道(K_{IR})。它们在血管自动调节上起重要作用,特别是K_{ATP}。这4种类型的钾通道具有各自的功能特征和激活机制,钾通道激活后引起K^+外流和膜超极化,进而使电压门控钙通道关闭,细胞内钙浓度降低致血管舒张。

内皮衍生性超极化因子是由内皮调节的重要的血管松弛因子。而肾上腺素、去甲肾上腺素、血管紧张素Ⅱ、内皮素和血栓素A_2可以抑制钾通道,使平滑肌细胞去极化而引起血管收缩。ATP分解、PO_2或pH降低,均可引起钾通道开放使平滑肌膜超极化;血管收缩剂或血管扩张剂的作用是通过cAMP蛋白激酶A(PKA)和蛋白激酶C(PKC)而实现的。K_{Ca}在每个血管平滑肌细胞中高达10^4,由钙浓度增加激活,使细胞膜去极化,从而在控制脑动脉肌原性张力上起重要作用。正常情况下,钾通道传导向细胞外的过极化电流并维持膜静息电位。蛛网膜下腔出血后,溶血物质使钾通道阻滞,平滑肌细胞膜去极化增强,引起血管痉挛。

5. 20-烷类(20-HETE)作用 近代研究关注 20-HETE 在脑血管痉挛上的作用,因为蛛网膜下腔出血后 20-HETE 显著增加。动物实验证实它在急性和迟发性脑血管痉挛上起重要作用。20-HETE 是强血管收缩物质,由脑动脉的花生四烯酸(AA)经 CYP$_{4A}$酶代谢产生。20-HETE 激活 PKC、RAS、酪氨酸激酶、MAPK 和 rho/rho 激酶通路,由于脑动脉去极化使钙进入细胞内,阻滞了 K$_{Ca}$通道;由于激活了脑血管的 L 型钙通道,钙内流增加。而且,20-HETE 对内皮素、血管紧张素Ⅱ、5-HT、血管加压素和去甲肾上腺素的缩血管作用有促进作用。动物实验表明,20-HETE 合成抑制剂或拮抗剂,可以预防蛛网膜下腔出血后急性脑血流减少,并完全逆转迟发性血管痉挛,因此 20-HETE 增高可能是导致脑血管痉挛的最后共同通道。

(三)炎症

蛛网膜下腔出血后立即出现与血液凝固相伴的复杂的生化连锁反应,引起补体激活,炎症、巨噬细胞产生和修复(如合成和释放的生长因子被激活,可有助于血管损伤的治疗),然而大量血液滞留在蛛网膜下腔,使脑动脉极易受损,与伴随之修复反应相比,炎性反应弊多利少。蛛网膜下腔出血后,基底动脉 Toll-like 受体-4 表达增高与脑血管痉挛的时程相平行;经对基底动脉平滑肌 c-Jun 活性的研究,推测 c-Jun 是血管平滑肌增殖的即早基因。作为先天性免疫因子,IL-8 在蛛网膜下腔出血后迟发性血管痉挛上起着重要作用,其基因表达水平与脑血管痉挛程度相一致。蛛网膜下腔出血后脑脊液中乳酸水平亦可能作为脑血管痉挛程度的标志。神经激肽-1 受体阻滞剂可以预防蛛网膜下腔出血后 ET-B 和 5-HT-1B 受体上调以及继而发生的脑血流减少;TGF(转化生长因子)-β 与蛛网膜下腔出血后诱发的脑积水有关;NMDA 受体拮抗剂-非尔氨酯可减轻蛛网膜下腔出血后行为障碍和脑血管屏障的渗透性改变;蛋白酶活性受体-Ⅰ拮抗剂可预防蛛网膜下腔出血后凝血酶引起的血管收缩反应;caspase 抑制剂 Z-VAO-FMK 通过抑制炎性反应和细胞凋亡,可使蛛网膜下腔出血后血管痉挛显著减轻;内皮素转化酶抑制剂 CGS26303 能通过降低蛛网膜下腔出血后细胞间黏附分子-1 水平,从而减轻血管痉挛;腺苷 A$_2$A 受体激动剂 CGS21680 可减轻蛛网膜下腔出血后血管痉挛,而无并发症;抗 E-选择素单克隆抗体可减少蛛网膜下腔出血后血管痉挛的发生。

(四)蛛网膜下腔出血后血管重构

动脉重构过去的概念包含了血管壁的任何变化,而近代观点专指血管壁横切面的外弹力层改变,这两种描述均适用于蛛网膜下腔出血后的脑血管痉挛。动脉重构是血管疾病的普遍现象,是动脉结构改变的主动过程,是血管对长期血流动力学改变的反应,亦可以是血管损伤的结果。包括了四个主要的细胞程序:细胞生长、细胞死亡、细胞迁移和细胞外基质的形成和退化。内部重构使血管管径变小。

许多研究认为蛛网膜下腔出血后动脉壁发生严重的结构损害,如内膜下水肿、内皮及内板破裂、血管平滑肌细胞向内膜浸润、内皮细胞空泡化和内皮松懈,随着病情进展,内膜纤维变性和增殖,中层亦出现平滑肌细胞增殖、空泡化和普遍性肌丝缺失,细胞外间质出现细胞坏死和胶原增加,这些结构损害呈进行性,与血管造影的血管痉挛相关。这些动脉形态改变对致病原因和临床上的血管痉挛的重要性尚不清楚,有些研究认为这些结构变化,特别是内膜增殖通常与动脉造影的血管痉挛相伴随,但是亦发现有显微镜下动脉损害的表现,却无早期血管痉挛的证据。

血管增厚是由于血管中层平滑肌细胞的坏死与残余平滑肌细胞有丝分裂和肥大的共同作用、导致平滑肌细胞的更新和增殖。这个过程需数天或数周,最后可使血管内膜变厚,血管反应性和血管口径恢复正常,亦可使血管中膜厚度增加,导致血管腔变小及血管反应性失调。在血管重构过程中,外膜细孔可以再开启或再生成,使与脑脊液中物质交换功能恢复。脑血管痉挛的迟发性缺血的时程与血管重构的时程是相一致的,这与蛛网膜下腔出血分解产物缓慢释放有关。在低血流状态下,内皮和外膜损伤后可产生与血管重构相关的有丝分裂原和纤维原生长因子,使血管平滑肌细胞增殖、胶原沉积和交叉连接增加。蛛网膜下腔出血后脑血管平滑肌细胞更新迅速开始,它需要一些强有力的刺激去启动有丝分裂活动,如相关的缺血和血管外壁周围来自血液的各种生长因子(表 5-3-3)。

表 5-3-3 与脑血管重构相关的因子

促进细胞生长	抑制细胞生长
血小板衍化生长因子	NO
血管内皮生长因子	肝素
转移生长因子	前列环素(PGI_2)
碱性成纤维细胞生长因子	
内皮素	
炎性细胞因子:CD-18,IL-1B,IL-6,TNFα	
血栓素	

(五)脑血流

脑血管痉挛时脑血流动力学的改变的研究结果不一致,可能与观察对象、治疗方法和无标准化的测量技术有关。许多正电子发射 CT 研究发现蛛网膜下腔出血后脑氧代谢率和脑血流量减少和脑血容积增加。在脑动脉造影出现血管痉挛时,尽管局部氧摄取分数增加但CBF 减少,通常伴有代偿性的小动脉末端血管扩张及其供血区的局部 CBV 增加,微血管的损害有待更进一步研究。在早期,除非伴发颅内出血,脑血流对脑灌注压改变时的自动调节功能仍是正常的,但以后则出现广泛的血管自动调节障碍,可持续达 3 周之久。因此低血压是个临床危险信号,处理患者时应避免低血压发生。患者所有血管对低碳酸血症的缩血管反应保留,但受累血管对高碳酸血症不出现扩血管现象。此外蛛网膜下腔出血发生的脑梗死的典型特征是弥散的多血管供应区梗死。

四、自发性蛛网膜下腔出血的诊断

自发性蛛网膜下腔出血多为急性起病,典型的临床表现为突然剧烈的头痛、呕吐、脑膜刺激征及血性脑脊液等。常因病变部位、破裂血管口径的大小、发病年龄、原发病及发病次数等不同,其临床症状轻重程度有很大差异,从轻度头痛、迅速恢复至意识丧失、病情迅速恶化在数小时内死亡。动脉瘤性蛛网膜下腔出血只占脑卒中的3%~10%,但死亡者占脑卒中死亡人数的25%。

(一)临床表现

1. 先兆和诱发因素 动脉瘤或动静脉畸形导致的出血并非突然破裂出血,而是血管壁不断磨损变薄发生较多的渗血。在发病前8%~15%的患者有头痛,尤其是偏头痛。若伴眼肌麻痹更是即将破裂的预兆。Juvela等(1992)通过312例蛛网膜下腔出血临床病例分析研究,认为40%~60%动脉瘤破裂前6~21 d有预警症状,其症状分为2组。一组由动脉瘤扩张引起的局限性头痛、颅神经麻痹、视力障碍;另一组由少量渗血引起的弥散性头痛、颈痛、恶心、呕吐。因少量渗血引起的种种症状称为蛛网膜下腔出血的预警症状,对其应有足够的认识。枕叶的脑动静脉畸形往往有视觉先兆或持续性视野缺损。由于脑动静脉畸形逐渐扩大所形成的血液分流和对脑组织的机械性压迫所引起的脑组织营养障碍,或由于动静脉畸形本身发生的血栓所引起的脑血液循环障碍,以及畸形血管的反复小量出血等因素常可引起抽搐发作、智力障碍、肢体瘫痪和感觉减退等症状。颈内动脉及大脑中动脉的动脉瘤破裂之前可因血管痉挛、局部梗死、小量出血及刺激压迫而引起对侧轻瘫、感觉异常或失语。大脑前动脉瘤可引起精神障碍,如定向力障碍、欣快、精神错乱、幻觉或妄想。后交通动脉与大脑后动脉交界区的动脉瘤可引起同侧动眼神经麻痹及皮质性一过性黑矇等先兆,除单侧眼眶痛伴动眼神经麻痹,以及视觉先兆或持续性视野缺损外,其他许多症状(如头痛、恶心、呕吐)均为非特异性表现。

近1/3患者发病有诱发因素,如重体力劳动、举重、用力排便排尿、饮酒、剧烈咳嗽、情绪激动及房事等。大多突然起病,据统计90%以上发病急骤,10%左右起病缓慢。

2. 症状

(1)头痛:80%~95%患者有剧烈头痛,常诉述其严重程度为一生中从未有过的。半数患者严重头痛突然发生,其余的为经过数分钟后进展为严重头痛,头痛分布于前额、后枕及整个头部,并可延及颈、肩、背、腰及双腿等。初始的局限性头痛是由于病变处血管扭转变形及破裂所致,具有定位意义,出血血管常位于同侧。头痛一般先为劈裂样后演变为钝痛或搏动性,持续1~2周以后逐渐减轻或消失。老年人因对头痛反应迟钝、疼痛阈增高及脑沟增宽,故头痛轻或无头痛;少数患者发病时仅有头昏或眩晕而无头痛。头痛严重者多伴有恶心、呕吐,呕吐发生率10%~83%,多为喷射性、反复性,系颅内压增高表现。少数患者呕吐咖啡液体,提示有应激性溃疡出血,预后差。

(2)意识障碍和精神症状:据统计有33%~81%的患者有不同程度的意识障碍,大多在起病后立即发生,轻者意识模糊,重者昏迷。持续时间为数分钟、数小时至数天。意识障碍

的程度和持续时间与出血量和部位、脑损害的程度有关。年龄大者意识障碍多见且较重。有些患者意识清醒数天后再度发生意识障碍,可能系再出血或继发脑血管痉挛所致。部分患者意识始终清醒,但伴有淡漠、嗜睡、畏光、怕惊、拒动、言语减少等,或出现谵妄、定向障碍、近事遗忘、虚构、幻觉、妄想、躁动等精神症状。精神症状系由于大脑前动脉或前交通动脉附近的动脉瘤破裂出血所致,亦可能与这些动脉痉挛有关,持续 2～3 周后逐渐恢复。

(3)癫痫发作:其发生率为 6％～26％。可发生在出血时或出血后,个别以癫痫发作为本病的首发症状。可为全身性或部分性癫痫发作,若并发癫痫持续状态者死亡率甚高,可达61.5％。出血部位多在幕上,系由于皮质神经元急性缺血引起的阵发性异常放电所致。

(4)体温改变:常在出血的第 2～3 d,有时在第 1 d 即出现发热,一般不超过 39℃,多在5～14 d 内恢复正常。在无感染情况下体温明显升高,常提示脑室内出血造成脑室扩大,引起第三脑室壁的自主神经中枢受压或使丘脑下部受损。出血后 2～3 d 的体温升高多系出血后血液被分解代谢所致的吸收热。

(5)血压升高:常为一过性,一般在数天至 3 周内恢复正常。可能系出血影响丘脑下部或颅内压增高所致。丘脑下部受累的重症患者,呼吸快而深且不规则,也可因为颅内压增高使呼吸慢而不规则。当丘脑下部视前核受损时可发生神经源性肺水肿,亦可引起各种心律失常。

(6)神经功能障碍:以一侧动眼神经麻痹最常见,占 38.6％,常提示该侧颅底动脉环处的大脑后动脉和小脑上动脉的动脉瘤。其次为面神经麻痹占 10.2％,视神经与听神经麻痹各占 2.5％。由于上述脑神经受累,患者常表现眼睑下垂、眼球活动受限、复视、视物模糊、耳鸣、耳聋、听觉过敏或眩晕等症状。蛛网膜下腔出血时,一部分患者可发生短暂的或持久的肢体偏瘫、单瘫、截瘫、四肢瘫及偏身感觉障碍。这些局限体征发生率为 7％～35％,与出血引起脑水肿,或出血进入脑实质形成血肿压迫脑组织,或由于出血后脑血管痉挛导致脑缺血、脑梗死等有关。

3. 体征 出血初血压可升高,脉搏可不齐,体温可轻度升高。但特征性体征为脑膜刺激征和眼底改变。

(1)脑膜刺激征:是本病的基本特征,表现为颈项强直,Kerning 征和 Brudzinski 征呈阳性。常在发病后数小时或 1～2 d 内即出现,系由于血液在蛛网膜下腔直接刺激脑膜和脊髓蛛网膜所致。其强度取决于出血量的多少、范围、位置及年龄,有时可无脑膜刺激征,可能是出血直接侵入脑室系统,而蛛网膜下腔无血之故。脑膜刺激征以颈项强直最明显,发生率最高,占 66％～100％,Kerning 征阳性者占 60％～80％,Brudzinski 征阳性者占 25％～60％。脑膜刺激征多在起病后 3～4 周内消失。脊髓血管畸形破裂出血者 Kerning 征阳性比颈项强直出现的早。70 岁以上老年患者,脑膜刺激征常不明显,但意识障碍却较重,应引起注意。

(2)眼底改变:出血后由于血液堵塞视神经鞘的蛛网膜下腔使视网膜静脉回流受阻,可引起一侧或双侧视神经盘水肿,又可因毛细血管破裂而引起视网膜下出血与玻璃体下出血。

视网膜下出血与玻璃体下出血,这一征象具有特征性意义,是诊断蛛网膜下腔出血的主要依据之一。但其发生率可高达 7%～25%,视神经乳头水肿发生率为 7%～35%。

4. 非典型表现 极易引起误诊:① 少数患者起病有时无头痛,而表现为恶心、呕吐、发热和全身不适或头痛,另一些人表现为胸痛、背痛、腿痛,视力和听觉突然丧失等。② 老年(60 岁以上)蛛网膜下腔出血患者,半数无严重头痛。颈项强直多于 Kerning 征,意识障碍多达 70%,常有以精神症状为首发症状及主要表现者。③ 儿童蛛网膜下腔出血经常与脑动静脉畸形和脑瘤相关,亦常伴系统性病变,如主动脉弓狭窄或多囊肾等。因此头痛常见,一旦出现头痛应高度重视。④ 真菌性动脉瘤,常伴有感染性心内膜炎和曲霉病的表现,动脉瘤多位于 MCA 远端,仅 10% 在其近端。

5. 临床分型与分级

(1) 国内常用的临床分型(刘多三):① 轻型:突然出现脑膜刺激征,意识清楚或短暂意识障碍,一般无局灶性神经定位症状或体征,偶有一过性轻偏瘫、失语等。② 重型:除突然发生的脑膜刺激征外,常出现不同程度的意识障碍和偏瘫、失语或眼肌麻痹等。③ 极重型:起病猛烈、迅速进入昏迷、四肢肌张力增高(去脑强直)、瞳孔散大、眼底出血及高热等,患者多在 24 h 内因脑疝死亡。

(2) Botterell 分级(1956):Ⅰ 级:意识清醒,有/无脑膜刺激征。Ⅱ 级:除嗜睡外,无其他明显神经功能障碍。Ⅲ 级:嗜睡及其他轻度神经功能障碍。Ⅳ 级:昏迷,有严重神经功能障碍,老年人常伴严重心血管疾病及肾功能障碍。Ⅴ 级:昏迷,去脑强直,濒死状态。

(3) Hunt 和 Kosnik 分级(1974):0 级:未破裂动脉瘤。Ⅰ 级:动脉瘤破裂后症状轻微(头痛、颈项强直)或无症状(Ⅰ$_a$ 级可有轻微固定的神经功能障碍如轻偏瘫)。Ⅱ 级:中到重度头痛,有脑膜征和局灶性神经征。Ⅲ 级:嗜睡或错乱,轻度局灶性神经功能障碍。Ⅳ 级:昏迷,中一重度偏瘫,去大脑强直。Ⅴ 级:深昏迷,去脑强直濒死状态。

(4) 世界神经外科联盟分级(WFNS 1988):Ⅰ 级:GCS 15 分。Ⅱ 级:GCS 13～14 分,无局灶性神经缺损。Ⅲ 级:GCS 13～14 分,有局灶性神经缺损。Ⅳ 级:GCS 7～12 分,有或无局灶性神经功能缺损。Ⅴ 级:GCS 3～6 分,有或无局灶性神经功能缺损。

(5) 动脉瘤性蛛网膜下腔出血 GCS 分级(GCS SAH,1997):Ⅰ 级:GCS 15 分。Ⅱ 级:GCS 14～12 分。Ⅲ 级:GCS 11～9 分。Ⅳ 级:GCS 8～6 分。Ⅴ 级:GCS 5～3 分。

上述 5 个国内外蛛网膜下腔出血的分型,都是根据发病初的意识状态和神经缺损进行划分的。临床长期实践证明,GCS 是动脉瘤性蛛网膜下腔预后评估最重要的因素,1997 年出现的 GCS SAH 分级是参照了 1974 年 Hunt 和 Kosnik 分级以及 1988 年 WFNS 分级后制订的,它具有预告价值高、使用方便、观察者个体差异小等优点,是一个值得推荐的量表。

6. 并发症

(1) 蛛网膜下腔出血合并脑内血肿:如大脑前动脉及前交通动脉瘤破裂引起的脑内血肿多在透明隔、胼胝体嘴及额叶基底部;大脑中动脉所致的脑内血肿以外侧裂为中心,多在额叶前部;颈内动脉所致的血肿多位于颞叶钩回或额后部。动静脉畸形破裂形成的血肿在病变周围,比动脉瘤所致血肿表浅,常位于颞、顶与枕叶,脑内血肿多在 1～2 个月才能吸收。蛛网膜下腔出血合并脑内血肿常是一种严重的情况,病死率可达 60％～70％,即使存活也由于脑组织的损伤而遗留严重的神经症状。

(2)合并脑室出血:动脉瘤破裂后出血可破入脑室,如大脑前动脉与前交通动脉瘤破裂最易破入侧脑室前角与第三脑室。动静脉畸形深部常嵌入到侧脑室附近,一旦破裂出血,进入侧脑室机会较多。脑室内出血吸收较快,一般在 1 周内吸收;若为蛛网膜下腔出血合并脑室出血,可由于基底池和第四脑室内脑脊液循环通路受阻导致颅内压急骤升高,使神经症状恶化,预后不良,病死率可达 40％～55％。

(3)癫痫发作:继发性癫痫是蛛网膜下腔出血的常见并发症。Lotila(1992)报道蛛网膜下腔出血发生癫痫者高达 35％,而 Hassan(1993)对一组 381 例动脉瘤破裂所致蛛网膜下腔出血患者进行分析,癫痫发生率为 9％,首次发作在出血后 4 周内占者 63％,发生在出血后 50～208 d 者占 23％,有 14％发生在出血后 421～1 761 d,认为脑池血量积分高和再出血者易发生癫痫。

(4)脑血管痉挛:临床上蛛网膜下腔出血引起的脑血管痉挛可分为 2 个阶段。急性痉挛,在蛛网膜出血后立即出现,持续时间短,多在 24 h 内缓解;迟发性痉挛,发生在蛛网膜下腔出血后 4～14 d,是临床上常见的脑血管痉挛。根据发生的部位分为脑血管局限性痉挛和广泛性脑血管痉挛,发生率为 16％～66％,以前者多见。首次蛛网膜下腔出血者占 29％,复发者可达 80％。蛛网膜下腔出血后迟发性脑血管痉挛表现为病情稳定后又出现神经系统定位体征和意识障碍,或在原有基础上加重,当其进展到脑缺血、脑梗死时,主要临床表现有:① 蛛网膜下腔出血症状经治疗或休息好转后又出现恶化或进行性加重。② 意识由清醒至嗜睡或昏迷,或由昏迷转清醒再昏迷。③ 出现偏瘫、偏身感觉障碍、失语等神经系统定位体征。④ 出现头痛、呕吐等颅内压升高症状。⑤ 腰穿脑脊液无再出血改变。多数患者病情发展缓慢,经数小时或数天逐渐出现较重的神经系统障碍,伴或不伴意识变化,一般持续 1～2 周,然后逐渐缓解。少数患者表现病情急起,迅速发展,则预后差。

(5)再出血:再出血发生率 18.6％～38.6％,可发生在第 1 次出血后的任何时间,动脉瘤所致蛛网膜下腔再出血以前次出血后 5～11 d 为高峰,2 周内的再出血占 45.5％～75％,1 个月内的再出血占 81％,1 个月之后则大大减少。再出血的原因系由于首次出血后 7～10 d 为纤维蛋白溶酶活性的最高峰期,且此时破裂处动脉壁的修复尚未完成,易使首次出血部位封闭破裂处的血块溶解,加之患者焦虑不安、血压波动明显、过早下床活动、咳嗽、打喷嚏、用力排便、情绪激动、血压骤增等因素,均可导致再出血。

在经治疗病情比较稳定好转的情况下,突然发生剧烈头痛、恶心呕吐、烦躁不安或意识障碍加重,原有神经体征如动眼神经麻痹、视觉障碍、肢体抽动等症状加重或再出现,或出现新的症状和体征,应考虑再出血的可能。再出血次数越多,预后越严重,死亡率极高。

(6)急性脑积水:蛛网膜下腔出血后急性脑积水是指蛛网膜下腔出血发病后数小时至 1 周内发生的急性或亚急性脑室扩大所致的脑积水,发生率 9％～27％,多数在 20％左右,是蛛网膜下腔出血后近期并发症之一。蛛网膜下腔出血后急性脑积水的发病机制主要是脑室内积血,特别是脑室铸型血肿引起的交通性脑积水。血凝块阻塞第四脑室正中孔和外侧孔可引起非交通性脑积水,所有 4 个脑室均扩大。Hasan(1992)研究了 246 例蛛网膜下腔出血,证明脑室内积血是脑积水发生的决定因素,脑室内积血量与急性脑积水有显著相关性。

(7)正常颅压脑积水:蛛网膜下腔出血远期并发症为正常颅压脑积水,又称隐匿性脑积水、低压力性脑积水、交通性脑积水或脑积水性痴呆,其发生率为 10%~30%。蛛网膜下腔出血后正常颅压脑积水分为两个时期,急性期(早期)是指出血后 2 周内发生的脑室扩张,伴有病情的迅速恶化,但通常缺乏正常颅压脑积水的临床表现;慢性期(晚期)是指发生在蛛网膜下腔出血后 4~6 周的任何时期,伴有病情的逐渐恶化及正常颅压脑积水的临床表现。

蛛网膜下腔出血后正常颅压脑积水发生的可能原因:① 与动脉瘤的部位有关,前交通动脉瘤破裂后发生早期脑室扩张的比例很高;② 与脑室积血有关,脑室积血与脑室早期扩张相关;③ 与抗纤溶剂的应用有关,应用抗纤溶剂治疗后再出血率下降,但缺血及脑积水的发生率增高;④ 与脑梗死有关,由于缺血(特别是脑室周围结构)所致的细胞变性和弥漫性白质疏松可能引起脑室扩张;⑤ 与蛛网膜下腔出血的复发次数有关,越多则正常颅压脑积水发生率越高,2 次出血的发生率为 29.1%,3 次出血的发生率为 38.1%;⑥ 与出血的程度有关,出血量越大、病情越重则正常颅压脑积水发生率越高。蛛网膜下腔出血后正常颅压脑积水发生机制系由于蛛网膜下腔出血后在脑基底池、大脑凸面、小脑天幕切迹等处形成粘连及蛛网膜颗粒闭塞,从而使脑脊液回吸收障碍所致。

正常颅压脑积水临床表现为三主征,即精神障碍、步态异常和尿失禁。① 精神障碍:最初为逐渐加重的健忘、迟钝及言语障碍,渐至计算力、观察力及理解力减退及情绪淡漠,终至严重的精神障碍和痴呆。② 步态异常:双腿无力、步态拖拉、频繁跌倒,并逐渐出现宽基步态、肢体僵硬、动作缓慢,最终出现典型的痉挛步态。当病情发展达高峰时,步态失调和运动功能障碍十分严重,以致生活不能自理。③ 尿失禁:通常发生在精神障碍和步态异常之后,随着病情恶化,症状持久。大便失禁少见,仅发生在病情最严重的病例中。④ 其他症状:可出现性格改变、水平眼震、锥体外系症状、强握反射、吸吮反射、噘嘴反射等原始反射,以及丘脑下部垂体功能低下等,晚期可出现双下肢中枢性瘫痪。⑤ 实验室检查:脑脊液压力正常或稍低,很少超过 $180~mmH_2O(1.76~kPa)$,细胞数、蛋白和糖含量正常,大多数病例腰穿后症状有改善。CT 扫描显示脑室扩大,其特点是侧脑室额角呈圆球形,伴侧脑室周围(特别是额角)低密度区,提示脑脊液经脑室壁的室管膜代偿性吸收致脑室周围水肿而脑沟不受影响,以此可与脑皮质萎缩区别。

(二)诊断技术

1. 脑脊液检查　发病后腰椎穿刺脑脊液压力绝大多数升高,多在 $200~300~mmH_2O$ $(2~2.9~kPa)$,亦有高达 $300~mmH_2O(2.9~kPa)$ 以上;也有个别患者脑脊液压力降低,系由于血块阻塞了蛛网膜下腔之故。血性脑脊液为蛛网膜下腔出血的特点,血色深浅因出血多少而不同,小量出血可使脑脊液微混,出血较多则呈粉红色或鲜红色,腰穿最初流出的液体和最后流出的液体颜色一致,可与穿刺误伤椎管内静脉丛相区别。

腰椎穿刺是蛛网膜下腔出血诊断的重要依据,但对意识障碍逐渐加重、存在显著颅内压增高和脑干功能障碍者腰穿应小心慎重,否则有加重病情甚至导致脑疝的危险,有条件的医院先行头颅 CT 扫描,或给予降颅压后再小心进行腰穿。腰穿脑脊液镜下可见完整的红细胞,出血后 2 h 红细胞破坏伴氧合血红蛋白释出,对联苯胺起反应。起病 24 h 后氧合血红蛋白降解为胆红素,脑脊液呈黄红色或黄色,在出血后 36～48 h 最为显著。因此,蛛网膜下腔出血后 4～8 h,脑脊液离心后上清液即可呈现黄变,24～72 h 最深,3 周消失。有条件者可用分光光度计检测脑脊液上清液黄变情况,其敏感性比肉眼观察高 1 倍,并可根据光谱特征性吸收带之波长对黄变成分进行定性(氧合血红蛋白、正铁血红蛋白或胆红素)。在发病后 12 h 至 2 周间进行光谱分析,阳性率为 100%,3 周后为 70%,4 周后为 40%,在出血 17 周末消失。

既往认为皱缩红细胞是陈旧性出血的特点,但近年来的观察并非如此,因为脑脊液所含盐基浓度为 163 mmol/L,略高于血浆浓度 155 mmol/L,故当血液与脑脊液混合后,红细胞立即出现皱缩现象,若即刻镜检也至少有 50% 的红细胞呈皱缩。连续观察脑脊液,可发现红细胞数量逐渐减少,6～20 d 后消失。凡病情重、年龄大、有心血管疾病、高血压及持久性神经体征者,红细胞消除慢。

在出血后不久脑脊液中白细胞计数与红细胞计数相匹配,即每 700 个红细胞有 1 个白细胞,由于脑膜对血液刺激的炎症反应,出血后数小时非炎症性白细胞即出现,2～3 d 达高峰,可高达 0.5×10^9/L,在炎症反应的早期多为中性粒细胞及淋巴细胞,1 周左右中性粒细胞消失,后期则多为淋巴细胞。发病 3～6 d 出现含红细胞的吞噬细胞,1 周后红细胞破坏消失,可见含铁血黄素吞噬细胞。由于红细胞溶解释放出血红蛋白与出血后渗出反应,脑脊液中蛋白含量增高,可达 1.0 g/L。按比例,每立方毫米红细胞 700 个可增加蛋白量 10 mg/L,出血后 8～10 d 蛋白量增高最多,以后逐渐下降。脑脊液中糖及氯化物含量大都在正常范围内。蛛网膜下腔出血后脑脊液中乳酸增加,导致 pH 降低(7.21～7.41),有学者认为 pH 低于 7.3 以下者预后较差。

腰穿的血性脑脊液应与穿刺损害引起之出血相鉴别,后者有迅速凝固的特征,如依次用三个试管收集脑脊液,就会发现首管血色最深,而第三管最淡。

以前脑脊液检查是本病首选的确诊手段,然而 CT 出现以后,本检查只是用于疑有本病但 CT 为阴性的患者。

2. 头颅 CT　头颅 CT 是确诊蛛网膜下腔出血的首选检查,发病 1 h 就有 90% 以上患者从 CT 确诊,首日阳性率可达 95%,2 d 后 90%,5 d 后 80%,1 周后 50%,2 周后 30%。Fisher 量表等级越高,预后越差(表 5-3-4)。

表 5-3-4　头颅 CT 所见出血的 Fisher 评分

Fisher 等级	CT 所见
1	蛛网膜下腔出血未测到血液
2	弥漫性或出血的垂直厚度<1 mm
3	局灶性血凝块或垂直厚度≥1 mm
4	脑内或脑室内弥漫性血凝块或非动脉瘤性蛛网膜下腔出血

蛛网膜下腔出血的 CT 表现主要显示脑沟与脑池密度增高,出血量大者则形成高密度的脑池铸型。大脑前动脉动脉瘤破裂后血液积聚于视交叉、胼周池及侧裂池,而以前纵裂内最多,也可流到环池与脚间池。前交通动脉动脉瘤破裂后血液积聚于前纵裂附近。大脑中动脉动脉瘤破裂后血液积聚于一侧外侧裂附近,亦可流向纵裂池、视交叉池、脚间池与环池。颈内动脉动脉瘤破裂后出血也以大脑外侧裂最多。椎-基底动脉动脉瘤破裂后血液主要积于脚间池与环池附近。上述征象在第 1 周内清晰,1~2 周后则吸收。继发性脑内血肿的位置,大脑前动脉及前交通动脉动脉瘤破裂,脑内血肿多在透明隔、胼胝体嘴及额叶基底部。大脑中动脉动脉瘤所致的脑内血肿以外侧裂为中心,多在额叶前部。颈内动脉动脉瘤所致的血肿多位于颞叶钩回或额后部。动静脉畸形破裂形成的血肿在病变周围,常位于额、顶与枕叶,其形状不规则。脑内血肿多在 1~2 个月内才能吸收。继发性脑室出血,大脑前动脉与前交通动脉动脉瘤破裂最易破入侧脑室前角与第三脑室。急性脑积水 50% 发生在出血后 48 h,以后可形成正常压力性脑积水,或交通性脑积水。CT 显示双侧侧脑室对称性扩大,第三脑室圆形扩张,侧脑室颞角在蝶鞍层面上亦扩张而可辨,严重者双前角周围髓质呈扁形低密度区。蛛网膜下腔出血后由于颅内压增高及脑血管痉挛可引起脑水肿,弥漫性低密度区以髓质为中心,边界不太清楚。局部脑血管痉挛或动脉瘤内血栓脱落,均可因脑缺血引起脑梗死,出现形状不大规则低密度灶。广泛脑内出血可致脑疝,CT 仅能显示大脑镰下疝的 Moller 征,即病侧侧脑室前角向后内移位,脉络膜球钙化向前内移位,下角及后角受压,对侧侧脑室扩大,整个中线结构向对侧移位。头颅 CT 偶有假阳性,见于蛛网膜下腔静脉充血所致的脑水肿患者以及肥厚性硬脑膜炎患者中。

3. 头颅 MRI　对颅后窝、脑室系统少量出血以及动脉瘤内血栓形成、判断多性发动脉瘤中破裂瘤体等,MRI 优于 CT。急性期蛛网膜下腔出血,如果大量出血在蛛网膜下腔或脑室内形成较大的血凝块,在高场强 MR 的 T_1 加权相上呈短 T_1(高信号),在 T_2 加权相呈明显的短 T_2(低信号)。亚急性期蛛网膜下腔出血(发病 1 周后),由于出血后的红细胞溶解,所有加权相上均呈高信号,在 T_1 加权相上比较明显,这种 MR 影像可持续至慢性期(发病后 1~2 个月)。在证实发病超过 1 周的蛛网膜下腔出血方面,MRI 有重要价值,对显示脑血管痉挛引起的局限性脑梗死(在 MR 上呈长 T_1 与长 T_2 信号)较 CT 优越。慢性反复性蛛网膜下腔出血可在大脑组织表面、软脑膜、硬膜下组织、脑神经及脊髓表面形成含铁血黄素沉积,在高场强 MR 的 T_2 加权相上呈边缘清晰的低信号镶边。

4. MRA、CTA 与 DSA　这些检查主要查明蛛网膜下腔出血的病因。MRA 对脑内动脉瘤的检出率可达 81%，但其分辨率和清晰度有待提高，目前只作为脑血管造影前一种无创伤性筛选方法。CTA 应用于 CT 检查蛛网膜下腔出血疑为动脉瘤、未手术的脑动脉瘤随访以及蛛网膜下腔出血后其他血管造影阴性者或急诊患者病情不允许做血管造影和有动脉瘤家族史或既往有动脉瘤病史的患者。CTA 的灵敏度为 95%，特异性 72%，可发现直径≤3 mm 的动脉瘤，但是有假阳性和假阴性，因此 CTA 技术还有待进一步改善。DSA 被认作为诊断金标准，可检出动脉瘤、动静脉畸形及脑血管痉挛和提供脑内血肿、血管移位、侧支供应等信息，诊断动脉瘤的阳性率为 86%。动脉瘤破裂出血的特征是动脉瘤边缘毛糙、有小尖样突起，轮廓不规则，周围的其他血管可有变形、移位或狭窄，表明有局部血肿形成。如果在颈内动脉系统未发现动脉瘤，就应再检查椎-基底动脉系统。

对动静脉畸形的诊断，因大量血流通过畸形区可产生特征性图像，即早期动脉充盈后通过畸形吻合短路，迅速地排泄到静脉系统及静脉窦，因此在动脉期片上，动静脉畸形呈一堆不规则的血管影，其近端静脉异常粗大，远端静脉极度弯曲扩张，动脉、静脉与静脉窦可同时显影。

由于血管造影能加重神经功能损害，如诱发脑缺血或动脉瘤再次破裂出血，故目前多主张脑血管造影宜早或宜迟，避开脑血管痉挛及再出血高峰期，即在出血 3 d 内或 3 周后进行。

5. 心电图　脑卒中急性期心电图异常者可达 50%～90%，其中以蛛网膜下腔出血患者心电图异常率最高。心电图异常可能与同时存在的缺血性心脏病有关，亦可能与卒中后交感神经和迷走神经的张力改变其相应介质的释放，导致心肌细胞异常去极化或复极化而引起心电图异常。因此必须结合其他临床资料和对心电图的动态观察来区别心电图异常是心源性的还是神经源性的，抑或两者共存，这对临床处理很重要。

脑卒中引起的神经源性心电图改变，在发病后 12～48 h 出现，波形异常仅持续 1～2 周，少数可达 4 周，而节律异常多在 1 周后消失。持续存在心电图异常多为心源性损害或继发于神经体液机制的心源性异常。神经源性心电图波形异常包括 P 波高尖、异常 Q 波（不伴心肌梗死相应的心电图动态变化，无心肌酶异常）、ST 降低或下凹型 ST 段抬高、T 波低平或倒置或阳性巨大 T 波、心室高电压及 Q-T 间期延长等。神经源性心电图节律异常，必须排除心律失常的过去史和水电解质失衡，其中 40% 的节律异常为严重心律失常，包括尖端扭转性室性心动过速。

6. 脑电图　可以表现一些非特异性变化，如 α 频率变慢，普遍性和弥漫性慢波，昏迷患者多呈现慢波型昏迷的脑电表现，即背景活动变慢，α 节律解体而演变为 θ 波或 δ 波背景的电活动。意识障碍越重，脑波周期越长，成为大 δ 波；意识障碍好转时，脑波周期逐渐缩短，最终恢复正常的 α 图形。在脑电监护中，当突然出现局灶性或弥漫性脑波变慢，应警惕脑血管痉挛、再出血或急性脑水肿的可能，脑波追踪观察对指导治疗有帮助。

7. 经颅多普勒超声（TCD）　TCD 可探测颅内血管血流动力学的变化，动态了解蛛网膜下腔出血后是否发生脑血管痉挛以及其严重程度，还可作为蛛网膜下腔出血的病因指标。

记录蛛网膜下腔出血患者入院时做常规 TCD 检查(必须包括眼窗及颈部颈内动脉)参数,第 4~14 d 每天复查 TCD(只需查大脑中动脉、大脑后动脉及椎-基底动脉),如发现流速每天递增 15 cm/s 以上,MCA>120 cm/s,PCA>90 cm/s,VBA>60 cm/s(均指平均流速)提示脑血管痉挛的发生。MCA 平均流速>120 cm/s 为轻度脑血管痉挛,140~200 cm/s 为中度脑血管痉挛,大于 200 cm/s 为重度脑血管痉挛,多数将会发生脑梗死。

根据高流速诊断脑血管痉挛,还必须注意排除低阻高排的 TCD 表现,脑血管痉挛的高流速不伴有搏动指数降低,而且血管痉挛指数(亦称 Lindegard 指数,即 MCA 平均流速/颈部颈内动脉流速,正常人为 1.6)在 3 以上,提示 MCA 流速增快但无排血增加。诊断脑血管痉挛还需结合临床除外假阴性,如心力衰竭患者,心脏泵血功能严重降低,循环血量严重降低,即使发生脑血管痉挛也不会出现高流速;同样地,颅内压升高患者由于脑血管灌注压降低,即使血管痉挛也不会显示出高流速。此外,诊断脑血管痉挛的假阳性亦需注意,如伴有甲状腺功能亢进或严重贫血所形成的心脏高输出,亦可使多支脑动脉流速增快。

TCD 发现脑血管痉挛,比临床上出现脑血管痉挛症状要早 1 d,因此一旦 TCD 提示有脑血管痉挛应立即做相应的治疗,阻止脑血管痉挛症状出现。TCD 的动态追踪,有助于选择动脉瘤外科手术的时机。有少数蛛网膜下腔出血是因脑动静脉畸形引起,它在 TCD 上有特征性很强的表现,即脑动脉畸形的供养血管呈现高流速和低搏动指数,因此 TCD 检查有助于蛛网膜下腔出血的病因诊断。脑血管痉挛与动静脉畸形在 TCD 虽然多表现为高流速,但在 TCD 的其他参数上是有区别的。

(三)鉴别诊断

自发性蛛网膜下腔出血,根据其典型的临床表现、CT 和脑脊液检查,本病不难诊断,MRA 和 CTA 以及 DSA 是明确病因的关键技术。有条件应首选 DSA。由血液病引起者,可通过相关的实验检查加以澄清。鉴别诊断:

1. 脑膜炎 各种脑膜炎均有头痛、呕吐、脑膜刺激征,但起病不如蛛网膜下腔出血急骤,且开始即有发热,腰穿脑脊液可资鉴别。蛛网膜下腔出血发病 1~2 d 后,脑脊液黄变,白细胞增加,应与结核性脑膜炎鉴别,但后者发病较缓慢,中毒症状重,脑脊液蛋白增高明显。糖、氯化物降低。单纯疱疹病毒性脑炎的脑脊液也可呈血性,但临床表现为额颞广泛性脑实质损害,故易鉴别。

2. 偏头痛 有偏头痛过去史。表现为突然剧烈头痛、伴恶心、呕吐,但无脑膜刺激征,脑脊液正常,可以鉴别。

3. 高血压脑病 急性剧烈头痛、呕吐及意识障碍,但无脑膜刺激征,无血性脑脊液,但血压极高,眼底呈现视神经乳头水肿、渗血及瘀斑,可以鉴别。

4. 脑内出血 蛛网膜下腔出血是由基底动脉环上的动脉瘤破裂引起,出血可破入脑实质内,因而脑内出血破入侧脑室与蛛网膜下腔应做区别,脑内出血多有高血压病史,发病不如蛛网膜下腔出血急骤,意识障碍较重,偏瘫明显,CT 扫描可显示脑内出血灶。

5. 脑室出血 虽亦为血性脑脊液,但意识障碍重、体温升高。血压及心率波动及屈肌和伸肌的严重痉挛等可以鉴别,CT 扫描可明确诊断。

6. 脑肿瘤　脑肿瘤出血也可导致血性脑脊液,特别是癌性或肉瘤性软脑膜转移可为血性脑脊液,但脑膜刺激征常不明显,脑脊液中常可找到瘤细胞,另外从病史和详细检查可明确诊断。

7. 颅内静脉及静脉窦血栓形成　表现为急性起病,有发热、头痛及脑膜刺激征;上矢状窦血栓形成常有肢体瘫痪,及感染后出现严重脑症状。行脑血管造影检查,静脉期可见受累静脉堵塞,毛细血管期及静脉期能看到血管的异常扭曲,或有不同范围的静脉充盈相延迟。本病做 CT 检查时,可因蛛网膜下腔的静脉充血所致的密度增多误诊为蛛网膜下腔出血,应予注意。

8. 急性昏迷　应与糖尿病昏迷、尿毒症昏迷、感染中毒性昏迷、安眠药、农药中毒、一氧化碳中毒等鉴别。若昏迷原因不清,应进行腰穿脑脊液检查,脑脊液清亮,则基本可除外蛛网膜下腔出血,此时应进行其他昏迷原因的检查。

五、 蛛网膜下腔出血的治疗

治疗目的是消除最初出血的影响和防止再出血。由于非外伤性蛛网膜下腔出血是一组病因各异的综合征,其主要病因是颅内动脉瘤或动静脉畸形出血。在治疗上有共同的措施,亦有不同的方法。当蛛网膜下腔出血的 CT 分型 Fisher 分级达Ⅲ级时,除一般治疗外,要着重对脑血管痉挛的防治,Ⅳ级以上要采取防治脑积水的处理,有脑实质出血者,应实施脑出血的治疗方案。

蛛网膜下腔出血病因治疗最重要,根据 Hunt-Hess 或 WFNS 临床分级在Ⅲ级以下时,应早期做 DSA 等检查后行手术治疗,或血管内治疗;如临床分级在Ⅳ或Ⅴ级时则先行保守治疗,待发病 10～14 d 后,当血管痉挛的威胁减少后在按血管造影的结果做手术或血管内治疗。15%～20%非外伤性蛛网膜下腔出血首次血管造影可以没有发现,其原因可能是载瘤血管的血管痉挛或观察位置不佳,亦可能因动脉瘤内血栓形成或动脉瘤太小,这些患者应在数天至 2 周后做血管造影复查。

如果蛛网膜下腔出血是由于非动脉瘤性中脑周围出血(PNSH)引起,这种出血局限于中脑周围脑池内,病理学证实为中脑前的小静脉出血(少数在脑桥前),DSA 检查无异常发现,一般不会引起再出血,脑血管痉挛和脑积水等并发症亦很少出现,所以 PNSH 行内科治疗即可。

(一)蛛网膜下腔的内科管理

1. 急性期　绝对卧床休息不少于 4～6 周,避免用力,减少刺激,头抬高 30°;保持大小便通畅。

2. 床边监护　保持气道通畅,监护并维持生命体征的平稳。

3. 止痛、镇静　但对影响凝血功能的阿司匹林和影响呼吸功能的吗啡和哌替啶等止痛药物应慎用。

4. 降低颅内压　可用甘露醇、甘油果糖和呋塞米、必要时用白蛋白。甘露醇使用不要超过 5～7 d,应警惕甘露醇有可能通过受损血-脑屏障进入脑组织间隙使渗透压梯度发生逆转而加重脑水肿,另外用脱水药物应注意防止电解质紊乱发生,特别是低钠血症。

5. 血压管理　既往血压正常者,若蛛网膜下腔出血后血压升高可能是颅高压后为维持正常脑灌流的代偿反应,将血压控制在接近正常水平即可,避免诱发脑缺血。既往有长期高血压的患者,因为由于脑血管的自动调节功能范围会缩小并上调,因此对这些患者仅需把最高血压降低 20% 即可。如果患者颅高压已被控制,疼痛亦解除,其 MBP 仍 >125 mmHg 或 SBP>180 mmHg,可以在严密监护下使用短效缓和的降压药物来控制血压,如钙通道阻滞剂、β 受体阻滞剂或血管紧张素转换酶抑制剂类药物。

6. 抗癫痫治疗　有癫痫发作者,可选用卡马西平或丙戊酸钠,后者对细胞凋亡有抑制作用,有利于脑保护。至于对无癫痫发作的蛛网膜下腔出血及其围手术治疗患者是否需做预防性抗癫痫治疗,各种研究结论不一。

7. 脑保护药物　可使用纳洛酮 2～4 mg/d 静脉滴注,疗程 10 d,以对抗急性颅脑病变时体内骤然增高的内源性阿片肽所介导的中枢神经损伤。亦可使用依达拉奉 30 mg 静脉滴注,2 次/d,10～14 d 为 1 疗程,以清除羟自由基・OH,抑制脂质自由基的生成及细胞膜脂质过氧化连锁反应,避免蛋白质及核酸的不可逆的破坏。

(二)并发症的防治

1. 再出血　蛛网膜下腔出血的再出血发生率可达 40%,由于 1 次蛛网膜下腔出血者病死率为 19.4%,而再次出血病死率陡增到 50%～68%,3 次出血者几无存活,因此防止再出血最好的办法仍然是病因处理,而内科防止再出血的药物治疗是使用抗纤溶药物,可选用:① 6-氨基己酸(EACA)24(16～36)g/d 静脉滴注,3 d 后减量为 8 g/d,再用 18 d 或用到手术前。② 氨甲环酸(止血环酸,凝血酸)止血作用较 6-氨基己酸强 8～10 倍,采用 2～12 g/d,静脉滴注连用 2～3 周,若与抑肽酶(30 万～40 万 U/d)合用则效果更好。抗纤溶药物使用虽可减少再出血,但可加重脑血管痉挛,促使脑积水发生。前者可用钙拮抗剂来防治,后者则需视患者具体情况,抗纤溶药物酌量减用。

2. 脑血管痉挛　早期手术、除去血凝块是最好的治疗选择。但是,蛛网膜下腔出血后特定时期内发生脑缺血事件的风险甚高,早期有颅高压和低氧血症所致的全脑缺血缺氧,手术期存在着手术夹闭或血管内弹簧栓塞相关的卒中风险以及脑血管痉挛引起的迟发性缺血性神经损害(DIND)。因此神经保护治疗成为蛛网膜下腔出血治疗研究的热点之一。

(1)脑脊液置换:脑脊液置换使血性脑脊液减少,可有效地防止和减轻脑血管痉挛的发生,降低颅内压,减轻头痛,一般可做脑室引流,方法如下:从前额发际上 2.5 cm 旁开 2.5 cm 处,用 4 mm 有槽手(电)钻,进针取与二耳连线相垂直的方向,进入 5～6 cm 到达侧脑室,拔出针芯即流出血性脑脊液,以每分钟 0.5～1 mL 速度缓慢放出脑脊液 5～10 mL,再注入等量含地塞米松(0.25 mg/10 mL)之生理盐水,间隔 10 min 后再重复上述操作,连续 10 次最后注入含尿激酶 1 万～2 万 U 的生理盐水,引流管置于高出脑室水平 15 cm 处。每天 1～2 次(最好左右交替),治疗疗程不超过 7 d。出血量不多者亦可在腰椎穿刺后缓慢放液 10～

20 mL,每天 1 次,或腰穿置管做持续引流,直到脑脊液清亮时结束。

(2)经皮腔内血管成形术:用不可脱球囊导管插入动脉狭窄处,将球囊逐渐膨胀,血管狭窄处渐渐扩张,扩张后的血管平滑肌对蛛网膜下腔出血后释放的各种缩血管因子的反应明显减弱,扩血管作用较药物治疗确实和持久,但已发生脑梗死的脑组织再灌注易引起脑水肿和出血性梗死。这种疗法的危险性是血管或动脉瘤破裂,但发生率不高,与脑血管痉挛的危险性相比,其风险疗效比还是可以接受的,这种治疗越早越好。

(3)3H 治疗:指用扩容、升压和血液稀释来防止和逆转脑血管痉挛所引起的缺血性神经功能障碍,因为它能增加脑灌注压、降低血黏度、减少红细胞和血小板的凝集以及改善红细胞的变形能力,适用于已做过手术或血管内治疗的患者,否则会诱发再出血。

扩容可用血浆或 706 代血浆,亦可用白蛋白,以 $100\sim150$ mL/h 的速度静脉滴入,每天静脉滴入加上口服补液总量为 3 000~6 000 mL,使中心静脉压维持在 $7\sim10$ mmH$_2$O (0.07 kPa),或肺毛细血管楔压达 15~18 mmHg,扩容后血细胞比容降到 33%~38%,血压升高。3 H 疗法有加重脑水肿、增加颅内压和发生出血性脑梗死的危险性,还有 17% 会出现肺水肿,亦可引起低血钾,因此做 3 H 治疗时应严密监测各项指标,以便及时发现和处理可能出现的并发症。3 H 疗法在脑缺血症状缓解后应立即停止应用。

(4)钙通道阻滞剂:尼莫地平口服 60 mg 1/4 h 治疗蛛网膜下腔出血的效果已取得共识,但静脉给药却评价不一。持反对者认为患者接受了静脉补液,无形中使其暴露在更为强烈的 3H 疗法下,使其结果变得模糊不清。

尼莫地平 10~20 mg 静脉滴注,开始时 0.5 mg/h,2 h 后逐步增到 1~2 mg/h,5~10 d 后改为口服 40 mg 1/4 h。亦有单用口服尼莫地平 60 mg 1/4 h 取得良好疗效者。尼莫地平治疗中要防止低血压的发生,因此必须严格掌握用量和滴速。

(5)脂质过氧化抑制剂:替拉扎特是一种能够抑制脂质过氧化酶非甾体 21-氨基类固醇,20 世纪末期曾有 4 项随机对照试验,结果不一致,欧洲与大洋洲的治疗组与安慰组相比,治疗 3 个月时的病死率和 Glasgow 转归量表评分均有显著改善,而北美研究组则认为无效,推测该组患者广泛使用抗惊厥药可以降低替拉扎特的生物利用度,从而引起无效的结果。此外替拉扎特的试验发现有疗效者仅限于男性,Hunt-Hess Ⅳ 与 Ⅴ 级患者用此药治疗的病死率显著降低。

(6)镁制剂:镁的神经保护机制主要是抑制兴奋性氨基酸释放,阻滞 NMDA 受体,也是一种有效的钙通道阻滞剂。2005 年的一项 283 例随机分组研究,治疗组在发病 4 d 内开始输注硫酸镁,直到完成动脉瘤闭塞后 14 d,结果表明治疗组迟发性脑缺血风险降低了 30%,转归不良的风险降低了 23%。然而持反对意见者认为其研究设计不缜密,急性脑损伤后脑脊液中镁浓度大多维持在正常水平,这无疑丧失了使用该药的理论基础,另外低镁血症还见于其他疾病,甚至正常人群中亦有出现血清镁降低者。

(7)他汀类药物:他汀类药物可通过减轻血管炎症,抑制血管平滑肌的细胞增生、降低血小板聚集和调整血管内皮功能来增强 NO 介导的血管扩张,2005 年 Parra 等的研究认为蛛网膜下腔出血后使用他汀类药物,迟发性缺血性神经功能损伤或脑梗死的发生率显著降低,但病死率和总体转归无差异,而 Singhal 等却认为他汀类药物有可能加重脑血管痉挛的风险。

(8) 亚低温(28～35℃):亚低温可减少兴奋性氨基酸释放和自由基的产生,减少细胞内 Ca^{2+} 蓄积,稳定血-脑屏障和减轻脑水肿。有报道采用亚低温使术后 24～72 h 神经功能恶化率降低,远期转归较好。亦有报道指出亚低温没有减少 ICU 住院天数、总住院天数和随访期病死率,相反可能出现严重并发症包括心血管抑制、免疫抑制、凝血机制改变及电解质异常。

(9) 抗栓治疗:溶栓药物有助于蛛网膜下腔内血凝块的清除,脑池内使用 tPA 是安全的,鞘内注射尿激酶改善脑血管痉挛及持久性神经功能缺损。有 9 项(其中 1 项为随机研究)研究结果证明迟发性缺血性神经功能损害的风险降低 14.4%,Glasgow 转归量表评分不良降低 9.5%,死亡风险降低 4.5%。结论尚待更多的研究来确定。

3. 脑积水 防治脑积水的最好方法是早期手术清除蛛网膜下腔的积血,亦可早期反复进行脑脊液置换和引流以减少蛛网膜下腔粘连和脑室梗阻。轻的慢性脑积水可先行药物治疗,可予乙酰唑胺以减少脑脊液分泌,酌情使用脱水药物,如经上述治疗后症状继续加重,则需做脑室-腹腔分流手术(或其他脑室分流手术)。

(三) 动脉瘤性蛛网膜下腔出血时动脉瘤的手术治疗

动脉瘤手术治疗始于 1937 年,1960 年后开始使用手术显微镜进行动脉瘤夹闭术。由于动脉瘤及时夹闭减少了再出血的危险性,因此夹闭手术成为手术治疗破裂或未破裂动脉瘤的主要方法。在一项有 60 个研究中心参与的历时 2 年的前瞻性研究中共纳入 3 521 例脑动脉瘤患者,在破裂 3 d 内,3～6 d,11～14 d 和 15～32 d 接受动脉瘤夹闭手术,发现有良好转归者,分别为 63%、60%、62% 与 63%,显著优于 7～10 d 接受手术组,究其原因可能是颅内动脉瘤破裂后 7～10 d 正值蛛网膜下腔出血后发生脑血管痉挛的高峰期。

难治性动脉瘤是指:① 巨大脑动脉瘤(>2.5 cm),伴有邻近血管神经压迫者;② 岩段、海绵窦段的颈内动脉动脉瘤;③ 棱形或 S 形动脉瘤,瘤颈宽大或无法确定者;④ 脑动脉瘤伴有粥样硬化斑块或钙化者;⑤ 动脉瘤累及重要穿支血管。对于这些不适合做动脉瘤夹闭手术的患者,可选择其他手术方法,如动脉瘤切除术、动脉瘤排空及血管重建术,亦可行间接手术如载瘤动脉近端结扎或动脉瘤孤立手术。对于上述可能影响到载瘤动脉血液供应的手术,手术中可用球囊做载瘤动脉暂时性阻塞,以观察其侧支代偿功能状况;如代偿不足,应加做颅内、颅外血管吻合等血管重建手术。血管重建可采用原位血管移植、自身血管移植或人工血管,适用于难治性动脉瘤的治疗。

(四) 动脉瘤性蛛网膜下腔出血时动脉瘤的血管内治疗

动脉瘤的血管内治疗,在 20 世纪 70 年代采用的是可脱性球囊栓塞颅内动脉瘤,20 世纪 90 年代初推出由铂或钛金属丝制成的可脱性微弹簧圈,特别是电介可脱性微弹簧圈 (GDC),已于 1993 年被美国 FDA 批准用于临床。以后又在微弹簧圈外层涂生物活性物质聚乙二醇-多乳酸聚合体,称之为 Metrix-GDC,它可促进内皮生长和加快瘤腔纤维化而形成致密栓塞,另外还有用球囊辅助 GDC 处理宽颈颅内动脉瘤,血管内支架治疗动脉夹层,支架辅助 GDC 对宽颈颅内动脉瘤亦有良好疗效。20 世纪末液体栓塞材料 onyx 胶及醋酸纤维素聚合体问世,这是一种生化相容的非粘连性聚合液,注入瘤腔后渐渐形成软的海绵状栓子,最终形成固体栓子,使动脉瘤的完全闭塞率可达 79%,次全闭合率达 13%。另有报告用液体栓塞材料治疗脑动静脉畸形 23 例,亦取得良好效果。由于在操作中很难完全防止液体栓塞剂向载瘤血管迁移,会引起一过性或持久性神经功能缺损,但总的来说,它可实现较高程度的栓塞,减少复发率,可治疗宽颈或巨大动脉瘤。

1. 血管内治疗方法　最初使用可脱性球囊栓塞动脉瘤,由于水锤效应,有可能导致动脉瘤增大,现在已不再使用。可脱性球囊现只用于对载瘤动脉闭塞或暂时阻断载瘤动脉血流时使用。现使用最多的还是 GDC 或 Metrix-DC,液体栓塞使用亦在不断增多。

(1) 动脉瘤腔内微弹簧圈栓塞:适用于窄颈动脉瘤,瘤颈与瘤体比(N/A)<1/3 者适合做此治疗;N/A>1/3 但<1 者,栓塞后可能遗有残余;N/A>1 时不宜做血管内栓塞。随着再塑形技术的发展,宽颈动脉瘤做了瘤颈塑形后可以在稳定微导管的同时注入 GDC,使其能在瘤腔内形成致密的立体结构,而不会影响到载瘤动脉的管腔。因此,现在的再塑形技术结合 GDC 还可用于形状不规则而手术有困难的动脉瘤、首次颅内动脉瘤栓塞不完全或手术夹闭不全有瘤颈残余以及动脉瘤与载瘤动脉界限无法区分等患者。

单纯应用可脱弹簧圈栓塞很难完全填塞宽颈动脉瘤或难以避免出现弹簧脱出,使载瘤动脉狭窄或闭塞等严重并发症,为此,最近有使用自膨式支架结合可脱弹簧圈治疗颅内宽颈动脉瘤,载瘤动脉均无狭窄。

(2) 载瘤动脉栓塞:载瘤动脉栓塞作为治疗动脉瘤的一种方法,使用于手术进路困难、宽颈动脉瘤、巨大动脉瘤或浆果样动脉瘤患者,亦是假性动脉瘤、动脉夹层及较大的海绵状动脉瘤患者的首选治疗。但治疗前应注意采用球囊暂时闭塞载瘤血管以了解动脉闭塞后侧支代偿是否充沛,如闭塞后出现缺血症状,则应进行血管重建手术,待旁路建立后再向载瘤血管放置 GDC 闭塞。

2. 动脉瘤栓塞治疗的并发症和处理　动脉瘤血管内治疗成功率可达 95% 以上,病死率为 1%～2%,其并发症有:① 脑血管痉挛:栓塞治疗的脑血管痉挛发生率为 2%～4%,可在术中用球囊成形术或动脉内罂粟碱持续滴注来预防或避免其发生。② 脑血栓形成:发生率为 4.6%～10.1%,亦有报告高达 18%。预防策略是操作的规范化,术中充分肝素化,术中手法要轻巧以免动脉斑块脱落,必要时动脉内使用尿激酶。③ 动脉瘤破裂:发生率为 1%～3%,是最危险的并发症。处理要点是继续快速栓塞,静脉注射鱼精蛋白以中和肝素,对已穿破动脉瘤的弹簧不要拉回,尽量减少造影剂用量,降血压、术后做 CT 复查。GDC 栓塞动脉瘤的病死率为 2.4%,主要原因是病情危重、动脉瘤再破裂、严重脑血管痉挛和脑血栓形成。

3. 栓塞程度的评估和治疗后随访　术后造影在 2 个投影角度观察,如瘤颈瘤腔无造影剂充盈,为完全闭塞(100%);瘤颈有部分造影剂充盈为次全栓塞(95%～99%);瘤腔内充盈疏松、瘤颈及瘤腔内均有造影剂充盈为不完全栓塞(95%以下)。

即使动脉瘤栓塞成功,但术后仍有少数发生动脉瘤再通、复发和再出血的危险,因此术后常规随访非常重要。动脉瘤GDC栓塞治疗后再通者约占20.7%(7%~40%),动脉瘤再通与栓塞致密程度、动脉瘤大小、瘤颈宽度和动脉瘤部位有关;复发可能与栓塞不完全或瘤内血栓被血流冲击有关,致密填塞是减少复发的最重要措施,然而致密填塞在急性期很难做到,因此患者治疗后6个月、12个月和24个月做DSA检查,以决定是否做补充填塞。栓塞后未再通的动脉瘤再出血风险很小,术后8年的发生率仅为3.7%,平均发生在栓塞治疗后31个月,瘤颈残留是再出血的主要原因。栓塞后也可以出现新发的动脉瘤,发生在初次治疗后17年,新的动脉瘤可出现在不同的部位,女性、高血压、吸烟及吸食可卡因是新发动脉瘤的危险因子。

(五)动脉瘤手术或血管内治疗的治疗选择

1. 手术治疗和血管内栓塞治疗的利弊 应根据患者全身情况和动脉瘤的不同、患者及家属的意愿、医院设备条件和技术水平来决定。2002年Lancet发表了国际蛛网膜下腔出血动脉瘤试验的研究结果,对2 143例同时适合做血管内栓塞或手术治疗的破裂动脉瘤患者随机分为外科夹闭和血管内微弹簧圈栓塞两组,临床评估与比较治疗后2个月与1年时的状况。与外科夹闭手术相比,血管内治疗后1年时患者生活依赖和死亡的相对危险性降低22.6%,绝对风险降低6.9%,明显优于手术夹闭组。因此,对破裂动脉瘤患者应首选血管内栓塞,对于临床或解剖原因不适合做血管内治疗患者则进行手术治疗。

另外,后循环动脉瘤的手术难度较大,而血管内治疗的难度较小,因此更适于做血管内栓塞治疗。在前循环的动脉瘤中,血管内治疗的优先次序为前交通动脉动脉瘤→后交通动脉动脉瘤→大脑中动脉动脉瘤。但是大脑中动脉动脉瘤做栓塞治疗时,要防止大脑中动脉的分支栓塞而引起大面积脑梗死;相对而言,大脑中动脉动脉瘤手术难度不大;对于多发性动脉瘤,应优先治疗出血的动脉瘤或较大的动脉瘤;对于大型巨大动脉瘤,亦可在双腔球囊管辅助下做动脉瘤夹闭。方法是将双腔球囊管置于动脉瘤近端,术中显露部分瘤体后即充盈球囊,阻断血供,并经内导管抽吸导管远端血后,使动脉瘤内压力下降,此时再夹闭瘤颈,用这种方法夹闭瘤颈安全可靠,有利于防止瘤体破裂。

2. 血管内栓塞或外科手术治疗的争论 Sakoroitz(2006年)等对德国130家神经外科中心的动脉瘤性蛛网膜下腔出血病例的调查显示,63%选择外科手术,37%选择血管内治疗;前循环动脉瘤手术治疗达93%,而后循环动脉瘤94%为血管内治疗。针对治疗方法的选择有如下观点:

(1)血管内治疗优于手术治疗:国际蛛网膜下腔出血动脉瘤试验(ISAT)协作组2005年报告,血管内治疗1 063例与手术夹闭术1 055例治疗1年时,前者死亡或生活依赖者显著低于手术夹闭组,分别为23.5%与30.9%($P=0.000\ 1$),推算每做1 000例血管内治疗使死亡或生活依赖者减少74例。次年协作组在积累了更多病例后再分析认为,手术夹闭组癫痫和严重认知障碍的风险更高,并推测血管内治疗组存活率较高的优势可持续7年,虽然血管内治疗晚期出血风险稍高于外科手术,但并不能抵消血管内治疗的早期效益。

（2）不支持血管内治疗优于外科手术:持这种观点者首先认为 ISAT 协作组研究设计存在选择偏倚,即 88％的患者接受治疗前临床等级不高,为 Hunt-Hess Ⅰ-Ⅱ级,而且在 9 559 例中只选择 2 143 例(22.4％)进行分析,而且未说明神经外科医师与介入治疗医师之技术水平与专业知识,未采用手术显微镜,也缺乏首次治疗后的血管造影资料和明确的转归评估标准。另外,血管内栓塞(弹簧圈和液体,主要为前者)技术自身存在的缺点不容忽视,栓塞技术能够对动脉瘤囊做适度填充,并最终使动脉瘤囊以充满血凝块的形式存在,但同时增加了血栓栓塞事件的风险。随着动脉瘤体积的增大,这种风险亦随之增加。弹簧圈移位不但使血流再次进入动脉瘤囊,引起动脉瘤再次扩大,而且可使弹簧圈脱出进入载瘤动脉造成血管闭塞,弹簧圈通常难以完成致密填塞而存在瘤颈残留、动脉瘤复发和再次出血风险,后者之病死率可达 50％。

Friedman(2003)等报道了动脉瘤性蛛网膜下腔出血弹簧圈治疗的临床随访(平均 19.1 个月)和血管造影复查情况(平均 11.6 个月),虽然神经转归良好达 77％,但 26％遗有"犬耳样"残留,35％有瘤颈残余,3％始终有动脉瘤充盈,34％患者需再次或多次弹簧圈栓塞。Fiorella 等(2006)对 82 例动脉瘤患者采用 Metrix-GDC 栓塞后平均随访 6.9 个月(1.5～22 个月),结果表明,有 30 例(36.6％)动脉瘤再通,19 例(23.1％)需再次治疗。窄颈小动脉瘤栓塞后再通率为 17/65 例(26.1％),再次治疗率为 9/65(13.8％);大动脉瘤栓塞后再通率为 9/12 例(75％),其中 7 例需要再次治疗。

总之在现有的报道中,弹簧圈栓塞后动脉瘤复发或再通率为 15％～30％,致使在栓塞后必须进行血管造影进行随访,这又间接增加了治疗风险,而动脉瘤的任何残余都提示动脉瘤有蛛网膜下腔出血的风险。

（六）未破裂动脉瘤和未破裂动静脉畸形的处理

随着影像技术进步和广泛使用,未破裂脑动脉瘤和未破裂脑动静脉畸形常常被发现,对其进行保守治疗还是手术或血管内栓塞等干预治疗,至今未达成共识。因为动脉瘤的干预治疗有可能诱发缺血性脑损害或动脉瘤破裂,而脑动静脉畸形干预治疗中的过灌流损害会诱发脑出血。由于未破裂的脑动脉瘤和未破裂的脑动静脉畸形的自然史、干预风险和干预益处的不确定性,对其处理有着不同意见。

1. 关于未破裂脑动脉瘤的处理　1989 年 Atkinson 研究 9 295 例脑血管造影后,估计人群中未破裂动脉瘤为 1％,其他研究报告则在 0.5％～11％;未破裂脑动脉瘤每年有 1％破裂,但<10 mm 的脑动脉瘤患者在内科治疗下的年破裂率小于 0.05％,为蛛网膜下腔出血的低危人群,而大于 10 mm 的脑动脉瘤患者年破裂率为 0.5％～2.6％,为蛛网膜下腔出血的高危人群。2002 年 Juvela 对未破裂脑动脉瘤随访 40 年后认为,动脉瘤的年破裂率是恒定的。然而,2003 年国际未破裂颅内动脉瘤研究报告则认为,颅内动脉瘤最初 5 年的破裂风险明显大于 5 年以后的破裂风险,<7 mm 的前循环动脉瘤出血风险甚低,而>7 mm 的动脉瘤其出血风险随瘤直径增大而增高。由于未破裂脑动脉瘤每年仅有 1％发生破裂出血,而干预治疗均属侵袭性手术,有严重并发症风险,因此从权衡治疗益处和并发症风险的角度,认为应首选保守治疗,特别是前循环小的动脉瘤。主张积极干预治疗者认为,虽然破裂出血率每年只有 1％,但如考虑到患者的预期寿命,他们一生中破裂率还是很高的,因此,除了动脉瘤小于7 mm、预期寿命不足 20 年(即发病年龄在 60 岁以上)的患者,都应给予积极的干预治疗。

2. 未破裂的脑动静脉畸形 2005 年 Lawton 等报道了未破裂的脑动静脉畸形患者因手术治疗而发生神经系统缺损的风险较出血后接受手术切除的患者高 2 倍。在另一项研究中发现,接受放疗的 1 255 例动静脉畸形患者中有 102 例(8％)发生放疗后神经功能缺损。这些资料表明对未破裂的脑动静脉畸形进行侵袭性治疗有可能带来重要的神经病学不良事件。而主张积极治疗者认为未破裂脑动静脉畸形的自然出血风险并不如想象中的那么低,如果按照以往研究中所阐述的患者平均年龄为 34 岁,再加上阶段性寿命表计算得出的预期寿命有 44 年,那么无症状脑动静脉畸形终生累计出血风险可高达 44％,发生重大神经系统缺损事件风险为 14％,而治疗后发生重大神经系统缺损事件的风险仅 6％,显然积极治疗后总体风险可降低一半以上。

(七)基因治疗

有一些颅内动脉瘤与遗传性疾病有关,因此基因治疗可使用于这些患者。基因治疗是对这些患者的缺陷基因实施治疗,包括重组 DNA 等技术。方法:① 转基因治疗:将正常基因导入有缺陷基因的细胞内并整合到核 DNA 分子中,使相应的遗传信息得到表达,纠正原有的缺陷。② 基因修复:对发生缺陷的基因在细胞内进行人工修复,使其恢复正常功能。③ 基因手术:敲除缺陷基因,根据需要在原位用相应的正常基因替换。对颅内动脉瘤来讲,其基因治疗目的是稳定动脉壁以预防其破裂,然而由于涉及动脉瘤形成、生长和破裂的分子机制仍然不太清楚,而来源于人的动脉瘤的组织标本都是处于疾病的晚期,包括基因敲除研究在内的许多动物模型的研究结果尚待阐明。

从动脉瘤发生到破裂的病理生理学研究中,最常涉及的有胶原、弹性蛋白、基质蛋白酶、纤维蛋白溶酶以及相应的抑制物,如果研究中能发现与动脉瘤相关的一种常见的特异性缺陷基因,那么基因治疗就可实施。此外动脉瘤的原位基因治疗中候选基因的选择、靶细胞的鉴定以及设计出一种将目的基因有效转移到细胞内的方法(包括载体的选择),根据治疗目的还需要启动子系统来调节基因表达。基因插入体细胞技术已经历了十余年的广泛研究,最近干细胞和祖细胞正成为表达治疗基因的主要载体,然而在人类基因治疗成为一种常见方法之前,还有许多技术和概念问题需要解决。

(陈芷若 臧暑雨)

第四节 淀粉样脑血管病

脑淀粉样血管病(cerebral amyloid angiopathy, CAA),又称为脑嗜刚果红物质血管病,是一种发生在老年人的脑血管病,临床以痴呆、精神症状、反复和(或)多发性脑叶出血为主要表现。其病理特征是大脑皮质和软脑膜的小血管壁中层和弹力层被特殊染色的透明样嗜刚果红物质所沉积和浸润,从而导致血管壁的坏死和出血。CAA 的发病率随年龄增长呈上升趋势,目前已成为老年期非外伤性非高血压性的原发性脑出血的常见原因,由于患者的病理改变具有缺血和出血的共同潜质,因此,在其治疗选择上已更为引起关注。

一、 流行病学及发病机制

(一)发病率及 CAA 相关性脑出血的危险因素

根据尸检的研究结果,CAA 的发病率随着年龄的增长急剧上升。在 60~69 岁的人群中,CAA 患者占 4.7%~9%,在＞90 岁的人群中则高达 43%~58%。CAA 导致老年人脑叶出血的比例较高,日本一家医院的报道显示,1979~1990 年间因非外伤性脑叶出血进行尸检的患者中,38% 被证实患有 CAA。在欧洲和北美国家,一项针对＞55 岁的脑叶出血及原因不明的脑出血所进行的病理研究显示,74% 患有 CAA。CAA 发病无性别差异,男女约 6:5。

仍不清楚高血压是否增加 CAA 相关脑出血风险。在一组 107 例经病理检查确诊的 CAA 患者中,约 30%(32 例)患有高血压,仅略高于一般老年人群高血压的发病率。在 25 例合并阿尔茨海默病(Alzheimer disease, AD)的 CAA 患者中,高血压与脑出血无相关性。对脑叶出血进行研究,发现有高血压者占 40%~70%;但是与常见部位(包括壳核、丘脑、脑桥、小脑)脑出血的患者相比,脑叶出血的高血压倾向较低。同时,高血压似乎也不增加脑叶出血的复发风险。

抗凝剂(如华法林)及溶栓药(如 rt-PA)使用,作为脑叶出血的一个危险因素已渐显示出其临床重要性。32 例老年患者均在服用华法林的过程中出现脑叶出血,而且他们携带 apoEε_2 的比例较高,提示两者之间有关联性,其中 11 例进行病理检查有 7 例被证实为 CAA。在对心肌梗死患者进行冠状动脉溶栓后发生脑出血的 5 例患者中,2 例经尸检证实为严重 CAA。抗凝治疗或溶栓治疗并发的 CAA 脑出血通常发生在脑叶,而且更可能呈多发性出血。

(二)CAA 的发病机制

与 CAA 发病的分子生物学机制有关的蛋白包括 Cystation C、Aβ、prion 蛋白、gelsolin、trasthyretin、Abrin 和 ADan 蛋白。作为遗传标志物,已发现数个基因突变位点与显性遗传性 CAA 相关脑出血关联,这些突变的基因位点位于 Aβ 的遗传编码(包括 APP 位点 693、694、692、705)以及半胱氨酸蛋白酶抑制剂 C 的基因。散发型 CAA 患者的 apoE 基因型已作为 CAA 引起脑叶出血的遗传性危险因素。apoEε_2 等位基因似乎更普遍地存在于 CAA 相关脑出血患者中,apoEε_4 等位基因与 CAA 以及 CAA 相关脑出血有关。在经活检或尸检病理证实的 91 例 CAA 相关脑出血中,apoEε_2 及 apoEε_4 等位基因出现的频率分别为 0.20 及 0.31,较对照组 0.09 及 0.14 显著增高。apoEε_2 等位基因似乎与从淀粉样沉积到血管病变的发生这一过程有关;而 apoEε_4 等位基因似乎增强 Aβ 在已形成的血管淀粉样病损中的沉淀。近期的研究发现,BRI$_2$ 基因突变与 CAA 的发生有关。

CAA 患者血管壁所沉积的淀粉样物为 39～43 个氨基酸组成的 β 淀粉样蛋白（Aβ）多肽链，与 AD 患者老年斑的形成物质相同。β 淀粉样蛋白是由 β 淀粉样蛋白前体蛋白（APP）在 β 和 γ 分泌酶的作用下分解而成的片段。CAA 致病 Aβ 可能主要为神经元分泌，神经元分泌的 Aβ 经组织间隙排泄通道到达血管壁，经过平滑肌细胞的内化作用沉积并且聚集成纤维，这些 Aβ 形成纤维进一步诱导平滑肌细胞变性，中层平滑肌被淀粉样物质完全替代后可导致血管破裂和血流动力学变化。沉积在血管腔的 Aβ 不断触发血管平滑肌细胞合成更多的 Aβ，引起更多的 Aβ 的聚集。Aβ 在血管壁的聚集使血-脑屏障破坏，血-脑屏障破坏又进一步加速了 Aβ 聚集和平滑肌细胞变性。因此，小剂量的 Aβ 在血管沉积和聚集能够触发 Aβ 持续的沉积和聚集。

在老龄、血管病变及低血流量、转基因动物模型等的实验资料表明，神经元 APP 基因在 Aβ 结构域内的突变倾向于形成血管病理，而 Aβ 结构域外的突变则更多影响神经元，构成神经元病理。将 CAA 患者的小动脉平滑肌细胞持续暴露于低氧环境时，APP 表达上调。Aβ 对小动脉平滑肌的损伤可能是引起 CAA 出现症状的机制。CAA 的病理表现变异较大，从轻度到严重程度，Aβ 与 CAA 无相关性。严重遗传性 CAA 在脑出血和脑梗死前并不形成痴呆性疾病，特别是不形成 AD 病理。

二、 淀粉样脑血管病的病理改变

（一）CAA 性病理改变

患者大脑皮质萎缩，脑体积缩小，重量减轻。较正常脑重量，男性平均减轻 150～200 g，女性平均减轻 150～160 g。

1. 病变部位　CAA 主要累及大脑半球枕叶、颞叶皮质和软脑膜的中小动脉和毛细血管，多数呈节段性、斑块状分布，少数可遍及全部大脑皮质，顶叶和额叶也可轻度受损，个别以额叶病变最明显。大脑白质、基底节、小脑、脑干和脑静脉很少受累。

2. 镜下表现　淀粉样沉积物多由纤维成分组成，呈 β 状折叠及刚果红染色强阳性，偏振光镜下呈双折射现象。少数淀粉样沉积物由球蛋白、淀粉部分组成，也可含其他蛋白。淀粉样物多沉积于动脉壁的中层和外膜中，特别在邻近外膜的外表面最明显，严重时中层弹力层完全被淀粉样物所取代，以致中层薄弱、血管扩张、微动脉瘤形成或破裂，引起出血。血管内膜可见洋葱皮样增生或透明样物质沉积，多伴有外膜胶原纤维增多和弹力层增厚。少数毛细血管外膜和其周围腔中也有淀粉样物沉积。

CAA 相关血管病，包括成簇的多发性小动脉腔样或球样形成、血管动脉瘤样扩张、管腔闭合、内膜改变，以及病变小动脉出现双管样或"腔内腔"表现，表明血管壁的变性改变，亦可见到血管周围慢性炎细胞浸润。血管壁内原纤维类淀粉样蛋白沉积，可导致平滑肌细胞分离、损伤，血管脆弱易于破裂出血。CAA 超微结构显示为特征性的 7～9 nm 的细丝排列杂乱或呈不规则球团型，并见分散的中膜平滑肌细胞或坏死的平滑肌细胞碎片。此外，CAA 的大脑皮质内可同时存在老年斑、神经原纤维缠结以及神经元丧失等类似 AD 的病理改变，前二者出现量多而广泛，后者则具有选择性，三者出现的部位和量无相互关系。

（二）CAA 并发脑血管病变的病理改变

1. 脑出血 CAA 引起脑实质内出血多见，多局限于两侧大脑半球的皮质和皮质下白质，易破入蛛网膜下腔，故可合并蛛网膜下腔出血或硬脑膜下血肿，而破入脑室者罕见。血肿可同时或相继发生于不同脑叶，尤其是枕叶、枕顶区或额叶。出血近脑表层，多为多发性出血，少数为单发性出血。可为点状、粟粒状、片状或纺锤状出血，有时出血灶可互相融合。

2. 脑缺血 CAA 也可引起缺血性卒中。曾报道 23 例 CAA 患者，其中脑梗死 13 例，脑出血 9 例，痴呆 1 例。病理检查发现，脑血管壁的淀粉样浸润导致了血管腔的狭窄，伴有小动脉透明样变、内膜增生显著、小血管纤维蛋白样变性及纤维化闭塞。这些病变导致大脑皮质局灶性缺血性梗死和软化。

三、淀粉样脑血管病的诊断和治疗

（一）CAA 的临床表现

1. 一般表现及病程 CAA 多发生于 60 岁以上的老年人，平均发病年龄为 69.5 岁。常合并存在 AD，据文献报道在 CAA 患者中 89% 患有 AD。CAA 患者脑部病理检查常发现有老年斑和神经纤维缠结等老年或 AD 变化，有时与 AD 难以区别。AD 患者通常也会存在脑淀粉样血管病，脑淀粉血管病被认为是 AD 四种主要显微镜下标志物（老年斑/神经炎斑、颗粒空泡变性、神经原纤维缠结、脑淀粉样血管病）之一。AD 患者中，脑淀粉样血管病的频度为 75%～100%。由于脑血管弥散性淀粉样变性、广泛性脑缺血，多数患者有不同程度的精神障碍和行为异常，表现为记忆力、定向力、计算力、综合分析能力障碍，或有幻觉与妄想，有时出现精神运动性兴奋状态或假性偏执状态。神经系统症状为言语困难、共济失调、肌痉挛、阵挛或全身性抽搐，少数有轻偏瘫、失语、同向偏盲、肌张力增高和假性延髓麻痹等。病情呈进行性发展，晚期可发展为严重痴呆、昏迷或植物状态。少数患者早期无痴呆，在脑卒中后发生急性痴呆。

2. CAA 并发脑出血 CAA 是原发性非创伤性非高血压性脑出血的重要原因，在＞60岁的脑出血患者中占 10%～15%，在＞70 岁的脑出血患者中占 20%。CAA 尸检病例 40%有脑出血，脑叶出血是 CAA 最常见的表现形式。CAA 也是老年脑叶出血最常见的病因。CAA 患者急性脑叶出血的临床表现取决于多因素，尤其是血肿的大小及其部位，出血部位以额叶和顶叶稍多，也可出现在其他任一脑叶。大多发生在有 AD 症状的患者，少数亦可作为首发症状。发病前血压多正常。出血流入邻近蛛网膜下腔时出现头痛、恶心呕吐、颈项强直、克氏征等脑膜刺激症状。由于出血灶较浅表，一般不破入脑室系统，所以起病时大多无意识障碍。少数患者可因血凝块阻塞脑脊液通路或影响脑脊液循环，出现脑积水而引起意识障碍。

CAA 的多发性脑内出血，临床表现较凶险，多以突发头痛、昏迷、偏瘫起病，可伴恶心呕吐或精神错乱。如出血局限，多有明显的定位症状。枕叶出血常出现皮质盲或 Anton 综合征（误将自己的想象当作看到的物品，而否认自己失明）；颞、顶叶出血可有偏盲或象限盲；额叶出血主要表现精神障碍如淡漠、无欲、健忘、呆滞等，可有摸索反射和强握反射。CAA 的脑出血很少发生在非脑叶部位,故一般不发生在壳核、丘脑、脑桥等高血压性脑出血的常见部位,但小脑有时例外,亦可成为 CAA 脑出血部位。CAA 脑出血的另一特征是再出血倾向,数月或数年之后,甚至不同部位同时发生血肿。尽管 CAA 常严重累及软脑膜血管,但与 CAA 相关的蛛网膜下腔出血非常少见。

3. CAA 并发缺血性卒中　以短暂性脑缺血发作最常见,多见于颈内动脉系统,可表现一过性偏身感觉障碍、轻偏瘫和命名性失语。也可为椎-基底动脉系统短暂性脑缺血发作,表现为一过性眩晕、耳鸣、共济失调及皮质盲等。CAA 并发脑梗死,多见于枕叶、颞后、顶叶与额叶,比一般动脉硬化性脑梗死范围要小;表现相应临床症状和体征,症状较轻,但可多发与复发。

4. 与 CAA 相关的其他综合征　与 CAA 相关的临床综合征还包括短暂的神经功能缺损、血管炎、痴呆及认知功能下降。① 短暂神经功能缺损:包括局部麻木发作、无力、感觉异常或言语障碍。虽然这不是 CAA 特异表现,但却是 CAA 最常见的神经综合征,通常症状短暂、固定。感觉性或运动性症状在数秒至数分钟内扩散至身体的临近部位,其可能机制是皮质微出血导致局灶性癫痫发作或传导阻滞。② CAA 相关血管炎:症状有头痛、精神症状、多灶性的神经功能缺损。脑影像学检查显示多发性出血灶与缺血性梗死灶并存,甚至部分患者病灶类似肿瘤的团块影。脑脊液呈现炎症性反应。β 淀粉样蛋白可能激发炎症反应,并成为炎症反应的攻击目标,其结果可能导致受累血管壁的破坏。③ 痴呆和认知功能障碍:CAA 与痴呆和认知功能障碍相关,其可能涉及多种机制。CAA 不仅可以通过引起缺血性或出血性病灶破坏神经环路直接引起认知功能减退,而且在某些情况下,痴呆还可以是 CAA 的直接后果。患者呈亚急性认知功能下降,病程数周或数月,伴随多种形式的癫痫发作、双侧锥体束征、严重的白质脑病等。白质脑病可能是由于淀粉样物质广泛沉积在皮质穿通支血管壁内,导致血管狭窄引起的缺血性改变;或是由于 Aβ 的大量沉积,导致脑血管自身调节机制异常所致。这 2 种机制都可能导致类似动脉硬化性皮质下白质脑病(Binswanger 病)的改变。CAA 的痴呆经常是由伴随的 AD 所引起,AD 通常与 CAA 有关,可能是两者之间具有密切相关的病理改变,以及携带相同的基因危险因素如载脂蛋白 Eε$_4$ 等位基因的结果。

(二) CAA 的影像学改变

CAA 并发脑出血时,常见部位在皮质或皮质下,呈单发或多发的脑叶出血,头颅 CT 显示枕叶、颞后-顶枕或额叶皮质与皮质下的高密度血肿图像,多数继发蛛网膜下腔出血,其血肿特征为位于表浅部位,边界不规则和周围水肿,有时也可见到环状增强。头颅 MRI 可清晰显示大脑皮质或皮质下斑点状出血灶,出血灶边缘不整,可向白质延伸,血肿周围的水肿带较宽。利用梯度回波 MRI 技术,能够增强亚急性及慢性血肿内离子沉积的输出信号,有助于区分患者既往是否发生过脑叶出血,还有助于鉴别进展性 CAA 以及反复发作脑出血的高危人群,辨别新发的无症状性微出血。同时,梯度回波 MRI 可以对血肿的数量进行基线评定,而不论其有无临床症状。弥散张量 MRI 检测有助于对 CAA 患者脑白质变性进行评定(图 5 - 4 - 1)。

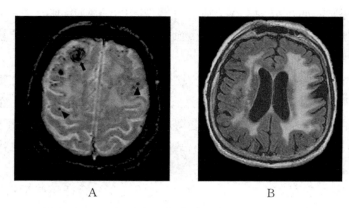

A   B

图 5 - 4 - 1　CAA 的 MRI 表现
A. 梯度回波 MRI 显示脑内多发皮质或皮质下斑点状出血灶
B. FLAIR 显示 CAA 的脑白质病变

（三）CAA 的诊断

目前尚缺乏对 CAA 的特异诊断方法,大多 CAA 病例均经病理检查后才做出诊断。对于年龄超过 55 岁的患者,若无明显病因而出现一处或多处脑叶出血时,必须考虑 CAA 的可能性。血肿清除术中被清除组织的病理检查或大脑皮质活检,是诊断 CAA 的可能途径。

1. 波士顿诊断标准

（1）肯定 CAA：

1）全面的尸检证实：① 脑叶、大脑皮质或皮质下出血。② 严重 CAA,伴随血管病变。③ 没有其他疾病的病理表现。

2）很可能是 CAA：伴随支持的病理证据。临床资料以及病理组织(清除的血肿或者脑皮质活检)证实：① 脑叶、大脑皮质或皮质下出血。② 某种程度的 CAA。③ 没有其他疾病的病理表现。

（2）很可能 CAA：临床资料以及 MRI 或 CT 证实：① 复发出血限于脑叶、大脑皮质或皮质下区域。② 年龄≥55 岁。③ 没有其他导致出血的原因。

（3）可能 CAA：临床资料以及 MRI 证实：① 单发出血,位于脑叶、大脑皮质或皮质下区域。② 年龄≥55 岁。③ 没有其他确定的导致出血的原因。

2. CAA 临床诊断要点　临床上,对于老年患者或痴呆人群中出现的自发性脑内出血,特别是局限于大脑皮质和皮质下的多发性脑内出血、血肿很快破入蛛网膜下腔者,应想到CAA 引起的脑出血可能。临床诊断要点可归纳为：

（1）多见于老年期,特别是＞70 岁。

（2）慢性进行性痴呆或卒中后急性痴呆。

（3）非外伤性非高血压性脑出血,头颅 CT 或 MRI 特别显示在枕叶、颞叶、顶叶或额叶皮质或皮质下等部位的血肿,常破入蛛网膜下腔。

（4）部分患者以 TIA 或脑梗死起病，头颅 CT 或 MRI 显示上述部位有梗死灶。卒中发作呈多发性或复发性。

（5）病理学检查有确诊意义。脑组织活检的动脉壁采用刚果红染色在旋光镜下呈绿色的双折射反应，即可诊断为 CAA。

3. 鉴别诊断　CAA 需与 AD、Pick 病、多发性梗死性痴呆、皮质下动脉硬化性脑病等痴呆鉴别，还需与高血压性脑出血、蛛网膜下腔出血及动脉硬化性脑梗死等鉴别。

（四）治疗和预后

1. 治疗　由于 CAA 与 AD 在发病机制上的重叠，为 AD 所研制的新药可能成为治疗 CAA 的候选药物。抑制 Aβ 形成的化学药物，以及促进 Aβ 沉积清除率的抗体正在研制中。其他潜在的可能预防淀粉样物质沉积、保护血管的制剂包括 Aβ 沉积抑制剂、抗氧化剂及抗炎制剂均在临床试验阶段。多数动物实验和少数临床报道，应用细胞毒性药物治疗淀粉样变性可促进淀粉样物亚单位颗粒从尿中排除，以及控制临床症状。糖皮质激素由于可加速淀粉样物的沉积，故其治疗作用尚有争论。

CAA 并发脑出血的急性处理，与其他脑出血处理原则相同，必要时可行血肿清除或脑叶切除。但是，对外科治疗应持慎重态度，因淀粉样物替代了血管的中层结构，会影响血管的收缩和止血过程而易引起大出血；对早期复发性出血的患者为了直接止血和防止再出血，可行手术治疗。与 CAA 相关的脑出血复发率高，因此，溶栓药物、抗凝药以及抗血小板药在 CAA 患者中的应用会带来灾难性出血的风险。CAA 并发短暂性脑缺血发作或脑梗死者，按缺血性卒中相应原则处理，但禁用抗血小板聚集药、抗凝药及溶栓药。伴有痴呆者可应用促进脑细胞代谢药物、胆碱酯酶抑制剂及抑制兴奋性氨基酸的制剂等。

2. 预后　CAA 多呈进展性，病程 5～19 年，平均 13.3 年。CAA 引起脑叶出血的一般死亡率为 10%～40%，其预后与年龄、基础疾病、意识水平、血肿大小和波及范围有关。在血肿体积>60 mL、30～60 mL、<30 mL 的患者中，30 d 的病死率分别为 71%、60% 和 7%。少数患者经外科治疗清除血肿和内科治疗，出血可停止。但是存活者，其复发再出血的风险较高。据一项脑叶出血前瞻性队列研究结果显示，2 年内累积出血的复发率为 19%～21%，再出血的致残率及病死率高。

（许利刚　臧暑雨　李作汉）

参考文献

［1］ Kal Y，Hirano K，Meada Y，et al. Prevention of the hypercontractile response to thrombin by protein-ase-activated receptor-1 antagonist in subarachnoid hemorrhage［J］. Stroke，2007，38（12）：3259-3265.

［2］ Chaichana KL，Levy AP，Miller-Lotan R，et al. Haptoglobin 2-2 genotype determines chronic vaso-spasm after experimental subarachnoid hemorrhage［J］. Stroke，2007，38(12):3266-3271.

［3］ Ansar S.，Vikman P，Nielsen M，et al. Cerebrovascular ETB,5-HTIB and AT1 receptor upregulation correlates with reduction in regional CBF after subarachnoid hemorrhage [J]. Am J Physiol Heart Cire Physiol, 2007, 293(6):H3750 - 3758.

[4] Zhou ML, Wu W, Ding Y S, et al. Expression of Toll-like receptor-4 in the basilar artery after experimental subarachnoid hemorrhage in rabbits: a preliminary study [J]. Brain Res, 2007, 1173: 110 - 116.

[5] Inukai T, Osuka K, Takagi T, et al. Activation of c-Jun in the rat basilar artery after subarachnoid hemorrhage [J]. Neurosci Leff, 2007, 424:175 - 178.

[6] Iseda K, Ono S, Onoda K, et al. Antivasospastic and antiinflammatory effects of caspase inhibitor in experimental subarachnoid hemorrhage [J]. J Neurosurg, 2007, 107:128 - 135.

[7] Wang Y, Zhong M, Tan X X, et al. Expression chang of interleukin-8 gene in rabbit basilar artery after subarachnoid hemorrhage [J]. Neurosci Bull, 2007,23:151 - 155.

[8] Cengiz SL, A K A, Ustun ME, et al. Lactate contents from cerebrospinal fluid in experimental subarachnoid hemorrhage well correlate with vasospasm: ongoing and neurologic status [J]. J Neurosurg Anesthesiol, 2007, 19:166 - 170.

[9] Loftspring MC, Wurster W L, Pyne-Geithman G J, et al. An in vitro model of aneurysmal subarachnoid hemorrhage:oxidation of unconjugated bilirubin by cytochrome oxidase [J]. J Neurochem, 2007, 102:1980 - 1995.

[10] Germano A. Caffo M, Angileri FF, et al. NMDA receptor antagonist felbamate reduces behavioral deficits and blood-brain barrier permeability chang afte experimental subarachnoid hemorrhage in the rat [J]. J Neurotrauma, 2007, 24:732 - 744.

[11] Strbian D, Tatlisumak T, Ramadan UA,et al. Mast cell blocking reduces brain edema and hematoma volume and improves outcome after experimental intracerebral hemorrhage [J]. J Cereb Blood Flow Metab, 2007,27: 795 - 802.

[12] Wang J, Fields J, Dore S. The development of an improved preclinical mouse model of intracerebral hemorrhage using double infusion of autologous whole blood [J]. Brain Res, 2008,1222:214 -221.

[13] Wakisaka Y, Miller JD, Chu Y, et al. Oxidative stress through activation of NAD(P)H oxidase in hypertensive mice with spontaneous intracranial hemorrhage [J]. J Cereb Blood Flow Metab, 2008, 28 (6): 1175 - 1185.

[14] Orakcioglu B, Becker K, Sakowitz OW, et al. MRI of the perihemorrhagic zone in a rat ICH model: effect of hematoma evacuation [J]. Neurocrit Care, 2008, 8(3):448 - 455.

[15] Crystal L. Intracerebral hemorrhage models in rat: comparing collagenase to blood infusion [J]. Journal of Cerebral Blood Flow & Metabolism, 2008, 28:516 - 525.

[16] Nakamura T, Miyamoto O, Toyoshima T, et al. 3CB2, a marker of radial glia, expression after experimental intracerebral hemorrhage: role of thrombin[J]. Brain Res, 2008,1226:156 -162.

[17] Zhou H, Tang T, Guo C, et al. Expression of Angiopoietin-1 and the receptor Tie-2 mRNA in rat brains following intracerebral hemorrhage [J]. Acta Neurobiol Exp (Wars), 2008,68(2):147 -154.

[18] Koch S, Romano JG, Forteza AM, et al.Rapid blood pressure reduction in acute intracerebral hemorrhage:feasibility and safety [J].Neuroerit Care, 2008, 8:316 - 321.

390

［19］Anderson CS，Huang YN，Wang JG，et al. Intensive blood pressure reduction in acute cerebral haemorrhage trial(INTERACT)：a randomised pilot trial［J］. Lancet Neurology，2008，7：391 -399.

［20］Halleri H，Dar NS，Barreto AD，et al. The IVH Score：Anovel tool for estimating in traventricular hemorrhage Volume［J］. clinical and research implicationsit care Med,2009，37(3)：969 -974.

第六章　儿童脑血管病

第一节　概　　述

神经影像学和分子遗传学诊断技术的进步大大改善了儿童脑血管病的诊断水平。虽然,儿童脑血管病远不及成人发病那样多,但作为一个特殊群体,其转归更令人关注。儿童脑血管病的年发病率已达到 2.52/10 万,与儿童脑部肿瘤几乎相等,占神经系统疾病住院患儿的 5%,占小儿尸检数量的 10%。在患有先天性心脏病、血液病、严重脱水、心力衰竭的儿童中,发生脑血管病的风险增加。

一、儿童脑血管的发育特点

由于人脑组织几乎无氧和葡萄糖的储备,其能量代谢全部依靠血液供应,脑的血流供应非常丰富。人的大脑血管发育开始于胚胎 31 d,随着脑的发育,脑的血管也相应发育形成血管网,再由网状血管丛发育为成体的脑动脉,其发生过程经过 5 个时期,即原始血管丛形成期、血管形成期、成层期、更新排列期、组织学发育期。若在以上发育过程中出现异常,则可导致脑血管畸形。在脑血管形态上,随年龄增长,以及脑血流动力学的改变,脑动脉弯曲逐渐明显。小儿时期,颈内动脉在海绵窦内常呈直线行走,基底动脉多呈平直型,随着年龄增长,颈内动脉和基底动脉逐渐变为弯曲。年龄越大,脑内动脉的曲度越明显,基底动脉也有上移的趋势。在脑血管结构上,主要的变化在弹性膜,儿童动脉的弹性膜包含纤维性和无定形的两种成分,纤维成分出现较早,而无定形成分则在发育后期才出现于纤维间的基质中。而成人脑动脉的弹性膜则无纤维成分,血管弹性较弱。随着年龄增大,脑血管壁弹性逐渐降低,硬度不断增加。年龄也影响脑血流量,在儿童大脑半球血流量较高,3 岁以下为 30～50 mL/(100 g · min),3～10 岁为 100 mL/(100 g · min),10 岁达最大值,15 岁以上即与成人相同为 50 mL/(100 g · min)。

由于生长发育的影响,儿童脑血管形态与结构特点与成人不同,使儿童期脑血管病的发生率远较成人为低,且脑血管病的病因与危险因素亦与成人显著不同。小儿脑代谢快,血液供应丰富,大脑有较高的可塑性,脑部侧支循环易建立,儿童脑血管病的预后相对较成人为好。

二、 儿童脑血管病的发病趋势

近年来,儿童缺血性脑血管病有增多趋势,其年发病率为(8~13)/10 万。在儿童心血管疾病的尸检病例中,25%为脑梗死性疾病;10%为法洛四联征导致的脑血管病。在我国,感染性脑动脉炎是儿童缺血性脑血管病首要的致病因素。血液病也是儿童脑血管病的重要原因,在尸检的血液病儿童中 50%为自发性脑出血。复发性白血病可并发脑静脉窦血栓形成,2.2%~7.4%的血友病患儿发生颅内出血,3%的脑外伤患儿发生脑血管病。儿童先天性脑动静脉畸形是颅内动脉瘤的 10 倍,常是儿童原发性蛛网膜下腔出血的重要原因。脑室周围-脑室内出血(peri-intraventricular hemorrhage, PIVH)是新生儿颅内出血中最常见的类型,在早产儿中的发病率可高达 60%~70%,是早产儿脑损伤的常见病因,为日后智力障碍及脑瘫的主要原因之一。

脑血管病是危害生命健康最严重的疾病,预防脑血管病是人群和个人保健的主要目的,现有的脑血管病防治措施远不能满足需要,因此,识别和避免脑血管病的危险因素,采取措施消除或减少其影响是降低脑血管病的发病率和病死率的根本所在。近年来有关儿童脑血管病的危险因素已引起广泛重视,Barker 等提出"卒中危险可能始自胎儿期,提示卒中发病率的差异可能与家族史及母亲健康的地区差异有关"。这是一种新的思路。而在我国,对儿童脑血管病特别是对新生儿脑卒中的认识和诊断还存在许多空白。

第二节　儿童脑血管病的临床

一、 儿童脑血管病的分类和疾病特征

脑血管病的分类目前仍处于不断完善的过程,由于脑血管病的表型、发病机制等方面,在成人与儿童存在着显著差异,因而将成人的脑血管病分类系统直接应用于儿童脑血管病显然不妥。目前,儿童脑血管病的分类系统主要采用欧洲及北美儿科神经病学家意见,并应用于国际儿科卒中的研究中。其中"临床影像学命名系统建议"为儿童脑血管病分类提供了另一种手段,它有利于儿童脑血管病例资料的互相交流,也使多中心临床互助研究项目中所得到的数据进一步标准化。

从传统和习惯上,根据脑血管功能失调的病理生理及病变的基本特点,将脑血管病分为缺血性脑血管病和出血性脑血管病二大类。儿童缺血性脑血管病是由于脑血管痉挛、狭窄或闭塞,使血流中断而导致供血区域脑组织缺血坏死出现的脑功能障碍。常见的儿童缺血性脑血管病有短暂性脑缺血发作、脑血栓形成、脑栓塞、脑动脉炎、脑底异常血管网病和静脉窦血栓形成等。儿童出血性脑血管病是由于脑血管破裂使血液外溢所致,又称颅内出血。根据出血部位分为硬膜下出血、蛛网膜下腔出血、脑室出血和脑出血。

(一)儿童缺血性脑血管病

1. 儿童短暂性脑缺血发作　是多病因引起一过性局部脑血管缺血导致的短暂性、局灶性脑功能障碍,传统定义中通常指持续时间数秒至数小时不等,并在 24 h 内完全恢复,不留任何神经功能缺损,但可反复发作,头颅影像学检查不能发现与临床相一致的实质性脑梗

死。根据最新的指南将其定义为"由于局部脑或视网膜缺血引起的短暂性神经功能障碍"，伴有典型的临床症状，持续时间不超过 1 h，且没有急性梗死的证据。凡能引起缺血性脑血管病的各种病因均可引起 TIA，常见于各种感染的脑动脉病、心脏病、血液病、脑底异常血管网病，也见于小儿交替性瘫痪等。

2. 儿童脑栓塞　系指来自身体各部位的栓子，经颈动脉或椎动脉进入颅内，阻塞脑部血管引起的脑功能障碍。临床多表现为突然的脑功能丧失，症状取决于闭塞血管的部位和大小，当栓子裂解或再灌注形成后，部分患儿可表现为不完全功能恢复，儿童脑栓塞常并发于心脏病。

3. 儿童脑动脉血栓形成　系指由于血液成分的改变或血液黏度增加（表6-2-1）形成的血栓而导致脑动脉血管的狭窄或闭塞。儿童脑血栓形成的发病时间常不清楚，但比脑栓塞时间长，在完全性血管闭塞前常有前驱症状或短暂性脑缺血发作。大多累及较大的血管，多见于颈内动脉、大脑中动脉，而椎-基底动脉血栓形成在儿童较罕见。症状常在睡眠或安静休息时起病，表现为偏瘫，可伴有失语，并随脑部损害部位而定。多继发于脑部的病理血管、血红蛋白病及动脉炎。

表 6-2-1　高凝状态的原因

原发性（遗传性）高凝状态
　　抗凝血酶缺乏症
　　蛋白 C 缺乏症
　　蛋白 S 缺乏症
　　活化蛋白 C 抵抗伴或不伴凝血因子 V Leiden 突变
　　凝血酶原基因突变 G20210A
　　MTHFR 的不耐热变异型
　　纤维蛋白原紊乱
　　纤溶酶原激活物抑制剂紊乱
　　抗心磷脂抗体和狼疮抗凝物
　　凝血因子 Ⅶ 水平升高
　　凝血因子 Ⅷ 水平升高
　　凝血因子 Ⅻ 缺乏症
选择性继发性（获得性）高凝状态
　　恶性肿瘤
　　妊娠期（尤其是产后期）
　　口服避孕药
　　卵巢过度刺激综合征
　　其他激素治疗（如糖皮质激素、红细胞生成素）
　　肾病综合征
　　真性红细胞增多症

原发性血小板增多症
阵发性夜间血红蛋白尿
糖尿病
高脂血症
脂蛋白（α）水平升高
肝素诱导性血小板减少症
高胱氨酸尿症
血液黏滞度增高
充血性心力衰竭
镰状细胞性贫血
血栓形成性血小板减少性紫癜
化疗药物（如 L-天冬酰胺酶、丝裂霉素、乳腺癌辅助治疗药）

4. 儿童静脉血栓形成　比成人更为常见，临床特征包括癫痫发作、颅内压增高、精神异常、局灶性神经功能缺失，最常见的静脉窦血栓形成的原因为感染、失水、血红蛋白病和恶性肿瘤。

5. 腔隙性脑梗死　多为基底节、丘脑、脑桥及大脑或小脑白质的脑小穿通支血管闭塞所致，症状取决于受损血管的大小及部位。成人腔隙性脑梗死多与高血压动脉硬化有关，儿童则为动脉炎及栓塞所致。

（二）儿童出血性脑血管病

儿童出血性脑血管病常见病因为先天性脑血管畸形（脑动静脉畸形、脑动脉瘤）、颅脑外伤、出血性疾病（血液病、维生素 K 依赖性凝血因子缺乏）、脑血管炎等。脑动静脉畸形破裂出血是儿童出血性脑血管最常见的病因。

1. 儿童硬膜下出血　主要发生于新生儿，大多由于分娩困难，使胎头严重受压变形所致。随着围生医学的发展，此病的发生明显减少。也可见于 2 岁以内的婴幼儿，外伤为常见病因，也可因维生素 C、维生素 K 缺乏所致。多发生于大脑顶部，多数为双侧性，出血量不多，临床上可无明显症状，出血量大可出现轻度偏瘫、斜视、局部性抽搐等局灶性症状和体征。颅内压增高可出现呕吐、烦躁不安、嗜睡、囟门膨隆或头颅增大、颅缝分离、头皮静脉怒张等，如颅内压持续增高，可导致小脑幕切迹疝而死亡。

2. 儿童原发性蛛网膜下腔出血　是指非外伤性脑底部或脑表面血管破裂后，大量血液直接流入蛛网膜下腔。其常见的原因为先天性颅内动脉瘤、脑动静脉畸形、镰状细胞病、脑底异常血管网病、脑动脉炎、血液病、脑瘤等。临床主要表现为血液刺激或蛛网膜下腔容量增加所致的脑膜刺激征和颅内压增高征。伴有血肿压迫或损伤脑组织或发生脑梗死可出现神经系统局灶性体征。

3. 儿童脑出血　是指脑实质内的血管破裂所致的出血,以大脑半球占多数,少数原发于小脑或脑干。脑实质出血常有明显的头痛、呕吐、进行性神经功能障碍。儿童脑实质出血原因可为先天性颅内动脉瘤、动静脉畸形、血液病、脑瘤和细菌性心内膜炎所致的颅内细菌性动脉瘤以及颅脑外伤等。

4. 新生儿脑室周围-脑室内出血　主要发生于胎龄较小的未成熟儿,胎龄越小,发病率越高,可高达 60%～70%。根据头颅 CT 图像,分为 4 度:Ⅰ度,出血限于脑室管膜,不伴或伴少量脑室出血(>10%脑室);Ⅱ度,脑室内出血,无脑室扩大;Ⅲ度,脑室内出血伴脑室扩大(<50%脑室);Ⅳ度,脑室内出血,伴脑实质出血或脑室周围出血性梗死。新生儿脑室周围-脑室内出血多发于出生后 24～48 h 发病,临床症状差异较大,轻者全无症状,重者可在数小时内死亡,表现为昏迷、瞳孔固定、频繁惊厥、呼吸困难等。当颅内压增高时,可见前囟膨隆,并有进行性加重的脑干受压体征。临床表现有 3 种基本类型:急剧恶化型、继续进展型和临床寂静型。以临床寂静型最常见,急剧恶化型最少见。

5. 新生儿维生素 K 缺乏性颅内出血　根据国际出血与血栓协会儿科委员会定义,维生素 K 缺乏性出血是指由于维生素 K 缺乏导致维生素 K 依赖性凝血因子活性低下,并能被维生素 K 所纠正的出血。根据发病年龄段,新生儿维生素 K 缺乏性出血被分为 3 型:① 早发型:指出生后 24 h 内发生的维生素 K 缺乏性出血。② 经典型:指新生儿出生 1～7 d 内发生的出血。③ 迟发型:指出生后 8 d,即超过了经典型维生素 K 缺乏性出血年龄发生的出血。早发型罕见,经典型预后较好。迟发型以突发性颅内出血为主要表现,包括硬膜下、蛛网膜下腔、脑实质和脑室内出血。多数为多部位混合型出血。发病高峰年龄在 4～8 周,农村患儿多于城市患儿,母乳喂养,常合并感染。临床上常表现为突发起病,进行性面色苍白,发绀或体温不升,四肢冷,呕吐,烦躁不安或尖叫,意识障碍乃至昏迷。呼吸不规则,抽搐,前囟饱满或颅缝裂开。严重者瞳孔不等大,对光反射减弱或消失,可出现脑疝表现,部分伴有黄疸。亦可伴有消化道、皮肤或注射、损伤部位出血不止。部分患儿合并脑梗死。晚期可出现脑软化、脑穿通畸形。

二、儿童脑血管病的危险因素

在成人,高血压及动脉硬化是脑血管病最主要的危险因素;而在儿童,脑血管病的危险因素涉及遗传性(表 6-2-2)、先天性以及后天获得性等诸方面。

1. 先天性心脏病　包括室间隔缺损、房间隔缺损、导管闭锁不全、主动脉瓣狭窄、二尖瓣狭窄、心脏横纹肌瘤、复杂性先天性心脏缺损等。

2. 后天性心脏病　包括风湿性心脏病、心脏瓣膜修补术、Libman-Sacks 心内膜炎、细菌性心内膜炎、心肌病、心肌炎、心房黏液病、心律失常、川崎病等。

3. 全身性血管病　包括原发性高血压、血容量不足及原发性低血压、高钠血症、上腔静脉综合征、糖尿病、早衰老等。

表 6-2-2 儿童脑血管病遗传危险因素

危 险 因 素	遗 传	脑血管病类型
血液病		
镰状细胞病	常染色体隐性	血栓形成、出血
镰状细胞-血红蛋白 C 病	常染色体隐性	血栓形成
抗凝血酶 Ⅲ 缺乏	常染色体显性	血栓形成
C 蛋白缺乏	常染色体显性	血栓形成
S 蛋白缺乏	常染色体显性	血栓形成
凝血障碍		
血友病 A(因子Ⅷ缺乏)	X-连锁遗传	出血
血友病 B(因子Ⅸ缺乏)	X-连锁遗传	出血
纤维蛋白酶缺乏	常染色体隐性	出血
因子Ⅷ缺乏	常染色体隐性	出血
因子Ⅶ缺乏	常染色体隐性	出血
因子Ⅴ缺乏	常染色体隐性	出血
因子Ⅹ缺乏	常染色体隐性	出血
因子Ⅺ缺乏	常染色体隐性	出血
代谢性疾病		
高胱氨酸尿症	常染色体隐性	血栓形成、栓塞
Fabry 病	X-连锁遗传	血栓形成、出血
亚硫酸盐氧化酶缺乏	常染色体隐性	血栓形成
MELAS 综合征	线粒体(母系)	血栓形成
NADH-辅酶 Q 还原酶缺乏	线粒体(母系)	血栓形成
其他		
脑底异常血管网病	常染色体隐/显性、线粒体(母系)	血栓形成、栓塞
神经纤维瘤病	常染色体显性	血栓形成
结节性硬化	常染色体显性	栓塞
血管结构异常		
家族性海绵状血管瘤综合征	常染色体显性	出血
家族性颅内动脉瘤	常染色体显/隐性	出血
Ehler-Danlos 综合征	常染色体显/隐性,X-连锁遗传	出血
弹性假黄瘤	常染色体显性/隐性	出血、血栓形成
多囊肾	常染色体显性	出血

4. 血管炎 见于脑膜炎、全身性感染、水痘、系统性红斑狼疮、结节性多动脉炎、肉芽肿性动脉炎、Takayasu 动脉炎、类风湿性关节炎、混合性结缔组织病、感染性肠道疾病、滥用药物(可卡因、苯异丙胺)、溶血尿毒症综合征等。

5. 血管病变 包括高胱氨酸尿症、脑底异常血管网病、Fabry 病(弥漫性躯体血管角质瘤或称鞘脂质沉积症)、恶性萎缩性丘疹病、弹性假黄瘤、NADH-辅酶Q还原酶缺乏、亚硫酸盐氧化酶缺乏、MELAS综合征(线粒体脑肌病伴乳酸中毒及卒中发作)等。

6. 血管痉挛障碍　偏头痛、麦角中毒、蛛网膜下腔出血后血管痉挛等。

7. 血液病和凝血障碍　见于血红蛋白病(镰状红细胞贫血、镰状细胞-血红蛋白C病)、免疫性血小板减少性紫癜、血栓形成性血小板减少性紫癜、血小板增多症、弥散性血管内凝血、白血病或其他肿瘤、先天性凝血障碍、抗凝血酶因子Ⅲ缺乏、C蛋白缺乏、S蛋白缺乏、肝功能障碍继发凝血缺陷、维生素K缺乏、狼疮抗凝物、抗心脂抗体等。

8. 脑血管结构异常　见于动脉肌纤维发育不良、动静脉畸形、遗传性出血性毛细血管扩张、Sture-Weber综合征(脑-面血管瘤病)、颅内动脉瘤等。

9. 外伤　儿童受虐待、脂肪或空气栓塞、体外栓塞、颈动脉结扎、钝器颈动脉创伤、创伤后颈动脉分离、口腔内创伤、创伤后颈动脉瘘、胎盘栓塞、穿通性颅内创伤等。

第三节　主要危险因素与各类脑血管病

一、心脏病

心脏病是儿童脑血管病中最重要的危险因素,儿童缺血性脑梗死约1/3是由于心脏病引起。心脏瓣膜和房室结构异常时,均可能引起脑血管病,但有些儿童较隐蔽的心脏缺陷仅在发生脑血管病之后才被诊断出来。

二、镰状细胞病

镰状细胞病是一种常染色体显性遗传血红蛋白病,由于血红蛋白β链基因中胸腺嘧啶置换了腺嘌呤使谷氨酸被缬氨酸替代构成异常血红蛋白S(hemoglobin S, HbS)纯合子或复合杂合子(为与轻度β珠蛋白生成障碍性贫血或HbC等其他血红蛋白变异合并发生),导致其分子表面电荷改变,易因缺氧等因素形成螺旋状细丝,使红细胞膜僵硬变形如镰刀状(图6-3-1)无法通过微循环。变异血红蛋白可在颅内小血管(包括小动脉、小静脉和毛细血管)沉积,通过促血管内膜过度增生和血栓形成以及血流动力学障碍等因素诱发缺血性卒中。

临床表现为黄疸、贫血、肝脾大、骨关节及胸腹疼痛等。卒中常见于严重镰状细胞病患者,占所有镰状细胞病患者的5%~6%,是镰状细胞病最严重的并发症。临床上儿童该病的发病率高于成人,脑缺血多于脑出血。脑梗死罕见发生在镰状细胞病诊断之前,且多发生在镰状细胞病极期。镰状细胞病也可导致蛛网膜下腔出血或颅内出血及静脉闭塞。镰状细胞病所致脑部血管异常包括内膜增厚、弹性纤维断裂、

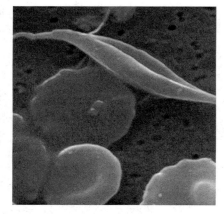

图6-3-1　红细胞"塌陷"成新月形或镰刀状

甚至在血管壁内有镰状红细胞。脑损害程度取决于病变血管的大小,脑血管造影可显示大动脉狭窄,有时末梢循环在血管造影像上呈烟雾状,但常规脑血管造影对镰状细胞病较危险,现多采用 MRA 检查。镰状细胞病常由于本身疾病而致蛛网膜下腔出血,已证实与动脉瘤及血管畸形无关。

本病可单独或同时出现 TIA、缺血性和出血性卒中、抽搐发作、脊髓血管事件等,约25% 血红蛋白 S 患者和 10% 血红蛋白 S‐C 患者在 45 岁时会发生脑卒中。临床上,幼儿期和中老年期患者多发生缺血性卒中,而青年期易发生颅内出血。疼痛、感染、贫血、缺氧和全身性疾病,特别是高血压均为脑卒中的促发因素。血红蛋白 S‐C 病与血红蛋白 S 病相比,两者典型症状类似,均可发生脑血管病,但前者较轻,发病率低,一般不严重,存活较长。TCD 有助于发现颅内动脉狭窄,对 MCA 流速>200 cm/s 的高危患儿予以输血可改善脑灌注、预防脑卒中。以羟基脲治疗可增加患儿血红蛋白浓度,减低红细胞镰状化程度,减少脑卒中危险性。骨髓移植治疗的价值尚待确定。

三、血友病及其他凝血障碍

血友病 A 是最常见凝血因子缺乏病,其发病率约为 1/1 万。神经系统任何部位均可能出血,50%～75% 的脑出血前有外伤。临床症状因出血的部位和范围而不同。严重的因子Ⅷ缺乏其自发出血的风险很高,而因子Ⅷ活性为正常的 5%～20% 的患儿仅在外伤后出血。在一组伴有出血的 71 例血友病患儿中,67 例为严重或中度缺乏(因子Ⅷ活性为正常的 5% 或更低),仅 4 例为轻度缺乏(Ⅷ因子活性为正常的 6%～20%),出血多发生在 1 岁后,但可能发生在刚出生后。

血友病 B 同血友病 A 一样,其出血可能性首先取决于该因子缺乏的严重程度。典型的血友病 A 和 B,表现为激活部分凝血酶原时间(PTT)延长,但凝血酶原时间(PT)正常。确诊凝血障碍疾病的性质必须进行特殊因子的测定。

其他各种常染色体隐性遗传的凝血因子缺乏可引起颅内出血,其中包括因子Ⅷ缺乏(纤维‐稳定因子、纤维蛋白酶、纤维蛋白合成酶)、因子Ⅰ(无纤维蛋白原血症)、因子Ⅶ、因子Ⅴ、因子Ⅹ缺乏。混合性缺乏及 von Willebrand 病偶尔也可颅内出血。通常已知的凝血缺陷比特有的因子缺乏引起颅内出血的可能性更大、更严重。

获得性凝血缺陷也能引起颅内出血,维生素 K 缺乏导致因子Ⅱ、因子Ⅶ、因子Ⅸ和因子Ⅹ减少。有些国家对新生儿常规使用维生素 K 肌内注射,基本消除了出生不满月的婴儿颅内出血的发生。对患有癫痫的妊娠妇女,由于抗惊厥治疗使维生素 K 凝血依赖性因子减少,婴儿出生时可出现明显的出血,因此需要补充大剂量维生素 K,以预防不满月婴儿颅内出血。

抗凝血酶Ⅲ缺乏和先天性 C 蛋白缺乏是常染色体显性遗传疾病,两者均可促使动脉(或静脉)闭塞。C 蛋白缺乏纯合子婴儿可出现严重的多灶性血栓形成。C 蛋白是一种维生素 K‐依赖丝氨酸蛋白酶,它被凝血酶和内皮细胞表面蛋白凝血模块相互作用所激活,并与它的辅助因子 S 蛋白一起激活 C 蛋白抑制因子Ⅴ和因子Ⅷ。因此,S 蛋白缺乏或 C 蛋白缺乏均可使血栓形成危险增加。获得性凝血酶Ⅲ缺乏有时与肾病综合征、蛋白丢失肠病及L-天冬酰胺酶治疗有关。产生急性血栓形成可应用肝素和华法林治疗。

四、血小板异常

引起血小板减少症有许多原因,在儿童最常见的原因是免疫性血小板减少性紫癜、白血病及其治疗的反应。免疫性血小板减少性紫癜常在全身性病毒感染后出现脑出血,可能是由于感染刺激了抗血小板抗体产生增多,使血小板数更减少所致。免疫性血小板减少性紫癜无特殊治疗,主要避免头部外伤和避免使用抗血小板作用的药物,糖皮质激素应用可增加血小板数量。

白血病患者脑出血通常与血小板减少症有关(因白血病直接或因化疗)。L-天冬酰胺酶可减少凝血因子,致使脑出血可能性增大。自从采用血小板输入疗法以来,白血病患者的脑出血已减少,近来报道更多的是脑梗死、出血性脑梗死和静脉窦闭塞。

原发性血小板增多症与局灶性动脉和静脉窦闭塞有关,可能是因为血小板聚集增加,促进血栓形成。即使血小板数量明显增多,但是血栓形成罕见,有短暂性神经功能缺失的报道。继发性血小板增多症原因包括缺铁、感染、新生物、川崎病和脾切除术,而这些患者很少因血小板增多而出现神经症状。

五、脑底异常血管网病

脑底异常血管网病是一组原因未明的进行性颅内动脉闭塞及远端动脉闭塞与继发性毛细血管扩张的影像学证实的一组综合征,主要表现为单侧或双侧颈内动脉远端、大脑前动脉和大脑中动脉近端狭窄或闭塞,伴脑底部异常血管网形成(图6-3-2)。病理学表现病变段动脉内膜增厚并纤维增生、内弹性膜重叠、迂曲和断裂,中膜平滑肌细胞萎缩,外膜轻度炎症反应,引起动脉管腔不对称狭窄。本病的发病年龄有2个高峰:第一个高峰在4岁左右,以缺血性发作为主;第2个高峰在30~40岁,常见脑出血表现。临床上儿童常表现为反复缺血性发作,如感觉障碍、视力障碍和头痛等,部分患者以癫痫发作起病。成年人常见颅内出血,可表现为脑实质内出血、脑室内出血和蛛网膜下腔出血,患者预后较差,严重者可导致死亡。

此综合征多见于东方人,约10%为家族性,至今发现的致病基因位点有17q25和3p24.2-26。已被证实为颅内大动脉内膜增生及内弹力层变性,常累积两侧颈动脉而后部血管很少受累。除神经纤维瘤、镰状细胞病、颅脑辐射病是烟雾病常见的病因外,在血管造影上呈现类似烟雾病改变的相关疾病有:化脓性脑膜炎、糖原沉积病、结缔组织缺陷病、结节性硬化、尖头并指(趾)畸形、NADH-辅酶Q还原酶缺乏、结核病、Fanconi综合征(顽固性贫血、先天骨髓发育不全及其他缺陷)、脂质沉积病、Marfan综合征(伴有多发性身体畸形之先天性心脏病)、弹性假黄瘤、主动脉狭窄等。

脑底异常血管网病临床征象变化很大,有时症状呈隐袭进展性头痛、癫痫发作、言语障碍、智能障碍,也有部分患者出现突发的局灶性神经功能缺失和偏瘫。常见反复短暂的神经功能缺失,多由于双侧颈动脉受累,烟雾病是造成儿童交替性瘫痪的原因之一。发病年龄早,合并高血压常提示预后不良。短暂的或持久的神经功能障碍可能在症状出现4年后才减轻。侧支循环的不断建立有利于改善儿童脑供血不足,使病情进展减缓,疾病早期不会出现完全性梗死。头颅 CT 和 MRI 可显示正常或一个或多个脑梗死灶,有时 MRI 可见扩张的毛细血管缺血,MRA 显示严重的颈动脉狭窄,脑血管造影显示颅内颈动脉狭窄或闭塞,双侧远端血管网在影像学上似雾浊样,MRA 将取代脑血管造影。

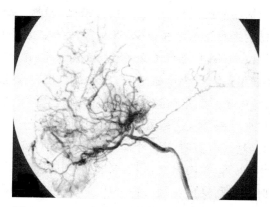

图 6-3-2　DSA 显示左侧颈内动脉以及 MCA、ACA 狭窄,异常血管网形成

　　有关脑底异常血管网病的自然转归,在一组 27 例儿童病例的随访研究中,5 例无后遗症,9 例有头痛或短暂性脑缺血发作但无持久的后遗症,7 例有轻度智能或运动障碍,6 例预后不良(1 例死亡,2 例完全依靠人照顾,3 例需在特殊学校或慈善机构照顾)。治疗在疾病不同阶段有不同选择,提倡早期因有脑缺血事件发生可能,可采用抗血小板聚集、糖皮质激素和钙通道阻滞剂等,但尚缺乏循证医学证据;疾病后期易发生出血,不提倡采用抗血小板药,也需避免使用华法林。有学者推崇用外科搭桥术来增加狭窄动脉供血区的血流,曾报道通过大脑中动脉与颞浅动脉搭桥术,104 例儿童烟雾病中有 87 例(83.7%)术后神经系统症状明显改善。也有学者提出颈交感神经切除术和脑血管再通移植术及大网膜移植脑血管重建血管供血等手术治疗。

六、高胱氨酸尿症

　　高胱氨酸尿症是一种少见的常染色体隐性遗传病,以血清和尿中高胱氨酸升高、骨骼和少见系统异常及血栓形成为特征。神经系统症状有精神发育迟滞、癫痫发作、精神障碍,精神发育迟滞约占患者总数的一半。血管造影可见患者许多血管包括颈动脉不规则、狭窄和动脉瘤,可能为中到大的血管内膜及中层异常的结果。高胱氨酸尿症引起静脉血栓形成比动脉更易发生,并发血栓形成的高胱氨酸尿症患者继发癫痫发作危险性比无血管损害大。

　　至少有 4 种不同的常染色体隐性遗传酶的缺乏引起高胱氨酸尿症,最常见的是 β-胱硫醚合成酶缺乏,近 40% 此酶缺乏的患者补充维生素 B_6 和限制甲硫氨酸(蛋氨酸)食物摄取有效,甜菜碱(三甲铵乙内酯)可改善一些患者对维生素 B_6 无反应的生化异常。5-甲基四氢叶酸盐-高胱氨酸甲基转移酶(5-methyl-tetrahydrofolate-homocysteine methytransferase)缺乏的高胱氨酸尿症与甲基丙二酰基-辅酶 A 羧基歧化酶(methylmalonyl-CoA carbonylmutase)活性减少或维生素 B₁₂缺乏有关,用叶酸和维生素 B₁₂治疗可改善这些患者的临床症状。伴 5,10 N-亚甲四氢叶酸还原酶(5,10 N-methylenetnyrahydrofolate reductase)缺乏的高胱氨酸尿症,叶酸可改善其症状。

七、 脑静脉异常

先天性脑静脉异常包括动静脉畸形、毛细血管扩张症、静脉或海绵状血管瘤,临床表现取决于血管异常的类型。毛细血管扩张症很少出现临床症状。动静脉畸形以动脉与静脉直接吻合为特征,其静脉损害在临床上更有意义。较大的儿童动静脉畸形通常表现为癫痫发作或颅内出血,新生儿通常表现为高心排血量的心力衰竭,也可发生颅内出血,更大一些的患儿可能出现脑积水,这是由于后颅窝动静脉畸形使 Galen 静脉扩张导致导水管受压所致。在血管造影上,静脉瘤似"水母头"样,这是由于多条静脉回流入一条共同的导静脉所致。脑实质出血时可发现邻近的静脉瘤,有时会发现海绵状血管畸形或动静脉畸形。典型的海绵状血管瘤表现为癫痫发作、头痛、颅内出血,损害常多样,中枢神经系统任何部位均会受累,常见同一部位的海绵状血管瘤反复再发脑出血,CT、MRI 可显示出不同时期的损害。已有常染色体显性遗传性家族性海绵状血管畸形瘤的报道。

八、 伴乳酸酸中毒-卒中样发作的线粒体脑肌病

伴乳酸酸中毒-卒中样发作的线粒体脑肌病(MELAS)近来已被证实为线粒体 DNA 突变所致,发现在环状线粒体 DNA 内电子蛋白转送蛋白复合体Ⅰ的点突变,这些大多是在3 243碱基对上,线粒体异质可引起各种不同的临床表现,典型的临床表现发生在 20 岁以后,包括发作性呕吐、乳酸酸中毒、癫痫发作、近端肌无力和局灶性神经功能缺失反复发作。早期患者无异常,当出现局灶性神经功能缺失后通常呈进行性脑病,影像学有其特征性表现。目前尚无特殊治疗,但"基因替换"治疗最终是可行的。

九、 其他代谢性疾病

Fabry 病是由于 α-半乳糖苷酶活性下降所致的 X-连锁遗传的神经类脂质沉积症。在骨髓、肾脏、淋巴组织、肌肉、大脑血管系统的管壁上可见一种三聚己糖(神经酰胺-葡萄糖-半乳糖-半乳糖)沉积。临床特征:在生殖器周围及下身可见到特征性的血管扩张皮疹,年长儿童中尤为典型。典型的首发症状是肢体灼痛,偶有腹痛、关节痛,女性症状较轻。常伴有肾衰竭及高血压、脑血管异常,易发生脑实质出血和蛛网膜下腔出血,而脑梗死少见。青少年比儿童更易出现脑血管并发症。测定体外培养成纤维细胞或血白细胞的 α-半乳糖苷酶活性大多能确定本病的诊断。曾试用酶替代疗法但未成功,肾移植不能肯定改善生化状况,只能减少脑血管病发生率。

亚硫酸盐氧化酶缺乏的常染色体隐性遗传的硫代谢障碍,亦可引起儿童卒中。尚不能肯定是否因为血清中硫酸盐增高、半胱氨酸缺失或是无机硫酸盐导致了血管功能障碍。治疗包括减少饮食中含硫的氨基酸,补充钼(一种亚硫酸盐氧化酶的辅助因子)。

十、 动脉瘤

儿童卒中出现难以解释的蛛网膜下腔出血或脑实质出血要首先考虑动脉瘤或其他血管

畸形。在同一患者,囊状动脉瘤常不止一个。曾报道,家族性动脉瘤既有常染色体显性,又有常染色体隐性遗传的方式。几种综合征增加了动脉瘤的风险,如多囊肾是一种与颅内动脉瘤有关的常染色体显性遗传疾病,但是在多囊肾儿童罕见有动脉瘤破裂。主动脉狭窄亦与颅内动脉瘤有关,但这些动脉瘤通常在青少年或青年期才有症状;该病患者可出现原发性高血压而致脑实质出血和栓塞性缺血性梗死,采用外科主动脉病变修复术可降低血压,减少动脉瘤破裂和脑实质出血的危险性。Ehler-Danlos 综合征是一组多相临床障碍,如超弹性、脆性的皮肤,关节过度伸展,伤口愈合不良,多发性内脏异常。颈内动脉动脉瘤的风险较高,依临床特征和遗传方式,Ehler-Danlos 综合征还可分为几种亚型,常染色体隐性Ⅳ型表现为Ⅲ型胶原蛋白缺乏和血管易变脆及患动脉瘤的风险最高。

弹性假黄瘤病是一种遗传性结缔组织疾病,可因动脉瘤破裂导致蛛网膜下腔出血和脑梗死。依临床表现和遗传形式分为多种亚型,有常染色体显性遗传和常染色体隐性遗传。临床表现包括血管状的条纹,关节松弛,颈部、腋窝、腹部可见屈肌皱褶处有黄色皮肤斑。青少年大多可并发脑血管病,儿童有时也可受累。病理为小和中动脉的中层变性及钙沉积以弹性假黄瘤为特征,皮肤活检可证实诊断。此病无特殊有效的治疗。

第四节　儿童脑血管病的治疗策略

儿童脑血管病的治疗策略主要根据成人脑血管病的研究、儿童病例研究以及专家的意见。随着对脑血管病发病机制深入了解,已有的治疗与措施已远不能满足需要。治疗策略包括溶栓、抗凝、抗血小板聚集和脑保护剂治疗,以及输血和外科等治疗。

一、急性期综合管理

儿童缺血性脑血管病急性期伴有感染、发热、血压与血糖异常、颅内压增高以及惊厥等因素,均可影响疾病的预后。研究表明高热和感染可增加脑梗死的范围,增加病死率和致残率。一项为期 3 个月的随访研究发现,急性卒中发病 24 h 内出现发热,是发生大面积脑梗死、神经功能预后不良的独立危险因素。血压异常如过高则导致颅内出血,过低则加重脑缺血,因此对儿童缺血性脑血管病应注意血压管理,避免血压过高或过低。在成人急性卒中,高糖血症能下调溶栓剂的治疗效应,并与病死率增加有关,因此急性卒中应进行血糖监测,增高者应使用胰岛素治疗。急性脑卒中颅内压增高是脑卒中患者死亡的主要原因,对确定为颅内压增高者应行脱水降颅压治疗。惊厥增加缺血性脑损伤,对伴有惊厥发作特别是伴有惊厥持续状态应及时处理。

二、儿童脑血管病个体化治疗策略

（一）儿童缺血性脑血管病的治疗

儿童缺血性卒中复发率较高且多发生于病初 6 个月内,在反复短暂性脑缺血发作、血管病变、代谢及凝血功能异常的患儿中,动脉缺血性卒中复发率最高,存在多种诱因明显增加复发风险。目前采用的疗法包括抗血小板聚集、抗凝、换血疗法以及部分病例行外科手术治疗,但是很少有证据支持这些治疗在预防儿童缺血性脑血管病中的作用。长期慢性输血主要用于镰状细胞病伴有颅内动脉狭窄的儿童,以预防卒中的发生。

1. 溶栓治疗　脑梗死组织周边存在半暗带是缺血性卒中治疗的基础。脑梗死早期,病变中心部位已经是不可逆损害,但是及时恢复血流和改善组织代谢可以挽救梗死周边尚有功能的半暗带组织,避免形成坏死。对儿童缺血性卒中,使用溶栓治疗存在争论,但较多的报道提示在动脉或静脉使用溶栓剂治疗没有增加出血性并发症,目前对年幼儿童动脉缺血性卒中不推荐使用动脉和静脉内 rt-PA 治疗,但在年长儿童于发病 3 h 以内可考虑使用,以减轻并发症。

2. 抗凝治疗　主要目的是防止缺血性卒中的早期复发、延迟血栓的形成及防止堵塞远端的小血管继发血栓形成,促进侧支循环。在使用抗凝治疗同时应警惕用药后出血的风险。在成人发生急性缺血性卒中 48 h 内使用抗凝治疗,不能明显地降低病死率和卒中复发的风险,但在儿童缺血性卒中急性期确定为颅外动脉剥离或伴发心源性栓塞患儿仍可给予抗凝治疗,对于没有任何病因的动脉缺血性卒中也推荐使用抗凝治疗 5～7 d。对于有高出血风险的患儿、出血性疾病、血小板减少症、难以控制的高血压、进行性肾脏和肝脏疾病者,应避免使用抗凝治疗。较常使用的抗凝剂包括肝素(UFH)和低分子肝素(LMWH)。UFH 半衰期短,肝素持续静脉滴注,剂量在婴儿(<1 岁)为 28 U/(kg·h),稍大儿童为 20 U/(kg·h),青少年为 18 U/(kg·h),应密切监测剂量,使部分凝血酶原激酶时间维持在 60～85 s。LMWH 有更稳定的药代动力学,很少发生药物相互作用,使用剂量是 1 mg/kg,皮下注射,2 次/d。抗凝治疗并发症包括出血、肝素诱导血小板减少及骨质疏松。

3. 抗血小板聚集治疗　成人的两项大型研究结果显示,缺血性卒中早期使用阿司匹林对于降低病死率和复发率有一定效果。在儿童动脉性缺血性卒中急性期是否使用抗血小板制剂,尚无定论。UK 指南推荐儿童缺血性卒中不伴有镰状细胞病或动脉剥离时,在急性阶段可使用阿司匹林治疗。阿司匹林推荐剂量为 1～5 mg/(kg·d)口服,1 次/d,其不良反应为胃肠不适、碰伤出血和 Reye 综合征。阿司匹林诱发 Reye 综合征多见于剂量超过 40 mg/kg 的患儿。伴有血小板减少、出血、活化水痘或流感患儿不应接受阿司匹林治疗。其他抗血小板聚集药品有氯吡格雷、双噻达莫及阿司匹林复合制剂。

4. 换血治疗　镰状细胞病患儿卒中发病的风险非常高,换血疗法可以改善血红蛋白水平,同时可限制血液过于黏稠。换血疗法较单纯输血在预防镰状细胞病患儿急性卒中复发更有效。

5. 外科治疗　脑底异常血管网病与缺血性卒中复发明显相关,镰状细胞病同时伴有 Moyamoya 综合征的患儿在换血疗法后仍有 25% 出现卒中复发,脑血管再形成术对预防复发可能有效。

(二)儿童出血性脑血管病的治疗

1. 脑动静脉畸形　对于脑动静脉畸形所致的脑出血患儿待病情稳定后,应先行 DSA 检查,以明确脑动静脉畸形的供血动脉及引流静脉,并视具体情况决定是否手术切除或血管内栓塞。对于动静脉畸形出血量较大、病情进展迅速,出现严重的意识障碍及脑疝征象时,应急诊行血肿清除,抢救生命。对于体积较小(直径≤3.0 cm)和(或)位置较深,位于脑干、丘脑等主要神经核团周围的动静脉畸形,适合于γ-刀治疗。

2. 硬膜下出血　采用硬膜下穿刺可作为大脑半球凸面硬膜下血肿的一种治疗措施。穿刺成功后应让液体自动流出,不要用空针抽吸,流出的液体量一般不超过15 mL,以免造成脑过多移位诱发再出血,甚至死亡。对位于小脑幕下或颞枕部的硬膜下血肿须手术治疗。

3. 新生儿脑室周围-脑室内出血　没有特异的治疗方法,关键在于预防早产,减少易患人数。为了提高早产儿存活率,减少致残率,采用如下防治措施:① 做好围生期保健,降低早产儿和低体重儿的出生率,减少窒息发生率。② 产前母亲应用地塞米松加维生素 K_1 预防。③ 最大限度地减少对患儿的刺激包括反复搬动和各种不必要的重复操作。④ 维持内环境稳定,纠正凝血功能异常。⑤ 避免脑血流波动,镇静止惊,降低颅内压。⑥ 对早产儿尤其胎龄≤32 周,出生体重<1 500 g 的极低体重儿常规头颅 B 超检查,早发现早治疗。新生儿脑室周围-脑室内出血主要严重并发症为脑积水和脑室周围白质出血坏死,因此应密切监测脑室增大情况,脑室扩张速度快、反复腰穿放血不能减慢扩张速度者,应尽早脑室引流。引流效果不佳者,宜选择手术治疗。

4. 新生儿维生素 K 缺乏性颅内出血

特异性治疗:维生素 K_1 静脉注射 10～20 mg/d,3～5 d。输血,既能快速补充凝血因子,又能纠正贫血。再次 5～10 mL/kg,1～2 次/d,贫血严重者可在第 2～3 d 继续输血。

对症治疗:吸氧、止血、降低颅内压,抗感染,保护胃肠道黏膜,严重病例呼吸机辅助呼吸。

支持治疗:包括能量供给,维持水、电解质和酸碱平衡等内环境稳定。

预防和避免维生素 K 缺乏性颅内出血发生,国内多采用出生后肌内注射维生素 K_1 1 次预防新生儿出血症。虽然这样可预防早发型和经典型的维生素 K 缺乏性出血,但并不能很好地预防迟发型的维生素 K 缺乏性出血。现行的方法包括:孕母预防、婴儿预防和哺乳母亲预防。多为口服维生素 K_1。新生儿出生后口服维生素 K_1 1～2 mg,每周 1 次至出生后 3 个月。母亲分娩后口服维生素 K_1 10 mg,随后每 10 天 1 次,共 10 次。另有孕妇口服维生素 K_1 预防的方法。对有分娩早产、低出生体重儿风险以及目前服用抗癫痫药、抗凝血药和抗结核药的孕妇,服用维生素 K_1 可预防婴儿维生素 K 缺乏性颅内出血。

5. 儿童原发性蛛网膜下腔出血

治疗原则:止血、去除病因,控制继续出血和再出血,降低颅内压,防治迟发性脑血管痉挛及治疗可能出现的脑积水。对于确定为脑动脉瘤和脑动静脉畸形应争取早期手术治疗。

(李作汉　臧暑雨　赵薛旭)

参考文献

[1] Bernard TJ, Goldenbery NA. Pediatrial ischemic stroke [J]. Pedintr Clin North Am, 2008, 55:

323－338.

[2] Braun KP，Rafay MF，Uiterwaal CS，et al. Mode of onset Predicts etiological diagnosis of arterial is-chemic stroke in children [J]. Stroke，2007，38：298－302.

[3] Parameswaran BK，Krishnan PR，AI Dossary J. Recurrent posterior reversible encephalopathy syn-drome in a patient with sickle cell disease [J]. Ann Saudi Med，2007，27：206－211.

[4] Kuroda S，Houkin K. Moyamoya disease：Current concept and future perspec-tives [J]. Lancet Neurol，2008，7：1056－1066.

[5] Seidman C，Kirkham F，Pavalakis S. Pediatric stroke：Current developments [J]. Curr Opin Pediatr，2007，19：657－662.

第七章　青年脑卒中

临床上发生在 45 岁以下青年和青少年的脑卒中,称之为青年脑卒中。近年来脑卒中的发病有年轻化趋势,青年脑卒中发病率逐年上升,文献报道的脑梗死中青年患者占 5%～15%。青年脑卒中对患者的生活质量、身心健康造成了严重的影响,探讨青年脑卒中的病因、采取有效的防治措施以降低发病率、减少并发症及后遗症有着十分重要的意义。

青年脑卒中的病因复杂,有 10%～20% 的患者病因不明。早发性动脉粥样硬化是造成青年脑卒中的主要原因,占 20%～30%,常以缺血性卒中为表现,少数为脑出血或蛛网膜下腔出血;多数青年患者无动脉粥样硬化的病理基础,其病因与全身性疾病、脑血管壁异常、血液成分异常及脑血流动力学改变等因素有关(表 7-0-1)。本章主要叙述与青年脑卒中密切相关的疾病。

表 7-0-1　青年脑卒中的常见病因

动脉粥样硬化	结缔组织病
心脏病	系统性红斑狼疮
风湿性心脏病	动脉炎
心肌梗死	妊娠及围生期
二尖瓣脱垂	口服避孕药
亚急性细菌性心内膜炎	偏头痛
心房黏液瘤	外伤
心力衰竭	感染
脑血管疾病	颅内肿瘤
脑动静脉畸形	静脉窦血栓形成
脑动脉瘤	自发性蛛网膜下腔出血
纤维肌肉发育异常/夹层	肾病综合征
脑底异常血管网病	高血压
血液系统疾病	心脏外科手术后
镰状细胞性贫血	遗传因素
真性红细胞增多症	其他尚不明确的原因
白血病	
血小板异常(减少症或增多症)	
浆细胞病	
阵发性睡眠性血红蛋白尿	

第一节　心脏疾病与青年脑卒中

心脏疾病是 45 岁以下患者发生缺血性脑卒中的主要原因,占青年脑梗死的 50%,它可以由心脏内之栓子引发,亦可因心脏低排血所致。此外,各种先天性心脏病的血液右向左分流引起的低氧血症,亦可引发缺血性脑损害。

一、作为潜在心源性栓子而引起缺血性脑卒中的疾病

(一)心力衰竭

卒中发生时已有严重心力衰竭的患者,由于心力衰竭使心脏泵出的血液减少,血液聚集在心脏的肉柱处在心腔内形成血小板-纤维素性血栓;在患者的心力衰竭被纠正后,心脏收缩力增强,从而将心腔内血栓物质释放出来而引起栓塞事件,包括脑栓塞。为此,在抢救心力衰竭患者时,临床医师应该想到抢救成功后可能出现的这种情况,并采取预防应对措施。

(二)心肌梗死

心肌梗死急性期或恢复期心室壁形成的附壁血栓,在发病 2 个月内极易在血流的冲击下脱落形成栓子而诱发脑栓塞。在心源性脑栓塞病例中,由心肌梗死引起者约占 20%。如果心肌梗死后发生了较大的心室室壁瘤,由于该处心肌为无动力性节段,随时都可形成附壁血栓,因此,室壁瘤可以长期成为其发生脑梗死的栓子源。

(三)瓣膜疾病与人工瓣膜

不同疾病所引起的心脏瓣膜疾病,特别是二尖瓣疾病,不论是狭窄还是闭锁不全等都可引起反流和湍流,促使心腔内形成血栓物质,成为栓子源。此外,人工瓣膜还可以产生气体性栓子。

(四)细菌性心内膜炎

心脏瓣膜上生成的炎性赘生物,在血流冲击下可释放大量脓毒血性栓子,其中 50%～60% 可进入脑部,造成 TIA、脑梗死或者弥漫性脑炎。

(五)非细菌性血栓性心内膜炎

多见于肺癌、胰腺癌或结肠黏蛋白分泌性腺癌等消耗性疾病,系统性红斑狼疮及弥散性血管内凝血的高凝相时也可在心腔中形成大量栓子而引发脑栓塞。

(六)心房黏液瘤

多见于青壮年,9% 发生在 15 岁以前,是心脏内最常见的良性肿瘤。黏液瘤 95% 发生在心房,其中 75% 在左心房,20% 位于右心房,多生长在左卵圆窝内的中隔上,并有不同长度的蒂附着于心房壁上,在心房内可随血流自由移动。当黏液瘤阻塞瓣膜口时,可使心室排血减少,引起脑供血不足;黏液瘤表面黏附着的肿瘤细胞团或血栓成分构成的赘生物,可以成为发生脑缺血的栓子源。因此,25%～33% 患者可发生一次或多次脑栓塞。少数患者可以无症状,有些患者可有发热及体重减轻等症状。其突然发生的严重血流动力学障碍,往往与体位改变密切相关,体检时可发现随体位而改变甚至消失的二尖瓣杂音,超声心动图检查可明

确诊断。

（七）心肌病

尸检证明,50％的心肌病患者其心腔内肉柱间有血小板-纤维素血栓的积聚,左心室的栓子脱落可引发 TIA 或脑梗死。

（八）心房颤动和心房扑动

这两种心律失常,均使心房内血流淤滞而形成血栓,血栓破碎后可以从左心室排出而引起 TIA 或脑栓塞。113 例的尸检和临床资料证明,心房颤动时脑栓塞的发生率高达 15％～40％。

（九）二尖瓣脱垂

西方女性及我国维吾尔族女性中有 6％可由超声检查发现此病,超声表现为特征性吊床状改变,西方男性发病率在 1％以下。本病是由于二尖瓣各部及其腱索组织的黏液样变性和结缔组织变性,当心脏收缩时这些变性的松弛和伸长的瓣膜呈囊状突入左心房,引起严重的瓣膜反流,并可在心房壁与二尖瓣的心房侧形成一个死腔,使血流停滞而形成血栓,再加上瓣膜黏液变性部分更易引起血栓样物质的沉积。这些物质的脱落就会引起 TIA 和脑梗死。二尖瓣脱垂是青年性卒中的重要疾病。Barnett 报道(1980)它在 45 岁以下的脑缺血发作患者中占 30％。在 45 岁以上患者中只占 5.7％,二尖瓣脱垂发生缺血性脑卒中的平均年龄为 24 岁。

本病超声检查可以确诊,体检时二尖瓣区可闻及收缩期杂音,至于二尖瓣脱垂患者发生缺血性脑卒中时,二尖瓣脱垂是否是其责任病灶,可从以下方面考虑:① 脑和视网膜的缺血症状是局限性的。② 个别患者可看到栓子通过视网膜小动脉的过程。③ 血管造影见符合栓子引起的动脉栓塞征象,包括再次造影时发现以前阻塞的动脉再通。④ 尸检见二尖瓣的裂缝及血栓黏附。

（十）反常栓塞

亦是青年卒中的一种,它是指静脉系统的栓子脱落通过心脏右向左的分流进入体循环,而引起栓塞事件,称之为反常性栓塞。诊断需符合以下条件:① 临床、病理、血管造影有动脉栓塞的证据,并可排除左心和(或)颈动脉的栓子来源。② 体内存在着右心向左心的分流,并有支持此分流的压力梯度。③ 同时存在深静脉栓塞或肺动脉的栓塞,它们是提供反常性栓塞的栓子源。右向左分流的通道,一个是房间隔缺损,多数为卵圆孔未闭,另一个是肺动静脉瘘。检测右向左分流的金标准是对比增强的经食管超声心动图。

Spengos 报道希腊 245 例青年缺血性脑卒中患者,有 45 例与心脏疾病相关,其中包括 13 例卵圆孔未闭,7 例房间隔动脉瘤,1 例两者均存在,说明缺血性青年脑卒中人群中房间隔的异常扮演了重要角色。

（十一）心源性栓子源的证实

可用四通道 TCD 检测来判断栓子来自于心脏还是来自于颈动脉,其方法是将两个探头放在颅外颈动脉处,两个探头放在颞窗探测大脑中动脉信号。如果一侧出现的微栓子信号,在颈动脉与大脑中动脉处均能探及,那么这是心源性栓子;如果颈动脉处未探测到微栓子信号,而大脑中动脉处可探测到,那么这是来自颈动脉粥样斑块的微栓子而非心脏产生的。

二、心脏血流动力学改变而引起的缺血性卒中

各种心律失常常会引起心脏低排出,引起 TIA 和缺血性脑梗死。心脏外科手术观察到,心室停搏 6～7 s 可出现眼和手指的肌肉抽动;停搏 8～10 s,可出现晕厥;停搏 10～15 s,可造成全身抽搐;停搏 20～30 s,脑的生物电活动消失,心室停搏超过 100 s 后,会产生不可逆的脑损害。

心房颤动与心房扑动引起心室节律的绝对不规则,每次左心排血量有显著差异,当处于短阵的仅有少量排血或无排血情况下,脑供血受影响而导致 TIA 或者缺血性脑梗死。其他心律失常,如阵发性快速性室上性心动过速,其快速心率引起心脏的无效排血而引起脑供血障碍。窦性停搏及高度房室传导阻滞,由于心室没有得到来自心房的传导冲动而出现心室自主心律,这种来自逸搏的自主心律可慢至 20～40 次/min,此时也会造成脑部供血不足而出现临床症状,甚至发生脑梗死。这些因心脏低排出引起的缺血性脑血管病,其脑梗死在影像学上常表现为分水岭区脑梗死。

第二节 血管疾病与青年脑卒中

各种脑血管畸形,如脑动静脉畸形、脑动脉瘤,均是青年人脑内出血或蛛网膜下腔出血的重要原因,脑底异常血管网病亦可以引起青年脑卒中(出血性或缺血性)。早发性脑动脉粥样硬化占青年脑梗死的 20%～30%,高血压亦是青年脑出血的常见病因。Lin 等研究表明,青年人壳核出血 60% 归于高血压。

纤维肌肉发育异常的疾病是一种先天性中胚层疾病,半数可发生出血性脑血管病,31%可发生缺血性脑血管病。平均发病年龄在 39～50 岁(发病年龄在 1～90 岁),多见于中青年,女性多见,男女比为 1∶3,但日本男性为多。在 819 例尸检中本病占 1%,这是一种慢性进行性加重的动脉疾病,病因尚不清楚,可能与遗传相关,本病多为局限性病灶,好侵犯双侧颈内动脉、肾动脉、冠状动脉、主动脉弓分叉处,椎动脉、颈外动脉与颅底动脉,以前两种动脉受累最为常见,75%侵犯两侧颈内动脉、33%累及肾动脉、25%会发生在颅底动脉。在病理上,动脉出现节段性的交替性的狭窄和扩张,呈现一种不规则的串珠样改变,其中 21%～50%会并发动脉瘤,是导致本病发生青年脑出血的病理基础。未发生脑卒中的患者,有的会出现搏动性耳鸣,Hornor 综合征(颈髓段交感神经受压麻痹)或晕厥(影响颈动脉窦)。累及肾血管者,90%有头痛发作,这可能与血小板在狭窄的肾动脉内释放血管活性物质有关,此外还可有肾性高血压及肾衰竭。

因此一个青年患者,先后发生肾衰竭与脑出血者,要高度怀疑有无本病的可能。血管造影(脑、肾等)可帮助确诊。脑血管造影诊断本病的依据是:Ⅰ型 动脉呈典型的串珠样改变。Ⅱ型 血管狭窄伴有收缩,或者血管狭窄不伴收缩(ⅡA 型),在动脉狭窄段伴有动脉瘤样扩张。Ⅲ型 憩室样改变(可以呈有皱褶的或平滑的袋状改变),这是因为动脉病变局限

于动脉壁的一侧。

第三节　血液系统疾病与青年脑卒中

血液病主要表现在血液成分的异常和血液中各种细胞和出凝血因子的功能性异常两个方面,可因凝血过程障碍或各凝血因子不足或纤溶亢进而引起出血性脑卒中。亦可因高黏血症及高凝状态而发生缺血性脑卒中。血液病并发脑卒中,多数为其晚期表现,但亦可作为首发症状而被误诊。

一、引起缺血性脑卒中的血液病

（一）镰状细胞性贫血

这是一种遗传性血红蛋白病,其红细胞内只含有异常的血红蛋白S,由于血红蛋白S分子间互相作用,形成低溶性的螺旋状多聚体,它使红细胞扭曲成镰状,这种镰状红细胞变形能力差,在通过微循环时易遭破坏而发生严重的溶血性贫血,也可阻塞微循环引起脑梗死。本病25%患者有神经系统损害表现,包括脑卒中(主要为缺血性脑卒中)。

（二）真性红细胞增多症

虽然本病多为中老年发病(发病高峰年龄为50～60岁),但亦有一些青年患者。

本病是一种以克隆性红细胞增多为主的骨髓增生性疾病,血液学的特征是红细胞数和血容量的绝对增多、血黏度增高,由于骨髓各细胞显著性增生所致。红细胞数为$(6～10)×10^{12}/L$,血红蛋白可高达170～240 g/L,其平均红细胞体积减小,平均红细胞血红蛋白浓度减少,网织细胞多数正常,为小细胞低色素性红细胞增多,血中偶有少数幼红细胞。有3/4的患者白细胞增多,大多在$(10～30)×10^9/L$,个别可达$50×10^9/L$,核左移,常有1%～2%的中幼或晚幼粒细胞,2/5的患者血小板增多,大多为$(300～1 000)×10^9/L$,可见畸形血小板。由于血液中有形成分增多,血黏度增高,从而导致脑供血减少引发脑血栓形成和脑缺血发作。

（三）阵发性睡眠性血红蛋白尿

这是一种红细胞膜获得性缺陷所引起的对激活补体异常敏感的慢性血管内溶血,表现为晨尿间断性呈酱油色(血红蛋白尿)并伴发慢性溶血性贫血。由于血管内的红细胞在溶血后释放的促凝物质和补体同时作用于血小板膜,促进血小板聚集,从而引起血栓形成;除脑动脉血栓形成外,本病引起静脉系统血栓形成者亦不少见。缺血性脑卒中和急性肾衰竭,是引起本病死亡的两大原因。脑缺血的发生,取决于血栓形成的速度与频度。另外,溶血性贫血的存在,使脑缺血事件更易发生。

本病酱油色晨尿的尿隐血试验强阳性,红细胞阴性,特异性的血清学检查如酸溶血试验(Ham试验)可帮助确诊。

（四）浆细胞瘤

浆细胞瘤(plasma cell dyscrasis)是由于浆细胞或产生免疫球蛋白的淋巴样浆细胞过度

增殖,并由 M 球蛋白及其多肽链所引起的一组疾病,包括孤立性或多发性骨髓瘤、髓外浆细胞病、浆细胞白血病、原发性巨球蛋白血症、重链病($\gamma\alpha$ 及 μ)、原发性淀粉样变性以及意义未明的单克隆免疫球蛋白血症及反应性单株免疫球蛋白增多症等。这些患者的血清和尿液中存在过量的单克隆球蛋白(单株细胞系的丙种球蛋白,其异常蛋白可以是免疫球蛋白 G、A、M、D 和 E 中的任何一种)。

由于血清中存在着大量无活性的单克隆免疫球蛋白,特别当血清中 IgM 蛋白增多或由于 IgA 蛋白有易合成多聚体之特性,致使血黏度增高及血液流动迟滞造成组织淤血和缺氧,从而造成脑的缺血性损害。此外,由于血小板的减少,M 蛋白的作用(在血小板表层影响着血小板的功能、与纤维蛋白的单体结合影响纤维蛋白的多聚化、干扰凝血因子Ⅶ和因子Ⅷ的活性),再加上高免疫球蛋白血症和淀粉样变性对血管壁的影响,因此亦可诱发出血性脑卒中。

本病主要症状包括感染、血液高黏度综合征或出血倾向。X 线可见骨质疏松甚至病理性骨折。血液化验可做蛋白电泳、免疫电泳和血清免疫球蛋白定量。半数尿液中出现本-周蛋白,即尿液逐渐加温到 $45\sim60\,^{\circ}\mathrm{C}$,本-周蛋白开始凝固,继续加热到沸点时重新溶解,再冷却到 $60\,^{\circ}\mathrm{C}$ 以下时,又出现凝固。尿蛋白电泳时,在 β 区或 β 区与 γ 区之间出现浓集区带、即本-周蛋白。本-周蛋白由游离轻链构成,分子量小,可在尿中大量排出,故血清中不能发现。

(五)血栓性血小板减少性紫癜

它是由于小动脉与毛细血管(特别在两者结合处)的血管腔内有透明的嗜酸性 PAS 染色阳性物质沉淀,而引起小血管腔内不同程度的闭塞。电镜免疫荧光技术检查这些沉淀物以血小板血栓为主,有少量纤维蛋白混杂在血小板凝集物中(因此其 D-二聚体不增加),受累血管内皮增生但管壁无炎细胞浸润,亦可在小动脉和毛细血管连接处见到动脉瘤样扩张。

这类患者常有黄疸,其病理改变影响各脏器。可发生缺血性脑卒中,亦可发生脑微出血。

二、 引起出血性脑卒中的血液病

(一)白血病

急性白血病是造血干细胞恶性克隆性疾病,其骨髓中异常的原始细胞及幼稚细胞大量增殖而抑制正常造血,并广泛浸润各脏器而表现为感染、出血和贫血等症状。慢性粒细胞白血病是获得性造血干细胞恶性克隆性疾病,病程较急性白血病缓慢。慢性淋巴细胞白血病是由于单克隆性小淋巴细胞凋亡受阻,存活时间延长而大量聚积骨髓、血液、淋巴和其他器官,最终导致正常造血功能衰竭的低度恶性疾病。

$30\%\sim50\%$ 的白血病患者可发生脑出血。发生脑出血的主要原因为血小板减少、血管内凝血、纤维蛋白溶解亢进、白血病细胞浸润并破坏血管等,出血部位以脑白质为多,亦可引起蛛网膜下腔出血和脊髓出血。白血病引起颅内出血多数为其晚期表现,但亦常常见到以脑出血为首发症状的白血病。

(二)再生障碍性贫血

本病是由多种原因所致的造血干细胞数量减少和(或)功能异常,从而引起红细胞系、粒细胞系和血小板减少的一组综合征。急性再生障碍性贫血 50% 可发生颅内出血。慢性再生障碍性贫血出现出血性脑卒中者少见。本病由临床表现、血象及骨髓象检查亦不难确诊。

（三）弥散性血管内凝血

发生在许多疾病基础上，由致病因素激活了凝血和纤溶系统导致全身微血栓形成、凝血因子大量消耗并继之呈现纤溶亢进、引起全身出血及微循环障碍的一组综合征，严重者会发生颅内出血。

（四）其他

如血友病、特发性血小板减少性紫癜，亦可发生脑出血，还可因视网膜出血而致盲。

三、由其他血液成分引起的青年卒中——抗磷脂抗体综合征

1906 年 Wasserman 描述，梅毒患者血液中有一种抗磷脂抗体（antiphospholipid antibody），1952 年 Conley 和 Hertman 在 2 例系统性红斑狼疮患者的血液中亦发现了抗磷脂抗体，进一步研究证明它是具有对抗带有负电荷磷脂的一组多克隆免疫球蛋白（IgG、IgM、IgA）的统称，包括狼疮抗凝物质、抗心磷脂抗体、抗 β_2 糖蛋白-1 抗体、抗磷脂酰丝氨酸抗体、抗磷脂酰肌醇抗体及抗磷脂酸抗体等。由于它干扰了依赖磷脂的凝血因子和抗凝因子发挥作用，又激活内皮细胞而影响纤溶过程，因此成为各种凝血因子正常而表现为凝血功能障碍患者的一个病因。

正常人群抗磷脂抗体的阳性率为 2%～5%，在各种年龄的缺血性卒中患者中的阳性率为 10%，在大于 50 岁的脑缺血患者中的阳性率为 32%，而小于 45 岁的青年脑缺血患者中阳性率达 45%～50%。1983 年将出现与抗磷脂抗体有关的临床表现如反复的血栓形成、血小板减少、习惯性流产和（或）抗人球蛋白溶血试验阳性而无其他原因解释的疾病称之为抗磷脂抗体综合征，以后又发现本综合征还可伴有偏头痛及迟发性癫痫。按病变发生部位可分为 4 型：Ⅰ型 外周静脉血栓形成或肺栓塞。Ⅱ型 冠状动脉或外周动脉血栓形成。Ⅲ型 脑血管或视网膜血栓形成。Ⅳ型 混合型。

根据发病原因，可分为原发性和继发性抗磷脂抗体综合征，后者见于系统性红斑性狼疮、类风湿关节炎、感染或肿瘤，此外尚有一种恶性抗磷脂抗体综合征，表现为短期内发生大量血栓形成，广泛累及心、肺、肾和神经中枢等重要器官，造成多器官功能衰竭而死亡。

抗磷脂抗体引发脑梗死的可能机制是：由于内皮细胞损伤及磷脂暴露而触发了抗磷脂抗体的产生，继而影响血管内皮细胞的正常功能，抗磷脂抗体可使稳定的、不形成血栓的内皮细胞转化为前凝状态，同时干扰内皮细胞释放组织型纤溶酶原激活物和释放组织型纤溶酶原激活抑制物的动态平衡，从而引起血栓事件；抗磷脂抗体通过与血小板内膜的磷脂结合，增加了单核-巨噬细胞对血小板之吞噬和破坏，导致血小板减少；抗磷脂抗体可激活血小板聚集而形成血栓。此外，抗磷脂抗体诱导血栓素 A_2 的活性增高，抑制前列腺素的合成，更促进了血栓形成的发生。

凡是儿童及青年脑卒中患者，如果找不到脑卒中的危险因素，并除外了脑血管畸形及先天性脑血管变异，根据临床表现，再加上检测到抗磷脂抗体（抗 β_2 糖蛋白-1 抗体的阳性率高于抗心磷脂抗体），即可确诊为抗磷脂抗体综合征。

第四节　结缔组织病与青年脑卒中

结缔组织病引起的脑血管病大致可分为两大类：① 原发性脑动脉炎：病变只累及中枢神经系统，包括结节性动脉炎、肉芽肿性脑血管病、颞浅动脉炎性脑血管病、Takayasu 综合征、Wegner 肉芽肿等。② 继发性脑动脉炎：为系统性或全身性疾病所引起，包括自身免疫病合并动脉炎，如系统性红斑狼疮（SLE）、风湿性关节炎（RA）、硬皮病、重叠性胶原病和干燥综合征等以及感染、药物等外源性抗原引起的过敏性动脉炎。临床上最常见的与青年脑卒中相关的是继发性脑动脉炎。

一、系统性红斑狼疮

这是由于细胞免疫和体液免疫紊乱而导致的组织炎症性损伤，从而影响全身胶原组织和血管床的自身免疫性疾病。本病在我国多见，发病率 1/1 000，多在 10～40 岁发病，女性多，是青年性卒中中常见的病种，约 4％患者可见血小板减少，引发颅内出血，亦可因其继发血栓性血小板减少性紫癜而发生脑血栓形成，本病可根据多系统损害的临床表现，结合血清学的各种自身免疫检查，血狼疮细胞检出，皮肤或肾活检，可以确诊。

二、血管炎病

大血管的血管炎如巨细胞颞动脉炎和大动脉炎；中血管血管炎如结节性多动脉炎和川崎病；小血管血管炎如 Wegener 肉芽肿、反应性肉芽肿血管炎、显微镜下多血管炎、过敏性紫癜、原发性冷球蛋白血症血管炎和皮肤白细胞破碎性血管炎，这些血管炎病有的主要发生于中年，亦有不少发病于青少年，因此血管炎病亦是在青年脑卒中作病因诊断时应予考虑的病种。

三、类风湿关节炎

这是一个累及周围关节为主的多系统炎症性自体免疫病。我国患病率为（3.2～3.6）/1 000，80％在 30～50 岁发病，男女性别比为 1∶3，由于其存在关节外的损害，可通过对血液系统的影响，对心脏影响（使其成为栓子源）而发生脑血栓。70％～80％栓塞发生在大脑中动脉，左侧为多。少数患者受风湿病直接侵犯血管壁坏死破裂而引发脑出血和蛛网膜下腔出血。本病根据其以周围关节为主的多系统表现及相关的实验室检查，可以确诊。

有些遗传性结缔组织病，如 Ehler-Danlos 综合征、Marfan 综合征、骨发育不全、弹性纤维假黄瘤、神经纤维瘤病、多囊肾等均可能累及脑血管而引起脑卒中。

第五节　妊娠及产后脑卒中

妊娠及产后时期，特别是在妊娠后 3 个月和产后 6 周内，血凝状态发生变化易发生血栓栓塞事件，是脑血管事件的易感危险时期。此外，妊娠后血容量增加可高达 50％，分娩时心排血量可增加 15％～20％，用缩宫素时动脉压升高，妊娠妇女有血小板功能亢进及高黏状态等变化均易导致脑血栓形成或静脉系统血栓形成;分娩用力和手术损伤等因素可引起盆腔内的栓子逆流到颅内引起脑栓塞,感染性栓子还可使炎症扩散到颅内,使妊娠及产后的脑卒中发病率增高。苏联曾对 46 万余生育期妇女进行调查,结果提示:生育期妇女发生卒中者达 6/1 万,缺血性卒中与出血性卒中之比为 2∶1。国内报道围生期脑卒中达 1.3%,缺血性卒中与出血性卒中之比为 3.3∶1。

然而目前对妊娠及产后脑卒中的发病率、病因和预后尚认识不足,有待于进一步深入研究,只有明确病因及病理生理机制,才能做到对此类疾病的正确诊断和治疗。

一、动脉系统缺血性脑卒中

动脉系统缺血性脑卒中发病率变化较大,占(5～210)/10 万孕妇;与非妊娠妇女相比,妊娠期妇女脑梗死发病的危险性可能会增加 13 倍;且产后危险性要高于妊娠期。人种和妊娠年龄对是否发生脑卒中有一定影响性,如黑人较白人发病危险性高、35 岁以上孕产妇危险性增高,剖宫产由于其潜在致剖宫产原因(如子痫等)使缺血性卒中危险性增高 3～4 倍。

(一)病因

可分为妊娠特异性及非妊娠特异性两类。

1. **妊娠特异性原因**　实际上只有 3 种疾病为妊娠特异性原因:子痫、绒毛膜细胞癌或羊水栓塞,其他如围生期心肌病、产后脑内血管病也曾认为是妊娠特异性,但后来发现非妊娠期也可见到。① 子痫:占妊娠和产后缺血性卒中的 24%～47%。典型临床表现相似于高血压脑病,以脑后部可逆性脑病综合征为特征。② 绒毛膜细胞癌:占脑转移瘤的 20%。可见于葡萄胎妊娠、足月顺产、流产及异位妊娠。在脑内,绒毛膜上皮肿瘤细胞可如同其损害子宫一样侵蚀血管,局部血栓形成可致单处或多处脑梗死,或栓子脱落引起 TIA。其他可有新生动脉瘤或静脉曲张致瘤体内、瘤体周围脑实质出血或 SAH。③ 羊水栓塞:为罕见的妊娠并发症,主要见于 30 岁以上的经产妇,多在分娩时发生。典型表现为突然呼吸困难、发绀、低血压,常数分钟内心跳呼吸骤停,常伴有一定程度的消耗性凝血性疾病。10%～20%患者发生抽搐。出现局灶性缺损症状时有助于临床诊断。本病病理生理机制不详。也有反常性脑羊水栓塞发生,但确切发病率不详。④ 产后脑内血管病(post-partum cerebral angiopathy):特征为突然出现剧烈头痛、恶心呕吐、抽搐及部分患者出现局灶性神经缺失征,易误诊为 SAH,实则为可逆性脑血管收缩综合征。⑤ 围生期心肌病:是一极少见的扩张型心肌病,表现为在妊娠最后 1 个月或分娩后 5 个月内出现心力衰竭体征而既往无心脏病史,主要见于高龄经产妇。半数以上患者心脏可恢复正常,但再次妊娠又可复发。尚不清楚此综合征是妊娠特异性疾病或者仅仅是妊娠生理应激反应。本病 25%～40%可致全身性栓塞,而约 5%发生缺血性卒中,多由于心脏栓子脱落所致,偶也有心力衰竭致低灌注引起。

2. **非妊娠特异性原因**　与青年脑卒中的病因相似,包括:① 心脏栓塞性疾病:妊娠可使风湿病发生的危险性增加。心脏瓣膜修补术后的妊娠母亲血栓栓塞危险性较高,应在妊娠全程予以抗凝治疗,但此治疗对胎儿及母体有潜在不良反应。对有风湿性瓣膜病和瓣膜修补的妊娠妇女在产前应予抗生素预防心内膜炎。妊娠及产后第 1 周时下肢及盆腔静脉血栓形成的危险性增加,而妊娠期间通过未闭卵圆孔的脑反常性栓塞发生频率是否增加尚不明确。② 脑内血管病:妊娠及产后可发生颅外段颈动脉、椎-基底动脉内膜剥离,可能与妊娠时动脉壁改变及产道分娩时的动脉拉伤有关。动脉粥样硬化性血管病仅占妊娠期缺血性卒中病因的 1/4,需血管造影证实。妊娠可使系统性红斑狼疮和 Takayasu 病加剧。③ 血液病:DIC 可并发于多种类型的病理性妊娠,如胎盘剥离、宫内死胎、产科出血、子痫、羊水栓塞及妊娠期急性脂肪肝。这种凝血障碍可引起中、小动脉闭塞导致多发性缺血性或出血性卒中。镰状细胞病及镰状血红蛋白 C 病可致缺血性卒中、脑静脉血栓形成和 SAH 的风险增加,但还不清楚妊娠在其中的确切作用。妊娠及产后亦易引发血栓性血小板减少性紫癜,导致脑深部或皮质梗死,与先兆子痫较难鉴别。抗磷脂抗体综合征易致静脉和(或)动脉血栓形成、复发性流产等,而妊娠及产后可诱导抗磷脂抗体综合征使之致卒中危险性增加。

(二)预后

孕妇缺血性卒中的病死率为 0~25%。但也有认为存活者,仅遗留轻微神经功能缺损,而胎儿的死亡率约 12%。尚无对再次妊娠脑卒中复发率的研究报道。

(三)妊娠期间的抗血栓治疗

1. 抗凝治疗　肝素是妊娠期间首选抗凝药。肝素分子量大,不能透过胎盘,且半衰期较短,所以药物过量时易调整剂量。肝素长期用药不方便,易致母体骨质疏松,但很少发生骨折。低分子肝素也不能透过胎盘,并具有保存钙及用药相对方便的优点。肝素引起出血的发生率在孕妇(2%)与非妊娠妇女相似,而分娩时肝素治疗可致持久性抗凝作用,由此可增加出血的危险性。对此抗凝作用延长的机制尚不清楚,可在分娩前 24 h 停用肝素预防之。华法林相对分子质量较小,易进入胎盘,对胎儿可产生华法林性胚胎病(embryopathy)、中枢神经系统病变及胎儿出血等不良反应。妊娠期间抗凝治疗方法可采用:① 妊娠全程用肝素。② 肝素用 13 周,随后用华法林至后 3 个月的中期,然后再用肝素。分娩前立即停用肝素,尔后再重新启用抗凝剂。

2. 抗血小板治疗　对妊娠头 3 个月服用阿司匹林的安全性仍有争论,有引起包括母体及胎儿出血、动脉导管未闭、产程延长及产期推迟等不良反应的风险。一般认为,对有妊娠高血压风险的孕妇可在其妊娠第 2、3 个月内给予小剂量阿司匹林(60~150 mg/d),这并不会致胎儿或母体出血。所以,妊娠后 2、3 个月孕妇服用阿司匹林是安全的,而妊娠开始 3 个月内大剂量服用阿司匹林的安全性不能肯定。

二、脑静脉及静脉窦血栓形成

CVST 是妊娠及产后所致脑卒中的常见类型,但发病率尚不清楚,主要是由于其临床表现复杂,确诊需血管造影或尸检,使流行病学调查难以开展的缘故。欧洲及北美报道 CVST 发病率为(2~60)/10 万,平均为(10~20)/10 万孕产妇。在这些国家,全部 CVST 中妊娠及产后发病者占 5%~20%;而发展中国家比例更高。

（一）病因

CVST 可见于妊娠各期,但多见于产后第 1 d 至数周,其中多数(80%)于产后第 2～3 周,很可能与分娩、高凝状态及脑内血流淤滞时脑静脉窦和静脉内皮层创伤性损害有关。在一些发展中国家 CVST 的高发还可能与产后感染及脱水有关,个别与毒血症也有关。

（二）临床表现

典型临床表现包括头痛、意识障碍、局灶性神经功能缺损体征以及痫性发作。虽然多伴有颅内压增高,但视乳头水肿仅见于半数病例。皮质静脉受累可导致单个或多个梗死病灶,可伴有或不伴有出血转化。根据受累部位表现相应神经功能缺损体征或痫性发作;意识障碍多意味着患者大脑半球有多个病损区,双侧丘脑受累,或存在脑疝及脑干受压。脑影像学检查特别是 MRI/MRV 有助于确诊(图 7-5-1～图 7-5-3)。

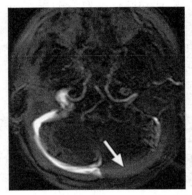

图 7-5-1　MRV 显示左侧横窦、乙状窦血流信号丧失(箭头所指),为血栓形成

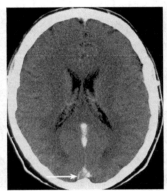

图 7-5-2　增强 CT 显示"空三角"征(箭头所指),为大脑静脉血管形成

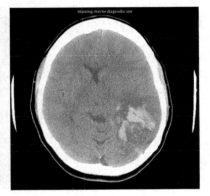

图 7-5-3　头颅 CT 显示左侧枕-顶区及颞叶上部脑出血(脑静脉血栓形成所致)

（三）预后和治疗

西方国家本病病死率低于 5.5%。再次妊娠 CVST 的复发率不清,但可能更低。肝素适于治疗 CVST,通常可用 2～3 个月。再次妊娠后,推荐在生育后即开始以低剂量肝素预防治疗 1 个月余。此观点也适于非妊娠的 CVT 妇女。

三、蛛网膜下腔出血

妊娠或产后蛛网膜下腔出血(subarachnoid hemorrhage,SAH)的发病率变化较大,为(2～70)/10 万孕产妇,危险性高于非妊娠时 5 倍,为妊娠妇女第 3 位非产科性致死原因(5%～10%),多因动脉瘤及动静脉畸形破裂所致。Dias 等对确诊动脉瘤破裂的此类患者回顾性调查发现,90% 发生在妊娠期,8% 发生在产后,少数(2%)在生育或流产时发病。多数学者认为高龄孕妇动脉瘤出血风险增加,提出血流动力学、激素或孕期生理变化诱发了动脉瘤破裂出血。此类孕妇的分娩方式应根据其产科状况,剖宫产对母体或胎儿的影响并不优于产道分娩,除非有剖宫产指征。剖宫产适于近期有急性出血的患者以及母亲垂危时对胎儿的抢救。SAH 外科治疗与非妊娠状态时相同。

四、脑出血

法国的一项研究表明妊娠或产后脑实质出血的发病率约 4.6/10 万产妇。提示妊娠及产后脑出血发病风险增加。脑出血程度可由脑皮质多个淤血点或小出血灶(多见于灰质与白质结合处)到可破入脑室系统或蛛网膜下腔的大血肿。子痫和脑血管畸形破裂是脑出血最常见的原因,子痫死亡尸检者 40% 以上可见有脑实质出血,与严重高血压及随之血管痉挛导致自动调节控制丧失、血管壁破溃有关,凝血障碍也起一定作用。子痫并发脑出血时,母体及胎儿预后较差。

妊娠是否增加动静脉畸形破裂的风险还有争议。Dias 等综述 36 例动静脉畸形破裂出血者的孕期妇女,2 例(6%)发病于生育或流产时,94% 发生于妊娠期,提示妊娠可增加动静脉畸形破裂的风险。但也有认为妊娠与非妊娠状态首次脑出血的发生率相似。对于有脑出血病史的女性,其妊娠后再次发生出血的危险性尚不明了。妊娠期动脉瘤出血后的手术治疗仍应按神经外科原则。尚无妊娠期动静脉畸形的栓塞治疗报道,立体定向放射治疗不适于妊娠妇女。对于未治疗的动静脉畸形妇女,剖宫产并不优于产道生产。孕前妇女一旦发现有动静脉畸形,则应推迟妊娠。

五、脑血管病相关综合征

妊娠或产后可出现脑内大-中血管调节功能障碍,导致卒中样脑病综合征,包括脑后部可逆性脑病综合征(posterior reversible encephalopathy syndrome,PRES)和可逆性脑血管收缩综合征(reversible cerebral vasoconstriction syndrome,RCVS)等。这 2 种综合征不仅可见于妊娠、产后,也可来源于其他疾患或异常状态,而后者更易见于围产期相关异常状态。

(一)脑后部可逆性脑病综合征(PRES)

PRES 也称之为后循环可逆性脑病综合征,是一组由多种原因导致相似临床表现(包括精神状态改变、头痛、抽搐发作、视觉模糊等)和神经影像学(以脑后部白质为主)异常的临床综合征,由美国 Hinchey 及 Caplan 等于 1996 年首先报道,命名为可逆性后部白质脑病综合征(reversible posterior leukoencephalopathy syndrome,RPLS)。后来发现,RPLS 患者大脑皮质也同时受累,从而将其更名为后部可逆性脑病综合征。

1. 病因与发病机制 可能导致 PRES 的各种原因包括:高血压脑病、先兆子痫/子痫/HELLP 综合征、免疫抑制剂(如环孢素 A、干扰素 α 等)/细胞毒性药物(部分抗肿瘤药)、肾病/肾衰竭、血栓性血小板减少性紫癜/溶血尿毒症综合征、风湿病(如系统性红斑狼疮、结节性多动脉炎、Behcet 病)、大剂量糖皮质激素或免疫球蛋白治疗、肝衰竭、内分泌障碍、电解质紊乱等。其中以高血压脑病、子痫、肾衰竭最为常见。

PRES 的病理基础为脑水肿,而非脑梗死。推测脑水肿形成有 3 种假说:① 细胞毒性理论:相当部分 PRES 患者其前驱事件为血压突然增高,继之可引起脑血管系统收缩,导致脑实质缺氧性损害,发生脑水肿。脑血管造影证实 PRES 时大脑后动脉和大脑中动脉收缩,但并非所有患者均有此现象。② 血管源性理论:生理状态下脑血管系统存在自动调节机制,血压增高时脑血管会发生收缩。血压的突然增高可致脑血管自动调节能力丧失,小动脉扩张、内皮功能紊乱、毛细血管渗漏和血-脑屏障破坏,血液成分向细胞外间隙渗漏,特别是在脑白质内。大脑后部较前部脑循环交感神经支配纤维减少,对血压突然变化的应激能力低于前部,易于发生调节紊乱。对 PRES 患者动脉造影证实,当平均动脉压突然增高时脑血流量增加,提示自动调节功能丧失;显微镜下亦观察到其脑白质水肿与血管源性脑水肿一致。

③ 血-脑屏障的破坏:部分服用细胞毒药物的患者发生了 PRES。这些药物对脑血管内皮细胞有直接毒性作用,导致内皮功能紊乱、毛细血管渗漏和血管源性水肿;在药物"非毒性水平"时,对部分患者亦有相似毒性作用。其他一些疾病,如败血症、肾衰竭和电解质紊乱,即使平均动脉压在自动调节范围内也会破坏血-脑屏障,导致血管源性水肿。

2. 临床表现　PRES 特征为急性或亚急性起病,临床表现包括头痛、精神行为改变、抽搐发作和视觉异常。若发病原因为血压增高,可表现出相应症状和体征。头痛多为全头部较剧烈的涨痛、跳痛,伴有恶心甚至呕吐;精神行为改变多为反应及动作迟缓、意识混乱、躁动、易激惹、注意力不集中及记忆力减退;抽搐发作常呈全面强直-阵挛性发作,发作前常有视觉先兆或视幻觉,符合枕叶癫痫发作表现,大多数患者有多次发作,较少单次发作,并可作为 PRES 的首发症状;视觉异常包括偏盲、视觉忽视或皮质盲,甚至 Anton 综合征(否认视盲、并有虚构)。体检除可发现患者意识障碍外,瞳孔多正常,眼底检查显示有视网膜动脉痉挛、视神经盘水肿、视网膜渗出或出血;四肢运动正常,可有短暂肌张力减低、运动协调不稳以及四肢腱反射活跃甚至伸性跖反射;可有短暂颈强直。

3. 脑影像学表现　MRI 是诊断 PRES 的金标准,表现为在 T_2W 和 FLAIR 成像顶后和枕叶部位信号增强,而在 T_1W 及 DWI 成像则呈等信号或少数为低信号,多无强化效应;受累区域主要位于后循环,多数(94%)有灰质受累,通常呈双侧对称或非对称性。PRES 命名中虽仅提及"后循环或后部",但前循环包括大脑前、中动脉供血区域亦可受累。值得注意的是,PRES 患者枕叶距状裂和旁正中区一般不被累及,此点可与双侧大脑后动脉闭塞导致的枕叶梗死相鉴别(图 7-5-4)。

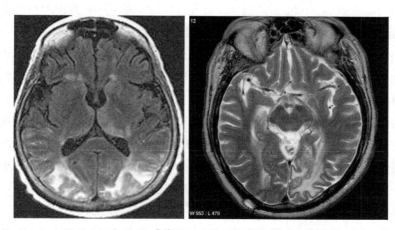

图 7-5-4　MRI FLAIR 和 T_2W 成像显示在脑顶后部和枕叶部位有信号增强病灶区

4. 治疗和转归　对于血压增高所致 PRES,早期控制增高的血压是主要治疗手段,多数患者在血压控制后症状可完全缓解。控制血压的原则:① 迅速降压:在数分钟至 2 h 内将血压降至正常或接近正常;但多认为早期降压幅度应保持在 $10\% \sim 25\%$,或舒张压降至 $100 \sim 110$ mmHg,以避免脑灌注不足。② 短效静脉制剂降压。③ 根据病因,采取脱水降颅压措施。具体方法:在初 $1 \sim 2$ h 内使平均动脉压降低 $20\% \sim 25\%$,或舒张压降至 100 mmHg;血压控制后可采用静脉注射尼卡地平、拉贝洛尔或尼莫地平;硝普钠、肼屈嗪或二氮嗪等作为二线药物。对低血容量、可能有肾动脉狭窄或妊娠患者,禁用 ACEI。有抽搐发作的患者应抗惊厥治疗,如给予氯硝西泮或地西泮。经及时恰当的治疗,多数 PRES 患者临床表现会在 $1 \sim 2$ d 内缓解,而影像学异常多在 2 周内消退。随着影像学改善,患者的痫性发作也会消失,不必长期抗癫痫治疗。然而,少数患者临床预后也并非"可逆性",可有持久神经功能缺损,甚或死亡。约 3% 的 PRES 患者可复发。当脑部病灶超出后循环区域、有强化现象、T_2W 像显示广泛性异常、出血和梗死征象并存等情况时,多预示患者转归较差。

（二）可逆性脑血管收缩综合征（RCVS）

RCVS 是以脑影像学显示脑动脉可逆性多灶性狭窄、临床表现以突然（霹雳样）严重头痛、伴或不伴神经功能缺失为特征的一组临床综合征。最早于 1993 年由 Calabrese 等描述的"中枢神经系统良性血管病（Benign angiopathy of the CNS）"有类似临床表现;而在 1998 年 Call 和 Fleming 等以可逆性节段性脑血管收缩（Reversible cerebral segmental vasoconstriction）报道此现象,所以也被称为 Call-Fleming 综合征;尔后临床总结发现有多种综合征包括中枢神经系统良性血管病、产后血管病、可逆性血管痉挛的霹雳样头痛、偏头痛性血管痉挛或偏头痛性血管炎、药物诱发性脑动脉炎或血管病等有相似的临床表现,可以看出这是由于患者就诊多个不同临床学科而且对该病认识尚不充分所做出的命名。现统一对此类临床表现综合征命名为 RCVS。

1. 病因与发病机制　RCVS 可见于多种临床情况或疾患,包括有妊娠和产后相关性疾患如产后早期或晚期妊娠、子痫、先兆子痫、迟发性产后子痫,多种药物和血液制品使用如苯丙醇胺、伪麻黄碱、酒石酸麦角胺、甲基麦角新碱、溴隐亭、麦角乙脲、选择性 $5-HT$ 再摄取抑制剂（SSRIs）、舒马曲坦、异美沙酮、可卡因、致幻剂、安非他明衍生物、大麻、麦角酸酰二乙氨、他克莫司（FK-506）、环磷酰胺、红细胞生成素、静注免疫球蛋白和输入红细胞等。临床上以妊娠或服用血管活性物质所致发病多见。

RCVS 的病理生理学尚不明确,但推测脑血管紧张度调控紊乱可能是关键因素。血管紧张度的改变可为自发性或由多种外源性或内源性因素诱发,已涉及的有拟交感药、$5-HT$ 药物、肿瘤、内分泌因素、直接或神经外科性创伤、未控制的高血压等。RCVS 的分子病理生理学不明。许多参与 SAH 后血管痉挛的免疫和生化因子如儿茶酚胺、$ET-1$、$5-HT$、NO 和前列腺素在 RCVS 的血管收缩的病理生理中可能起相似作用,其解剖学基础可能源于脑血管有较密集的三叉神经第 1 分支和 C_2 背根的传入感觉神经纤维。剧烈头痛主要由于远端小动脉受累,伴有突然的管径改变（收缩或扩张）,此可刺激血管周围疼痛敏感纤维。

2.临床表现 RCVS患者多为20～50岁,女性稍多于男性;在发病之前多有血压增高、服用血管活性物质等诱发因素。突出和特征性的临床表现为急骤的严重头痛,常称为"霹雳样头痛",数秒达到高峰如同"雷电拍击样",多数患者描述达到极度痛苦的疼痛高峰时不足10 s,自述"我感到我的头要炸了",头痛高峰可持续数分钟、数小时甚至1 d以上,且头痛常常反复发作,2～3次或达数十次,仅少数患者为单次发作;部位可为枕部或弥散性,严重并呈搏动性,伴有恶心、呕吐和畏光;患者休息时可自发性复发,也可在用力、咳嗽、情绪波动等或Valsalva动作时促发、加剧。头痛发作多在2周后逐渐减轻、缓解,一般可持续3周左右。严重收缩动脉所灌注的脑组织区域发生继发性缺血时,可导致严重神经系统功能缺损症状和体征,包括一过性(数分钟至数小时)或持续性视觉缺损、偏瘫、构音障碍、失语、麻木或共济失调等。在急性期还可发生全身性痫性发作,但一般不会导致继发性癫痫。

3.脑影像学表现 血管造影显示多个脑血管床的交互性动脉收缩和扩张,成为"串珠"样;也可见到交互性的血管收缩和正常血管内径(而非扩张)的区域。这些表现见于构成前循环和后循环的大脑的大-中等动脉(图7-5-5,图7-5-6)。虽然这些特征有高度特征性,但并非RCVS特有,不能用于与脑血管炎所见的血管造影异常鉴别。RCVS最特异的证据为实时证明血管收缩完全性或基本完全性可逆恢复,多发生在3个月内。对脑血管评估方法包括采用DSA、CTA和MRA,TCD可在测定血流速的基础上监测血管收缩进展或缓解,可用于随访RCVS的临床病程;相对DSA,MRA或TCD对评估RCVS患者脑血管收缩证据的可靠性要低。

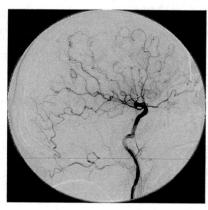

图7-5-5 DSA显示脑内大脑中动脉弥散性血管收缩、狭窄

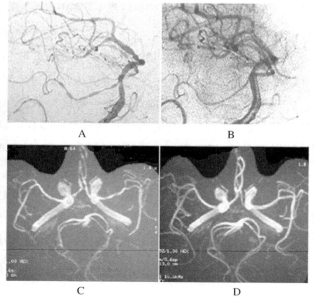

图7-5-6 RCVS患者在发病时的脑血管表现:多处狭窄和扩张(A. DSA,C. MRA),发病3个月后的正常血管成像(B. DSA,D. MRA)

　　RCVS 的脑 MRI 结果多为正常,但也可显示出梗死证据,特别是动脉"分水岭"区;也可显示出脑实质出血、皮质表面小的非动脉瘤性 SAH(图 7-5-7)。脑梗死是由于严重血管收缩远端的严重低灌注所致,而出血是由于再灌注损伤引起。

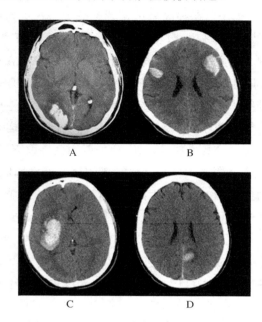

图 7-5-7　RCVS 并发脑出血的 CT 表现
A. 枕部出血　　B. 双侧额区出血和轻度额部 SAH
C. 深部脑出血　D. 枕部内侧出血

　　4. 治疗和转归　对 RCVS 的治疗尚未进行过任何治疗方法的临床验证,现采用的方法仅由部分临床经验所得。一旦临床确定有脑血管收缩,则需立即治疗。目前认为可有效缓解症状和逆转血管收缩的治疗方法主要为钙通道阻滞剂,同时采用诸如镇痛等对症治疗措施。钙通道阻滞剂主要包括有尼莫地平和维拉帕米,可作为一线用药;但在临床应用中应注意对血压的影响,因为过分的血压降低有导致脑分水岭区梗死的风险。有报告短程、高剂量糖皮质激素有效,但也有一些临床文献提出不宜采用糖皮质激素治疗。对于这些治疗的持续时间尚无明确推荐,一般是根据临床表现转归而定。

　　对 RCVS 的自然病程还不甚了解,目前对其认识也是根据观察病例和回顾性分析得出,而且尚无采用适用性诊断或分类标准进行前瞻性系列研究。但是,由于可逆性是诊断的必要条件,故多数患者是可以完全恢复的。仅少数(4%)RCVS 患者可能会有复发。

(张颖冬)

第六节　偏头痛与青年脑卒中

　　偏头痛是一个持续终生的良性疾病,患病率为 12%,女性可高达 18%,为男性的 3 倍,年轻时发作多,到中老年后发作渐渐减少,很多患者有家族病史。当偏头痛引发了脑梗死就成为非良性疾病,特别见于先兆症状超过 60 min 的患者中。

偏头痛与脑卒中之间的关系十分复杂。一些偏头痛可能增加脑卒中的风险,一些偏头痛与其脑卒中毫无关联,表现为两病共存;还有一些偏头痛在发作时酷似脑血管疾病,其局限性神经功能缺损症状通常持续时间短暂,很快完全消失,而少数患者头痛期间引发脑卒中而遗留持久性神经功能缺损。

临床资料显示,偏头痛所致的缺血性脑卒中,占全部缺血性脑卒中的 8.47%,美国 20 世纪 90 年代对 13 万偏头痛患者与相匹配数量的对照者进行研究,证明偏头痛患者发生缺血性脑卒中的相对危险度为 1.7,发生 TIA 的危险度为 2.4,少数反复发作的偏头痛可导致蛛网膜下腔出血。英国报道该国偏头痛脑梗死的年发病率为 3/10 万。

偏头痛发作前,枕区 γ-CBF 降低 25%~30%,而且缺血区以 2 mm/min 的速度呈波浪状向前推进,如 γ-CBF 下降超过 40% 以上时,便可发展为偏头痛性脑梗死。这种缺血性改变,可能与偏头痛发作时血液中 5-HT 增高而诱发的脑血管痉挛有关。也有发作时血小板功能异常亢进而导致血小板聚集、血黏度增高和血管强烈收缩,引起血栓形成。

此外尚发现,在偏头痛性脑梗死患者中,二尖瓣脱垂患者明显增多,其导致的心源性栓子有可能构成青年缺血性脑梗死之重要原因。这两者之间的确切关系,尚待进一步研究。

偏头痛脑梗死以大脑半球后部受损的临床表现为其特点,80% 可出现偏盲,其他还有偏身感觉障碍,感觉性失语、失用、失读、形体障碍等表现,而偏瘫及运动性失语少见。CT 亦可证实有后循环的缺血病灶。

家族性偏瘫性偏头痛(familial hemiplegic migraine,FHM)好发于儿童或青少年期,先兆包括有轻偏瘫、感觉异常、视觉或言语困难等,可持续数周;头痛常见为基底性偏头痛,仅不足 5% 的 FHM 患者可发生卒中。目前已认识到 FHM 有 2 种亚组:纯 FHM 和伴小脑征的 FHM(29%)。50% 患者为 CACNA1A 基因(19p13,编码神经元内电压门钙通道的 α-1A 亚单位)突变所致,少部分家族与 1 号常染色体位点连锁。FHM 的治疗包括鼻内给予 NMDA 受体阻滞剂氯胺酮和静脉注射维拉帕米。

(陈芷若)

参考文献

[1] Kizer JR, Devereu RB. Patent foramen Ovalie in young adults stroke [J]. N Engl J Med, 2005, 353: 2361-2372.

[2] Ruiz-Irastorza G, Khamashta MA. Stroke and antiphospholipid syndrome: the treatment debate [J]. Rheumatology, 2005, 44:971-974.

[3] Varona SF. Cause of ischemic stroke in young adults and evolution of the etiological diagnosis over the long term [J]. European Neurology, 2007, 57:212-218.

[4] Lin CL, Howng SL. Nontraumatic intracerebral hemorrhage in young adults[J]. Kaoh suing J Me Sci,

2007，23：237 - 242.

［5］Ho EL. Cerebrovascular Complications of Methamphetamine abuse ［J］. Neurocritical，2009，10：295 - 305.

［6］Davie CA，P O'Brien P. Stroke and pregnancy ［J］. J Neurol Neurosurg Psychiatry，2008，79：240 - 245.

［7］Treadwell SD，Thanvi B，Robinson TG. Stroke in pregnancy and the puerperium［J］. Postgrad Med J，2008，84：238 - 245.

［8］Calabrese LH，Dodick DW，Schwedt TJ，et al. Narrative review：reversible cerebral vasoconstriction syndromes ［J］. Ann Intern Med，2007，146：34 - 44.

第八章 性别与脑血管病

脑卒中具有高发病率、高死亡率、高致残率和高复发率的特点,其发生与性别、年龄等因素密切相关。生物性别的差异是决定脑缺血和临床卒中发病率和转归的重要遗传因素。

流行病学资料表明,无论起源和民族的文化是否相同,男性脑缺血性事件的发生率明显高于女性。在绝经期前、生育功能尚未衰退阶段,女性脑卒中的发病率显著低于男性。绝经后女性脑梗死的发病率开始升高,短期内几乎接近男性水平。美国 Franmingham 一项随访 20 年的研究显示:45~54 岁的男性卒中年平均发病率为 20/10 000,明显高于女性(9/10 000/年);而在 65~74 岁,女性发病率为 86/10 000/年,略高于男性(84/10 000/年)。在北曼哈顿卒中研究中,男女卒中的发病率在 75 岁之前均有差别,这种差别与雌激素的神经保护作用相关。在大多数动物实验中,哺乳动物的雌激素(如 17β-雌二醇)对缺血性卒中模型起到神经保护作用;而雄激素(如睾酮和二氢睾酮)却似乎会加重缺血性损伤。但临床统计资料表明女性卒中的预后比男性差,60%以上的卒中死亡发生于女性。

随着生活水平的提高及医疗条件的改善,人的寿命逐渐延长,多国的统计数字说明,女性平均寿命比男性长 3~5 年。卒中的发生率在老年人群中急剧上升,因而卒中将影响更多的女性。卒中后随访结果显示:女性的致残率高于男性,更多的女性患者出现认知功能下降、抑郁等卒中后并发症,卒中后的总体生活质量女性显著低于男性。这些性别差异不仅与发生卒中的女性年龄较大有关,也提示卒中的性别差异不能完全用女性激素的存在与否来解释,其他一些机制,如两性的缺血细胞死亡机制和神经保护作用的不同亦可能与之相关。脑血管病性别差异的机制近年来已成为卒中研究的一个热点。

第一节 性别差异的临床研究

目前,有关卒中性别差异的临床研究涉及流行病学、地域差别、危险因素、生活方式、治疗措施及对不同治疗的反应等多个方面。据 2009 年 Stroke 杂志报道,在美国科罗拉多州卒中登记中,对脑卒中患者进行包括危险因素、既往病史、药物治疗状况等 126 个数据元素在内的性别差异分析,其中统计学上有显著差异的共 47 项,占 37%,与男性相比,女性患卒中的年龄大于男性,女性受急性卒中的影响更显著。在临床研究中,卒中的性别差异越来越受到临床研究者的重视。

一、卒中危险因素的性别差异

在危险因素方面不同性别显示出明显的差别。男性具有冠状动脉疾病、血脂异常、糖尿病、颈动脉狭窄和吸烟者的卒中发生率更高,而女性则患有心房颤动、高血压者卒中的发生率高于男性。文献报道,对于同时患有冠心病和心房颤动的患者,男性卒中的风险为原来的2倍,而女性卒中的风险则为原来的5倍。若不予以抗凝治疗,女性卒中和外周血栓栓塞的年发生率明显高于男性。男性和女性均有约28%的患者既往有卒中史或TIA发作史,两者无明显差异。

最近,一项来自美国密歇根州16个医院的急性卒中患者性别差异的分析结果显示女性发生卒中的年龄高于男性,女性充血性心力衰竭、高血压患者居多,男性过去史中有心脏病、血脂异常和吸烟史者较女性多。国际卒中试验(international stroke trial)对逾1 900名患者进行分析,结果显示:所观察的女性卒中发生率、动脉粥样硬化发生率以及收缩压的升高程度均较男性高。但部分研究也表明,男女患者的危险因素无显著差异。在另一报道中,总结了卒中的诊断、临床表现、治疗和转归等方面的性别之间的差异,并指出更多的男性患者过去史中有缺血性心脏病、吸烟和酗酒,而女性发生卒中的年龄较高,多有高血压和心房颤动。卒中危险因素的性别差异还需要更多的临床研究证据进一步证实。

二、卒中药物治疗的性别差异

现有证据表明进行卒中治疗时,不同性别对药物的反应有所不同。一项女性健康研究(the women's health study)对39 876名健康女性进行了评价,以判定阿司匹林在心血管事件和卒中一级预防中的疗效。这些女性隔天1次服用100 mg阿司匹林或安慰剂,并随访10年。阿司匹林使患缺血性卒中的风险降低了24%,但并未改变心肌梗死或死亡的风险。这项结果与另一项只限于男性的研究——physicians' health study所得的结论进行比较。在男性中,阿司匹林对患缺血性卒中的风险毫无影响,但却能大幅降低心肌梗死的风险。最近一项关于阿司匹林对于心血管事件一级预防的疗效评价的荟萃分析也得出了类似的结论:女性应用阿司匹林可使卒中发病率降低17%,但并不降低心肌梗死的发病率和心血管疾病的死亡率;在配对的男性中,阿司匹林疗法使心肌梗死发病率降低了32%,但对卒中风险的改变无影响。

药物的性别效应不仅体现于预防性治疗中,对急性卒中治疗的药物反应也因性别而异。静脉rt-PA溶栓治疗在20世纪90年代中期首先批准应用于急性卒中的早期治疗,但在医疗条件优越的美国急性缺血性卒中早期接受rt-PA治疗的患者仅占3%~4%。Savitz等对rt-PA治疗急性卒中效果的临床试验进行综合分析后发现,女性应用rt-PA的疗效比男性更佳,而安慰剂对照组中女性的疗效却比男性差。此外女性应用rt-PA治疗与配对的男性相比有更高的血管再通概率(女性为94%,而男性为59%),在为患者拟定溶栓疗法的过程中,性别代表着一个重要的附加因素,女性对溶栓药物的反应性好,在无禁忌证的情况下应优先考虑溶栓治疗。尽管如此,包括学术医疗中心或社区医院的前瞻性研究,以及社区医院的回顾性研究等在内的统计结果表明,女性比男性更不容易接受溶栓治疗。2009年最新报道的急性缺血性卒中静脉rt-PA溶栓治疗性别差异的荟萃分析,共收集了1997～2006年期间18项研究,其中10项研究来自北美,6项来自欧洲,1项来自澳大利亚,另一项来自以色列。研究结果显示:性别差异的总OR为0.70(95%的可信区间CI为0.55～0.88),提示女性静脉rt-PA溶栓的机会比男性减少30%;美国密歇根州立大学的另一项研究共收集2 566个急性卒中或短暂性脑缺血发作病例,其中缺血性卒中共1584例(男性750例;女性834例),女性接受rt-PA治疗者少于男性(2.4%:4.4%;$P=0.03$)。与男性相比,急性卒中的女性患者愿意接受溶栓治疗的人数较男性少。分析其原因主要为溶栓治疗有诸多禁忌证,女性卒中患者中>75岁者多于男性,女性由心房颤动引起的心源性栓塞比男性多,在研究组的患者中女性丧失配偶、单独居住者多,因而难以在发病后的第一时间内送入医院,就诊时往往超过溶栓时间窗范围的女性患者居多。为了克服性别之间溶栓治疗的差异,需要更多的研究以解决引起女性急性卒中早期治疗的障碍。

年龄标准化的卒中发病率女性高于男性还有一些其他原因。据统计,女性在缺血性卒中后应用血管紧张素转换酶抑制剂、他汀类药物、阿司匹林治疗的患者少于男性,缺血性卒中伴发心房颤动的患者,女性接受华法林治疗者少于男性,>85岁的卒中患者接受阿司匹林治疗的女性少于男性。治疗中的性别差异可能是女性卒中复发率高的原因之一。

三、卒中影像学检查及介入、手术等治疗的性别差异

不同性别在颈动脉疾病自然发生方面亦存在差异。例如,若不考虑年龄及其他血管危险因素,对无症状的高度颈动脉狭窄患者进行随访,结果发现校正后的血管疾病死亡风险率男性是女性的2.48倍。可以看出女性即使是重度颈动脉狭窄,其死亡的风险亦较男性低,这可能是应用血管重建术(如颈动脉内膜切除术、颈动脉支架成形术等)以使女性免受脑卒中侵扰之益处小于男性的原因之一。美国神经学会制订的新指南中指出,在以往的研究中,达到50%～69%的无症状颈动脉狭窄女性因血管重建术而获益的并不多。

在临床研究中,卒中后颈动脉影像检查结果和血管成形术的应用也有性别差异。2003年7月至2007年9月期间注册在加拿大卒中网络的安大略湖11个卒中研究中心收集了6 389个急性卒中或TIA患者(其中女性为48%),颈动脉影像检查发现女性严重颈动脉狭窄的发生率低于男性(女性7.4%;男性11.5%,$P<0.0001$),6个月后女性接受颈动脉血管成形术的人数为男性的一半,其原因可能与女性潜在的手术禁忌证和严重颈动脉疾病女性较男性少有关。

颈动脉内膜切除术(carotid endarterectomy,CEA)是治疗症状性颈动脉颅外段严重狭窄(≥50%)的最佳方法,并推荐高选择性地用于治疗严重的无症状性狭窄(≥70%)。临床资料证实,与颈动脉内膜切除术相关的围手术期卒中(perioperative stroke)和死亡率具有性别差异。在有症状组的研究中,欧洲颈动脉外科治疗试验(the European carotid surgery trial,ECST)结果显示:女性进行CEA时,围手术期卒中的发生率为11.1%,明显高于男性(6.4%),两者具有显著性差异($P=0.002$);在无症状性狭窄组中,ACST(the asymptomatic carotid surgery trial)研究及一系列回顾性研究显示:虽然围手术期卒中的发生率两性无显著性差异,但女性围手术期卒中和死亡率占 3.6%(为 10/281),而男性为 1.7%(9/544)。女性颈内动脉管径约比男性小 40%,这种解剖学上的差异给 CEA 手术增加了难度,这可能是女性围手术期卒中发生率和死亡率增加的原因。

大量临床试验证明,女性进行颈动脉内膜切除术预防卒中的疗效并不理想。颈动脉内膜切除术可使女性卒中的风险和 5 年死亡率降低 17%,而男性则降低 66%。女性在颈动脉内膜切除术术中的卒中发生率高,而女性因手术而获得的长期受益程度仅为男性的一半,这可能是女性相对于年龄匹配的男性而言,接受颈动脉内膜切除术者更少的原因。

对于具有手术风险的患者,颈动脉支架成形术(carotid artery stent,CAS)是治疗颈动脉狭窄、预防卒中的另一种有效方法。美国 NIH(national institutes of health)资助的一项对有症状和无症状性颅外段颈动脉狭窄患者进行的随机临床研究——CREST(the carotid revascularization endarterectomy versus stenting trial)中,比较了颈动脉内膜切除术和颈动脉支架成形术对预防卒中、心肌梗死、围手术期死亡和颈动脉狭窄侧卒中的有效性,该研究收集了 97 个临床医院共 1 564 名患者进行前期研究,其中女性为 579 人(占 37%),男性为 985人,随访 30 d 的结果表明,CAS 后女性的卒中和死亡率为 4.5%(26/579,95% 可信区间:3.0%~6.5%),男性为 4.2%(41/985,95% 可信区间:3.0%~5.6%),两性之间无明显差异。根据随机临床试验的亚组分析原理,性别之间围手术期风险的差异将在 CREST 随机研究中进一步验证。

鉴于男性和女性对治疗的反应不同,不同性别应考虑采取不同的治疗方案。随着人们对性别差异的逐渐认识,调整具有性别特异性的治疗指南将更适合临床应用。

四、 卒中后并发症及预后的性别差异

急性卒中后常见的并发症有深静脉血栓、肺栓塞和泌尿系感染。其中并发深静脉血栓和肺栓塞的卒中患者,两性之间无显著差异,泌尿系感染的发生率,女性比男性明显增高。

卒中的预后有着性别差异。在美国,大部分因卒中死亡的患者是女性。大量研究证明,女性卒中的预后比男性差,卒中后 6 个月,完全康复的女性仅占 22.7%,而男性约为 26.7%。女性在出院时的严重残疾率高于男性(36.1%:24.2%),女性出院后回家的人数比男性少(40.9%:50.6%),更多的女性患者出院后被送入长期护理中心(10%:5%)。女性卒中的发病年龄高于男性可能是女性卒中预后差的原因之一,此外,女性患者在送至急诊时出现昏迷、偏瘫、失语、吞咽困难、尿失禁等症状的重症患者多于男性,因而其预后较男性差。女性卒中后抑郁症的发病率高于男性也影响了女性患者神经功能的康复。

日本神奈川县北里大学的一项研究对第一次缺血性卒中患者分别于出院后 1 年和 5 年进行随访,以评价其长期预后。研究表明:女性患者 1 年和 5 年的运动功能较男性差,其结果有统计学差异,这种差异在缺血性卒中的不同亚型(分型为动脉粥样硬化性卒中、心脏栓塞性卒中、腔隙性卒中和其他类型卒中等四个亚型)中同样存在;1 年和 5 年内男性与女性的卒中复发率无显著差异;卒中后女性 5 年内的死亡率与男性相比有显著性差异。女性发生

卒中后 6 个月内更需机构护理,其原因可能与女性卒中的发病年龄高以及社会、文化因素及老年女性丧偶、独居者多等相关,但进一步的原因目前尚不清楚。

女性在卒中后与相同年龄的男性相比得到的治疗不足可能是老年女性预后较差和卒中复发率高的另一个原因。欧洲一项大型研究显示,在卒中发生前,医师较少为女性开降压药或建议服用阿司匹林预防卒中,超过 85 岁的男性接受抗血小板治疗的可能性要比这个年龄组的女性大。这些药物治疗的不同即使在已知女性患有心血管疾病的情况下仍然成立。一些报告中指出,尽管女性心源性脑栓塞的发生率更高,具有动脉粥样硬化的女性患者相对于男性却较少应用华法林。医师反而更多地为女性开抗焦虑药。

随着我们在卒中临床研究和治疗上的进步,卒中结局的性别差异也将更需要在细节上引起重视。此外,临床医师需要对潜在的与性别相关的卒中防治中的障碍做出相应评价,使不同性别能接受恰当、平等的治疗。

第二节　性别特异性的分子机制及作用靶点

大量动物研究证实了卒中的性别差异。一项使用 2 000 只自发高血压和具有卒中倾向大鼠的经典研究发现,雌性大鼠的卒中发病率低于雄性,且平均寿命比雄性长。与雄性大鼠比较,雌性只有在高龄时才能观察到脑出血和血管损伤。近交系或远交系的雌性大鼠或小鼠遭受同等程度的局灶性或全脑性缺血损伤后,雌性鼠比雄性鼠脑组织的损伤程度更轻,其分子机制部分与性别特异性相关。

人类卒中的流行病学揭示了卒中的发生率具有性别差异,这种差异在女性生殖能力衰退或绝经期后的一段时间内仍存在,直至 85 岁以后,女性卒中发生率显著增高。第一次卒中发生后,5 年内女性卒中复发率高于男性,在 40～69 岁年龄组,男女之复发率分别为 13％和 22％;在＞70 岁年龄组,男女之复发率分别为 23％和 28％。这些数据无法单纯用雌激素的神经保护机制来解释,因而,近年来已逐渐形成了新的观念,脑缺血的机制和功能转归不仅受到是否存在性激素的影响,生物性别本身的影响也起着重要的作用。

一、与细胞死亡相关的性别特异性分子机制

近期研究证实了细胞死亡通路中一些重要的基因缺乏与卒中性别特异性相关的结果有关,如诱导型一氧化氮合成酶(inducible nitric oxide synthase,iNOS)和神经元型一氧化氮合成酶(neuronal nitric oxide synthase,nNOS),以及 DNA 修复酶——聚腺苷酸二磷酸核糖转移酶-1[poly(ADP-ribose)polymerase-1,PARP-1]。这些酶在卒中和神经变性中起着重要的作用。

研究表明,一氧化氮半衰期短,其生物合成完全依赖 NOS 的催化,其中 nNOS 合成的 NO 在局部有神经毒性作用;而中、晚期梗死灶内的炎症细胞、吞噬细胞诱导产生大量 iNOS。缺血时产生的 NO 对神经元具有杀伤作用,部分由于超氧化物阴离子的快速反应导致过氧化亚硝酸盐产生、蛋白质硝化和 DNA 损伤。但最近的一项研究却得到了矛盾的结

果:与野生型雌性鼠比较,采用雌性 nNOS 基因敲除鼠建立 MCAO 模型,或野生型雌性小鼠给予 NOS 抑制剂治疗,实验性卒中小鼠的脑损伤程度没有减轻却反而加重,但在雄性鼠的相应实验中却具有保护作用。可见,NO 在脑循环和脑损伤过程中的作用具有性别的差异。

另一个涉及缺血-再灌注后细胞死亡的机制为 DNA 损伤后激活 PARP-1,从而消耗 NAD^+,导致能量衰竭。正常情况下,PARP-1 的作用是帮助 DNA 修复和调节转录。当 DNA 链发生断裂时,PARP-1 过量参与反应使细胞内的 NAD^+ 和 ATP 耗尽。研究数据表明,在雄性动物和性别混合的神经细胞培养中,阻滞 PARP-1 活化有助于细胞功能恢复。但对于雌性 PARP-1 基因敲除鼠或经特异的 PARP 抑制剂处理的野生型雌性小鼠来说,缺少了 PARP-1 的活性反而极大地加重了脑缺血性损伤的程度。在缺血缺氧的新生鼠研究中,新生雄性 PARP-1 基因敲除小鼠组织学所见损伤大约减少 50%,而对于雌性 PARP-1 基因敲除小鼠组织学损伤却无变化。在缺血缺氧下,能量消耗在雄性动物中更加明显。这些结果表明,PARP-1 这种酶是一种潜在的与性别相关的治疗靶点。

引起不同性别 NO 和 PARP-1 死亡通路作用机制不同的原因目前尚不清楚,这些数据提示 NO 和 PARP-1 的神经毒性只在雄性脑中起作用,而 NO/PARP-1 信号在雌性中可能具有保护作用,性别的不同改变了脑损伤的分子机制。

除了细胞毒性机制对缺血性脑具有性别差异外,其他一些病理生理学机制也与性别有关。最近一项研究阐明:线粒体释放的 Cyt-C、caspase-3 的蛋白水解、寡核酸 DNA 片段、caspase 介导的程序性细胞死亡等在雌性神经元中更为突出。动物试验中,Cyt-C 在雌性鼠诱导卒中后的短时间内增高,雌性和雄性鼠脑缺血后 caspase 的激活具有时间和时限的差别,细胞核内 caspase-8 及 caspase-3 水平的增高可见于 MCAO 后的雌雄鼠中,但以雌性鼠增高更显著。给予 caspase 抑制剂治疗对雌性脑缺血鼠有神经保护作用,而对雄性鼠并无作用,这种保护作用也存在于去卵巢鼠、经过雌激素处理的去卵巢鼠及老年鼠中。这一结果显示,caspase 抑制剂的神经保护作用与卵巢激素水平无关,caspase 是独立于性激素的性别特异性分子通路。

根据性别特异性脑损伤分子机制不同的实验研究结果,提示研究者在临床前研究时(如不同治疗方法、药物研究等),应分别对不同的性别进行研究,从而避免由于性别差异而产生的不同结论。

二、 与性激素相关的分子机制及作用靶点

性激素在脑缺血的病理生理学中起着重要作用。长期以来都认为对于女性来说,内源性雌激素对缺血性事件的发生具有重要的神经保护作用;雄激素对神经细胞、中枢神经系统所起的作用目前尚存在着争议。生殖范围内的性激素在脑血管病理生理学和脑缺血中的作用机制是当前又一个重要的研究领域。

1. **雌激素** 在啮齿类动物研究中,脑缺血所产生的结果随着性周期的变化而不同。在雌激素水平高的动情前期,实验性卒中模型中脑梗死的体积较低雌激素水平的动情后期明显缩小。两性对卒中敏感性的差异可因去卵巢处理或年龄增长而导致的雌激素水平降低而消失。局部脑缺血前或缺血后给予维持生理范围内雌激素水平的外源性雌激素替代治疗能减轻缺血性卒中所引起的脑损伤。

雌激素的脑保护机制复杂，它通过受体或非受体依赖、基因及非基因等多方面途径发挥作用，具有抗炎症、抗氧化、抗细胞凋亡、促进神经营养因子的表达、改善细胞修复功能等作用。在氧糖剥夺(oxygen and glucose deprivation, OGD)离体细胞培养模型和啮齿类动物MCAO模型中，雌激素可保护神经细胞免受一些物质的毒性作用，如谷氨酸的释放、因 NMDA 或 AMPA 受体刺激导致的钙内流；可减轻谷氨酸/NMDA 的毒性作用，调节神经细胞内外的钙平衡。此外，雌激素可对抗脑缺血-再灌注时氧自由基的损害、增加神经细胞对葡萄糖通过血-脑屏障的摄取以达到减轻脑缺血损害。研究认为，与雌激素相关的神经保护作用通常与雌激素受体有关，随着年龄的增长和血管动脉硬化的产生，雌激素受体含量减少，使雌激素的保护作用减弱，雌激素受体(estrogen receptor, ER)基因的基因多态性也与雌激素作用的敏感性相关。

雌激素中生理活性最强的是雌二醇(estradiol, E_2)，它有两种异构体形式，分别为 $17\alpha - E_2$ 和 $17\beta - E_2$。这种性激素在卵巢、胎盘、脂肪组织或脑中由睾酮经芳香化作用而合成。在肝脏中，E_2 转化为效能最弱的雌酮，然后转化为雌三醇。由于脂肪组织可以利用雄烯二酮产生雌酮，雌酮成为绝经后主要的天然雌激素。在雌激素中，$17\beta - E_2$ 能够更有效地与两种已知雌激素受体亚型——雌激素受体 α(estrogen receptor α, ER - α)和雌激素受体 β(estrogen receptor β, ER - β)结合，从而通过调节靶基因的转录而发挥"基因型"调节效应，因此认为 $17\beta - E_2$ 是 E_2 的活性形式。

雌激素受体在脑内广泛表达，生理条件下，ER - α 和 ER - β 在神经元、神经胶质细胞(星形胶质细胞、小胶质细胞、少突胶质细胞)及脑血管(包括脑膜动脉和颅内血管)中的平滑肌细胞、内皮细胞中都表达，其中包括与局灶性或全脑缺血相关的区域，如新皮质和海马。ER - α 和 ER - β 位于胞质和胞核内，胞质内的 ER 具有运载雌激素的作用，位于细胞核内的 ER 具有转录因子的作用。两种雌激素受体在脑内的分布有所不同，ER - α 主要见于下丘脑腹内侧核、下丘脑前区中央部和弓状核、终纹床核、杏仁核，以及与生殖调节相关的脑区；ER - β 高表达于嗅球、基底前脑、大脑皮质、海马锥体细胞、小脑浦肯野细胞、黑质等与学习记忆、运动调控有关的脑区部位。在功能方面，经典的 ER 介导雌激素效应可能有所不同，但也可能协同发挥作用。如 ER - α 主要参与对生殖调控的作用，阻断 ER - α 可改变动物的性行为；ER - β 则主要参与对高级脑功能，如学习、记忆、神经退行性改变等的调节。成年女性较男性雌激素表达水平高，其分布也呈性别特异性。

经典的 E_2 信号转导途径包括细胞质中的 ER - α 或 ER - β 受体，它们结合配体后形成同源或异源的二联体，然后这些受体转移至细胞核，与靶基因的雌激素反应元件(ERE)结合，最终激活转录。动物实验显示：卵巢切除的雌性小鼠持续性大脑中动脉栓塞后，应用 E_2 替代疗法只对 ER - β 敲除小鼠有保护作用，这表明 E_2 的神经保护作用依赖于 ER - α 的途径。然而，生殖器官完整的 ER-α 敲除小鼠经历短暂性大脑中动脉栓塞后，没有观察到损伤加重，这一结果又提示缺乏 ER-α 并不会完全妨碍 E_2 发挥内源性保护作用。进一步研究显示，E_2 快速信号转导促使 CREB 和 MAPK 磷酸化的现象在任何一个经典受体缺失时都可以观察到，但当两种受体亚型都缺失时观察不到磷酸化效应，两种受体是否具有协同作用还需要进一步研究。

ER-α 被认为影响雌激素对脉管系统的大部分保护作用机制。雌激素受体 α（ER-α）基因突变与多种重要的雌激素依赖性特征有关。ER-α 的某些基因多态性与男性脑血管和心血管疾病有关，而不同的基因多态性使女性心肌梗死（myocardiac infaction，MI）的风险增高，这一研究结果提示 ER 基因多态性所决定的差异与性别及性激素相关。Northwick Park 心脏研究Ⅱ（Northwick Park second heart study，NPHSⅡ）对 2 709 名白人男性受试者（平均基线年龄为 56 岁）进行了为期 10.5 年的随访，以评价不同基因型的卒中相对风险。结果表明，与 ER-α c.454～397 CT 或 TT 基因型相比，校正年龄、初级医疗保健、体质指数、血清胆固醇和三酰甘油水平、高血压、糖尿病和吸烟状况后，携带 CC 基因型者卒中的相对危险度为 1.92（95% CI：1.06～3.48；$P=0.03$）。排除伴有冠心病的卒中病例后，结果无明显变化。一些前瞻性研究结果显示，CC 基因型 ER-α c.454～397C 增加男性卒中和心肌梗死的风险，而 TT 基因型 ER-α c.454～397C 则增加女性心肌梗死的风险。病例对照研究显示，Pvull 多态性增加卒中的风险，ER-α c.454～397T＞C 对卒中风险无影响。ER-β rs1271572 变异增加女性心血管疾病的风险。基因多态性的研究为在基因水平上进一步探讨卒中的发病机制提供了依据。

雌激素对脑卒中作用的研究已经历了大约 30 多年，但当前在生物学研究方面，还有许多问题需要解决。

2. 雄激素　流行病学调查证实，男性性别仍是脑血管病的重要危险因素，提示雄激素可能是与急性脑血管病相关的危险因素之一。在实验性卒中模型和脑外伤模型中，年龄匹配的雄性动物脑损伤的程度比雌性动物严重；当睾丸切除后，内源性雄激素水平降低时，雄性啮齿类动物的缺血性脑损伤程度减轻，用睾丸激素（testosterone，T）处理去势雄性鼠时，在 MCAO 模型中可重复出内源性雄激素存在时的缺血性损伤。但近年来的一些研究得出了一些与之相反的结果，在人类卒中患者中，血循环中雄激素水平低下的患者死亡率高、卒中后康复差；在 39～89 岁年龄段，雄激素水平降低时，男性冠状动脉疾病和脑血管疾病的风险增加。在小鼠 MCAO 模型研究中显示：低剂量睾丸激素和二氢睾酮（dihydrotestosterone，DHT）均可减少脑梗死的体积，而高剂量雄激素水平则加重缺血性损伤。雄激素受体抑制剂氟他胺在靶组织内能与雄激素受体结合，阻断雄激素的活性形式——DHT 与雄激素受体结合，抑制靶组织摄取睾丸素，从而起到抗雄激素作用。当氟他胺处理后的实验小鼠给予低剂量 T 或 DHT 时，在 MCAO 模型上雄激素的神经保护作用消失，提示雄激素的剂量依赖性脑保护机制通过雄激素受体信号通路而实现；在体外皮质神经细胞培养研究中，不同剂量 T 或 DHT 的作用不同，大剂量雄激素处理可加速细胞死亡，而小剂量雄激素的神经保护作用也得到了证实。目前认为雄激素在中枢神经系统的作用具有双重性,当其在生理值范围内时,雄激素具有血管扩张作用和对内皮功能的有利作用;当低于或高于生理值时,雄激素对脑组织的损伤作用增强。随着近年来性激素对中枢神经系统作用研究的不断深入,越来越多的研究结果显示:雄激素在中枢神经系统中具有保护作用。如 Joshua 等研究结果显示:二氢睾酮具有保护原代培养的皮质星形胶质细胞的作用;Thuy 等在体外研究中发现:调节雄激素受体具有神经保护作用。

雄激素在脑内的作用机制目前尚不清楚。已知睾丸激素可芳香化而转化成雌激素或经 5α-还原酶作用转化为 DHT。DHT 是非芳香化产物,并通过经典的基因调控机制和(或)非基因调控机制而起作用。最近研究显示非基因调控途径与生殖作用无关,并发现在周围组织中雄激素可迅速激活磷脂酰肌醇-3 激酶/丝氨酸-苏氨酸蛋白激酶(PI3-K/Akt)信号通路。雄激素受体分布于皮质、海马、基底神经节,在端脑的轴突和树突也有分布,它与雌激素受体一样,作为一种转录因子与雄激素反应基因启动子中的雄激素反应元件结合。在神经元培养的一些研究中显示:睾酮通过雄激素受体依赖机制保护细胞免受氧化应激、β淀粉样毒性、血清剥夺等影响。但在脑缺血性卒中时,雄激素是否通过其受体或相应的信号通路而起作用目前尚需更深入的研究,如证实雄激素受体与缺血性损伤后脑保护的机制密切相关,雄激素受体可作为另一个新的神经保护的治疗靶点。

研究雄激素对缺血性卒中的脑保护作用,对于预防老年男性卒中的发生、降低致残率,寻求有效的治疗靶标具有重要的临床意义。

第三节 性激素在脑血管病中的作用

近年来,随着社会的老龄化,更年期后女性卒中的发病率有增高趋势,在 $50\sim59$ 岁年龄段为 $0.6\sim0.8/1\,000$/年;60 岁以上约为 $2/1\,000$/年;更年期后女性卒中的复发率、致残率、死亡率亦明显高于男性。毫无疑问,雌激素是一种重要的内源性神经保护剂,对于早期防止女性卒中起着重要的神经保护作用。

在过去 30 年中,观察性研究发现:绝经后女性接受雌激素替代治疗(estrogen replacement therapy,ERT)或雌-孕激素联合疗法(hormone replacement therapy,HRT)可以显著降低冠心病和脑卒中的风险,因而提示雌激素具有血管保护作用。但近 10 年来,几项主要的随机临床试验结果对更年期后激素治疗在卒中一级预防和二级预防中的保护作用却有争议。心脏和雌-孕激素替代研究(the heart and estrogen-progestin replacement study,HERS)是第一个随机、双盲试验,该研究发现:给予 HRT 治疗 4 年后,冠心病、卒中或短暂性脑缺血发作的风险并无减少,而静脉血栓的发生率却增加了 3 倍,冠心病多发生在接受治疗的早期,而后期的发生率低。这一结果说明:由于雌性激素的作用,早期出现高凝的危险,在治疗后的晚些时期内再表现为保护作用,延长随访时间则可能显示出 HRT 的有效性。但最终结果并非如此,继续 HERS 的二期研究,在随访 6.8 年后显示 HRT 对脑血管终点事件的发生并无益处,对心血管事件的二级预防也无效。

第一个专门用于卒中二级预防的随机试验为"妇女雌激素卒中试验"(women's estrogen for stroke test,WEST),该研究显示雌激素替代治疗未改变发生卒中的风险,相反却增加严重卒中的发生。在护士健康研究中(nurses' health study)共随访观察 20 多年激素替代治疗者,脑卒中发生的风险增加了 35%。美国国家卫生研究院(national institutes of health,NIH)发起的妇女健康研究(women's health initiative,WHI),给予绝经期后妇女 HR 治疗,单独使用雌激素或联合使用雌激素和孕激素,其脑卒中的发生率升高了 30%~40%;并与开始治疗的时间无关。雌激素替代治疗的临床研究结果并未得出预期的对脑卒中的预防作用,相反使卒中的风险增加。小剂量雌激素对卒中预防的作用有待于大量临床研究资料的收集和分析。

第四节　未来研究展望

卒中风险的性别差异不仅存在于成人中,在儿童期或新生儿期同样也存在。脑卒中在男性儿童中的发病率高于女性儿童,这一现象说明,卒中的性别差异不单取决于性激素水平,更重要的是与性别相关的遗传基因有关。

目前对卒中性别差异的研究领域从临床一直涉及分子水平、基因水平,卒中风险、卒中管理及卒中机制的性别差异的研究对指导临床卒中的急性期治疗和预防有着巨大的影响。临床观察显示:女性卒中伴发心房颤动时华法林治疗对预防卒中明显有效,提示对于女性无抗凝禁忌证的患者应及时给予华法林治疗;阿司匹林预防女性卒中的作用优于男性,因而阿司匹林作为女性卒中的一级预防药物治疗更应引起医务人员的重视。由于女性卒中高血压患者多于男性,控制血压在卒中预防中的作用同样不容忽视。这些临床结果给人们以提示:缺血性脑卒中的病理生理学性别差异,决定了在治疗和预防卒中的过程中单一的治疗指南可能不能同时适应两种不同的性别,与性别相关的特异性治疗和预防措施的建立有待于临床工作者引起高度重视。

(王　岚　李启明　徐天舒)

参考文献

[1] Brann DW, Dhandapani K, Wakade C, et al. Neurotrophic and neuroprotective actions of estrogen: basic mechanisms and clinical implications [J]. Steroids, 2007, 72: 38 - 405.

[2] Kapral MK, Ben-Yakov M, Fang J, et al. Gender differences in carotid imaging and revascularization following stroke [J]. Neurology, 2009 Dec 8, 73(23): 1969 - 1974.

[3] Smith DB, Murphy P, Santos P, et al. Gender Differences in the Colorado Stroke Registry [J]. Stroke, 2009, 40: 1078 - 1108.

[4] Gargano JW, Wehner S, Reeves M. Sex Differences in Acute Stroke Care in a Statewide Stroke Regis-

try [J]. Stroke, 2008, 39(1):24 - 29.

[5] Liu F, Li Z, Li J, et al. Sex differences in caspase activation after stroke [J]. Stroke, 2009 May, 40(5):1842 - 1848.

[6] Turtzo LC, Mccullough LD. Sex differences in stroke [J]. Cerebrovasc Dis, 2008, 26(5):462 - 474.

[7] Uchida M, Palmateer JM, Herson PS, et al. Dose-dependent effects of androgens on outcome after focal cerebral ischemia in adult male mice [J]. J Cereb Blood Flow Metab, 2009 Aug, 29 (8): 1454 - 1462.

第九章　神经影像技术在脑血管疾病中的应用

近代神经影像技术突飞猛进的发展,使脑血管疾病能得到快速而准确的诊断。同时,也为理解脑血管疾病的病理生理学过程提供了有价值的信息。

第一节　神经影像技术在缺血性脑血管病中的应用

脑缺血的病因复杂。动脉粥样硬化导致脑动脉狭窄以及动脉粥样硬化斑块的脱落,是导致中老年人缺血性脑血管病的最常见原因。全身性疾患,如心脏病、凝血异常以及血管炎等非动脉硬化性血管病,是导致青年人脑血液循环障碍的更常见的原因。根据脑缺血的病理生理机制和神经功能受损程度,临床表现为短暂性脑缺血发作和可逆性缺血性神经功能缺失,或进展性卒中和完全性卒中。

一、神经影像技术对脑缺血半暗带的检测

1977 年,Abtrup 等首先提出脑缺血半暗带(ischemic penumbra,IP)的概念。此后,半暗带被进一步定义为"围绕梗死中心的周围缺血性脑组织,其电活动中止,但仍保持正常离子平衡和结构上的完整"。1987 年,Hakim 将脑缺血半暗带定义为"位于最严重缺血区和正常灌注区之间的中间区,该区域神经元功能及相应电活动中断,但血流尚能维持细胞膜泵和离子梯度"。1994 年,Hossmann 从代谢角度将半暗带定义为缺血而仍保存能量代谢的脑区。近来,Sharp 等又提出多分子半暗带的概念,指出在梗死中心区与正常脑区之间,在不同时期,选择性神经元死亡带、变性蛋白带、低氧带和扩散性抑制带内多种基因的表达不同。在脑缺血半暗带的界定中,包含有 3 个关键参数——功能损伤的血流阈值,形态损伤的血流阈值以及可逆性损伤对某一较低血流值的可耐受时间。虽然目前在临床研究中精确测定以上参数甚为困难,但已有一些方法能将半暗带以影像学的形式表现出来。

(一)功能磁共振成像技术

1. MR 弥散成像　MR 弥散加权成像(diffusion-weighted imaging,DWI)是在常规 T_2WI 基础上施加一对强度相等、方向相反的弥散敏感梯度,利用平面回波的成像技术,其图像对比主要由组织间弥散系数及 T_2 对比产生。DWI 可显示脑组织水分子的布朗运动,常以

表观弥散系数(apparent diffusion coefficient,ADC)来表示组织内水扩散能力。较之常规 T_1WI、T_2WI,DWI 能更早地显示缺血病灶。病理生理学研究表明,通常在缺血数分钟后细胞膜钠-钾泵即出现功能失调,导致细胞内水钠潴留,此时梗死区总含水量并未增加,故在 T_1WI、T_2WI 上无异常信号。由于细胞毒性水肿使梗死区水分子的布朗运动减低,故 DWI 呈现高信号,ADC 图像呈低信号、ADC 值下降。一旦血管源性水肿出现,脑组织总含水量增加,则 T_2WI 显示异常高信号;后期由于神经细胞大量溶解,使限制性扩散减少、自由扩散增加,导致 DWI 呈低信号、ADC 值增高。

IP 为发病初期的脑灌注异常区,是细胞膜离子泵尚能维持细胞内外离子梯度、脑组织未发生坏死的区域。ADC 图像上通过测量 ADC 值,可定量分析超早期脑梗死,区分病灶内中心坏死区、IP 与正常组织。方法是自病灶的边缘向中心区年轮状测量 ADC 值,会发现超早期脑梗死病灶中心区 ADC 值迅速下降,由于细胞膜和细胞器缺血使细胞外水扩散能力降低,DWI 呈现异常高信号;病灶周围邻近正常脑组织的区域即假设 IP 区,ADC 值轻度下降,动态观察可见其信号强度与正常脑组织相似。ADC 下降程度与组织损伤程度有一定相关性,ADC 较对侧明显减低(40%～60%)的区域代表不可逆性梗死灶,而 ADC 较对侧轻度下降(75%～90%)的区域则代表可逆性损伤区即 IP。由于梗死部位和病灶大小不同,IP 在影像上呈不规则区,同时受到干预的早晚及治疗手段效率的影响而发生动态变化。

2. MR 灌注成像 MR 灌注加权成像(perfusion-weighted imaging,PWI)是通过静脉内快速团注顺磁性对比剂,检测对比剂的首过效应,利用 MRI 信号随时间改变来评价血流动力学及组织微血管灌注情况的技术。常用的 PWI 参数有局部脑血容量(regional cerebral blood volume,rCBV)、局部脑血流量(regional cerebral blood flow,rCBF)、局部平均通过时间(regional mean transit time,rMTT)、达峰时间(time to peak,TTP)和峰值(peak value,PV)等。rCBV 反映大血管和毛细血管床容积,rCBF 反映脑组织内的血流量,rMTT 为对比剂通过感兴趣区的平均时间(主要是指对比剂通过毛细血管的时间),TTP 表示从开始注射对比剂至浓度达到峰值的时间,它们之间的关系为 rMTT=rCBV/rCBF。

当脑缺血发生后,毛细血管灌注压降低使 MTT 和 TTP 延长。在脑血管自动调节阶段,由于血管代偿性舒张,rCBV 增加以维持 rCBF(此期即使 rCBF 降低,rCBV 仍可以正常);当脑缺血持续而血管扩张已达到最大限度以后,rCBF、rCBV 均表现为下降。在脑梗死不同区域和不同阶段,局部血液灌注有以下几种情况:① 无灌注或灌注不良:MTT 延长,rCBV、rCBF 减少。② 侧支循环建立:MTT 延长、rCBV 增加或正常。③ 再灌注:MTT 缩短或正常,rCBV 及 rCBF 增加。目前,rCBF 被认为是预测组织存活性的最佳灌注指标;MTT 受灰白质血供差别的影响较小,能灵敏地区分正常组织与缺血区,反映最大的灌注缺损区。但在评价仅有血流减少而功能仍存在的区域或 IP 时,MTT 不如 rCBF 及 rCBV 可靠。rCBV 病灶面积与 DWI 及最终梗死面积相关性更好。

3. 结合 DWI 和 PWI 判断 IP DWI 可以在超早期显示脑缺血病灶,结合 PWI 可以同时评价缺血区的灌注情况,两者并用有助于判断 IP 的存在。目前的研究已证实,在脑梗死早期 PWI 所示异常灌注区显著大于 DWI 所示异常信号,DWI 和 PWI 不匹配的区域即为 IP。若不及时干预,DWI 异常信号区会随时间延长逐渐扩大,其与 PWI 异常信号不匹配的区域逐渐缩小最终两者一致,表明 IP 组织演变为不可逆脑梗死。

4. 磁共振波谱　磁共振波谱(magnetic resonance spectroscopy,MRS)测定代谢产物乳酸、氮-乙酸天门冬氨酸的变化来反映半暗带。出现乳酸(lactate,Lac)峰表示梗死区无氧代谢,氮-乙酰天门冬氨酸(N-acetyl-asparate,NAA)是神经元或有髓轴突密度和功能的标志,在正常健康组织细胞外液含量极微,脑缺血后几乎立即出现 Lac 升高,而 NAA 则在数小时后开始下降。这种上升发生在缺血10 min之内,如果出现血流再灌注则会出现两者之一的下降,如果没有出现血流再灌注,2 者数值均上升。Lac 值升高、NAA 值无明显下降的区域可能是缺血后可以挽救的组织,可用于诊断 IP。

(二)正电子发射断层显像

正电子发射断层显像(positron emission tomography,PET)是最重要的临床评价 IP 的方法,可以发现局灶性缺血早期的病理生理变化,在发病 1h 内即可测定 CBF、CBV、氧提取分数(oxygen extraction fraction,OEF)、脑氧代谢率(cerebral metabolic rate for oxygen,$CMRO_2$)和脑葡萄糖利用率(cerebral metabolic rate for glucose,CMRGlu)等参数。PET 是根据某些放射性核素衰变时能产生正电子发射原理而设计的。如^{11}C、^{13}N、^{15}O 和^{18}F 等放射性核素,都是缺中子型核素,衰变过程中产生正电子,在脑组织内移动过程中正电子与电子发生碰撞产生光子,这些光子经计算机处理所得影像能反映局部放射性核素的浓度。

1. 常用的检测 IP 的 PET 脑显像法

(1)脑葡萄糖代谢显像:常用$^{18}F-FDG$ 和$^{11}C-DG$ 作为示踪剂,能穿透血-脑屏障进入脑组织,在脑组织内经磷酸己糖激酶催化形成 6-磷酸脱氧葡萄糖而滞留于脑细胞内。通过测定^{18}F 或^{11}C 在脑内放射活性,可以了解脑局部葡萄糖代谢状态,主要定量指标为 CMRGlu。

(2)脑血流和血容量显像:利用^{15}O 和^{11}C 标记 CO,标记的 CO 被吸入后进入血液循环能有效地与血红蛋白(Hb)分子结合,约 2 min 后被标记的 COHb 在全身血池内达到平衡,此时,来自脑部的放射活性与局部红细胞容量成正比,能有效测量总血容量和局部 CBF。

(3)脑氧代谢显像:通过$^{15}O_2$ 持续吸入法检测脑组织耗氧量,主要指标有整体和局部 OEF 及 $CMRO_2$。

(4)神经递质显像:通过核素标记神经递质并参与其合成,反映递质功能及代谢。

2. IP 的判定

(1)脑局部葡萄糖代谢:在持续脑缺血时,OEF 升高、$CMRO_2$ 相对保持说明损伤可逆,OEF 的降低则反映组织发生了不可逆损伤。多示踪剂研究将 IP 定义为 rCBF 降低、OEF 增高而 $CMRO_2$ 无变化的组织。那些在早期 PET 检查时有 $CMRO_2$ 存在的组织最终演变为 CT 证实的低密度损害的坏死区。通常采用的灰质不可逆损害的 $CMRO_2$ 阈值是 1.4 mL/(100 g·min),CBF 的范围是 10～22 mL/(100 g·min),OEF 大于 0.70。PET 成像还能对那些尚未被梗死累及的部位进行功能损伤程度的评估。早期卒中的严重性与 PET

确定的早期受累体积相关;卒中第1周内神经功能恶化与早期梗死体积相关,神经功能转归与最终梗死体积相关。卒中患者梗死区域存在特征性的 CBF 与代谢失耦联。采用 $^{15}O-H_2O$ 作为示踪剂,证实卒中后最初数小时至数天内梗死灶以及周围区域血流灌注不良,较之 rCM-RGlu 或 $rCMRO_2$ 而言,rCBF 降低更为显著。进一步的研究表明,在血流减少区域 rOEF 显著增高。在卒中的急性期和慢性期,氧耗均显著降低,但与神经功能恢复显著者相关的是早期额叶前内侧面的代谢。在患者临床恢复过程中出现迟发性脑内远隔部位低代谢,与梗死灶大小有关。神经功能修复不仅受到丘脑低代谢的影响,而且似乎还受到额叶前内侧区域代谢的影响,可能因为后者是重要的代偿性运动功能网络的一部分。在缺血或卒中部位的远隔区域,尽管解剖图像(如 CT、MRI)正常,但可显示代谢率的变化。

(2) 检测苯二氮□受体:大脑皮质中富含 γ-氨基丁酸受体,其对缺血性损伤极为敏感,故该受体的亚单位苯二氮□受体(benzodiazepine receptor,BZR)的特异放射性配体可作为神经元形态完整性的标志。^{11}C-氟马西尼(flumazenil,FMZ)是 BZR 的放射性配体,可与正常神经元表面的 BZR 特异性结合。当缺血发生后神经元形态破坏,其 BZR 与 $^{11}C-FMZ$ 结合显著减少其至缺损,而功能受损但形态完整的神经元则结合正常。因此,该显像方法可精确鉴别神经元的功能性或形态性损伤。FMZ-PET 检测的 BZR 变化与严重的氧消耗降低和最终梗死体积密切相关,比 rCBF 变化更能评价脑组织功能状态。这种示踪剂在皮质中积聚减少的范围与 $CMRO_2$ 降低超过某一临界阈值的组织范围高度一致,甚至在 OEF 增高的区域也能确定不可逆损害。FMZ 结合低于某一临界阈值的组织不能从再灌注中获益,从而可以判断 IP。

(3) 乏氧显像:指以乏氧组织显像剂作为示踪剂,探测机体内缺血、缺氧组织的显像过程,能直接提供任何器官内有功能障碍但组织存活的依据。乏氧组织显像剂是一类阳性显像剂,能选择性滞留于乏氧组织或细胞,而不在正常组织、细胞及坏死组织中蓄积。因此,经放射性核素标记的乏氧组织显像剂能用于组织乏氧显像,判断组织活力。测定缺氧组织示踪剂 ^{18}F-氟米索硝唑(^{18}F-fluoromisonidazole,FMISO)的摄取率,可用来区分梗死与 IP 组织。卒中后 6.25～42.5 h 检测 FMISO 摄取增加的区域,在最初数小时内最大,随时间推移而缩小,数天后消失。这一区域通常超出以后 CT 扫描所确定的梗死周围区,但在某些病例可能延伸至梗死灶附近的正常组织中。这些发现说明处于梗死风险的脑组织与 FMISO 结合增加,能反映出 IP 的时间和空间分布特征。然而,这些结果都需要常规 PET 检测来进行直接校准。

二、 急性缺血性卒中的超早期诊断

(一)CT 对超早期脑梗死的诊断

1. 常规 CT 扫描　在脑缺血起病 3 h 内,常规 CT 扫描几乎不显示异常。发病 6 h 内,CT 显示病变的敏感性亦低,可呈现微弱低密度及局限脑肿胀。发病 24 h 内,CT 显示脑缺血性梗死病灶的敏感性为 58%,可见到豆状核略低密度影、脑灰白质分界不清,脑沟变窄或消失,有轻微占位征象。MCA 闭塞 6 h,3/4 的患者可见"岛带征",表现为岛带(脑岛、最外囊和屏状核)灰白质界面消失,豆状核轮廓模糊或密度减低,此征与早期岛叶皮质水肿有关。

少数血管呈高密度影,CT 值为 77～89 HU,较正常动脉密度高 30 HU 以上。CT 平扫是缺血性卒中最常用而有价值的检查方法,它不仅检查方便、速度快,易于做出诊断,而且能早期排除脑出血,有助于临床治疗方案的制订。

2. 脑 CTA 脑 CTA 是指静脉注入对比剂后,在脑容积扫描的基础上,通过图像后处理显示颅内动脉各级分支的方法。CTA 能清晰显示大脑动脉环、ACA、MCA、PCA 及主要分支,显示缺血性梗死患者颅内血管阻塞的部位、长度以及侧支循环的范围,判断患者的预后(图 9－1－1)。

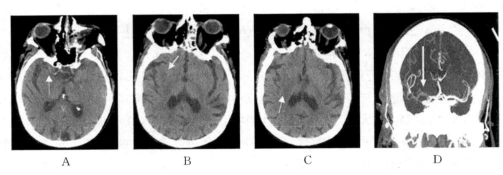

图 9－1－1 女性,68 岁,左侧肢体无力 5 h 行 CT 检查的图像
A. 右侧大脑中动脉高密度影 B. 右侧岛带征 C. 右侧豆状核低密度影 D. CTA 显示右侧大脑中动脉中、远段未显影

3. CT 灌注成像 CTP 的理论基础来源于核医学的示踪剂稀释原理和中心容积定律,因此其成像的前提条件是血-脑屏障完整,对比剂无血管渗漏。超早期脑梗死时血-脑屏障尚未遭受破坏,故脑 CTP 多用于该期脑梗死的诊断研究,通过各种功能参数(主要包括 rCBV、rCBF、rMTT、TTP 和 PV)反映早期缺血性脑梗死局部血流动力学的变化。

Mayer 等对 CTP 的相关参数进行对比研究发现,对直径＞1.5 cm 的病灶,rCBF 的检出敏感性和特异性均很高(分别为 93％和 98％),而 rCBV 和 TTP 却较低。Wintermark 等的研究表明,MTT(即 rCBV/rCBF 的比值)和 TTP 的敏感性较高,而 rCBF 和 rCBV 的特异性较高。当 rCBF 降低＞70％时,将肯定发生梗死;当 rCBF 降低 40％～70％时,有半数病例将发生梗死。实际上,MTT 的延长与 rCBF 的降低常相互伴随。值得关注的是,在颈动脉狭窄患者其"灌注贫乏"状态不仅与动脉狭窄程度有关,亦与其侧支循环是否建立以及血管反应性有关。研究认为,一侧 ICA 狭窄 50％～70％,或残留管腔内径为 1～2 mm 时,才引起狭窄远端血流动力学异常。有报道,单侧颈动脉狭窄的患者在支架置入前,84％有灌注异常,表现为 MTT 延长,CBF 降低,CBV 轻度升高;术后 3 d,灌注异常降至 30％;6 个月后仅有 6％的患者仍有灌注异常。而合并对侧颈动脉闭塞的颈动脉狭窄患者均存在灌注异常,在支架置入术 6 个月后灌注异常降至 17％。

(二)MRI 对超早期脑梗死的诊断

1. 常规 MRI 脑血管阻塞早在 8 min 内,常规 MRI 就可以显示其流空效应消失。

T_2WI、FLAIR 显示血管内异常信号，T_1WI 显示早期皮质肿胀和灰白质境界不清，T_2WI 显示皮质肿胀。在脑梗死超早期($<6\ h$)，由于缺血梗死区为细胞毒性水肿，血-脑屏障完整，所以 T_1WI、T_2WI 和 FLAIR 序列多不出现异常信号，难以诊断超早期脑梗死(图 9-1-2A～C)。随着梗死时间延长，出现血管源性水肿及细胞凋亡，病变局部的含水量增加导致 T_1、T_2 弛豫时间延长，T_1WI、T_2WI 和 FLAIR 序列才出现信号异常。在发病 6 h 后 FLAIR 呈高信号(图 9-1-3A～C)，8 h 内 T_2WI 有高信号改变，24 h 内 T_1WI 呈低信号。MRI 对脑梗死的诊断优势有：① MRI 对组织内水含量的增加高度敏感，具有极好的组织对比分辨率，显示脑缺血或早期梗死优于 CT。② MRI 没有 CT 所见到的颅后窝及岩骨的硬化伪影，对小脑、脑干病变的显示具有显著优越性。③ MRI 可以多方位成像，对病变的解剖定位及脑凸面、脑底部病变的显示有独特的价值。④ 由于快速流动的血液具有流空效应，正常脑血流无信号，而一旦脑血管阻塞则 MRI 常很早发现。MRI 检查的诊断优势特别在于对颅后窝病变的定位、了解某些潜在病变、发现可疑动脉夹层以及确定 CT 扫描不能察觉的病变等。

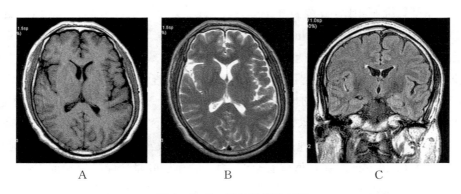

A   B   C

图 9-1-2　超急性期脑梗死

横轴位 T_1WI(A)、横轴位 T_2WI(B)及冠状位(C)右侧大脑半球未见明显异常信号，右侧大脑半球表面脑沟较对侧稍变窄

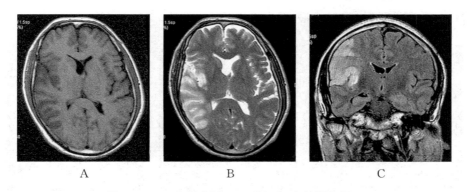

A   B   C

图 9-1-3　上图病例 30 h 后复查，急性期脑梗死

横轴位 T_1WI(A)示右侧额颞叶皮质及皮质下片状略低信号；横轴位 T_2WI(B)及冠状位(C)示病变区呈高信号，边缘较清晰

2. 磁共振血管成像(MRA)　MRA 能检出脑动脉的狭窄与闭塞(图 9-1-4A)，然而，

对脑梗死的最终诊断仍取决于 CT 或 MRI 证实脑组织存在密度或信号改变,以及灌注成像显示血流状态的异常。在一项包括 167 例患者的研究中,对比增强 MRA 显示颈动脉狭窄程度为 70%~99% 的 91 例患者中有 66 例得到 DSA 证实。但是也有报道,对比增强 MRA 对重度狭窄的误判率可高达 15%,如与多普勒超声技术相结合,误判率可降至 10%。

评价颅内、外血管壁状况,一般可同时采用 T_1WI、T_2WI、质子密度加权相和时间飞跃法(time of fight,TOF)MRA 等模式。观察颈部血管分叉处或 MCA 主干的动脉粥样硬化斑块,在 MRI 上其纤维帽外观可分为厚型、薄型和破裂型。厚型和薄型在 TOF、T_1WI、T_2WI 和质子加权相上均表现为光滑的管腔内表面,前者在 TOF 图像上呈邻近管腔的均一而连续的暗带,而后者则观察不到这一暗带;破裂型在 TOF、T_1WI、T_2WI 和质子加权相呈管腔内边界不规则,在 TOF 图像上邻近管腔处则观察不到暗带或暗带断裂。靠近管腔的钙化可能在 TOF 图像上呈低信号区,根据其在 T_1WI、T_2WI 和质子加权相上的表现可与厚型纤维帽相鉴别:钙化在 TOF、T_1WI、T_2WI 和质子加权相上均呈暗区,厚型纤维帽仅在 TOF 图像上呈暗区。与厚型纤维帽相比,破裂型纤维帽发生 TIA 或卒中的风险增高 23 倍。超小超顺磁性氧化铁(ultra small superparamagnetic iron oxide,USPIO)对比增强 MRI 是观察斑块内炎症反应的一种方法,可清晰显示含有巨噬细胞的脂质部分。尽管目前还缺乏大型临床试验的证据,但相信这项技术将会用于未来高危斑块的筛查。

3. DWI 主要显示水分子在细胞外间隙内的移动,以 ADC 来表示水分子无序运动(即弥散)的能力。在缺血脑组织中,水分子的弥散运动减弱,因此,在 ADC 图像上表现为低信号(图 9-1-4B),DWI 图像相应地呈现高信号,两者的信号强度相反,即 ADC 值越低,DWI 信号越强。缺血后 10 min,ADC 值就有改变,由于缺血后能量代谢障碍导致 Na^+-K^+ ATP 酶衰竭进而发生细胞毒性水肿所致。DWI 图像出现异常相对较晚,在缺血后 45 min 出现(图 9-1-4C)。在 691 例发病 6 h 内的缺血性卒中患者中,DWI 的诊断敏感性为 97%,特异性为 100%,显著优于常规 CT。DWI 薄层扫描(层厚 3 mm,常规为 5~8 mm)可明显提高诊断准确率,有助于对卒中亚型进行分类和发现小病灶。

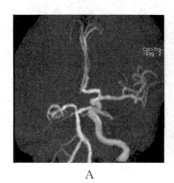 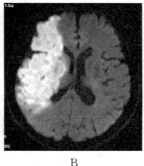 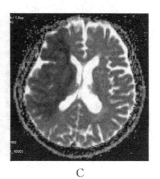

A B C

图 9-1-4 急性期脑梗死

A. 3D-TOF MRA 示右侧颈内动脉、大脑中动脉及大脑前动脉水平段中断,提示动脉血管重度狭窄或闭塞
B. 横轴位 DWI 示右侧大脑中动脉供血区呈大片状明显高信号 C. ADC 图示病灶区呈明显低信号

442

4. PWI　脑缺血早期，PWI 显示的病灶体积与最终梗死体积密切相关；PWI 参数与缺血早期临床评分的相关性优于 DWI。PWI 显示灌注下降的严重程度与病变转归密切相关，早期 PWI 病灶内仅严重灌注不足的部分最终转变为梗死。通过综合分析这些参数，PWI 能发现脑卒中早期缺血性改变，且能根据灌注缺乏的范围，确定受累动脉供应区以及了解组织血供状态。缺血性卒中时脑血流状况可大致分为：① 灌注不足：MTT 明显延长、rCBV 减少、rCBF 下降。② 侧支循环信息：MTT 延长、rCBV 增加或无改变。③ 血流再灌注信息：MTT 缩短或正常、rCBV 增加、rCBF 正常或轻度上升。④ 过度灌注：rCBV 及 rCBF 均显著增加。过度灌注与灌注不足均可造成脑组织损伤。

5. MRS　常使用^{1}H - MRS 定域脉冲序列定点分辨选择波谱来测定脑组织内代谢产物。NAA 主要存在于神经元内，其 NAA 峰值位于 2.01 ppm，是目前公认的神经元标志物。当急性脑梗死发生后，NAA 峰值迅速降低 10% 左右，以后继续缓慢下降常超过 1 周，至发病 6 h 时降低约 50%，提示神经元丢失或功能丧失（图 9 - 1 - 5）。NAA 峰值的降低与酶降解、梗死进展及水肿有关。Lac 是糖酵解的主要代谢产物，于 1.33 ppm 处呈双峰，反映无氧糖酵解状态。在正常脑组织内，Lac 的浓度较低，并不足以产生可测量信号。在脑梗死超早期，Lac 浓度迅速持续上升（其上升速度及幅度与梗死前血糖水平呈正相关），至亚急性期和慢性期其浓度略降低。胆碱（Choline，Cho）化合物为磷脂代谢产物，主要存在于细胞膜，其峰值位于 3.22 ppm，反映细胞膜的合成及代谢变化，在脑梗死时变化差异较大。肌酸、磷酸肌酸（Cr/PCr）存在于神经元及胶质细胞内，参与磷酸转运及能量储备，其峰值位于 3.94 及 3.03 ppm。既往认为，Cr 在各种情况下均相对稳定，常被作为参照用于计算各种化合物的相对比率。但由于该值在脑梗死后亦下降，降低幅度不如 NAA 明显，可持续 10 d 以上，目前已很少用。

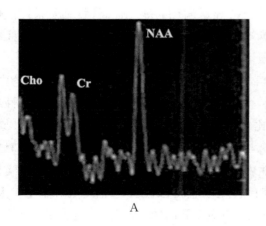
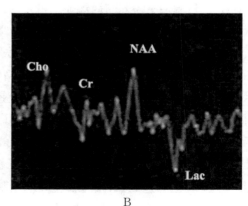

图 9 - 1 - 5　MRS 图

A. 正常对照脑组织　B. 脑梗死发病 39 h：NAA 峰降低，Lac 峰倒置

三、 不同机制的脑梗死神经影像学表现

（一）缺血性脑梗死

1. CT 表现　脑梗死发生后 2～15 d,组织坏死和细胞内水肿达到顶峰,低密度病灶显示尤为清楚,其所累及的血管与在灰白质的分布范围一致,常呈楔形。伴有不同程度的脑水肿（发生率为 20%～70%）和占位征象。少数见到少量出血,好发于灰白质交界处。脑梗死后 2～3 周,梗死区因脑水肿消失和吞噬细胞浸润及毛细血管增生,其密度较前增高,在梗死区内和边缘出现弧形或结节状等密度或稍高密度影,病灶边缘可变得不清楚,较小的病灶甚至完全呈等密度,这种变化称之为"模糊效应"。此期占位效应可减轻或消失。脑梗死后 4～5周,梗死病灶密度接近于脑脊液,但范围较急性期小,与胶质增生有关。脑梗死后 1～2 个月,坏死组织被吞噬、移除,大量脑实质丢失,梗死区逐渐变为软化灶,密度类似于脑脊液,其邻近脑沟、脑池及脑室扩大。静脉注射对比剂进行增强扫描,脑梗死后 5～6 d 即出现强化,2～3 周后强化出现率最高（80%～93%）且强化最明显。此时,增强扫描能发现平扫时处于"模糊效应"的脑梗死病灶。强化多出现在皮质及基底核,可呈脑回状强化（最常见）、点线状强化、团块状强化或环状强化。前 2 种强化均为灰质强化,后 2 种强化可出现在病变中心。团块状强化的形态可与灰质团块形态一致,环状强化最常见于基底核梗死灶的周围。强化可持续 1 个月或更长时间。

2. MRI 表现　脑梗死时的 MRI 表现主要有:① 血流异常。② 脑实质信号异常。③ 增强扫描时病变强化。④ 占位效应。MRI 主要反映病灶内水含量的改变。脑缺血 6 h 内由于细胞毒性水肿,病灶区含水量增加 3%～5%,导致 T_1、T_2 弛豫时间延长。在 T_1WI 偶可呈低信号,在 T_2WI 呈高信号,但敏感性较低。发病后 7～24 h,细胞毒性水肿加重并发生血管源性水肿,髓鞘脱失,脑细胞死亡,血-脑屏障破坏,T_1、T_2 值进一步延长,因而 MRI 常有异常信号显示。T_1WI 约 50% 的病灶显示低信号,T_2WI 显示病灶的敏感性高,特别是采用液体衰减反转恢复（FLAIR）序列,大大提高了对脑缺血、脑梗死病变检测的敏感性。静脉注射顺磁性对比剂 Gd-DTPA 后,梗死区有异常强化。

其他早期征象有:T_1WI 受累血管显示高信号,提示血管腔内有血凝块;皮质脑沟消失,提示占位效应。第 2～7 d,脑水肿进一步加重,梗死区呈长 T_1、长 T_2 信号;由于血管源性水肿引起病灶区蛋白质含量增高,与发病第 1 d 比,T_1 和 T_2 弛豫时间可略有缩短。第 2～3 周,梗死中心出现坏死,周围血管增生和血-脑屏障通透性增加,占位效应减轻。增强扫描时梗死灶呈脑回状强化,是亚急性脑梗死的特征性表现。慢性期脑梗死,病变为软化灶或囊性变,其 T_1 和 T_2 值明显延长,信号强度类似于脑脊液,常伴有局限性脑萎缩征象,如脑室扩大、脑池和脑沟增宽。MRA 可显示脑缺血或脑梗死区供血动脉的狭窄或闭塞,但若梗死灶小于 2 cm 常不能发现血管异常,或所显示的血管异常常被夸大。

（二）出血性脑梗死

1. CT　出血性脑梗死占脑梗死的 3%～20%,常发生于病后 1 周到数周。多由于血管再通或侧支循环形成,导致梗死区内血液渗出,常见于脑栓塞或大面积脑梗死。栓塞性脑梗

死患者血管易于再通,且受损血管壁脆弱易破,故 50% 以上呈出血性梗死。静脉性脑梗死,亦易引起出血性梗死。CT 表现为梗死灶内不规则的斑片状高密度影,增强扫描时呈脑回状、斑片状及团块状强化。

2. MRI 脑梗死表现为典型的长 T_1、长 T_2 信号,1~2 周后梗死灶内出血呈现斑片状强度不等的信号。在亚急性及慢性期出血,因正铁血红蛋白(MHb)形成,使之在各种成像序列中均呈高信号,血肿周围含铁血黄素沉积在 T_2WI 上显示为低信号。然而梗死后出血,由于血管再通及侧支循环好,局部血流灌注丰富,氧分压较高,去氧血红蛋白(DHb)及 MHb 的转变较慢且量少,故信号改变不及脑内血肿典型。

(三)腔隙性脑梗死

腔隙性脑梗死是指脑深部穿支动脉闭塞所致的脑梗死,好发于高血压患者。CT 表现为分布于丘脑、基底核区和半卵圆中心的边缘清楚、无明显占位效应的低密度影,病灶直径为5~15 mm。发病 24 h 内,CT 常不易发现腔隙性脑梗死,较小病变需待到软化灶形成方可显示。MRI 对腔隙性脑梗死的检出比 CT 更敏感,DWI 检查更有利于检出早期腔隙性梗死灶。

(四)分水岭梗死

分水岭梗死是指 2 支脑动脉之间,如大脑前动脉和大脑中动脉、大脑中动脉和大脑后动脉、小脑上动脉和小脑下动脉供血交界区的脑梗死。常仅发生于大动脉狭窄或闭塞、系统性低血压或心排血量减少时,顶枕叶皮质是最易受累的交界区。CT 表现为病变处皮质及皮质下白质密度降低。

第二节　神经影像技术在出血性脑血管疾病中的应用

脑出血是中老年人常见的疾病,也是导致死亡的主要病因之一。引起脑出血的常见病因有高血压性小动脉硬化、脑血管畸形(如动静脉畸形、动脉瘤以及海绵状血管瘤)、淀粉样血管病、糖尿病、血液系统疾病和脑肿瘤卒中;其他病因包括心脏病、肝硬化失代偿和肾功能不全等。脑出血好发年龄在 50~70 岁,高血压性脑动脉硬化是脑出血最常见的病因,青年人则以脑动静脉畸形最为多见。

一、脑动静脉畸形

脑动静脉畸形(arteriovenous malformation,AVM)是最常见的一类先天性脑血管发育异常,也是导致反复脑出血的常见原因之一。AVM 年出血率为 2%~4%,再出血率和出血后死亡率低于颅内动脉瘤。脑 AVM 可发生在颅内任何部位,85% 位于大脑半球,仅 15% 位于后颅窝。最常见于 MCA 分布区,好发于皮质和白质交界处,典型表现为基底部位于皮质、尖端指向侧脑室楔形血管团。通常 AVM 为单发,畸形血管团大小差异很大,大者可达数厘米。多数脑 AVM 接受 2 支或多支脑动脉供血,多为 ICA 的分支或脑膜动脉供血,少数有脑内外动脉或椎-基底动脉供血。由于缺乏毛细血管结构,动脉血直接向静脉引流,常引起一系列脑血流动力学改变,在临床上出现相应的症状和体征。AVM 的引流静脉多种多样,常为一些大的引流静脉汇合成一条更大的或多条独立的大静脉,引流方式可分为:① 表浅静脉引流到矢状窦、海绵窦、横窦等。② 深部静脉引流到大脑内静脉、Rosenthal 基底静脉、Galen 静脉及直窦。

（一）CT 表现

脑 AVM 未破裂出血前,CT 平扫可见局灶性高、等、低混杂密度区。病灶形态不规则,可为团块状或斑片状,部分边缘可见稍高密度的条状血管影。25%～30%的病灶可见斑点状、条状钙化。增强扫描病灶呈不均匀性强化,表现为不规则团块状、蜂窝状及结节状强化,有时可见迂曲扩张的血管影,其周围可见供血动脉和引流静脉。病灶一般无水肿或占位表现,有的可因脑萎缩、脑软化产生负占位效应。

脑 AVM 合并破裂出血时,血肿常发生于脑实质或进入蛛网膜下腔及脑室系统,多伴有占位效应和脑水肿。血肿可掩盖病灶,常呈不规则团块状或斑片状,部分可见脑室铸型呈高密度;增强扫描血肿周围可见环状强化和畸形迂曲的血管强化影,蛛网膜下腔内有扩张的静脉(图 9 - 2 - 1)。血肿吸收、液化、囊变可呈等密度或低密度。有不同程度的占位效应,表现为血肿周围水肿、脑室系统受压及中线结构移位等(图 9 - 2 - 2)。部分可伴脑积水、脑肿胀。

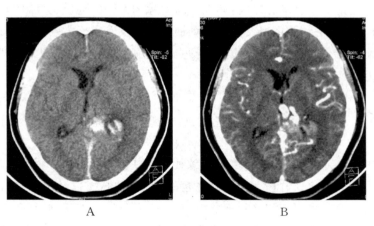

图 9 - 2 - 1　脑 AVM 破裂后出血、脑室出血及蛛网膜下腔出血

A. CT 平扫示左枕叶及脉络体区等高密度灶,高密度灶提示出血,合并左侧脑室及纵裂池内出血

B. 增强扫描示病灶内及周围见粗细不等的迂曲血管影

CTA 表现:应用增强后多排螺旋 CT 容积扫描,通过多平面重建(multiplanar reformation,MPR)、最大密度投影(maximun intensity projection,MIP)和容积显示(volume rendering,VR)等血管成像技术,可充分显示 AVM 供血动脉、畸形血管团以及引流静脉的空间位置关系,明确 AVM 的分型。① MPR 是最常用的方法,能清楚显示病灶强化后的密度改变,确定病灶位置和大小,观察病灶内钙化的形态,以及病灶与周围组织结构的关系等。对合并有出血的 AVM,MPR 可以明确血肿与畸形血管团的关系,但缺点是对供血动脉及引流静脉的走向显示欠佳,不能有效观察畸形血管团的内部结构(图 9 - 2 - 3)。② MIP 具有成

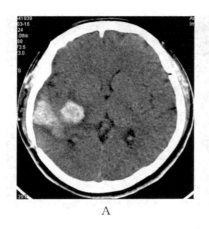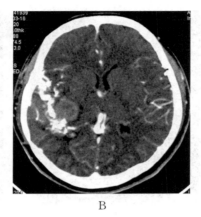

图9-2-2 脑AVM破裂后出血

A. CT 平扫示右侧颞叶及基底节区团块状高密度的出血灶,周围见环状低密度水肿带,右侧脑室受压变窄 B. 增强扫描示血肿内及周围见受压的畸形血管团

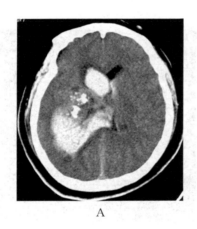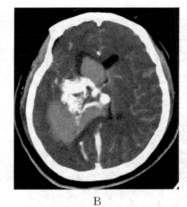

图9-2-3 脑AVM伴钙化、出血

A. CT 平扫 MPR 图像示右侧基底节区畸形血管团呈稍高密度,形态不规则,内见点状、结节状高密度钙化,周围见大片状出血并破入脑室内 B. CTA MPR 图像示畸形血管团明显强化,与周围血肿分界清晰

像快的特点,能比较真实地反映组织间的密度差异,对比度很高,有利于显示畸形血管团、供血动脉及引流静脉的形态及走行,能获得类似于血管造影的图像,这对于明确畸形血管团及供血动脉、引流静脉的形态及走行有很大的帮助;MIP 显示畸形血管团的形状及与周围血管分支的关系较满意,但对钙化及血肿的显示不理想(图9-2-4)。③ VR 并结合多向切割技术可去除重叠的颅骨,比较直观地反映畸形血管团的内部结构及与周围血管的毗邻关系。通过调节不同组织的透明度,还可同时显示表浅和深在结构的影像,能进一步反映病灶内杂乱扭曲的畸形血管团结构,结合多角度旋转从多方位观察血管团的形态特征,有较强的三维立体感,特别适合显示重叠的血管、血管与邻近结构的三维关系。可为临床制订手术方案提供详尽的信息(图9-2-5)。

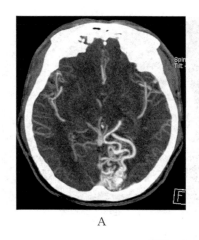
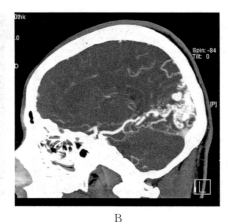

A   B

图 9-2-4　脑动静脉畸形

CTA MIP 横轴面图像（A）、MIP 矢状面图像（B）示左枕叶畸形血管团呈结节状，左侧大脑后动脉增粗迂曲，向畸形血管团内供血，周围见早显的引流静脉

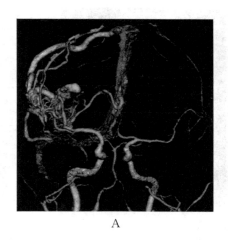
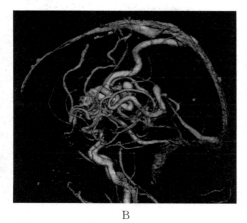

A   B

图 9-2-5　脑 AVM

A.和 B. CTA VR 图像示右颞叶及基底节区畸形血管团呈蜂窝状，畸形血管粗细不均匀。畸形血管团由右侧大脑中动脉及大脑后动脉分支参与供血，多支引流静脉引流到大脑大静脉、上矢状窦及下矢状窦

（二）MRI 表现

MRI 多平面成像能清楚地显示脑 AVM 异常血管的范围。畸形血管团通常因流空效应在 T_1WI、T_2WI 上均为无或低信号区，可呈大小不等的蜂窝状、蚯蚓状、条索状或圆形，畸形血管团的钙化在 T_1WI、T_2WI 上均呈低信号区。畸形血管团间的非血管成分在 T_1WI 上呈低信号，在 T_2WI 上表现为不同程度的高信号。当 AVM 内有血栓形成时，T_1WI 上表现为低信号的病灶内夹杂着等信号或高信号，T_2WI 上表现为低信号的病灶内夹杂着高信号。AVM 的供血动脉呈低或无信号，引流静脉因血流缓慢，T_1WI 呈低信号、T_2WI 上呈高信号。因 AVM 供血短路出现盗血现象，邻近病灶的脑组织可因缺血、缺氧而发生萎缩。增强扫描

448

流空血管巢不同程度强化,多呈条索状、蚓状强化,少数可呈成簇条索状、类圆形,而血液流动快的动脉血管无强化(图9-2-6)。

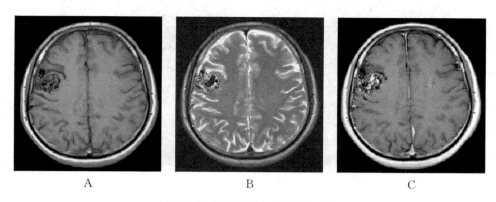

图9-2-6 脑 AVM 伴血栓形成

横轴位 T_1WI(A)、横轴 T_2WI(B)示右额叶畸形血管呈蜂窝状流空信号,其血栓部分呈等、高信号。增强扫描横轴位 T_1WI(C)示畸形血管团呈不均匀强化

AVM 破裂出血形成血肿时,急性期血肿 T_1WI 呈等信号、T_2WI 呈低信号,亚急性期呈高低混杂信号,出血后常引起水肿及占位效应而掩盖畸形血管巢的流空现象(图9-2-7)。在慢性反复出血的病灶,含铁血黄素常沉积在病灶的周边,以及反复出血破入蛛网膜下腔、脑室系统,可引起含铁血黄素沉积在皮质和室管膜表面,在各种序列上都见低信号影,尤以 T_2WI 最明显(图9-2-8)。

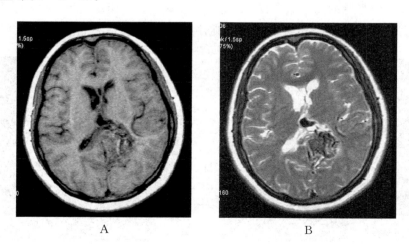

图9-2-7 脑 AVM 伴急性出血

横轴位 T_1WI(A)示左枕叶及胼胝体区迂曲的流空血管影,周围见片状等信号影;横轴位 T_2WI(B)示迂曲的流空血管周围见片状低信号影

MRA 表现:应用梯度重聚小角度激发成像技术,是时间飞跃(TOF)和相位对比(PC)MRA 的成像基础,血流通常表现为高信号。3D-TOF MRA 显示脑 AVM 优于常规 MRI,能清楚显示脑 AVM 的血管团及其供血动脉、粗大引流静脉,能提供血管的三维结构,确定

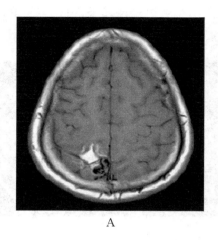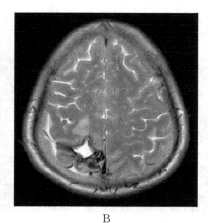

图 9-2-8 脑 AVM 伴慢性期出血

横轴位 T_1WI(A)示右顶叶迂曲的流空血管影,邻近见片状高信号影;横轴位 T_2WI(B)示迂曲的流空血管邻近见片状高信号影,高信号影周边见环状低信号,提示有含铁血黄素沉积

AVM 血管的血流方向(图 9-2-9)。畸形血管多呈团块状,少数呈蜂窝状、条索状。不过部分畸形血管团因合并血肿可呈团块状高信号,鉴别亚急性-慢性血管内血块和血流有困难,且引流静脉影不如畸形血管团、供血动脉显示清晰。3D 增强 MRA 检查能进一步提高供血动脉和引流静脉显示率。3D-PC MRA 是根据运动和静止自旋的相位差异进行成像,其最大的优点是对血流的特异性高。由于信噪比率的限制,3D-PC MRA 并非总能获得 AVM 的供应动脉和引流静脉的高质量图像,不过可用来鉴别静止组织(如 AVM 的钙化)和流动的血液,使用常规 T_1WI、T_2WI 序列鉴别困难,两者几乎均表现为低信号。

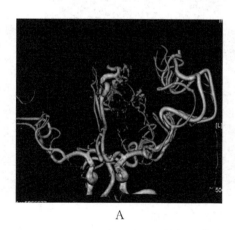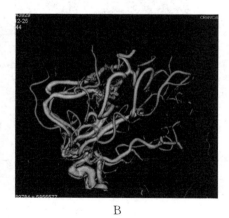

图 9-2-9 脑 AVM

3D-TOF MRA VR 图像(A、B)示左额顶叶迂曲的畸形血管,增粗的左侧大脑前动脉和大脑中动脉参与病变区供血

近年来血氧水平依赖性 fMRI,已用于 AVM 血管团影响的皮质重要功能区进行定位。Alkadhi 等应用 fMRI 研究侵及主运动区脑 AVM 患者的皮质运动区结构,结果发现有 3 种

方式的皮质运动功能重组：① 受损侧的主运动区功能移位，且不依赖于 AVM 引起的结构变形。② 健侧的主运动区明显激活而患侧激活减弱。③ 非主运动区明显激活，而患侧和健侧的主运动区无激活。fMRI 可用于术前评价脑部病变患者术后运动缺陷的危险，邻近病变区有激活提示手术后运动缺陷的危险性增大。

（三）DSA 表现

目前 DSA 仍是诊断脑 AVM 最可靠、最重要的方法，DSA 检查须行全脑血管造影。常规 DSA 典型表现为，动脉期可见异常增粗的供血动脉走向粗细不等、迂曲的血管团，多数畸形血管团呈球形或卵圆形，如蚯蚓相互缠绕，密度高而边缘清楚，小的畸形血管团呈斑点状、条状或网状。同时见早期显影的扩张、扭曲引流静脉，经浅、深静脉最后注入静脉窦，静脉窦早期显影（图 9-2-10）。幕上 AVM 的供血动脉可来自同侧 ICA 的 ACA、MCA 的分支，或椎-基底动脉的 PCA 分支。对侧的颈 ICA 或椎-基底动脉的分支可通过脑底动脉环参与供血。病变以外的动脉因循环减少显示不良。部分 AVM 血管造影阴性称为隐匿性 AVM。

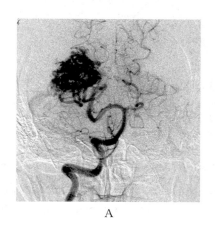
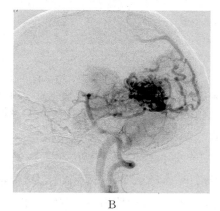

A   B

图 9-2-10 脑 AVM

右侧椎动脉 DSA 动脉期前后位像（A）、侧位像（B）示右枕叶畸形血管团和扩张的引流静脉，畸形血管团由右侧大脑后动脉、右侧小脑上动脉供血

对于复杂的、流量大的 AVM，3D-DSA 较常规 DSA 更能清晰显示供血动脉全程，且能够清晰显示畸形血管团内部结构，有效评估每支供血动脉所供应畸形血管团的范围。AVM 的动脉供血方式有：① 终末型供血：供血动脉直接连于畸形血管团。② 穿支型供血：供血动脉供应相应部位的脑组织，只有其额外分支参与畸形血管团供血。③ 直接动静脉交通：供血动脉直接与较粗大的引流静脉交通。此外，AVM 可伴发动脉瘤，可出现在主要供血动脉的近端或远端、深部供血动脉及畸形血管团内的动脉。畸形血管团内可见静脉瘤或引流静脉呈瘤样扩张等。

根据畸形血管团的大小，AVM 可分为：① 微小型，直径<1 cm，供血动脉和引流静脉大小正常，术中常不能显示。② 小型，直径为 1～2 cm。③ 中型，直径为 2～4 cm。④ 大型，直径为 4～6 cm。⑤ 巨大型，直径>6 cm。根据 AVM 的发生部位可分为：累及皮质的

AVM、脑深部 AVM 和脉络丛 AVM。AVM 的大小、部位与出血的危险性有一定的关系,中小型 AVM、脑深部 AVM 的出血率相对较高;AVM 发生出血与其同时伴发动脉瘤、静脉瘤以及高血压等因素也有关(图9-2-11)。DSA 检查如 AVM 出血产生较大的血肿时,可出现无血管区,正常脑血管受压移位。硬脑膜窦明显扩大、狭窄及梗阻,可同时显示合并的动脉瘤及静脉瘤。

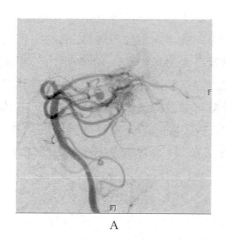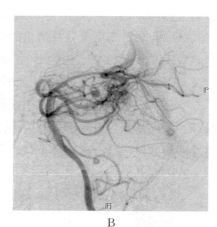

A   B

图9-2-11 脑 AVM 合并动脉瘤

右侧椎动脉 DSA 动脉早期(A)及动脉晚期(B)侧位像示小脑半球网状畸形血管和扩张的引流静脉,畸形血管由大脑后动脉、小脑上动脉供血。同时伴有小脑上动脉囊状动脉瘤

(四) CT、MRI 与 DSA 影像学比较

脑 AVM 的影像学检查主要依靠 CT、MRI 和 DSA。CT 可以清楚显示畸形血管部位、有无出血和钙化,对脑 AVM 合并出血(急性期)十分敏感。MRI 可显示畸形的血管及其结构、病变周围脑组织情况,隐匿性 AVM 也能清晰显示,较 CT 可以提供更多的信息,MRI 作为一种无创性检查,可作为临床怀疑为脑血管畸形的首选检查方法。MRI 的血管流空效应可显示畸形血管团的大小、部位和范围,显示畸形血管团的范围比 CT 准确,对动脉内栓塞畸形血管团后的评价优于 CT,显示 AVM 合并亚急性或慢性期出血比 CT、DSA 更敏感,但在显示病灶钙化方面不如 CT。

CTA、MRA 均能较满意显示畸形血管团的全貌、供血动脉及引流静脉,以及畸形血管团内动脉瘤,动脉瘤样扩张的静脉,但对显示由多支供血动脉和静脉组成的较大 AVM 的细节不如 DSA,对细小供血动脉的显示不如 DSA。难以判断供血动脉对畸形血管团的供血方式,不能动态地显示畸形血管团血液的循环时间和盗血情况等。在脑 AVM 大量出血情况下,血肿常掩盖不能完整显示脑 AVM 的全貌,分辨供血动脉和引流静脉有时困难,不能有效评价血管团内的畸形血管的整体情况。由于无创性和较高的敏感性,临床上 CT 和 MRI 检查作为脑 AVM 早期筛检和术后复查。

目前 DSA 仍然为诊断脑 AVM 的金标准,能够清楚显示畸形血管的整体结构,动态观察动静脉畸形的血液循环,为临床栓塞治疗提供了较为准确的信息,同时可直接行栓塞治疗。但 DSA 操作不如 CT、MRI 简便,出现并发症的风险及辐射剂量较大,不宜作为首选或重复使用的检查方法。

二、 脑动脉瘤

脑动脉瘤系颅内动脉壁的囊性膨出,最常见的发病部位是动脉分叉及大脑动脉环的动脉连接处,少数可直接起自动脉非分叉部位的侧壁上。脑动脉瘤为非外伤性蛛网膜下腔出血的首位病因。在脑血管意外中,仅次于脑血栓和高血压脑出血。

大多数动脉瘤是真性动脉瘤,典型的动脉瘤为动脉壁通过局部内弹性膜和肌层缺损区向外圆形凸出,仅瘤颈部被覆正常的肌层和弹性膜,瘤体及底部的壁通常只含有内膜和外膜,瘤腔内常见急性和机化性血栓,瘤壁可合并钙化斑。典型囊状动脉瘤的好发部位是动脉弯曲处的凸面或血管分叉处,多由于这些血管弯曲致血流不连续所致。

脑动脉瘤可根据形态分为,粟粒状动脉瘤、囊状动脉瘤、梭形动脉瘤、假性动脉瘤和夹层动脉瘤。根据其大小分为,小动脉瘤(2～6 mm)、中等动脉瘤(6～15 mm)、大动脉瘤(15～25 mm)和巨大动脉瘤(>25 mm)。根据病因分为,先天性、外伤、肿瘤、夹层、真菌性、动脉粥样硬化、遗传性疾病等。大多数脑动脉瘤是囊状动脉瘤,通常为单发,可与遗传因素、胶原性血管疾病及 AVM 等因素有关。不足 5% 的动脉瘤患者与感染性栓子、头部外伤或肿瘤有关,这些动脉瘤常位于周围血管或血管分叉以外的部位。

脑动脉瘤中约 90% 起自颈内动脉系统,约 10% 起自椎-基底动脉系统。20%～25% 的动脉瘤为多发,常见于女性、血管病变、肌纤维发育不良和多囊肾患者。脑动脉瘤多见于成人,引起临床症状者多见于 40～60 岁。

(一)CT 表现

常规 CT 检查较小的动脉瘤难以与周围脑组织密度区分,CT 平扫常为阴性。增强扫描动脉瘤呈明显强化,与邻近脑动脉密度一致,呈圆形或不规则形。较大动脉瘤在瘤腔通畅情况下,CT 平扫呈圆形或条形稍高密度影,边缘光整,增强扫描动脉瘤腔明显均匀性强化。瘤腔内有部分血栓形成时,CT 平扫血栓部分呈等密度,瘤腔呈稍高密度,表现为圆形等密度病变内见中心性或偏心性稍高密度影,瘤壁可见环形钙化;增强扫描瘤腔明显强化,血栓部分强化不明显;有时瘤壁为血管较丰富的纤维组织,增强扫描可见瘤壁强化,这种情况下动脉瘤的边缘及中央均见强化,而其中的血栓部分不强化形成"靶征"。

巨大动脉瘤指直径超过 25 mm 的动脉瘤,常见于中年女性,多数与颈内动脉海绵窦段、大脑中动脉及基底动脉有关。CT 表现分为无血栓形成型、部分血栓形成型和完全血栓形成型。完全血栓形成型动脉瘤 CT 平扫表现为圆形或椭圆形肿块,中央呈等密度或稍低密度,边缘呈高密度或环形钙化影;增强扫描病变边缘高密度环出现强化,为富含微血管的动脉瘤壁,病变中央区不强化为动脉瘤内血栓,动脉瘤周围水肿少见(图 9 - 2 - 12)。梭形动脉瘤 CT 表现为血管迂曲扩张,瘤壁常见钙化。

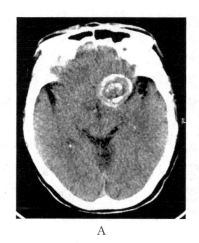
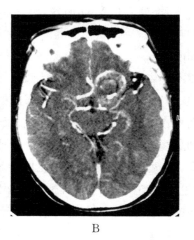

图 9-2-12　大脑前动脉动脉瘤伴完全血栓形成

A. CT 平扫示左额部类圆形病灶,病灶周边呈环形钙化,内部密度不均匀　　B. 增强扫描示病灶
与左侧大脑前动脉关系密切,病灶周边轻度强化,中央无明显强化

　　动脉瘤破裂后引起颅内出血,包括蛛网膜下腔出血、脑内血肿、脑室内积血和硬膜下血肿,CT 扫描是最敏感的检查方法。① 蛛网膜下腔出血:CT 诊断急性蛛网膜下腔出血的准确性接近 100%,不过由于脑脊液中红细胞破裂分解、血液较快吸收,9～10 d 后诊断准确性逐渐降到 10%。蛛网膜下腔出血特征表现为基底池、侧裂池和脑沟内广泛的高密度影。② 根据出血部位、范围,大致确定动脉瘤破裂部位。前纵裂、透明隔区出血和额叶基底部血肿与前交通动脉瘤破裂有关(图 9-2-13)。外侧裂池出血、颞叶血肿提示大脑中动脉分叉处动脉瘤破裂(图 9-2-14);颞叶血肿可破入侧脑室颞角,引起脑室内积血。颞叶钩回血肿提示颈内动脉破裂。脚间池、桥前池出血提示后交通动脉瘤、基底动脉末端动脉瘤破裂。

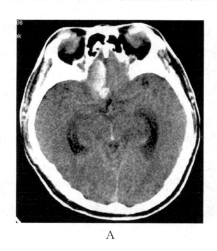
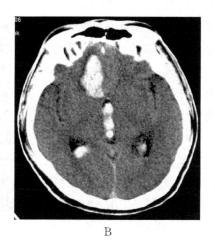

图 9-2-13　前交通动脉瘤破裂后出血

CT 平扫(A、B)示右额部中线旁条带状高密度出血灶,并破入到第三脑室及右侧脑室内

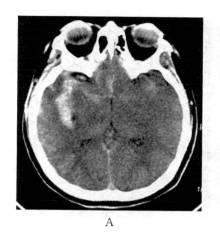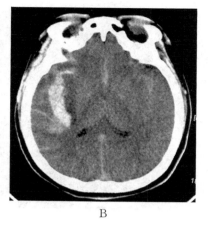

图 9-2-14 大脑中动脉动脉瘤破裂后出血
CT 平扫示右侧裂池、右颞叶条片状高密度出血灶

动脉瘤破裂伴发有：① 脑血管痉挛：为蛛网膜下腔出血或脑内出血常见而危险的并发症，脑血管痉挛多见于动脉瘤破裂 3～4 d 后，可持续数周。血管痉挛严重时，可出现脑水肿、脑缺血和脑梗死，表现为与出血区域动脉分布有关的片状低密度区。与常规 CT 相比，CT 灌注成像更敏感显示局部血流量和血容量的变化，可用于蛛网膜下腔出血后脑血管痉挛的早期诊断。② 脑积水：在急性期和亚急性期，由于脑室内积血出现急性梗阻性脑积水；后期因脑室内积血分解、含铁血红蛋白沉积，以及蛛网膜粘连引起脑脊液吸收障碍等，出现交通性脑积水。CT 扫描显示脑室系统扩大。脑积水也可见于未破裂出血的动脉瘤，通常这些动脉瘤巨大，引起脑室系统压迫和明显移位。

随着 64 排以上多层螺旋 CT 的发展，CTA 诊断颅内动脉瘤的准确性和敏感性更高，能提供与常规 DSA 相似的诊断信息。通过与 DSA 及手术结果相比较，CTA 诊断直径大于 3 mm 脑动脉瘤的敏感性和特异性可达 100%。CTA 能在最短的时间内发现脑动脉瘤，充分显示动脉瘤的大小、内部和外部的形态学特征，如动脉瘤管壁钙化、瘤内血栓以及病灶周围的骨质结构等。清晰地显示载瘤动脉和动脉瘤的生长方向，并且可以根据外科医师的要求，通过后处理工作软件模拟手术入路和视野。不过，CTA 空间分辨率不如 DSA，对直径在 3～4 mm 以下的动脉瘤有时会漏诊，且不能评价脑血管流速以及血流动力学关系。

（1）MPR 技术可充分显示动脉瘤的层次结构，以及动脉瘤与邻近静脉及颅骨结构的关系（图 9-2-15）。

（2）MIP 技术进行的血管重建成像，能显示动脉瘤的细微结构，对显示瘤壁钙化及狭窄较为可靠，还可显示动脉瘤与载瘤动脉的空间关系，但有时无法区分重叠的骨骼、强化的动脉和静脉（图 9-2-16）。

（3）应用曲面重建（curved planar reformation，CPR）可将非直线走行的脑动脉完整显示出来，从而将动脉瘤和载瘤动脉显示在一张图像上，有助于发现瘤体形态、瘤颈钙化

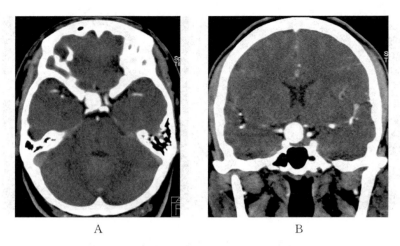

A   B

图 9 - 2 - 15 颈内动脉床突段动脉瘤

CTA MPR 横轴面图像(A)、MPR 冠状面图像(B)示动脉瘤位于蝶鞍区,动脉瘤腔呈均匀强化且无血栓形成

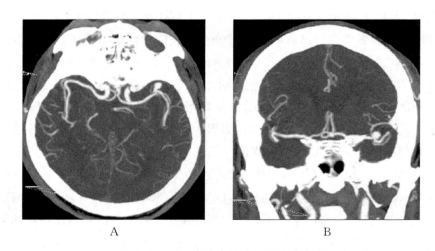

A   B

图 9 - 2 - 16 大脑中动脉分叉处动脉瘤

CTA MIP 横轴面图像(A)、MIP 冠状面图像(B)示动脉瘤以窄颈起源于左侧大脑中动脉分叉处

以及对瘤颈的准确测量。不过角度选择不当时,可出现假性狭窄和对瘤颈估计不准确(图 9 - 2 - 17)。

(4) VR 技术进行血管重建成像,重建图像分辨率高、立体感强,可多角度、多方位观察动脉瘤立体形态、瘤颈大小、与载瘤血管与颅骨之间的立体空间关系,并且可以模拟手术入路,有利于手术方案的制订(图 9 - 2 - 18)。VR 成像主要的局限性在于对小的穿支血管显示不佳,对动脉瘤颈的显示率略低于 CRP 图像,且不能显示动脉瘤内部的结构。此外,脑动脉瘤内常有附壁血栓,血栓处无对比剂充盈,使 VR 重建的动脉瘤可能比实际要小。

456

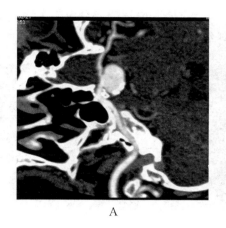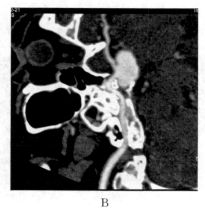

A   B

图 9-2-17　颈内动脉脑池段动脉瘤

CTA CPR 图像(A、B)完整显示非直线走形的颈内动脉及其动脉瘤,动脉瘤呈囊状,以窄颈与颈内动脉相连,瘤体壁见弧形钙化

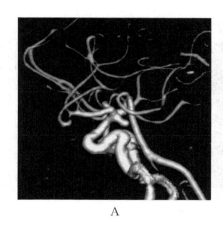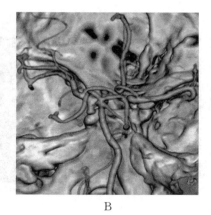

A   B

图 9-2-18　后交通动脉瘤

CTA VR 图像(A、B)立体显示宽颈的后交通动脉瘤、动脉瘤与载瘤动脉及颅骨之间的关系

（二）MRI 表现

与 CT 相比,MRI 检查不使用对比剂就能够明确脑动脉瘤大小、动脉瘤内血栓及动脉瘤周围脑组织情况。未破裂的囊状动脉瘤信号强度与动脉瘤内血流速度、有无血栓形成及血栓形成时间长短有关。无血栓性动脉瘤,因通畅的瘤腔血流速度快,T_1WI、T_2WI 均表现为低信号或无信号流空影。较大动脉瘤,如瘤腔内有湍流存在,信号强度不均,血流慢的部分 T_1WI 表现为等信号或高信号,T_2WI 表现为高信号;在相位编码方向可见与动脉瘤相重叠和移动的条形搏动伪影,该征象为无血栓性动脉瘤的典型表现(图 9-2-19)。有血栓形成动脉瘤,残余的瘤腔表现为无信号流空影,血栓部分表现为环形高低相间的混杂信号,其中亚急性血栓 T_1WI、T_2WI 均呈高信号,慢性期血栓的含铁血黄素沉着,T_2WI 呈壁内及瘤周低信号环。增强扫描动脉瘤瘤腔、动脉瘤边缘可见强化,而动脉瘤腔内血栓无强化

（图 9-2-20）。瘤周如伴有水肿和胶质增生，T_1WI 呈低信号，T_2WI 呈高信号。梭形动脉瘤可直接显示病变段血管迂曲扩展及无瘤颈样结构。

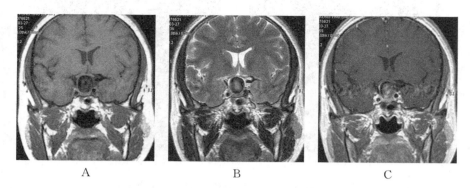

图 9-2-19　颈内动脉床突段动脉瘤

A. 冠状位 T_1WI 示鞍区动脉瘤内血流快的部分呈流空低信号，湍流部分呈等信号　　B. 冠状位 T_2WI 示动脉瘤内湍流部分呈高信号　　C. 增强后冠状位 T_1WI 示动脉瘤腔明显强化，在相位编码方向出现条形搏动伪影

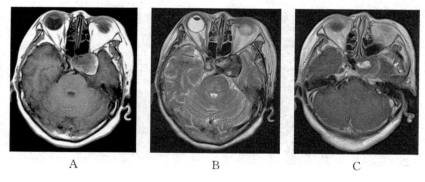

图 9-2-20　动脉瘤伴部分血栓形成

A. 横轴位 T_1WI 示左侧鞍旁类圆形等、高混杂信号　　B. 横轴位 T_2WI 示动脉瘤腔存在湍流呈高信号，外侧血栓部分呈低信号，瘤周可见低信号环，提示陈旧性血栓内含铁血黄素沉着　　C. 增强扫描横轴位 T_1WI 示通畅的动脉瘤腔明显强化

对于超急性期和急性期蛛网膜下腔出血，常规 MRI 应用受限，有研究认为因脑脊液内 PO_2 相对较高，阻止了顺磁性去氧血红蛋白的生成，自旋回波序列对显示蛛网膜下腔血液成分敏感性低，FLAIR 成像由于抑制脑组织周围脑脊液信号，急性蛛网膜下腔出血表现为高信号，其敏感性类似于 CT。在亚急性期蛛网膜下腔出血阶段，随着正铁血红蛋白的产生，MRI 容易显示蛛网膜下腔出血的分布情况。而且只有 MRI 能够显示陈旧性出血周围含铁血黄素的存在，以及反复蛛网膜下腔出血的表面铁血黄素，T_2WI 表现为明显低信号。

随着 MRA 技术的迅速发展，脑血管成像越来越清晰，不仅提高了对血流的分辨率，而且可判断血流的方向。3D-TOF MRA 检查快速流动的血液通常表现为高信号，是脑动脉瘤 MRI 成像最敏感的技术。通过计算机对原始图像处理和血管重建技术，可直接显示动脉瘤及其与周围血管的关系,直接显示动脉瘤的大小、部位、形态及载瘤动脉等,并可选择多角度观察动脉瘤的整体情况(图9-2-21)。在诊断无血栓性脑动脉瘤方面,也可应用3D-PC MRA技术,而且对脑动脉瘤腔循环缓慢情况下,3D-PC MRA能够采用不同的血流速度编码进行检查。与3D-TOF MRA相比,后者空间分辨率低,成像时间长。

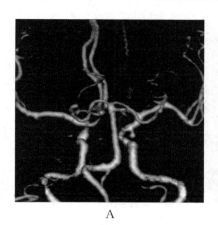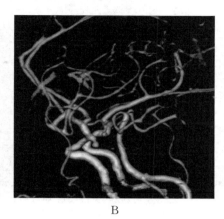

A   B

图9-2-21　后交通动脉瘤
3D-TOF MRA VR图像(A、B)示左侧后交通动脉瘤,以窄瘤颈与颈内动脉相连

对于部分血栓性脑动脉瘤,3D-TOF MRA难以区分通畅的瘤腔和血栓,而且血流缓慢导致在3D-TOF MRA上显示的瘤体较实际小,特别是血流动力学复杂而常常伴有血栓的巨大动脉瘤更容易被低估。因此在观察MRA时需要结合常规MRI对瘤腔内血栓形成较敏感的特点,结合TOF的原始图像,综合判断实际瘤体的大小。另外,3D动态增强MRA利用顺磁性对比剂的短T_1作用,在准确测定血循环时间的基础上,用超快速三维容积采集技术,获得对比剂首次通过靶动脉的高分辨率图像,具有诊断准确率高、无放射性或肾毒性等优势。

因MRA无创、快捷且相对廉价,适合颅内动脉瘤的高危人群的筛选检查。但MRA难以显示小于3mm的动脉瘤,最大的缺点是其成像速度慢,不适合对急危重患者及动脉瘤夹闭术后的检查,在显示血管壁钙化方面不如CT。在脑动脉瘤伴发蛛网膜下腔出血的情况下,考虑到急性期出血CTA检查时,高密度出血病变会掩盖脑动脉瘤的显示,亚急性期出血阶段MRA检查时,正铁血红蛋白产生的高信号也影响脑动脉瘤的显示。有学者建议在蛛网膜下腔出血急性期,采用常规CT检查和3D-TOF MRA,在亚急性期采用CTA和3D-PC MRA,在慢性期采用3D-TOF MRA,特别是对含碘对比剂过敏的患者,MRA检查更加适合。

(三)DSA表现

DSA是诊断脑动脉瘤的金标准及可靠的方法。DSA检查目的在于发现动脉瘤,显示动脉瘤解剖部位,确定动脉瘤颈及动脉瘤基底部附近穿支血管;全面评价脑血流动力学、血管侧支循环和代偿能力等,评价伴发的病理状况如血管痉挛、占位等,显示真性动脉瘤破裂后假性动脉瘤形成有关情况,此外在血管造影的同时可行血管内治疗性操作(图9-2-22)。

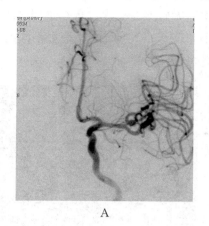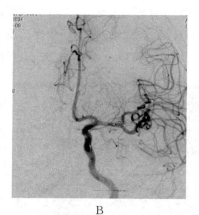

A   B

图9-2-22 大脑中动脉动脉瘤

A.左侧颈内动脉DSA动脉期前后位像,显示左侧大脑中动脉分叉处囊状扩张,以窄颈与载瘤动脉相通   B.左侧颈内动脉DSA动脉期前后位像示经微弹簧圈栓塞治疗后,左侧大脑中动脉分叉处动脉瘤完全栓塞

无血栓的囊状动脉瘤直接表现为起自动脉管壁或动脉分叉处的囊袋状对比剂充盈影,可借瘤颈与载瘤动脉相通,轮廓光整。大的动脉瘤表面可不光整。部分血栓形成的动脉瘤表现为瘤腔密度不均匀,有边缘性或中央性充盈缺损。完全血栓化的动脉瘤不能显影,造影表现无异常。如动脉瘤轮廓呈尖顶样、锯齿样表现时,提示动脉瘤有破裂的可能。动脉瘤破裂的直接征象是对比剂外渗,同时可见血管痉挛及占位表现。

近年来3D-DSA已成为诊断脑动脉瘤的重要检查技术,可从不同角度观察动脉瘤的大小、形态及与其他血管间的关系,避免常规DSA图像中的脑血管结构的重叠现象(图9-2-23)。3D-DSA对小动脉瘤的诊断、显示瘤颈及其与载瘤动脉关系,以及巨大动脉瘤的瘤腔内有无"危险"动脉支的辨别等方面,也较常规DSA有明显的优越性。

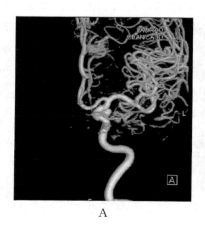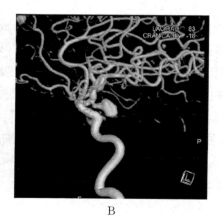

A   B

图9-2-23 后交通动脉瘤

左侧颈内动脉3D-DSA VR图像示左侧后交通动脉瘤,动脉瘤颈细长

10%～20%蛛网膜下腔出血患者,DSA 检查未能显示出动脉瘤,其原因尚未完全阐明,有提出为小动脉或静脉高血压性破裂所致。这些患者通常于 1～6 周内再行 DSA 检查。DSA 检查不足之处有:两侧颈内动脉系和椎动脉系需要分别造影,且只能显示血管内部情况,不能直接显示血管壁及其周围组织变化。少数因血栓形成、动脉瘤与其他动脉重叠、动脉痉挛等情况造成假阴性而漏诊。由于易造成血管痉挛,短期内不宜重复检查。

三、 自发性脑出血

自发性脑内出血主要是指非损伤性脑实质内出血,占全部卒中的 10%～20%,在黑人、日本人及其他某些人群中发病率更高。在 40～70 岁的人群中,主要原因为高血压,出血的主要部位分布于基底节区和大脑颞叶;在无高血压的老年患者,则首先要考虑到脑淀粉样血管病的可能,其次为脑动脉粥样硬化。脑内出现多发散在的出血者,要注意血液病的可能。

颅脑 CT 和 MRI 检查是诊断脑内出血的关键,能够确定脑内出血的部位、范围以及血肿扩大,并能区分脑内出血与其他类型的颅内出血。脑内出血的容量可采用 ABC/2 法和计算机辅助平面分析法;ABC/2 法操作简单易行,计算机辅助平面分析法计算的结果更精确。急性期脑内出血可破入脑室,在显示有关脑室内积血方面 CT 优于 MRI;而 MRI 较 CT 更清晰地显示出血周围的脑水肿范围和脑疝,以及引起脑内出血的潜在病变,特别是海绵状血管瘤等脑血管畸形。增强后 CT 扫描及 CTA 可证实相关的动脉瘤、动静脉畸形和肿瘤。CTA 可作为自发性脑出血早期病因学诊断的首选方法。DSA 检查的适应证包括蛛网膜下腔出血、异常钙化、明显的血管异常以及不常见部位出血,DSA 检查也适用于无明显出血原因的患者,如单独的脑室内出血患者。不过,对于有高血压和深部脑出血的老年患者,DSA 检查的阳性率低。DSA 检查的时间应根据患者病情而定,有脑内出血和脑疝的危重患者可能在 DSA 检查前需要急症手术,对于合并动脉瘤或动静脉畸形影像学表现,且病情稳定患者,手术或介入治疗前应进行 DSA 检查。

CT 和 MRI 表现

脑内出血可分为 4 期:① 超早期:指出血后 4～6 h 内。② 急性期:指出血发生后 7 h～3 d。③ 亚急性期:指出血发生后 4 d 至 2 周内,此期又可分为亚急性早期和晚期。④ 慢性期:指出血 2 周后,根据血肿和周围结构的病理演变,可分为慢性早期(2 周后至 30 d)和慢性晚期(>30 d)。由于脑内出血的吸收需要一定的时间,出血发生后数月也可以被检出。位于血管外的血液经过液化和吸收,这种过程 CT 上表现为血肿密度的变化,MRI 上表现为血肿信号强度的改变。

1. 超早期和急性期 血液从脑血管急性溢出后,最初血肿呈液性或半凝固状态,CT 扫描呈略高密度,密度可均匀或不均匀。出血后开始数小时,血肿 CT 值可达 60～80 HU。随着血凝块继续收缩和红细胞比容增高,血肿 CT 值可高达 80～90 HU。较大的血肿可见液-液平面,其下方的高密度区表示沉淀的血细胞成分,上方的相对低密度的成分基本是血浆。脑实质内的出血量少时,血肿常呈圆形或卵圆形,占位效应较轻;出血量多时,血肿呈较大类圆形或不规则片状,占位效应比较重,甚至可引起脑疝,出血可破入脑室或蛛网膜下腔内。

血肿周围可出现低密度环影,血肿周围水肿一般不明显(图9-2-24)。CT增强扫描血肿周围无强化现象。

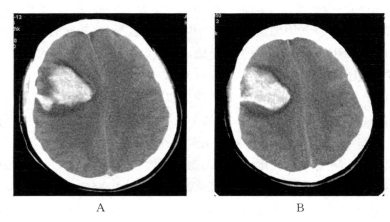

图9-2-24 急性期脑内血肿
CT平扫(A、B)示右额叶血肿呈团块状高密度,周围见低密度环

超急性期血肿内含新鲜红细胞、血浆白蛋白和血小板。红细胞内含有充分的氧合血红蛋白,氧合血红蛋白的二价铁没有未配对的电子,为非顺磁性物质,不影响 T_1 和 T_2 弛豫时间,此期 MR 信号主要与血肿内蛋白质含量有关;由于血肿内蛋白质含量较低、质子密度较高,能延长 T_1 和 T_2 弛豫时间。但在中、高场强 MR 设备成像时,血肿的 T_2 弛豫时间长和质子密度较高,可能会抵消 T_1 弛豫时间延长的作用,血肿在 T_1WI 呈等信号,T_2WI 呈高信号(图9-2-25)。应用梯度回波 T_2^*WI,能提高超急性期血肿的诊断准确性,T_2^*WI 血肿中心呈等、高信号,周边呈低信号。

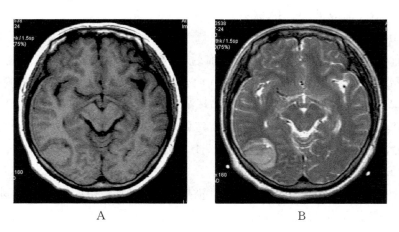

图9-2-25 超急性期血肿
横轴位 $T_1WI(A)$ 示右侧枕叶血肿呈椭圆形等信号;横轴位 $T_2WI(B)$ 示血肿呈稍高信号

在急性期血肿,红细胞内氧合血红蛋白逐渐转变为脱氧血红蛋白,脱氧血红蛋白具有顺磁性。由于珠蛋白的疏水作用,水分子不能密切接触脱氧血红蛋白,不能引起质子-电子、偶

462

极子-偶极子相互作用质子弛豫增强,对血肿的 T_1 弛豫时间没有特别影响。由于血肿内红细胞的顺磁性和细胞间液体的抗磁性之间差异,导致局部磁场不均匀性,这种磁场不均匀性使质子失相位、明显缩短 T_2 弛豫时间。因此,血肿在 T_1WI 与脑实质相比仍呈等信号,T_2WI 呈明显低信号。此期血肿周围水肿迅速扩展,呈长 T_1、长 T_2 信号(图 9-2-26)。

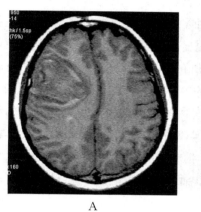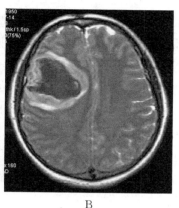

图 9-2-26 急性期血肿

横轴位 T_1WI(A)示右侧额叶血肿呈团块状等信号;横轴位 T_2WI(B)示血肿呈明显低信号,周围有高信号的水肿带

2. 亚急性期 亚急性期血肿随着红细胞溶解、球蛋白分子的崩解和血管源性水肿,CT 平扫表现为血肿密度逐渐减低,首先从血肿的周边开始,随后密度减低区逐渐向血肿中央部分发展,到亚急性期末血肿可变成等密度,甚至低密度。但 CT 扫描所见血肿的吸收和缩小,仅是根据血肿由高密度逐渐变为等或低密度来判断的,而实际上此时血凝块的大小变化不大,所以占位效应并没有明显减轻(图 9-2-27)。亚急性期血肿周围的水肿在早期逐渐

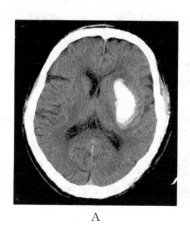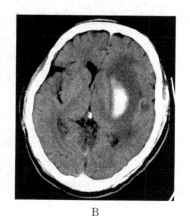

图 9-2-27 急性期血肿变化

急性期血肿,CT 平扫示左侧基底节区血肿呈片状高密度灶(A);随访后亚急性期血肿,CT 平扫示血肿周边密度低于中央密度,占位效应仍较明显(B)

达到高峰后，开始吸收减退。当血肿呈等密度时，CT平扫仅能依靠占位表现做出诊断。第1周末开始CT增强扫描可见血肿周围出现强化，这与血肿周围新生的毛细血管构成血肿壁，以及新生毛细血管的血-脑屏障尚不完整有关。

亚急性期血肿随着红细胞能量状态的衰减，红细胞内的脱氧血红蛋白开始氧化成正铁血红蛋白，后者内部的铁仍然与球蛋白内的亚铁血红素相结合，处于有5个不成对d电子的三价铁状态，使铁产生了顺磁性。亚急性血肿早期红细胞膜尚完整，其内的正铁血红蛋白通过质子-电子、偶极子-偶极子相互作用，能明显缩短T_1弛豫时间，致亚急性血肿早期在T_1WI上开始呈高信号。这种高信号首先从血肿的周边出现，呈放射状逐渐向血肿的中心推移，直至血肿完全呈高信号。其原因是血肿的中心缺氧最为严重，红细胞内的去氧血红蛋白是从血肿的周边开始和最为明显，然后逐渐向血肿的中心发展。血肿中心的红细胞内去氧血红蛋白保持的时间越长，血肿中心低信号保持时间也越长。典型的亚急性早期血肿在T_1WI上表现为血肿的周边呈高信号，中心呈等信号或稍低信号，血肿周围的水肿呈低信号表现。此期内红细胞的胞膜尚完整，其内的正铁血红蛋白也能缩短T_2弛豫时间，血肿在T_2WI上仍表现为低信号（图9-2-28）。

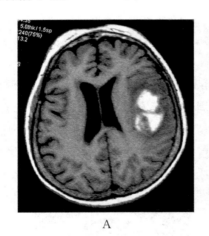
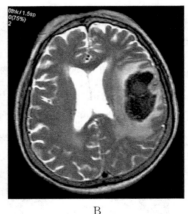

A   B

图9-2-28 亚急性早期血肿

横轴位T_1WI（A）示左侧额叶血肿大部分呈高信号；横轴位T_2WI（B）示血肿仍呈低信号，周围环绕高信号的水肿带

亚急性晚期血肿，红细胞先从血肿的周边发生溶解并向中心推移，直至最终整个血肿内的红细胞全部破裂溶解，正铁血红蛋白从细胞内释放到细胞外，它具有缩短T_1弛豫时间、延长T_2弛豫时间的作用。因此血肿在T_1WI、T_2WI上均表现为高信号，而T_1WI上的高信号是随着红细胞从血肿的周边开始溶解而出现，向血肿的中心发展而推移，最后达到均匀性高信号。此期血肿周围的水肿已开始消退，仍可见呈长T_1、长T_2信号（图9-2-29）。

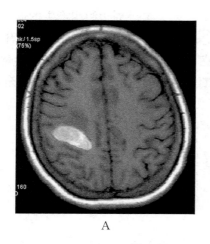
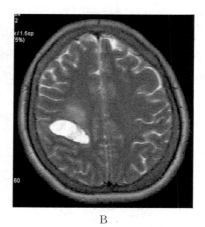

图9-2-29 亚急性晚期血肿

横轴位 T_1WI(A)示右侧顶叶血肿呈高信号；横轴位 T_2WI(B)示血肿呈高信号，周围可见高信号的水肿带

3. 慢性期 CT平扫表现血肿逐渐变成低密度灶，若此期内发生再出血时则表现为低密度区中出现高密度灶，偶可呈密度高低不等的液-液平面。最后血肿演变成囊性或裂隙状、边界清楚的低密度软化灶，病灶的密度接近脑室内脑脊液密度（图9-2-30）。约10%可见有钙化，病灶周围常有萎缩性改变。约20%的小出血灶可逐渐吸收消失，CT复查原脑出血部位脑组织可无任何残留改变。CT增强扫描血肿周围仍表现为环状强化，强化表现一般以4～6周最为明显，持续时间可达6个月。

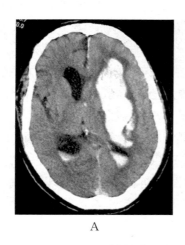
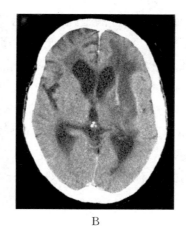

图9-2-30 急性期血肿变化

急性期血肿，CT平扫示左侧基底节区及额叶深部血肿呈明显高密度，出血破入脑室（A）；脑内血肿治疗4个月后随访，CT平扫示慢性期血肿范围较前缩小、密度减低，呈条带状低密度（B）

血肿进入慢性期的早期阶段，红细胞已溶解，血肿内正铁血红蛋白呈稀释自由状态，血肿在 T_1WI 和 T_2WI 上均表现为高信号，原理同亚急性晚期。此外在 T_2WI 上血肿周边可见

低信号的环,这是其进入慢性期的标志(图 9-2-31)。血肿周边组织产生的低信号,是由于正铁血红蛋白分解出的铁聚集于巨噬细胞的溶酶体内;铁贮存在铁蛋白的疏水中心,或以含铁血黄素形式贮存。铁蛋白和含铁血黄素能使 T_2 弛豫时间明显缩短,但不影响 T_1 弛豫时间,因而在 T_1WI 血肿周边组织呈等信号。此期血肿周围的水肿明显减轻或完全消失。

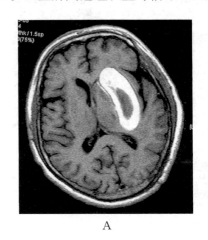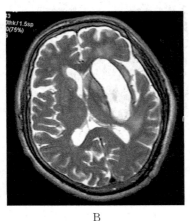

图 9-2-31 慢性早期血肿

横轴位 T_1WI(A)示左侧基底节区及额叶深部血肿外周区呈明显高信号、中央区呈等信号;横轴位 T_2WI(B)示血肿呈高信号,周边可见薄环状低信号

随着血肿内正铁血红蛋白被缓慢降解或吸收,缩短 T_1 效应的程度减弱,表现为 T_1WI 血肿信号强度逐渐减低。脑实质内血肿的这种低信号表现,直到出血后数月才会明显出现。有时正铁血红蛋白可持续存在数年,提示有复发性出血或异常的血液崩解物。血肿周边组织巨噬细胞内的铁蛋白和含铁血黄素可长期存在,MRI 特别是 T_2WI 及 T_2^*WI,在评价陈旧性脑内出血方面较 CT 更加敏感。自旋回波序列陈旧性脑出血可表现为:① 出血中心为高信号的正铁血红蛋白,外周为低信号的铁蛋白和含铁血黄素。② 中心为脑脊液样信号,外周为低信号。③ 因中心正铁血红蛋白和液体的完全吸收,表现为线状低信号。

总之,急性期脑内出血的 CT 诊断准确率达 100%,对急性卒中患者 6 h 内进行的多中心性研究表明,MRI 梯度回波序列与 CT 同样能准确诊断急性期脑内出血,其准确性类似于 CT。值得注意的是,MRI 检查的实用性不如 CT,急性卒中患者因呕吐、情绪激动和意识障碍等,约 20% 的患者不适合采用 MRI 检查。慢性期脑内出血的诊断准确性方面 MRI 优于 CT。

四、脑微出血

脑微出血(cerebral microbleed,CMB)是指脑内微小血管病变所致的以微量血液外漏为特征的脑实质亚临床损害。CMB 往往分布于大脑皮质、皮质下、基底节、丘脑、脑干和小脑等部位,以皮质和皮质下区域最为多见,其次为基底节和丘脑。其主要病理学改变为脑小血管周围含铁血黄素或吞噬含铁血黄素的单核细胞沉积。多数患者无临床症状,常规 CT 和 MRI 常不能发现。CMB 也被称作脑内点状出血、脑内微出血或出血性腔隙,可见于健康老年人群、高血压、脑出血和缺血性卒中患者。CMB 的总检出率为 4.5％～7.7％,年龄是 CMB 的独立危险因素。目前认为,CMB 主要是由脑微血管病、小动脉硬化、脑淀粉样变性等导致微量血液外漏引起。

（一）磁共振梯度回波 T_2^* 加权成像

脑出血后血液崩解产物如去氧血红蛋白、细胞内正铁血红蛋白和含铁血黄素具有顺磁性,能造成局部磁场不均匀。梯度回波序列是通过极性相反的成对梯度产生回波,没有常规自旋回波序列中的 180° 参与相位重聚,对顺磁性出血产物引起的磁场不均匀性高度敏感,可造成局部 MR 信号缺失。CMB 是微小聚集的血液崩解产物,在磁共振梯度回波 T_2^* 加权成像（gradient echo T_2^* - weighted imaging,GE - T_2^* WI）上表现为直径 2～5 mm 的圆形或椭圆形均质性低信号区,周围无水肿（图 9 - 2 - 32）,其信号减低主要是由含铁血黄素所引起。与自旋回波序列相比,GE 序列对发现含铁血黄素沉积更敏感,由于这些病变边缘存在所谓的 MR 信号"放大效应",在 GE 序列的表现大于实际病灶面积,CMB 的实际大小可能在亚毫米级范围。目前有关 GE 成像上 CMB 的最大径意见不一,多数研究报道只包括直径在 10 mm 以下的病变。

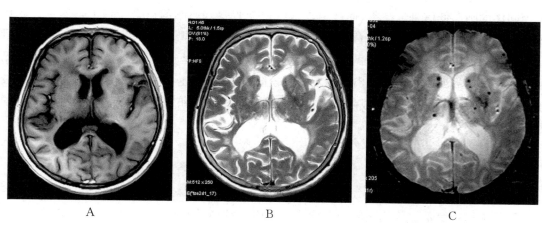

图 9 - 2 - 32　多发性脑微出血

横轴位 T_1WI（A）、T_2WI（B）病灶未能显示,T_2^* WI（C）示双侧基底节区多发微出血灶呈小点状低信号

（二）磁敏感加权成像

磁敏感加权成像（susceptibility weighted imaging,SWI）是近年来利用组织间磁场敏感差异和 BOLD 效应成像的磁共振新技术。采用一种全新的长回波时间、三维采集、三个方向上均有流动补偿,高分辨、高信噪比、薄层重建的梯度回波序列。分别采集强度数据和相位数据进行后处理,通过高通滤波器最终形成 SWI 图像。SWI 对血液代谢产物顺磁性的含铁血黄素、脑内静脉结构、铁蛋白的沉积高度敏感,对 CMB 的检出优于 GE - T_2^* WI（图 9 - 2 - 33）。

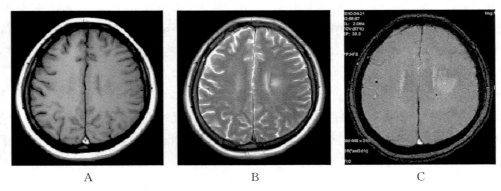

图9-2-33　左侧脑室旁脑白质脑梗死、多发性脑微出血

横轴位 $T_1WI(A)$、$T_2WI(B)$ 示左侧脑室旁脑白质区梗死灶呈斑片状长 T_1、长 T_2 信号，SWI(C) 示病灶呈高信号。T_1WI、T_2WI 右额叶皮质下、左侧脑室旁白质区微出血灶未能显示，SWI 示病灶呈小点状低信号

CMB 的鉴别诊断包括其他生理病理学原因导致的 GE MRI 信号缺失，如小血管流空、钙化和小的海绵状血管瘤等。小血管流空现象常发生于皮质沟回处，常规自旋回波 MRI 表现为同样的圆形低信号流空影，通过追踪连续层面观察到典型的血管行程可供鉴别。钙化多见于双侧苍白球，呈对称分布，CT 扫描表现为高密度，常规 MRI T_1WI、T_2WI 表现为对称低信号；GE 序列上出血病灶的信号强度随着回波时间的延长而持续降低，而钙化信号无明显变化。小的海绵状血管瘤出血的发生率较低，患者出现症状的比例较高，且发病年龄较小，其常见症状是由于脑实质或病变内出血引起的癫痫发作和局灶性神经功能缺损，95% 的海绵状血管瘤可经常规 MRI T_2WI 显示。

第三节　神经影像技术对脑动脉狭窄性病变的诊断

脑部血管或脑部血管相关的颈血管病变可引起缺血性脑血管病，颅内动脉狭窄是缺血性脑血管病的常见原因。欧美国家有 10%～20% 的缺血性脑卒中和 TIA 是由颅内动脉狭窄引起，而亚洲相关报道的比例达 30%～40%；当狭窄超过 70% 者发生缺血性卒中的风险更大。颅内动脉狭窄引起脑卒中的血管病理改变多为纤维化或纤维钙化斑块，而颅外动脉狭窄致脑卒中常由溃疡或不稳定斑块破裂引起。

一、脑动脉粥样硬化性狭窄或闭塞

脑动脉粥样硬化是全身性动脉粥样硬化症的组成部分。粥样硬化斑块的发生与血管的形态学和血流动力学密切相关，血液的流动会对血管壁不断产生各种力的作用，包括切应力、周应力和压应力等。其中切应力认为是与动脉粥样硬化发生最为相关的力学因素。血管分叉部位的低切应力是动脉粥样硬化形成的关键因素。动脉粥样硬化导致管腔狭窄和血栓形成，可见于颈内动脉和椎-基底动脉系统的任何部位，但多见于大动脉分叉和开口处，如大脑中动脉、大脑前动脉和大脑后动脉的起始部，颈内和颈外动脉的分叉处。

　　动脉粥样硬化斑块包括较大的脂质核心、炎性细胞浸润的纤维帽及外膜和斑块内的新生血管。脂质核心由游离胆固醇、胆固醇结晶和胆固醇脂组成,主要来源于血液浸润动脉壁的脂质及泡沫细胞凋亡释放的脂质,较大的脂质核心容易造成斑块破裂及促进血栓形成作用。纤维帽包含细胞外基质成分如胶原、弹性蛋白和来自平滑肌细胞的蛋白聚糖。纤维帽变薄通常是斑块破裂的先兆,可能是由于细胞外基质分解增加或合成减少的缘故。病变进一步发展可见纤维细胞增多和斑块增多,亦可见钙盐沉积,以及内膜破裂、出血和溃疡形成,内膜溃疡处易发生血栓的碎屑可脱落入血流形成栓子。

（一）DSA 表现

　　DSA 检查是评价颅内外动脉狭窄和闭塞的"金标准",能准确显示动脉狭窄的部位、狭窄远端的血流和侧支循环情况等。同时能提供高时间分辨率,观察不同时相的血流动力学改变,是鉴别颅内外动脉完全或不完全性闭塞的可靠方法。缺点是检查过程中需要专业人员进行动脉内插管且相对耗时,动脉内插管过程有一定的风险,主动脉内的粥样斑块脱落后移位,或导管头端形成的小栓子流入脑血管内等,都会增加患者的致残率和致死率。所用的含碘对比剂可能使患者出现过敏反应和肾脏毒性损伤。

　　脑动脉粥样硬化患者 DSA 检查,表现为脑动脉血管异常迂曲延长,因动脉壁粥样斑块存在或管腔内血栓形成,动脉管腔呈局限性不均匀狭窄(图 9 - 3 - 1)。动态观察可见对比剂流动滞缓,狭窄或闭塞的动脉周围可见侧支循环血管网。弥漫性脑动脉粥样硬化者,可见颅内各分支动脉走行僵直,血管转弯处常呈折角,动脉管腔粗细不均匀,动脉末梢的对比剂充盈滞缓或不充盈(图 9 - 3 - 2)。

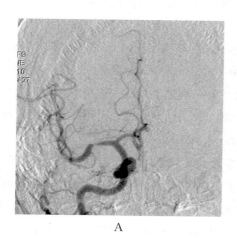
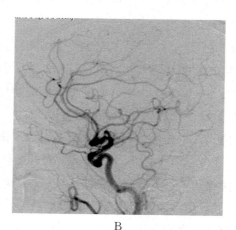

图 9 - 3 - 1　脑动脉粥样硬化性狭窄
右侧颈内动脉 DSA 动脉期前后位像(A)、侧位像(B)示右侧大脑中动脉 M_1 段局限性中重度狭窄

　　在颅内动脉狭窄诊断中,应重点观察常见狭窄的部位,如大脑中动脉 M_1、M_2 段,大脑前动脉 A_2 段,大脑后动脉 P_1、P_2 段和基底动脉。而大脑前动脉 A_1 段、大脑后动脉 P_1 段经常缺如或纤细。颅内动脉狭窄的程度可以用公式计算出:颅内动脉狭窄率(%)＝(1－动脉最

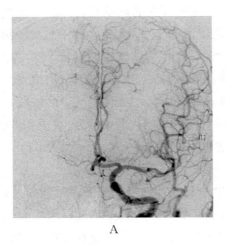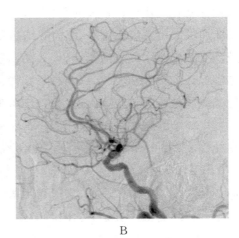

A   B

图 9 - 3 - 2　脑动脉多发性粥样硬化

左侧颈内动脉 DSA 动脉期前后位像(A)、侧位像(B),显示左侧颈内动脉、大脑中动脉及大脑前动脉及其分支走行迂曲、僵直,动脉管腔粗细不均匀、管腔狭窄

狭窄处的直径/近端正常动脉直径)×100%,如果近端动脉出现病变,采用动脉远段最宽的、无扭曲的正常段动脉直径作参考标准。参照北美症状性颈动脉内膜剥离术临床试验标准,颅内动脉狭窄程度分为:正常(0~9%)、轻度狭窄(10%~29%)、中度狭窄(30%~69%)、重度狭窄(70%~99%)或闭塞(无血流)。值得注意的是,区别动脉血管完全性闭塞和假性闭塞具有重要的临床价值,因为只有是动脉严重狭窄者,才适合行血栓动脉内膜切除术。这种情况下 DSA 检查时,应采用减缓对比剂注射速率及延长血管成像时间等方式。

(二) CT 表现

1.常规 CT　常规 CT 检查能排除脑内出血、脑肿瘤和血管畸形等脑部病变。CT 扫描表现为病变段脑动脉血管增粗、迂曲和血管壁钙化,钙化常见于大脑中动脉和基底动脉,其他部位的动脉壁钙化少见。长期慢性脑缺血患者可引起脑萎缩,表现为脑实质厚度变薄,脑沟、脑池的增宽,脑室系统不同程度的扩大。严重动脉粥样硬化者,可致脑动脉狭窄或闭塞,引起脑梗死,CT 表现为梗死区呈低密度灶(图 9 - 3 - 3A)。

2. CTA　CTA 技术可以了解颅内外动脉血管有无狭窄及其程度,可用于介入及手术治疗的病例筛选。与 DSA 检查相比,CTA 检查方法简单易行、创伤性小。能通过多种图像处理技术,逼真显示血管病变的立体形态及与周围结构关系的优点(图 9 - 3 - 3B、C)。其原始图像能直接观察到斑块的厚度、表面情况和钙化斑,其对颅内动脉狭窄发现率高,假阳性和过度诊断率较低,能较好反映颅内动脉狭窄情况。多数情况下 CTA 诊断脑血管性疾病的准确率与 DSA 相比无显著差别。与 DSA 检查结果相比,CTA 检测颅内大动脉闭塞的敏感性和特异性可达 100%;检测颅内大动脉狭窄率大于 50%的敏感性和特异性高。不过 CTA 也存在一定的局限性,如在骨质与血管接近的部位(如颅底周围的颈内动脉、横突孔周围的椎动脉),受部分容积效应的影响,对紧贴骨质的血管显示欠佳,而且后处理时间较长,目前通过减影技术和 CT 的能谱成像功能可以将头颈部的血管与骨质完全分离。CTA 对颅内动脉狭窄诊断存在的偏差有以下特点：多发生在管径小于 2 mm 的动脉；确定是否有轻度狭窄，偏差一般在 20% 以内；多数为高估血管狭窄程度。出现偏差的原因，除设备本身空间分辨率的差别之外，CTA 重建方法、观察角度、窗宽、窗位、斑块结构及管腔内密度等因素也是主要原因。在重建 VR 图像过程中，当颅内动脉狭窄十分严重时，CTA 所采集的数据过少，重建显示的血流比实际要小，所测得的狭窄率比实际要大，有夸大狭窄程度的倾向，甚至在某些患者 CTA 显示脑动脉血管已闭塞，而 DSA 仍显示有血流通过。

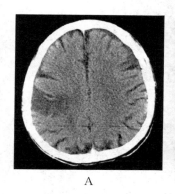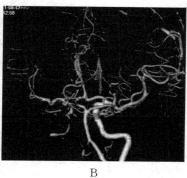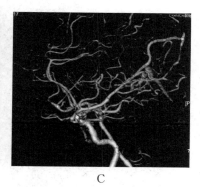

| A | B | C |

图 9-3-3　脑动脉粥样硬化性狭窄并脑梗死

A. CT 平扫示右侧顶叶皮质及皮质下片状低密度灶　　　B、C. CTA VR 图像示右侧颈内动脉普遍性明显狭窄，右侧大脑前动脉、大脑中动脉不均匀狭窄，周围分支减少，右侧大脑后动脉 P₁ 段局部明显狭窄

3. CT 灌注成像　脑缺血早期 CT 平扫难以发现异常，一般在缺血 24 h 后才有较明显的低密度区。CT 灌注成像技术能明显提高早期脑梗死的诊断准确性，多层螺旋 CT 具有很高的时间分辨率和空间分辨率，可同时进行多层面的灌注成像扫描，每次灌注成像扫描所覆盖的范围增大，可以获得代表脑组织的每一个体素的相应灌注参数，如 CBF、CBV、TTP 等。由于 CBF、CBV 的绝对值变化较大，实际计算中多采取对侧半球的相应部位做参考，计算出患侧相对 CBF、相对 CBV。大约 93% 脑梗死患者的脑组织灌注改变早于脑组织形态学变化，与健侧脑组织对比，病灶侧的 CBF、CBV 明显减低、TTP 明显延长。且病灶中心较病灶周边的相对 CBF、相对 CBV 减低。此外，临床上急性脑梗死的快速溶栓治疗就是恢复血流再灌注，挽救具有可逆性的缺血半暗带，CT 灌注成像能明确缺血半暗带的范围，有利于指导临床选择最佳的治疗方案。

脑组织对缺血、缺氧耐受能力很差，当脑动脉发生狭窄或闭塞时，常引起该动脉供血区的脑梗死，但脑动脉狭窄程度与是否发生大面积脑梗死之间无绝对的平行关系。有时脑动脉严重狭窄或闭塞，而该动脉供应区脑组织表现正常或表现为腔隙性梗死；而有时脑动脉中度狭窄，该动脉供血区发生大面积脑梗死，这种结果与脑血管自身调节储备及侧支循环建立的脑血流代偿机制密切相关。临床上应用 CT 灌注成像联合 CTA，来研究单侧大脑中动脉狭窄或闭塞患者脑血流代偿机制表明，大部分患者虽然大脑中动脉不同程度狭窄或闭塞，但其脑血管自身调节储备充足,且侧支循环代偿良好,属于良性灌注不良,预后较好(图9-3-4);但在脑血管自身调节储备不良、合并多血管狭窄或脑底动脉环发育欠佳患者,缺血性脑卒中危险性明显增加。

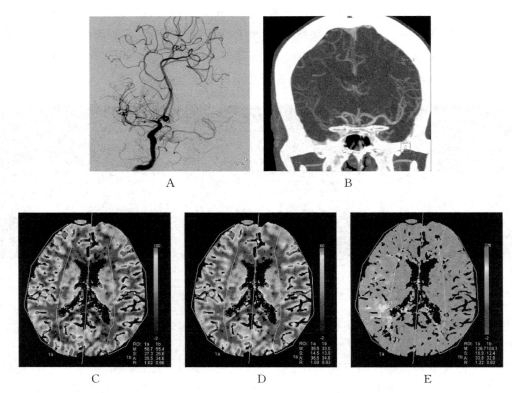

图9-3-4 脑动脉粥样硬化引起脑血流动力学受损
DSA图像(A)、CTA MIP图像(B)示右侧大脑中动脉 M_1 段重度狭窄,周围可见紊乱侧支血管影,CBF图像(C)示右侧大脑中动脉供血区CBF基本正常,CBV图像(D)示右侧大脑中动脉供血区CBV升高,TTP图像(E)示右侧大脑中动脉供血区TTP延长

(三) MRA表现

MRA的基本原理是利用血管内流动的血液在磁共振成像中流入性增强和相位改变的特性,给予射频脉冲激发后对其进行编码、采样而得到的血管影像。目前有TOF和PC两种成像方法,每种又包括二维和三维成像。MRA对患者无创伤,而且不需要用对比剂,就能同时显示双侧颈内动脉系统、椎-基底动脉系统、大脑动脉环及其分支,便于左右侧对比和观察整体脑血管情况(图9-3-5)。在诊断颅内外动脉闭塞和狭窄方面,MRA与血管内超声、DSA检查结果具有高度一致性。MRA的局限性主要是对动脉狭窄程度估计过高,这是由于狭窄处或狭窄远端的涡流和局部磁场不均匀导致颅内动脉的信号丢失,难以和狭窄相区别所致,另外MRA对动脉小血管分支显示差、空间分辨率低,所以它不能完全替代DSA检查。

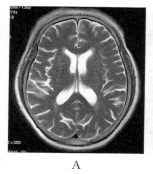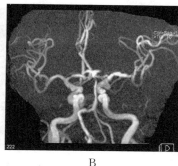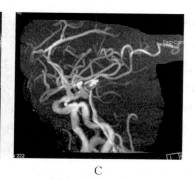

A   B   C

图9-3-5 脑动脉粥样硬化性狭窄、脑缺血并轻度脑萎缩

A. 横轴位 T_2WI 示双侧脑室周围白质缺血灶呈斑片状高信号，双侧脑室对称性轻度扩大，大脑半球表面脑沟稍增宽、增深   B、C. 3D-TOF MRA MIP 图像示双侧颈内动脉、椎-基底动脉及其分支多走行僵直，多处动脉管腔不均匀狭窄

二、 非动脉粥样硬化性脑动脉狭窄或闭塞

动脉粥样硬化是引起脑动脉狭窄的最常见的原因，也是引起卒中的最常见的病因，不过，其很多先天性和获得性病变也可导致动脉狭窄，他们可能是导致缺血性卒中和慢性循环功能障碍的原因。

（一）脑底异常血管网病

脑底异常血管网病的诊断主要依据脑部 DSA 检查，典型表现为颈内动脉远端、大脑前动脉和大脑中动脉近端狭窄或闭塞，伴脑底部烟雾状血管形成和软脑膜上存在异常血管网（图9-3-6）。

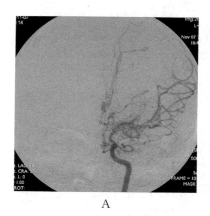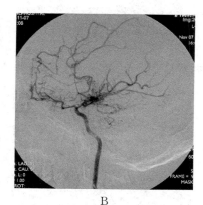

A   B

图9-3-6 脑底异常血管网病

左侧颈内动脉 DSA 动脉期前后位像（A）、侧位像（B）示左侧颈内动脉远端、大脑前动脉和大脑中动脉近端狭窄，周围脑底部见烟雾状侧支血管

Suzuki 等根据 DSA 检查结果将烟雾病的发展分为 6 期：1 期：颈内动脉远段狭窄；2 期：颈内动脉远段狭窄，其余脑动脉扩张，在颈内动脉分叉附近有轻度脑底部异常血管网形成；3 期：颈内动脉床突上段狭窄加重，大脑前动脉和大脑中动脉近端不显影，脑底部异常血管网

清晰显示;4 期:颈内动脉闭塞达后交通动脉水平,大脑前动脉和大脑中动脉部分造影显示,筛板异常血管网形成,颈内动脉周围脑底部异常血管网扩大,来自颈外动脉的侧支循环血管数量增多;5 期:颈内动脉系统的主要动脉消失,颈内动脉闭塞扩展到 C_2 或 C_3 段;脑底部异常血管网明显减少,仅见于颈内动脉虹吸段附近。来自颈外动脉的侧支循环血管数量增多;6 期:颈内动脉虹吸段及以远段完全闭塞,脑底部异常血管网部分消失,仅颈外动脉的异常血管网供血,脑部由颈外动脉和椎动脉参与供血。

CT 扫描表现为脑缺血性和出血性改变。缺血灶多位于大脑前动脉、大脑中动脉供血区,具有双侧分布和多发的特点,多见于大脑半球皮质下区和皮质。后期可见脑萎缩和脑室系统扩张。出血灶可见于基底节区、皮质下区、脑室内和蛛网膜下腔(图 9-3-7)。

CTA 显示不同程度的颈内动脉远端和大脑前动脉、大脑中动脉近端狭窄和闭塞,且多为双侧血管病变,少数为单侧。大多数有脑底部异常血管网形成,表现为密集成堆的网状血管影,边缘模糊呈烟雾状(图 9-3-8)。

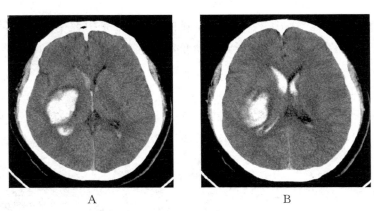

图 9-3-7　脑底异常血管网病引起右基底节区及脑室内出血
CT 平扫示右侧基底节区血肿呈团块状高密度,双侧脑室体部出血呈铸形高密度影

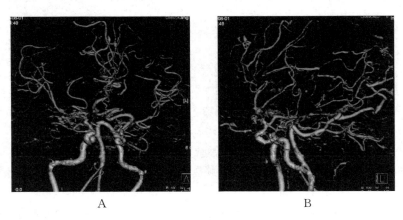

图 9-3-8　脑底异常血管网病
CTA VR 图像示双侧颈内动脉远端、大脑前动脉和大脑中动脉近端重度狭窄,周围脑底部见异常血管网形成。双侧大脑后动脉及其分支增粗,并通过侧支血管参与大脑中动脉分布区供血

MRI 较 CT 更准确地显示脑底异常血管网病进程中所出现的脑组织变化。MRI 可见新鲜和陈旧性脑缺血、脑出血或脑萎缩,且基底节区可见多发点状流空现象,颈内动脉远端、大脑前动脉和大脑中动脉近端的正常流空现象减低或消失(图 9-3-9)。对于儿童大脑基底异常血管网病患者,在诊断脑血管病变方面 MRA 可替代 DSA 检查,高分辨率、快速MRA 可显示脑动脉狭窄和闭塞的存在,同时可显示脑底部多发小血管网、大脑半球的柔脑膜侧支血管和硬脑膜来源的侧支血管等。与常规 DSA 检查比较,MRA 诊断大脑基底异常血管网病的敏感性和特异性分别为 98% 和 100%。

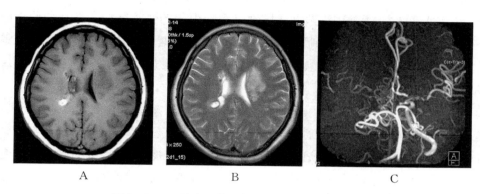

图 9-3-9 脑底异常血管网病合并脑出血及梗死

横轴位 T_1WI(A)、T_2WI(B)示左侧脑室旁白质梗死区呈长 T_1、长 T_2 信号,右侧脑室旁白质及脑室内出血呈短 T_1、长 T_2 信号。3D-TOF MRA MIP 图像(C)示双侧颈内动脉、大脑前动脉和大脑中动脉不同程度狭窄或闭塞,周围脑底部见异常血管网形成;双侧大脑后动脉及其分支增粗

(二)镰状细胞贫血

镰状细胞贫血患者首次卒中应进行 DAS 检查,可显示脑动脉血管表面不光整和中度狭窄,如卒中发作后立即检查可表现为脑动脉血管严重的狭窄或闭塞,常见于颈内动脉远段和(或)大脑中动脉近端,可伴侧支循环血管的形成,类似于大脑基底异常血管网病的表现。有时在脑动脉不典型部位形成多发动脉瘤,这与动脉中膜的变性坏死引起动脉管壁的薄弱和扩张有关。值得注意的是应用对比剂可能会导致病情恶化,因此在造影过程中必须精心准备及对患者实施麻醉保护。

经颅多普勒超声检查镰状细胞贫血患者,可检测到因脑动脉血管狭窄而致的血流速增快。研究表明镰状细胞贫血的儿童患卒中的风险较高,11% 的患儿在 20 岁前发展为缺血性卒中。CT、MRI 检查可显示脑缺血或脑出血病灶,部分患者 MRI 检查显示大脑半球皮质下多发病灶,与多发性硬化的表现难以鉴别。1%～2% 患者可见蛛网膜下腔出血,多数与动脉瘤或扩张的侧支循环血管破裂有关。在评价脑动脉血管方面 MRA 检查最安全有效,能明确脑动脉狭窄部位和发生的侧支循环血管网。

(三)脑血管炎性病变

脑血管炎性病变属于获得性脑血管病变,可伴有脑血管的狭窄或闭塞,这包括不同类型的相对少见的疾病。病理学共同表现为血管壁炎性改变:即血管壁的炎症、坏死和纤维化,导致血管狭窄、继发血栓形成及血管闭塞。DSA 是检查此类疾病的最基本方法之一，它能显示病变血管腔形态学的改变，如动脉狭窄、动脉瘤形成和动脉闭塞等，但不是诊断的金标准；CT 和 MRI 可显示血管炎性病变引起的脑组织继发性损伤。尽管该组疾病各有特点，总体上仍缺乏影像学诊断特异性，必须结合相关的临床、实验室检查等进行综合分析。根据病因的不同，血管炎性病变分为感染性和非感染性。

1. 感染性血管炎性病变　在感染源性的血管壁损伤病变中，最常见的感染源是细菌性疾病（脑膜炎），其次为结核性血管炎，以及真菌性、病毒性和梅毒性血管炎等。

（1）细菌性动脉炎：通常因细菌性化脓性脑膜炎引起的血管壁病变是一种严重的并发症，更常见于儿童。病原体为流感嗜血杆菌，有 1/4 患者引起缺血性卒中。DSA 检查最常见的表现为脑底部动脉狭窄，远段动脉亦可受累。CT、MRI 检查可见大脑皮质、皮质下及基底节区多发性梗死灶。

（2）结核性动脉炎：结核性脑膜炎可引起脑血管病变，炎性渗出物损害血管外膜，进一步发展损害整个血管壁，引起坏死性血管炎、血栓形成及血管闭塞。脑动脉、毛细血管和静脉均可受累。28%～41%结核性脑膜炎患者合并有脑动脉炎，结核性脑动脉炎可广泛累及大脑动脉，包括大、中、小动脉血管，并且大部分可累及两侧脑动脉血管。DSA 检查显示脑底部动脉、尤其以颈内动脉床突上段和大脑中动脉近段狭窄或闭塞，但对诊断无特异性。CT、MRI 检查常见多发性脑梗死，梗死部位多见于大脑中动脉供血区，以脑室旁、基底节区和颞叶为好发部位，两侧大脑半球可同时受累。增强扫描同时可见颅内结核瘤、基底池脑膜增厚、强化并钙化等。

（3）真菌性动脉炎：真菌感染可分为致病性真菌感染和机遇性真菌感染，中枢神经系统不同的真菌感染性损害可引起脑动脉炎。① 球孢子菌病可引起柔脑膜充血、增厚，基底池肉芽肿性脑膜炎及继发性脑积水。脑膜炎可继发脑动脉炎，进而出现动脉闭塞和脑梗死。DSA 检查显示非特异性的脑动脉狭窄；CT/MRI 平扫显示基底池等密度/等信号的肉芽组织，脑实质内可见多发性灶性梗死区。② 放线菌病可引起脑动脉血管壁的直接侵犯，导致血管破裂和多发性脑出血。DSA 检查可显示脑动脉狭窄；CT 和 MRI 表现取决于脑出血的时期及出血吸收状态，典型表现为多发小灶性病变。

（4）病毒性动脉炎：临床上某些病毒性脑炎可引起脑动脉损害，常见于单纯性疱疹脑炎。病理学上可引起出血、脑膜炎及坏死性脑炎，可侵及脑的任何部位，多见于颞叶和顶叶。脑膜炎和脑炎可继发脑动脉炎，引起动脉狭窄、血栓形成及脑梗死，但影像学表现无特异性。

（5）梅毒性动脉炎：累及中枢神经系统的梅毒称神经梅毒，常由脑膜、脑沟的小血管动脉内膜炎所引起，可表现为脑膜血管型梅毒，出现脑膜增厚，并侵及脑皮质静脉和动脉，大脑中动脉的分支是梅毒性动脉炎常见受侵部位，CT、MRI 表现为脑缺血或脑梗死（图 9 - 3 - 10）。梅毒性树胶肿系由肉芽肿形成的肿块，较少见。

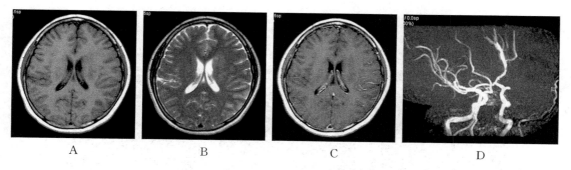

图 9-3-10 梅毒性脑膜血管炎并脑梗死

A. 横轴位 T_1WI 示左侧颞叶、枕叶及基底节区多发斑片状低信号　　　B. 横轴位 T_2WI 示左侧大脑半球多发病变呈高信号　　　C. 增强扫描横轴位 T_1WI 左侧大脑半球多发病变均无明显强化，邻近脑表面脑膜增厚并明显强化　　　D. 3D-TOF MRA MIP 图像示左侧大脑中动脉主干及分支重度狭窄或闭塞

2.非感染性血管炎性病变　非感染性血管炎性病变是一组相对广泛的血管壁疾病,血管壁损害的病因和主要发病机制有所差异。病原学包括自身免疫疾病(如系统性红斑狼疮、结节性多动脉炎、Wegener 肉芽肿、贝赫切特病)、滥用药物和放射治疗等。血管壁受炎性细胞浸润,同时出现与神经肽类释放有关的血管舒缩反应性增加,导致血管狭窄;此外,正常血管内皮抗凝血功能的缺失容易产生血栓,患者会出现脑缺血和血栓性梗死,血管壁反应能力的改变可导致血管壁撕裂或破裂,引起颅内出血。临床上患者的表现症状各异,包括头痛、短暂性脑缺血发作、脑缺血、脑出血、癫痫和行为改变等。MRI 表现为双侧大脑皮质和白质多发病变时,提示有血管炎性病变;皮质的受侵有助于和脱髓鞘性脑白质病鉴别。临床上 MRA 可作为血管炎的筛查,检查结果不如脑血管造影敏感。DSA 检查约 20% 的患者表现脑动脉异常,包括节段性狭窄、微小动脉和血管呈串珠样改变等。

(1) 系统性红斑狼疮:是一种复杂的多系统自身免疫性、非器官特异性的炎症和结缔组织病。25%～75% 的系统性红斑狼疮(SLE)患者中枢神经系统受累,产生各种中枢神经系统症状,称之为 SLE 脑病。SLE 脑病的发病机制非常复杂:① SLE 患者的自身抗体、血小板与血管壁的相互作用导致中小血管的血栓形成。② SLE 可广泛累及各种动脉,当脑动脉受损害时,引起急性坏死性血管炎,造成动脉狭窄甚至闭塞;同时心脏病变引起的脑灌注下降和肾脏病变引起的高血压,加重脑动脉损害;患者常出现多发性脑梗死,甚至伴发脑出血。

所有 SLE 患者中通常仅 7% 左右患者的血管受累。DSA 检查脑内大动脉血管变化多样,可表现为正常、轻度狭窄或重度狭窄,并伴有梭形动脉瘤,以及多发性、进展性脑动脉血栓形成。SLE 脑病患者的脑部可表现为弥漫型病变、局限型病变和脑萎缩,病变分布在单侧或双侧大脑半球皮质、皮质下、基底节区和脑干等部位。CT 表现为弥漫性点、片状低密度影,以低密度脑梗死常见,增强扫描可见病变边缘轻度强化。MRI 表现为多发的斑点状、条状异常信号,T_1WI 呈等或低信号、T_2WI 呈高信号,周围无水肿。T_2WI 上脑白质区多发高信号病灶主要位于皮质和皮质下区,脑室周围结构仍较完整,这有助于和多发性硬化鉴别(图 9-3-11)。35%～70% 患者表现为弥漫性脑皮质萎缩,为脑内小血管病变引起脑实质长期缺氧所致。少数患者表现为尾状核头、基底节对称性钙化以及脑内小血肿或蛛网膜下腔出血。

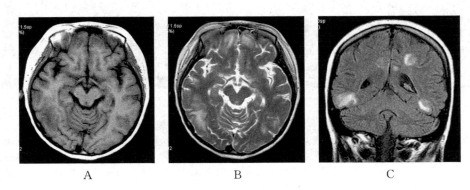

A B C

图 9-3-11 系统性红斑狼疮性脑病

横轴位 T_1WI(A)示双侧额叶、颞叶及枕叶皮质及皮质下多发斑片状低信号,横轴位 T_2WI(B)、冠状位 FLAIR(C)示双侧大脑半球多发病变呈高信号

(2) 结节性多动脉炎:是累及中等或小动脉的一种非肉芽肿性的坏死性血管炎。全身各组织器官的中小动脉均可受累,典型的表现为多器官损伤(心脏、关节、胃肠道、眼部),并血管壁中层坏死导致微小动脉瘤形成,临床上表现无肺脏受累、无肾小球肾炎及抗中性粒细胞胞质抗体。病变进展期有 45% 的患者中枢神经系统血管受累,DSA 检查可见病变动脉管腔不规则、节段性狭窄和多发小动脉瘤,后者是结节性多动脉炎的特征表现。CT 和 MRI 可见脑梗死或脑出血表现。

(3) 多发性大动脉炎:是一种大血管的慢性、非特异性炎症,主要累及主动脉及其主要分支,导致受累动脉不同程度的狭窄甚至闭塞。根据病变部位大动脉炎可分为:头臂动脉型、胸腹主动脉型、广泛型和肺动脉型。病理学上早期血管壁为淋巴细胞、浆细胞浸润,偶见多形核中性粒细胞及多核巨细胞。受累动脉管壁不规则,不同程度地向心性或偏心性增厚导致管腔狭窄或闭塞(图 9-3-12)。少数患者因炎症破坏动脉壁中层弹力纤维及平滑肌纤维坏死,而致动脉扩张,形成假性动脉瘤或动脉夹层。颅内血管受累以颈动脉为主,远端血管少见。CT 和 MRI 可用于显示晚期脑内继发损伤改变,如脑梗死等。

(4) 肉芽肿性动脉炎:是一种原因不明的全身性系统性肉芽肿性疾病,可伴发哮喘、嗜伊红肉芽肿和血管闭塞,血管炎性损伤累及中等和小动脉。在中枢神经系统常伴发颅内肿瘤和感染,可累及颅内的动脉,大脑中动脉、大脑前动脉可见狭窄,形成串珠样改变,但闭塞少见。也可发生特发性、孤立性中枢神经系统血管炎,其影像学表现无特异性,DSA 检查显示颅内动脉节段性狭窄,MRI T_2WI 显示脑白质多灶性高信号。

(5) 神经结节病:结节病患者中约 5% 伴发中枢神经系统受累。中枢神经系统结节病可能是由于肉芽肿浸润柔脑膜小血管,并沿血管周围间隙浸润至脑实质所致。结节病累及脑实质 MRI 主要表现为:① 多发无强化的脑室周围白质病变,T_2WI 上呈高信号,与多发性硬化难以区分。② 强化的肿块样病变,常伴有邻近柔脑膜受累,T_2WI 上呈低信号。柔脑膜受

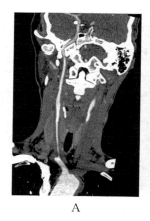 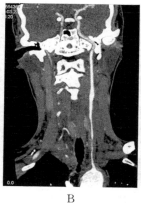 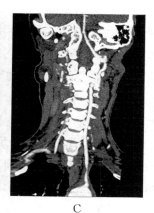

图 9-3-12 多发性大动脉炎

CTA MPR 冠状面图像示双侧颈总动脉、颈内动脉及椎动脉管壁不同程度增厚,轮廓毛糙,动脉管腔呈中重度狭窄

累为中枢神经系统结节病最常见的表现,好发于脑底部的脑膜,增强扫描表现为柔脑膜增厚及明显强化。病程中可见脑动脉血管壁非坏死性炎性浸润,也可见脑膜动脉受损,DAS 检查可见脑动脉非特异性狭窄。

(6) Wegener 肉芽肿:是以呼吸道坏死性肉芽肿、肾小球肾炎及其他器官受累为特点的系统性疾病,病理特点为坏死性小血管炎,小动脉、小静脉和毛细血管壁炎性细胞浸润,血管周围组织栅栏样排列的坏死性肉芽肿。22%~54% 的患者中枢神经系统受累,累及颅内动脉可引起缺血性脑血管病,累及颅内静脉导致静脉窦血栓形成,并继发颅内压增高。DSA 检查表现为非特异性动脉管腔不均匀狭窄和闭塞。CT 和 MRI 表现无特异性,常表现为脑梗死。

(7) 贝赫切特病(Behcet disease):是病因不明的多系统的慢性反复发作性疾病,几乎所有组织都可出现炎症性血管周围炎,可影响眼、皮肤、黏膜、关节、血管系统(主要是静脉)、肺、胃肠道和神经系统。临床上以反复的口腔、生殖器溃疡、眼葡萄膜炎和结节性红斑为特点。有 10%~45% 的贝赫切特病患者累及中枢神经系统,依据受累部位主要分为实质型和非实质型。影像学诊断主要依靠 MRI。① 实质型神经贝赫切特病患者,急性期病理表现为大量炎性细胞浸润的脑膜脑炎,脑干、丘脑、基底节和脑白质不同程度受累。MRI 检查特征性表现为脑干上部病变,并延伸到一侧丘脑和基底节区,病变在 T_1WI 呈等信号或低信号,T_2WI 呈高信号,增强扫描病变有强化伴周围水肿。对于伴有弥漫性脑膜脑炎患者,表现为 T_2WI 颞叶、额叶和下丘脑区域皮质下白质高信号病变。急性期的 MRI 异常表现具有可逆性,且常与临床改善相关,被认为是由于血-脑屏障可逆性的破坏而不是胶质增生或梗死所致。进展期可见后颅窝结构、特别是脑干明显萎缩。② 非实质型神经贝赫切特病患者,可出现静脉窦血栓、上腔静脉阻塞、动脉闭塞、动脉瘤等,偶尔出现动脉内血栓。患者可表现为自发性颅内高压,常规 MRI 检查基本正常,MR、CT 静脉血管成像,容易见到脑静脉窦血栓存在。

(8) 医源性动脉炎：一些药物可引起血管炎，基本的病理机制是药物对血管壁的直接毒性损伤和超敏反应。血管的病理变化包括血管痉挛、狭窄和闭塞，患者可出现癫痫发作、缺血发作和卒中等；严重者可出现血管壁坏死，继而导致脑出血甚至死亡。苯丙胺可引起坏死性脑血管炎及动脉瘤形成，甲基苯丙胺可引起脑血管痉挛，滥用非法药物如可卡因和海洛因等，可引起脑血管痉挛和狭窄等。

(9) 放射性血管病：放射治疗可引起血管壁结构变化，如血管内皮变性、内膜纤维化和中层的纤维增殖性增生，并可出现动脉粥样硬化样改变、伴钙化的微血管病和大动脉管腔进行性狭窄，放射治疗还可引起脑组织放射性坏死和胶质增生。放射治疗被认为是开始治疗后数月和数年后出现卒中的直接原因，DSA 检查表现为受损脑血管不规则狭窄和阻塞。CT、MRI 表现为脑梗死、放疗后脑坏死和弥漫性胶质增生等。

(季学满)

参考文献

[1] 程晓青，左长京，田建明，等. 64 层螺旋 CT 血管成像在脑血管疾病中的应用[J]. 医学影像学杂志，2008,18:113 - 116.

[2] 韩建成，高墙毅，林燕，等. 缺血性脑卒中患者脑内微出血的磁共振成像研究[J]. 中华老年心脑血管病杂志，2008,10:181 - 184.

[3] 刘鹏飞，崔英哲，高培毅，等. 脑血管病患者脑微出血磁共振成像筛查及相关因素的分析[J]. 中华老年心脑血管病杂志，2009,11:101 - 107.

[4] 申宝忠，王丹，孙夕林，等. MR 磁敏感成像在脑内出血性疾病中的应用[J]. 中华放射学杂志，2009,43:156 - 160.

[5] 程晓青，田建明，左长京，等. CT 灌注联合血管成像分析单侧大脑中动脉狭窄或闭塞患者脑血流代偿机制[J]. 中国医学影像技术，2009,25:1988 - 1991.

[6] 王彦民，舒圣捷，刘白鹭. 64 层螺旋 CT 血管造影对烟雾病的诊断价值[J]. 医学影像学杂志，2009,19:385 - 387.

[7] 范文辉，杜柏林，常耀祖，等. 烟雾病的临床特点及 DSA 表现[J]. 临床放射学杂志，2009,28:1477 - 1479.

[8] 刘焕琥，潘旭东. 镰状细胞贫血及其血液动力学改变[J]. 中国卒中杂志，2008,3:128 - 130.

[9] 王勋，张黎明. 神经白塞氏病[J]. 国际神经病学神经外科学杂志，2008,35:249 - 252.

[10] McKinney AM, Palmer CS, Truwit CL, et al. Detection of aneurysms by 64 - section multidetector CT angiography in patients acutely suspected of having an intracranial aneurysm and comparison with digital subtraction and 3D rotational angiography [J]. AJNR Am J Neuroradiol, 2008, 29:594 - 602.

[11] Li Q, Lv F, Li Y, et al. Evaluation of 64 - section CT angiography for detection and treatment planning of intracranial aneurysms by using DSA and surgical findings [J]. Radiology, 2009, 252: 808 - 815.

[12] Kornienko VN, Pronin IN. Diagnostic neuroradiology [M]. Berlin: Springer - Verlag, 2008,

176 - 188.

[13] Hanggi D, Steiger HJ. Spontaneous intracerebral haemorrhage in adults: a literature overview [J]. Acta Neurochir (Wien), 2008, 150:371 - 379.

[14] Al - Shahi Salman R, Labovitz DL, Stapf C. Spontaneous intracerebral haemorrhage [J]. BMJ, 2009, 339:284 - 289.

[15] Ueno H, Naka H, Ohshita T, et al. Association between cerebral microbleeds on T_2^* - weighted MR images and recurrent hemorrhagic stroke in patients treated with warfarin following ischemic stroke [J]. AJNR Am J Neuroradiol, 2008, 29:1483 - 1486.

[16] Nguyen - Huynh MN, Wintermark M, English J, et al. How accurate is CT angiography in evaluating intracranial atherosclerotic disease [J]. Stroke, 2008, 39: 1184 - 1188.

[17] Al - Araji A, Kidd DP. Neuro - Behcet's disease: epidemiology, clinical characteristics, and management [J]. Lancet Neurol, 2009, 8:192 - 204.

第十章 脑电活动检查与脑卒中

第一节 概 述

尽管 CT 与 MRI 等影像技术广泛使用,然而脑电生理检查仍然是脑卒中患者的重要检查手段,它是研究脑卒中发生以后,疾病对原有的脑电活动产生了哪些影响,以判断其脑功能有些什么变化,脑电活动的检查有自发脑电活动(通常所称的脑电图)和诱发脑电活动(表 10-1-1)。这些变化在 CT 或 MRI 上尚未见到明确病变前即可显示出来,因此,脑电生理学检查与影像学检查是两种不同但可互相补充的检查方法。

脑卒中病灶本身,由于神经元的死亡,故无脑电活动,而远离卒中灶的正常脑组织产生的是正常脑电活动,脑卒中后异常脑电活动来源于卒中灶周围的受损组织,它存在着组织缺血缺氧与代谢障碍,其程度与距离卒中灶的远近相关,即邻近卒中灶周围的受损最重,而接近正常脑组织的受损边缘区损害最轻,这种受损程度与卒中灶距离所呈现的梯度改变亦反映在脑波中,即从邻近卒中灶向外到接近正常脑组织的脑波依次为低平 δ 波、δ 波、θ 波和懒波。受损区经过治疗而复原,或恶化致受损神经元死亡,异常的脑电活动均可消失,只有少数因受损区组织恢复不完全而遗留较持久的脑电活动异常,因此脑卒中后异常脑电活动,有经时变化的特征。

脑电活动的改变早于形态学的改变而恢复又迟于形态学,说明它更接近于损伤后代谢的恢复过程。α 波的增减与 r-CBF 呈正相关,θ 波的增减与 r-CBF 呈负相关。8~9.5 Hz 频段的 α 波与脑氧代谢率(CMRO$_2$)呈正相关,而 10~12.8 Hz 频段的 α 波与 CMRO$_2$ 无相关性,δ 波与 CMRO$_2$ 呈负相关,θ 波的相关性比 δ 波差。虽然脑缺血时各频段脑电活动改变的生理学机制尚不清楚,但目前的研究已注意到快节律(α 与 β)消失可能表示灰质缺血,而慢频率的增加可能由于白质缺血所引起的皮质传入阻滞所致;脑缺血时通常灰质与白质均累及,因此同时出现快节律的减少和慢波的增加。人的平均脑电活动频率与氧的摄取相关($r=0.78$),它与灰质氧的摄取密切相关,($r=0.68~0.76$),而与白质的相关性甚低($r=0.3$)。

总之,脑卒中的脑电活动与局部脑血流量(r-CBF)氧合作用和葡萄糖代谢等密切相关。

因此脑电活动可较 r‐CBF 更好地反映脑代谢,是一个较好地评估脑功能的方法。对许多脑卒中患者来说,在发生卒中前,其基础疾病如脑动脉硬化、糖尿病、高脂血症以及血液流变学的高凝状态等,均已对患者的脑电活动产生了影响。

表 10‐1‐1　自发与诱发脑电活动检查的区别

	脑电图	脑诱发电位
脑电性质	自发产生	诱发引出
脑电强度	较强(20~100 μV)	较弱(0.1~10 μV)
图形特征	连续性且随时间变化	限程性,有锁时关系
图形含义	生理性	生理性、心理性、解剖
记录条件	无特殊信号刺激	需特殊信号刺激
记录手段	直接放大	同步叠加放大
分析内容	频率、波幅、波形位相及其他	潜伏期、波幅、波形和其他

第二节　脑电图在临床脑血管病中的应用

脑卒中后脑电图的改变与卒中类型、起病缓急、病变部位、病变范围与受检早晚有关,多为局限性异常,重症患者可伴广泛性异常,异常脑波主要表现为懒波与慢活动增多。由于卒中前的基础疾病对脑电的影响,因此卒中患者脑电图诊断宜采用阳性诊断标准,即以广泛中度以上的异常或局限性异常作为阳性病例看待。

脑叶卒中常呈明显的局限性异常,阳性率高,定位准确性好;而皮质下卒中由于脑波向头皮传递过程中的衰减而阳性率较低,而且接近中线之病变还可表现为双侧脑波异常,定位准确性差;脑干卒中如不继发脑脊液循环障碍,一般脑波无明显改变。卒中患者早期检查阳性率高,1~2 个月后检查阳性率明显降低。脑出血性率最高,而单纯的蛛网膜下腔出血,一般脑波均为正常。

脑卒中的异常脑波,往往超过影像学病变范围,还可因为盗血、局部病理变化通过投射纤维、反射性地波及同侧或对侧半球,出现远隔部位的脑电图改变。脑卒中异常脑波的恢复,常常依次为广泛性异常的消失、局限性慢波的消失、最后懒波消失而恢复为正常脑电图。

一、脑电图在缺血性脑血管病中的应用

脑电图对缺血性脑卒中患者,有 CT 或 MRI 所不能替代的作用。

早在 20 世纪 30 年代,人们就已认识到脑缺血时脑电活动会发生变化,表现为:① β 活动下降。② θ 和 δ 活动增加。③ 正常 α 节律消失。④ 全脑波幅降低。20 世纪 80 年代 r‐CBF 的研究表明脑缺血程度与脑电活动呈次序性相关,其功能障碍阈的顺序为:r‐CBF 为 20 mL/(100 g · min)时体感诱发电位波幅降低,18 mL/(100 g · min)时脑电活动的快频率(β、α 波)消失,15 mL/(100 g · min)时慢频率(θ、δ 波)增加,突触后诱发反应消失,12 mL/

(100 g·min)时出现平坦波,突触前诱发反应消失。低血糖亦影响脑电活动,当血糖降到 2.7～4.4 mmol/L 时,脑电活动表现为慢波背景,如果出现低平波,这不仅提示严重低血糖,也预示将迅速发生神经元的坏死。在缺血和缺氧而产生平坦脑电活动时,可伴有阳离子分布的改变,细胞内游离钙增加,从而导致了不可逆的细胞损伤。20 世纪 90 年代动物实验又证明,r-CBF 降到 23～20 mL/(100 g·min)时,脑细胞膜的结构仍完整,其产生的能量仍能维持细胞内外离子的平衡,如及时增加脑血液供应,其产生的脑电活动改变和瘫痪均可恢复,低于 19～15 mL/(100 g·min)时,则可产生不可逆的瘫痪。

（一）脑缺血的超早期诊断

近年超早期的溶栓治疗在脑缺血患者中取得了良好疗效,但其治疗窗限于发病后 3～6 h,因而超早期诊断成为关键问题。脑缺血后,缺血区组织内水肿形成(超早期主要为细胞毒性脑水肿),脑组织含水量每增加 1%时,CT 值就改变 2.5～2.6 HU,只有当水肿达到一定程度时,才能辨认出缺血病灶,所以脑缺血 24 h 内,只有半数患者 CT 阳性;MRI 亦在发病 6～12 h 后才有阳性所见,它们均难以满足超早期治疗的需要,而脑电图在缺血后即有异常表现,特别是皮质缺血,早期阳性率可达 76%。当脑电图有局限性慢波或懒波,结合临床可以帮助确立脑缺血超早期溶栓治疗的决心。

（二）影像学正常的卒中患者的脑电图检查

在发病 1 d 后做 CT 检查,或发病 12 h 后做 MRI 检查,仍有部分患者为阴性。在脑缺血后 2～3 周,由于病灶周围侧支循环的建立,巨噬细胞浸润及周围胶质细胞增生和肉芽组织形成,使梗死区呈现一过性的等密度,CT 呈假阴性,亦称为 CT 的模糊效应。对脑缺血甚为敏感的 MRI,其阳性率为 81%～94%,Mark 报道 7 例已明确由血管病变引起的脑缺血,发病 24 h～7 d(除 1 例 12 周外)的 MRI 检查均为正常。这些影像学正常患者,如缺乏明确的定位症状,如轻偏瘫不伴皮质症状、脑干功能障碍或单瘫等,脑电图检查可帮助其明确病变及定位。

（三）颈动脉内膜切除术中脑缺血的监护

在颈动脉内膜切除手术中,脑电图是监测脑缺血的敏感手段,Blume 报道 176 例术中做颈动脉夹闭时,有 35 例出现脑波异常,其中 22 例重度异常患者中有 2 例术后有神经功能障碍。术中动脉夹闭时,14%～30%患者可见麻醉诱发的快活动衰减,如其波幅降低大于 50%时,不论是否伴有多形性 δ 波,均与术后神经功能缺损相关,上述脑波改变如持续 30 min 以上,就可发生不可逆的后遗症。因此当术中出现上述脑波变化时,应及时采取措施,如建立短路、升高血压、防止血栓形成、提高氧合作用、改变麻醉深度或迅速结束手术。脑电图检查亦可用于术前准备,可用压颈试验时做出的脑电图的图形了解脑侧支代偿功能,如代偿欠佳,可做压颈训练,以促进侧支代偿的改善,特别是促进各动脉支的分水岭区软脑膜广泛的吻合支开放增加,以利择期手术。

（四）儿童脑底异常血管网病的脑电图

脑底异常血管网病是两侧颈内动脉末梢部狭窄或闭塞,并伴脑底异常血管网形成的罕见的脑血管畸形,推测为感染后诱发的全身免疫性动脉炎,小儿患者尤为多见。小儿烟雾病脑电图,可表现为背景脑波受抑制、单一节律性前头部或后头部高幅慢波、多节律性局限性慢波及普遍性的低幅慢波等,但是最具特征的脑电现象是再次慢波增强(rebuild up),它只在本病的小儿患者中见到,而且其他任何病种均无此现象。

再次慢波增强在小儿烟雾病的早期和中期出现,在过呼吸(不论有慢波建立)停止 $50\sim$ 100 s 后再次出现(或出现)高幅慢波,开始为一侧性背景脑波抑制,接着呈现一侧性不规则慢波,有的逐渐转为普遍性 $0.7\sim4$ Hz 大慢波,多数不同步。与过呼吸中出现的慢波相比,前者脑波比后者慢而不规则,部位与波形易变,睁眼不抑制,有时再次慢波增强 $1\sim3$ min 后又出现低—中幅的一侧偏胜的慢波,以后再逐渐消失。少数患者在过呼吸停止 30 min 内有一侧的脑波抑制。上述特征性脑波,可在 $70\%\sim90\%$ 的患儿中见到,其机制被解释为过呼吸后脑部出现了动态性的脑供血不足,即过呼吸产生低 CO_2 血症使皮质血管收缩,皮质缺氧产生慢波,过呼吸停止后,皮质血管继发性扩张,引起烟雾状血管网深部脑缺血,形成了来自深部的再次慢波增强,这种血管反应亦可能与交感神经兴奋性增高有关。另一种说法认为由于过呼吸中 PCO_2 降低,致使过呼吸停止后出现呼吸抑制,反使 PCO_2 升高而引发再次慢波增强。还有学者认为与脑血液循环功能不全有关,因为 SPECT 测定发现过呼吸后皮质 PCO_2 与脑血流量均降低,过呼吸后脑血流量恢复延迟而引起再次脑波增强。

（五）对脑缺血有相对的应用价值

1. 判断脑缺血的好转与恶化 对脑缺血患者用脑电图监护作为指导治疗的手段已在临床应用,然而在实践中有很多困难,即使是熟练的脑电图医师均感到持续地用肉眼观察来分析描记结果是很劳累的,而且往往不可避免地发生遗漏,而定量分析由于其本身的某些缺陷而影响其使用,另外为了有效地指导治疗,脑电图变化应在临床上不可逆的恶化发生前取得,但这种要求并不能完全得到保证。脑电图检查可对脑缺血患者提供预后评估,特别是系统的脑电图追踪,然而从能独立地判断脑缺血的预后能力来讲,其有效性比不上临床或影像学资料。

2. 鉴别皮质或皮质下缺血 对轻偏瘫患者弄清缺血在皮质还是皮质下或是脑干梗死所引起,对于治疗选择是有益处的,因为皮质梗死常由动脉动脉栓子引起,可做抗凝治疗或做颈内动脉内膜切除手术,而皮质下梗死常由高血压或糖尿病的小动脉病变引起,不宜采用上述治疗。皮质梗死脑电图敏感性 76%,特异性为 82%,而腔隙性梗死敏感性只有 9%。然而小的皮质梗死脑电图亦可正常,因此用脑电图区别皮质或皮质下梗死,并非绝对可靠。

3. 弄清缺血病灶的新旧 对病史不详患者弄清病灶新旧对治疗至关重要,动脉粥样硬化患者可有多发性缺血灶,除非病灶周围有明显水肿,影像学难以判断病灶新旧。由于卒中患者脑电图有经时改变的特征,做脑电图动态追踪检查证明大多数脑缺血的异常脑电图均在 $1\sim3$ 个月后恢复正常,但少数慢波的增多和正常背景活动的丧失亦可保持数月或数年,因此用脑电图判断梗死病灶的新旧是有一定程度的参考价值。当然若出现周期性一侧性痫样放电,那肯定为新的脑卒中。

4. 缺血动脉之判断　颈内动脉闭塞时典型的脑电图改变是头部前 1/4 的广泛性 δ 活动,在颞区最明显,但难于同大脑中动脉闭塞相区别,因为按国际 10～20 电极放置系统,额极与额部电极均置于大脑中动脉区域,而非大脑前动脉区域。枕部 α 节律的减少或消失可能提示脑后部缺血,然而事实上它是非特异性表现,亦可见于任何部位的大的缺血或作为前循环卒中的残余征象。严格讲来,大脑前动脉梗死可有双额慢波或额部间歇性节律性 δ 活动,大脑后动脉梗死则引起枕部慢波、α 节律的同步反应不对称。此外,往往缺血灶对侧亦有脑波改变,这可能是经半球联络不能、脑肿胀压迫上脑干或因意识障碍引起,这些均可影响对缺血动脉的判断。

二、 脑电图在出血性脑血管病中的应用

(一)筛选无半球表现的颅内出血

自从 MRI 广泛使用以后,发现了无半球症状和体征的颅内出血,在一份 3 000 余例的头颅 MRI 资料中发现,无症状脑出血占 0.6%,在脑血管病患者中占 1.5%,在脑出血中占 9.5%,这些患者常以突然发生的头痛或头昏起病,作者曾遇见此类患者共 17 例,均在常规脑电图发现局限性异常后做 CT 而检出。1 例一侧底节出血伴陈-施呼吸患者,其 α 节律只出现在健侧半球,进一步证明 α 节律的维持与丘脑皮质纤维有关。

(二)老年脑瘤的检出

随着老龄人口增多,老年脑瘤越发多见,它常以突发的精神异常或脑出血形式发病,因而脑出血与瘤卒中的鉴别诊断在临床上常常遇到,脑电图的系列追踪对两者区别有用,因为瘤出血脑电图表现的广泛性异常伴局限性异常会持久存在,而脑出血后的异常脑电图,常随时间的推移逐渐改善直到恢复正常。

(三)早产儿及新生儿脑内出血的脑电图

尸检证明脑室或伴脑室周围出血的早产儿中,80% 有脑实质损害,大多数异常脑电图与其病理形态学改变的严重程度相关。新生儿颞区阳性尖波以往认为与新生儿出血性颅内疾病有关,近年来认为这是一个临床意义不肯定的软体征。

(四)蛛网膜下腔出血的脑电图

颅内动脉瘤破裂引起的蛛网膜下腔出血的急性期脑电图中 δ 波数量,对患者手术后转归有预言作用,蛛网膜下腔出血后 4～14 d 间脑电图复查由正常转为异常,或异常程度加重,提示可能有脑血管痉挛,在稍后时间若出现对称性或非对称性额部慢节律或局限性皮质抑制,则可能出现了进行性脑积水。

三、 脑卒中后癫痫的脑电图

10%～20% 的脑卒中患者伴卒中后癫痫,少数卒中患者尚以癫痫发作作为其首发症状,多见于出血性卒中,尤其是大脑半球凸面出血。

卒中后癫痫有时难于与其他急性疾患的不随意运动、去大脑强直以及缺氧或尿毒症所引起的肌阵挛相区别,这就需依赖脑电图确诊。脑卒中后癫痫最有特征性的脑波是周期性一侧性痫样放电(PLED),它可见于发作期或发作间期。PLED 常伴有意识改变,但意识改

变亦可能是卒中本身引起,如果伴有持续性对侧局灶性运动发作(部分性发作状态),那么肯定是发作期。在严重脑损害和癫痫状态后期,有些患者可有轻微的运动表现如面肌抽搐或眼震,这些患者脑电图有周期性普遍性痫样放电(PED),但可完全不对称,一侧波幅高,另一侧波幅低。事实上脑电图可有从 PLED 到 PED 种种过渡形式,因此对所有意识障碍的 PLED 和 PED 患者,尽管缺少明显的发作期的运动表现,仍应给予抗癫痫治疗,而对无明显行为改变的发作间期有散在性尖棘波患者则毋需用抗痫药物。总之脑卒中后脑电图持久性地反复出现痫样放电者应警惕为卒中后癫痫。

四、 脑卒中昏迷的脑电图

脑卒中后,特征性的睡眠波形普遍受到抑制,尤其是睡眠纺锤波,此外尚可见到 14 Hz 或 6 Hz 阳性棘波。脑卒中后睡眠结构分析可见总的睡眠时间增多,但深睡眠(NREM 睡眠之Ⅲ、Ⅳ期)明显减少。还有报道单侧脑桥出血出现 REM 睡眠期两侧脑波不对称。重症脑卒中发生意识障碍时,一般表现为慢波型昏迷脑电图,其慢波周期与意识障碍相关,但少数患者可表现为特殊类型的昏迷图形。

(一)α 样昏迷脑电图

昏迷患者仍保留类似正常成人清醒状态的 α 频率范围内之电活动者称 α 样昏迷,它可在昏迷后 1 h 出现,多数为 3~4 d。与正常的 α 节律比较,其 α 指数高,"α 节律"单调,无明显调幅现象,被动睁眼"α 波"不抑制,多见于脑桥以上部位的脑卒中,预后不良。发生 α 样昏迷的机制可能是:① 当皮质或皮质下弥漫性损害时,残存的有功能的皮质、间脑或脑干神经元,仍可产生 α 样电活动。② 当网状-丘脑途经被阻断时,中线核仍可直接或间接地引起皮质兴奋性突触后电位,从而引起 α 样电活动。此外,亦有认为中脑被盖到皮质的通路受累时,如有一半以上区域幸免,那么虽然不足以维持意识的清醒,但仍能维持脑电图的 α 图形。

(二)β 型昏迷及纺锤波形昏迷脑电图

当下位脑干发生卒中时,因非特异性上行性网状激活系统的抑制中枢受损,卒中昏迷患者可呈现弥散性 β 波或纺锤波形脑电图。

(三)三相波昏迷脑电图

这种特征性脑电活动最初见于肝性脑病,以后又在其他代谢性脑病、非代谢性脑病或脑外伤患者中发现,近来脑卒中患者中出现三相波的报道已屡屡可见,特别是脑干卒中,在小脑半球出血及 Binswangers 病患者中,亦有发生三相波者。三相波见于轻中程度昏迷情况下,重昏迷时则消失,其背景活动为慢波,三相波可呈负-正-负,亦可呈正-负-正,周期以第一相最短,第三相最长,波幅以第二相为最高。三相波如不转变为平坦波,临床上一般是可逆的。然而脑卒中患者出现三相波,常是预后不良之表现。脑卒中出现三相波者,临床上不会出现扑翼震颤,这是与肝性脑病三相波的重要区别。三相波的成因可能是由于各种病理因子对网状激活系统的抑制和边缘系统的兴奋的综合结果。

(四)脑电图有助于检出有闭锁综合征的卒中患者

脑桥腹侧的脑卒中由于破坏了脑桥以下的传导束与大脑皮质的联系,因而患者四肢瘫瘫,不能讲话,常被误认为昏迷,但患者中脑以上的功能未受损,脑干和丘脑的网状结构正常,因此意识是清楚的,可通过眼活动表达其意志而和外界交流,这些患者除少数慢波稍多外,均为 α 型脑电图,而且睁眼时 α 波抑制,可与 α 样昏迷相区别。本综合征易被临床误诊,常因脑电图显示为正常脑波而促使临床医师进一步检查而确诊。

第三节 脑诱发电位在临床脑血管病中的应用

EP 是中枢神经系统感受外在的或内在的刺激过程中产生的生物电活动,目前常用的诱发电位是采用光(图形、照片、闪光、词或字等)、声或低压脉冲电流分别刺激视觉系统、听觉系统或躯体感觉系统,刺激后所产生的神经冲动传导在不同的节段上所产生的生物电活动可通过头皮或身体其他部位所安放的电极记录下来,分别称为视觉诱发电位(VEP)、听觉诱发电位(AEP)或体感诱发电位(SEP)。此外还有运动诱发电位(MEP),即用电流或磁流刺激皮质或脊髓的远动神经元,并在相应的肌肉上记录其复合动作电位,以评价其运动传导功能。

EP 研究又可分为短潜伏期、中潜伏期和长潜伏期 EP,以 AEP 为例,三者潜伏期各为<10 ms、10~50 ms 和>50 ms,上肢 SEP 各为<25 ms、25~120 ms 和 120~500 ms。因神经电生理检查有敏感性高而特异性差的特点,因而 EP 正常值以人群平均数±(2.5~3)个标准差来计算。

一、视觉诱发电位（VEP）

受试眼用闪光刺激或图形翻转刺激,在枕部正中线的枕外粗隆上 5 cm(MO)及此点左右各 5 cm(LO、RO)各安放一个记录电极,参考电极置于鼻根上 5 cm(MF),以记录受刺激后所出现的 NPN 复合波(即 N_{75}、P_{100} 和 N_{145}),分析 N_{75}、P_{100} 的峰潜伏期,P_{100} 波幅,在 MO-MF 导联上两眼间左右两侧 N_{75} 和 P_{100} 的峰潜伏期差,两眼左右枕区 P_{100} 波幅比(正常应小于 2.5)。

在脑血管病患者中,上述三个波的峰潜伏期多数延长,且和病情轻重、病灶大小和数量呈正相关,凡属椎-基底动脉系统的卒中病灶,其异常率尤为高。由于脑卒中多数属视交叉后病变,因此视觉诱发电位(VEP)是评价脑卒中的较好方法。采用图形翻转刺激检查,可取得重复性好、检出率高、波形简单和易记录等优点,但对昏迷患者或不合作患者(如小儿)就只能使用闪光刺激做检查。

由于脑卒中多数为视交叉后病变,用半视野刺激做 VEP 检查,可提高定位效果,但有学者认为半视野刺激的 VEP 改变和临床与病理结果的关系不恒定,因此又有提出用连续的半视野刺激方法做检查,即在同一扫描时间交替进行左右半视野与全视野的图形翻转试验,再分别计算其结果,其异常指标是:① 多次重复刺激,在刺激侧不能发现持续一致的 P_{100}。② 刺激同侧阳性波向对侧阴性波的正常转换消失。③ 相对应的半视野间的 P_{100} 波幅比>4。

二、 听觉诱发电位（AEP）

在脑卒中患者中最适用的 AEP 为脑干听诱发电位（BAEP），其方法是一侧用 70～103 dB 短声刺激，对侧耳用 50～60 dB 白噪音刺激作掩蔽，以消除音传导的影响。记录电极安放在 C_2 处，典型的 BAEP 由 5～8 个波组成，分别标以罗马字母Ⅰ～Ⅷ，这些波均在短声刺激 10 ms 内出现，通常分析Ⅰ～Ⅴ波，这些波的起源现认为是：波Ⅰ来源于同侧听神经复合动作电位近耳蜗端的 N_1 成分及耳蜗综合电位；波Ⅱ来源于同侧听神经远端 N_2 成分、近端 N_1 成分经及耳蜗电活动；波Ⅲ来源于双侧橄榄核的电活动及同侧耳蜗核的输出部分；波Ⅳ来源于脑桥被盖部上行听觉传入纤维的动作电位；波Ⅴ来源于下丘中央核团区的电活动。

脑卒中后 BAEP 异常可首先表现为峰潜伏期或峰间期的延长，波Ⅰ～Ⅴ的峰间期正常上限为 4.5 ms，波Ⅰ～Ⅲ峰间期上限为 2.5 ms，波Ⅲ～Ⅴ峰间期上限为 2.4 ms。但如只有Ⅲ～Ⅴ峰间期延长，而无波Ⅰ～Ⅴ峰间期延长或Ⅴ/Ⅰ［或（Ⅳ～Ⅴ）/Ⅰ下同］波幅比（正常0.5～3）异常，则不能认为是临床异常。两耳峰间期差大于 0.4 ms 亦属异常。脑卒中的 BAEP 异常还可表现在波幅上，如Ⅴ/Ⅰ波幅比小于 0.5，则表示波Ⅴ或波Ⅳ～Ⅴ波幅太小，就应怀疑为中枢性（脑干）损害，如大于 3，说明波Ⅰ的波幅太小，就应考虑为周围性听力障碍，脑卒中主要表现为波幅比降低。脑卒中的 BAEP 异常亦可表现在波形改变上，各波不易辨认，重复性差，以至一些波的消失。

由于 BAEP 所记录的电活动均来自脑干，其变化反映了若干的功能活动，因此脑卒中病变直接或间接影响脑干功能时均可引起 BAEP 改变，其直接影响主要见于椎-基底动脉系统的脑卒中，发病初即可见异常，发生在此血管供应区的 TIA 或 RIND、小灶卒中和完全性卒中的 BAEP 异常率各为 35.5%、61.9% 和 70.8%。颈内动脉系统脑卒中患者 BAEP 异常较小，只有当病变（继发性脑水肿或出血的占位效应）影响脑干时亦可出现 BAEP 异常，因而在幕上卒中患者中，BAEP 有利于检出脑疝及卒中灶之占位效应引起的脑干组织移位。

对一组小脑幕切迹疝的 BAEP 研究中发现，当动眼神经受影响时，波Ⅲ、波Ⅴ的峰潜伏期，波Ⅲ～Ⅴ的峰间期有延长趋势；当累及中脑-上脑桥时，波Ⅲ、波Ⅴ的峰潜伏期，波Ⅰ～Ⅲ，波Ⅲ～Ⅴ的峰间期较正常组织明显延长；当累及延脑时，多数只能见到波Ⅰ，个别患者尚可见到波Ⅴ，但波Ⅰ～波Ⅴ峰间期可长达 5 ms，有少数病例，波Ⅲ可勉强辨认。小脑卒中的 BAEP 改变，取决于其对脑干功能的影响，脑干卒中的 BAEP 变化亦取决于其直接或间接累及的部位。有学者用临床病理资料与 BAEP 做对照发现：① 病变影响耳蜗神经及耳蜗循环时，BAEP 各波均不能列出。② 当病变累及耳蜗时，只出现波Ⅰ。③ 脑桥下部被盖部病变时，BAEP 的波Ⅲ以及其后各波均异常。④ 脑桥上部病变，波Ⅳ与波Ⅴ异常。⑤ 一侧脑桥与中脑交界区病变，同侧波Ⅴ消失，对侧 BAEP 正常。

三、 体感诱发电位（SEP）

躯体感觉系统在受到外界某一特定刺激后，受刺激的神经干诱发的神经冲动沿传入神经、脊髓的脑干的背柱、内侧丘系、丘脑核群到大脑皮质感觉区，在肢体、脊柱表面或头皮上可分别记录到神经、脊髓和脑的诱发电位，这些诱发电位，反映了躯体感觉传导通路中各级神经结构的功能。常用的 SEP 有上肢 SEP 与下肢 SEP。

上肢 SEP 即正中神经 SEP,用短暂脉冲电流刺激腕部正中神经,在锁骨上窝(Erb 点)、颈 7 棘突和对侧头颅 C_3 或 C_4 点后 $2\sim2.5$ cm 旁开 7 cm 处安放电极同时进行记录,主要观察 N_9(臂丛复合动作电位)、N_{13}(下颈段脊髓电位)和 N_{20}(一级体感皮质原发电位)三个波的峰潜伏期、峰间期及波幅等,$N_{13}\sim N_{20}$ 峰间期称之为中枢传导时间,它反映了中枢神经的功能。此外在头皮记录中,在 N_{20} 后还有许多波,按波的位相和正常人出现的时间命名为 P_{25}(与一级体感皮质的粗径有髓纤维传入有关)、N_{35}(可能与细径纤维经丘脑腹外侧核投射到一级体感皮质有关)、P_{45}(一组体感皮质周围最近的联合区反应)和 N_{60}(通过脑干的非特异性多突触通路所中介的皮质电位)等。下肢 SEP 即胫后神经 SEP,用电流刺激胫后神经,同时记录腘窝的胫后神经动作电位、腰棘突的腰髓后角的突触电位,以及用安放在头颅 C_z 点正后方 $2\sim2.5$ cm 处头皮电极所记录到的 N_{30}(对侧皮质中央后回电位)、P_{40}(中央小叶下肢一级体感皮质反应)及 N_{45}(来源不明)等。累及中枢的病变,可出现 P_{40} 的波幅降低。

SEP 与脑血流的改变密切相关,在缺血开始几分钟,所引起的 SEP 的峰潜伏期变化的相应的 CBF 范围甚大,从 $30\sim15$ mL/(100 g·min)不等,一旦使峰潜伏期发生了变化,受 CBF 的继续下降的影响就甚小,直到 CBF 达 $15\sim12$ mL/(100 g·min)时的 SEP 消失为止。SEP 的波幅,在 CBF 为 18 mL/(100 g·min)时开始下降,并随 CBF 之进一步减少而相应继续降低,直到消失。SEP 在缺血的早期就出现中枢传导时间的延长,缺血明显时,才出现 N_{20} 波幅降低,随着缺血时间的延长,SEP 抑制直到消失的同时,脑细胞内的 pH、ATP、磷酸肌酸激酶、HCO_3^- 浓度以及脑组织氧耗水平明显降低,说明了卒中时异常的 SEP 正是反映了神经元缺血缺氧和代谢障碍所致的电生理改变。

SEP 改变与卒中定位有一定规律性,内囊病变大多为 N_{20} 波幅降低,亦可见 P_{22}、N_{30} 波幅下降以及 N_{63} 异常;丘脑病变时 P_{15}、N_{20}、P_{25} 波缺失及 N_{20} 峰潜伏期延长;顶叶病变时可见 N_{20}、P_{27} 波幅降低;额部受损 P_{20}、N_{22} 及 N_{30} 波缺失;中脑脑桥病变主要是 N_{18}、N_{16} 波幅下降或消失,N_{16} 峰潜伏期延长;延髓病变 N_{13}、N_{14} 波幅降低;皮质下白质病变多为 N_{20}、N_{22} 峰潜伏期延长及 $N_{20}\sim P_{28}$、$N_{19}\sim N_{22}$、$N_{13}\sim N_{25}$、$N_{13}\sim N_{20}$ 的峰间期延长。SEP 异常主要决定于卒中部位,无定性价值。在卒中患者中,见无感觉障碍的症状和体征而有 SEP 异常,表明其感觉通路有亚临床损害。卒中患者运动功能恢复和 SEP 波幅回升明显相关,中枢传导时间的改变亦与病情好转相一致,因此 SEP 对脑卒中预后判断有用,对一些手术(颈内动脉内膜切除手术、体外循环等)中预防脑缺血或过灌流引起的脑损害,术中 SEP 监护是一种很有用的手段。

四、 运动诱发电位（MEP）

运动诱发电位是判断神经系统运动功能的一项技术,近年来正在脑血管疾病中广泛应用。MEP 是利用电流或磁流刺激头部皮质运动区(亦可刺激脊髓前角),在对侧肢体相应部位(上肢用拇短展肌和小指展肌,下肢为胫前肌)记录其动作电位。磁刺激具有无痛、方便和安全的优点,但由于磁流器线圈的位置与角度对动作电位的波幅有明显影响,尤其是下肢

MEP 引出率很低,刺激位置欠确切,重复性亦差。电流刺激具有刺激位置确切、MEP 引出率高的优点,但由于电流刺激到达深部组织需较高的电压,清醒患者难于忍受,因此现已很少使用。MEP 的分析指标包括刺激阈值、起始潜伏期、中枢传导时间、波幅及静息期等。

脑卒中患者 MEP 的改变有:① 刺激阈值:由于刺激皮质所引出的 MEP 主要是锥体束中兴奋阈值低的粗有髓纤维所传导,而卒中时,粗的有髓纤维最易受损,因此卒中患者 MEP 的刺激阈值均是增高的,当病情恢复时,刺激阈值回降,在卒中发病 12 个月时,许多患者的刺激阈值可低于正常水平。② 起始潜伏期:在肢体完全瘫痪时,卒中患者瘫痪起始潜伏期缺失,在不完全瘫痪时表现为延长。③ 中枢传导时间:由于粗有髓纤维是快传导纤维,卒中时最易受损,因此卒中后中枢传导时间必然会延长。研究发现,轻的中枢性瘫痪中枢传导时间可以正常,完全性瘫痪常常缺如;属于两者之间之瘫痪,其中枢传导时间则延长,延长程度与瘫痪严重度一致。中枢传导时间的缺失,并非代表锥体束传导功能的完全阻滞,而是由于皮质所受的刺激不足以兴奋脊髓运动神经元的突触后电位所致。随着病情的恢复,缺失的中枢传导时间可以再现,表现为延长或逐渐恢复到正常。在许多锥体束的研究中,发现中枢传导时间比起始潜伏期更灵敏。④ 波幅:卒中患者瘫痪侧 MEP 波幅常低于正常,而健侧波幅却正常,波幅降低程度与瘫肢严重程度相一致。⑤ 静息期:静息期是近年来研究较多的一项 MEP 的新参数,是指肌肉持续收缩时,经颅刺激皮质诱发的运动的暂时抑制,它取决于运动兴奋与抑制的完整性,因此就需要感觉运动反射系统的完整性作后盾,它亦是评估锥体束功能的有价值的参数。静息期持续时间,卒中患者瘫痪侧较健侧明显延长,两半球静息期的侧间差亦长于正常对照组,然而近来又见卒中者有静息期缩短的病例,这个矛盾主要由于卒中部位的不同所引起,若卒中部位在皮质,静息期是缩短的,在皮质下则延长。静息期比中枢传导时间敏感,而当中枢传导时间恢复正常时,静息期仍然是延长的。

MEP 对定性无用,主要决定于卒中部位,如双侧皮质或内囊受损时,MEP 常常缺失,MEP 对卒中预后有参考价值,Heald 对 118 例首次卒中患者的 MEP 研究认为,中枢传导时间正常或延长患者,有较高的存活率和功能恢复的可能性,而缺失者死亡的危险性较大,早期功能恢复亦很差。由于运动系统和感觉系统是脑卒中后最易受损的两大功能系统,因此 MEP 与 SEP 联合应用,对评价脑卒中患者的中枢神经系统功能,应该是最理想的,在临床实践中,有在脑动脉瘤手术中出现了纯运动性偏瘫,然而 SEP 是正常的。

五、 事件相关电位(ERP)

事件相关电位属长潜伏期诱发电位,是当注意某种刺激信号并进行认知加工时在头皮上所记录到的一个近场电位,最初报道其峰潜伏期为刺激后 300 ms 左右,故称之为 P300,以后研究证实为 350~800 ms,因属于第三个阳性波,所以现称之为 P3。目前认为 P3 起源于颞叶内侧和海马,有额叶皮质、丘脑下部和基底核等的参与。

P3 可由视、听、体感、味或嗅觉等刺激信号引出,但最常使用的为听觉,其次为视觉。目前普遍使用的是听觉 oddball 作业,即给受试者提供一个包含 2 种不同音频的纯音刺激系列,一种为经常出现的高概率刺激,受试者毋需对此做反应,称之为非靶刺激;另一种为无规律出现的低概率(占全部刺激的 10%～20%)刺激,受试者需对其做出反应,称之为靶刺激。听觉靶刺激后出现 P_1、N_1、P_2、N_2 及 P_3 5 个波,P_1、N_1 和 P_2 属外源性成分,易受刺激信号的物理特征影响,P_3 则属于不受刺激信号物理特性影响的内源性成分,N_2 说法不一,但倾向将它作为外源性成分。

P_3 主要分析其峰潜伏期和波幅,靶刺激的难度较大,P_3 波就越明显。P_3 峰潜伏期长短与信号刺激种类有关,即视觉信号刺激的 P_3 峰潜伏期大于听觉信号刺激的 P_3,体感信号刺激引出者最短。此外,靶刺激概率增加,可使波幅降低,潜伏期延长。

P_3 检查无特异性,脑卒中患者做此检查的目的在于评价卒中病对患者认知功能的影响,或用于血管性痴呆疗效之评价。有作者认为,P_3 还可用于作病变定位之参考,皮质性痴呆只有 P_3 和 N_2 的峰潜伏期延长,而皮质下痴呆尚有 N_1 与 P_2 的峰潜伏期延长。

(陈芷若)

参考文献

[1] 陈芷若.脑卒中的脑电图诊断标准与临床关系的探讨[J].临床脑电学杂志,1995,4(3):183-189.

[2] 李新宇,张薇薇,吴逊.脑梗死急性期脑电图检查意义探讨[J].临床神经电生理杂志,2006,15(5):184-186.

[3] 陈芷若.脑电定量分析法简评[J].现代电生理杂志,2011,18(1):60-63.

[4] 陈芷若.神经电生理学[M].上海:上海第二军医大学出版社,2008,583-600.

第十一章　脑血管病治疗研究热点

第一节　预处理及后处理对脑保护的作用

所有有生命的个体都具有对外界刺激耐受、适应的能力。在细胞水平,某些有害物质,如内毒素、氧自由基,以及破坏细胞稳态的缺血、热刺激等因素可诱发应激反应,当这些刺激超过一定限度时,即导致不可逆性组织损伤。某些器官,如心脏、脑,自身具备自动调节机制以适应外界的变化,保持功能的稳定性。这些器官对极轻微的有害刺激并不产生反应,当刺激达到一定程度时才出现相应的变化;若超过耐受的限度,则引起永久性组织损伤。

预先接受缺氧、某些化学制剂、药物等小剂量的无损伤性处理后,启动内源性细胞保护机制,可增加脑组织、心脏组织等对未来伤害性更大的事件(如缺血、缺氧所致的脑梗死、心肌梗死)的耐受能力,从而保护相应组织的细胞、提高脑或心脏的储备功能,这种处理称作预处理。通过预处理获得的对缺血、缺氧耐受能力的增加可能是短暂的、迅速的,也可能延迟很长时间或保持不变,因而预处理后的缺血耐受(ischemic tolerance,IT)通常有两种类型:一种是早期保护效应,这一变化在预处理 30 min 左右出现,约持续 2 h 后很快消失,一般持续 1~3 min 的单次缺血刺激即可诱发;另一种是延迟保护效应,在 24 h 后发生,并持续 2~7 d,需较强的、反复多次的缺血刺激才能诱发。任何用于诱导脑损伤或改变脑功能的刺激都可用于脑的预处理,其启动的内源性脑保护机制涉及多个方面。预处理的研究为寻找减轻组织细胞发生不可逆损害的措施、预防脑卒中提供了新的突破点。然而,在可能发生缺血事件之前的一定时间内给予预处理,在临床应用上似乎缺乏可行性,因为脑卒中等缺血事件发生的具体时间难以预料和控制,实验研究证实具有神经保护的预处理方法转化到临床中应用有一定的难度。

21 世纪初,研究者发现在心肌缺血后再灌注之前进行反复、短暂的心肌缺血-再灌注,能保护心肌细胞减少再灌注损伤,从而提出了缺血后处理的概念,并继之应用到了脑缺血的研究中。缺血性卒中的溶栓药物应用和血管内介入治疗的开展在特定的治疗时间窗内使闭塞的动脉得到再通并恢复梗死区域的血液供应,明显减少了神经功能的损伤,但再灌注损伤所带来的危害同时也引起了重视。在脑缺血后的一定时间窗内进行缺血后处理能有效启动内源性脑保护机制,增加脑组织对前面较长时间缺血的耐受性,减轻再灌注损伤所致的组织细胞代谢障碍和结构破坏。缺血后处理因时间上的可行性而更具有研究前景,已成为脑保护研究的另一个热点。

一、 研究中常用的预处理方法

20多年前,Murry等首先报道了对心脏进行预处理能产生缺血耐受,并提出缺血预处理(ischemic preconditioning,IPC)的概念。在他们的研究中观察到:反复短暂的缺血、再灌注不仅未引起心肌细胞坏死,反而使心肌ATP的消耗减慢。对犬心脏给予连续4次5 min缺血、5 min再灌注的处理后,制作心肌缺血40 min、再灌注4 d的心肌梗死模型,结果显示:预处理组心肌梗死的体积仅为对照组的25%,预处理显示出明显的心肌保护作用。在脑研究中,20世纪60年代曾有脑的预处理和缺血耐受的报道,但这一奇特现象一直未被人们重视。约30年后,当发现了心脏预处理的保护作用后,研究者逐渐认识到给予不引起脑组织可逆性损伤的短暂性脑缺血,将减轻以后更严重或更具破坏性的脑损伤程度。

1990年,Kitagawa等在沙土鼠全脑缺血模型中观察到缺血预处理的脑保护作用,该研究采用夹闭双侧颈总动脉的全脑缺血模型,夹闭5 min以上可引起海马CA_1区的神经元死亡,而夹闭2 min的轻度缺血仅引起高能磷酸化合物的消耗和蛋白质合成的紊乱,但并不产生神经元坏死。当夹闭2 min作为预处理,在24 h及48 h后给予阻断颈总动脉血流5 min,沙土鼠的海马CA_1区的神经元死亡得到逆转。相同的结果在大鼠、小鼠中也被观察到。1994年,Glazier等在大鼠MCAO模型中观察到了缺血耐受现象。之后的10多年,研究者们进行了大量缺血预处理后的脑保护研究,并在此基础上采用了多种药物等预处理方式探讨其作用,以获得缺血预处理同样的效应,并延伸出"化学预处理(chemical preconditioning)"或"药物预处理(pharmacologic preconditioning)"(表11-1-1)。

表11-1-1 常用的脑预处理方法

预处理刺激	具体方法举例
缺血缺氧	脑局灶-局灶缺血模型,全脑-局灶缺血模型
麻醉剂	异氟烷、七氟烷、氟烷、氙气
化学/药物制剂/镇痛剂	琥珀酸脱氢酶抑制剂、3-硝基丙酸;抗血小板药物、自由基清除剂、钙通道阻滞剂、兴奋性氨基酸拮抗剂等
电针刺激	电针刺激百会穴
氧过多	高压氧
缺氧	低氧(含氧8%)
高温或低温	高温及热休克、亚低温
远程预处理	短暂闭塞下肢股动脉、肠系膜动脉
低血糖	

（一）缺血预处理

局灶性脑缺血后脑组织的最终命运取决于缺血的程度和持续时间。通常情况下,当脑组织发生缺血时,脑细胞对缺血也会产生自然的防御反应,动员各种防御机制以减轻脑细胞损伤和死亡。预处理将激发这些防御反应,若刺激过小,则并不产生缺血耐受现象;刺激过大则引起永久性缺血;适当而足够量的刺激是诱导缺血耐受所引起的脑保护的先决条件。给予一次或多次短暂缺血,则可以增加组织对随后长时间缺血的耐受性。

研究中用于缺血预处理的动物模型种类繁多,本章节重点介绍与缺血性卒中相关的缺血预处理模型。

1. 脑局灶-局灶缺血模型　这一模型首先由 Koizumi 等于 1986 年报道,并经多次修改而应用于缺血耐受的研究。在这类模型中,采用尼龙线栓闭塞大脑中动脉,制作 MCAO 模型。具体方法为:在大鼠实验中,给予 10 min 短暂性 MCAO 预处理刺激,然后给予持久性 MCAO(permanent MCAO, pMCAO)作为最终的缺血处理,并评价预处理后不同时间段大脑皮质和基底节区的脑梗死体积。研究结果显示:单次预处理后 1、2、7 d 梗死体积缩小,而 6 h、12 h 或 14 d 后无变化;重复给予短暂性 MCAO 预处理,可诱导早期缺血耐受。

另一种脑局灶-局灶缺血模型为:在大鼠中,给予 1~3 次 10 min 短暂性 MCAO 反复处理,随后给予 120 min MCAO(transient MCAO, tMCAO)。当预处理过程中重复 MCAO 时间为 2~3 min 时,便足以诱导出延迟缺血保护效应,但早期的保护效应不明显。应用这种模型在小鼠和自发性高血压大鼠中同样能诱导出缺血耐受。

2. 全脑-局灶缺血模型　研究证明:短暂性全脑缺血预处理对全脑缺血和局灶缺血(局灶性脑缺血-再灌注模型或持久性脑缺血模型)均有脑保护作用。目前诱导全脑缺血的模型包括:① 四血管阻断法:该方法多选用大鼠等啮齿类动物为研究对象。由于该类动物的脑血液循环有较人类更丰富的侧支,仅结扎双侧颈总动脉(common carotid artery, CCA)不足以明显降低脑血流而产生全脑缺血。1979 年,Pulsinelli 等通过阻断双侧颈总动脉及椎动脉血流成功建立了大鼠四血管阻断法全脑缺血模型。方法为:枕部切口暴露第一颈椎横突上的小孔,电凝双侧椎动脉,造成永久性闭塞;次日,将无损动脉夹夹闭双侧 CCA,造成明显的脑缺血,解除夹闭则进行脑缺血-再灌注。全脑缺血-再灌注 3~5 min 的预处理,可使大鼠脑产生延迟的缺血耐受,具有神经保护作用。大鼠在这种全脑缺血预处理后,完成 pMCAO 或 tMCAO 局部缺血模型,均可见相应模型中脑梗死体积缩小。② 两血管阻断及低血压法:在大鼠研究中,Smith 等首先通过夹闭双侧颈总动脉,并抽取动脉血以降低血压、减少脑血流量,完成全脑缺血模型。此后采用降压药三甲噻吩、酚妥拉明等降低动脉血压至 6.7 kPa(50 mmHg),使 CBF 降低至正常的 5%~15%,再给予两血管夹闭及缺血-再灌注。研究显示:两血管阻断 2~3 min,即产生延迟的缺血耐受脑保护效应。③ 两血管阻断法:沙土鼠大多缺乏后交通动脉及完整的基底动脉环,因而短时间结扎双侧 CCA 即造成明显的全脑缺血,导致 CA_1 区神经元的严重损伤。夹闭双侧 CCA 2 min(单次或两次),在 1~7 d 内进行局部脑缺血研究,预处理的沙土鼠可表现出脑保护作用。在小鼠及转基因鼠研究中也常采用两血管阻断法模仿全脑缺血模型作为预处理研究。

（二）麻醉预处理

麻醉药物对缺血侵袭的潜在脑保护作用早已被人们重视，并作为一种脑保护策略在实验性脑卒中研究中成为热点。围手术期卒中是颈动脉内膜剥离术（carotid endarterectomy，CEA）、心脏瓣膜术等术中或术后经常发生的严重并发症，文献报道其发病率为 0.25％～7％；在北美症状性颈动脉内膜切除术试验研究中，发生于术中或术后的围手术期卒中分别占 35％和 65％，约 56％的围手术期卒中出现在 CEA 等术后的 24 h 之内。因此，麻醉药物对卒中的影响备受人们关注。研究显示：麻醉药物的选择可能是避免围手术期卒中需要考虑的一个重要因素。

1997 年，Cope 等在兔心脏进行了三种吸入性麻醉药物（氟烷、恩氟烷、异氟烷）和 3 种静脉麻醉药物（戊巴比妥、氯胺酮-甲苯噻嗪、丙泊酚）对心脏缺血保护的研究，结果显示：吸入性麻醉剂组心肌梗死的体积仅为静脉麻醉剂组的一半，吸入性麻醉剂具有介导保护心肌细胞的预处理作用。同样的预处理效应在兔、犬等在体、离体实验模型中均得到了证实。

在脑缺血研究中同样发现吸入性麻醉药物对 MCAO 所致的大鼠急性局灶性脑缺血具有保护作用。近年来吸入性麻醉药物对脑保护的预处理研究层出不穷。对于丙泊酚等静脉麻醉药物的脑保护作用仍存在争议，有待于进一步研究。

建立动物模型来评价麻醉药物预处理的作用和机制时，需考虑以下因素：麻醉药物种类和剂量、缺血模型、动物种类、预处理的时间和频率、预处理和脑缺血之间的间隔时间等。由于异氟烷实用、经济，并与临床密切相关，目前的研究主要集中于异氟烷（浓度为 1％～2.25％），但也有使用七氟烷（浓度：2％～4％）、氟烷（浓度：1％～2％）和氙气（浓度：70％）。研究一般采用啮齿类动物，如大鼠、小鼠，少部分研究使用非啮齿类动物（如犬），麻醉预处理的时间从 30 min～4 h 不等，预处理频率分布从单次暴露到连续 5 d 预处理不等，预处理后给予 1～2 h 短暂性大脑中动脉闭塞模型或 6 h～4 d 的持久性 MCAO 模型，并在缺血后 1 d 至 3 个月时采用组织病理学和神经功能评定。在脑缺血中，吸入性麻醉药物预处理脑保护作用可出现在 0～24 h，远期是否具有保护作用的相关性研究目前甚少。

（三）药物预处理

虽然缺血预处理、麻醉预处理等显示出对脑缺血的神经保护作用，但缺血诱导了损伤性的应激过程，具有创伤性；麻醉药物通常情况下并不能被人们接受。这些方法的临床推广具有局限性。因此，研究者开始探索更有临床使用价值的预处理方法。基于这一出发点，激发内源性脑保护物质活性的药物预处理越来越受到研究者的青睐——给予亚毒性量的药物预先处理，将对此后发生的有害侵袭具有神经保护作用。

常用的预处理化学药物有：① 影响细胞能量代谢的药物：琥珀酸脱氢酶抑制剂、3-硝基丙酸（3-nitropropionic acid，3-NP）等，这些药物能诱发组织缺氧耐受而具有神经保护作用。② 抗血小板药物：阿司匹林、氯吡格雷，通过下调脑组织损伤时 IL-1β 和 TNFα 的表达、降低 iNOS 活性、减少 NO 的大量释放而实现脑保护。③ 自由基清除剂：如超氧化物歧化酶

（superoxide dismutase,SOD）、地塞米松、甘露醇、维生素 E、维生素 C 等。④ 离子通道阻滞剂：钙通道阻滞抗剂尼莫地平,钠通道阻滞剂以及钾通道开放剂。⑤ 兴奋性氨基酸拮抗剂。⑥ 其他药物：包括雌激素、促红细胞生成素,某些抗生素：如红霉素、卡那霉素。这些药物的预处理在动物模型中具有神经保护作用,在人类中是否同样具有脑保护的预防作用仍需进一步研究证实。

（四）电针预处理

针灸作为一种自然疗法,既能调动机体的潜能,启动机体内源性机制,提高机体自身内在的抗病与应变能力,又不造成组织器官的损伤或机体功能代谢障碍等不良反应。以明代高武的《针灸聚英》中"无病而先针灸曰逆。逆,未至而迎之也"为理论依据,选择电针疗法预处理防治卒中,以最大限度地激发机体内在的调衡阴阳的潜力,应对未来内外各因素的影响和干扰,保护机体内环境的稳态,是应用中医辨证防治脑卒中的行之有效的方法。

研究发现：连续 5 d、每天 30 min 电针刺激大鼠百会穴,可减轻之后 MCAO 模型中大鼠的脑梗死损伤程度；不同频率（2/5 Hz、2/15 Hz、2/100 Hz 疏密波）的电针预处理能诱导不同程度的大鼠脑缺血耐受,但以 2/15 Hz 频率电针诱导的脑缺血耐受效果最佳。电针预处理所产生的早期保护效应出现在电针刺激后 2 h 左右；延迟脑保护效应出现在电针刺激后 24 h。

电针预处理所产生的脑保护效应与电针刺激的部位、刺激频率和持续时间相关,刺激其他穴位并不能引起神经保护。

（五）其他常用的预处理方法

动物或细胞暴露于其他各种不同的内源性或外源性毒性刺激也能产生缺血耐受,而这些刺激不一定具有低氧或缺氧的性质,但同样可以作为预处理的方法。

低氧预处理：让新生大鼠暴露于含氧量为 8% 的环境中,持续 3 h,可产生对此后缺血/缺氧模型和局灶性 MCAO 模型中的脑保护作用。研究中发现：1、3、6 h 的不同缺氧间歇期均显示脑保护作用,但当缺氧与最终缺血的时间延迟到 72 h 时,缺血耐受神经保护作用消失。

高压氧预处理：给予每天 1 h,连续 1 d、3 d 或 5 d 的高压氧预处理,可缩小 120 min 大鼠 MCAO 模型的脑梗死体积,并改善动物神经动能障碍评分,但在持久性 MCAO 模型中高压氧预处理无神经保护作用。

高温或热休克、低温预处理：在全脑缺血中高温/热休克预处理具有脑保护作用。低温预处理曾在大鼠局灶性短暂脑缺血模型中有报道,此后开始研究低温的深度、间隔时间以及低温处理的方法。目前认为：局部降温与全身降温的效果类似；虽然低温程度越深、缺血耐受的保护作用越强,但轻度到中等程度的低温处理对人类更安全、有效。

扩布性抑制预处理：扩布性抑制是不同毒性刺激（如高浓度氯化钾）对脑皮质的反应,其特点为通过电波的形式,缓慢地、短暂地、可逆性地抑制皮质的电活动,从而起到神经保护作用。

远程预处理：1993 年首次报道在犬心脏缺血模型中,给予一个血管区域的缺血预处理,可使远离该区域的心脏组织产生缺血耐受;随后 Oxman 等发现给予大鼠下肢 10 min 短暂缺血,可对心脏持续缺血产生保护作用,并把此现象归纳为远程预处理(remote preconditioning,RPC)。在大鼠研究中,通过下肢股动脉闭塞引起肢体缺血,对全脑缺血和短暂性局灶性脑缺血的脑神经元均有保护作用;当给予连续 3 次下肢血管闭塞 5~10 min,每次之间的间歇期为 10 min 时,可见明显的脑缺血耐受现象。在小鼠研究中,采用闭塞 15 min 肠系膜动脉的预处理方法,对双侧颈动脉闭塞具有脑保护作用。远程预处理的保护作用已成功地应用于临床人类心脏缺血耐受的诱导,是否能在人类脑缺血耐受中起作用仍需进一步验证。

二、 预处理脑保护作用的机制

预处理的神经保护机制复杂并相互交叉,不同的预处理模型可能涉及相同的或特有的保护机制。然而,每种预处理方法都具有普遍性。在预处理脑保护的两个不同阶段,早期的缺血耐受一般为膜受体对外界的适应而产生,而由于蛋白合成变化而随之出现的基因激活则是延迟性缺血耐受的可能机制。由此可见,预处理的不同阶段可能涉及不同的神经保护机制。总体而言,预处理后的缺血耐受削弱了多种类型的脑损伤机制,其中包括细胞毒性、离子和 pH 的平衡失调、氧和亚硝化应激、代谢障碍、炎症和细胞凋亡等;同时内源性修复机制增强,如缺血后能量代谢、线粒体功能改善。在此,我们主要总结预处理脑保护作用的普遍机制。

(一)热休克蛋白

热休克蛋白(heat shock proteins,HSPs)是机体应激状态下出现的一组应激蛋白,其中备受人们关注、研究最为深入的是 HSP70 家族,其主要功能为帮助多肽链完成蛋白质聚集、并向细胞内转移,参与对异常蛋白质的降解、变性,促进细胞的正常代谢和损伤修复,当细胞过度表达 HSPs 时,对危害性的损伤具有保护作用。在大鼠脑缺血预处理研究中,预处理 2 min或 5 min 后 2 d,海马区 HSP 合成增加,脑内 HSP70 mRNA 的表达明显增强。

(二)蛋白激酶 C

蛋白激酶 C(protein kinase,PKC)的某些亚型作为细胞信号传导通路的一部分介导了缺血-再灌注引起的脑损伤。以往的研究曾认为 PKC 并不参与缺血耐受反应,但近年来越来越多的研究证明不同的 PKC 同工酶在脑内起着重要的作用:γPKC、εPKC 参与了预处理诱导的早期脑缺氧耐受,并通过 MAPK－K、ERK 信号通路诱导脑保护。如低氧、七氟醚、异氟烷等预处理的延迟保护效应由活性氧介导并激活 εPKC。

(三)NMDA 受体及 Ca^{2+}

低氧/缺血可诱导细胞外谷氨酸水平急剧升高,N－甲基－D－天门冬氨酸(NMDA)受体大量开放,使 Ca^{2+}、Na^+、Zn^{2+}、Cl^- 内流,K^+ 外流,造成细胞内钙超载,膜去极化,受损细胞水肿,最终导致膜功能丧失,突触后神经细胞死亡。次毒性剂量 NMDA 具有对抗凋亡、拮抗谷氨酸兴奋性毒性、保护神经元的作用,并至少持续 48h。在沙土鼠的全脑缺血模型中,预处理的脑保护作用能被 NMDA 受体阻滞剂 MK－801 所阻断,提示 NMDA 受体与缺血耐受产生的机制相关。在大鼠研究中,NMDA 受体能保护脑海马神经元抵抗兴奋性氨基酸毒性的损害,在缺血耐受中起着重要作用。

（四）ATP 敏感的钾通道和腺苷

短暂性脑缺血时,腺苷释放显著增加,并与其相应受体结合使 ATP 敏感性钾通道开放,从而启动机体内源性神经保护机制,通过减少能量消耗、减轻钙超载、抑制兴奋性氨基酸释放而发挥保护神经细胞的作用。在沙土鼠、大鼠的预处理研究中发现:缺血耐受的神经保护为腺苷受体拮抗剂所阻断;使用 ATP 敏感的钾通道(K_{ATP})阻滞剂能削弱异氟烷、七氟醚等预处理对脑、皮质、海马在缺血/缺氧模型中的脑保护作用。

（五）一氧化氮

一氧化氮(NO)在脑中具有三种重要的 NOS 亚型:nNOS、eNOS 和 iNOS。生理状态下,iNOS 不表达,但可被细胞因子、缺血损伤等激活,并持续产生 NO。缺血预处理可使内源性 NO 合成增加,从而诱导热休克蛋白产生、阻止细胞凋亡。最新研究表明:NO 在延迟性预处理保护中起着重要作用。

（六）抗炎机制

IL-1 和 TNFα 在缺血耐受中诱导产生,并激发预处理的保护作用。当两者被抑制或缺乏时,缺血耐受作用将减弱。在沙土鼠研究中,全脑缺血预处理后血清 IL-1 浓度增加,阻断 IL-1 受体可使缺血耐受作用消失;在大鼠局灶性脑缺血预处理及低氧预处理研究中,TNFα 在脑中的表达增加,TNFα 抗体能抵抗缺血耐受。

（七）低氧诱导因子-1

低氧诱导因子-1(Hypoxia-inducible factor-1,HIF-1)是缺氧诱导基因重要的转录因子、细胞内氧浓度的感受器,低氧可以诱发它产生。低氧预处理能使脑内 HIF-1 蛋白表达增高。在新生大鼠缺血/缺氧模型研究中,HIF-1 激活剂能促进预处理的缺血耐受。HIF-1 诱导缺血耐受的机制主要是调节了多种低氧诱导基因的表达,如促红细胞生成素、葡萄糖载体、糖酵解酶以及血管内皮生长因子等。

（八）抗凋亡机制

缺血预处理后,抗凋亡基因 bcl-2、bcl-x1 及促凋亡基因均出现上调,有利于神经细胞耐受缺血缺氧损伤,从而诱导内源性保护机制。研究发现:bcl-2 和 bcl-x1 的免疫反应在缺血预处理后 6 min 即出现,48 h 达到高峰,7 d 达到基线水平,缺血耐受的产生与持续时间相符。

对于预处理的脑保护,人们最关注的是对未来缺血事件的预防作用,因而延迟性保护效应更受研究者重视。在体模型研究中涉及早期脑缺血耐受的研究数量不多,因而其机制目前尚不清楚,相关的研究有待进一步探讨。

三、 预处理对脑保护的临床相关性研究

预处理的脑保护作用在动物实验中的深入研究已取得了可喜的成果,理论上,在临床中应用这一保护机制将有益于卒中的预防。近年来,有关预处理的临床应用研究也层出不穷。

与冠状动脉搭桥术、颈动脉内膜剥离术及心脏瓣膜手术相关的神经系统并发症,尤其是围手术期卒中和认知功能障碍并发症的发病率高、危险性大,对于择期进行手术的患者在手术前给予预处理治疗可能将从中获益。对于蛛网膜下腔出血的患者,由于数天后与血管痉挛相关的迟发性脑缺血改变占 20%～30%,预处理这一神经保护策略可能对预防并发症的出现具有意义。同样,10%的 TIA 患者在一个月内发生卒中,应用预处理方法预防卒中的发生对于减少致残率、死亡率,改善患者生活质量也有重要价值。

目前,采用某些预处理方法保护脑的临床研究正在进行之中,例如:有关远程缺血预处理是否减少颈动脉内膜剥离术后脑和心肌损害的随机对照实验;用促红细胞生成素作为药物预处理预防蛛网膜下腔出血后的神经并发症;NO、IL-1 受体拮抗剂预处理对脑缺血后治疗的评价等。两个回顾性的卒中研究结果显示:曾有 TIA 的患者,与突发卒中的患者比较,卒中的严重程度轻、预后好。这些研究似乎说明 TIA 可启动内源性的脑保护机制。最近北加利福尼亚的一项 TIA 研究显示:在共收集 1 707 例 TIA 患者的该试验中,对 TIA 后 90 d 之内发生缺血性卒中的 180 例患者进行分析,提示 TIA 的发作间期以及 TIA 后发生缺血性卒中的时间(1 d、1～7 d、7～90 d)与神经功能受损程度和预后无相关性,说明在临床研究中,评价 TIA 后是否具有缺血预处理的作用有一定的难度,仍需要进一步探讨。

四、后处理的脑保护作用

研究中常用的后处理方法与预处理类似。缺血后处理分为快速后处理(在缺血-再灌注后 30 min 之内实施的后处理)和延迟后处理(再灌注后数小时或数天的后处理)。Zhao 等发现,在 SD 大鼠持久性阻断远端大脑中动脉,同时阻断同侧颈总动脉 15 min、30 min、60 min 的局灶性缺血模型中,快速后处理分别降低梗死体积 80%、51% 及 17%。在双侧颈总动脉闭塞 15 min 或 30 min 的轻中度缺血模型中,快速缺血后处理具有较强的保护作用,而在双侧颈总动脉闭塞 60 min 这种严重的缺血模型中保护作用较弱。Ren 等应用单侧或双侧颈总动脉阻断的模型证实,脑卒中后 3～6 h 的延迟后处理明显降低了梗死体积,其中阻断单侧颈总动脉 6 h 后实施再灌注 15 min,缺血 15 min 的延迟后处理的保护作用最强。在 Pignataro 实验中采用大脑中动脉缺血 100 min 的局灶性缺血模型,再灌注 5 min/缺血 5 min,3 个循环作为后处理措施,梗死体积降低可达 38%;再灌注 10 min/缺血 10 min 1 个循环作为后处理,梗死体积降低可达 65%,再灌注 30 min/缺血 10 min 1 个循环作为后处理措施,却不能提供保护措施。在体外培养大鼠海马脑片的研究中,30 min 氧糖剥夺(OGD)后,在再灌注 5 min 时给予 3 min OGD,可降低 40% 的细胞损伤。这些实验研究显示,缺血后处理的脑保护作用取决于给予后处理的治疗时间窗、所选择的缺血模型及缺血持续时间等因素。

急性缺血性脑卒中后的溶栓治疗及介入治疗实现了血管的再通,脑缺血后再灌注犹如一把"双刃剑",既恢复和改善了缺血区域的血流,同时也造成了再灌注损伤。缺血后处理通过脑血流量的改变而影响了缺血-再灌注,从而影响自由基的产生、内皮细胞功能、血-脑屏障的完整性、炎症反应等,并进一步影响下游的细胞信号通路而产生脑保护作用。

现有研究显示:快速后处理减少自由基的产生,减少缺血 2 h 后缺血半暗带的 TUNEL 阳性染色,抑制半暗带的细胞凋亡;缺血后 5 h 和 24 h 时,后处理组的磷酸化 Akt 水平和活性提高,而在后处理前给予磷脂酰肌醇 3 - 激酶(PI3K)抑制剂 LY - 294002 能够降低 Akt 活性并增加脑梗死体积,提示快速后处理能够增加 Akt 磷酸化及其活性,后处理通过 Akt 的活化而起神经保护作用。丝裂原活化蛋白激酶(MAPK)家族包括 ERK 1/2、P38 和 JNK。JNK 和 p38 在卒中后起到有害作用,而 ERK 1/2 在脑缺血损伤中既有保护作用又有损害作用。卒中后 P2ERK 1/2 从 1~24 h 逐渐升高,快速后处理降低了 P2ERK 1/2 在半暗带的水平而具有保护作用。缺血后半暗带脑组织内,磷酸化 JNK 水平短暂升高,而缺血后处理可使其降低,表明后处理可通过抑制 JNK 起到神经保护作用。缺血后处理还可通过谷氨酸转运体-1(GLT - 1)表达增加、线粒体 ATP 敏感性钾通道(KATP)开放、降低过氧化物产生及抑制自由基生成来实现神经保护作用。后处理的脑保护作用目前尚在研究阶段,延迟后处理的机制是否与快速后处理的保护机制相似还有待于进一步探索。

五、未来展望

高风险的脑卒中患者可能从预防性的治疗策略中获益。脑缺血耐受为外界刺激激活机体内在的保护机制所致。研究脑缺血耐受可以阐明脑缺血时机体的内源性保护机制,并将某种内源性保护机制作为治疗靶点,有助于开发神经保护药物。预处理可以通过提高神经元对缺血缺氧的耐受性,延长缺血性脑血管病的治疗时间窗,使患者在卒中发生后有更充足的时间到达医院时能接受溶栓等有效治疗,减少缺血性卒中的后遗症。

预处理刺激应该是真正非损伤性的,但过于轻微的刺激不足以引起缺血耐受反应,而刺激超过一定限度则有可能是有害的,因此预处理的安全剂量范围很小,同时预处理所诱导的缺血耐受具有时间依赖性,这些因素给研究带来了一定的困难,目前临床研究的样本量相对较小,更完善、更成熟的研究方案仍有待进一步开发。

(王 岚)

第二节 急性脑血管病低温治疗的研究进展

一、概述

低温疗法对生命的保护作用在数千年前就为人们所重视,当时观察到当患者沉溺于冰冷的水中而窒息,心肺复苏后奇迹般的恢复正常而并未出现神经系统损伤;古希腊著名的医学之父希波克拉底将受伤的士兵包裹后放入雪中以减少出血量,并认识到冷水或冰具有保护组织、抗炎等作用。20 世纪 50 年代前后,低温疗法作为一种现代的神经保护治疗手段开始大规模应用于临床,至 50 年代末,诱导低温的治疗方法作为一种神经保护剂广泛地应用于脑、脊髓损伤及心脏手术等领域,并显示当脑的温度降低 2~5℃时对全脑缺血具有显著的保护作用。但随着人们对其并发症的认识和重视,这项技术一度受到冷遇。

尽管如此,有些学者仍然坚信低温疗法的治疗效应,并从动物模型试验中得到了令人鼓舞的结果。2002 年,HACA(hypothermia after cardiac arrest,HACA)研究组的研究结果表明轻度亚低温治疗可明显改善心脏骤停患者的功能预后。研究数据显示,治疗组应用亚低温治疗后神经功能改善率为 55％,而作为对照的常规治疗组仅为 39％。同年,Bernard 进行了体温、卒中严重程度、梗死体积和临床转归的相关性研究,也得出了相近的结果:轻度至中度亚低温治疗可减轻大面积缺血性脑卒中的脑水肿,并将神经功能改善率由 26％ 提高至49％。同样,在缺血缺氧的新生儿病例中,亚低温也明显改善神经功能。

近年来亚低温疗法又重新成为人们研究的热点。基于各项实验研究及临床研究成果,国际急救与复苏联合会(international liaison committee on resuscitation,ILCOR) 推荐将亚低温疗法用于心脏骤停所致昏迷的患者,支持这一推荐的还有:南非复苏委员会、美国心脏协会、欧洲复苏委员会、澳大利亚和新西兰复苏委员会、日本复苏委员会、拉美复苏委员会和加拿大心脏与卒中基金会等。

亚低温在脑卒中领域中的临床应用疗效及作用机制目前还不甚明确,卒中本身所具有的不同于心脏骤停的特征给急性脑血管病的亚低温治疗带来了更多的挑战,如大多数卒中患者处于清醒状态而没有气管内插管、低温会使这些患者有不适感并出现寒战等并发症;心搏骤停在循环恢复后脑循环的再灌注随之而迅速建立,而对于缺血性脑卒中患者,卒中的责任血管在没有接受再灌注治疗的情况下可持续数天保持血管闭塞状态或发生永久性的血管闭塞。因此,与心脏骤停所致的全脑缺血相比,脑卒中后局部脑缺血的亚低温治疗研究面临着更多的挑战。

本章节将对低温疗法在神经保护领域的最新进展、亚低温疗法的治疗机制、相关临床试验以及低温疗法的并发症等问题进行阐述。

二、 低温治疗的诱导方法及体温监测

(一)低温的诱导方法

低温疗法在临床中有着广泛应用。除手术中应用低温疗法外,低温疗法对各种原因导致的脑组织损伤都能起到脑保护作用,如局灶性或全脑缺血、新生儿缺氧缺血性脑病、肝性脑病及细菌性脑膜炎等。另外,心脏骤停复苏后昏迷的患者应用低温治疗可明显改善神经功能预后。

国际上将低温划分为轻度低温(mild hypothermia,32～35℃)、中度低温(moderate hypothermia,28～32℃)、深度低温(deep hypothermia,20～28℃)、极深度低温(profound hypothermia,5～20℃)及超深度低温(ultraprofound hypothermia,<5℃)。深度低温易发生心室颤动和凝血功能障碍等并发症、增加患者死亡率,同时,把体温控制在深度低温水平及以下亦有一定的难度,因此很少被临床医师所采用。由于轻度及中度低温对局灶性和全脑缺血具有良好的脑保护作用,且无明显不良反应,在目前的研究中多采用轻度亚低温疗法,把体温控制在 32～35℃。

亚低温的诱导方法纷繁多样,但至今仍未有理想的降温设备问世,尚不存在一个标准的诱导方法适用于所有患者,临床医师主要通过自己的经验和患者的实际情况选用最合适的

方法。大体上,亚低温的诱导方法分为两大类,即非侵入性降温和侵入性降温。非侵入性降温主要是指表面降温。这种方法相对易于操作,可以通过使用冰袋、冰帽、冷水循环毯、冷气毯、酒精浴或冷水浴等方法降低体温。研究显示:冰袋每小时可降低 0.9℃核心体温、冷气毯降温速度为 0.3~0.5℃/h,冰帽为 0.6℃/h。虽然表面降温易于使用,但却难以掩盖其效率低下的缺点,且容易引起皮肤冻伤。侵入性降温方法能缩短达到目标体温所需时间,提高降温效率。常用的侵入性降温方法包括:用低温液体进行颈动脉灌流、鼻胃管灌洗、直肠灌洗、腹腔灌洗以及静脉输入低温液体等。多项研究表明,静脉输入低温液体是一种理想的、易于耐受的诱导方法。健康志愿者在潘库溴胺神经肌肉阻断及全麻后,给予 30 min 4℃生理盐水灌注(4 mL/kg),1 h 内核心体温降低 2.5℃。Francis Kim、Virkkunon 等在临床试验研究中表明心脏骤停患者在院外快速静脉输入 2 L 4℃的生理盐水是安全有效的。

虽然现在还缺乏低温诱导设备的相关标准,但这类设备都需具备下列条件:安全可靠、易于操作和转运;具有较高的降温效率;能优先降低目标器官的温度。此外,低温治疗的同时还需具有机械通气等生命支持的条件,以及针对各种并发症的应对措施,如配合使用肌松药与镇静药抑制寒战发生等。

缺血、缺氧性神经损伤后亚低温治疗的最佳时间至今尚不清楚,其神经保护作用可能与缺血时间、亚低温治疗开始及持续时间相关。在动物研究中,缺血的时间从 30 min~6 h 不等,而大部分采用 2 h MCAO 缺血-再灌注模型;亚低温治疗开始应用的时间包括缺血期内或缺血后,两者均显示出神经保护作用。当缺血时间超过 6 h,亚低温对局灶性脑卒中的神经保护作用减弱,延长低温治疗持续时间可能具有神经保护作用。

（二）体温的监测方法

在急性脑血管病中,亚低温治疗的目标器官是脑,实施脑室切开术放置脑室导管直接监测脑温的方法虽然直接准确,但一般不易被患者及家属接受,临床实施具有一定的难度。使用损伤性小的方法监测其他部位的温度以代替脑温的监测为更加可行的方法。研究表明:直肠温度与脑温具有一定的相关性,但精确程度不如其他部位,如肺动脉、膀胱、食管等部位温度与脑温相接近,是亚低温治疗中常用的体温监测部位。耳鼓膜与大脑中体温调节中枢下丘脑最接近,两者均由颈动脉供血,一旦人体核心温度有变化,都可很快由耳鼓膜温度表现出来,因此耳鼓膜温度与脑温更接近。

三、 低温脑保护作用的机制

低温治疗的神经保护作用通过多种机制而实现。低温治疗降低细胞代谢、阻止高能磷酸盐耗竭、减少缺血后葡萄糖的利用、通过抑制细胞内钙离子增多而减轻细胞毒性产物的级联反应,从而减轻细胞内酸中毒、兴奋性氨基酸的释放,抑制血-脑屏障的损伤和破坏。

（一）抑制新陈代谢

脑组织的代谢率一般用脑耗氧量来衡量。大约脑组织温度每下降 1℃,脑耗氧量即降低 6%。脑栓塞、心脏骤停等疾病造成脑血流中断后 4 min 内 ATP 即耗竭,继而 Na^+-K^+ 泵、Ca^{2+} 衰竭,细胞内外离子浓度改变,失去正常的浓度梯度,膜电位产生异常,造成细胞病理性去极化。在低温状态下,脑组织消耗 ATP 的速率下降,细胞内酸中毒的程度也随之降低。亚低温能够减轻缺血性损伤所造成电解质紊乱的程度,并促进正常离子浓度梯度的恢复。进而,也就促进了细胞膜的复极化,从而维持正常的膜电位。

（二）对自由基的影响

缺血早期磷脂酶 C 和磷脂酶 A 介导的脂质分解,蓄积了大量游离脂肪酸,尤其是花生四烯酸。当再灌注发生时,蓄积的花生四烯酸代谢产生大量氧自由基。这些自由基导致细胞膜系统氧化破坏、细胞死亡。在亚低温状态下,氧自由基的产生明显减少,但其抑制氧自由基生成的确切机制目前还不甚清楚。

（三）对兴奋性氨基酸的影响

脑缺血后 Ca^{2+} 梯度的丧失导致一系列细胞毒性反应,主要包括谷氨酸释放和脂质分解。突触前末端 Ca^{2+} 内流后致使谷氨酸大量释放,而谷氨酸又通过激活 NMDA 受体促进 Ca^{2+} 内流。海马区 CA_1 细胞内可能存在一个前馈环路。这个环路接受大量谷氨酸,导致细胞内严重钙超载。Busto 发现,谷氨酸的浓度在低温状态下不像正常体温状态下那样显著升高,但机制还不甚清楚。

（四）对酶活性的影响

亚低温还能使钙离子依赖的蛋白酶受抑,而这一酶家族多为细胞死亡时激活的水解酶。此外,缺血性损伤后介导细胞凋亡的各种蛋白酶家族水平也因体温的下降而降低。研究者利用局灶性缺血性损伤大鼠模型研究发现,亚低温能够抑制 β-环素（β-catenin）降解。这一机制可能参与了亚低温的神经保护作用,但还需要进一步研究加以确认。有些学者认为甘丙肽（galanin）在亚低温发挥神经保护作用时起了积极作用。Theodorsson 在大鼠模型上所做的实验表明,虽然亚低温可以引起甘丙肽浓度升高,但却并不参与其神经保护机制。

（五）对炎症反应的影响

缺血性损伤后继发的炎症反应是造成神经损伤的重要原因。亚低温可通过抑制 NF-κB 激活、减少小胶质细胞活化、黏性分子表达及中性粒细胞浸润等机制抑制炎症反应。这些机制也使血-脑屏障的完整性得到保护,从而减轻炎症继发的脑水肿。

四、 低温治疗的临床研究现状

在实验研究中,低温治疗对各种脑损伤均具有神经保护作用;最近的临床研究中亦显示:对于心脏骤停和新生儿缺血缺氧后所致的昏迷患者,低温治疗可显著改善神经功能预后。在缺血性脑血管病等其他脑损伤患者中,亚低温治疗也显示出了神经保护作用。

（一）全脑缺血亚低温治疗的临床应用

心搏骤停后,患者因全脑缺血缺氧而出现昏迷。HACA 所做的多中心双盲实验将 273 名心脏骤停患者随机分为两组,分别接受常规治疗（137 名）和亚低温治疗（136 名）。亚低温治疗组在 8 h 内利用冷空气表面降温将患者体温降至 32～34℃后维持 24 h,同时给予患者咪达唑仑和芬太尼镇静,并予潘库溴铵预防寒战。6 个月后,亚低温治疗组匹兹堡 CPC 评分（Pittsburgh cerebral-performance category）1～2 级的患者有 55%,而常规治疗组只有

39%。研究人员认为亚低温治疗组的神经学预后明显优于常规治疗组。

Bernard 等进行的实验也得出了相似的结论。他们将 77 名心脏骤停患者随机分为两组，分别接受亚低温治疗和常规治疗(低温组 43 名，常温组 34 名)。从患者进入救护车起给予低温治疗，在 2 h 内利用冰袋将患者体温平均降至 33℃，然后维持 12 h。结果显示在出院时，亚低温治疗组有 49% 的患者可以获得较好的神经功能结局，而常规治疗组只有 26%。此外，研究人员发现两组间并发症发生率的差异并无统计学意义。

大多数研究者选择患者入院后实施亚低温治疗，而 Kim 等在院外急救的第一时间为心脏骤停患者静脉输入 500～2 000 mL 4℃生理盐水，使患者入院前体温平均下降 1.24±1℃。结果表明，与对照组(入院后开始实施亚低温治疗)相比，院前开始亚低温治疗并未使相关并发症发生率上升，并且由于更早实施亚低温治疗而获得了更好的神经功能改善。但这只是一项初步研究，还需要大量临床实验进行论证。

(二)局灶性脑缺血亚低温治疗的临床应用

尽管亚低温治疗具有良好的前景，但在急性缺血性卒中治疗中的应用价值仍不能确定，一些小型的可行性研究报道：在急性缺血性卒中时诱导和维持低温是可行的，并能改善神经功能。

观察性研究显示：急性卒中患者的体温与预后相关，体温高的患者预后差，降低体温具有神经保护作用。哥本哈根卒中研究(the Copenhagen stroke study)是一项病例对照研究，共收集 17 例发病时间在 12 h 之内的急性卒中患者，以强制风冷的冰毯降温 6 h，并用哌替啶抑制寒战。对照组为以往的 56 例卒中患者。降温后核心体温从原来的平均 36.8℃ 降至 35.5℃，并维持到停止低温治疗 4 h 后。虽然 6 个月后的死亡率在病例组为 12%，而对照组为 23%，但两者无显著性差异，进一步的研究需扩大样本量，以验证低温治疗的有效性。

Rainer Kollmar 等于 2009 年首次报道了一项对急性缺血性卒中患者采用冰盐水诱导轻度低温的初步研究，该研究共收纳 10 例发病 3 h 之内、入院时 NIHSS 评分为 4～12(平均 5.5)的急性缺血性卒中患者。4℃冰盐水(25 mL/kg 体重)通过外周静脉输入，其中 9 例患者符合溶栓适应证而同时接受静脉 rt-PA 治疗，并以丁螺环酮或哌替啶预防治疗寒战。耳鼓膜温度在冰盐水输注 52±16 min 时从平均 37.1±0.7℃ 降低至 35.4±0.7℃(平均降低 1.6±0.3℃)，输注冰盐水的总量为 2163±256 mL。入院 24 h 后，NIHSS 评分改善至 1～13 分(平均 3 分)，出院时(发病后 4.5±1.5 d)NIHSS 评分与入院时相比显著低于入院时，且无明显的不良反应。

在恶性缺血性脑卒中时，亚低温能减轻脑水肿，但并不降低死亡率。研究者报道：将 36 例病情严重的急性缺血性卒中患者随机分组为骨瓣减压术组和低温治疗组，其中骨瓣减压术组 17 例、低温治疗组 19 例，低温组的死亡率高于骨瓣减压术组(分别为 47% 及 12%)。虽然低温治疗降低颅内压，低温治疗后复温时颅内压随之反弹上升，因而仍然导致死亡。当控制复温速度时，颅内压增高的速度也将减低。

血管再通可增加脑卒中后预后良好的机会。因而亚低温往往和溶栓、机械取栓等治疗同时进行。rt-PA 是目前治疗缺血性卒中最有效的方法，溶栓治疗与卒中患者的温度相关,在 rt-PA 治疗环境下,体温降低 1℃血栓溶解也随之相应减少。一项包括 111 例接受 rt-PA 治疗的急性卒中患者研究表明,体温较高的患者比低体温者预后更好,这可能与在温度较高条件下 rt-PA 溶解血凝块的能力更强有关。最新研究证实:卒中后血管内低温治疗联合静脉溶栓治疗是安全、可行的。在小鼠动物实验中,大脑中动脉闭塞 2 h 后,于缺血 3 h 内给予 rt-PA 治疗,常温组小鼠的脑出血并发症机会增加,而低温组小鼠脑出血的发生率与未经 rt-PA 治疗的常温缺血鼠相当。静脉溶栓加低温紧急治疗缺血性卒中研究(Intra-venous Thrombolysis Plus Hypothermia for Acute Treatment of Ischemic stroke,又称 IC-TuS-L 研究)是一项在缺血性卒中发生后 6 h 内的患者中进行的低温和静脉滴注 rt-PA 的随机、多中心临床试验。该研究将急性卒中症状发生后 3 h 内就诊的 58 例接受标准剂量静脉滴注 rt-PA 的患者随机分配到正常体温(30 例)或血管内降温治疗组(28 例,目标体温为 33℃),24 h 后复温。患者对低温的耐受性良好,并无严重的脑出血发生,90 d 后两者的神经功能转归无显著差异;6 例低温组患者、5 例常温组患者在 90 d 内死亡,两者无显著差异。14 例低温治疗的患者和 3 例常温组患者发生肺炎($P=0.001$),肺炎是低温治疗组最常见的并发症。低温和溶栓治疗协同作用的相关研究目前并未取得满意的结果,但是低温治疗可能能延长 rt-PA 溶栓治疗的时间窗,从而为溶栓治疗赢得更多机会,有利于改善患者的预后。

（三）低温治疗的其他临床研究现状

低温治疗在颅内出血中的应用研究甚少。在颅内出血动物模型研究中,低温治疗虽然减轻血-脑屏障的破坏和脑水肿,但并不改善组织学的变化和颅内出血后的神经功能转归,早期给予低温治疗似乎使脑出血加重。

虽然利用亚低温治疗成年人获得了明显的神经保护作用,但其应用于儿童的疗效却不太理想。Hutchison 所做的一项多中心实验将 225 名创伤性脑损伤儿童患者随机分为亚低温治疗组和常规治疗组。两组患者的平均体温分别为 33.1±1.2℃ 和 36.9±0.5℃。亚低温组诱导 8 h 后达到目标体温,并维持 24 h。结果显示亚低温治疗组患者的死亡率明显高于常规治疗组,分别为 21% 和 12%。并且,应用亚低温后,患者更易并发低血压,且在复温过程中需应用更多的血管活性药物,但两组患者其他并发症以及在 ICU 的住院时间并无明显差异。然而,由于创伤性脑损伤目前并没有十分有效的治疗方法,临床医师还是倾向于采用亚低温治疗以期获得脑保护作用。

五、 低温治疗并发症的防治及利弊权衡

（一）低温治疗并发症及其防治

亚低温可以对机体各个器官、系统产生影响。深低温易发生心室颤动和凝血功能障碍,增加患者死亡率,已很少被临床医师所采用。体温降低后可发生心动过缓、血管阻力升高、心脏电生理异常以及低血压。当血压降低时应适当补液,必要时应用血管活性药物,但同时需预防脑水肿发生。低温后,血液系统可发生凝血时间延长,但异常出血少见,必要时应输入血小板防止异常出血发生。低温治疗能抑制免疫系统,包括 T 细胞介导的抗体产生、白细胞计数减少,感染的风险也随之增加,如肺炎的发生率增加,甚至出现败血症。

寒战是亚低温诱导过程中常见的并发症。由于寒战可以造成体温升高并增加机体耗氧量,在诱导过程中应常规应用镇静剂和肌松药。亚低温状态下患者的肠动力受损,在治疗过程中和复温后短期内都须禁止肠内营养。

此外,低体温还会造成明显的电解质紊乱,如诱导期可发生低血钾,复温期会出现高血钾,同时可能伴发低磷酸盐血症。亚低温状态下血糖明显升高,需加用外源性胰岛素并严密监测血糖。30%的患者在复温过程中发生颅内压反跳,导致脑疝形成。

（二）亚低温用于神经保护的利弊

亚低温疗法曾因诸多的并发症受到冷遇,但其在神经保护方面发挥的作用却是无可替代的,这也是亚低温重新成为热点研究的原因。亚低温的生理作用非常复杂,由此带来的并发症也不胜枚举,很多机制还没有研究清楚,甚至技术层面也远未称得上成熟,因此,是否适合在临床上的推广应用还需要进一步研究探索。

至今,亚低温疗法的时间窗与持续时间仍未有公认的标准提出。大多数研究者认为脑组织损伤后尽早开始实施亚低温治疗能够减轻神经损伤并获得较好的神经功能改善。但在诱导时限与持续时间方面还没有明确的结论。亚低温的复温时限多认为不宜过快。Berger通过研究证明,较慢的复温过程可以抑制有害机制如水通道蛋白 AQP 的超表达,维持抗炎效应等,从而保存亚低温的神经保护作用。完善的体温监测系统是成功实施亚低温的重要一环。现在已经很容易监测人体的核心温度,但脑温与核心温度仍然存在差异,并且在脑内也存在一定的温度梯度。耳鼓膜体温监测虽然较为安全但却不能真正反映不同部位脑组织的真实温度,而且不同脑组织对于脑缺血等神经损伤的敏感性也不同,需要维持的温度也就不尽相同。已经有很多研究显示亚低温具有神经保护作用,但关于亚低温与常规神经保护药剂联合应用治疗效果方面的研究还很少。

另一方面,目前应用亚低温治疗的患者多为心脏骤停、大面积脑梗死或创伤性颅脑损伤患者,由于疾病本身的原因,患者一般状况较差,死亡率较高,是否能够承受并发症的打击而获得神经保护作用仍需大量的实验和临床研究论证。

虽然亚低温技术目前还很不成熟,存在诸多问题,但其显著的神经保护作用是可以肯定的。目前的常规治疗不能达到人们期望的治疗效果,所以应用亚低温作为一种神经保护措施仍然有着良好的前景。

六、未来展望

亚低温治疗的神经保护作用已经得到了大量研究的证实。但由于其作用机制的复杂性仍需大量实验研究与临床论证来完善这项技术,包括亚低温实施的时间窗与持续时间、最佳温度的调控和监测、辅助用药的应用和并发症防治、诱导设备标准的制订等,以及亚低温治疗对其他神经保护剂的影响。这项技术必将能够改善神经损伤患者的生活质量并降低心脏骤停、脑血管疾病等重大疾病的死亡率。

（李启明　王　岚）

第三节 细胞治疗卒中对功能康复的影响

一、卒中治疗的新策略——细胞治疗

每年有成千上万个卒中患者需要面对严重的神经功能损害给他们带来的痛苦,然而在现有的脑卒中治疗手段中,除了缺血性脑卒中的早期溶栓治疗显示出明显的疗效外,其余的神经保护、对症、支持等治疗均无法阻止脑损伤的发生;即使进行了早期,甚至超早期的溶栓治疗,其缺血核心区的死亡细胞仍无法恢复。尽管神经科学工作者已对脑卒中治疗进行了长达40余年的实验室与临床研究,但至今还没有一种真正有效的疗法可对抗已形成的脑损伤。

追溯脑细胞研究的发展历史,德国生理学家 Waldeyer 终其毕生的研究,于1891年将脑细胞命名为神经元,并最早提出了脑细胞不能再生的观点。20世纪后,脑神经学家 Cajal(1928年)、Chambers(1958)等进行了艰苦、长期的研究,并认为"中枢神经系统的神经细胞为终极细胞,一旦损伤就不能恢复"、"脑细胞在成熟后只有死亡不会再生"、"中枢神经细胞没有再生能力"是哺乳类动物中枢神经系统的基本特征。这些观点,大家在很长一段时间内对其深信不疑,亦束缚了对中枢神经系统疾病积极治疗的手脚。

直到1962年,Altman 在全球权威的 Science 杂志上首次发表了成体动物脑内有新生的神经细胞形成的研究结果;1973年 Kaplan 在 Science 杂志上发表了证实与支持 Altman 研究结果的文章。至此,成体动物神经发生的研究成了一个前沿的研究热点,被 Cajal 等统治了30余年之久的"金科玉律"受到了强烈的冲击,并颠覆了脑细胞不能再生的片面、悲观理论,同时也激发了人们探索更佳中枢神经系统疾病治疗手段的信心。

20世纪80年代后,学者们先后发现,在纹状体、丘脑、黑质、皮质腹侧区、海马区、杏仁核、延髓等不同部位的脑神经细胞都可以再生。美国麻省理工学院神经学家埃利·内迪维等人的最新研究成果显示,人的脑细胞——神经元在出生后会继续生长和变化,并一直持续到成年。他们在实验研究中发现成年鼠大脑中用来传递电信号的神经树突仍具有物理延展性,有的脑细胞在短时间内发生了非常显著的变化,如一个树突在两个星期内新迸发了90微米,相当于原有长度的两倍多。在出生后的最初几年,人体每分钟都会制造大约25万个脑细胞,并在接下来的若干年内"组装"这些脑细胞而实现其相应的功能;在成年人脑细胞生长的研究中观察到大脑中负责思考等较高级功能的"新皮质"区域中20%~30%的神经元是抑制性中间神经元,不同的刺激可使大约14%的抑制性中间神经元表现出相应结构的改变,中间神经元可能在成人大脑的可塑性上起了决定作用。

脑缺血核心区是死亡组织,它不会受任何药物治疗和康复手段而改变,如果损伤区域很小,又不在重要的功能位置上,亦可能通过损伤区周围残存的神经元、损伤区镜面部位的神经元,或者其他远隔部位的神经元的代偿而达到功能重塑。但是在大的脑功能损伤区,需要有大量新生神经元的参与以修复缺损组织,并建立广泛、有效的突触联系,才能完成组织重建和功能恢复。此时,神经元修复单靠自身内源性神经发生是远远不够的,新的治疗策略——细胞治疗,是近年来兴起的一种通过外部手段扭转脑卒中或其他神经系统疾病的治疗方式,并已先后在动物及人体上开展了多项有关该方法治疗神经系统疾病的研究。

目前,许多种类的成体动物,如各种鼠类、猴及猪的脑中均分离出了神经干细胞,它是一种具有自我更新能力和多向分化潜能的细胞,可分化为神经元、星形胶质细胞和少突胶质细胞。在全脑或局灶性脑缺血的动物模型研究中,这些从成体动物中分离出来的干细胞,经培养增殖分化出移植所需要的细胞群,最后移植细胞增殖和分化出损伤组织所需要的各种神经细胞,并替代死亡组织,完成组织重建和功能恢复,这种干细胞移植的治疗手段证明了通过细胞治疗中枢神经系统具有结构和功能上的重塑性。

细胞治疗是近年来正在迅速发展的一个生物治疗手段,亦是生物免疫治疗和基因治疗的重要组成部分。在神经系统疾病的临床治疗方面,干细胞尤其是成体干细胞作为一种新型的生物治疗方法是医学发展史上一个开拓性的探索,构建干细胞基础研究成果转向临床应用、架起科研与临床的桥梁是当前转换医学所需关注的热点。

二、 卒中后的神经再生

(一)神经再生

干细胞是一类未分化的具有自我更新能力和多向分化潜能的细胞,它在适宜的环境下分化为有功能性的神经元,并整合于复杂的神经网络中。以往科学家对神经干细胞的研究对象主要是小白鼠,并认为大脑因疾病或外伤而损伤的神经细胞不可再生。最新研究认识到由于长期的进化,人类和小白鼠在大脑的形态和功能上具有显著的差异,因而把脑研究的实验对象转移到与人类更接近的灵长类动物上,并发现成年猕猴大脑中存在神经干细胞所"制造"的新生神经元,并观察到这些神经元在脑内的迁移;复旦大学脑科学研究院的脑研究团队最近在武汉中国人脑库提供的成年人脑组织研究中也发现了神经干细胞,这些神经干细胞在脑内非常活跃,可不断地生成新的神经元。这些研究成果充分提示了人类脑损伤后的神经再生并不是神话,而是客观存在的。

内源性神经再生是机体损伤后的自我修复过程。正常情况下,损伤的细胞与修复的细胞处于动态平衡状态,当成年机体的脑受损后,刺激神经组织细胞的增殖分化,增殖分化后的细胞向损伤区域迁移,并以成熟神经元死亡相同的速度增殖,来补充所损失的神经细胞,以保持脑内恒定的神经元数量;新生的神经元还与未受损的神经元建立广泛的突触联系,使其整合到机体的神经网络中去,成为有功能的神经元,因而保证神经康复。

(二)成体的神经再生区

在正常情况下能产生和补充新生神经元的脑区称为神经再生区,它具有形成新生神经元的未成熟的神经细胞前体——神经祖细胞,又有一个有利于神经发生的微环境。

对于神经再生区的位置,虽然目前尚有争论,但有二个主要的神经再生区已取得了共识(图 11-3-1),即侧脑室侧壁的室管膜下区(subventricular zone,SVZ)和海马齿状回(dentate gyrus in the Hippocampus,DG)颗粒细胞层下区(subgranular zone,SGZ),其他曾报道的神经再生区有新皮质、嗅球、嗅结节、齿状核、纹状体、杏仁核、下丘脑、黑质、脑干和梨状皮质等。

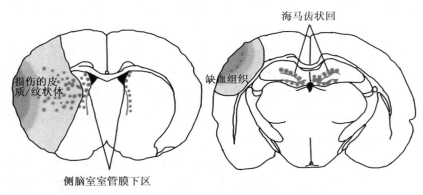

图 11-3-1　主要神经再生区

（三）神经再生的过程

成体神经再生不是单个事件，它包括在成熟中枢神经系统微环境下神经细胞发育的复杂过程，先是干细胞增殖分化为神经干细胞，神经干细胞又增殖分化为神经祖细胞，祖细胞的增殖，就开始决定分化的命运。经过分化，神经元靶向迁移—即归巢，以及突触整合，同时还得保证新生神经元的存活，这样才能替代脑缺血后功能脱失的神经细胞。

（四）脑缺血后神经再生的信号调节

Wnt 信号通路对干细胞及其后代的增殖、分化和成熟均有调节作用，对神经元发育过程中的神经元迁移、轴突伸展、树突形成和突触建立起重要作用，是成体神经发生的重要的调节通路。但是 Wnt 信号通路在脑缺血中的作用尚不清楚，增强 Wnt 信号可以对抗脑缺血诱导的神经系统退行性改变，然而脑缺血时 Wnt 信号是减弱的。Morrris 发现缺血侧和非缺血侧的脑室壁下层均有 Wnt 表达，然而缺血侧的侧脑室下层细胞 Wnt 信号未上调。

Notch 信号通路决定各类细胞的命运，在细胞分化上起关键作用，通过与邻近细胞的相互作用，精确调控各谱系的分化。当其信号通路激活，可抑制胚胎干细胞分化，而当其信号通路被抑制时，干细胞就分化为各种功能细胞，它在神经细胞分化为神经元，以及神经胶质细胞分化为少突胶质细胞过程中起负向调节作用，而对神经胶质细胞分化为星形胶质细胞起正向调节作用。局灶性脑缺血后，通过 γ-分泌酶抑制剂阻断 Notch 信号通路，呈现神经保护和抗炎作用。还有研究认为 Notch 受体激活后能诱导特异的靶基因激活，从而延长神经干细胞的存活时间。成体鼠侧脑室注入 Notch 配体和纤维细胞生长因子-z 进行联合治疗，虽然梗死体积无变化，但新生的前体细胞数量增加，运动功能显著改善。

c-AMP 和 c-AMP 反应元件结合蛋白的激活与大鼠缺血侧齿状回新生神经元数量有关，阻断内源性 c-AMP 反应元件结合蛋白虽未阻滞前体细胞增殖，但能阻止缺血性损伤导致的齿状回神经元前体细胞的存活，通过给予磷酸二酯酶-4-抑制剂咯利普兰激活 c-AMP 反应元件结合蛋白的信号转导，可促进新生神经元的存活。

三、 脑卒中细胞治疗的细胞来源

（一）干细胞的来源及种类

干细胞即为起源细胞，它是一类具有多向分化潜能和自我复制能力的原始、未分化细胞，是形成哺乳类各组织器官的原始细胞。按其起源，干细胞可分为两大类：胚胎干细胞（embryonic stem cell，ESC）和成体干细胞（adult stem cells，ASC）。ESC 能发育分化形成完整的机体以及各种组织细胞，又称全能 ESC。ASC 来源于机体组织，具有干细胞的一些特性，但其分化潜能有限，故又称多能干细胞。人和动物体内有多种造血前体细胞和非造血前体细胞，后者有骨髓间充质干细胞（bone mesenchymal stem cell，BMSC）、脐血间充质干细胞、肌肉干细胞、神经干细胞（neural stem cell，NSC）和内皮祖细胞等。

德国病理学家 Cohnbeim 在研究伤口愈合时，首次提出骨髓中存在非造血干细胞，并认为神经祖细胞可能来源于骨髓。1968 年 Friedenstein 等首次提出骨髓间充质干细胞的概念。他发现在骨髓标本中存在部分贴壁生长的梭形成纤维细胞样的单个核细胞，经 20～30 次传代后，仍能保持多向分化潜能，在一定条件下，可分化成纤维细胞、成骨细胞、成软骨细胞、心肌细胞、肝细胞、内皮细胞、胰岛素分泌细胞、神经胶质细胞、神经元样细胞、脂肪细胞和成肌细胞等，这些单个核细胞，被称为骨髓间充质细胞，它来源于中胚层，系未分化的细胞群。20 世纪 80 年代大量研究均证实了 BMSC 是具有高度自我复制和分化潜能的细胞群。它虽然起源于中胚层，但在特定条件下，除了分化成各种中胚层细胞，亦可在终末分化时，跨越胚层界限，横向分化为外胚层起源的细胞。Woodbury 等还发现 BMSC 细胞群的克隆系，除了能表达中胚层的 mRNA 外，也能表达内胚层与外胚层基因，进一步证明了其多向分化的潜能。Erices 报道脐带血中含有大量间充质干细胞（mesenchymal stem cells，MSC）和祖细胞，它们与 BMSC 的功能相同。

神经干细胞（NSC）属干细胞的一种，是存在于脑和脊髓中的未分化细胞，同其他干细胞一样，神经干细胞也具有分裂增殖和多样分化的特点，具有自我更新能力。Fanov 研究报道 NSC 是一种多能干细胞，能长期自我更新，并具有分化成神经元、星形胶质细胞和少突胶质细胞的潜能。1989 年，Anderson 等首次提出了神经干细胞的概念，并通过实验证实了 NSC 的存在，随后 Reynolds 和 Cattaneo 等分别报道了 NSC 的发现及 NSC 具有自我更新、自我分化、多种分化潜能及增殖能力的特性。以后，Roynoid 等亦证实了上述论点，并首次从成鼠脑的纹状体中分离出能在体外持续增殖、结合分化成神经元、星形胶质细胞和少突胶质细胞的细胞群——神经干细胞。

外周血亦有少许 NSC，来自脂肪组织的基质细胞也是具分化潜能的成体干细胞，它可被分化为神经细胞和神经胶质细胞。皮肤细胞与脂肪组织相似，亦可分化出 NSC。

（二）NSC

1. NSC 的来源　根据机体发育阶段分为二期：① 胚胎期：胚胎期 NSC 能从大脑皮质、海马、纹状体、嗅球、个脑室周围、间脑、中脑、小脑、脊髓和视网膜中分离出。② 成年期：主要聚集在侧脑室侧壁的脑室管膜下层和海马齿状回的颗粒下层。近来越来越多的证据认为:周围血中有处于休眠状态的 NSC,可被颗粒细胞克隆刺激因子激活而发挥其干细胞功能。

2. NSC 生物学特征

(1)自我更新和多向分化潜能:NSC 在体外培养,不断分裂增殖,NSC 通过对称的有丝分裂,可产生 2 个子代 NSC,通过不对称分裂产生 1 个子代 NSC 和 1 个神经祖细胞,后者自我更新能力有限,终将逐步分化出成熟细胞(神经元、神经胶质细胞)。此外 NSC 还有逆向分化能力,能分化成为其前体细胞。Call 通过 NSC 移植,或将 NSC 与其他组织共培养时,NSC 还可分化为骨髓样细胞、淋巴细胞、早期造血细胞和骨骼肌细胞。

从实验的新生鼠海马分离出的 NSC 在培养瓶中增殖,其细胞集落传代后仍具有干细胞特征,且生长情况良好。在 NSC 培养液中加入 10%胎牛血清,3 h 后,NSC 球即开始贴壁分化,6 h 即可发现明显突起从同块边缘长出,24 h 少数细胞分化为有突起的细胞,此后,这种细胞逐渐增多,从克隆球周围迁移出来呈放射状排列,随后突起不断增粗、延长并互相连接成网。7 d 时已分化出神经样细胞和胶质样细胞,并可用免疫荧光染色来确认,但未证明它们具有神经细胞功能和电生理活动。

(2)迁移能力:在胚胎期神经发生过程中,在神经管壁增殖的新生 NSC,能沿着神经放射纤维迁移到特定脑区,这种迁移需要神经信号、细胞因子和微环境的支持,神经细胞黏附因子对迁移有重要作用,因为破除了神经细胞黏附因子基因后,NSC 的迁移能力明显降低。

将相应区域的人胚 NSC 移植到大脑病变处,NSC 受到病变部位的信号刺激而靶向迁移到需给予修复的病灶处。

(3)整合性、可塑性和低免疫性:① 整合性是指体外培养的 NSC 植入脑后,可与其周围宿主的神经元建立突触联系,使自己融合到整个神经网络中去。② 可塑性表现在从成体分离出的 NSC,在一定条件诱导下,可分化为其他组织的细胞类型。③ NSC 还具有低免疫性,因为它是未分化的原始细胞,没有像成熟细胞那样的抗原表达,因此不易被宿主识别而发生排斥反应。

此外,NSC 可在病程的刺激下增殖分化,Magavi 发现成体鼠皮质第Ⅳ层神经元凋亡后,内源性神经前体细胞可在原位被诱导分化为层状的区域特异性神经元。将碱性成纤维细胞生长因子注入缺血脑组织中后缺血区产生新的 NSC,这些新生 NSC 较对照组明显增多。

(三)BMSC

来源于骨髓的 MSC 是为造血细胞的髓系分化提供结构和功能支持的一类细胞群,亦被称为克隆形成单位成纤维细胞,在体内、外特定培养条件下可分化为成骨细胞、脂肪细胞、软骨细胞、肌细胞、神经细胞、肝脏细胞和支持造血的基质细胞等。MSC 的生物特征与 NSC 相同。

(四)脐血间充质干细胞

脐血是胎儿出生时脐带内和胎盘近胎儿侧血管中的血液,含有丰富的间充质干细胞,但主要成分还是造血干细胞,其生物特性与 BMSC 相同,它含量丰富、采集简单、细胞更为原始,因此有更强的分化潜能。脐血所含的淋巴 NK 细胞,抗原递呈细胞等免疫细胞比成人更为幼稚,故免疫应答反应低,细胞毒性小,因此更利于异体移植。

（五）脂肪组织来源的神经干细胞

脂肪与皮肤组织亦是 NSC 的来源。Ashjian 报道脂肪组织来源的基质细胞在一定条件诱导下,可以表达早期神经元的特异性标志;次年,Ogaw、Saffard 与 Rodriguez 各自发表的 3 篇研究论文均支持上述观点。他们用 3-叔丁基-4 羟基茴香醚诱导脂肪组织源性的基质细胞,能够表达早期或成熟的神经细胞和胶质细胞的一些标志,说明来源于脂肪的基质细胞也是一种有粗分化潜能的成体干细胞,它不仅在体外分化为脂肪细胞、成骨细胞、成软骨细胞或肌细胞等中胚层来源的细胞,还具有跨胚层分化能力,横向分化为神经细胞和神经胶质细胞。脂肪组织取材容易,来源丰富（人体有占体重 6% 的可移动脂肪）,已有试验证实脂肪组织来源的神经干细胞移植治疗可改善脑缺血-再灌注损伤大鼠的神经功能,具有神经保护作用。

四、脑卒中的干细胞治疗

神经变性疾病神经元群的破坏呈均质性特征,而脑血管病损害不仅波及多个神经元群,而且还涉及内皮细胞及微血管,因此脑卒中后的组织修复更为广泛和复杂,脑卒中后的干细胞治疗难度很大。

（一）脑缺血损伤对成体神经再生的影响

1. 全脑缺血　全脑缺血可使海马部位神经发生退行性改变,海马 CAI 区神经元几乎全部死亡。Liu 研究双颈动脉闭塞 10 min 的全脑短暂性脑缺血的动物模型,缺血 1～2 周后,双侧海马齿状回颗粒下层 5-溴脱氧尿嘧啶核苷（Brd-U)阳性细胞增加达 12 倍,而且,在颗粒层出现新分裂的细胞,并能测到成熟神经元的标志物,如 B 微管蛋白Ⅲ,神经元核蛋白和钙结合蛋白等,这些标志物可持续达半年之久。Sharp 发现全脑缺血模型第 7 d 开始出现祖细胞增殖,第 11 d 达高峰,海马齿状回颗粒下层新生细胞数增加了 10 倍。随后逐渐下降,大部分新生细胞可移行到颗粒细胞层,发育为成熟的神经元并与周围神经元整合,另一部分新生细胞移行到齿状回门区,分化为胶质细胞。此外,全脑缺血后,神经营养因子表达增加,它可促进脑缺血后神经前体细胞的增殖。

2. 局灶性脑缺血　局灶性脑缺血主要影响病侧大脑皮质和纹状体,动物实验发现,MCA 闭塞 90 min 后,双侧侧脑室壁下层与齿状回颗粒下层 Brd-U 阳性细胞数增加 4～5 倍,其祖细胞增殖始于闭塞后 2 h,1～2 周达高峰,再灌注后 3～4 周恢复到正常水平。

上述研究证明,成体动物脑缺血后,可刺激内源性神经再生机制,使神经再生增加,并由于神经元的可塑性变化而完成结构和神经功能的恢复,这是脑组织损伤后的修复性保护反应。但是脑缺血后神经前体细胞增殖数量有限,仅一部分能分化为神经元,因此单靠自身的代偿机制,不能完全满足神经修复的需要,还必须通过神经干细胞移植等干预,进一步刺激神经再生,并给予细胞替代性的治疗以修复缺血组织。

（二）干细胞移植治疗脑缺血的机制

神经干细胞移植治疗脑缺血的机制目前尚不十分清楚，由于神经干细胞具有分化成为神经元细胞、星形胶质细胞、少突胶质细胞的能力，并能自我更新、与周围的神经系统建立起突触联系，因而用于替代损伤的神经组织而起到修复神经功能的作用。研究表明，干细胞移植治疗脑缺血的机制可能涉及以下几个方面：

1. 神经干细胞有靶向迁移的特征　移植后，干细胞在单核细胞趋化因子等作用下，向脑内受损部位迁移——即归巢。

2. 替代并修复受损组织　神经干细胞可定向分化为神经元样细胞等细胞，以替代受损的神经元和其他各种神经细胞以及缺血损伤区恢复所需的其他细胞。

3. 促进神经营养因子分泌　当神经干细胞移植后，可刺激宿主释放一些神经营养因子，如脑源性神经营养因子、神经生长因子、血管内皮生长因子和肝细胞生长因子等，这样可减少缺血半暗带的细胞凋亡，亦能促进脑室周围内源性的神经干细胞的增殖与分化。

4. 激活细胞的自我修复　正常情况下，中枢神经系统有一些尚未激活的神经元；神经干细胞移植后，可激活这部分处于休眠状态的神经元，从而促进神经康复。

5. 抑制细胞凋亡　细胞凋亡是脑缺血后细胞不可逆死亡的重要原因之一，接受干细胞治疗后，细胞凋亡可明显减少。

（三）干细胞移植途径

1. 内源性途径　单纯的脑损伤刺激，不足以使新增殖的神经干细胞向神经元转化，还需要特定的细胞因子的辅助，才能在原位激活内源性神经干细胞，并诱导其增殖与分化，产生各种神经细胞，以替代缺血区的死亡细胞，因此产生了一种新兴的内源性移植方法—骨髓干细胞动员，它是用各种细胞因子，促进位于骨髓中的干细胞进入外周血，并通过血液循环到达损伤组织，以达到细胞移植替代并修复病变组织，这种方法操作简便，无创伤性。

促进骨髓释放干细胞到外周血的动员剂有粒细胞集落刺激因子、粒细胞-巨噬细胞集落刺激因子、IL-27、IL-3、IL-12、干细胞因子、血管内皮生长因子、基质细胞衍生因子和化疗药物（如环磷酰胺）等，以前两种细胞集落刺激因子为首选。

近期研究显示，低分子硫酸葡聚糖与粒细胞集落刺激因子联合应用有协同作用，可在短时间内使外周血的干细胞升高数十倍到数百倍。

动员到外周血的骨髓干细胞，必须归巢定居在缺血损伤区，才能完成损伤区的修复，促进骨髓干细胞向缺血组织迁移的细胞因子有缺血组织炎性损伤所表达的各种趋化因子，如IL-8、单核细胞趋化蛋白-1、内皮细胞的各种黏附因子、血管内皮生长因子及碱性成纤维细胞生长因子等，均可调节干细胞归巢和促进缺血部位的神经细胞和血管的再生。

2. 外源性途径　外源性途径是将神经干细胞和间充质干细胞培养增殖与分化为成神经细胞或特定功能的神经细胞后再移植到宿主体内以达到修复神经组织的目的。移植物可来自胚胎干细胞、自体或异体的骨髓间充质干细胞、脐带血的间充质干细胞、脂肪或皮肤来源的神经干细胞。

目前脑卒中动物研究干细胞移植的途径大致有以下几种：

（1）直接将干细胞移植到缺血损伤部位：可用立体定向方法将干细胞悬液注入缺血区，亦可将吸附干细胞悬液的生物材料经开颅手术埋入缺血区。将干细胞直接送入病灶区应该是干细胞治疗最好的方法。然而这些侵袭性的方法会损伤正常脑组织，手术创伤有诱发癫痫、硬膜下血肿等并发症的风险，给临床应用带来了困难。

（2）经血管将干细胞悬液注入：此方法简便，但输入细胞会在其他器官（肺、脾、肾、肝）滞留，到达中枢神经系统甚少。静脉输入后因移植物经过肺循环，使干细胞被肺微血管所截留，动脉输入有发生器官（包括脑）微栓塞的可能；经血管输入还需要有移行到脑的归巢信号的帮助才能减少多系统细胞扩散的损失，增加病损区的干细胞数量。这种治疗是否会影响其他器官的生理功能、对其他器官产生毒性作用，目前也尚不清楚。颈动脉注入法使干细胞更容易迁移到缺血损伤区，其操作简便、靶向性强而不损伤脑组织，具有高效、相对安全的特点，可能是将来临床研究干细胞治疗脑梗死的重要途径。

（3）将干细胞悬液注入脑室：经立体定位仪定位后进行侧脑室穿刺，将 NSC 移植于侧脑室，虽可减少多系统细胞扩散的损失，但仍有移植细胞向脑内各个区域迁徙的问题，另外脑室内注入还有细胞量的限制，因此脑室内注入的可行性与安全性尚待进一步研究。

（4）腰穿椎管内植入神经干细胞：采用经腰穿注射入蛛网膜下腔的移植方式避开了血-脑脊液屏障的阻碍，可能会使更多的神经干细胞进入脑内并到达损伤组织，然而，经脑脊液循环后干细胞是否能达到病变部位尚不能确定，同时可能造成蛛网膜粘连等不良反应。

3. 干细胞移植与基因治疗的联合应用　间充质干细胞能转染和表达外源性基因，是理想的基因载体，用外源性基因导入间充质干细胞，特别是用腺病毒转导的基因转移，可使细胞克隆更为稳定，成功率更高，而死亡率下降。

以干细胞为载体的基因治疗，亦可采用体细胞，它有取材方便、增殖迅速、容易转染、存活率高、向神经系统内移植无排斥反应的特点。

Lange 在人的骨髓间充质细胞转导入端粒酶基因而使其永生化，延长了骨髓间充质干细胞的生命周期。Ikade 用成纤维生长因子-2 基因转染骨髓间充质干细胞后治疗脑缺血，发现显著地促进了脑缺血大鼠的功能恢复。Zhao 等通过反转录病毒载体将脑源性神经营养因子（brain - derived neurotrophic factor gene，BDNF）基因转染到人的骨髓间充质干细胞成为 BDNF - BMSC 后，干细胞不但能全部表达 BDNF 基因，而且在培养液中 BDNF 含量增高了 2×10^4 倍，移植后各种神经标志物出现，神经功能改善。尽管整入了外源性基因，但 BDNF - BMSC 染色体结构正常，无畸变。还有研究发现：将肝细胞生长因子基因转染到骨髓间充质干细胞后植入缺血大鼠脑内，结果见神经功能改善显著优于对照组。

血管内皮生长因子不仅促进血管内皮细胞增殖和迁移，参与血管生成，促进新生血管的生长，还对神经细胞有营养与保护作用，减轻氧化应激，调节离子通道，减少兴奋性递质的释放，具有抗细胞凋亡作用。因此，Chu 用血管内皮生长因子基因转染的神经干细胞治疗局灶性脑缺血大鼠，取得了良好的疗效。由于血管内皮生长因子与血管邻近祖细胞的增殖、分化迁移与存活有关,在该基因的参与下,不但促进了病灶区的血管发生,同时也促进了神经发生。另外亦有用骨髓间充质干细胞的细胞核置换到体细胞内,再将含有间充质干细胞核的体细胞做细胞培养增殖,再做细胞移植。

(四)干细胞增殖分化的调控

神经干细胞增殖分化的调控中,应用最多的是表皮生长因子、碱性成纤维细胞生长因子,它们是最重要的有丝分裂原,对神经系统的细胞增殖分化起重要作用;各种营养因子(脑源性神经营养因子、神经生长因子、神经营养素、胰岛素样生长因子和睫状神经营养因子等)、骨形成蛋白、白血病抑制因子和心肌营养素-1 等,亦与神经干细胞增殖与分化相关。

此外,银杏内酯 β,可促进胚胎鼠神经干细胞的体外分化,使神经细胞突起的数量和长度增加。人参皂甙 Rg1、Rb1 能显著提高骨髓间充质干细胞存活率,对谷氨酸的兴奋性毒素起保护作用。

垂体腺苷酸环化酶激活肽,对神经干细胞和神经祖细胞向细胞系定向分化上起决定作用,且抑制神经祖细胞的自我更新,诱导其早期进行神经分化。Nurrl 是一种细胞核受体,起定向分化作用,对向中脑多巴胺神经元的分化起决定作用。

Hes 基因是一种抑制型的碱性螺旋-环-螺旋基因,可以使神经干细胞保持未分化状态而精确调控,以保证以后分化的神经细胞的多样性,特别对胶质细胞的形成有重要作用。

神经干细胞在培养瓶中的生长密度与增殖有关,密度过高,可抑制生长;密度过低,细胞即停止分裂,甚至还会死亡。所以细胞培养的接种密度以 5×10^5/mL 为适宜。

神经节苷酯可诱导间充质干细胞向神经细胞分化,将骨髓间充质干细胞培养 3~5 代纯化后,加入神经节苷酯诱导液,2 h 后部分长棱形细胞变小,成不规则形或圆形,3 h 后回缩变圆的胞体逐渐伸出突起,并不断增长呈双极或多极形,4 h 后多数细胞均伸出长的突起并互联成网,6 h 部分细胞死亡,但存活的神经细胞成了典型的神经元样细胞。

诱导间充质干细胞分化的诱导剂尚有 β-巯基乙醇、二甲基亚砜、丁羟茴香醚等。

脐血间充质干细胞可用 β-巯基乙醇、二甲基亚砜、丁羟苯甲醚、黄芩苷及丹参提取物等抗氧化剂诱导,亦可用生长因子作诱导,如表皮生长因子、脑源性神经营养因子和全反式维A 酸等。

用细胞因子组合诱导骨髓间充质干细胞向神经细胞分化,如用碱性成纤维细胞生长因子和睫状神经营养因子诱导,40% 分化为神经胶质细胞。亦有在培养瓶中加入维生素 B_{12}、双丁酯环腺苷酸、异丁基甲基黄嘌呤、成纤维细胞生长因子、脑源性神经营养因子、人表皮生长因子和碱性成纤维细胞生长因子,6 d 后,66% 细胞呈现神经细胞样的树突状态,并测到早期和成熟的神经细胞标志物;而用成纤维细胞生长因子和维 A 酸诱导者,只有 16% 的细胞表达神经丝。

还有用 Notch 基因转染、提高细胞内环磷酸腺苷水平及 Noggin 基因转染等均可诱导间充质干细胞的分化。

（五）干细胞移植的时机和剂量

干细胞治疗的效果与移植时机的选择关系甚大。由于卒中急性期的毒性神经递质、氧自由基和炎症前介质等微环境会影响移植物的生长，炎症还可激活小胶质细胞而抑制内源性神经再生，同时还阻碍移植细胞的生长与存活，这些不利因素均是不宜在急性期行干细胞移植的理由。然而急性期局部脑缺血，可激活自身的修复机制，包括释放神经营养因子，促进皮质及脑室周围生长出新的神经元，而且神经功能的恢复包括了轴突芽生、突触形成和复杂的神经网络的建立等可塑性神经功能重建，这些特征在卒中后数月到数年就会消退，而且脑梗死后瘢痕形成，亦影响神经网络的建立。因此干细胞治疗过早或过迟均是不合适的，但最佳治疗时间目前尚无一致认识。

从文献看到，动物脑梗死的干细胞移植多选择在模型建成后的 $1\sim35$ d 不等。早期研究均在制模后 7 d 内进行干细胞治疗，现在多选择在制模后 24 h，但亦有 30 min 或 1 个月进行干细胞移植有效的报告。这些研究结果均提示干细胞移植可改善神经功能或增加脑梗死区域的血流量。但是由于这些动物实验所采用的缺血模型、干细胞种类、移植方法及评定方法不同，难以确定最佳的移植时间。

在临床研究中，目前大多选择脑梗死后 4 周到 6 年，结果表明干细胞移植均能不同程度地改善患者神经功能。对于卒中患者干细胞移植最佳时机的选择，目前尚无定论，也有报道应参考卒中后的病程过程和所希望被移植细胞的功能而定。如在卒中发生后数小时的急性期，毒性物质的产生和病灶周围区域的去极化，期望干细胞移植能保护区域的神经元，则选择急性期移植；在卒中的中期，即发病后数小时到数天，炎性反应以及由炎性反应导致损伤区扩大，缺血半暗区细胞开始凋亡，数天后进入晚期时神经元变性，瘢痕形成，干细胞移植期望能加强体内的自我修复能力，建立神经细胞的重塑，则可选择亚急性期移植。Srivastava 提出两个细胞移植时段为宜，即卒中后 3 个月至 2 年或 6 个月至 6 年，而 Shen 认为发病 1 个月即可做干细胞移植。

干细胞移植剂量应参考文献确定的最大允许值、动物实验的最适剂量、动物实验的剂量-反应曲线和美国 FDA 的规定进行商议。有动物实验在脑缺血 2 h 后，两组分别输入间充质干细胞 10^6 和 3×10^6，结果只有输入 3×10^6 个间充质干细胞组的功能恢复与不做干细胞治疗的对照组有差异。还有输入 2×10^6、4×10^6 与 8×10^6 3 种不同剂量做研究，结果提示功能恢复与剂量呈正比。现在动物实验干细胞治疗剂量系数为 $(2\sim3)\times10^6$ 个干细胞。

Srivastava 报道 14 例卒中患者(出血与缺血各半)接受 $(5\sim10)\times10^6$ 个间充质干细胞治疗 1 年后神经功能明显进步，但与对照组无差异。另有 55 例大脑中动脉供血区脑梗死的患者，经发病 $4\sim5$ 周与 $7\sim9$ 周各输入 5.3×10^7 个 MSC，1 年后与 525 例对照组做比较，其神经功能恢复有显著差异，提示卒中患者以总量 1.03×10^8 个间充质干细胞分 2 次移植是可行的。移植细胞太少，不易达到治疗目的，移植细胞浓度高易引起器官栓塞。干细胞移植的剂量与移植的途径有关，脑室内移植推荐用 $10^5\sim10^6$ 数量级，经静脉宜用 $10^6\sim10^7$ 数量级，单次注入低剂量为 1×10^6，高剂量为 3×10^6，亦可采用多次低剂量 $10^6\times3$ 次。

（六）移植后的评价

尽管干细胞体外诱导向神经细胞和神经胶质细胞的转化率很高，可达90%，然而植入体内后转化率仅有1%～10%。因此移植后结果如何，就需对移植细胞做追踪观察。

1. 测定神经细胞的标志物　移植物分化为神经细胞后就可出现一些标志物，如巢蛋白、神经微丝蛋白、钙结合蛋白、NF200、神经元特异性烯醇化酶、β微管蛋白Ⅲ和神经元核蛋白（Neu N），后三者又是神经元的标志物，另外胶质纤维酸性蛋白（GFAP）可作为星形胶质细胞的标志物，半乳糖脑苷脂是少突胶质细胞的标志物。

2. 移植细胞追踪

（1）用报告基因转染骨髓间充质干细胞追踪：Zhao将增强型绿色荧光蛋白（green fluorescent protein，GFP）基因转染骨髓间充质干细胞后，经荧光流式细胞仪筛选，培养扩增阳性细胞做移植，1周后观察，实验鼠脑内GFP的表达；免疫荧光分析显示，只有9.31±0.34%表达了Neu N，7.98±0.42%表达了星形胶质细胞特异性蛋白-GFAP。

（2）用移植细胞的细胞核标记追踪：如Chen与Zhang用^{3}H标记的Brd U来标记干细胞和神经前体细胞，再用放射自显影法测定其增殖情况。

（3）影像学追踪：用GFP转基因小鼠的骨髓间充质细胞移植到缺血性鼠脑内，4～12周后小鼠之颅骨，用荧光显微镜做活体连续观察，以了解干细胞移植后的情况。亦可用超顺磁性氧化铁微粒（superparamagnetic iron oxide，SPIO）标记干细胞后，用MRI观察。干细胞移植治疗大脑中动脉阻塞（middle cerebral artery occlusion，MCAO）的动物实验研究表明，标记的干细胞可以特异地向损伤区域迁移，且远距离弥散至病变部位，同时能整合于宿主组织，神经功能明显改善。使用磁共振成像的方式可观察到移植的神经干细胞向缺血区的迁移。亦可用罗丹明-葡聚糖-钆标记移植细胞，并在MRI下观察干细胞的分布。近年来，纳米材料技术和分子影像技术的发展为在体内观察干细胞的行为提供了可能，通过磁微粒、放射性核素、量子点等非侵袭性分子成像技术观察干细胞在体内的生存、迁移、分化和功能已先后被人们所研究和应用。

3. 细胞的电生理检查　对有功能的神经元样细胞—即神经元，进行细胞电生理检查，会出现动作电位R离子通道的钠电流和钾电流，这是细胞移植完全成功的标志。

4. 神经功能评估（学习、记忆、运动、感觉）　只能作参考，因为卒中后有自然恢复的过程，很难与移植细胞存活情况直接联系。

目前，干细胞移植后，只有很小一部分细胞分化成功。Sokava（2005）报告只有3%的骨髓间充质干细胞转化为神经元样细胞。Hisk（2009）结合文献认为干细胞移植后能在脑中存活的细胞只有1.0%～16.8%，少数文献还低于1%，在存活细胞中，神经元占1%～20%、星形胶质细胞占5%～50%、小胶质细胞占5.5%、内皮细胞<1%。

（七）干细胞移植的安全性评估

干细胞治疗脑卒中的确切疗效虽然还有待于进一步充实循证医学的依据，但现有研究显示出了这一治疗策略的安全性。

在国内外动物试验研究中,均未发现干细胞移植出现器官肿瘤,但在骨髓间充质干细胞与肿瘤细胞同时移植时发现,肿瘤组织有更丰富的血管分布,肿瘤周围正常组织有更广泛的坏死,组化染色提示肿瘤组织增殖能力增强。因此移植前与肿瘤有关的长期安全性应充分考虑,伴有肿瘤疾病的脑卒中患者,干细胞移植肯定是禁忌证。

目前还未见干细胞治疗后出现器官栓塞或器官毒性的案例。虽然神经干细胞有低免疫原的特性,但异体或异种移植仍然存在一定程度的免疫原性,有诱发排斥反应的可能。因此异体或异种移植,仍需用免疫抑制剂;亦可通过基因转移方法,利用反转录病毒介导供体的主要组织相容复合体(MHC)Ⅱ类基因腺病毒介导 MHC Ⅰ类基因感染宿主,可直接改变或降低宿主对 MHC 的分子表达,从而阻断对异体抗原的特异性识别,亦可用免疫隔离(微囊)技术解决。Srivastava 报道 14 例脑卒中做干细胞治疗的结果,虽然 1 例有痫性发作一次,1例移植后 1 个月出现硬膜外血肿,但最后神经功能均有明显改善。

脑卒中的干细胞治疗,给卒中康复带来了希望,但临床应用仍处于起步阶段,还面临着许多挑战,因此还得借助于临床前的研究(动物实验)去解决。对干细胞体内移植和识别关键技术的研究将有力推动干细胞的应用步伐;研究中统一的命名、统一标准的制订,建立登记注册制度、采取多中心、随机、双盲的临床试验,以便推动循证研究,能使脑卒中的细胞治疗更快得到发展;应用影像学等手段追踪干细胞移植入人体后细胞在体内修复进程中的迁徙、分布和功能整合,将构建起未来再生医学技术的平台,并推动形成再生医学一个新的分支学科——临床干细胞移植示踪学的发展。希望在不久的将来,脑卒中的细胞治疗能取得像血液系统疾病干细胞治疗那样满意的疗效。

(陈芷若　臧署雨)

参考文献

[1] Durukan A, Tatlisumak T. Preconditioning-induced ischemic tolerance: a window into endogenous gearing for cerebroprotection [J]. Exp Transl Stroke Med, 2010 Jan, 21:2(1)2.

[2] Wang L, Traystman RJ, Murphy SJ. Inhalational anesthetics as preconditioning agents in ischemic brain [J].Curr Opin Pharmacol, 2008, 8(1):104 – 110.

[3] Liu XQ, Sheng R, Qin ZH. The neuroprotective mechanism of brain ischemic preconditioning [J]. Acta Pharmacol Sin, 2009 Aug, 30(8):1071 – 1080.

[4] Dirnagl U, Becker K, Meisel A.Preconditioning and tolerance against erebral ischaemia: from experimental strategies to clinical use [J]. Lancet Neurol, 2009 Apr, 8(4):398 – 412.

[5] Thomas PL, Cho KS, Garg MS, et al. Systemic Hypothermia Improves Histological and Functional Outcome After Cervical Spinal Cord Contusion in Rats[J]. The Journal of Comparative Neurology, 2009, 514:433 – 488.

[6] Tokutomi T, Miyagi T, Takeuchi Y, et al. Effect of 35℃ Hypothermia on Intracranial Pressure and Clinical Outcome in Patients With Severe Traumatic Brain Injury[J]. J Trauma, 2009, 66:166 – 173.

[7] Zhang HF, Ren CC, Gao XW, et al. Hypothermia blocks β-catenin degradation after focal ischemia in

rats[J]. Brain Research，2008，1198：182 - 187.

［8］ Theodorsson A，Hole L，Theodorsson E，et al. Hypothermia-induced increase in galanin concentrations and ischemic neuroprotection in the rat brain[J]. Neuropeptides，2008，42：79 - 87.

［9］ Kapral MK，Ben-Yakov M，Fang J，et al. Gender differences in carotid imaging and revascularization following stroke[J]. Neurology. 2009 Dec 8，73(23)：1969 - 1974.

［10］Smith DB，Murphy P，Santos P，et al. Gender Differences in the Colorado Stroke Registry[J]. Stroke，2009，40：1078 - 1081.

［11］Gargano JW，Wehner S，Reeves M. Sex Differences in Acute Stroke Care in a Statewide Stroke Registry[J]. Stroke，2008，39(1)：24 - 29.

［12］Liu F，Li Z，Li J，et al. Sex differences in caspase activation after stroke[J]. Stroke，2009 May，40(5)：1842 - 1848.

［13］Turtzo LC，McCullough LD. Sex differences in stroke[J]. Cerebrovasc Dis，2008，26(5)：462 - 474.

［14］Uchida M，Palmateer JM，Herson PS，et al. Dose-dependent effects of androgens on outcome after focal cerebral ischemia in adult male mice[J]. J Cereb Blood Flow Metab，2009. Aug，29(8)：1454 - 1462.

［15］Srivastave P MV. Restorativee therapy in stroke use stam cells[J]. Neurol India，2009，57：381 - 386.

［16］Trounson A. New perspective in human stem cell therapeutic research[J]. BMC Medicine，2009，7：29 - 34.

第十二章　卒中单元

现有的循证医学证据表明,关于卒中治疗的有效方法仅包括卒中单元(OR 值为 0.71)、溶栓(OR 值为 0.83)、抗血小板(OR 值为 0.95)和抗凝(OR 值为 0.99)。其中卒中单元(stroke unit,SU)最为有效。实施卒中单元,能充分整合有限的医疗资源,更加合理地应对卒中患者,降低病死率,改善生存质量,减少住院时间。在许多国家的卒中指南中都强调了急性期患者应该收入卒中单元,英国皇家医学会指南、欧洲卒中促进会指南、美国卒中协会指南尤其强调了患者收住卒中单元、康复早期介入、多元医疗小组的必要性。因此,建立及发展卒中单元是我国目前脑血管病临床实践的当务之急。

卒中单元是指在医院的一定区域内,针对脑卒中患者的具有诊疗规范和明确治疗目标的医疗综合体。它是一种新型的卒中患者医疗管理模式,由临床医师、专业护士、物理治疗师、作业治疗师、心理医师、语言康复师和社会工作者有机组成,对脑卒中患者进行全面的个体化药物和(或)手术治疗、肢体功能康复、语言训练、心理康复和健康教育,从而能最大限度地改善治疗疗效,充分体现了以人为本的医疗服务理念。卒中单元可从急性期延伸到恢复期、后遗症期,其中包括社区医疗、家庭医疗以及各个收治机构。

提供高效卒中治疗的卒中单元具有以下特点:① 拥有独立的病房。② 具备协调的跨学科小组,成员对卒中处理经过专门教育和培训,专业技术水平较高。③ 具有综合性评价方案。④ 定期召开小组内会议讨论具有针对性的具体综合治疗,必要时召开家庭会议等其他会议。⑤ 及早康复介入,并鼓励卒中患者及其看护和(或)家属参与康复过程。由于国情不同以及医疗体制和社会保障体系的差别,决定了我国不能搬照国外的模式。目前,许多大中城市医院都在探索研究建立适合我国国情的卒中单元。

第一节　卒中单元的建立

一、卒中服务模式的演变

20 世纪 50 年代 Adams 率先报道了有组织的卒中服务模式,即在老年病房建立卒中康复组。以后,有关卒中的医疗服务模式的研究逐渐增多,美、英、德等国家相继建立了类似的机构,相关研究不断深入和完善。50 多年来,卒中的医疗服务模式经历了从最初的卒中康复组到 20 世纪 60 年代的卒中监护病房、70 年代的卒中康复病房、80 年代的急性卒中病房以及 21 世纪初的延伸卒中单元。延伸卒中单元把卒中单元中的患者管理延续到出院之后的家庭医疗和社区医疗,形成了卒中患者管理的社会系统工程。2003 年,美国脑卒中联合会(Brain Attack Coalition,BAC)提出了建立高级卒中中心、初级卒中中心和综合性卒中中心的概念和标准以及实施计划,同时,美国政府通过 Paul Coverdell 国家急性卒中登记处以及 2003 年卒中治疗和预防行动,进一步强力支持这些理念和行动的推进。美国脑卒中联合会积极推荐初级卒中单元和综合性卒中单元的医疗模式,并且确定了组织化卒中管理的基本内容[包括深静脉血栓形成(DVT)的预防、出院后的抗血栓治疗、心房颤动患者的抗栓治疗、基因重组型人组织纤溶酶原激活剂(rt - PA)溶栓治疗、48 h 内抗栓治疗、早期调脂治疗、吞咽障碍的筛查、卒中教育、停止吸烟和康复实施计划等]和 3 种工作模式(即城市模式、城市-郊区模式和农村模式),由富有卒中医疗经验的专家参与指导。

在我国,2001 年北京市科委最早启动了"中国卒中单元建立、实施和效果的研究",由北京天坛医院、北京宣武医院、卫生部卫生经济研究所、北京垂杨柳医院和北京丰盛医院等单位共同承担;同年,北京天坛医院建立了国内第一个标准的综合卒中单元。2002 年,北京神经病学学术沙龙编写、人民卫生出版社出版了用于卒中单元的《BNC 脑血管病临床指南》,中华内科杂志头版发表了论著"急性脑卒中综合性治疗模式的优越性"以及"脑血管病医疗模式正在转变之中"的专论。2003 年,上海华山医院牵头启动"上海卒中单元医疗模式的建立与示范",并于次年在上海举办"上海卒中单元国际学术研讨会"。2004 年,由北京天坛医院牵头启动的中国卒中中心建设项目(CSCP)被纳入卫生部"十年百项"项目,卫生部疾病控制司及中华医学会神经病学分会组织专家编写的《中国脑血管病防治指南》(试行版)亦把卒中单元列入其中。2006 年 10 月,上海中医药大学附属岳阳中西医结合医院牵头启动"中西医结合卒中单元治疗缺血性卒中的疗效评价的示范研究",探索中西医结合卒中单元模式在中国具有的可行性和优越性。这些都为卒中单元在我国的实际应用起到了积极的推动作用。卒中单元的综合治疗模式,将逐步取代国内长期以来以药物为主体、患者被动接受治疗的医疗观念和医疗模式,加速卒中治疗的科学化和系统化。随着对卒中发病机制研究的不断深入,卒中患者的治疗管理将更为完善。

二、 卒中单元模式

卒中单元模式有卒中病房(stroke ward)、卒中小组(stroke team,即移动卒中单元)、专门卒中单元(dedicated stroke unit)、急性卒中单元(acute stroke unit)、急性/康复联合卒中单元(combined acute prehabilitation stroke unit)、康复卒中单元(rehabilitation stroke unit)、评价/康复混合单元(mixed assessment prehabilitation unit)和延伸卒中单元(extended stroke unit)等,无论何种模式,均与传统的患者管理方式明显不同,能为患者提供立体的多方位的服务。

目前,卒中单元的 4 种基本类型为:① 急性卒中单元(acute stroke unit),强调重症监护。独立式病房收治发病 7 d 内的急性期患者,住院一般不超过 7 d。② 康复卒中单元(rehabilitation stroke unit),强调康复治疗。独立式病房收治发病 7 d 后的患者,根据病情,需要治疗和康复的患者住院数周或数月。③ 综合卒中单元(comprehensive stroke unit),也称联合卒中单元(combined acute and rehabilitation stroke unit),具有急性期治疗和康复治疗的共同功能。独立式病房收治急性期患者,根据病情需要,治疗和康复住院数周或数月。④ 移动卒中单元(mobile stroke unit),也称移动卒中小组(mobile stroke team),后者在无卒中单元的医院设置。该种模式没有设置固定的病房和固定的护理队伍,患者收治入各类不同病房,由一个多学科医疗小组负责去查房和制订医疗方案。在这些类型的卒中单元中,仅综合性卒中单元和康复性卒中单元已经被证实能有效降低死亡率和减少残障。

建立卒中单元的重要性在于:

(1)能获得更好的临床效果:卒中单元是目前循证医学证明有效的卒中治疗方法。与普通病房相比,卒中单元能够显著减少所有卒中患者的死亡和残疾,不增加住院天数、患者出院回家的比例提高。亚组分析发现,其临床获益与患者的年龄、性别、卒中严重程度等因素无关。产生疗效的主要原因是:① 标准化的诊断和治疗:卒中单元有更好的设施和护理、多学科的密切协作和治疗的标准化,更符合患者的个体化治疗。② 积极康复介入:卒中单元中更多的患者接受了适时的康复治疗,较普通病房患者花费时间多,活动更恰当,目的性更强。③ 合并症减少:由于卒中单元的医护人员接受过特殊训练,可采取更积极的干预措施早期发现、早期治疗如肺部感染、泌尿系感染、深静脉血栓和肺栓塞等并发症,使得病死率进一步降低。

(2)患者及家属的满意度提高:和谐的医患关系会产生较好的心理效果,使患者被动地接受治疗转变为主动参与,这在患者的恢复中发挥了很大作用。原因是:① 采用了多种治疗手段使得总体疗效提高。② 促使患者和家属参加健康教育会议,使得医护人员和患者及其家属的沟通增加。③ 语言治疗师和心理治疗师在治疗过程中需要与患者面对面的交流。④ 卒中单元强调人文关怀,医师、护士、康复师更注重患者的生存质量。

(3)促进继续教育和临床研究:在卒中单元每周的工作会议上,除了讨论评价患者情况和制订治疗方案外,还要进行非正式的培训活动;每年必须进行 1～6 d 的正式培训,通过了解和掌握脑血管病的最新进展,促进医护人员的知识更新及诊治水平的不断提高。卒中单元的建设和实践,将涌现出涉及交叉学科的新的研究思路,为锻炼队伍的科研能力带来新的机遇;同时,通过不断总结经验,能创造出符合我国国情的脑卒中的最佳治疗方案和管理流程。

三、 卒中单元的建立和实施

(一)建立卒中单元的步骤

建立卒中单元需具备一定的医疗条件及设施。在欧洲卒中促进会(EUSI)的指南中,建立卒中单元的最低要求有 10 项,包括:① 24 h 内随时可以进行 CT 检查。② 有卒中治疗指南和操作程序。③ 在评价和治疗中需要神经内科、内科、神经放射和神经外科的密切合作。④ 特殊培训的护理队伍。⑤ 早期康复包括语言治疗、作业治疗和物理治疗。⑥ 建立康复网络。⑦ 24 h 内完成超声检查(颅内和颅外血管、彩色编码双功能超声、经颅多普勒超声)。⑧ 24 h 内完成 ECG 和超声心动图。⑨ 实验室检查(包括凝血参数)。⑩ 监测血压、血气、血糖、体温。大型卒中中心还应包括：① MRI/MRA。② 弥散和灌注 MR。③ CTA。④ 经食管超声心动图。⑤ 脑血管造影。在《中国脑血管病防治指南》(试行版)中,建立卒中单元的要求有 7 项,包括：① 24 h 内随时可以做 CT 检查。② 使用卒中治疗指南和(或)临床操作规程。③ 有神经内科、内科、神经放射和神经外科的密切合作。④ 有经过特殊培训的护理队伍。⑤ 具有基本的康复措施,包括语言治疗、作业治疗和物理治疗。⑥ 有血管超声检查,如颅内和颅外血管、彩色编码双功能超声、经颅多普勒超声。⑦ 有实验室检查条件,包括凝血参数等。

1. 改建病房结构　建立卒中单元,增加了康复和健康教育的内容,同时在急性卒中单元和联合卒中单元内要求有一定监护功能,因此必须针对性地对病房进行改造,以适应新的工作需要,满足治疗、康复、健康教育、监护等多项功能。

2. 卒中单元模式的选择　不同国家甚至同一国家的不同地区,卒中单元模式不尽相同。大多数欧洲国家卒中单元为联合卒中单元,对患者的处理从入院急救直至康复结束。美国一些卒中单元多收治超急性期(卒中发作后几天)或亚急性期(病后第 2～4 周)患者,基本治疗程序相同。一般而言,根据医院的级别和性质来决定卒中单元模式。大型综合医院应该选择建立联合卒中单元;基层医院和康复中心可以选择康复卒中单元;急救中心可以选择急性卒中单元;一般不选择移动卒中单元。

3. 组建卒中小组　卒中单元的工作是多元医疗模式,采取的是卒中小组的团队协作工作方式。卒中小组成员包括临床医师、专业护士、物理治疗师、作业治疗师、心理师、语言治疗师和社会工作者,小组成员各自承担的职能有机结合,在统一领导下工作。

4. 制订标准文件　标准文件包括临床指南、临床路径、监护规范、操作程序、评定量表、健康教育、随访规格等。临床指南是参照国家和地区指南,根据循证医学的研究结果和本单位的具体情况制订的治疗原则和规范,并应该根据学科进展不断修订。临床路径(clinical pathways)是建立在现有的最佳证据和指南基础上涉及多学科协作的治疗方案,是临床指南在每天工作中的具体体现和分解。它描述了患者的预期预后,细化了患者特定问题医疗的必需步骤,利用最佳资源限定了医疗的最好顺序、时间安排和结局。

5. 制订标准工作时间表　不同于普通的病房,卒中单元的医疗活动中强调多学科小组成员之间以及小组成员与患者、家属或看护者之间的持续交流,这些交流活动具有固定的时间和固定的方式。每个单位应该按照自己的情况制订固定不变的工作时间表。一般来说,卒中小组至少每周固定时间开会 1 次,每次 1～3 h,由卒中专家主持。会议内容是讨论对新患者的评价、回顾患者的管理和下一步长短期康复治疗目标以及制订出院计划。有些卒中单元还留较短时间(10～30 min)讲课,拓展成员基础及临床知识水平。卒中小组成员应当在患者住院 1 周内积极与其及家属、看护者接触,看护者也应参与治疗活动,接受卒中康复及护理技能培训,协助观察病情变化。对已经出院的患者固定每周 2 次门诊随访。

（二）卒中单元的临床路径

临床路径是指由组织内成员根据某种疾病或某种手术方法制订的一种治疗模式，让患者由住院到出院都依此模式接受治疗。路径完成后，组织内成员再根据临床路径的结果分析和评价每一例患者的差异，以避免下一例患者住院时发生同样的差异或错误，依此方式来控制整个医疗成本并保证持续性医疗质量改进。临床路径最早产生于 20 世纪 70 年代，也称为整合医疗途径（integrated care pathways，ICP）、医疗要揽（care profiles）、医疗规程（care protocols）、关键医疗途径（critical care pathways）、多学科医疗路径（multi-disciplinary pathways of care）、医疗图（care maps）等，其实质是结构上多学科的医疗计划。临床路径是卒中单元内一种重要的标准文件，开展临床路径可能会降低卒中伤残率和医疗费用。

1. 临床路径的特点　① 多学科合作。卒中单元的建立需要多学科小组的共同努力，将涉及患者治疗的各个学科整合起来。而临床路径采用多学科小组方法，在小组中，成员相互作用、相互协调和配合以获得理想的治疗方案，对治疗周期内每个学科专家的角色和作用具有明确的规定，有助于促进专家组之间进行交流、减少学科领域的重复性。② 顺序性、合理性治疗。临床病程记录患者沿着路径进展的干预性治疗情况。它按顺序记录记载着每项治疗信息：何时开始、如何达到疗效、治疗者是谁。治疗的顺序按时段进行规划，常采用"天"作为单位，测量患者从路径的一个阶段到另一个阶段。③ 以患者为中心。临床路径将患者置于治疗的核心，鼓励专家和医疗机构从不同的角度审定"患者的病程"、明确如何改进医疗合作、达成共识。④ 分析差异性。变异是指在按照临床路径的标准计划实施患者治疗护理活动中，事先没有想到的新的情况。新的情况出现可能会改变了患者的住院天数、患者的费用、预期的结果，对变异进行分析讨论，并找出系统性的解决方法，有利于改进整体的工作质量，进一步完善临床路径。

2. 临床路径的设置流程　① 取得参与人员同意与支持，选择开展路径的团队人员。卒中单元临床路径小组成员包括科主任、主任/副主任医师、主治医师、住院医师、护士长、主管护师和责任护士、个案管理者，并制订每位成员的具体任务。② 计划收集资料的过程和方法。在科主任领导下医护人员共同商讨对卒中要建立的临床路径，设计如何收集资料、分析和应用资料，然后选择路径的结构。收集资料需要多专业的合作，如病案室人员提供病历资料，计算机管理人员提供分析和管理资料，图书馆人员协助查找资料，辅助科室如放射科、化验室、心电图室、超声诊断科等协助收集资料。收集资料范围包括本机构卒中平均住院天数，一般用药，检验，治疗常规和指南，治疗和护理实施情况，预期效果和并发症等；查找国内外最新指南等资料，提供制订临床路径参考内容。③ 建立卒中临床路径。商讨卒中的临床路径；制订实施临床路径的相关表格，主要有临床路径表、标准化医嘱单和变异记录单等；定期讨论建立的临床路径所面临的问题和解决策略。

3. 卒中临床路径的实施　① 临床路径内容及表格制订，怎么设计，要依据各医院和科室具体情况的不同来讨论设计。② 制订标准化医嘱，根据卒中的发展与变化，制订出基本、必要的医嘱，内容与临床路径相对应，使之全面化、程序化，并相对固定，方便临床路径使用。

③ 设定标准化检验单,将每天所需检验单套装化,以免漏检或多检的发生,达到控制品质与经费的目的。④ 各部门的教育宣传,实施临床路径之前对各专业人员进行说明,使医师、护士和其他科室人员明确各自的角色和职责,通过沟通达成共识。⑤ 试行临床路径,通过试行进行临床路径的检测,找出存在的问题,加以修改,逐步制订出一个相对完善、合理、并切实可行的临床路径。⑥ 实施结果的评价,应包括住院天数、医疗费用、临床结果、患者/家属满意度、工作人员满意度、患者并发症的发生率、患者再住院率。

4. 临床路径示例(表 12-1-1,表 12-1-2)

表 12-1-1　卒中单元的脑梗死急性期临床路径

医院神经内科脑梗死急性期临床路径				
入院日期: 住 院 号: 姓　　名:		预期住院日: 实际住院日: 住院费用:		
Phase Ⅰ 初始处理 ED 0~1 h	Phase Ⅱ NICU/Cath Lab 2~24 h	Phase Ⅲ NICU 2~3 d	Phase Ⅳ NWd 4~12 d	Phase Ⅴ 出院 NWd 13~14 d
预期结果 脑梗死诊断 ☆急诊 CT<25′ ☆读 CT<30′ 早期处理 进入 NICU<60′	再灌注 ☆<3 h 静脉溶栓 ☆3~6 h 影像指导溶栓 ☆ICA,MCA 阻塞 3~6 h,BA 阻塞≤12 h,动脉溶栓。不能溶栓行抗栓及抗血小板治疗	稳定血流动力学急性期康复训练患者及家属初始教育	稳定血流动力学急性期康复训练患者及家属初始教育	出院 患者及家属教育宣教脑血管病基本知识、危险因素、持续用药 转入康复病区
评估 生命体征 　评估气道、呼吸、循环情况 　一般神经功能评估	溶栓前: 　确定发病时间 　重读 CT 有无病灶 　重复神经系统检查 　复习溶栓方案 溶栓后: NIHSS q1 h×6 h,q3 h×18 h 生命体征 q1 h×12 h,其后 q2 h×12 h 测血压 q15 min×2 h,q30 min×6 h,60 min×16 h	NIHSS q3 h×48 生命体征(含血压)q6 h×48 h 动脉溶栓,穿刺部位及远端搏动检查	NIHSS q24 h 测血压 q12 h	NIHSS 评分 Bathel 指数、改良 Rankin 量表
辅助检查 血标本、血常规、凝血功能、血糖、电解质、肾功能 ECG	发病>3~6 h DWI/PWI/MRA 溶栓 2 h,复查 CT 血凝常规及血小板	血标本:血常规、凝血功能、血糖、电解质、肾功能	血标本:血常规、凝血功能、血糖、电解质、肾功能	复查 CT 血凝常规及血小板

	Phase Ⅰ 初始处理 ED 0～1 h	Phase Ⅱ NICU/Cath Lab 2～24 h	Phase Ⅲ NICU 2～3 d	Phase Ⅳ NWd 4～12 d	Phase Ⅴ 出院 NWd 13～14 d
处理	开通静脉： NS 250 mL SO_2＜90％,2～4 L O_2/min	Ⅳ rt - PA:0.9 mg/kg(＜90 mg),10％团注,余＋0.9％ NS 100 mL 静滴 1 h;UK:0.9％NS 100 mL＋UK 100万～150万 IU 静滴 1 h IA:rt - PA 5 mg 团注,1～2 mg/min 静滴 20～30 min(＜50 mg)	溶栓 24 h 后:ASA(300 mg/d)和氯吡格雷(75 mg/d) 血管再闭塞或持续加重:给予低分子肝素 0.3～0.4 mL,q12 h×7～10 d。		
		降纤:隔天 1 次,共 3 次,剂量 10 U、5 U、5 U 低分子肝素:0.4～0.6 mL q12 h×7 d 抗血小板:ASA(300 mg/d)和氯吡格雷(75 mg/d)			
		控制血压： 　未溶栓:＞220/120 mmHg,溶栓:＞180 mmHg/105 mmHg 控制血糖: 　低血糖10％～20％ GS 静滴或50％ GS iv 　血糖＞11.1 mmol/L(200 mg/dL)给予胰岛素 控制体温 　体温＞38.5℃的患者及感染者,给予退热及抗生素,体温降至 37.5℃以下 SO_2＜90％,2～4 L O_2/min		神经保护剂 ±胞磷胆碱 ±钙通道阻滞剂 ±银杏制剂 ±消除氧自由基 中药治疗 ±H_2 受体阻滞剂 ±调脂治疗	
饮食	禁食	禁食/流质 或鼻饲	低脂、低糖、低盐饮食或鼻饲		
宣教指导	1. 患者和家属住院应掌握的卒中治疗内容 2. 家属应掌握的护理知识 3. 患者和家属应掌握的康复知识				
康复	卧床休息	卧床休息 保持良肢位	卧床休息 保持良肢位 瘫痪肢体被动训练	保持良肢位 瘫痪肢体主/被动训练 移位指导	保持良肢位 瘫痪肢体主/被动训练 移位指导
护理计划	观察意识和瞳孔变化,了解患者的意识状况 观察呼吸频率、节律、幅度、保持头呈侧位 建立和保持输液通道 必要时留置胃管、尿管	护理指导—脑梗死 焦虑及其他精神症状 舒适情况改变—大小便 潜在性感染/尿路、皮肤、肺部 深静脉血栓预防	活动指导 合并症教导与预防 饮食/水指导	活动指导 合并症教导与预防 饮食/水指导	活动指导 药物指导 回诊时间 出院卫教

日期/时间	签名	日期/时间	签名	日期/时间	签名

病患出院时,请将此单填写好交给单位护理长,勿随病历送出。

表 12－1－2　临床路径变异记录单

路径名称:脑梗死

入院日期	年　月　日	主治医师		患者名条粘贴处
出院日期	年　月　日	医师代号	D	

Ⅰ. 变异项目:(可复选)

A. 患者/家属因素

A1 □ 病情变化(含并发症)

A2 □ 入院即合并有其他疾病

A3 □ 要求其他治疗(或会诊)

A4 □ 无法配合医护指导

A5 □ 其他_____

B.医护提供者因素

B1 □ 主治医师决定

B2 □ 照护提供者间沟通不良

B3 □ 医嘱延迟

B4 □ 执行医嘱延迟

B5 □ 会诊延迟

B6 □ 其他_____

C.系统因素

C1 □ 缺乏设备

C2 □ 设备故障

C3 □ 排定之检查(验)延迟

C4 □ 检查(验)报告延迟

C5 □ 部门间沟通不良

C6 □ DSA 安排问题

C7 □ 没有合适病床供转出使用

C8 □ 部门休假致延迟

C9 □ 支持部门延迟

C10 □ 其他_____

D. 出院计划因素

D1 □ 等待合宜的转介机构中

D2 □ 患者/家属拒绝出院安排

D3 □ 家属无法依照预定时间接患者出院

D4 □ 经济问题不愿接患者出院

D5 □ 其他_____

Ⅱ.进出临床路径情形:

Ⅱ1 □ 一入院就进入临床路径

Ⅱ2 □ 住院期间中途进入临床路径

Ⅱ3 □ 住院期间中途脱离临床路径

（三）多专业小组成员的协作及任务

卒中单元的工作是多元医疗模式，其基本工作方式是卒中小组的团队工作方式。多专业小组的核心应包括护理、医疗、心理治疗、运动治疗、作业治疗、语言治疗等。核心小组成员应识别问题和应用专业知识对患者进行正确的治疗和康复。多专业小组的交流是通过每周至少一次的多专业会议，识别患者存在的问题、设置康复目标、进行康复过程监测和制订出院计划。强调患者的参与，使患者和他的照顾者早期参与康复过程。小组成员是组织化卒中治疗成功背后强大的推动力。卒中治疗小组通过卒中治疗指南对卒中治疗实践简化和标准化，提供操作规程和指南来确保最优化治疗。要有规章制度维持小组的运作，包括行政支持、人员配备、方案、工作时间、患者诊断、治疗、结果。相关资料由小组领导或专人保管，作为质控监测资料。

1. 人员结构和任务　卒中小组成员包括很多成员，应该有神经科医师、经过卒中培训的专业护士、物理治疗（physical therapy，PT）师、作业治疗（occupational therapy，OT）师、心理治疗师（psychological therapist）、语言治疗（speech therapy，ST）师和社会工作者（social worker）。这些小组成员应该是有机的结合，在统一领导下工作。卒中单元干预特征是与专业培训康复结合。研究组全体成员对卒中或康复有兴趣专长，经过培训，在康复治疗中为看护者提供常规知识。这些核心特征在卒中病房设置中不变。

2. 卒中单元小组活动方式及内容　卒中小组会议是多专业小组活动的主要形式，在医疗和护理中均体现出多专业小组的结合。卒中小组会议的内容是对每个入组患者的病情进行讨论，并为他们住院期间的治疗和护理做出书面计划，同时进行多学科评价及出院评价。① 多学科评价：每周评价 1 次，内容应包括以下几个方面：意识水平；吞咽功能；压疮危险性；营养状态；认知缺损；语言交流；情感；康复计划及目标。② 出院计划的目标制订：应包括患者和家庭。患者如果有交流困难，应由语言治疗师评价语言。③ 脑血管病知识讲座：在卒中小组会上另一重要内容是对多专业小组成员进行培训，使成员不断更新知识，统一卒中的诊断治疗方案。内容可为脑血管病治疗指南、脑血管病诊断和治疗进展、卒中量表的培训、卒中康复的培训等。可对会议内容进行考核。④ 健康教育活动：不同于普通的病房，卒中单元的医疗活动中除了强调多学科小组会的会议，还应有患者及家属的健康教育活动。⑤ 随访：出院后的患者每周由卒中病房治疗组医师在脑血管病专科门诊随访，按照指南对患者进行治疗、康复及二级预防。这些活动应具有固定的时间和方式，包括出院患者的门诊随访时间。每个单位应该按照自己的情况制订工作时间表，并且尽可能保证工作表时间固定不变。

第二节　卒中单元的监护和管理

急性脑血管病的诊断和治疗以及主要并发症的处理见中国脑血管病防治指南。本文重点阐述卒中单元的监护和管理。

一、卒中监护病房

在卒中单元需配备有持续的血压、心电、血氧饱和度及体温监护等设备的病房,使对急性卒中的处理形成完整的体系,配备有这些设备的病房称之为"卒中监护病房(SCMU)",SCMU主要是对卒中患者各种异常的生理参数进行监护和控制,包括低氧血症、低血压、高血糖、心律失常、脱水及高热等,通过监测和处理急性期各种生理指标,使之维持稳定状态,可明显减轻神经系统症状的恶化。

(一)监护病房的必需设备以及入住标准

监护病房应备有:① 气管插管和气管切开器械包。② 便携心电图机。③ 除颤器。④ 抢救药品。⑤ 中心监护仪:可通过心前区导联及动脉内插管,连续监测心率、心律、血压、平均动脉压、呼吸频率及节律、体温、脉搏、血氧饱和度以及静脉压、颅内压等。⑥ 其他设备:TCD、呼吸机、输液泵、超声雾化器、快速血糖检测仪等。

卒中患者入住监护病房标准为:① 各种严重卒中或合并意识障碍者(GCS<7分或NIHSS>17分)。② 实施各种有创治疗者(包括颅内血肿碎吸、脑室引流、颅内血管支架植入术后、气管插管或切开等)。③ 卒中后癫痫持续状态。④ 卒中后全身其他脏器相关并发症者(如心肺功能不全、低氧血症、脑心综合征等)。

(二)监护病房监护内容及管理

1. 一般监护内容及管理

(1)气道和呼吸的监护及管理:

呼吸监护内容:常规呼吸功能的监护,通过对皮肤黏膜颜色观察及肺部检查,了解患者通气功能。缺氧、二氧化碳潴留的临床判断:包括呼吸深大、呼吸频率增加、心率增快、血压升高、心律失常和皮肤黏膜发绀或潮红(二氧化碳潴留);监护仪监护,动态观察及时发现呼吸异常,内容包括:监测呼吸频率、潮气量、每分通气量、气道阻力、呼气末二氧化碳分压等。脉搏氧饱和度(SaO_2)正常值为95%～97%,连续监测以调节吸入氧浓度,为危重患者进行机械通气的时机、脱机和拔除气管套管提供参考,但不能代替血气分析。

呼吸管理:① 吸氧治疗:卒中患者出现低氧血症。常规监测 SaO_2<95%者应给予吸氧。② 气管插管及机械通气:当卒中患者出现呼吸道梗阻或急性呼吸衰竭时,需要气管插管(表12-2-1)。气管内插管可利于吸痰,改善卒中后脑水肿和颅内压增高。如气管插管7～10 d仍不见好转应行气管切开。

机械通气模式:卒中患者应使用机械通气的标准:呼吸频率>30～35 次/min,或<5～10 次/min;吸氧情况下,血气分析 PO_2<60 mmHg 或 $PaCO_2$>55 mmHg。常采用间歇同步指令通气(SIMV)模式;伴有颅内压增高者不推荐应用呼气末正压(PEEP);氧合不足的患者(如肺炎、ARDS、神经源性肺水肿)需要压力支持、吸呼比倒置、PEEP等模式。

(2)心脏功能监护和管理:通过心电监护仪对卒中患者进行心率、心律及心电变化等指标的监测,以及时发现心律失常如心动过缓、过速等情况,以及常规心电图分析 ST-T 等心电变化的异常。

表 12 - 2 - 1　卒中患者气管插管及拔管标准

气管插管标准

　　昏迷：GCS<8

　　不能自行清除分泌物

　　咳嗽或吞咽反射消失

　　由于舌或咽喉部肌肉失张力而致的呼吸道梗阻

　　呼吸窘迫或衰竭的体征：$PO_2\downarrow$，$PaCO_2\uparrow$，$RR\uparrow$，辅助呼吸肌工作

拔管标准

　　最小的 FiO_2（<40%），氧合丰富

　　自主呼吸，潮气量正常（3～5 mL/kg），加适当的 PSV 可以抵抗呼吸阻力

　　正常呼吸频率（<20 次/min）

　　自主咳嗽反射

　　有吞咽反射

　　意识水平恢复（如睁眼、注视、执行简单指令）

　　能独立处理分泌物能力（有咳嗽反射，分泌物能咳出）

卒中患者心电的变化包括：QT 延长、异常 Q 波、ST 抬高或压低、T 波异常等；心律异常最常见为心房颤动，其他包括窦性心动过缓、窦性心动过速、室性早搏、室性心动过速、房室传导阻滞等。恶性心律失常必须紧急处理，主要包括多源性室性早搏、R - on - T 型室性早搏、阵发性室性心动过速、高度房室传导阻滞、双束支传导阻滞和心室率<40 次/min 等。

（3）血压监护和管理：70%～80%的卒中患者合并高血压，因此需进行血压监护，通过监护仪间断或连续观察患者的血压变化。

（4）体温的监护和管理：30%～60%的卒中患者出现发热，发热加重局灶或全脑缺血的神经损伤。发热原因包括：卒中影响体温调节中枢、炎性反应、内源性致热源及合并全身其他部位的感染。处理：① 降温药物，主要有对乙酰氨基酚（650 mg/6 h）、非甾体类抗炎药和阿司匹林；② 物理降温，降温药物对体温调节中枢功能异常引起的发热无效，常需体外物理降温，常用方法包括冰帽、冰毯和体表擦浴等；③ 合并感染引起的发热同时加用抗生素。

（5）血糖的监护和管理：20%～50%的卒中患者在入院时发现高血糖，在卒中患者中有8%～20%合并有糖尿病。高血糖通过多种机制参与和恶化卒中预后，包括对脑血流量和脑自动调节的不良影响，红细胞变形性下降，增加凝血和内皮细胞活性等。虽然其过程和机制很复杂，但半暗带内乳酸的堆积是关键性事件。使用胰岛素控制血糖在正常水平可改善卒中的预后，对卒中患者监测血糖水平成为 SCMU 的主要工作之一。当血糖高于10.4 mmol/L（185 mg/dL）时应立即使用胰岛素，在卒中急性期避免应用含糖液体。卒中后低血糖也可以引起卒中样神经系统症状，使卒中程度加重，故需持续监测血糖水平，及时纠正并避免矫枉过正。

（6）营养管理：卒中后患者处在高代谢、高分解状态。足够的营养支持有利于其恢复，如果不能自行进食，48 h 内给予鼻饲。

（7）饮食管理：饮食包括热量 104.5～125.4 kJ/(kg·d)；避免低渗透压和高血糖；鼻饲时应抬高头位避免反流和窒息；观察胃肠排空时间，如持续肠道排空延迟，则常需置管于十二指肠或小肠。合用硫糖铝、H_2受体阻滞剂可预防应激性溃疡。

（8）电解质及液体管理：卒中患者，特别是老年患者更易出现水平衡失调。常见原因包括：因意识障碍和吞咽困难、口渴感减弱，液体摄入不足；过度脱水、利尿、合并感染及发热等导致水分流失。脱水状态时，血细胞比容（HCT）升高、血液浓缩、血压下降，加重缺血且易导致卒中的复发。而过多的液体蓄积则可促进脑水肿，诱发肺水肿和心力衰竭。建议使用中心静脉插管监测中心静脉压，根据临床和生化指标的变化制订系统的治疗方法。

在较大面积的缺血性卒中患者中常见低钠血症，其中枢原因有：① 抗利尿激素分泌失衡综合征（syndrome of inappropriate antidiuretic hormone，SIADH），由于抗利尿激素（antidiuretic hormone，ADH）分泌失调所致。② 脑耗盐综合征（cerebral salt wasting syndrome，CSWS），由于中枢介导的心钠素（atrial natriuretic factor，ANF）释放过多，引起肾脏排钠增多，导致低钠血症。在补钠治疗中，应避免纠正过快而引起脑桥中央髓鞘溶解症。

2. 神经功能一般监护

（1）意识状态评价：包括对脑干功能和皮质高级功能的评估。具体检查方法：① 瞳孔大小、瞳孔对光反射、瞬目反射、眼球运动、凝视分离、眼前庭反射、角膜反射、咽反射及姿势反射和张力。② 有无呼吸节律的异常，可提示脑干病变水平。③ 自发性活动、去皮质或去大脑强直、反射以及其他刻板的固定模式的运动。

（2）神经功能缺损评价：采用神经功能缺损评分量表，如 NIHSS、SSS 量表。

3. 神经功能特殊监护　除了详细的神经系统检查外，其他技术如 EEG、TCD、颅内压（ICP）监测等，对卒中尤其伴有意识障碍者的脑功能监护均具有各自特殊的价值。

（1）有创性颅内压监测：根据传感器置入颅外与颅内以及颅内监测的部位不同而异，监测方法分为：① 植入法：将微型传感器置入颅内（简称体内传感器或埋藏传感器），传感器直接与脑内组织（硬脑膜外、硬脑膜下、蛛网膜下腔、脑实质等）接触而测压。② 导管法：借引流出的脑脊液或生理盐水充填导管，将传感器（体外传感器）与导管相连接，借导管内的液体与传感器接触而测压。最常用的是脑室内监测，它能准确地测定颅内压与波型，便于调零与校准，可行脑脊液引流与促使脑水肿液的廓清，便于取脑脊液进行化验与行脑室内注射药物，安装技术较简单，是当前颅内压监护的"金标准"，其他任何一种方法都需要与脑室法做对比研究，才能确定其有效性。颅内压波形分析如下：

1）正常颅内压波形（图 12-2-1）：正常颅内压曲线是由脉搏波和因呼吸运动而影响颅内静脉回流的增减形成的波动组成。颅内压力波与动脉的灌流和静脉的引流两种因素有关。曲线的上缘代表收缩期颅内压，下缘代表舒张期颅内压。舒张压加 1/3 的脉压（收缩压-舒张压）为平均颅内压。在正常脉搏搏动和呼吸运动影响以及颅内静脉引流的共同作用下，正常颅内压应在 15～20 mmHg(2～2.7 kPa)，振幅为 3.3 mmHg(0.44 kPa)。

2）颅内压波的基线水平：一般将 20～40 mmHg(2.7～5.3 kPa)视为颅内压轻度或中度

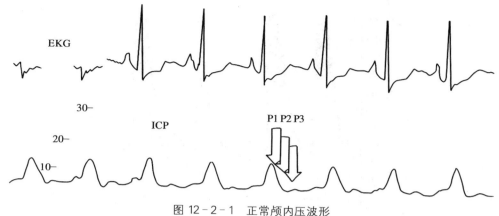

图 12 - 2 - 1 正常颅内压波形

增高,40 mmHg(5.3 kPa)以上为重度增高,后者将严重影响脑血流(CBF)的自动调节。但也应认识到,颅内压增高导致脑移位(如脑疝)的影响远大于单纯颅内压数值的变化,颅内压基线水平的高低与 GCS、中枢神经功能障碍程度并非呈持续的平行关系。在颅内压增高的早期,由于患者容积代偿功能较强,可不出现明显的颅内压增高症状,仅在颅内压监测时发现颅内压增高或基线不平稳;当颅内压继续增高,如>40 mmHg(5.3 kPa)并伴有脑灌流不足和(或)脑疝形成时,则颅内压力基线水平的高低与临床症状的出现及其严重程度呈相关性。因此,临床上应将颅内压控制在 30 mmHg(4 kPa)以下。

3) 颅内压波的振荡(oscillation):颅内压力波的振荡是指颅内压力波在相对平衡的基线上发生间歇性或一定节律性的波动而形成振荡。Lundberg 等将其分为 A、B、C 等 3 种类型,但在临床实践中所观察到的变化有时并不能完全归入这些类型。

A 波:即高原波,典型表现为颅内压增高呈快速上升,可高达 50~100 mmHg,其高峰常呈平顶状(高原状),有时呈不规则或峰状,持续 2~3 min,甚或 20~30 min,而后骤然下降(比上升更快)至原先的水平或更低,间隔数分钟至数小时发生 1 次(图 12 - 2 - 2)。A 波的出现可以理解为,在增高了的颅内压与降低了的颅内容积代偿以及脑血管床自动调节的机能尚存在的情况下,脑灌注压的升降引起脑血管收缩而导致颅内压振荡变化的结果,即颅内压增高时,颅内容积代偿与脑血流量的自动调节功能对颅内病理状态进行"挣扎"的一种表现。若持续发生的高原波得不到解除,势必导致患者脑组织严重缺血缺氧,脑血流自动调节功能丧失,最终发生不可逆性死亡。

B 波:为较多见的一种振荡波,呈较恒定的节律性(0.5~2 次/min)振荡,没有其他波夹杂其间。此时,颅内压可高达 20~30 mmHg(2.7~4 kPa),振幅大于 5 mmHg(0.67 kPa),其上升段呈较平缓的坡度,而下降段则较陡峭,顶端多呈明显尖峰。多发生于夜间与睡眠时,也可以因颅内容积进一步增多而演变成为高原波(图 12 - 2 - 3)。B 波的发生常与周期性呼吸变化导致 $PaCO_2$ 的改变有关,也与脑血容量的增减有关。"斜坡"波为 B 波的变异,可见于脑积水患者。

C 波:较少见,为 4~8 次/min 的节律性振荡,波幅小于 B 波。C 波与全身动脉压不稳定

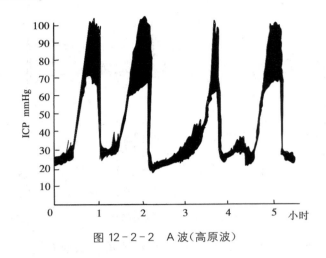

图 12-2-2 A 波（高原波）

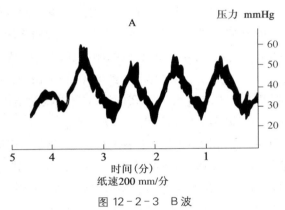

图 12-2-3 B 波

从而引起颅内压波动有关,提示终末脑血管麻痹、脑血管阻力降低,使得动脉压的变化较容易传递到脑血管床。患者的预后较差(图 12-2-4)。

颅内压监测注意事项:为了获得准确的监护数据,监护的零点参照点一般位于外耳道水平,患者平卧或头抬高 10°～15°。监护前,注意记录仪与传感器的零点校正;监护过程中,应注意大气压改变而引起的"零点飘移",并及时予以纠正。行控制性持续性脑室闭式引流术时,压力应控制在 15～20 mmHg,避免压力控制过低引起脑室塌陷,以及影响对蛛网膜下腔出血患者脑积水与脑血管痉挛的治疗效果。行脑脊液引流期间,应定期(4～6 h)关闭引流管测压,及时了解颅内压的真实情况,并及时纠正非颅内情况引起的颅内压增高,如呼吸道梗阻、躁动、体位不正、高热等。一般监护时间以 3～4 d 为宜,时间愈长,感染的机会也逐渐增多。

(2) 无创性监测:① TCD:是通过流速曲线来评价颅内压的一种值得推荐的无创监测 ICP 和脑循环衰竭的方法。通过连续数小时或数天的动态监测,血流速度的变化趋势和阻力指数(RI)可能为合理治疗提供线索。通常,舒张期血流速度的下降在 TCD 上表现为 RI 升高。当颅内压升高达到或高于舒张期血压的高度时,舒张期脑灌注消失,脑循环衰竭。持

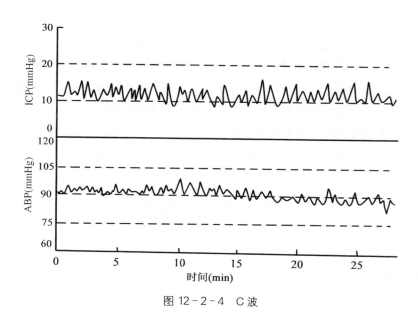

图 12-2-4 C波

续性脑循环衰竭被认为是脑死亡(brain death),此时 TCD 典型表现为高阻力、收缩期高尖波幅、舒张期血流消失或反向。高阻力的反向血流提示脑死亡的特异性为100%,敏感性为91%。但必须慎重考虑是否探查了多支血管,是否监测了足够时程,且需与临床资料相结合。② EEG:亦可用于卒中后无创评价 CBF。在急性缺血阶段,α 波比例和 PRI(power ratio index,$PRI=\delta+\theta/\beta+\alpha$)与 CBF 有较好的相关性,α 波比例的下降提示缺血持续 1 d 以上。颅高压或应用巴比妥类药物的患者可能呈现脑电波爆发-抑制,提示皮质神经元活动最大限度地受到抑制;也可表现为突然中-高波幅、混合频率慢波的广泛暴发,有时混有尖波、周期性电压和脑电活动的抑制。EEG 某些特征性变化能预告患者预后不良(表 12-2-2)。

表 12-2-2 脑电图判断预后分级标准

分 级	表 现	预 后
I	以 α 波为主	良好
II	以 θ、δ 波为主	良好
III	以 δ、θ 波为主,无 α 波	稍差
IV	爆发抑制,低幅 δ 波,无反应	极差
V	极低电压或孤立脑电活动	极差

二、 常见并发症的处理

(一)卒中并发症分类

卒中并发症的发生率受多种因素的影响。卒中患者大多存在不同程度的慢性基础性疾病以及引起急性脑血管病的各种危险因素,当急性脑血管病发生时,往往促发原有基础性疾病的加重或引发新的病症,有报道指出,56%~96%的卒中患者有内科或神经科并发症。

62%的患者至少发生1个以上的并发症,卒中引起的功能缺损越重并发症就越多,显著影响了卒中结局,如增加死亡危险及治疗费用,延长住院时间,而且恢复期患者主要死于并发症。卒中并发症可大致被分为神经科并发症及内科并发症,Karen 等将卒中并发症进行了分类(表12-2-3~表12-2-5)。Dromerick 等报道了卒中的9种常见并发症,依次为尿路感染、抑郁、肌肉痛、尿潴留、跌倒、真菌性皮炎、低血压、糖尿病和高血压,占总并发症的54%。Davenport 等的研究则显示常见的并发症依次为跌倒、精神错乱、肩痛、癫痫、发热性疾病、深静脉血栓、骨折和肺栓塞等。因此,积极有效地控制和治疗卒中后并发症,构成卒中治疗及康复方面的重要内容。

表 12-2-3　内科严重并发症

常见:

败血症 sepsis	肺炎 pneumonia（all）
蜂窝织炎 cellulitis	吸入性肺炎 aspiration pneumonia（alone）
充血性心力衰竭 congestive heart failure	呼吸困难 dyspnea
心脏停搏 cardiac arrest	肺水肿 pulmonary edema
心绞痛/心肌梗死/心肌缺血 angina/MI/cardiac ischemia	胃肠出血 gastrointestinal bleed
深静脉血栓形成 deep venous thrombosis	脱水 dehydration
肺栓塞 pulmonary embolism	低氧血症 hypoxia
周围血管病 peripheral vascular disorder	尿路感染 urinary tract infection

不常见:

背痛 back pain	呼吸停止 respiratory arrest
创伤感染 wound infection	腹痛 abdominal pain
高血压 hypertension	肠坏死/肠出血 intestinal gangrene
室性期前收缩 ventricular extrasystole	胃肠肿瘤 gastrointestinal carcinoma
心房颤动 atrial fibrillation	血栓性血小板减少性紫癜 thrombotic thrombocytopenic purpura
低血压 Hypotension	
室性心动过速 ventricular tachycardia	脾破裂 ruptured spleen
肠梗阻 bowel infarct	子宫出血 uterine hemorrhage
晕厥 syncope	化脓性关节炎 septic joint
心脏血栓 cardiac thrombus	滑囊炎 bursitis
支气管炎 bronchitis	尿潴留 urinary retention
咯血 hemoptysis	血尿 hematuria
喉头水肿 laryngeal edema	前列腺癌 prostate cancer
肺出血 lung hemorrhage	急性肾衰竭 acute renal failure
呼吸衰竭 respiratory failure	骨折 fracture

表 12-2-4 内科常见的一般并发症

恶心/呕吐 nausea/vomiting	腹泻 diarrhea
发热 fever	贫血 anemia
便秘 constipation	消化不良 dyspepsia
低钾血症 hypokalemia	心动过缓 bradycardia
低钠血症 hyponatremia	皮疹 skin rash
高血糖 hyperglycemia	肩痛 painful shoulder
吞咽困难 dysphagia	关节炎 arthritis
尿失禁 urinary incontinence	肌肉骨骼痛 musculoskeletal pain

表 12-2-5 神经科并发症

脑水肿/高颅压 intracranial hypertension/brain edema	幻觉 hallucination
意识水平下降 diminished level of consciousness	激惹 agitation
癫痫 seizure	失眠 insomnia
抑郁 depression	意识模糊 confusion
急性中毒性脑病 acute toxic encephalopathy	焦虑 anxiety

(二) 应关注的几个并发症的处理

1. 出血转化(hemorrhage transformation,HT) 出血转化是指在脑梗死特别是栓塞引起的缺血区内出现自发性出血性转变,表现为出血性梗死(hemorrhagic infarction,HI)或脑实质内血肿(parenchyma haematoma,PH),前者是指梗死灶内点片状或散在的出血,后者是指形成小的或有占位效应的血肿。

(1) 分型:① 以影像学表现分型:欧洲急性卒中研究协作组(the European cooprative acute stroke study,ECASS)将出血转化分为 2 个类型 HI、PH(表 12-2-6),意大利多中心急性卒中试验(The multicenter acute stroke trial-Italy,MAST-I)将出血转化分为 4 型(表 12-2-7)。② 以临床症状及影像学表现分型:美国国家神经疾病和卒中研究院实施的 rt-PA 研究试验中将出血转化分为症状性出血(symptomatic hemorrhage,SH)及无症状出血。症状性出血定义为 CT 显现的任何梗死后出血,不论出血量大小,有临床医师判断的临床症状恶化。还可称为症状性颅内出血(symptomatic intracranial hemorrhage,SICH),是指梗死后出血导致临床症状恶化即 NIHSS 评分增加 4 分以上。约 73.5% 的症状性颅内出血是脑实质内血肿。

表 12-2-6 ECASS 梗死后出血转化分型

分 型	影 像 表 现
出血性梗死(HI)	
HI1	沿梗死周围小的点状出血
HI2	梗死区内融合的点状出血
实质出血(PH)	
PH1	梗死区实质内出血<30%,轻度占位效应
PH2	梗死区实质内出血>30%,明显占位效应

表 12 - 2 - 7　MAST - Ⅰ 出血转化分型

分　型	影　像　表　现
出血性梗死Ⅰ型	小斑片,梗死灶内小斑片状或线状高密度影
出血性梗死Ⅱ型	中等大小,梗死灶内中等大小融合性斑片状均质或不均质性高密度影
出血性梗死Ⅲ型	大面积,在全部梗死区呈现大斑片状均质性高密度影
脑出血(血肿)型	均质高密度影超过血管分布的梗死区域,有梗死灶外的出血

　　(2) 危险因素:溶栓治疗是目前急性缺血性脑血管病最为有效的治疗方法之一。溶栓治疗通过调节内源性纤溶系统功能实现治疗效果,同时也会增加 HT 的机会,有时甚至发生致命出血。尽早识别 HT 的危险因素、对 HT 进行预测,综合患者相关情况的利弊来决定是否溶栓,对于临床工作十分有意义。tPA 溶栓后出血的危险因素见表 12 - 2 - 8。

表 12 - 2 - 8　tPA 溶栓后出血的危险因素

高血糖	既往应用阿司匹林
糖尿病史	充血性心力衰竭史
基线症状严重	纤维蛋白原激活抑制剂活性降低
老年	违背 NINDS 规定
治疗时间增加	

　　(3) 发病机制:缺血性卒中后发生出血转化的必要条件是病灶内脑血管完整性的破坏。当没有微血管破裂时只是血细胞从毛细血管内溢出,表现为轻度(小斑片状)和中度出血,即出血性梗死(HI)。当管壁坏死破裂后,大量血液进入脑组织形成实质出血(PH)。一般缺血-再灌注后 2~6 h 发生血-脑屏障通透性的改变,这是一个相对比较固定的时间段。梗死灶内出血的机制有:

　　1) 闭塞血管自发性或溶栓再灌注:在缺血后血管壁损伤基础上,溶栓后或自然血流再通及继发性纤溶亢进和凝血障碍,导致出血。栓子多数在 3 d 内向前移动,使下游血管重新处于动脉压力之下后破裂出血,或栓子自溶导致血管再通,血液溢出,这种情况下通常形成血肿,且常好发于梗死后早期深穿支分布的深部白质区域。

　　2) 侧支循环开放:卒中后数小时,梗死区表现为细胞内水肿及间质水肿,当水肿明显时,丰富的软脑膜血管网受压,6~8 d 后水肿消退,软脑膜血管重新开放,梗死灶内血流再灌注,导致 HT,通常表现为点片状散在出血,即 HI。所以水肿越重,占位越重,越易发生 HI。

　　3) 淀粉样脑血管病:ECASS 中发现 rt - PA 溶栓组有 1/3 的 PH,其血肿部位远离梗死灶,安慰剂组也可见到这种形式的出血,说明这种 PH 的发病机制与 HT 的发病机制可能不同,主要是由于脑淀粉样血管病所致。该病也是老年人自发出血的主要原因。

　　(4) 影像表现:多在梗死第 1~2 周 CT 或 MRI 上显示斑片状出血。非增强 CT 上脑梗死的 HT 是指一定血管分布区的低密度区域内出现高密度区。出血可以位于各个脑叶及基底节区,可以有各种形态:条索状、带状、不规则斑片状、大片状等。一般可分为中央型:出血位于梗死灶中央；边缘型：出血位于梗死灶边缘；混合型：出血在梗死灶中央和边缘都有。MRI 的 T_2WI 或 DWI 显示在梗死区内出现大于 $1 cm^2$ 的均匀或不均匀的低信号可认为是出血病灶。这种异常信号须排除伪影并出现在至少 2 个不同层面。

（5）治疗：在实际工作中，要综合患者的全面情况，比较采取及不采取抗凝治疗的益处及不利因素，最终决定是否继续应用抗凝治疗。

2. 误吸及肺炎 肺炎是卒中最常见的呼吸并发症，通常可分为细菌性肺炎和化学性肺炎。前者往往由于患者误吸及身体抵抗力下降引起，后者往往因患者意识水平下降合并有胃食管反流等疾病，导致胃内容物进入气道引起化学性肺炎，继发细菌感染。11% 的卒中患者会反复发生肺部感染，34% 的患者死于肺炎。吞咽困难是卒中患者肺炎的主要危险因素。

（1）临床表现：患者表现为发热，体温升高，咳嗽、咳痰，呼吸困难，血氧饱和度下降等。昏迷患者咳嗽反射减弱或消失，痰液不能咳出，往往易导致窒息及血氧饱和度显著下降，加重脑损害。查体时可发现呼吸急促或浅快，口唇指甲等处发绀，叩诊可出现浊音或实音，听诊可闻及异常呼吸音或干湿啰音。

（2）辅助检查：① 胸部 X 线检查：胸片可见肺纹理增粗或片状高密度影。② 血常规：细菌性肺炎患者血白细胞计数增高，中性粒细胞分类增高。③ 痰培养和药敏试验：根据痰培养的结果选择适当的抗生素。

（3）诊断：胸片显示肺炎或具备以下条件中的 3 条或 3 条以上。① 持续发热，体温高于 37.8℃。② 有干湿啰音。③ 动脉氧分压下降超过 10 mmHg。④ 痰标本可见多量白细胞。⑤ 痰培养发现呼吸道致病菌。

（4）治疗：加强护理，定时翻身和拍背、鼓励患者用力咳嗽，保持口腔清洁，及时吸痰和吸出口咽部分分泌物，应根据经验尽快选择广谱抗生素（氨苄西林、头孢类抗生素等），同时做痰培养及药敏试验，然后根据药敏试验结果调整抗生素的种类。

3. 神经源性肺水肿（neurogenic pulmonary edema，NPE） 是急性中枢神经系统损伤后少见的表现，但是常见于动脉瘤性蛛网膜下腔出血、癫痫持续状态及颅内压增高患者。

（1）发病机制：其病理生理机制可能是毛细血管渗透性改变、肺静脉流体静力压增加，或二者均存在。中枢神经损伤后由神经体液机制介导的交感紧张导致肺静脉收缩，毛细血管内压力增高，内皮损伤，从而渗透性增加。另一可能机制是 CNS 损伤导致交感张力增加，由于体循环血管阻力增加导致血液大量回流，提高左心充盈压，从而肺毛细血管压增加，导致流体静力学肺水肿。

（2）临床表现：其特征是急性中枢神经系统损伤后数小时内突然出现呼吸困难、呼吸急促、双肺湿啰音、心动过速、低氧血症，或伴有咳嗽和咯血，症状重呈急性呼吸衰竭，可在数小时内死亡。症状轻且呈一过性，在 24～72 h 内消退被称为神经源性肺功能异常（neurogenic pulmonary dysfunction）。胸部 X 线检查显示弥漫性双肺肺泡和间质浸润。如果持续 1 周不缓解，提示可能合并左心功能不全。通常，中心静脉压正常提示非心源性肺水肿。

（3）治疗：① 吸入高浓度氧，必要时机械通气。由于 PEEP 通过减少脑静脉回流增加颅内压,也可能通过降低胸内静脉回流、减少心排血量而降低平均动脉压,从而减少脑灌注,加重神经损伤,所以应用呼气末正压提高氧合对于卒中患者来说比较危险。如果需要应用PEEP治疗低氧血症,则必须监测颅内压,一旦颅内压进一步升高或神经症状恶化,需降低PEEP。② 地塞米松 20 mg 静脉滴注可以增强机体对缺氧的耐受性,抑制肺毛细血管的通透性。③ 肾上腺素能受体阻滞剂降低周围循环和肺动脉压力。④ 利尿剂减少静脉血回流。⑤ 氧气湿化瓶内放入 30%～70%乙醇。⑥ 多巴酚丁胺是一种有效药物,能提高心肌收缩力,降低后负荷,从而维持心排血量和脑的灌注,同时降低交感张力。磷酸二酯酶抑制剂如氨力农、米力农也可使用。

4. 神经源性心脏损害　目前已经明确存在神经源性心肌损害,而非冠状动脉本身病变所致。卒中引起的电生理改变包括:① 心电图波形异常,如 ST－T 改变,QT 延长、Q 波出现、u 波出现、T 波倒置等,卒中后 6～12 h QT 延长达到高峰。15%～20%的卒中患者出现这些异常。② 心律失常,最常见于卒中后开始 2 d 内。10%的 SAH 患者急性期超声心动检查发现可逆性左心室功能异常,心肌酶出现临界性升高。如果患者冠状动脉正常,则这种神经源性心肌损害在 2～6 周内可完全恢复正常。

神经源性心肌损害的主要机制可能是岛叶皮质损伤导致心脏交感神经活动过度增强。交感神经末梢直接将儿茶酚胺释放入心肌内,造成对心肌的强烈刺激所致。岛叶皮质可能是导致上述神经源性心脏异常的中枢部位,左侧岛叶皮质可能是心脏副交感中枢,右侧则与交感血管运动控制及心脏的交感控制有关。损伤左侧岛叶皮质可引起交感神经活性上调,左侧岛叶卒中可引起心电图的改变。脑干梗死可能由于缺血累及心脏中枢(可能呈一过性),或者脑出血导致脑干受压,引起特异性心律失常甚至心脏停搏、猝死。目前观察到的这种改变通常发生在卒中后特定的时间段内,如卒中后 6～9 d。

但是,也不能简单地将卒中后心脏的异常仅仅归结于神经源性心脏异常表现。由于心血管疾病与脑血管疾病的危险因素相同,所以脑血管病和冠状动脉疾病之间存在密切的相关性。卒中患者常常合并心病,并且心脏事件是卒中患者死亡的常见原因。有相当一部分卒中患者合并隐匿性冠心病。脑穿支动脉病变或原因不明的卒中合并隐匿性冠心病的概率大约为 25%,而脑内大动脉病变导致卒中的病理基础是动脉粥样硬化,所以与隐匿性冠心病存在显著相关性,约 60%的患者合并隐匿性冠心病。女性、糖尿病、吸烟、左室肥厚的TIA 或卒中患者也容易发生隐匿性冠心病,了解这些冠心病的危险因素对于卒中患者的监测及治疗有指导意义。

发生神经源性心肌损害时首选 β 受体阻滞剂。同时根据情况应用抗血小板药及抗凝药,可以针对心律失常应用抗心律失常药。避免诱发心律失常的因素如电解质紊乱。大多数脑心综合征经过积极适当治疗可以短期内消失。

5. 肺栓塞(pulmonary embolism,PE)及深静脉血栓(deep venous thrombosis,DVT)
PE 与 DVT 同属于静脉血栓栓塞症(venous thromboembolism,VTE),危险因素相同。既往肺栓塞占卒中后患者死亡原因的 25%以上,随着现代医疗手段及卒中单元的应用,目前症状性肺栓塞及 DVT 的发生率已<5%。

（1）深静脉血栓（deep venous thrombosis，DVT）：

1）临床表现：DVT 经常在卒中后数天内发生，但也可能在卒中后数月中任何时间段发生，尤其是见于持续不活动的状态下。患肢出现肿胀、周径增粗、疼痛或压痛、浅静脉扩张、皮肤色素沉着，行走后患肢易疲劳或肿胀加重。约半数或以上的下肢深静脉血栓的患者无自觉临床症状和明显体征。临床评价可以提示是否需要进一步检查，但不能依赖临床表现本身确定和排除下肢深静脉血栓的诊断。

2）辅助检查：① 超声技术：通过直接观察血栓，可以发现 95% 以上的近端下肢静脉内血栓，静脉不能被压陷或静脉腔内无血流信号为 DVT 的特定征象和诊断依据。对腓静脉和无症状的下肢深静脉血栓，其检查阳性率较低。② MRI：对有症状的急性 DVT 诊断的敏感性和特异性可达 90%～100%，MRI 可用于检测无症状的下肢 DVT。MRI 在检出盆腔和上肢深静脉血栓方面有优势，但对腓静脉血栓其敏感性不如静脉造影。③ 肢体阻抗容积图（IPG）：可间接提示静脉血栓形成。对有症状的近端 DVT 具有很好的敏感性和特异性，对无症状的下肢静脉血栓敏感性低。④ 放射性核素静脉造影：属无创性 DVT 检测方法，常与灌注扫描联合进行。还适用于对造影剂过敏者。⑤ 静脉造影：是诊断 DVT 的"金标准"，可显示静脉堵塞的部位、范围、程度及侧支循环和静脉功能状态，其诊断敏感性和特异性均接近 100%。

（2）肺栓塞（pulmonary embolism，PE）：

1）临床表现：典型症状体征包括呼吸困难，呼吸急促，肋间胸痛，心动过速。体征包括：呼吸急促是最常见的体征；其次为心动过速；血压变化，严重时可出现血压下降甚至休克、发绀、发热、颈静脉充盈或搏动，肺部可闻及哮鸣音和（或）细湿啰音，偶可闻及血管杂音；胸腔积液的相应体征；肺动脉瓣区第二音亢进或分裂，$P_2>A_2$，三尖瓣区收缩期杂音。要注意发现是否存在下肢深静脉血栓。

2）辅助检查：① 血气分析：低氧血症、低碳酸血症、肺泡-动脉血氧分压差增大。② 心电图：多数病例表现为非特异性心电图异常，多见 $V_{1～4}$ 的 T 波改变和 ST 段异常；部分病例可出现 $S_I Q_{III} T_{III}$ 征（即 I 导 S 波加深，III 导出现 Q 波及 T 波倒置）；其他可见右束支传导阻滞、肺型 P 波、电轴右偏、顺钟向转位等。心电图改变多在发病后即刻出现，以后随着病情变化而动态演变。③ 胸片：多有异常表现，缺乏特异性。仅凭 X 线胸片不能诊断或排除肺栓塞，但在提供疑似线索上作用重要。④ 超声心动图：严重肺栓塞病例可发现右室壁局部运动幅度降低、右室或右房扩大、间断肺动脉扩张等征象。可高度提示 PE，但不能确诊，偶可发现肺动脉近端的栓子而确定诊断。⑤ 血浆 D-二聚体：对急性 PE 诊断的敏感度为 82%～100%，但特异度低仅为 40%～43%。手术、肿瘤、炎症、感染等均可使之增高。但若低于 500 μg/L，可基本排除急性 PE。⑥ 螺旋 CT 和电子束 CT 造影及 MRI：能够发现肺动脉内的栓子，是确诊手段之一。⑦ 核素肺通气灌注扫描检查或在不能进行通气显像时进行单纯灌注扫描，其结果具有较重要的诊断或排除诊断意义，对 PE 诊断的特异性为 96%。

⑧ 肺动脉造影：目前仍为 PE 诊断的"金标准"。直接征象有肺血管内造影剂充盈缺损，伴或不伴有轨道征的血流中断等。随着无创检查技术的日臻成熟，多数情况下可明确诊断，故对肺动脉造影的临床需求已逐渐减少。

（3）治疗：

1）一般处理：对高度疑诊或确诊 PE 的患者，应进行严密监护，监测呼吸、心率、血压、静脉压、心电图及血气的变化，对大面积 PE 可收入重症监护治疗病房（ICU）。为防止栓子再次脱落，要求绝对卧床，保持大便通畅，避免用力；对于有焦虑和惊恐症状的患者应予安慰并可适当使用镇静剂；胸痛者可予止痛剂，但阿片制剂由于能引起血管扩张，所以对于心血管收缩功能障碍的患者禁用。对于发热、咳嗽等症状应给予相应的对症治疗。

2）呼吸循环支持治疗：低氧血症的患者，采用经鼻导管或面罩吸氧。合并严重的呼吸衰竭时，可使用经鼻（面）罩无创性机械通气或经气管插管行机械通气。应避免做气管切开，以免在抗凝或溶栓过程中局部大量出血。应用机械通气时需注意尽量减少正压通气对循环的不利影响。对于出现右心功能不全，心排血量下降，但血压尚正常的病例，可给予具有一定肺血管扩张作用和正性肌力作用的多巴酚丁胺和多巴胺；若出现血压下降，可增大剂量或使用其他血管加压药物，如间羟胺、肾上腺素等。对于液体负荷疗法需持审慎态度，因过大的液体负荷可能会加重右室扩张并进而影响心排血量，有条件的应行中心静脉压、右心房压监测。避免使用利尿剂和血管扩张药。

3）溶栓治疗：溶栓治疗可迅速溶解部分或全部血栓，恢复肺组织再灌注，减小肺动脉阻力，降低肺动脉压，改善右心室功能，减少严重 PE 患者的病死率和复发率。溶栓治疗应尽可能在 PE 确诊的前提下慎重进行。符合溶栓指征的病例宜尽早开始溶栓，主要适用于大面积 PE 以及次大面积 PE 无禁忌证的患者，血压和右心室运动均正常的病例不推荐溶栓。溶栓治疗宜高度个体化，治疗时间窗一般为 14 d 内。鉴于可能存在血栓的动态形成过程，对溶栓的时间窗不做严格规定。

常用的溶栓药物有尿激酶和重组组织型纤溶酶原激活剂。① UK：负荷量 4 400 IU/kg，静脉注射 10 min，随后以 220 U/（kg·h）持续静脉滴注 12 h；另可考虑 2 h 溶栓方案：20 000 IU/kg 持续静脉滴注 2 h。② rt-PA：50~100 mg 持续静脉滴注 2 h。③ 使用 UK 溶栓期间勿合用肝素。对以 rt-PA 溶栓时是否需停用肝素无特殊要求。溶栓治疗结束后，应每 2~4 h 测定 1 次凝血酶原时间（PT）或活化部分凝血活酶时间（APTT），当其水平低于正常值的 2 倍时即应重新开始规范的肝素治疗。溶栓后应注意对临床及相关辅助检查情况进行动态观察，评估溶栓疗效。

4）抗凝治疗：为 PE 和 DVT 的基本治疗方法，可以有效地防止血栓再形成和复发。临床高度疑诊 PE 时，可立即使用肝素或低分子肝素进行抗凝治疗，不必等待检查结果，因为反复栓塞的危险性远远大于抗凝治疗不良反应的风险。

临床上应用的抗凝药物主要有普通肝素、低分子肝素和华法林。抗血小板药物尚不能满足 PE 或 DVT 的抗凝要求。应用肝素/低分子肝素前应测定基础 APTT、PT 及血常规

（包括血小板计数和血红蛋白）以发现是否存在抗凝的禁忌证（如活动性出血、凝血功能障碍、血小板减少等），测血压以排除未予控制的严重高血压。

肝素的推荐用法：

· 静脉用药方法：2 000～5 000 IU 或按 80 IU/kg 静脉注射，继之以 18 IU/(kg·h)持续静脉滴注。在治疗最初 24 h 内每 4～6 h 测定 1 次 APTT，根据 APTT 调整剂量，尽快使 APTT 达到并维持于正常值的 1.5～2.5 倍。达到稳定治疗水平后，改为每天上午测定 APTT。使用肝素抗凝要求达有效水平，可根据 APTT 监测结果调整肝素剂量（表 12-2-9）。

表 12-2-9　APTT 监测结果调整肝素剂量建议

APTT(s)	开始剂量及调整剂量	下次测 APTT间隔(h)
治疗前测基础 APTT	开始剂量：80 U/kg 静脉滴注，然后 18 U/(kg·h)维持静脉滴注	4～6
<35 s(<2 倍正常值)	予 80 U/kg 静脉注射，然后增加 4 U/(kg·h)	6
35～45 s(1.2～1.5 倍正常值)	予 40 U/kg 静脉注射，然后增加 2 U/(kg·h)	6
46～70 s(1.5～2.5 倍正常值)	无须调整剂量	6
71～90 s(2.53～3.0 倍正常值)	减少静脉滴注剂量 2 U/(kg·h)	6
>90 s(>3 倍正常值)	停药 1 h，然后减少静脉滴注剂量 3 IU/(kg·h)后恢复静脉滴注	6

· 皮下注射方法：一般先予静脉注射负荷量 2 000～5 000 U，然后按 250 U/kg 剂量每 12 h 皮下注射 1 次。调节注射剂量使注射后 6～8 h 的 APTT 达到治疗水平。因肝素可能会引起血小板减少症（heparin-induced thrombopenia，HIT），在使用肝素的第 3～5 d 必须复查血小板计数。若较长时间使用肝素，尚应在第 7～10 d 和 14 d 复查。HIT 很少出现于肝素治疗的 2 周后。血小板迅速或持续降低达 30% 以上，或血小板计数小于 $100×10^9/L$，应停用肝素。一般在停用肝素后 10 d 内血小板开始逐渐恢复。需注意 HIT 可能会伴发 PE 和 DVT；当血栓复发的风险很大而又必须停用肝素时，可考虑放置下腔静脉滤器，但需警惕滤器处会合并腔静脉血栓。

· 低分子肝素（LMWH）的推荐用法：速避凝 0.4 mL，皮下注射，每天 2 次（参照厂家说明书应用）。对于大多数病例，按体重给药是有效的，不需监测 APTT 和调整剂量，但对过度肥胖者或孕妇宜监测血浆抗因子Ⅹa 活性，并据此调整剂量。肝素或低分子肝素至少应用 5 d，直至临床情况平稳。低分子肝素与普通肝素的抗凝作用相仿，但低分子肝素引起出血和 HIT 的发生率较低，无需常规监测 APTT 外，亦无需在应用低分子肝素前 5～7 d 监测血小板数量。当疗程长于 7 d 时，需每隔 2～3 d 检查血小板计数。低分子肝素在肾脏清除，对于肾功能不全患者特别是肌酐清除率低于 30 mL/min 时须慎用。若应用，需减量并监测血浆抗因子Ⅹa 活性。

华法林的应用:在肝素/低分子肝素开始应用后的第 1~3 d 加用口服抗凝剂华法林,初始剂量为 3.0~5.0 mg/d。由于华法林需要数天才能发挥全部作用,因此两者至少需重叠应用 4~5 d,当连续 2 d 测定的国际标准化比率(INR)达到 2.5(2.0~3.0)时或 PT 延长至正常的 1.5~2.5 倍时,即可停止使用肝素/低分子肝素,单独应用华法林治疗。应根据 INR 或 PT 调节华法林的剂量,在达到治疗水平前应每天测定 INR,其后 2 周每周监测 2~3 次。以后,根据 INR 的稳定情况每周监测 1 次或更少。若行长期治疗,约每 4 周测定 INR 并调整华法林剂量 1 次。抗凝治疗的持续时间因人而异。一般 DVT 华法林的疗程至少为 3~6 个月。华法林的主要并发症是出血,当 INR 高于 3.0 并无助于提高疗效,但出血的机会增加。华法林所致出血可以用维生素 K 拮抗。华法林也有可能引起血管性紫癜,导致皮肤坏死,多发生于治疗初几周。

5) 手术治疗:

• 肺动脉血栓摘除术:适用于经积极的保守治疗无效的紧急情况。要求医疗单位有施行手术的条件与经验。患者应符合以下标准:① 大面积 PE,肺动脉主干或主要分支次全堵塞,不合并固定性肺动脉高压者(尽可能通过血管造影确诊);② 有溶栓禁忌证者;③ 经溶栓和其他积极的内科治疗无效者。

• 经静脉导管碎解和抽吸血栓:用导管碎解和抽吸肺动脉内巨大血栓或进行球囊血管成形,同时还可进行局部小剂量溶栓。适应证:肺动脉主干或主要分支大面积 PE 并存在以下情况者:溶栓和抗凝治疗禁忌证;经溶栓或积极的内科治疗无效;缺乏手术条件。

• 静脉滤器:为防止下肢深静脉大块血栓再次脱落阻塞肺动脉,可于下腔静脉安装滤器,适用于:下肢近端静脉血栓而抗凝治疗存在禁忌证或有出血并发症;经充分抗凝仍反复发生 PE;伴血流动力学变化的大面积 PE;近端大块血栓溶栓治疗前;伴有肺动脉高压的慢性反复性 PE;行肺动脉血栓切除术或肺动脉血栓内膜剥脱术的病例。对于上肢深静脉血栓病例还可应用上腔静脉滤器。置入滤器后如无禁忌证,宜长期口服华法林抗凝,定期复查有无滤器上血栓形成。

(4) 预防:早期补液及活动可以减少 PE 及 DVT 的危险。弹力袜可以预防 DVT,但在手术患者中的作用未被证明。皮下应用肝素或低分子肝素可以减少或预防 DVT,但需权衡增加出血的风险性。

6. 卒中后吞咽困难(dysphagia) 吞咽困难是指当支配吞咽运动的神经、肌肉及口腔、咽、喉等处病变时,造成患者的吞咽运动障碍。其特征是不能把食团从口安全地运送到胃,而很有可能发生误吸。到医院就诊的卒中患者中有 45% 发生吞咽困难,不良后果有:① 误吸和支气管肺炎。大部分吞咽困难患者最早期的危险是将食物或分泌物误吸入支气管,直接导致窒息和肺部感染。如果误吸反流的胃内容物,则会发生化学性肺炎。② 脱水及营养不良。误吸是吞咽困难的一个表现,指食物或唾液侵入气道,并进入到真声带以下的气管,是发生肺炎最显著的危险因素。

(1) 临床诊断(表 12-2-10)和筛选:电视透视检查是目前诊断吞咽困难的金标准,它不仅能够发现吞咽异常,而且能显示造成吞咽困难的结构和功能异常的原因。在每位患者进食之前均应进行吞咽困难的筛选,没有吞咽困难者方能进食。床旁筛选方法包括临床观察和各种饮水实验,后者是观察患者在饮用一定量的水后有无噎塞、咳嗽、音质变化、费力吞咽等异常表现,以尽早发现哪些患者易发生误吸(表 12-2-11)。咽反射减弱并不能预测误吸。饮水实验方法:

表 12-2-10 吞咽困难的临床诊断

分 级	表 现
正常	没有发现吞咽的异常
可能有吞咽困难	延迟、紊乱、和(或)1项或多项吞咽成分(口准备、口、咽、喉)的减弱,轻度影响食团的处理和传送,轻度增加吞咽损伤和吸入的危险
很可能有吞咽困难	延迟、紊乱、和(或)多项吞咽成分的减弱,中度增加吞咽损伤和吸入的危险
明确的吞咽困难	延迟、紊乱、和(或)多项吞咽成分的减弱,显著增加吞咽损伤和吸入的危险(可表现为呼吸窘迫、噎塞、咳嗽、面色改变、发音嘶哑和延迟的口、咽通过时间等)

表 12-2-11 预测误吸的特征

独立使用时较好的预测特征
　　发音嘶哑
　　喉提升异常
　　自主咳嗽异常
　　音质异常
　　意识水平降低
　　老年
独立使用时较差的预测特征
　　咽反射
　　交流不能
　　咳嗽
　　胸部 X 线
　　意识水平好
　　年龄较轻
　　损伤部位
　　缺乏主诉
可靠性较高的联合特征
　　误吸可能性小:意识水平好,自主咳嗽正常,饮水 50 mL 无咳嗽
　　误吸可能性大:嘶哑音质及咽反射减弱;咽感觉减退及饮水 50 mL 后咳嗽或音质改变;双侧卒中;咽反射异常及自主咳嗽减弱

　　方法 1:观察患者的意识水平、是否存在任何喉部异常(如音质、喉部运动、咳嗽能力)以及非急性期入院患者的呼吸状态、营养状态。如果患者清醒并可以坐起或扶持坐起,可给予 5 mL 水(1 汤匙)观察饮水情况,如果无咳嗽、音质改变、呼吸窘迫等异常,则给予 10 mL 水;

如果仍无异常,给予 5 mL 糊状食物。如果上述观察均未发现异常,即可认为吞咽正常,给予正常饮食。反之,则认为有吞咽困难的存在。

方法 2:第 1 阶段,给予患者 5 mL 水,反复吞咽 3 次,共 15 mL。3 次中出现 2 次咳嗽或者噎塞、3 次均有咳嗽或噎塞、吞咽后声音嘶哑,患者符合其中 1 项即为阳性,不再进入下阶段测试。第 2 阶段,给予患者 60 mL 水限于 2 min 内饮完。饮水过程中或完毕后出现咳嗽或者噎塞、吞咽后声音嘶哑,有 1 项异常就认为是吞咽困难。

方法 3:任意程度的意识水平下降;饮水之后声音变化;自主咳嗽减弱;饮一定量水时发生咳嗽;限时饮水实验有阳性表现。有 1 项异常,即认为有吞咽困难存在。

方法 4:给予患者 90 mL 水,要求其在没有干预的条件下从杯中饮用。如果吞咽过程中出现咳嗽,或吞咽完毕 1 min 后咳嗽,或者吞咽之后出现声音嘶哑,就认为是吞咽困难。患者必须足够清醒,能坐起,并能拿住杯子,自己饮水。

方法 5:首先检查患者的进食状态、进食姿势、呼吸和合作程度,然后检查口咽肌、咽反射以及咽部吞咽,之后给予 5～10 mL 水进行测试。患者坐直,首先给予 3 mL 冰水含在口中,评估口的运动。然后嘱其吞咽,进行吞咽评估。观察有无吞咽困难的征象:咳嗽或噎塞;吞咽延迟(＞2 s)或缺乏吞咽;喉提升差或缺乏;有呼吸窘迫或呼吸困难;音质变化;口内残留冰水等。如果无上述表现,继续要求患者吞咽 2 次 5 mL 冰水;如果仍正常,给予 50 mL 冰水进行吞咽。在这些测试中有任何一种吞咽困难表现,就认为患者存在吞咽困难。

方法:双侧卒中、脑干卒中、卒中急性期的肺炎病史、进食引起的咳嗽或 3 次饮水试验时咳嗽、不能完成进餐的一半食物、进餐时间延长。如果出现 1 项或多项阳性指标,就认为有吞咽困难。

方法 7:先进行口腔湿润,然后空吞咽。观察在一定时间内能吞咽几次,30 s 内吞咽＜2～3 次为吞咽异常。

(2) 评估:如果临床医师发现患者存在任何可能的吞咽困难,就应进行全面的口咽吞咽评估。发现产生吞咽困难的生理异常,或者决定是否需要进一步进行其他检查如仪器检查,结合诊断及病史制订治疗计划,评估所选治疗手段的有效性。

1) 临床评估:语言治疗师应完成详细临床检查,具体包括:① 病史。② 营养状态及呼吸状态。③ 口部解剖。④ 唇、舌控制。⑤ 软腭功能。⑥ 喉的控制。⑦ 食物在口中的最佳位置。⑧ 最恰当的食物稠度。⑨ 遵循指令的能力。⑩ 吞咽过程中的症状。临床评估时可使用吞咽困难评定量表(表 12-2-12～表 12-2-14)来描述异常程度,判断治疗效果。

表 12-2-12　吞咽困难评分量表

分　数	评　价　内　容
1	不适合任何吞咽训练,仍不能经口进食
2	仅适合间接吞咽训练(indirect approach),仍不能经口进食
3	可进行直接训练(direct approach),但仍不能经口进食

分　数	评　价　内　容
4	在安慰中可能少量进食,但需静脉营养
5	1～2 种食物经口进食,需部分静脉营养
6	3 种食物可经口进食,需部分静脉营养
7	3 种食物可经口进食,不需静脉营养
8	除特别难咽的食物外,均可经口进食
9	可经口进食,但需临床观察指导
10	正常摄食吞咽能力

疗效判定标准:基本痊愈:≥9 分;明显好转:提高 6～8 分;好转:提高 3～5 分;无效:提高 1～2 分。

表 12－2－13　洼田氏饮水试验

分　级	表　现
1 级(优)	能顺利地 1 次将水咽下
2 级(良)	分 2 次以上,能不呛咳地咽下
3 级(中)	能 1 次咽下,但有呛咳
4 级(可)	分 2 次以上咽下但有呛咳
5 级(差)	频繁呛咳,不能全部咽下

患者端坐,喝下 30 mL 温开水,观察所需时间和呛咳情况。正常:1 级,5 s 内;可疑:1 级,5 s 以上或 2 级;异常:3,4,5 级。疗效判断标准:治愈:吞咽障碍消失,饮水试验评定 1 级;有效:吞咽障碍明显改善,饮水试验评定 2 级;无效:吞咽障碍改善不显著,饮水试验评定 3 级以上。

表 12－2－14　洼田吞咽能力评定法

分　级	表　现
1 级	任何条件下均有吞咽困难或不能吞咽
2 级	3 个条件均具备则误吸减少
3 级	具备 2 个条件则误吸减少
4 级	如选择适当食物,则基本上无误吸
5 级	如注意进食方法和时间基本上无误吸
6 级	吞咽正常

评定条件:帮助的人,食物种类,进食方法和时间。疗效判定标准:无效:治疗前后无变化;有效:吞咽障碍明显改善,吞咽分级提高 1 级;显效:吞咽障碍缓解 1 级或接近正常。

2)仪器检查:临床检查的局限性在于吞咽阶段的信息只能靠推测,安静误吸就可能发现不了。如果治疗上存在任何疑问,可使用补充性技术对临床评估结果进行进一步证实,使用各种仪器设备能帮助临床医师更全面、详细地了解吞咽的生理及病理机制,从而更准确区分出需要非口进食的患者。

电视透视检查:电视透视检查(修正的吞钡实验)能够明确诊断临床检查不能发现的误吸,是全面评估吞咽功能异常的金标准。通过应用液体、糊状液体、固态的对比钡剂,观察正、侧位像上口、咽活动,并测量一些参数如食团通过时间,吞咽反射的延迟时间,可以发现吞咽各个阶段是否存在异常及其原因、误吸是否发生,其时间、严重程度、机制。对安静误吸有较高使用价值。床旁检查后出现下列情况时考虑电视透视检查:进食实验的危险/效益比值大、选择进一步治疗方法存在疑惑、需要进一步明确吞咽困难的诊断。

其他检查:当患者不能活动、不允许电视透视检查时,可以选用电视内镜检查及颈部听诊、纤维内镜评估吞咽法、喉咽感觉测试试验、柔软内镜吞咽评估和感觉测试、压力计、咽肌电图、颏下肌电图和喉部运动检测等方法。

(3) 治疗:Logemann 将治疗策略总结为 3 类:① 间接策略:患者不进食,即不做吞咽动作,通过其他动作的训练提高吞咽有关神经肌肉的控制能力。② 直接策略:直接做吞咽动作以改善吞咽的病理生理状况。③ 代偿性策略:改变食物通过的途径或方向来减轻吞咽困难的症状。

1) 间接策略:① 声门上吞咽:也叫自主气道保护方法,是用于减少吞咽前、中、后误吸的方法。这一方法要求患者在吞咽前和中自主屏住呼吸,然后关闭真声带。是吞咽时自主延长并加强喉上举和前置运动来增强环咽肌打开程度的方法。② 屏气-发声运动:这一方法是使患者固定胸廓,声门紧闭之后突然声门大开,呼气发声,该方法能训练声门的闭锁功能,强化软腭肌力,也能去除残留在咽部的食物。固定胸廓的方法较多,如双手支撑在椅背上或桌面上做推压动作等。③ 冷刺激治疗:这一方法包括使用冷的喉镜触及前咽弓使得能触发吞咽反射的区域变得敏感,有效强化吞咽反射,反复训练可以使吞咽反射易于发生,吞咽有力。④ 电刺激治疗:经皮电刺激(transcutaneous electrical stimulation,ES)是将电极放置于颈部,并连接手持的电极刺激器(以电池为动力)。每天给予电刺激持续 14 h。⑤ 内收训练(声带闭合训练):类似于强化声带练习。患者经鼻孔深吸气,闭唇屏气 5 s,然后做清嗓动作,如发长"a"音,重复数次后反复做声门关闭或发长"a"音 5 次,屏气 5 s,然后咳嗽。⑥ 生物反馈方法:这是促进吞咽肌收缩的一个方法。在颏下放置表面电极,记录舌骨上肌群的活动。用热刺激和声带内收练习进行康复训练。⑦ 吞咽功能训练。

舌肌训练:让患者舌做水平、后缩、侧方运动和舌背抬高运动,并用勺或压舌板给予阻力。或者用舌尖舔下唇后转舔上唇、按压硬腭部等,如果不能做自主运动,可由医师用纱布轻轻持舌进行上下左右运动。当患者舌有一定运动功能时,治疗人员可指导患者将舌抵向颊后部,治疗人员用手指指其面颊某一部位,患者试用舌顶推,以增强舌肌力量。也可让患者伸舌于口外,治疗人员用吸管或压舌板刺激其舌尖部,并使其在口内、外活动。

运动练习方法(motor exercise program):即咽收缩练习:这一方法目的在于改善咽闭合功能,提高咽的清理能力。其方法为:加强唇颊肌抗阻力运动训练;吹吸动作或假声训练;发

"haok"音,最后的"k",加重发音,或修正的 valsalva 动作(即"k"发音动作,并持续数秒),可明显地激活上咽缩肌。

喉上提训练:目的是改善患者喉入口的闭合能力,扩大咽部空间,增加食管上括约肌开放的被动牵张力。患者头前仰,使颏下肌伸展 2~3 s,然后在颏下施加阻力,嘱患者低头,抬高舌背,即舌向上吸抵硬腭或发辅音 g、k、ch 的发音训练,也可通过嘱患者发"哦-啊"、"咿-哦"音,通过音调变化使喉部主动运动;或者是患者坐位时,治疗人员通过拇指和食指适当用力,引导患者的喉头部做向上前方的运动,完成后嘱患者做咽下动作。

面颊、唇等吞咽肌的功能训练:比如练习吹气、缩唇、微笑等动作来促进唇的运动,加强唇的力量。类似的方法可应用于下颌的功能改善。还可通过联系发音来加强张闭口动作,促进口唇肌肉运动,比如发 a、yi、wu、f 等音;或者用指尖或冰块叩击唇周,短暂的肌肉牵拉和抗阻运动、按摩等。可由语言治疗师协助治疗。吸吮训练也是一种有效的训练面颊肌的方法。可以令患者做咀嚼动作,空咀嚼或嚼口香糖来训练咀嚼肌。

2) 直接策略:包括进食体位,食团入口位置,食团性质(大小、结构成分、温度、外观、味道等),进食环境等。

进食体位:因为口、咽吞咽困难常同时存在,所以体位选择既要有代偿作用,又要安全。体位选择并非完全一致,可根据实际操作因人而异。一般认为躯干与地面呈 45°或以上角度最安全。头前屈,偏瘫侧肩部垫起,辅助者位于患者健侧。这种体位食物不易从口中漏出,有利于食团向舌根运送,减少鼻腔反流及误吸。如果不能坐起也可采用健侧卧位。

食物形态:应根据吞咽困难的程度及阶段,本着先易后难原则来选择。神经性吞咽困难的患者容易误吸液体,最容易吞咽的食物是泥状食物。稠的食物较为安全。营养师可以指定食物内容。食物的滋味、温度、外观要好,能引起患者的食欲,最好能符合患者的习惯。

一口量:对患者进行摄食训练时,如果一口量过多,会从口中漏出,或残留在咽部导致误吸;过少则会因刺激强度不够,难以诱发吞咽反射。正常人一口量约 20 mL,患者一般先以少量开始(3~4 mL),然后酌情增加。

帮助饮食:进餐前使用任何适合患者的方法改善患者的口功能。食物应从中线上提供,以便患者能嗅到、看到,匙入口后,坚定地在舌前 1/3 向下后压,并倾出食物,然后迅速撤出。立即闭合其唇和下颌,使头轻屈,以利吞咽,只要有可能就让患者自己进食。原则上食团入口位置应利于舌的感觉与传送。

进餐环境:应建立起与试摄食时同样的、具备急救条件的医疗体制,如吸引器、具备急救知识的医护人员。进食环境应安静整洁。进食器具包括勺子、吸管、杯子等。

3) 代偿策略:代偿性吞咽策略是通过改变食物通过的渠道和特定吞咽方法使吞咽变得安全,包括:① 转头策略:是将头转向咽肌麻痹的一侧,使食物绕过喉前面的一侧,这就使食物不通过麻痹侧,仅利用健侧咽的功能,提高咽对食团的推进力,属补偿性的策略。② 下颌下降姿势(chin down):能扩大会厌谷的空间,并使会厌向后移位,处于更加保护气道的位置。③ 空吞咽与交互吞咽:每次吞咽之后,反复做几次空吞咽,使食团全部咽下,防止食物在咽部聚集发生误吸。或者在每次进食吞咽后饮少量的水,既有利于刺激诱发吞咽反射,又能除去咽部残留食物,称为交互吞咽。④ 点头样吞咽:会厌谷是容易存留食物的部位,颈部先后屈,会厌谷变得狭小,残留食物可被挤出,继之颈部尽量前屈,形似点头,同时做空吞咽动作,就可以除去残留食物。⑤ 诱发吞咽反射的手法:用手指沿甲状软骨到下颌上下摩擦皮肤,通过吞咽肌群的感觉,诱发吞咽反射。

7. 营养不良(malnutrition)及脱水(dehydration)　卒中后尤其是有吞咽困难的患者容易并发营养不良及脱水。

(1)发病机制:卒中后出现头晕、恶心、呕吐,味觉、视觉、嗅觉损害,以及渴觉减退、吞咽困难、运动能力下降尤上肢力弱、痉挛状态、命名困难等,使得患者进食饮水均需照料,导致进食及饮水不足,发生营养不良或脱水。卒中患者多为老年人,常常在卒中发生之前就合并口/齿异常、口腔疼痛等问题,若合并痴呆、抑郁、谵妄、焦虑、癌症、疼痛、压疮、充血性心力衰竭、慢性阻塞性肺病时,更易发生营养不良。许多治疗措施如利尿剂、缓泻药、精神科用药、治疗性饮食、限制液量、胃肠营养等治疗措施,会增加营养不良和脱水的风险。

(2)临床表现及实验室检查:临床表现包括肌肉萎缩或废用、恶病质、口腔炎、唇炎、舌炎、非凹陷性水肿、软弱无力、精神改变或谵妄、体重减轻(突然体重减轻见于脱水)、皮肤干躁或肿胀、贫血、舌及唇干躁、体位性低血压、便秘、尿量减少等。实验室检查包括血红蛋白、血细胞比容、平均红细胞容积、白蛋白、总胆固醇、快速血糖、尿素氮、肌酐、电解质、钙、镁。

(3)诊断:卒中后 30 d 时体重下降 5%、90 d 时下降 75%、180 d 时下降 10% 或 BMI 小于 20,或者实验室检查提示营养不良,则诊断可以成立。血浆渗透压以及尿比重和尿渗透压能精确反映脱水及水过多,但后者的变化相对于血浆渗透压呈延迟(30 min)改变。

(4)监测:① 建立体重/BMI 或身体脂肪百分比的监测系统:入院时记录患者的基础体重、平素体重或入院前体重/BMI 或身体脂肪百分比。明确入院前是否有体重/BMI 或身体脂肪百分比下降。住院期间定期测量上述指标,如果发现其有下降趋势,则至少 1 个月内每周甚至更短时间内测量 1 次,直到趋于稳定。注意测量时间、测量所用的工具要求一致。② 建立摄入监测系统:定期监测并记录患者的进食、饮水量和相关情况。专业人员或进行录像定期监督评估结果是否准确,避免高估摄入量。如果摄入减少,由营养师定期计算摄入的热量,适当进行补充。

(5)治疗:发现脱水后立即给予补液,如果能经口进食,可增加水、果汁或蔬菜汁、软饮料、汤等液体的摄入。每天测量体重,监测液体摄入直至稳定。静脉补液原则上相同于其他原因所致的水钠代谢紊乱。监测实验室检查项目如血红蛋白、红细胞压积、平均红细胞容积、血浆尿素氮、肌酐、电解质等指标以指导治疗。注意不要补液过度,发现并发症及时处理。

8. 跌倒　是指患者非故意的处于膝水平高度以下的状态。卒中患者跌倒发生率很高,为每天 8.9/1 000。住院期间,14% 的卒中患者至少跌倒 1 次,48% 发生 1 次以上的跌倒,第 2 次跌倒的概率是每天 17.9/1 000。跌倒后创伤占所有卒中患者外伤的 80%~90%。跌倒是导致 65 岁以上老年人死亡的第 6 位原因,非致命的后果有躯体外伤、恐惧、功能下降、住院。卒中恢复人群中跌倒及其带来的创伤均比其他人群高。

（1）危险因素：心脏病、意识模糊、尿失禁、平衡障碍、使用药物等是跌倒的危险因素，除上述跌倒危险因素外还有：体位性低血压，使用镇静剂，应用 4 种以上处方药，肢体力弱、运动范围缩小、平衡障碍，从床到椅子或澡盆、便池等转移能力受损，步态或姿势不稳，视觉刺激后运动反应的潜伏期时间增加，右侧偏瘫患者向右侧偏斜均能增加跌倒发生。

（2）临床表现：多数跌倒（45％）发生于白天。51％发生于病房房间内，20％去卫生间及洗澡间途中，23％发生于床上，24％发生于坐在椅子上的时候。圣路易斯老年人服务信息系统（St louis older adult service and information system，OASIS）将跌倒原因分为四类：① 外因性跌倒（extrinsic falls）：由环境因素导致。主要是做用力动作时由于惯性作用导致重心偏移，比如用力开门时门突然打开的情况下，或者利用并不稳当的某支撑物转移身体位置时。相反滑倒等情况倒是比较少见。② 内因性跌倒（intrinsic falls）：由于平衡障碍或者其他的主观因素导致。多见于平衡功能损伤，尤其是姿势平衡，除此之外还有运动系统功能障碍及认知障碍，如知觉错误或感觉分散。③ 非两足支撑性跌倒：在非两足支撑的位置如从床上或椅子上跌倒，多由于患者站立平衡差，或者探身取物时过于倾斜。④ 其他：原因不明、1/3 的跌倒出于患者不能回忆、交流障碍或没有目击者而不能分类。

（3）评定：对卒中患者常规进行肌力、平衡、步态、关节活动度、转移能力等方面的测评，采用量表评价跌倒状况，以早期发现容易跌倒的患者并采取相应措施。① 跌倒效率量表（falls efficiency scale），是测量行走和移动的量表，了解患者进行 10 项普通活动如行走和上楼梯但不跌倒的自信程度。② 徒手肌力测试（manual muscle testing）用于评估上下肢肌力，分为好、损伤、差三级。③ 改良的运动工具定向操作评定（modified performance-oriented assessment of mobility instrument），用于评估平衡功能和步态。前者是观察受检者能否完成全部站立姿势包括轻移胸骨、前屈后仰、单腿站立姿势，后者是观察受检者的步态包括走直线、转身、步态的连续性及匀称性。④ 活动范围试验测试（tests of range of motion）评估关节活动功能以及平衡和转移能力，观察受检者坐、在床与椅子之间的移动、站立、转运物体、弯腰、拿物时的平衡性，以及在平地或非平地行走 20 步时的步态高度、长度、转身稳定性、躯干姿势和恰当使用帮助物体的能力。

（4）处理：① 调整用药，如镇静剂等。② 给予行为指导。约 1/4 的患者多次跌倒，这些有跌倒倾向的患者似乎总是忽略医务人员的提醒和活动方法的指导意见，提示他们可能存在认知障碍。对于这些患者应实施更密切的监督，需要特别地交代注意事项，反复、耐心说明以确保患者及其照料者牢记，并且在他们呼唤帮助时能立即到场。③ 针对危险因素进行专门的训练，如步态及转移方法的训练，以及更进一步的平衡和力量训练。④ 采取预防措施。首先必须充分认识跌倒的危险因素，对其采取预防措施能降低急诊病房中 20％～60％的跌倒，而由其引起的骨折可减少 80％。也要对患者及家属进行跌倒方面的健康教育，并采取特定的护理干预。减少环境内的障碍物，增加夜间照明，降低床的高度，把东西放在患者容易拿到的地方，鼓励患者随时要求帮助。

第三节　卒中单元内的康复治疗

康复医疗系综合性医疗。多数脑卒中患者不仅存在肢体障碍或偏瘫,而且还存在许多心理和社会问题,往往伴有精神活动下降、失语等。因此,在康复过程中为了使患者适应各种管理并取得最佳治疗效果,成立康复小组是不可缺少的。有关康复人员包括:

(1) 理学疗法士(physical therapist,PT)。根据医师的医嘱对有身体障碍的患者进行医学运动治疗以及电疗、按摩、温热等其他物理治疗,使患者恢复基本的运动能力。同时对患者身体障碍的程度做出评价,并分析限制其身体障碍的原因,根据医师的医嘱了解患者运动器官疼痛减轻、关节变形的矫正和预防、肌力强化、运动协调等基本运动功能的改善程度。

(2) 作业疗法士(occupatioral therapist,OT):根据医师医嘱对身体或者精神障碍者进行手工艺、工作以及其他作业训练,其目的是为了帮助患者恢复相应的动作能力以及社会适应能力。在运动障碍的范围内尽可能提高和维持患者的日常生活能力以及预防日常生活能力降低。

(3) 言语疗法士(speech therapist,ST):对有听觉和语言障碍的患者根据医师的医嘱进行判定、评价和治疗,对有吞咽困难的患者在作业疗法士和护士的协作下改善吞咽困难。

(4) 临床心理治疗士(clinical psychologist):对患者进行心理评定(认知功能检查,神经心理学的检查等),针对因脑中引起的心理创伤进行心理治疗。

(5) 护士(nurse):以护理作为治疗手段,通过护理,预防患者功能减退、恢复和维持其心身功能。保证患者在床上的正确体位以及帮助他们改变体位,同时对患者的排泄、更衣、吃饭以及其他生活动作进行指导。教会重度障碍患者的照料者如何护理患者,起到护士的作用。

(6) 医疗社会工作人员(medical social worker):通过调整环境并给予援助,解决患者在住院期间以及家属遇到的实际问题(工作、经济、社会生活、孩子照顾、情绪反应等);与康复小组以及家属取得联系,做好出院等准备工作。

(7) 保健护士(public health nurse):定期随访居家患者,处理患者在医疗、训练、护理中出现的问题。保健护士对患者康复过程中心身的稳定起着很大的作用。

(8) 医师(physician):在康复小组里具有领导作用。主要对患者的功能障碍做出各种评价,预测功能转归,预防并发症以及对患者和家属的教育。确定康复小组的组织成员以及责任,努力提高和挖掘患者的修复潜能。

康复小组完全属于专门职业,即使缺少某一种专职人员,其他的专职人员也能够替代,工作中的相互协调相当重要。为了合理地进行康复,有必要事先充分地制订计划并控制实施过程。康复医疗除了针对脑卒中所引起的功能障碍、能力下降做出评价外,还要考虑到患者的生活、经济环境和家庭环境,确立将来的康复目标和为了实现这个目标而制订和实施的具体计划和方案,并在具体执行过程中不断修正之。

一、肢体康复

（一）中枢性瘫痪的本质及恢复过程

脑卒中所致的偏瘫为上运动神经元损害所致瘫痪,即中枢性瘫痪,与下运动神经元损害所致的周围性瘫痪有本质的区别(表 12-3-1)。首先,两者麻痹的等级及范围不同,中枢性瘫痪所涉及的不是一块或几块肌肉麻痹,而是一组肌群或整个肢体的瘫痪;周围性瘫痪仅为一块或几块肌肉麻痹。其次,两者恢复过程不同,中枢性瘫痪恢复时先出现联合反应、由随意运动诱发的共同运动、随之出现分离运动以及协调运动等;而周围性瘫痪的恢复过程可从0~5级(徒手肌力检查分级)呈直线式恢复(图 12-3-1)。因此,中枢性瘫痪的恢复过程是质的变化,而周围性瘫痪的恢复过程为量的变化。

中枢性瘫痪是因中枢神经系统破坏,大脑对低级中枢的调节失去控制,原始反射被释放,正常运动的传导受到干扰的结果。在偏瘫恢复的不同阶段存在着弛缓(肌张力下降)、痉挛(肌张力增高)、异常的运动模式、正常姿势反应及运动控制丧失等。因此,中枢性瘫痪非肌力的丧失,不宜用肌力的大小评价运动功能的好坏。若一味鼓励患者进行提升肌力的训练,会使痉挛加重,诱发出联合反应和强化病理性的共同运动等异常运动模式,将训练引入盲区。

表 12-3-1　中枢性瘫痪与周围性瘫痪的区别

	中枢性瘫痪	周围性瘫痪
原因	上运动神经元损害	下运动神经元损害
等级及范围	一组肌群或整个肢体	一块或几块肌肉
障碍特点	弛缓痉挛姿势反射出现异常,异常运动模式,运动控制丧失	肌力丧失
恢复过程	联合反应—共同运动—分离运动	0~5 级
本质	质的变化	量的变化
训练方法	以纠正异常运动模式,诱发随意运动为主	肌力强化训练

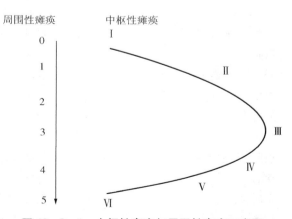

图 12-3-1　中枢性瘫痪与周围性瘫痪示意图

Brunnstrom 将偏瘫恢复过程分为 6 个阶段(表 12 - 3 - 2)。任何中枢性瘫痪都不能恢复到发病前的功能状态,只是脊髓水平的共同运动逐渐减少,高级的皮质水平的分离运动逐渐增多。若未能抓住良好时机进行康复训练或训练的方法不当,可能会强化共同运动模式,加重痉挛,并且难以纠正。

表 12 - 3 - 2　Brunnstrom 偏瘫恢复过程分期

分　期	临　床　特　点
I	弛缓期:时间短,无随意运动。此阶段有 3 个特点:① 肌张力低;② 腱反射降低或消失;③ 无随意运动。3 个特点必须同时具备
II	出现联合反应:肢体近端可有少许随意运动,可出现轻度痉挛。此阶段也有 3 个特点:① 肌张力高;② 腱反射亢进;③ 出现联合反应。3 个特点出现 1 个即为第 2 阶段
III	共同运动:出现由部分随意运动发起的共同运动,上肢为屈肌共同运动,下肢为伸肌共同运动,此阶段痉挛可达高峰
IV	出现脱离共同运动的活动:近端大关节(肩、肘、髋、膝等)有较独立的屈伸活动,痉挛开始减轻
V	分离运动:出现独立于共同运动的活动,诸关节的独立运动更加充分,痉挛明显减轻
VI	近于正常的协调与技巧运动

(二)肢体康复评定

1. 掌握患者常见的异常运动　临床上,经常可以看到中枢性运动障碍患者出现一些异常的运动模式(表 12 - 3 - 3),作为治疗者应该首先对这些运动有清楚的认识和理解,从而在临床上才能正确地区分哪些运动受到哪些影响,只有这样才能得到正确的评价结果。

表 12 - 3 - 3　中枢性瘫痪常见共同运动模式

部　位	屈肌共同运动	伸肌共同运动
上肢		
肩胛带	上举后伸	前方突出
肩关节	屈曲、外展、外旋	伸展、内收、内旋
肘关节	屈曲	伸展
前臂	旋后(有时旋前)	旋前
腕关节	掌屈	背屈
手指	屈曲	背伸
下肢		
髋关节	屈曲、外展、外旋	伸展、内收、内旋
膝关节	屈曲	伸展
踝关节	背屈、内翻	跖屈、内翻
足趾	伸展(屈曲)	屈曲(跖屈)

(1) 共同运动:共同运动(synergic movement)又称协同运动,是由意志引起的(或由部

分随意运动引起的)只能按一定模式进行的运动称共同运动,为部分性随意运动;有非随意运动成分,是脊髓控制的原始或低级运动。共同运动可能通过少量残存的锥体系和锥体外系的自动装置,在随意运动启动下传到脊髓,运动的发起和停止直接由低级中枢控制,故附加了很强的不随意因素,成为意志不能完全控制的共同运动模式,表现为患侧上肢或下肢很难进行各个关节的独立运动而表现为多关节的共同运动,如在患者欲伸展肘关节时其上肢的其他关节不可避免地同时出现内收、内旋等运动。临床上可观察到,瘫痪恢复的中期阶段,患者的身体运动在很大程度上受到这些协同运动的影响,关节的独立运动也大大受到限制,如在患侧髋关节和膝关节处于伸展的状态下患者很难使踝关节屈曲,而在髋关节和膝关节屈曲的状态下则很容易完成屈曲踝关节的运动。

(2) 姿势反射(postural reflex):体位改变导致四肢屈肌、伸肌肌紧张按一定模式变化,称为姿势反射。姿势反射受到脑干与脊髓水平的控制,为中枢性瘫痪的特征,在瘫痪恢复的早期出现。随着共同运动减弱,分离运动出现,姿势反射逐渐减弱,但不会完全消失。如紧张性反射是在人体发育过程中建立并不断完善的反射,是由脑干调节的原始反射,正常状态下被高位中枢所抑制而不表现,当失去皮质控制时即被释放而夸张地表现出来。主要姿势反射有:

1) 紧张性颈反射(tonic neck reflex,TNR):颈部移动时所引发的紧张性反射称为紧张性颈反射,表现形式有:① 非对称性紧张性颈反射(asymmetrical tonic neck reflex,ATNR):颈向一侧旋转或倾斜时所引起的反射为非对称性紧张性颈反射。表现为颈部扭转方向侧伸肌优势,对侧屈肌优势,有如拉弓样;② 对称性紧张性颈反射(symmetrical tonic neck reflex,gTNR):颈前屈或后伸时所引起的反射为对称性紧张性颈反射。表现为颈前屈时上肢及背屈肌优势,下肢伸肌优势;颈后伸时上肢及背伸肌优势、下肢屈肌优势。

2) 紧张性迷路反射(tonic labyrinthine reflex,TLR):头部空间位置改变所引发的紧张性反射称紧张性迷路反射,表现为仰卧位时上、下肢伸肌优势,头后仰;俯卧位时上、下肢屈肌优势,痉挛的四肢伸肌张力降低。

3) 紧张性腰反射(tonic lumbar reflex,TLR):身体上部对骨盆的位置关系改变所引发的紧张性反射称为紧张性腰反射,表现为躯干上部转向一侧时,同侧上肢屈曲、下肢伸展;对侧上肢伸展、下肢屈曲。

4) 其他姿势反射:其他还包括侧卧位时上侧上、下肢屈肌优势,下侧上下肢伸肌优势;站立位时上肢屈肌优势,下肢伸肌优势。

(3) 联合反应(associated reaction):患肢无随意运动时,由健肢运动引起患肢肌肉收缩的动作称为联合反应(表 12-3-4),为不随意运动,由脊髓控制,在瘫痪恢复的早期出现。上肢的联合反应为双侧对称性活动,下肢内收外展为对称性活动,屈曲伸展为相反性活动,如让患者用健侧手用力抓握握力计的时候,可以观察到患侧上肢出现屈曲协同运动。偏瘫后联合反应的危害性有:① 偏瘫患者由于患侧上肢屈曲姿势,会更加注意到自己的残疾。② 联合反应所引起的肢体固定痉挛姿势使得患者进行功能性活动更为困难,阻碍功能恢复。③ 上肢长期处于屈曲位可出现挛缩（特别是肘部和手指）。④ 联合反应妨碍了上、下肢的功能协调，不易保持平衡。

表 12 - 3 - 4　中枢性瘫痪联合反应

对侧联合反应	对称性活动
	上肢健肢屈曲则患肢屈曲
	上肢健肢伸展则患肢伸展
	下肢健肢内收（内旋）则患肢内收（内旋）
	下肢健肢外展（外旋）则患肢外展（外旋）
	相反性活动
	下肢健肢屈曲则患肢屈曲
	下肢健肢伸展则患肢伸展
同侧联合反应	相同性质活动
	上肢屈曲则下肢屈曲
	上肢伸展则下肢伸展

2. 痉挛和肌紧张状况　痉挛和肌紧张异常在中枢性运动障碍患者身上经常可以看到，痉挛和肌紧张异常的程度并不是一成不变的，面是随着病情的发展或恢复产生变化或有所改善。痉挛和肌紧张的程度仅仅靠肉眼观察是很难判定的，必须通过触摸或被动运动及主动运动等检查方法，来进行综合判定。

正常肌紧张表现为患者反应性地主动支撑被检查的那一部分身体或肢体，检查者不会感到有较强的抵抗感和沉重感。检查者将患者某一部分肢体置于空间某位置后，迅速松手。正常情况下，被检查者会将肢体维持在其空间位置做短暂停留之后，徐缓地放下并恢复原来的位置。肌紧张过高时，检查者被动活动患者的四肢或躯干时，会感到有较强的阻力，同样将某部分肢体置于某空间位置并突然松手时，肢体会向紧张性较高的肌肉的运动方向移动。肌紧张过低时，由于肌肉的力量不足以支撑其肢体的重量，所以，检查者会感到患者的肢体十分沉重，将肢体固定于某一空间然后松手时，肢体会沿重力方向向下坠落。

3. 关节活动度（range-of-motion，ROM）检查　中枢性运动障碍患者出现关节运动受限时，不能轻易下结论为关节活动度受限，因为它与其他疾患有所不同，会受到上述过高的肌紧张或特定的运动模式的影响，因此，必须通过现象分析本质，严密区分造成关节活动受限的原因。因为，不论是痉挛还是器质性变化或是软组织短缩引起的关节活动受限，它们的治疗、训练方法是有所不同的。

4. 偏瘫机能检查　可根据 Brunnstrom 偏瘫恢复过程进行检查。

5. 平衡能力检查　平衡能力应该包括在各种姿势状态下的检查：① 卧位：患者取卧位，双侧肘部及前臂支撑于床面，指示患者将重心移向一侧身体，令对侧上肢抬离床面并做自由运动，观察平衡情况。② 坐位：患者坐于椅上，双手不得做任何支撑，令患者将重心移向一侧负重时，观察患者头部是否出现翻正反射而保持直立；躯干是否相应地出现伸展和收缩；

不负重一侧下肢能否抬离地面并做自由运动。③ 立位：检查患者能否自主地将重心移向单侧下肢；对侧下肢是否出现保护性的向前或向后的迈步；检查能否单足站立。

6. 步行能力评价　步行能力不能单纯用能步行或不能步行来判断，而是要针对步行的每个环节及步行周期的每个阶段进行详细的观察和评定。因此，对正常步态、正常步行周期的理解和认识是非常重要的。只有这样才能对患者的步态进行分析，找出异常所在，并且分析异常的原因。

（1）步行周期：从一侧足跟着地开始直至同一侧足跟再次着地的周期称为一个步行周期。足跟着地至足尖离地期间称为支撑期，相应的下肢称为支撑足；而足尖离开地面悬空、甩动后再次由足跟着地的期间称为迈步期，相应的下肢称为迈步足。

（2）决定正确步行的重要因素：① 骨盆的旋转：正常步行时，骨盆分别在垂直轴和水平面上做旋转运动；② 骨盆倾斜：处于迈步期一侧的骨盆，自水平位向下方倾斜约5°，而在支撑期的倾斜度更大。这个倾斜就决定了迈步期的下肢向前迈出时，必须屈曲膝关节；③ 双重膝作用：正常情况下在支撑期，膝关节会出现伸展—屈曲—再伸展—再屈曲的过程，这个运动的目的在于缓冲和减少重心点垂直运动的幅度；④ 膝、跟关节的运动机构：正常情况下足跟着地时，同侧膝关节完全伸展、同侧踝关节背伸，而随着重心前移，膝关节逐渐屈曲，踝关节反而跖屈，这种运动配合的目的也是为了减少重心点垂直方向运动的幅度。

（3）步行能力评定的记录：步行能力的评定过程比较复杂，记录、总结起来也比较困难，为了能够尽可能全面、详细、准确地记录患者步行的状况和特征，可以重点观察、记录以下几方面，并在与正常步态相比较的基础上，针对这些项目进行重点描述。步态是否平稳；步行速度如何；步行是否有一定的节奏，是否忽快忽慢；步幅大小是否属于正常范围；上肢是否出现正常摆动；躯干有否出现回旋；步行过程中患者头部能否自由转动；能否边谈话边行走；能否在室外不够平坦的地面行走；行走距离如何；是否需要他人搀扶或是否使用拐杖及支具等。

（三）脑卒中的肢体康复治疗

1. 康复的内容包括以下几个方面　① 保持良好的肢体位置。② 体位变换。③ 关节的被动活动。④ 预防吸入性肺炎。⑤ 床上移动训练。⑥ 床上动作训练。⑦ 起坐训练。⑧ 坐位平衡训练。⑨ 日常生活活动能力训练。⑩ 移动训练。

2. 康复时机　脑卒中后只要不影响抢救即可开始康复治疗，如保持良肢位、体位变换（翻身）和适宜的肢体被动活动等。主动训练则应在患者意识清楚、生命体征平稳且神经精神症状不再进展后48h开始。由于SAH近期再出血的可能性较大，故对未手术的患者应观察1个月左右，再谨慎地开始康复训练。

3. 影响脑卒中预后和康复的不利因素　主要包括：发病至开始康复训练的时间较长；病灶较大；以前发生过脑血管意外；年龄较大；严重的持久性弛缓性偏瘫；严重的感觉障碍或失认症；二便失禁；完全性失语；严重认知障碍或痴呆；抑郁症状明显；以往有全身性疾病，尤其是心脏病；缺乏家庭支持。

4. 偏瘫后各期的康复治疗和训练原则　目前多根据 Brunnstrom 分期偏瘫治疗和训练原则（表 12－3－5）进行肢体康复,尽可能破坏患者异常的运动模式,通过各种方法促进患者目前保留的功能逐步向下一个恢复阶段过渡,尽可能恢复正常的运动功能。治疗和训练应根据患者所处的恢复阶段,选择具体的方法和项目。值得注意的是,患者并非按照人为制订的恢复阶段去分级,况且,同一运动项目可能有多重目的,同一目的的动作可能有多种训练方法。因此,应根据患者的具体情况,个体化选择最恰当的训练项目。

表 12－3－5　Brunnstrom 分期偏瘫治疗和训练的原则

Brunnstrom 分期	治疗和训练原则
1～2 期	保持正确的卧位、姿势。通过对头部、健肢施加抵抗运动,诱发联合反应。维持关节活动度训练。利用肢具保持手的对掌状态。尽可能使用患侧手
2～3 期	多做从协同运动中分离出来的运动,可促进机体运动功能的恢复。如:肩关节内收状态下的肘关节屈曲;肩关节外展状态下的肘关节伸展;肘关节屈曲状态下的前臂旋前;肘关节伸展状态下的旋后。促进肩、肘关节支持性和伸展性运动
3～4 期	在这个阶段上肢近心关节的支持性已有所改善,但是,手指因受屈曲运动模式影响伸展受限,所以,应该进一步强化上肢支持能力的同时,致力于扩大手指的伸展范围。并尽可能地在日常生活中使用患手
4～5 期	促进肢体各关节空间的支持性
5～6 期	多做以提高肢体运动的速度、准确性以及运动的耐久性的动作。如:抓握动作训练,从抓握大的物体逐渐过渡到抓握较小的、较细的、较滑的物品

5. 痉挛状态(spasticity)的处理　痉挛是指肌肉或肌群断续的或持续的不随意收缩。痉挛状态指肌肉僵直,肌张力增高,反射亢进状态,是由于牵张反射失去高级中枢调控后,处于亢进状态造成的肌张力增高和肌协调异常。

(1)临床表现:卒中后由于伸肌与屈肌的肌张力不同,旋前肌与旋后肌的肌张力不同,所以偏瘫侧肢体呈现特殊姿势及痉挛状态,导致偏瘫步态。上肢痉挛表现为屈曲模式,呈肩关节内收和内旋,肘关节屈曲和旋前,肱屈曲并向尺侧偏斜,手指屈曲内收。下肢表现为伸展模式,呈骨盆旋后上提,髋关节伸展、内收、内旋,膝关节伸展,足跖屈曲内翻,足趾屈曲内收。痉挛状态下,拮抗肌及其周围组织被动机械性能的改变和(或)拮抗肌不协调收缩等原因导致主动肌无力,妨碍偏瘫的功能恢复,而且痉挛往往导致上肢或肩部疼痛,影响上肢的功能锻炼和穿衣等功能活动,阻碍了偏瘫上肢的功能恢复。

(2)测评:需要测评肩、肘、腕、指关节的被动活动范围,肌肉痉挛程度,疼痛程度等。可用角度计测量各个关节的活动度。改良 Ashworth 量表(modified Ashworth scale)信度较好,可用于评估肱二头肌和指前屈肌的痉挛程度[0:无肌张力增加;Ⅰ:轻度肌张力增加,受累部分被动屈曲时在 ROM(range of movement)之末时呈现最小的阻力或出现突然的卡住和放松。Ⅰ$^+$:肌张力轻度增加,在 ROM 后 50% 范围内出现突然卡住,然后在 ROM 的后 50% 均呈现最小阻力。Ⅱ:肌张力较明显增加,通过 ROM 的大部分时,肌张力均明显的增加,但受累部分仍能容易地移动。Ⅲ:肌张力严重增高,被动运动困难。Ⅳ:强直,受累部分被动屈伸时呈强制状态而不能动]。

（3）治疗方法:目前多采用传统治疗方法包括物理治疗和全身用药。

1）物理治疗:① 温热疗法:有温水浴、热敷、红外线、微波、蜡浴、超声波等。温水浴常用浴槽和旋涡浴,水温38～40℃,同时进行水下运动,长时间温热及浮力作用对于抗重力肌的痉挛特别有效。超声波的温热作用较深,只是作用不能持久。小剂量超声波加重痉挛,需增大至 2 W/cm² 的剂量时才能减轻痉挛,效果持续 10～15 min。② 寒冷疗法:常用的冷疗法有冰袋、冰块按摩、冰水浴等。冷疗法多用于肢体远端,特别是下肢肌肉,拮抗肌能随意收缩,所以冷疗法后进行运动疗法效果好。但有的个体对寒冷耐受性差,也可导致过敏反应或影响心脏功能,老年人慎用。③ 电刺激疗法:目前还处于有争议的状态。通常采用痉挛肌刺激法,用适宜的刺激强度,使锥体外系支配肌反复收缩,而锥体系支配肌不收缩。④ 振动疗法:用高频器作用于痉挛肌的拮抗肌,可以缓解痉挛,一般治疗时间 10～15 min。目前有关痉挛的物理治疗试验太少,仅有的试验又因为病例数太少其结论不能作为指南指导临床实践。⑤ 运动疗法:包括夹板治疗、利用姿势反射等方法。可以在不同体位下采取不同的夹板治疗,目的是对抗痉挛肌的收缩。需要注意的是夹板内压力不超过 40 mmHg。手指功能训练板是手指保持伸展状态。组装式下肢矫形器(加用内翻限制垫)可以保持踝关节跖屈。膝部可用夹板预防膝关节的过度屈曲。⑥ 缓慢而持续地被动延长牵拉痉挛肌,保持伸展状态,可使肌张力下降。缓慢而有节律地摆动躯干能降低身体其他部位的肌张力。

2）全身用药:可口服巴氯芬(力奥来素,Baclofen)、丹曲林(硝苯呋海因,Dantrolene)、妙纳(Myonal)、替托尼定(Tizanidine)等。卒中后痉挛状态可首选丹曲林,注意肝肾功能及血细胞监测。巴氯芬系 GABA 衍生物,对脊髓损伤后痉挛状态的疗效优于脑损伤;其相对禁忌证是癫痫;停药时应注意缓慢减量。苯二氮䓬类药物主要作用为抑制中枢神经系统内多突触反射和单突触反射,但应注意该类药物会引起睡眠增多,使全身肌肉无力导致髋、膝伸肌张力下降而进一步降低患者的转移能力等。使用时从小剂量开始,可选择的药物有:地西泮 2.5～30 mg/d,或氯硝西泮 0.5～8 mg/d,或硝基西泮 2～30 mg/d。

3）神经肌肉阻滞局部治疗方法:在痉挛肌肉内运动神经周围注射乙醇、酚或利多卡因。但须注意引起局部感觉障碍及组织坏死的不良反应。上肢感觉存在的情况下不建议使用该方法,因为保护感觉功能对于卒中后运动康复十分重要。目前对肌内注射肉毒素治疗严重上肢痉挛研究较多,认为是一个安全有效的方法。肉毒素可不可逆地阻滞神经肌肉接头处乙酰胆碱的释放,选择性作用于运动神经,不影响感觉神经。可在痉挛的肱二头肌、指前屈肌、尺侧腕屈肌内注射肉毒素。Dysport(speywood)总剂量可达到 400～1 000 U;Botox(allergan)总剂量可达到 100～200 U。

6. 肩手综合征的处理 约 27% 的卒中患者发生肩手综合征(SHS)。该综合征是由自主神经系统功能障碍引起,因此也称为反射性交感神经营养不良(RSD)。在 RSD 出现之前,往往先有肱上关节(suprahumeral joint)局部的疼痛和痛觉过敏,但无感觉倒错。一般肩痛多出现于卒中后 1~2 个月,而肩手综合征则出现在卒中后 2~3 个月。

(1)发病机制:卒中后偏瘫干扰了肩关节囊套的协调性活动,使三角肌、冈上肌、冈下肌等肩关节肌群的稳定性受损,主动肌痉挛和拮抗肌松弛。这种情况下,自主神经及感觉神经均很丰富的肱上关节结构在上肢外旋、肱骨头向上滑动时非常容易受损。局部组织或神经损伤导致周围传入神经纤维末梢的多形态伤害感受器活动增强是 SHS 的机制。患者出现患手的肿胀可能由于患肢肌无力或长时间处于不良体位导致静脉回流泵作用的减弱或消失、腕关节不适当的摆放影响静脉回流、长时间患手输液等均可诱发水肿和疼痛。

(2)临床分期(表 12-3-6)及诊断:① 患者有神经系统疾病。② 患侧肩手痛,伴有皮肤潮红、皮温增高,手指屈曲受限。③ 局部无外伤、感染的证据,也无周围血管病的证据。

表 12-3-6 肩手综合征临床分期

分 期	表 现
Ⅰ 期	肩痛,活动受限,同侧手腕、指肿痛伴潮红、皮温增高等血管运动性反应。X 线检查显示手与肩骨骼有脱钙表现。手指多呈伸直位,屈曲时受限,被动屈曲可引起剧痛。此期可持续 3~6 个月,以后或治愈或进入Ⅱ期
Ⅱ 期	肩手肿胀和自发疼痛消失、皮肤和手的小肌肉有日益显著的萎缩。有时可引起 Dupuytren 挛缩样掌筋膜肥厚,手指关节活动度日益受限。此期可持续 3~6 个月,如治疗不当进入Ⅲ期
Ⅲ 期	手部皮肤肌肉萎缩明显,手指完全挛缩,X 线检查显示广泛骨疏松,已无恢复希望

(3)预防和治疗:

1)尽量避免可引起肢体水肿的因素,如保持良好的肢位、注意训练强度、尽可能不用患手输液、预防手外伤等。早期康复干预可以预防和减少肩-手综合征的发生。

2)治疗包括:① 经常伸展掌指关节(尤其是患手),改善腕关节的掌屈状态,并尽可能地使腕关节处于背屈位,以利于静脉回流。② 冷-温水交替浸泡。以 10℃ 左右自来水和 40℃ 左右的温水交替浸泡患手,冷水浸泡 5~10 min,温水浸泡 10~15 min。偏瘫早期应用此法较有效。③ 患手主动运动。鼓励患者健手辅助患手做主动运动。仰卧位上举患侧上肢,刺激伸肘肌活动,肌肉的收缩可产生肌肉泵效应,促进静脉回流。在有疼痛和水肿时,不宜进行肘伸展位负重练习。④ 肩关节被动运动。无痛范围内的被动性关节活动可预防肩手综合征,手法应轻柔。⑤ 其他:口服糖皮质激素,如泼尼松 10 mg 每天 3 次,或 30 mg 每天 1 次,连续 2~3 周;颈星状神经节阻滞等。

二、语言功能康复

(一)失语症

自 Broca 后一个多世纪以来,对失语症的研究大致分为三个时期,对失语症分类的不同变化反映了各个时期对失语障碍机制的不同假设。第一个时期以 Wernicke-Lichteim 为代表,强调语言功能定位,建立联系学说,认为不同部位病变是产生不同失语类型的基础。第二个时期以 Head、Goldstein 为代表否定语言功能定位学说,抛弃从语言障碍探寻部位的方法,建立机能整体学说,强调精神性研究方法,以语言活动过程受损分类。从 20 世纪 60 年代至今为第三个时期。Geschwind 继承和发展了 Wernicke 联系学说,认为 Wernicke‑Li‑chteim 失语症分类法仍有用。近代神经心理学的发展、成套心理测量技术的改进、神经影像学技术的应用,使得失语患者在生前即能确定其病灶部位。

1. 失语症的分类　目前多采用国内外较通用的以解剖‑临床相关性为基础的分类法(表 12‑3‑7),即失语症的类型与大脑不同部位损害有关。在卒中急性期失语表现相同的患者,以后有可能演变成为不同的失语类型。

表 12‑3‑7　国内常用失语分类法

外侧裂周围区——均有复述障碍		
Broca aphasia	口语表达障碍	优势侧 Broca 区
Wernicke aphasia	口语理解严重障碍	优势侧 Wernicke 区
conduction aphasia	复述不成比例受损	优势侧缘上回皮质或深部白质
global aphasia	所有语言功能障碍	优势侧外侧裂较大范围损害
经皮质性——复述相对保留		
transcortical motor aphasia		优势侧 Broca 区的前、上部
transcortical sensory aphasia		优势侧颞顶分水岭区
mixed transcortical aphasia		优势侧分水岭区大病灶
命名性失语 anomic aphasia	命名不能	优势侧颞中回后部或颞枕交界
皮质下失语综合征 subcortical aphasia syndrome		
基底节性失语(Basal ganglion aphasia)		
丘脑性失语(thalamic aphasia)		

(1) Broca 失语:又称表达性失语、运动性失语、非流畅性失语等。患者不能组成由口语和笔语表达的正常内在语言。最严重者完全无自发言语,多数至少能发出个别音节或单词。言语缓慢、费力,构音障碍,内容贫乏。言语呈"电报式"语言,以名词和动词为主而缺乏形容词、副词和介词。词汇局限,缺乏语法,不能以完整句型叙述一定的内容。在词或词组间常有过长的停顿。有错误和不自主的重复。严重 Broca 失语的患者表现"反复言语(recurrent utterances)",每次要说话时都不由自主地重复某个音节、词或词组。患者命名困难,但对事物的认识并无缺陷。虽然不能命名却知道物体的属性和用途。对简单语句的听觉理解正常,但对语法结构复杂的语句理解不完整。复述和朗读同自发言语。阅读理解常差于听力理解。即使用左手也书写困难。

(2) Wernicke 失语:又称感受性失语、感觉性失语、流利失语等。与 Broca 失语恰相反,患者的自发言语流利而滔滔不绝,构音好,词组长短和韵律正常。对不熟悉患者语言的人来说,不会认为他的言语有问题。掌握患者语言的人听来则言语全无语法,多为音素错语、语义错语和自创新词。尽管似乎说得头头是道,却空洞无物、不知所云。命名怪异,多为错语、乱语,与目标词全不相关。患者不仅不能正确命名,甚至当检查者向他提供正确名称时也不能认出。听觉理解极差（词聋），命他在一堆东西中取出钢笔，患者听到要取出钢笔，但不理解对他的要求是什么，可能做其他事情或取出了牙刷。严重者完全丧失对言语的听力理解能力。复述的能力也差。朗读同口语。阅读障碍（词盲）同听觉理解，但个别患者可能读优于听或相反。书写的字迹清晰可辨，但也同口语一样，多数为错词、新词，全无语法，词不成句。

（3）传导性失语（conduction aphasia）：主要特点为与自发言语、语言理解（听、读）相比，患者复述能力特别差。自发言语相对流利，但常有语音错语、韵律失调。命名正常到错语不一。听力理解好。患者复述检查者所说的词句最为困难，有时甚至不能复述一个单词。自动书写能力同口语。朗读也有错语，阅读理解能力却相当好。书写动作正常，字迹清晰。但笔画常写错，字在句中的位置不正确或被遗漏。

（4）全面性失语（global aphasia）：所有的语言基本功能均严重损害，可达到无法进行任何信息交流的程度。有些患者可能从他人的手势、面部表情而有所理解，说、听、读、写、复述、命名都完全受影响。

（5）经皮质运动性失语（transcortical motor aphasia）：像 Broca 失语，但保留复述的能力。自发言语显著减少而简短；对他人问话常延搁较长时间才做出反应，口语不流畅，重复言语，缺失语法；习惯运用的连序词（例如甲、乙、丙、丁……），只要患者一开始（可能需经提示）即能流利地说出。命名缺陷。但令检查音惊讶地是患者可流利复述相当长的句子。听语和阅读理解相对保存。朗读总有困难，构音很差。书写也大多影响，写的字大而不端正，不成句型。

（6）经皮质感觉性失语（transcortical sensory aphasia）：像 Wernicke 失语，但保留复述的能力。最主要特征为，自发言语流利而多错语、新词，全无句法，不能为他人理解。命名缺陷，言语理解能力丧失而复述能力保留，常常将医师刚才所讲话中的片言只语作为自己语言的一部分而重复（模仿言语 echolalia）。他人所讲无意义的词、外语都不加考虑地自动模仿。言语的听力理解和阅读理解同 wernicke 失语。朗读同口语。书写多错语。

（7）混合性经皮质失语（mixed transcortical aphasia）：相应于经皮质性的全面性失语。唯一保留的言语功能为复述。患者几乎完全缄默，只是在他人与之交谈时才反应，但仅限于复述别人的言语，模仿言语，构音清晰，偶尔自创新词或出现语义错语。有的患者甚至通过模仿言语学会了病前没有听到过的歌词。只要开了头，说连序词（例如记数）的能力可能保留。命名、听语理解、阅读理解、朗读、书写都有严重损害。

（8）命名性失语（anomic aphasia）：命名为语言功能的核心部分，几乎所有的失语征都受到影响。命名性失语是指以命名困难或名称记忆缺损为最突出的失语综合征。常常是各种失语恢复最后阶段的表现，患者的自发言语流利，可能伴有找词中断或言语迂回。命名困难，动词和名词、普通名词和专有名词的命名可能受损不一。听力理解、复述、阅读、朗读基本正常，书写有的接近正常，但有找词困难。

（9）皮质下失语综合征（subcortical aphasia syndrome）：CT 问世后发现皮质下结构损

害也有可能产生失语。在多数人也是左侧为语言优势。前部丘脑损害后的失语为最显著,常表现为自发言语的减少,发音低弱,语义错话特多;命名困难;听力理解差;复述能力尚保留;阅读理解更差于朗读;自发书写的笔迹正常,多见语义错词而不成句。纹状体-内囊损害后的失语差异较大,以前部基底节损害引起的失语为相对多见。有的表现为不典型的 Broca 失语,却保留一定的复述能力,口语多见语义错话;也有的表现为不典型的 wernicke 失语。

(10) 特殊类型的失语:

1) 失读症(alexia):其定义为大脑损伤导致对书面语言-文字的理解能力丧失或受损,伴或不伴有朗读障碍,不包括因脑发育不全致未学会阅读,也不包括文盲或因视力障碍致不能阅读者。朗读是一个独立的功能,没有理解障碍的朗读障碍不能称为失读症。Benson 将失读症分为后部失读症、中部失读症及前部失读症。

后部失读症又称为枕叶失读症(occipital aphasia)、纯失读症(pure alexia)或失读不伴失写症(alexia without agraphia)。在失读症中,此型最少见,以视空间功能障碍为基础。突出症状是不理解文字,常伴朗读障碍,常用词、名词可保留。非视性途径有帮助,如检查者将字写在患者身上或让患者摸方块上突出的字形,患者可认识该字。枕叶失读症者可读字母,但不能联合成音节或词。此型失读症不伴失写,但书写并非完全正常。自发写或听写较好而抄写较困难。对自己写出的字却不认识,包括自发写出完整的句子。枕叶失读症者无语言障碍,但可有轻度命名障碍且常伴有颜色命名障碍,患者说不出所示颜色的名称。

中部失读症又常称为顶-颞失读症(parieto-temporal alexia)和失读伴失写症,与纯失读症不同的是,此型失读常伴不同程度失语,主要表现为阅读能力和书写能力全部或部分丧失。字母和词均不认识。非视性途径如将字写在患者身上(触觉),或患者摸突出在木块上的字,或听组成词的字母(拼音文字)均不能改善其阅读障碍。可出现语义性错读。书写障碍程度不一致,自发书写和听写障碍较突出,而抄写能力可能保留,恰好与枕叶失读形成对照。同样,无论哪种书写,写出后也不认识。书写障碍的另一特点是常出现错写,写出近似正确字,称构字障碍。此型失读症患者常伴有不同程度失语症。从轻的命名障碍到严重的 wernicke 失语、经皮质感觉性失语。

前部失读症常称额叶失读症(frontalalexia)。有许多特点与前两者不同。大多患者可懂一些文字材料但限于个别字,特别是有实质意义的名词、动作动词和意义明确的修饰词。如果一个句子依靠一个或几个有实质意义的字即可理解全句,如果一个句子的结构依语法结构确定句子的意思,患者则不理解或理解错误。这与 Broca 失语者的听理解障碍相似。有时患者能理解报纸上的新闻标题,却不理解文章中的句子。与枕叶失读症相反,能读词,却不能读字母。非视性途径无帮助。有严重书写障碍。

2) 纯词聋(pure word deafness)与纯词哑(pure word dumbness):纯词聋患者不能理解和复述所听到的言语,而自发言语、命名虽基本正常,但可有错语。读和写正常。患者虽然对词聋,却尚能认识环境中的其他声音刺激,如动物的呼叫声或钟声等。纯词哑又称构音性失用(phonetic apraxia),主要限于发音障碍,是由于对发音起作用的运动系统中的特殊网络因病变而中断。此类患者口语表达能力严重障碍,书面文字表达及理解等其他语言功能均正常。

2. 国内外失语症检查法   病态语言行为的测试是开展神经语言学研究的重要手段。标准的失语检查法不仅可为研究探索语言在脑内加工过程的神经机制提供重要资讯也可为制订语言康复计划提供可靠的依据。失语检查法已有较长的历史。最早 Broca 检查失语症时,除在床边向患者提问外,还测试舌的运动、书写和计算等。以后各学者为各自不同的研究目的,制订了许多失语症测试方法。有戏称:世界上有多少神经语言研究所就有多少种失语的测试方法。在此仅就各个时期有代表性的失语测试做简要介绍。

(1) Henry - Hoad 检查法:包括 6 种常用物品(铅笔、钥匙、小刀、硬币、剪刀、火柴盒)及8 种颜色(红、橙、黄、绿、黑、蓝、紫、白)的命名和认知;人、猫、犬试验则是最基本的读和写测验;钟表测验(包括普通时间和铁路时间各 10 个卡),按时间在钟盘面上显示和读出;饭碗试验为执行口头指令及朗读卡片上指令后执行;手、眼、耳定位试验同时检查了左右定向、身体部位的识别和肢体的运用。该方法着重检查患者的听理解和文字理解,对患者的口语表达及文字表达能力则测试内容较少。

(2) Weisenburg and McBride's battery:是一个改良的失语症测验,也是一个可用于正常人的心理学测验。内容包括自发言语或反应性言语、系列语言、物品和颜色命名、复述单词和句子、书面理解、阅读、书写计算和推理。检查需 2~3 h。

这项测验是为那些在正常交谈中言语障碍轻微或完全没有失语症的患者设计的,是一个检查理解能力的敏感试验,可检查出轻度的理解障碍,适合于检查轻微的或潜在的失语症患者。所以被失语症研究者广泛使用。测验使用 5 种不同颜色(红、黄、蓝、白、黑)、2 种形状(圆形、正方形)和 2 种大小(半径分别为 25 mm 和 15 mm)的标志物,测验由 61 个逐渐加长和逐渐增加难度的指令组成,让患者指出、触摸或挑出相应的标志物。以颜色、形状和大小三种属性为基础,测验由最简单的(包括 1 个属性)指导语开始,过渡到包括 2 个和 3 个属性的复合指导语,再后面是表示更复杂的关系的指导语,如测验的第 6 部分使用介词、连词,或副词来增加指令的语言复杂性。

测验的主要特点是检查患者的理解和抽象能力,包括识别由三个属性标志的一个特殊标志物的困难,或是对语义复杂性的理解困难。此测验对许多失语症患者来说难以完成但对有轻度或潜在的理解障碍的患者(潜在的 Wernicke 失语症)来说是一个敏感的测验。失语症患者比非失语症患者完成得差;左半球病变的患者比右半球病变的患者完成得差。缺点是:假阳性率高;不同类型的失语症间无区别。以后的改良简化法,由 6 部分,39 个指令或16 个指令组成。

(3) the Boston diagnostic aphasia examination(BDAE):此检查法设计全面,使用广泛。它既包括语言功能本身的检查,又包括非语言功能的检查;既可对患者语言交流水平进行定量分析,又可对语言特征进行定性即质的分析;既可确定患者失语症的严重程度,又可做出失语症分类。各部分测验按难易程度设计,语言本身的检查包括听理解、言语表达、阅读理解和书写,此外还设计了补充语言测验(心理语言学的听理解和表达的测定、胼胝体综合征的测验、补充命名测验)和补充非语言功能的评测(结构、手指失认、失算、失用等)。此检查法的特征:① 突出了对患者对话与自由叙述时言语交流信息量及流利程度的检查,并可确定患者言语表达和理解的水平与特征。② 制订了失语症严重程度、发音和言语特征的分级标准,并可用评分的百分数直观地比较评价患者口头言语的交流能力。③ 能对每个患者语言障碍进行质的分析即言语特征的分析,包括节奏、短语长度、构音能力、语法形式、错语、复述和找词能力。④ 与临床联系密切,除可确定失语症严重程度外,还可与临床常见的失语综合征相对应,有利于判断病变部位,对失语症做出诊断和分类,确定治疗方案。然而,此检查法检查时间长(2～3 h),评分困难。

(4) the western aphasia battery(WAB):此检查法是 BDAE 修改后的精简版,是一个定量的失语症检查法。除可测试大脑的语言功能外,还可测试大脑的非语言功能。可以在 1 h 内完成检查。除了检查失语症之外,还包含运用、视空间功能、非言语性智能、结构能力、计算能力等内容,因此,与 BDAE 类似,尚可用于失语症以外的神经心理学方面的评价。此检查法的 4 个显著的优点是:① 可以从失语检查结果计算出失语指数(AQ),操作性指数(PQ)和大脑皮质指数(CQ),在失语症的诊断和研究时均可利用上述指标。失语指数(the aphasia quotient, AQ)为口语障碍程度的可信赖尺度,可反映出失语症的严重程度,以及作为失语症好转与恶化的评价指标。操作性指数(the performance quotient, PQ)反映大脑的非口语性功能即阅读、书写、运用、结构、计算、推理等多方面的功能状况。大脑皮质指数(the cortical quotient, CQ)表示大脑认知功能的全貌。② 根据言语功能部分(口语检查)的亚项(如自发谈话,听理解,复述和命名)分数可以做出失语症的分类,并经多因素分析统计学处理证明有效。此检查法评分标准、项目构成、内部一致性、复查的信度、检查不同患者的信度、不同检查者之间的信度等标准化检查的条件全部满足,是一个好的失语症检查法。③ 亦适用于非失语症脑损伤者,尤其对智能测验不适宜的重症患者有效。④ 左、右手大脑皮质指数(CQ),可分别计算失语症患者左、右手的全认知功能。

(5) 双语失语检查法(bilingual aphasia test)中汉语检查部分:这是一种针对双语(汉语和英语)患者设计的失语症测验。双语患者(bilingual)是指在日常生活中使用 2 种或 2 种以上语言的患者(只学过一门或一门以上外语,而平日不使用者不在其内)。因此本测验也具有其独到之处:对患者的双语历史和汉语背景进行充分的调查,充分注意到多种因素对语言的影响:如患者所用汉语是其母语或外语,出生地或成长地在哪儿(包括方言对语言的影响);家庭或周围环境如何(父母、保姆、老师、儿时朋友是否讲汉语);开始学习汉语的年龄、是否居住过讲汉语的地区以及居住时间长短、从事何种职业;患病前汉语口语、阅读和书写水平如何、是否经常使用汉语;患病以前能说几种语言等。

强调语法在正常语言及失语症测验中的作用,并充分注意到汉语语法及语言的特点。如对主宾结构句、"被"字句及否定句的理解;语义的分类(词的范畴、同义词、反义词),对语法正确性及语义的可接受性的判断,对有意义词与无意义词的判断;用给出的词造出的句子语法正确否;汉语词的重叠形式正确与否(如"高大"的重叠形式是"高高大大",而非"高大高大";而"考虑"的重叠形式为"考虑考虑",而非"考考虑虑")等。

此检查法着重语言本身缺陷,不能做出失语症分类,不适于临床应用。

(6)汉语失语症检查法:中华神经精神病学委员会神经心理学组于1988年制订用于临床的汉语失语检查法(草案)经临床试用,认为可作为临床检查失语症时使用。

(7)临床汉语言语测评方法:测验包括两个部分:基本分测验;伸延分测验。前者可满足一般临床诊断的需要,后者则满足进一步探讨汉语言语大脑机制的研究。测评方法包括口头语言-口语理解和表达,书面语言-阅读理解和书写表达。还包括与言语相关的其他心理能力测评。

(8)汉语失语检查法:在以上失语检查法中,较通用的是波士顿诊断性失语检查和西方失语成套测验。但是,这些国外的言语检查方法都不可能被我们直接搬用。汉语失语检查法(aphasia battery of Chinese,ABC)主要参考 BDAE 和 WAB 编制的。按规范化要求制订统一指导语、统一评分标准,统一图片及文字卡片及统一失语分类标准。

3. 失语症的康复治疗 语言康复是指对失语症患者进行语言矫治,又称为语言治疗学。它包括促使失语症患者尽可能地恢复正常说话能力的各种措施,对失语症、构音障碍、听觉障碍的患者进行训练,提高患者语言理解和表达能力,改善其语言沟通能力。

(1)语言康复计划制订原则:① 在拟定有关康复的训练计划时,应由失语症患者本人、家属以及他们所在地段的康复工作人员和专业康复工作者共同参与制订,并应将语言训练和肢体训练、作业疗法结合进行。② 拟定康复目标时,应考虑到患者的主观需要与客观的实际可能性。③ 以与失语症有关的解剖、生理、病理知识进行失语症的诊断、评估、训练、治疗相处理,运用各种有利手段—医护的、训练的和教育的手段,促进患者语言功能、智能、听力、视力、视野、视空间技能、认知、运用、计算等各种功能的康复。④ 行为、情绪和动机同时有障碍的患者,首先要进行情绪和动机问题的治疗,以使患者能主动配合治疗。⑤ 要有针对性,大脑病变的部位不同,则累及的解剖生理结构和功能环节各不相同,因而言语障碍的模式也各不相同。因此选用言语治疗技术不可千篇一律,而要根据患者的实际语言能力及不同病因而选择不同的康复措施。⑥ 要循序渐进由易到难,由浅入深,由少到多,从基本能力的康复训练到复杂行为训练。

(2)失语症的语言康复:

1)目的:对患者语言障碍的心理和情绪的调整,提高患者语言的理解和表达能力,恢复患者与他人的直接言语交际能力,提高患者独立应用言语交流技巧的能力,并能巩固所获得的疗效。

2)原则:详细的语言测试:在大脑损伤后患者听、说、读、写的障碍程度,哪些方面、哪个语言层级受累(字词、语句、篇章)、受累程度如何,有的放矢地选用医疗技术,以便使治疗有针对性,并制订难度不同的治疗内容和项目。

3)治疗的重点和目标:应首先放在恢复口语的康复训练上,以"说"为中心。因为口语交际是正常人具有的最起码和最主要的言语交际方式,它决定患者能否参与正常的社会生活和交往;口语的发育先于书面语言谈和写,书面语言是在口语的基础上学习得来的(恢复的顺序也相同)。口语的率先恢复有助于书面语言的康复训练。注意发挥各语言机能系统之间的协同作用,在口语训练的同时,与同一字词的听辨认、朗读和书写三方面的训练同时进行,可以协同强化训练。调动患者的积极性:医师、患者、家属的心理准备是关系到治疗成败的关键因素。有目的、及时地、经常地将信息反馈给患者,成绩的信息反馈有助于鼓舞信心。

为了激发患者言语交际的欲望和积极性,要注意设置适宜的语言环境,可进行小组集体疗法:由 1～2 名语言治疗师参与,7～12 名年龄与病情相仿的患者参加,每周 1 次,每次约1.5 h,10 次为 1 个疗程。

4) 方法:言语康复内容要适合患者的文化水平、生活情趣,选用的语言材料要使患者感到有兴趣,先易后难,循序渐进。随时掌握患者的情趣变化,调整治疗时间的长短和增减治疗项目和难度。成绩与缺点的婉转反馈有助于自我纠偏和自我训练。

直接疗法:是治疗医师与患者之间进行的一种特定的语言功能训练,又称作"刺激-反应"训练。使患者通过医师给予的刺激来恢复日常用语的表达能力,从依赖医师和家属到能独立表达,从被动言语到主动言语。项目设计可按优势法即利用患者还保留的言语能力逐步提高,或劣势法(症状疗法)即针对患者最欠缺的能力来训练。治疗项目难度应在中等水平,错误反应不应超过治疗项目的 20%。

间接疗法:中心内容讨论法:如请患者谈谈自己的工作、家庭、兴趣爱好等,使对话集中于某一主题上,使患者摆脱觅词的境况,改善患者的言语表达能力;扩展法:扩大患者词的再现能力,适用于轻度失语症患者。可分为示范动作阶段和模仿动作执行阶段。重点放在各种大量的语义反应上,如联想能力训练(包括同音字的组词或实用物品归类法)。

其他还有计算能力的训练和视空间结构能力的训练(小棒结构记忆、积木、泥塑人像或房屋结构、钟表定时调整、下棋、游艺、迷津训练)等。

5) 注意事项:训练室最好做到一人一室进行"一对一"的训练,避免外界干扰。训练室内一侧墙壁上(在患者对面)要设置一面大镜子,便于患者观察医师的口形并纠正自己的错误口形,练习正确发音及面部表情模仿训练。训练室内还应备有黑板、各种图片、字词卡片、道具、言语治疗录音机和录音带、录像带、听力计、电测听仪器和隔音设备等。训练时间宜在上午,每次不超过 20 min。当患者做作业出现持续现象时(即反复机械重复前一答案时),训练项目宜暂时回到容易的题目上来,待患者有成功感后及时停止训练。

医师训练时说话的句子长短要与患者的理解能力相适应,并尽量说清楚,可配合使用口形法、手势法。要使用患者感兴趣的、多种多样的话题和教材。并做全面信息交流训练。让患者多接触人、多吸收语言信息。要做呼吸训练,学会运用呼吸控制气流,以冲击声带发出声音。并做唇-舌控制训练,训练舌头各个方向运动的灵活性。患者做错了题时,医师不要指责,婉转地指出答案不理想,促使患者慢慢自然纠正。应对患者失语症检查中听、说、读、写四种功能中保留最好的功能进行练习,从易到难,不要做力不能及的练习,避免挫败治疗信心。

治疗失语症患者的言语治疗师必须与体育疗法师、作业疗法师、临床心理师、社会工作者协作,共同进行综合性医疗讨论会,共同安排对某一患者的诊疗措施。

(二)构音障碍

构音障碍是由于发音器官肌力减弱或协调不良及肌张力改变所致的语言形成障碍。患者通常听觉理解正常并能正确选择词汇和按语法排列,但是在说话上,轻者发音言语不清,重者完全不能讲话或丧失发声能力。构音障碍分为中枢性、周围性、功能性3种。脑卒中患者的构音障碍为中枢性结构受损,主要是由于舌咽部肌群肌力减弱或协调不良及肌张力障碍引起。

1. 构音障碍分类　依据神经系统损害部位和言语受损严重程度的不同,分为:① 痉挛型构音障碍:单侧的皮质延髓束可引起痉挛性偏瘫,对言语影响是一过性或轻度的;双侧皮质延髓束损伤引起的假性延髓性麻痹,一般都涉及语言、咀嚼和吞咽。言语特征表现为典型的痉挛型构音障碍,嗓音是一种急促的很紧的发声,常常在单词的末尾出现,语调过低、语调分裂、音量单一、重音减少或消失,把非鼻音发成鼻音和辅音是常见的特征,严重者元音也受到影响,发音的速度减慢。② 迟缓型构音障碍:下运动神经元的病变损伤了肌肉收缩的最终通路,使肌肉的张力降低或麻痹。这种损伤使各种类型的运动都受到影响,大多数患者的发音只是部分辅音歪曲,虽然欠清晰,但可以被理解。③ 小脑失调性构音障碍:言语表现为不规则的发音停顿,过分或缺少重音变化。

2. 构音障碍评定　① 中国康复研究中心构音障碍评定法:是中国康复研究中心参照日本构音障碍检查法按照汉语普通话发音特点编制。其特点是能够对各类型构音障碍进行诊断并可对康复治疗有明确地指导作用。此评定方法分为两个部分:构音器官检查和构音检查。② 改良的Frenchay构音障碍评定方法:由河北省人民医院康复中心修改。该法通过量表能为临床动态观察病情变化、诊断分型和疗效,提供客观依据,并对治疗预后有指导意义。

3. 构音障碍的康复治疗　治疗前详细地评价言语障碍,可确定受损的功能,明确功能受损的水平,认真分析这些受损功能之间的关系。依据构音障碍的严重程度、损伤部位、范围和性质,对预后做出判断,制订康复方案。根据构音器官和构音评定的结果决定治疗顺序和方法,首先是运动功能方面的训练,然后是在此基础上的构音和表达的训练。在发音的顺序上应遵循由易到难的原则。

(1)松弛训练:肩、颈、头、胸腹、背、上肢、下肢等躯体随意肌群的松弛,可降低言语肌肉的紧张性,为呼吸和发音打下基础。① 肩、颈、头部松弛:可做耸肩;头向下垂缓慢后伸,向两侧作顺时针、逆时针旋转;皱额;上下唇及颌紧闭,舌用力顶住硬腭;下颌向两侧移动,上下左右旋转;紧皱脸等活动。每次保持3 s,之后放松,重复10次。② 胸腹背部松弛:收腹,深呼吸。③ 上肢松弛:手握拳,双臂向前伸直举至肩水平。④ 下肢松弛:做脚趾屈曲,膝关节伸直等动作。

（2）呼吸训练：呼吸气流量和呼吸气流的控制是正确发音的基础，也是语调、重音、节奏形成的先决条件。

（3）发音训练：① 开始练习发音时令患者呼吸时咳嗽，发出韵母（元音）"啊"，并大声叹气，促进发音。② 练习持续发音，一口气尽可能长地发出元音（发2~3个韵母）。③ 音量控制，由小到大再由大到小，交替改变音量。④ 音调控制。逐步扩大音调范围，最后唱八度音。⑤ 共鸣。深吸气，鼓腮，维持数秒，然后呼出；或将麦秆置于口中吹气。⑥ 发双唇音（b、p）及磨擦音（f、s、x）。按发声难度先练双唇音与元音，再练较难的辅音（s、k、r、g）。在患者掌握了各个音素的发音之后，做单词和句子的发音练习。如言语达不到让人理解的程度时，可用手指字、写字或打字。

（4）发音器官运动训练：唇、舌、软腭的运动，如舌伸缩、向上、向后卷舌等。

（5）言语清晰度的训练：发单音及言语速度控制。

（6）节奏：重音、语调及停顿的练习，根据句子的意群用符号标记出来，调节呼吸，使语义鲜明。

（三）言语康复的辅助措施

语言训练辅助设备有助听器、语训器、书写自助器、阅读自助器、折光眼镜。

1. 物理治疗　① 电磁波头部照射（T.D.P）：增加脑血液循环，促进脑部病灶的吸收、消散及侧支循环的建立。② 负氧离子吸附治疗：改善脑供氧及细胞代谢，调节精神及情绪。

2. 生物反馈治疗　适用于构音障碍患者进行发音肌群辅助训练。

3. 针刺　以头皮针、毫针、电针、耳针等各种形式疏通经络。

4. 新型电子发音器或喉头发音器　辅助发音和简单言语交谈训练。

三、 心理评定及康复

卒中单元患者在卒中突然发生后处于急性心理应激状态，面临许多心理、社会问题，这时的"人"并不是单纯的生物体，而是身心均需要医治和帮助的社会人。

卒中单元心理康复是在合理选择心理量表，并采取有效、可信的标准化测试方法，对卒中后患者进行心理功能的量化评定的基础上，心理治疗师再对患者的心理问题进行全面的心理诊断和治疗的过程。卒中单元心理康复目的在于帮助患者面对现实，改善不良心态，增强对治疗的依从性；建立治疗信心，培养早期自我肢体康复的主动性；预防和治疗卒中后抑郁症状及其他心理障碍；从心理学角度提高患者的素质，预防继发残疾；改善不良性格、行为和认知模式，以利于预防卒中复发；加强对患者家属的心理干预，减少患者与家属间的不良心理互动，以利于提高患者的生活质量。国外有大量的研究资料表明，心理治疗在卒中患者康复过程中起到不可忽视的作用。

（一）心理评定

在卒中单元，必须对患者的心理特征、心理状态及心理障碍的性质和程度做出科学的诊断，在对患者生病前后的心理状况进行横向、纵向分析比较的基础上，为制订心理康复治疗计划提供心理学参考依据。卒中单元患者的心理评定临床常用方法有：访谈法、观察法和心理测量法三种。

1. **访谈法** 是临床心理师通过与卒中患者的交谈来收集患者心理特征和行为的数据资料进行评定的方法。这种方法常常由患者发动,为获得心理上的某种解脱,患者可将欲与治疗师交谈的信息以不同的方式、方法传递出来,这种信息的传递过程有时患者能意识到,但大多数情况则意识不到,这需要心理师具备良好的观察力。这种发动方式患者较为积极主动,访谈中的心理阻抗小。访谈也可由心理师发动,但这种方式多用于临床研究。

(1)访谈法的类型:访谈按照提问和反应的结构方式不同可分为三种类型,结构式访谈、无结构式访谈、半结构式访谈。

结构式访谈:是一种有指导性的、正式的、访谈前拟定好了问题项目和反应可能性的访谈形式。

无结构式访谈:是一种非指导性的、非正式的、自由提问和做出回答的访谈方式。

半结构式访谈:又分为两种:一种要求患者自由地回答预定访谈内容,也可以用讨论的方式做答;另一种即有结构的方式回答无结构的问题。

(2)访谈问题的设计与编排:访谈问题的设计首先应考虑到信息资料对卒中患者的可及性、问题所涉及的认知因素以及患者的内在动机和心理冲突。这些要求在实施心理访谈评定时,注意信息的再认性、语言与用词、概念性质、社会要求与规范以及可能引起的防御反应的问题,还应避免有双重含义的问题和对记忆要求过高的问题。

访谈问题的编排应由广泛、一般到具体,由较大的问题到较小的问题,问题过渡要自然。访谈式的心理评定起决定性的因素是评定双方良好的医患关系,这一点贯穿在访谈评定的整个过程中。所以,访谈初期的问题首先应起到说明访谈目的、背景,激发兴趣的作用。重要的、关键的问题应放在访谈的中间阶段。对复杂性的心理障碍应多用复合性问题或多重性问题,避免卒中患者因失语、听理解障碍而出现错误的回答。

(3)访谈法的优缺点:① 访谈法的优点:首先是有利于建立医患双方融洽的工作关系,使患者能坦率直言,提高心理评定的信度、效度。其次,能够有效收集患者的感知觉、注意、记忆、智力以及思维、情绪情感、个性倾向、人际态度等方面的资料,还可以随时观察谈话过程中的行为表现。再次,访谈法比较灵活,谈话双方可以随时改变方式,有利于"捕捉"和了解新的或深一层的信息。访谈法的适用面广,不受文化程度的影响。② 访谈法的缺点:用访谈法进行心理评定,对评定者的专业要求高,须经过专业训练的人员;访谈结果的处理和分析比较复杂;访谈工作花费时间和精力多。

(4)访谈中的注意事项:会谈中应努力增强患者的谈话动机,减少对会谈的焦虑,具体有以下几点:① 在会谈的开始就告诉患者会谈的内容会绝对保密的,包括对其亲人在内。② 适当地说明会谈的方式,让患者知道在会谈的过程中需要做什么和不该做什么等。③ 宽容和接纳的态度,这一点强调倾听和共情两者的重要性,以确保和促进会谈评估的流畅性。④ 尊重对方的意见,让患者清晰地知道,他可以谈想谈的事,也可以谈不想谈的事。尊重患者谈话的内容,不强迫患者谈他目前尚不愿谈及的事情。会谈评估应采用开放式提问法,逐渐减少问题的范围,一步步将讨论的主题引向核心问题。

2. 观察法 是心理评价中应用较为广泛的一种方法。运用时应注意,观察的一项基本任务是需要对患者的行为进行分类和定义,即哪些是卒中引起的行为,哪些是卒中后心理问题引起的行为。另外,观察评估时需要确定"行为单元",观察评估中所用的行为成分大小。同时,注意观察推论的程度,即要求观察评估者做出多大程度的推论。还要注意观察评估系统的普遍性或可应用性,多数情况下应与其他评估方法联合运用,不宜单用这一种方法。

(1) 观察法的类型:卒中单元患者的心理观察评估大多采用自然观察法,这是一种在自然环境下对行为进行系统监测和记录的方法,有利于防止和控制评估者的某些反应倾向对评估准确性的影响,如:晕轮效应、宽大效应、趋中效应等。实验观察法在卒中单元有时也会用到。

(2) 观察法优缺点:与其他方法比较,观察法比较全面、准确,在观察的基础上,做有关的心理因素的因果关系推论比较有把握。缺点是观察评估的准确性很大程度依赖观察评估者的能力和其他特征;观察评估的过程易受环境影响,结果易失真;观察评估花费的时间、精力成本高。

3. 心理测量法 心理测量是通过观察人的少数有代表性的行为,对贯穿人的全部行为中的心理特征做出推论和数量分析的一种科学手段,具有间接性和客观性特点。

(1) 心理测量种类:心理测量的种类按不同分类角度可分为很多种,按测量的功能可分为:能力测量、人格测量、情感测量;按测量的对象可分为:个别测量、团体测量;按测量的目的可分为:描述性测量、诊断性测量、预示性测量;按测量的方式可分为:纸笔测量、操作测量、口头测量、电脑测量;按测量的难度可分为:速度测量、难度测量;按测量的要求可分为:最高作为测量、典型作为测量;按测量的解释可分为:常模参照分数、标准参照分数两种。

(2) 心理测量的应用:

1) 测量选择:心理测量的选择必须适合心理测量的目的,符合心理测量学的要求。测量前的准备是保证心理测量能顺利进行和实施标准化的必要环节。

第一步预告测量:事先告知患者,保证患者确切地知道测量的时间、地点、内容范围、测量试题类型等,使患者对测量有所准备,及时调整自己的情绪和生理状态。

第二步测量评估者自身的准备:测量评估者必须熟悉测量的具体程序,做好应付突发事件及患者提出疑问的心理准备。

第三步测量材料的准备:测量材料的准备包括测量题目、答题纸、记分器、指导书、纸、笔等必需材料和工具。

第四步测量的环境准备:测量评估者对测量时的光线、通风条件做好安排和统一布置。

2) 注意事项:实施标准化心理测量的基本原则是努力减少无关因素对测量结果的影响。对于标准化测量,主试者必须按照规定的程序施测才能得到可靠的结果。标准化的要求包括指导语、时限、记分、解释的标准化等。

3) 心理测量的应用与管理:心理测量在卒中单元中的应用包括卒中后心理评估、心理诊断、对心理问题提供帮助的依据等。

心理测量在卒中单元中的管理必须进行统一的登记注册；心理测量人员必须具有一定的心理测量资格；测量工具必须严格控制使用，严格保管；测量内容不得泄露。若测量管理不当，易使测量结果的信度、效度受影响。

4）对心理测量的态度：心理测量在卒中单元的应用，是对患者心理状况量化的重要手段和方法之一，但并不是唯一的手段和方法，对心理测量结果的认识不能绝对化。在应用心理测量结果时，要注意结合访谈法、观察法等得到的结果，进行综合分析，正确评估。

（3）卒中单元常用临床心理测量：

1）神经心理学成套测量：是近几十年发展起来的心理测量学的一个分支，是研究心理现象和大脑结构的相互关系。其在卒中单元的主要用途是为卒中患者大脑损伤提供定位诊断的症状学依据，评定治疗效果，为制订高级神经机能的康复治疗步骤和措施提供心理学依据。常用的神经心理学成套测验有两种：① 霍尔斯特德-赖坦神经心理学成套测验（HRB）：该测量包括成人版（＞15 岁）、儿童版（9～14 岁）和幼儿版（5～8 岁）。测量由以下几个分测验组成：言语和非言语智力测验、概念形成测验、表达和接受性言语测验、听知觉测验、时间知觉测验、记忆测验、知觉运动速度测验、触觉操作测验、空间关系测验、手指测验、成对同时刺激等项测验。它包括从简单的感觉运动到复杂的抽象思维测验，较为全面地测定了各方面的心理能力，对大脑损伤定位诊断敏感、可靠。测验评定设有"划界分值和损伤指数"、"定性与定位"两个评定标准。② 鲁利亚——内布拉斯加神经心理学成套测量（LNNB）：该测量包括成人和儿童两个版本。测验由 11 个分量表共 269 个项目组成，包括运动量表、节律量表、视觉量表、触觉量表、言语感知与接受量表、表达性言语量表、书写量表、阅读量表、算术量表、记忆和智力量表。从这些分量表中又挑出某些测验组成三个附加性的量表：定性量表、左半球定侧量表和右半球定侧量表。

2）认知障碍测量：是对患者的抽象概括、学习分类等抽象思维和解决问题的能力进行测定，从而了解其脑损伤情况的一种测量方法。

• 戈尔斯坦-舍勒的抽象思维和具体思维测验：当大脑半球，特别是额叶受损时，常引起抽象思维的障碍，表现为对事物的共同性质不能抽象概括归纳，不能把握某一类事物的本质，或不能从对象的某一属性的认识转移到另一属性的认识。该测验包括四个分量表：方木设计测验、颜色形状分类测验、小棒测验和颜色分类测验。

• 符号-数字测验：要求患者将测验中无意义的几何图形转化为书面或口头的数字。以操作速度和正确数进行评定，该测验对于评估卒中患者的脑损伤极为敏感。

• 视觉完形测验：简称本德格式塔测验，该测验目的是试图用视觉运动格式塔（又称完形）机能探索患者的心理落后、脑机能缺陷与机能丧失和个性偏差，尤其是倒退现象。测验材料为九个图形，要求患者完成三个任务：一是要求患者照着图样临摹在自己的图画纸上，二是在限制时间条件下画图，三是要求患者凭记忆把图画出来。量表按错误记分，得分越高说明视觉运动机能、视觉结构能力和完整性障碍程度重。

- 简明精神状况检查表(MMSE)：痴呆常用此量表进行筛查，它对重度痴呆的心理评估较为敏感。检查表共有 30 个项目，正确回答或完成 1 项记 1 分，总分为 30 分。评定痴呆的标准依文化程度而不同：文盲小于 117 分，小学程度小于 20 分，中学以上小于 24 分。

- 记忆量表：

韦克斯勒记忆量表(WMS)：可用于 7 岁以上儿童及成年人。有甲套和乙套两式，便于进行前后比较。量表内的几个分测验组成包括常识、定向力、精神控制力、逻辑记忆、数字广度、视觉记忆、成对词联想学习等内容。可分为长时记忆、短时记忆和瞬时记忆三种类型。将十个分测验的粗分根据"粗分等值量表分表"转化为量表分，综合分测验量表分分数得出一个全量表分。将全量表分按年龄组查对：全量表分的等值 MQ 表，可得到患者的记忆商(MQ)。脑损伤或情绪及人格障碍患者常出现记忆功能障碍，该量表有助于鉴别器质性和功能性记忆障碍。

临床记忆量表：是根据国外单项记忆测验编制的成套记忆量表，用于成人(20～90 岁)，有甲、乙两套。由于临床所见记忆障碍以近记忆障碍或学习新事物困难为多见，故该量表中的各个分测验都是检查持续数分钟的一次性记忆或学习能力。测验评定是将五个分测验的粗分分别查对"等值量表分表"换算成量表分，相加即为总量表分。根据年龄查对"总量表分的等值记忆商表"可得到患者的记忆商(MQ)。本测验可以鉴别不同类型的记忆障碍，如词语记忆障碍或视觉记忆障碍，并对大脑功能障碍评定提供参考数据。它由五个分测验组成，即指向记忆、联想记忆、图像自由记忆、无意义图形再认、人像特点联想回忆。前两项为听觉记忆测验，中间两项为视觉记忆测验，最后一项为听觉和视觉结合的测验。量表分为有文化和无文化两部分，建立了正常群体常模，同时编制出两套难度相当，性质相同的测验。

- 本顿视觉保持测验(BVRT)：测验是为评定视知觉、视觉记忆和视觉结构能力而设计的。已成为重要的临床检查和研究工具。测验有三种替换式测验，每个测验有十张卡片，用于卒中单元比较方便、灵活，有不可替代的作用。

- 视跟踪和辨认测试：它不是成套心理测验，可根据临床需要选用。本测试包括有三部分。视跟踪：要求患者的目光跟随光源左、右、上、下移动。每正确移动 1 个方向记 1 分，正常为 4 分。形态辨认：要求患者临摹画出垂线、圆形、正方形和 A 字形各 1 图。每项记 1 分，正常为 4 分。划削字母测试：要求患者用铅笔以最快速度划去字母列中的 C 和 E(施测字母大小应按规格)。100 s 内划错一个为注意有缺陷。

- 数与词的辨别注意测试：此测试包括三部分，听认字母测试：要求在 1 min 内以每秒 1 个字的速度念无规则排列的字母给患者听，其中有 10 个为指定的同一字母，要求听到此字母时举手，举手 10 次为正常。背诵字母：以每秒 1 个字的速度念一列数字给患者听，要求患者立即背诵，从两位数开始至不能背诵为止，背诵少于 5 位为不正常。词辨认：向患者播放一段短文录音，其中有 10 个词为指定的同义词，要求患者听到指定词后举手，举手 10 次为正。

3) 情感评定量表：卒中单元的临床工作常涉及患者的情绪情感障碍，临床医师也逐渐

重视患者的这种情况,常用的情感量表有如下几种:

· Beck 焦虑量表(Beck anxiety inventory,BAI):是一个含有 21 个项目的自评量表。该量表用 4 级评分,主要评定受试者被多种焦虑症状烦扰的程度。适用于具有焦虑的成年人,能比较准确地反应主观感受到的焦虑。在心理门诊、精神科或住院患者中均可应用。

· Beck 抑郁问卷(Beck depression inventory,BDI):Beck 量表的每个条目便代表一个类别。这些类别包括:心情、悲观、失败感、不满、罪恶感、惩罚感、自厌、自责、自杀意向、痛哭、易激惹、社会退缩、犹豫不决、体象歪曲、活动受抑制、睡眠障碍、疲劳、食欲下降、体重减轻等,其目的是评价抑郁的严重程度。BDI 是最常用的抑郁自评量表,适用于成人和儿童,用于老年人时会有困难。BDI 涉及许多躯体症状,而这些症状可以是与抑郁无关的其他病态或衰老的表现。

· 焦虑自评量表(self-rating anxiety scale,SAS):是一个含有 20 个项目、分为 4 级评分的量表,用于评定焦虑患者的主观感受。其信度、效度都很高。

· 抑郁自评量表(self-rating depression scale, SDS)和抑郁状态问卷(depression status inventory,DSI):SDS 用于衡量抑郁状态的轻重程度及其在治疗中的变化。1972 年增编了与之相应的检查者用本,改自评为他评,称为 DSI。SDS 的评分不受年龄、性别、经济状况等因素的影响。如受试者文化程度较低或智力水平稍差不能进行自评,可采用 DSI 由检查者进行评定。

· 汉密顿焦虑量表(HAS):包括 14 个项目,它是精神科应用较为广泛的由医师评定的量表之一。主要用于评定神经症及其他患者的焦虑严重程度,能很好地鉴定治疗效果以及比较治疗前后症状变化。

· 汉密顿抑郁量表(HDS):是临床上评定抑郁状态普遍使用的量表,后又经过多次修订,版本有 17 项、21 项和 24 项三种。适用于有抑郁症状的成人。

· 纽卡斯尔抑郁诊断量表(Newcastle depression index,NDI):由英国纽卡斯尔大学 M. W. P. Carney 等人于 1965 年提出。总分 6 分为界限分;6 分及以上为内因性抑郁;5 分为可疑内因性抑郁;5 分及以下为抑郁性神经症。

· 医院焦虑抑郁量表(hospital anxiety and depression scale):主要应用于综合医院患者中焦虑和抑郁情绪的筛查。不宜作为流行病学调查或临床研究中的诊断工具。

· Montgomery - Asberg 抑郁量表(Montgomery and Asberg depression scale,MADS):从 CPRS 中发展出的抑郁量表,目的是重组一个能敏感地反映抑郁症状变化以及反映抗抑郁效果的量表。

· 老年抑郁量表(the geriatric depression scale,GDS):作为专用于老年人的抑郁筛查表。由于老年人躯体主诉多,许多老人其躯体主诉在这个年龄阶段属于正常范围,却被误诊为抑郁症。设计者是为了更敏感地检查老年抑郁患者所特有的躯体症状。另外,其"是"与"否"的定式回答较其他分级量表也更容易掌握。其 30 个条目代表了老年抑郁的核心,包含以下症状:情绪低落、活动减少、易激惹、退缩、痛苦的想法,对过去、现在与将来的消极评价。

每个条目都是一句话,要求受试者回答"是"或"否"。

（二）卒中心理障碍类型

1. **情绪情感障碍** 卒中患者的情绪情感障碍通常表现为三种:情绪情感性质的改变、情绪情感稳定性的改变、情绪情感协调性的改变。

（1）情绪情感性质的改变:常见。卒中后大部分患者将不得不面对肢体残障的现实,情绪很容易表现为抑郁、焦虑、恐惧等严重心理异常,严重时表现类似于重度抑郁症。这种表现属情绪情感性质障碍。

1）抑郁:又称情感低落（depression）,患者表现为忧愁、唉声叹气、心境苦闷、悲观绝望,甚至出现自杀观念及行为,常伴有思维迟缓、动作减少、记忆力下降及一些生理功能的抑制。在此时,他们也可能很不善于语言表达或表现为退缩、淡漠,虽严重程度已达到抑郁症的诊断标准但病程并不支持,所以只能诊断为抑郁状态。

2）焦虑（anxiety）:卒中患者的焦虑可表现为顾虑重重、紧张恐惧、伴心悸、出汗、尿频、手抖等自主神经功能紊乱,也会表现为反复地向医师询问病情进展及治疗情况、预后事项等,在获得医师必要解释的同时也为了寻求某种心理上的保证。

3）恐惧:患者为自己的病情及相关事物表现为紧张、害怕、提心吊胆、常伴自主神经功能紊乱;或不知自己的行为方向、无原因的失眠、易激惹、敌对、烦躁等。

（2）情绪情感稳定性的改变:

1）情感不稳定:患者情感反应易变化,易为小事激动。

2）情感淡漠:患者对外界环境缺乏既往的敏锐反应,面部表情呆板。

3）情绪情感协调性的改变:情绪情感协调性的改变主要表现为卒中患者的情感失控,如患者在说话的同时哭泣,但此时患者大多缺乏协调的内心体验。

卒中患者的情绪情感障碍严重程度与其残障有关。但与其他心理、社会因素也有关系。总之,卒中患者的情绪情感障碍表现各不相同,在某些患者身上还表现出一定的自限性。

（3）鉴别诊断:

1）功能性的抑郁症:首先,卒中后抑郁的发生是以卒中为主要心理因素,既有器质性的基础,又有心理诱因,并不完全是功能性抑郁。其次,卒中后抑郁临床表现轻,患者的内心体验强烈程度大多建立在现实残障基础上,抑郁程度低于功能性抑郁症。再有,卒中后抑郁状态大多可随肢体功能的恢复、对生活环境的逐渐适应而有所好转,表现为一定的自限性,严重的抑郁状态经药物治疗后大多不易复发,而功能性抑郁症患者的内心体验则与环境不相称,且治疗后易复发。

2）焦虑症:卒中后焦虑大多是卒中后抑郁状态的伴随症状,它可随抑郁症状的缓解而消失,卒中后单纯性的焦虑常诊断为焦虑综合征。焦虑症则是以焦虑情绪为主的神经症,主要分为惊恐障碍和广泛性焦虑两种。焦虑症的症状是原发的,凡继发于躯体疾病的焦虑应诊断为焦虑综合征。

2. **认知障碍** 认知是一种心理功能,包括内容和形式两方面。内容指认知活动所涉及的特殊事件;形式则指认知活动的内在结构。卒中患者易出现认知形式方面的障碍。

(1)认知多维性减弱:患者片面地认为自己因卒中而一切都完了,从主观上放弃各种努力,对周围环境缺少关心,知觉水平下降。较易出现在缺乏有关疾病转归的证据时任意的推断自己将来不良的生活及处境。

(2)认知相对性障碍:不能将自己所患病一分为二地看待,容易出现注意范围狭窄,自我中心、自我关注、片面极端地夸大或缩小自己对疾病的认识。

(3)认知联想性增强:联想性的增强,易使患者受不良情绪的影响,导致患者过度引申对日后生活过多悲观的思虑,大多数患者对自己的认知有部分的自知力,但仍可形成认知与情绪间的不健康循环,导致认知偏差后认知歪曲。

(4)认知整合性障碍:卒中患者的认知具有强烈的情绪情感色彩,认知整合还受思维方式以及患者的理解、判断等心理过程的不连贯或不正确的影响,而出现认知歪曲、僵硬、刻板等。

(5)鉴别诊断:卒中患者的认知障碍需要与严重的精神障碍所致认知障碍相区别。卒中患者的认知只是形式上的障碍,并不是认知内容上的障碍;治疗也不需特殊的抗精神病药物,心理治疗可以起到好的作用;治疗预后好,不易再次出现。严重的精神障碍所致认知障碍则与这些完全不一样。

3. 行为障碍

(1)卒中患者的行为障碍表现为多种:包括睡眠节律性差、早醒、多梦等;食欲不佳;人际交往减少或回避交往;自主运动减少,对肢体康复无信心;因抑郁等心理问题而长期卧床等。患者的行为障碍与其认知和情绪情感有关。同时,对行为的矫正同样促进认知和情绪情感的改善。

(2)鉴别诊断:卒中患者的行为障碍受其抑郁、焦虑及认知状况的影响,它与情绪情感相协调,与认知方式有关,是建立在所面临的现实基础之上的,它不同于意识障碍或严重精神障碍所致的行为障碍。

4. 躯体不适主诉增多　卒中患者明显的躯体不适主诉增多,大多受卒中后心理障碍影响,或与患者的年龄有关,一般老年人的躯体不适主诉多,在卒中后出现的可能性会增加。同时也会受来自医务人员或周围环境的影响或与患者的性格、家庭及社会的支持因素等有关。患者的躯体不适主诉大多具有强的情绪色彩。躯体不适主诉的增多可以向家属或医师传递一些患者不能用言语表达的心理信息,心理治疗师对此一定不要忽视,可利用此捕捉患者的内心需求。

卒中患者的躯体不适主诉增多是在卒中后发生的,患者在病前可有人格基础,但无明显的表现,它与卒中后患者的焦虑抑郁情感状态相关联,患者的目的是寻求关注,获得心理及行为上的帮助,患者并不以此为主要表现和求治目标,但应引起医师的重视,适当地给予关注,以避免卒中后并发症的出现。卒中患者的躯体不适主诉增多需要与神经症性的躯体形式障碍相区别。神经症性的躯体形式障碍是以躯体不适主诉为主,并以此为求治动机和目标。患者可因此而反复就医,在多次多位专家诊治均无器质性的诊断证据支持的情况下,患者仍继续求治,致使其社会功能严重受损,患者对自己的疾病和行为不具备自知力。

5. 严重的心理障碍,类似精神症状 卒中患者由于卒中部位不同、卒中所致脑组织损伤的严重程度不同,对患者的精神状况影响也不同。有些患者可表现有一些严重的精神症状。但这些精神症状属于器质性因素引起的精神障碍,精神障碍与卒中有直接的关系。这种障碍大多在早期以药物治疗可以取得较好效果,而且不易再次出现。

(三)卒中后心理障碍的诊断

1. 卒中后抑郁状态

(1)心理评定:利用抑郁量表法、访谈法及临床观察法等方法对患者进行心理功能评定,HDS>8分。

(2)症状标准:治疗师同时给予精神检查,临床症状有明显心境低落,并至少有下列4项:

1)兴趣丧失、无愉快感

2)精力减退或疲乏感

3)精神运动性迟滞或激越

4)自我评价过低、自卑或有内疚感

5)联想困难或自觉思考能力下降

6)反复出现想死的念头或有自杀、自伤行为

7)睡眠障碍,如失眠、早醒或睡眠过多

8)食欲降低或体重明显减轻

9)性欲减退

(3)严重标准:在卒中基础上社会功能受损,但较内源性抑郁症轻。

(4)病程标准:符合症状标准和严重标准至少已持续2周。

(5)排除标准:排除功能性精神障碍,内源性抑郁症或精神活性物质所致精神障碍。

2. 卒中后焦虑抑郁障碍

(1)心理评定:利用焦虑量表法、抑郁量表法,结合访谈法及临床观察法等方法对患者进行心理功能评定,HDS>8分。

(2)症状标准:治疗师给予精神检查,临床症状有明显焦虑、抑郁情绪情感表现,症状除至少具有抑郁症状的4项外,还应具有下列几项:① 恐惧;② 强迫症状;③ 惊恐发作;④ 焦虑;⑤ 躯体形式症状;⑥ 躯体化症状;⑦ 疼痛症状;⑧ 神经衰弱症状。

(3)严重标准:在卒中基础上患者的社会功能进一步受损,患者虽有部分的自知力,但因受不良情绪情感的影响,很难做出恢复社会功能的努力。

(4)病程标准:符合症状标准至少2周。

(5)排除标准:排除功能性精神障碍、神经症或精神活性物质和成瘾物质等其他原因所致的焦虑抑郁障碍、各种精神病性障碍所致精神障碍。

3. 卒中后精神障碍

(1) 心理评定:利用临床 SCL－90 量表评定,访谈法及临床观察法等方法对患者进行心理功能评定。

(2) 症状标准:治疗师给予精神检查时发现,临床患者精神障碍的表现可与功能性精神障碍有很多的相似之处,可出现感知觉障碍(幻觉、妄想)、思维障碍、情感障碍(兴奋、躁动)、紧张综合征、被控制体验、意志力减退等。

(3) 严重标准:在卒中基础上患者可无自知力,对治疗护理不合作或拒绝药物治疗。

(4) 病程标准:符合症状标准即可诊断。

(5) 排除标准:排除功能性精神障碍或精神活性物质和成瘾物质,各种精神病性障碍所致精神障碍。

4. 卒中后认知障碍

(1) 心理评定:利用临床 SCL－90 量表、智力量表、记忆量表、神经心理测验进行评定,访谈法及临床观察法等方法对患者进行心理功能评定。

(2) 症状标准:治疗师给予精神检查,临床表现可有记忆、智力、逻辑推理能力以及注意力、定向力等方面不同程度的减退。

(3) 严重标准:在卒中基础上患者大多有自知力,对检查、治疗和护理均较主动或合作。

(4) 病程标准:符合症状标准并结合心理状况可诊断。

(5) 排除标准:排除功能性精神障碍,精神活性物质和成瘾物质,各种精神病性障碍所致精神障碍,排除原发性痴呆。

5. 卒中后行为障碍

(1) 心理评定:利用临床 SCL－90 自评量表、情绪情感量表等心理测验,结合访谈法及临床观察法等方法对患者进行心理功能评定。

(2) 症状标准:治疗师给予精神检查,临床表现与卒中前有明显不同。包括睡眠节律性差、早醒、多梦,食欲不佳,人际交往减少或回避交往,自主运动减少,对肢体运动无信心,因心理问题长期卧床等。行为障碍在卒中基础之上有加重的表现。患者的行为障碍与其认知和情绪情感有高的相关性。

(3) 严重标准:在卒中基础上患者可有部分的自知力,经心理上的引导,对检查、治疗和护理均较合作。

(4) 病程标准:符合症状标准并结合卒中所致行为表现,以及患者卒中前行为表现间的差别相比较即可诊断。

(5) 排除标准:排除功能性精神障碍,精神活性物质和成瘾物质,各种精神病性障碍所致精神障碍,原发性痴呆、严重抑郁情绪所致行为障碍。

(四) 卒中患者的心理治疗

1. 治疗原则　① 心理治疗应早期介入,每天安排治疗师定时查看卒中单元的每一位患者。② 在患者早期不能离开床,不能接受标准心理治疗时,以支持性心理治疗为主。③ 心理治疗的过程中应尽量减少深挖患者潜意识的冲突,避免引起新的抑郁、焦虑情绪体验。④ 心理治疗或心理干预应贯穿患者在卒中单元接受治疗的全过程。⑤ 治疗师的心理干预应努力配合其他医疗资源,充分加强对患者的人文关怀,如:安排家中谁来探望,卧床患者谁来陪同,患者出院谁来接,患者出院日期的选择,患者的日常娱乐安排,患者住院环境安排、饮食安排等。

2. **治疗关系** 是治疗师与卒中患者在治疗中产生的一种特殊的人际关系,是建立在对患者进行心理帮助、医患间彼此相互信任、相互尊重、平等的基础上的,其实质是一种工作联盟。它是在特定的时间、地点进行,对患者而言有心理安全感,保密性强的状况下开展治疗的治疗关系。治疗关系具有主观性和客观性,具有严格的专业限制。治疗关系中,治疗师对患者的共情、无条件的积极关注、真诚可信的态度、高度的平等尊重以及治疗师在治疗中对患者心理问题的即时性、具体化和适时的对峙讨论技巧的合理运用有利于良好治疗关系的建立。治疗关系中,移情来自患者,反移情来自治疗师,各种移情是不可避免的,治疗师应具有强的、敏锐的洞察移情的能力,特别是对负性移情的洞察,并能时刻运用移情对患者进行心理帮助。

（五）心理治疗方法

1. **支持治疗法** 个人中心理论的创始人是美国人本主义心理学家卡尔·罗杰斯(Carl-Roges)。该疗法发展于 20 世纪 40 年代。个人中心疗法强调心理治疗与人的健康成长息息相关,与人际关系的交往有密切的关系。治疗是以治疗双方的真诚关系为基础,充分相信人的能力,将人自身的多种需要和社会需要全部开放,人的反应会是积极的、前进的、建设性的。人在本质上是可以信赖的,人的多种复杂的内心冲突不应采取心理防御的态度。罗杰斯相信人员基本的生存动机就是全面发展自己的潜能,不断成长和发展自己。个人中心治疗的目标就是"将一个具有充分潜能的人早已存在的能力释放出来"。

（1）个人中心治疗中的"自我"概念:是指对自己心理现象的感觉、理解和评价,是个人意识到的自我,是在个人与环境相互作用过程中形成的,若自我能保持协调一致,则心理健康。当一个人自我与经验之间出现了不一致,不协调,就会导致焦虑、自卑或恐惧、敌对等适应不良状态,出现心理失调。例如,一个卒中患者意识到"我是怎样的人",同时又认为"我不该将是一个残疾人"的时候,心理内部的紊乱就不可避免。

（2）个人中心治疗的条件:治疗师的态度、个人特质,治疗关系的性质是治疗中的首要决定因素,而治疗师的理论知识与技术是第二位的。治疗师的态度和治疗关系建立的核心条件主要有三条:真诚可信、无条件的积极关注、共情的了解。

（3）个人中心治疗主要有两种方式:一是个别谈话治疗。常用的治疗技巧有患者主动倾诉、开放式询问、恰当的情感反应、澄清问题、简洁具体、共情的回应、接纳患者、将矛盾对峙、尊重患者、鼓励患者、治疗师的自我暴露等。二是团体心理治疗。团体的成员由背景或问题相似的人组成。例如,卒中患者团体。团体治疗的主持人是治疗师。治疗活动经历三个阶段:相互了解和接受阶段,正式活动和治疗阶段,活动结束阶段。团体治疗在卒中单元可以一周进行两次活动,注意成员间心理上的互动,治疗师仅起到把握会谈方向的作用,主要是促进患者间的心理互动。

2. 行为治疗　起源于20世纪初。巴甫洛夫是经典条件反射的代表人物,他强调人的异常行为源于条件反射。1920年华生做了经典的"小阿尔波特实验",证明人的情绪反应可由条件反射来获得。斯金纳作为操作性条件反射研究方向的代表人物,20世纪50年代开始将它用于多种不良行为的矫正,取得了良好的效果。英国心理学家沃尔普在生理"交互抑制现象"的基础上发展出系统脱敏技术。20世纪70年代以后,班杜拉提出了行为治疗的社会学习理论。

由此可以看出,行为治疗是由若干种治疗方法集合而成的,它的理论主要来源有三个:经典条件反射理论、操作性条件反射、社会学习理论,其中学习概念是行为治疗的核心,是获得和改善行为的主要途径,行为治疗技术实际上是一些获得、消除和改善行为的学习程序。

(1) 行为强化:行为治疗中强调行为强化的作用。行为强化是指一个具体的行为发生,有一个直接结果紧随其后,导致了这个具体的行为在将来被加强的过程。正强化是指具体行为之后出现了刺激结果的增加,导致了具体行为的增加;负强化是指具体行为之后,出现了刺激结果的移除,导致了具体行为的减少。卒中单元行为治疗的基本原则有四点:① 要有适度的进度,即心理与行为的改善应结合肢体的运动训练的进度进行。② 要有适当的赏罚,即给予患者适当的物质强化和心理上的关注,以利于良好行为的保持。③ 行为训练的目标要恰当。卒中患者的心理与行为很复杂而能训练、学习的范围有限,所以,要在充分了解患者心理及残障程度的前提下,恰当地选择行为治疗内容,以利于产生良好的心理反应。④ 要培训足够的治疗动机。足够的治疗动机能够获得患者充分的合作,不然行为训练的只是表面功夫,容易马上遗忘,故态复萌,毫无进展。

(2) 行为评估的常用方法有:行为的观测与记录;行为的功能分析,确定靶行为;行为后果分析。

(3) 卒中单元行为治疗的常用技术:

1) 放松技术:又名松弛技术。它是按一定的练习程序,帮助患者学习有意识地控制或调节自身的心理生理活动,以达到降低机体唤醒水平,调节那些因紧张刺激而紊乱了的功能。临床实践表明,大多数卒中患者在放松训练中能很好地进行肢体的主动运动,从而改善残障肢体的运动功能。

2) 系统脱敏疗法:此疗法的基本思想是,一个引起微弱焦虑的刺激,由于患者在松弛状态下,面前暴露或实施这一刺激行为多次后,此刺激逐渐失去了引起焦虑的作用。此疗法强调正常反应的产生和强化会削弱这一刺激与不良反应之间的联结。卒中患者在行为治疗的初期,焦虑情绪大多来源于肢体的残障,故而胆小,不敢也不愿实施行为训练和其他康复治疗,采用系统脱敏疗法较为合适。

3) 矛盾意向法:这种方法的理论假设是:患者在有意识地进行某种活动中改变了自己对该行为的态度,态度的改变使得原来伴随该行为而出现的不适应的情绪状态与该行为脱离。此技术多用于卒中后伴失眠症患者。由于患者对失眠现象存在着不合理的信念和认知态度,过分担心失眠会对自己的身体和疾病康复带来坏的影响,无论在睡眠前,还是在睡眠中,经常伴随着对睡眠的焦虑,情绪的高唤醒水平影响了中枢神经系统的自然抑制。矛盾意向法是让患者由原来总想尽快入睡改为有意长时间保持觉醒状态,拒绝入睡,特别是白天或午睡要节制。如果患者放弃了入睡的努力,实际代之以保持觉醒,结果焦虑水平将得以缓解,入睡便易于进行。

4) 自我管理法:患者在行为改变的各个环节扮演着积极主动的角色,他自己对改变负责任。这是因为患者参与治疗模式的制订,并在整个治疗过程中患者有强的主动性,这样可提高患者改变行为的动机水平。卒中患者在生活的自然情境中改变行为,自我料理的各种社会功能被重新启动或得以重新开发,每天多次出现的问题行为在自我管理中较易得到改善和矫正。

5) 行为技能训练法:在行为训练中结合使用示范、指导、演习和反馈,帮助患者熟悉有用的技能。应注意指导应是特别性的,反馈方式避免用批评性的语气,以表扬为主,对不适应的行为或问题行为治疗师可采取忽视的方式,使患者对其进行改善。

3. 认知疗法 始于 20 世纪 70 年代中后期,最初由美国学者提出,用于纠正抑郁症患者的不良认知,因其疗效肯定和研究过程的科学性,后来逐渐引起许多临床心理学家的注目,并广泛用于临床心理障碍的处理。认知在人类行为中的动机作用早已为人们所认识。从认知疗法的理论上讲,人所以能产生心理障碍,不是由于事件本身,而是由于人们对事件的看法出现了偏差所导致。心理学家 A.Ellis 认为,在环境刺激、生活事件或诱发事件(A)和情绪后果(C)之间有信念或信念系统(B)为中介。他指出,人天生具有歪曲现实的心理倾向,心理问题的产生,在于人们对事件的判断和解释。认知疗法是根据认知过程影响情感和行为的理论假设,通过认知和行为技术来改变患者不良认知的一类心理治疗的总称。认知疗法高度重视患者适应不良行为的纠正,重视患者认知方式和认知-情感-行为三者的和谐,重视目前患者的认知对其身心的影响,重视意识范围中的事件而不是潜意识中的冲突。

在临床应用中,认知疗法的特点是强调发现和解决意识状态下目前所存在的问题,同时对问题定量操作化、指定治疗目标,检验假设、学习解决问题的技术。在治疗过程中,每一种心理障碍都有其特殊的认知偏见(或模式),认知模式的确立为将要采取的特异性认知行为干预提供了基本的理论框架。

(1) 卒中患者情绪障碍常见认知模型:

1) 原发性假设:如果我注意监测自己的身体健康状况,注意健康饮食起居,卒中不会发生在我身上。

2) 继发性假设:全是我不注意,不爱惜自己,全是我的错。生活对我是不公平的,怎么是我患了卒中? 是我残疾?

3) 自动性想法:我以后全完了,不能干活、照顾家人,不能过好日子,成为别人的包袱,没脸见人。为何我不能拥有健康,为何我总有倒霉的事? 天意命里注定,我命苦!

4）情感：沮丧、抑郁、愤怒。

（2）卒中单元认知疗法的目标：① 减轻和缓解卒中患者的情绪情感症状；② 恢复正常的心理社会功能，面对和接受现实；③ 预防心理障碍的再次复发；④ 改善对药物治疗依从性；⑤ 矫正和预防继发的后果（如婚姻不睦、自卑等）。

（3）卒中患者认知疗法过程分为五个方面：

第一步，通过与患者交谈，让患者每天记录下心理问题严重出现前和发生时的习惯性想法来确定不恰当的思维方式。

第二步，通过提问来使得患者检查其不恰当思维的逻辑基础，如患者讲在焦虑时最担心自己的腿走不了路、做不了事，越想越烦、心慌意乱。

第三步，引导患者换一种思考问题的方式，如新的解释可以是：你担心自己走不了路而使焦虑加重，心慌是焦虑的结果，这样反而使得你不敢下地行走，信心不足。引导患者换一种思维方式，如：鼓励患者放松心情，在他人的协助下试一试，从站立到行走逐渐适应，相信会有所进步的，试试看，先不要着急了。

第四步，去注意。卒中患者会认为自己是人们的注意中心，自己是脆弱的、无力的。治疗技术的运用应努力减少患者自我关注的程度。

第五步，鼓励患者应用真实性检验，验证这些替代的新的解释结果。如鼓励患者最初在床上练习肢体肌力，逐渐过渡到床边正确的站立，进而发展到缓慢行走等，不断使新的认知得到强化和巩固。

认知疗法的基本过程见表 12-3-8。

表 12-3-8　认知疗法的基本过程

治疗过程	治疗项目	治疗举例
建立求助动机	认知适应不良性认知-情感-行为类型，患者与治疗师对靶行为在认知解释上达成一致意见，对不良表现给予解释并估计矫正所能达到的预期结果	患者自我监测思维、情感和行为，治疗师给予指导说明和认知示范
适应不良性认知的识别	发展新的认知和行为模式来替代适应不良性认知行为	治疗师指导患者广泛地应用新的认知行为
在处理日常生活问题过程中培养观念的竞争，用新的认知对抗原有的认知	练习将新的认知模式运用到社会情景中去，以取代原有的认知模式	患者可用想象方式来练习或模拟一定的情景或在一定条件下以实际经历进行训练
改变有关自我的认识	作为新认知和训练的结果，患者重新评价自我效能	治疗师通过指导性说明来强化患者自我效能

4. 卒中单元其他心理治疗

（1）危机干预法：针对某些卒中患者缺少必要的、来自家庭和社会的心理支持，患者在卒中后因此而出现了严重的心理问题时,应启动危机干预技术。

(2)精神动力疗法:此种方法在卒中单元中多数情况是用来引导心理治疗师去理解患者,特别是当患者出现严重的心理问题时,从患者的深层潜意识去理解患者的内心冲突,以利于更好地从心理上帮助患者。用它治疗患者只有在患者卒中前存在不同程度的人格障碍时才运用。

(3)森田疗法:这种疗法是一种具有较强操作性的、特殊的行为治疗技术,其根本治疗核心在于以良好的行为改变不良的情绪。鼓励带着不良的情绪,顺其自然、为所当为。改变患者对人生的态度。

(4)书面材料、心理健康宣教:考虑到一些失语患者,治疗中会有沟通上的困难,同时也为使大多数患者巩固心理治疗疗效,可以通过向患者及家属免费发放书面的心理健康材料,治疗师与患者及家属间以集体治疗的形式进行面对面的心理知识宣教等方式,也可达到心理治疗的目的。

(六)卒中患者家属的心理干预

卒中患者因住进卒中单元而使其与家属间的心理互动发生了一定的变化,这种看似微妙的心理互动实际上对卒中患者的心理影响很大。所以,在对患者进行心理康复治疗的同时,对患者家属的心理干预也不可轻视。

卒中患者家属的心理干预并不像一些人所认为的仅仅是对每个家属进行开导和思想说教。卒中患者家属的心理干预有两种形式,一种是针对患者配偶及家属的个别心理干预;另一种是以卒中患者为核心,以整个家庭为对象来进行的治疗,属于广义家庭的、集体的心理治疗范畴。这种对家属的心理干预并不脱离现实本身,对患者及其家属的心理干预具有现实意义,可操作性强,可以帮助患者家属逐渐地意识到自己所面临的责任和义务,从而增强心理承受力,改善心理的弹性程度。实际上对患者家属的心理干预是间接对卒中患者的心理帮助。在对家属进行心理干预时,治疗师作为家庭会谈的参与者,通过观察、体会家庭成员间的交流气氛,患者家属各自的行为表现等内容来评估家属的心理状态特点,并在与患者及其家庭成员建立了良好的、信任的治疗关系基础上,对具有心理问题的家属成员与患者间的交流进行扰动。

1. 个别心理干预 卒中患者的家属中,尤其是患者的配偶往往处于心理应激程度最为严重的水平,其次是其未成年的子女和成年子女。处于心理应激程度高的家属必须及时有效地给予个别的心理干预,否则家属的不良心理将对患者产生不良的互动影响。

(1)患者家属中常出现三个心理阶段:

1)应激作用阶段:表现为恐惧、激动或悲伤,甚至会惊呆、茫然或目瞪口呆,还可以有攻击性行为出现。

2)退却阶段:此时情绪反应略有好转,但仍表现出自身固有的反应模式,不良的心理防御方式,如压抑、退行、隔离、抵消,反向形成等。

3)创伤后阶段:当事者觉察其自身反应方式并着手关注今后的生活打算和有关的支持

和资源。

（2）个别心理干预的基本技术：

1）建立良好关系的技术：建立和保持治疗师与患者家属的良好沟通、相互信任和合作的关系有利于家属恢复自信和对日后生活积极的考虑。心理干预过程中要注意：消除内外部的"噪音"（或干扰）；避免双重矛盾的信息交流；避免给予有关患者疾病康复的过多的保证；交流中避免应用专业术语；治疗师应具备必要的自信，利用可能的机会，改善和提高患者家属的自我内省和自我感知能力。

2）支持技术：此技术主要是指精神支持。心理干预时，应用暗示、保证、疏导、解释、说明等方法，尽可能地帮助家属面对现实，接纳现实，从而使家属的情绪、情感稳定。心理干预过程中注意不应带有教育的目的。教育虽是心理治疗师的任务，但应是急性应激解除和康复过程中的工作重点。

3）干预技术：此技术亦称解决问题技术。对住院卒中患者家属的心理干预的主要目标之一是帮助家属度过心理危机期，学会一些应对和处理心理困惑的技巧。这不但有助于度过当前的时刻，而且有利于出院后长时间的患者及家属的心理再适应。心理干预的策略为：主动倾听并热情关注，给予心理上支持；提供疏泄机会，鼓励家属将内心的情感表达出来。

2. 家庭治疗　起源于20世纪50年代，先后发展了很多家庭治疗的理论。20世纪80年代后，家庭治疗理论体系更加成熟，各学派间的交流与整合、折中的趋势越来越明显，并与当代的认识论和社会思潮相匹配，形成较为完善的家庭治疗的理论体系。

（1）基本理论依据：包括：① 精神分析对人际关系理论的发展；② 用系统理论的观点看家庭；③ 控制论看家庭；④ 交流理论看家庭。

（2）基本技术：

1）系统式家庭治疗：患者家庭中的每个成员有自己特定的认知模式，这种认知模式和外在行为影响他人的同时也受到他人的影响。家庭系统也是由负反馈的机制而达成的平衡。家庭也像有机体一样，其内部环境常保持在一动态平衡的范围内。当家中有人患病时，会给家庭的内稳态带来一些搅动，从而引起心理行为的变化。家庭治疗只是作为一种"扰动"，是对家庭中正在起作用的家庭模式的一种干扰。通过改变家庭的信念系统，使家庭内部能自然地生发出新的观念或做法，来改变原有的不健康的反馈环路。治疗师在整个"干扰"过程中要始终保持一种超然的态度，不偏不倚，不评论好坏，不强迫改变，不深挖过去。治疗过程是提高的过程、交谈的过程，同时是向家庭引入新观点、导入新观念、引发新思考和改变原有认知行为的过程。

2）索解导向家庭治疗：这一疗法关注点放在怎样解决问题上。治疗中首先肯定、鼓励、激发家庭成员的潜在资源，使家庭中的每一个成员都相信困境只是一时的，卒中患者的残疾需全家人共同面对。其次，将成员的注意力转移到解决实际问题上来。

3）叙事家庭治疗：此时患者的家庭成员中的大多数人，对家庭充满了问题性的描述。治疗师将通过有组织、有目的的提问，可使家庭成员体会到他们与卒中患者的问题是相对分开的,他们有力量去克服他们认为有困难或难以克服的问题,并不像他们自己想象的那样无能或无助。治疗过程是帮助患者及其家庭重新定义、重新组织,就像是家庭中一个生活故事重新创作的过程。

4) 其他家庭治疗:还可以采用其他一些家庭治疗的方法进行,例如策略式家庭治疗、体验式家庭治疗等。

（七）药物治疗

药物治疗是改善卒中后严重心理障碍、卒中后精神障碍的基本措施之一。凡对中枢神经有高度亲和力,能改善患者认知、情感及行为的药物均可以选择。根据药物的临床作用特点主要分为抗精神病药、抗抑郁药、抗躁狂药或情感稳定剂、抗焦虑药。

1. 抗精神病药　按药理作用的不同可分为两种:

（1）典型抗精神病药:主要作用为阻滞中枢多巴胺受体,治疗中可产生锥体外系不良反应。此类药物中,一类是高剂量（低效价）药物,代表药物有氯丙嗪、硫利达嗪（甲硫达嗪）及氯普噻吨（泰尔登）,这类药镇静作用强,对心、肝等脏器的不良反应大。另一类是低剂量（高效价）药物,代表药物有奋乃静和氟哌啶醇,这类药物镇静作用轻,对各脏器不良反应小。常用氟哌啶醇或氯丙嗪小剂量,必要时进行肌内注射,以利于患者安静。

（2）非典型抗精神病药:主要药理作用为阻滞 5-HT 和多巴胺受体,治疗中较少或不产生锥体外系不良反应。代表药物有氯氮平、奥氮平、利培酮等,可用于卒中后伴发精神症状的患者。

2. 抗抑郁药　抗抑郁药是一类治疗卒中后抑郁性心理障碍的药物,有些抗抑郁药对强迫、惊恐及焦虑情绪也有治疗作用。抗抑郁药有以下类型:

（1）三环类抗抑郁药（TCAs）:这类药物适用于各种类型的抑郁发作、心境恶劣、各种神经症伴发的抑郁情绪、其他精神疾病伴发的抑郁情绪、躯体疾病伴发的抑郁情绪等。这类药物的不良反应有神经系统强弱不等的镇静作用,抗胆碱能不良反应（口干、视力模糊、便秘及排尿困难等）,心血管不良反应（引起低血压、心动过速、心脏传导阻滞、心率减慢等）。临床常用的有阿米替林、多虑平（多塞平）、氯米帕明（氯丙米嗪、安拿芬尼）、丙米嗪（米帕明）。

（2）选择性 5-HT 再摄取抑制剂（SSRIs）:这类药物属于新型抗抑郁药,具有不良反应小、服用简便（半衰期长,多数只需每天 1 次给药）等特点,为当今很多发达国家治疗抑郁的一线用药。代表药物有氟西汀（20～40 mg/d）、帕罗西汀（20～40 mg/d）、舍曲林（50～100 mg/d）、氟伏沙明（50～200 mg/d）、西酞普兰（15～45 mg/d）。约半数患者无不良反应主诉,特别是抗胆碱能不良反应和心血管不良反应比三环类抗抑郁药小而且轻,因不良反应而停药者比三环类少得多。不良反应多出现在治疗早期,一般能耐受,继续治疗往往减轻或消失。常见的不良反应有胃肠道不良反应（恶心、厌食、腹泻、便秘）、中枢神经症状（头痛、头晕、焦虑、紧张和失眠,也可出现乏力、嗜睡等）、性功能减退。

（3）四环类抗抑郁剂:

1) 米安舍林（脱尔烦）:米安舍林（对突触前 α_2 肾上腺素能受体有拮抗作用,对 5-HT_2

和 H_1 受体也有阻断作用。它属镇静性抗抑郁剂,适用于各种抑郁状态。它有抗焦虑和促进睡眠作用。剂量和用法:剂量范围在 30～90 mg/d,平均 60 mg/d,每晚服 1 次。不良反应抗胆碱能不良反应和心血管不良反应较小,对肝肾功能无明显影响。

2) 马普替林(麦普替林):其药理作用为选择性抑制 NE 的再摄取。该药很少产生 5-HT 能和 DA 能作用,有强的抗组胺和弱的抗胆碱能作用。它的抗胆碱能作用较轻,心脏不良反应也较轻,适用于年轻及老年抑郁症患者。较突出的不良反应是可诱发癫痫发作,使用中应加以注意。剂量范围:25～75 mg/d,分 3 次服,服用 2 周后可逐渐加量,最高为 200 mg/d,老年患者的剂量应适量减少,一般从 25 mg/d 起步。

(4) 其他递质机制的抗抑郁药:

1) 曲唑酮(美舒郁):它是一种混合的 5-HT 激动剂和拮抗剂。是弱抗抑郁剂,对严重抑郁效果差。因有抗焦虑作用,对伴发焦虑、失眠的轻和中度抑郁是最佳适应证,此药有镇静作用,可缓解焦虑、激越和失眠。低血压和室性心律失常者禁用。剂量和用法:开始时为 50～100 mg/d,5～7 d 后加至 100～150 mg/d,最高 300 mg/d。不良反应可有头晕、直立性低血压、阴茎异常勃起等,无三环类抗抑郁剂的抗胆碱能作用。

2) 文拉法辛(博乐欣):它是一种新二环结构的苯乙胺抗抑郁药,具有 5-HT 和 NE 摄取抑制双重作用,称为 5-HT 和 NE 摄取抑制剂。它适用于各种抑郁状态,起效快,无特殊禁忌证,但肝肾衰竭患者慎用。剂量和用法:最小有效剂量为 75 mg/d,范围为 75～375 mg/d,一般为 200 mg/d,分 2～3 次服,减药宜慢。不良反应有抗胆碱能、镇静、体位低血压等症状较轻。多数患者耐受性好,不良反应较少。

3) 米氮平(瑞美隆):米氮平是具有 5-HT 和 NE 双重作用机制的新型抗抑郁剂。对 5-HT 和 NE 传导都有增强作用,对肾上腺能受体亲和力高。剂量和用法:开始 15 mg/d,4 d 后可增至 30～45 mg/d,可每天服 1 次。本药耐受性好,不良反应较少,抗胆碱能作用不明显,对心、肝、肾脏器的影响小,但有镇静、嗜睡、头晕、疲乏以及食欲和体重增加等不良反应。

4) 吗氯贝胺:可逆性单胺氧化酶抑制剂(MAOLs)。它可治疗各种类型的抑郁,对焦虑抑郁混合状态效果也较好。此药耐受性较好,无抗胆碱能和心脏传导抑制作用。剂量和用法:300～600 mg/d,每天分 2～3 次饭后服。不良反应有头痛、头晕、恶心、口干、便秘及失眠等。

3. 情感稳定剂　主要有碳酸锂和抗癫痫药物卡马西平、丙戊酸钠等。这些药物均可用于躁狂、兴奋及情感双相障碍。但因此类药物的不良反应大,所以在临床上用于卒中患者应慎重。

4. 抗焦虑药　主要用于减轻焦虑、紧张、恐惧,稳定情绪兼有镇静、催眠、抗惊厥作用的药物。与抗精神病药物、抗抑郁药物不同,一般不引起自主神经系统症状和锥体外系反应。

(1) 苯二氮䓬类(BZD):药理作用主要是抗焦虑作用(为主要作用)、镇静催眠作用、抗惊厥作用及松弛骨骼肌作用等。

1）适应证:① 苯二氮䓬类适用于治疗各类精神障碍伴发的焦虑、紧张恐惧、强迫等症状。② 适用于失眠、神经症、激越性抑郁、轻性抑郁的辅助治疗。③ 对于躯体疾病伴发的焦虑、紧张、失眠、自主神经功能紊乱等症状效果好。

2）禁忌证:对严重的心血管疾病、肾脏疾病、药物过敏、药物依赖及意识障碍的患者禁用。青光眼及重症肌无力患者禁用,哮喘及心动过缓禁用。

3）常用药物:有地西泮(安定,口服常用量 5～15 mg/d)、阿普唑仑(佳静安定,口服日常用量 0.8～2.4 mg/d)类药物和劳拉西泮(罗拉,口服常用量 1～6 mg/d)等。根据病情需要,开始可每天 3 次给药,病情改善后可每天 1 次给药。

4）不良反应:治疗剂量不良反应轻微,主要为镇静、困倦、嗜睡、头晕、口干、腹泻或便秘等。一般无需特殊处理。但易产生耐受性,长期服用产生依赖。这类药物所引起的过量问题较多,但严重者较少,除非患者同时联用其他药物或乙醇。这类药物安全范围广,但仍不可掉以轻心,关键在于预防。

（2）丁螺环酮:它是非苯二氮䓬类新型抗焦虑药。其优点是镇静作用少,运动障碍轻,对记忆影响小,无滥用潜力,无交叉耐受性,无呼吸抑制作用。其主要缺点是显效但需 2～4周。主要作用于广泛性焦虑障碍的治疗,对伴惊恐发作的严重焦虑不如苯二氮䓬药物和某些抗抑郁剂。

1）剂量范围:从 5 mg 每天 2～3 次开始,1 周后如能耐受可每 2～4 d 增加 5 mg,直至每次 10 mg,每天 3 次,至少 6 周,最高 30～90 mg/d。

2）不良反应较轻,有头晕、头痛、紧张不安等。禁与 MAOI 联用,因可能有升高血压等不良反应。

5. 用药原则　卒中患者在选用以上药物治疗时应遵守以下原则:① 全面、充分考虑患者的躯体的情况。② 尽量选用新一代、起效快、不良反应少的药物。③ 药物剂量以小剂量起步,3～5 d 逐渐加量,并密切观察患者对药物的不良反应。④ 早期可用针剂,逐渐可改用口服药物。

第四节　脑卒中的远程医疗管理

完整的卒中医疗包括 7 个过程:大众教育、一级预防、院前处理、急性期治疗、康复、回归社会及二级预防。循证医学表明脑梗死的溶栓治疗是仅次于卒中单元的有效办法。然而,在美国卒中患者中仅 3%～4%能得到溶栓治疗,日本、中国香港地区为 0.5%,中国大陆地区未见报道。可见,绝大多数患者得不到及时治疗。其中最主要的原因为时间窗的延迟,院前延迟又构成了从症状出现到治疗时间耽搁的主要因素。解决时间窗延迟的方法有两种,一是设法延长时间窗;二是缩短从症状出现到治疗的时间耽搁,做好院前处理(包括早期识别、早期使用神经保护剂治疗)。院前卒中初诊的准确性差是目前亟待解决的问题。

高质量的卒中治疗主要强调快速提供具有专业训练的人员给予及时的卒中评估、诊断和治疗。目前阻碍卒中患者得到准确无误的急诊治疗的原因大致有以下四个：① 卒中现场缺乏专业技术资源；② 距卒中诊治的专业设施有一定的距离；③ 需要快速进入多模式的医疗设施；④ 难以获得治疗所需的经济支付。

自 20 世纪 90 年代起，视听数据的传输技术开始用于急救系统，这一研究的主要宗旨是通过远程医疗系统来克服地域距离的障碍，使专家对现场进行指导给予患者疾病的评估和诊治。近年来在一些国家和地区，远程医疗也应用到卒中的治疗中。

远程医疗系统由数字化的网络构成，包括双向视频会议系统和由速度高达 2 Mb/s 的高速数据传输系统传递的 CT/MRI 图像，通过借助信息及电信技术来交换相隔两地的患者的医疗临床资料及专家的意见。每一个联网的医院都建立了专门的卒中病房，配备高水平的医疗队伍来救治急性卒中患者。医院的医师能够每天 24 h 与卒中中心保持联系，这种远程医疗会诊在卒中医学专家和患者之间建立起了全新的联系，使患者在原地、原医院即可接受远地专家的会诊并在其指导下进行治疗和护理，可以节约医师和患者大量时间和金钱。

巴伐利亚卒中一体化治疗中心的远程医疗初步计划研究表明，在 2003 年 2 月 1 日至 2004 年 4 月 7 日之间，由慕尼黑-哈拉兴和雷根斯堡的卒中治疗中心为巴伐利亚东部的 12 所地方医院的会诊提供了远程卒中网络系统，有 106 例患者在远程会诊的指导下接受了系统性溶栓治疗，在前 12 个月中所有卒中患者的血栓溶解率为 2.1%。患者的平均年龄为 68 岁，中位 NIHSS 评分为 13 分，从发病至入院的平均时间耽搁为 65 min，从入院至开始接受治疗的平均时间为 76 min，其中包括 15 min 的远程会诊时间。8.5% 的患者发生症状性出血，院内死亡率为 10.4%。建立远程会诊后，在卒中治疗专家的指导下进行的溶栓治疗与美国国家神经疾病和卒中研究院试验中所报道的并发症发生率相当。因此，在这种情况下使用组织纤溶酶原激活物(tPA)治疗是安全的并且可以向非城市地区推广。

美国的另一项乡村远程卒中医疗网临床可行性研究——REACH 研究结果显示：基于互联网建立起来的远程卒中医疗网建立了乔治亚州的 8 所乡村社区医院的卒中医疗网，此网将为该地区提供每周 7 d，每天 24 h 的急性卒中咨询服务。从建立至今，共进行 194 次急性卒中咨询，30 例患者接受了 tPA 进行溶栓治疗，平均美国国家卫生研究所卒中量表(NIHSS)评分为 15.4，中位 NIHSS 评分 12.5，发病到治疗的平均时间(OTT)为 122 min，OTT 从最初 10 例患者的 143 min 降至最后 20 例患者的 111 min。采用 tPA 治疗的 30 例患者中，23%(7 例)在 90 min 内得到治疗，60%(18 例)在 2 h 内得到治疗。REACH 远程卒中医疗系统使得在乡村社区医院快速安全地使用 tPA 成为可能，随着时间的推移，此系统将会更加有效，OTT 也会逐渐缩短。

计算机技能与当代通讯的发展为远程医疗服务带来新的机遇，使得人们可通过运用计算机技能和当代通信，实现私人与医院间，医院和医院间的医学信息的远程传输和监控、远程会诊、医疗急救、远程医疗教育与交流等。远程医疗为急性卒中提供了快捷的治疗，随着计算机及通讯技术的不断成熟，将逐渐应用到卒中的防治中，使更多的患者受益。

（王 蓓 何效兵）

参考文献

［1］Patron C, Baigent C, Hirsh J, et al. Antiplatelet Drugs: American College of Chest Physicians Evidence-Based Clinical Practice Guidelines (8th Edition) [J]. CHEST, 2008, 133:199S-233S.

［2］Douketis JD, Berger PB, Dunn AS, et al. The Perioperative Management of Antithrombotic Therapy: American College of Chest Physicians Evidence - Based Clinical Practice Guidelines (8th Edition) [J]. CHEST, 2008, 133:299 - 339.

［3］C Kearon, Kahn SR, Agnelli G, et al. Antithrombotic Therapy for Venous Thromboembolic Disease: American College of Chest Physicians Evidence - Based Clinical Practice Guidelines (8th Edition) [J]. CHEST, 2008, 133:454 - 545.

［4］Indredavik B, Rohweder G, Naalsund E, et al. Medical Complications in a Comprehensive Stroke Unit and an Early Supported Discharge Service [J]. Stroke, 2008, 39:414 - 420.

［5］Breitenfeld T, Varqek-Solter V, Supanc V, et al. Stroke unit—where all stroke patients should be treated[J]. Acta Clin Croat, 2009, 48: 341 - 344.

［6］Fjaertoft H, Rohweder G, Indredavik B. Stroke unit care combined with early supported discharge improves 5-year outcome: a randomized controlled trial[J]. Stroke. 2011,42:1707 - 1711.

［7］Saposnik G, Hassan KA, Selchen D, et al. Stroke unit care: does ischemic stroke subtype matter? [J]. Int J Stroke. 2011, 6:244 - 250.

［8］A mobile telemedicine system for remote consultation in cases of acute stroke[J]. J Telemed Telecare. 2009,15:102 - 107.

589

图书在版编目(CIP)数据

脑血管病热点与实践 / 李作汉等主编.—南京:江苏科学技术出版社,2013.6(2017.12 重印)

ISBN 978-7-5537-0083-0

Ⅰ.①脑… Ⅱ.①李… Ⅲ.①脑血管疾病-诊疗 Ⅳ.①R743

中国版本图书馆 CIP 数据核字(2012)第 218450 号

脑血管病热点与实践

主　　　编	李作汉　陈光辉　王　岚	
责 任 编 辑	王　云	
特 邀 编 辑	徐　欣	
责 任 校 对	郝慧华	
责 任 监 制	曹叶平	

出 版 发 行	江苏科学技术出版社
出版社地址	南京市湖南路 1 号 A 楼,邮编:210009
出版社网址	http://www.pspress.cn
照　　　排	南京紫藤制版印务中心
印　　　刷	江苏凤凰数码印务有限公司

开　　　本	787 mm×1 092 mm　1/16
印　　　张	38
插　　　页	5
字　　　数	800 000
版　　　次	2013 年 6 月第 1 版
印　　　次	2017 年 12 月第 2 次印刷

标 准 书 号	ISBN 978-7-5537-0083-0
定　　　价	120.00 元(精)

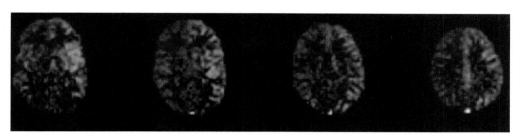

图4-2-21 选择性自旋动脉标记(SASL)MR影像,右侧的红色和左侧的绿色区域分别代表右和左 ICA 供血区的脑灌注,蓝色区域代表后循环脑灌注

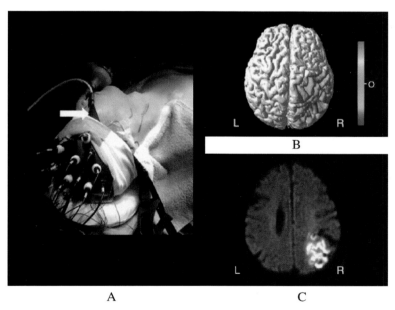

图4-2-22 手术中 OMM 2 000(OT)的光电转换器和 INVOS 3110A 的传感器的放置情况(A);图中彩色区域代表在夹闭颈内动脉时右侧 MCA 和 PCA 的交界区氧和血红蛋白(Oxy-Hb)下降区域(B);DWI 显示与氧和血红蛋白下降区域一致的高信号病灶(C)